Heilkräfte
der Natur

Heilkräfte
der Natur

Die bewährten Methoden der sanften Medizin

Verlag Das Beste Stuttgart · Zürich · Wien

Übertragen aus dem Englischen von
Cornelia Fink, Peter Gillhofer, Barbara Müller

Fachliche Bearbeitung der deutschen Ausgabe
Karl F. Liebau, *Heilpraktiker*

Fachliche Beratung
Dr. Dietrich von Abel
Dr. Ekkehard von Abel
Prof. Dr. E. Muskat

Mitarbeiter: Annette Baldszuhn, Ursula Ferschel, Dr. Silvia Jander,
Hildegard Mergelsberg, Dr. Jutta Schneider, Annelie Werner

Redaktion: Marianne Schulze (Projektleitung), Jens Firsching
Schlußredaktion: Birgit Scheel
Korrektur: Siglinde Huber
Grafik: Frohmut Jammers, Gunthara Michaelis
Bildresearch: Monika Nardon
Produktion: Hans-Peter Ullmann

ENTWICKLUNG SACHBUCHPROGRAMME
Redaktionsdirektor: Ludwig R. Harms

DAS BESTE SACHBÜCHER
Chefredakteur: Peter Holzwarth
Stellv. Chefredakteurin: Mina Langheinrich
Senior Editors: Jens Firsching, Stefan Kuballa, Marianne Schulze

PRODUKTGRAFIK
Art Director: Werner Kustermann
Art Editor: Rudi K. F. Schmidt

MATERIALWIRTSCHAFT
Direktor Materialwirtschaft: Joachim Forster
Leitung Produktion Bücher: Alfred Wohlfart

ISBN 3 87070 447 0

Inhalt

Vorwort

Die wissenschaftliche Medizin mit ihren modernen technischen Möglichkeiten und ihren hochwirksamen chemischen Arzneimitteln hat im Bereich der Diagnostik und Therapie in den letzten Jahrzehnten enorme Fortschritte gemacht. Krankheiten, die früher meist tödlich verliefen, können heute geheilt werden, und in vielen lebensbedrohlichen Situationen und akuten Notfällen kann die moderne Medizin rasche Hilfe bringen. Antibiotika heilen schwere Infektionskrankheiten; Cortison mildert Schockzustände, die ohne Behandlung tödlich verlaufen können; mit Insulin kann man Zuckerkrankheit unter Kontrolle halten.

Viele dieser Mittel sind jedoch nicht frei von Nebenwirkungen, und stets gilt es abzuwägen zwischen dem Nutzen, den ein Medikament hat, und dem möglichen Schaden, den es verursachen kann. In einer lebensbedrohlichen Situation ist die Frage leicht zu beantworten, denn dann geht es in erster Linie darum, Leben zu retten.

Bei langanhaltenden chronischen Krankheiten jedoch ist es sehr viel schwieriger abzuschätzen, ob die Vorteile einer konventionellen medikamentösen Behandlung die Nachteile überwiegen. Besonders wenn Medikamente über einen langen Zeitraum hinweg eingenommen werden, können gravierende Nebenwirkungen auftreten. In diesen Fällen sollte man sich fragen, ob man nicht mit naturheilkundlichen Mitteln und Therapien, die meist risikoärmer sind, den gleichen Effekt erreicht oder doch zumindest bewirken kann, daß man die Dosis der nebenwirkungsreichen Mittel verringern kann.

Bei einer Vielzahl von gesundheitlichen Störungen und Alltagsbeschwerden sind naturheilkundliche Mittel durchaus eine Alternative zu den herkömmlichen Medikamenten. Vor allem pflanzliche und homöopathische Mittel können viele Krankheiten lindern und heilen. Doch zu den „Heilkräften der Natur" zählen in den Augen der Heilpraktiker und Ärzte für Naturheilkunde nicht nur die verschiedenen Heilpflanzen, sondern auch die Selbstheilungskräfte des menschlichen Organismus. Daher ist es ein zentrales Anliegen der Naturheilkunde, diese Selbstheilungskräfte zu unterstützen und zu stärken.

Das vorliegende Buch möchte ein Wegweiser durch die Naturheilkunde sein. Es stellt zum einen die verschiedenen Methoden und Möglichkeiten vor, zum andern gibt es Ratschläge, welche natürlichen Heilverfahren bei einzelnen Krankheiten in Frage kommen können, und erörtert Zusammenhänge, die es ermöglichen, die jeweiligen gesundheitlichen Probleme besser einzuschätzen und zu verstehen. Darüber hinaus gibt es Hinweise, wie man sich bei zahlreichen Beschwerden zunächst selbst helfen kann.

Allerdings sollte man im Bereich der Selbsthilfe Vorsicht walten lassen, selbst wenn es sich um scheinbar harmlose Beschwerden wie Schnupfen und Heiserkeit handelt. Bessern sich die Symptome nicht innerhalb von wenigen Tagen, sollte man unbedingt fachmännische Hilfe in Anspruch nehmen. Gewarnt sei auch vor der unkritischen Verwendung pflanzlicher Heilmittel sowie vor einer unvorsichtigen Dosierung. Welche Pflanzen bei bestimmten Beschwerden im Einzelfall angebracht sind, können nur Heilpraktiker oder Ärzte entscheiden. Ihre Dosierungsanweisungen sollte man unbedingt befolgen. In Fällen, in denen das Buch Hinweise für eine Dosierung gibt, sollte man die eigene Empfindlichkeit berücksichtigen und die individuelle Reaktion beachten. Grundsätzlich gilt, daß es besser ist, etwas niedriger zu dosieren als eventuell zu hoch. Das Prinzip „Viel hilft viel" ist im Umgang mit naturheilkundlichen Mitteln falsch, denn nur der kleine, aber gezielte Reiz zur richtigen Zeit an der richtigen Stelle wird die Selbstheilungskräfte des Organismus aktivieren.

Da die Naturheilkunde den ganzen Menschen im Blick hat, in dem Geist, Körper und Seele eine untrennbare Einheit bilden und sich wechselseitig beeinflussen, werden auch Verfahren vorgestellt, die über Geist und Seele Zugang zu den Selbstheilungskräften suchen. Hierzu zählen die verschiedenen psychotherapeutischen Behandlungsmethoden, aber auch Entspannungstechniken wie autogenes Training und Meditation oder die Bach-Blütentherapie, die über die Sinne wirken soll.

Das Buch wäre unvollständig, käme nicht auch die Schulmedizin zu Wort. Diese steht der Naturheilkunde zwar kritisch, aber in weiten Bereichen keineswegs ablehnend gegenüber. Im Gegenteil: in den letzten Jahren ist die Zahl der Ärzte, die sich nach entsprechender Weiterbildung naturheilkundlicher Methoden bedienen, deutlich angestiegen.

Karl F. Liebau

ABNEHMEN

Übergewicht gilt allgemein als Gesundheitsrisiko, Schlanksein dagegen als Schönheitsideal. Um gesund und schön auszusehen, kasteien sich viele Menschen in regelmäßigen Abständen und lassen sich häufig auf Wunderdiäten ein, deren Erfolg oft recht zweifelhaft ist.

Wer abnehmen und sein reduziertes Gewicht auch auf Dauer behalten will, muß vor allem seine Ernährungsgewohnheiten ändern und zu einem ausgewogenen und gesunden Speiseplan finden. Siehe ERNÄHRUNG UND GESUNDHEIT, siehe REDUKTIONSDIÄT.

ABWEHR-STEIGERUNG

Das körpereigene Abwehrsystem ist ständig in Alarmbereitschaft, um eindringende Krankheitskeime unschädlich zu machen. Mit den fünf Säulen der Naturheilkunde (Licht, Luft, Wasser, Ernährung, Bewegung) kann jeder zur Abwehrsteigerung beitragen und für die optimale Funktionsfähigkeit des Abwehrsystems sorgen. Siehe IMMUNSYSTEM.

ADERLASS

In allen Kulturen gehörte der Aderlaß von alters her zu den wichtigsten und häufigsten Behandlungsverfahren. Doch gab es außer Befürwortern auch immer wieder Gegner, allerdings weniger aufgrund der Methode selbst als wegen des Mißbrauchs, der im späten Mittelalter in einen regelrechten Vampirismus ausartete.

Die Wiederentdeckung des Aderlasses als Therapieform ist dem Wiener Arzt Bernhard Aschner (1883–1960) zu verdanken, der sich mit den Werken großer Ärzte der Vergangenheit (Hippokrates, Galen, Paracelsus u. a.) befaßte. Die positiven Erfahrungen, die er mit dem Aderlaß machte und die er auch veröffentlichte, führten dazu, daß sich viele Therapeuten erneut dieser Heilmethode zuwandten.

Wenn zur Ader gelassen wird, entsteht zunächst ein blutleerer Raum, in den Blut nachstürzt. Dieser Vorgang beschleunigt die Strömung des Blutes, was sich auf den gesamten Kreislauf auswirkt: Schlackenstoffe, Ermüdungsgifte und andere Abbauprodukte werden in der schnelleren Strömung mitgerissen und den natürlichen Ausscheidungswegen zugeführt.

Jeder Blutverlust löst bestimmte Reaktionen im menschlichen Organismus aus: Die kleinen Gefäße ziehen sich zusammen, leeren so die Blutspeicher und bringen z. B. mehr Blut ins Herz. Durch den Blutverlust wird das Knochenmark angeregt, zum Ausgleich vermehrt Blut zu bilden, was wiederum die Abwehrkräfte stärkt.

Wann hilft diese Therapie?

▶ Positive Wirkungen hat der Aderlaß vor allem bei (durch eine Nierenerkrankung oder durch ARTERIENVERKALKUNG bedingtem) hohem BLUTDRUCK. Auch bei Gefäßverkrampfungen und allen daraus folgenden Zuständen wie KOPFSCHMERZEN, SCHWINDEL, OHRENSAUSEN, Schweißausbrüchen, NASENBLUTEN kann ein Aderlaß helfen. Gleichfalls kann er ASTHMA und die Neigung zur Entzündung innerer Organe lindern.

Viele Krankheitsbilder sind von lokalen Stauungen begleitet, so daß man die Blutentziehung in diesen Fällen als unterstützende Maßnahme in Erwägung zieht, da sie entlastend, verteilend und ableitend wirkt.

Auch in vegetativ-hormonelle Abläufe greift der Blutentzug ein und wirkt sich positiv auf fehlgesteuerte Organfunktionen und auf damit in Zusammenhang stehende seelische Zustände aus.

Besuch beim Heilpraktiker

Beim Aderlaß kann das Blut prinzipiell überall dort entnommen werden, wo oberflächliche Venen sichtbar bzw. tastbar sind. Die bevorzugte und daher am häufigsten verwendete Stelle ist die Ellbogenbeuge.

Der Patient soll dabei bequem und entspannt auf dem Rücken liegen, Oberkörper und Kopf nicht zu flach. Der Arm sollte relativ steil über die Kante der Liege hinabhängen. Wie bei einer normalen Blutentnahme, z. B. für Laboruntersuchungen, wird der Oberarm zum Zweck der Blutstauung abgebunden. Anschließend wird die gestaute Vene mit einer nicht zu feinen Kanüle (Blut ist etwas dickflüssig) punktiert, und das Blut kann in ein Auffanggefäß ablaufen.

Normalerweise wird etwa $1/4$ l Blut entnommen, doch ist die jeweilige Menge abhängig von der Konstitution und auch der Reaktion des Patienten. Bleibt der Puls stabil und das Gesicht gut durchblutet, kann man die vorgesehene Menge in den Meßtopf ablaufen lassen. Wird der Patient blaß oder verändert sich sein Puls, muß man den Aderlaß u. U. abbrechen. Zum Schluß wird die Staubinde gelockert, damit auch das restliche gestaute Blut noch abfließen kann und keine Blutergüsse und Mißempfindungen im Arm auftreten. Die Einstichstelle wird dann bei erhobenem Arm mit einem Tupfer abgedrückt, bis die Blutung gestillt ist, anschließend kommt ein Pflaster darauf. Danach soll der Patient noch eine Weile liegenbleiben, bis sich der Kreislauf stabilisiert hat.

Standpunkt der Schulmedizin

Seit dem Mißbrauch des Aderlasses hat die Schulmedizin diese Therapieform noch nicht wiederaufgenommen. Dies ist auch dadurch bedingt, daß heute eine breite Palette stark wirkender chemischer Arzneimittel für die Hauptindikation des Aderlasses, den Bluthochdruck, zur Verfügung steht. Eine andere Form des Aderlasses, nämlich das Blutspenden, kennt auch die Schulmedizin, die allerdings davor warnt, dies zu häufig zu tun, da es dann die Gesundheit schädigen könnte.

AIDS

Der Körper hat keine Abwehrmöglichkeit gegen die erworbene Immunschwächekrankheit Aids (Abkürzung für englisch *acquired immune deficiency syndrome*, erworbenes Immundefektsyndrom), da das Virus, das diese Krankheit verursacht, ausgerechnet jene Zellen angreift, die dem Körper helfen sollen, eine Infektion abzuwehren. Dieses HIV (Abkürzung für englisch *human immunodeficiency virus*) wird hauptsächlich durch ungeschützten Geschlechtsverkehr oder auf dem Blutweg übertragen, z. B. indem sich Süchtige Drogen mit einer Nadel spritzen, die zuvor eine HIV-infizierte Person benutzt hat. Bevor es Tests gab, mit denen man feststellen konnte, ob Spenderblut möglicherweise HIV-infiziert ist, konnte man sich auch durch Bluttransfusionen anstecken. Dieses Problem ist bis heute noch nicht endgültig gelöst.

Das HIV macht das körpereigene Abwehrsystem hilflos gegenüber Infektionen aller Art, die z. B. die Lunge, die Haut und das Nerven- und Verdauungssystem befallen können, sowie gegenüber einer Reihe von Krebsarten. Da von der Ansteckung mit dem HIV bis zur Entwicklung von Krankheitssymptomen sehr viel Zeit (zum Teil 10 Jahre und mehr) verstreichen kann, weiß man heute noch nicht mit Sicherheit, ob es bei jedem HIV-Infizierten zur Ausbildung des vollen Krankheitsbildes kommt oder ob er nur Virusträger bleibt.

Es gibt bisher kein Mittel gegen Aids. Die Angst vor der Krankheit, die sich seit 1981, als sie erstmals in den USA festgestellt wurde, weltweit ausgebreitet hat, sowie unzureichendes Wissen über Risiken und Ansteckungsmöglichkeiten führten zu schwerwiegenden sozialen Problemen für die Betroffenen. Aids kann nicht, wie viele glauben, durch bloße Berührung eines Infizierten übertragen werden oder indem man aus demselben Glas wie er trinkt bzw. dasselbe Besteck benutzt. Grundsätzlich gelten alle normalen sozialen Kontakte als ungefährlich, denn das Virus stirbt an der Luft und kann außerhalb des Körpers durch Seife und andere Reinigungsmittel vernichtet werden.

Aids geht nicht nur Drogensüchtige und homosexuelle Männer an. Bei ungeschütztem Sexualverkehr kann das Virus durch jede infizierte Person auf eine andere übertragen werden. Den besten Schutz vor Aids beim Geschlechtsverkehr bietet das Kondom, da das Virus durch die Samen- und Scheidenflüssigkeit übertragen wird. Drogensüchtige infizieren sich meist, weil sie die Spritze eines HIV-Trägers verwenden. Drogensüchtige sollten darum grundsätzlich nur Einwegspritzen benutzen.

Zu den ersten Aids-Symptomen zählen Gewichtsverlust, ERSCHÖPFUNG, DURCHFALL, FIEBER, HUSTEN, Atemnot sowie Schwellung der Lymphknoten. Später treten dann Infektionen aller Art, LUNGENENTZÜNDUNG sowie das Kaposi-Sarkom, eine Hautkrebsart, auf. Warum bei einem Teil der HIV-Träger die Krankheit eher, bei anderen erst nach Jahren ausbricht sowie in manchen Fällen nicht zum Vollbild der Erkrankung führt, weiß man nicht. Doch sowohl Schulmediziner als auch Heilpraktiker vermuten, daß eine gesunde Lebensweise, eine positive Einstellung und die Fähigkeit, mit STRESS richtig umzugehen, dazu beitragen können, länger gesund zu bleiben.

Was kann man selbst tun?

▶ Wichtig ist eine gesunde Lebensweise mit einer ausgewogenen Ernährung (siehe ERNÄHRUNG UND GESUNDHEIT), mit ausreichend Bewegung und einem gleichgewichtigen Verhältnis zwischen Anspannung und Entspannung. Vor allem sollten Mitmenschen mit dem Betroffenen unbefangen umgehen und ihm nicht durch soziale Ächtung zusätzlichen Streß bereiten, der das IMMUNSYSTEM besonders stark belastet.

Positives Denken, MEDITATION, AUTOGENES TRAINING, angenehme Erlebnisse und eine vorurteilsfreie Auseinandersetzung mit der Krankheit, bei der nichts verdrängt wird, können dazu beitragen, das Gesamtbild der Erkrankung leichter zu ertragen und das subjektive Befinden zu verbessern.

Was der Heilpraktiker rät

Da Aids eine verhältnismäßig neue Krankheit ist und die Erkrankten eine ganze Reihe von Leiden bekommen können, gibt es keine allgemein verbindliche Therapie. Im großen und ganzen neigt man jedoch zu einer alle Lebensbereiche umfassenden Behandlungsmethode und versucht, Körper, Geist und Seele gleichermaßen miteinzubeziehen. Zur Unterstützung einer klinischen Therapie und zur Linderung des individuellen Leidensdrucks können naturheilkundliche Verfahren hilfreich sein, z. B. AKUPUNKTUR, AUTOGENES TRAINING, PFLANZENHEILKUNDE, HOMÖOPATHIE, MASSAGE, FUSSREFLEXZONENMASSAGE und GEISTHEILUNG. Sehr positive Auswirkungen kann, vor allem auch im fortgeschrittenen Stadium, eine OZONTHERAPIE haben.

Standpunkt der Schulmedizin

Das einzige Medikament, das sich bei einigen Aidsfällen in begrenztem Maß als wirksam erwies, ist Retrovir (AZT). Zu einer seiner Nebenwirkungen zählt jedoch, daß es die Bildung des Knochenmarks hemmt, was wiederum dazu führt, daß ständig Bluttransfusionen notwendig werden.

Da nicht alle HIV-Infizierten unmittelbar an Aids erkranken, geht man davon aus, daß eine Reihe wichtiger Faktoren bestimmte Menschen anfälliger als andere macht. Der Arzt wird sportliche Betätigung empfehlen, sofern der Patient dazu in der Lage ist. Er rät vermutlich auch zu einer einfachen, nährstoff- und faserreichen Kost mit viel frischem Obst und Gemüse. Da es noch kein Heilmittel gegen Aids gibt, kann auch die Schulmedizin nicht mehr tun, als zu versuchen, die jeweils auftauchenden schweren Begleitinfektionen mit entsprechend starken Mitteln so gut wie möglich in den Griff zu bekommen.

AKNE

Die Pickel und Pusteln der Akne treten gewöhnlich in der PUBERTÄT auf, also gerade dann, wenn junge Menschen besonders viel Wert auf ihr Aussehen legen. Meist ist nur das Gesicht betroffen, doch kann sich die Akne auch über Brust, Schultern und Rücken ausbreiten. Warum die Akne bei den einen auftritt und bei anderen nicht, ist noch nicht endgültig geklärt, doch scheinen sowohl erbliche Veranlagung als auch Hormonschwankungen sowie Hygiene und Ernährung eine Rolle zu spielen.

Der Talg, die ölartige Substanz, die die Talgdrüsen produzieren, dient als natürliches Hautöl. Wird jedoch zuviel davon produziert, können die Talgdrüsengänge verstopfen, und es bilden sich Mitesser und Pickel. Manchmal entzünden sich die verstopften Drüsen, und es sammelt sich Eiter und Talg unter der Haut an, wodurch

Pflanzenpräparate bei Akne

Antiseptische Lotion für Pickel, die aufgekratzt und ausgedrückt wurden Es ist niemals ratsam, Pickel auszudrücken. Falls man es doch nicht lassen konnte, wird eine Ausbreitung der Infektion dadurch verhindert, daß man das ganze Gesicht mit einer Lotion aus 1 TL Ringelblumentinktur (erhältlich in Apotheken) in 1 Glas kaltem Wasser wäscht.

Um die Pickel zum Blühen zu bringen Dazu eignen sich örtliche Wärmeanwendungen mit heißen Leinsamenpackungen (im Leinenbeutel kurz aufkochen lassen). Auch Heublumensäckchen und Dampfkompressen mit einem Absud aus Eichenrinde lassen die Pickel reifen.

Zur Heilung verletzter Haut Ein Aufguß aus Beinwellblättern ist ein hervorragendes Gesichtswasser, denn Beinwell fördert die Heilung und die Bildung von neuem Gewebe. Beinwell darf jedoch nur vorübergehend angewendet werden.

Zur Hautreinigung von innen Man bereitet aus Brennessel, Löwenzahn, Faulbaumrinde und Anis einen Aufguß oder nimmt diese Kräuter in Tablettenform ein.

größere Pickel oder Zysten entstehen, die, wenn sie abheilen, Narben und Vertiefungen hinterlassen.

Man weiß, daß der schwankende Hormonspiegel in der Pubertät eine wichtige Rolle beim Ausbruch der Akne spielt. Insbesondere das Hormon Androgen, das während der Pubertät in großen Mengen ausgeschüttet wird, scheint die freiwerdende Talgmenge zu beeinflussen. Wie heftig die Akne auftritt, kann sich von Woche zu Woche ändern, je nachdem, wie stark der Hormonspiegel schwankt. Junge Frauen stellen häufig fest, daß sich die Akne vor der Menstruation verschlimmert. Meist verschwindet die Akne wieder, wenn man mit Anfang 20 die Pubertät überwunden hat.

Was kann man selbst tun?

▶ Eine entscheidende Rolle spielt bei Akne die Hautpflege. Die Haut muß peinlich sauber gehalten werden. Man sollte sie häufig – bis zu 5mal täglich – waschen, wobei jedoch darauf zu achten ist, daß sie nicht zu sehr austrocknet. Sanfte Reinigungsmittel aus natürlichen Stoffen oder Pflanzen sind aggressiveren chemischen Präparaten vorzuziehen. Wer Seife verwendet, sollte eine milde, unparfümierte Sorte wählen. Um soviel Fett wie möglich zu entfernen, wäscht man die Haut zunächst, legt dann für 2 Minuten einen heißen Waschlappen auf, spült anschließend mit kaltem Wasser nach und betupft die Haut dann sanft mit einem in Hamamelis getränkten Wattebausch. Wenn nötig, wiederholt man den Vorgang. Waschlappen, Handtuch und Wattebausch müssen stets sauber sein, um ein Ausbreiten der Infektion zu verhindern.

Zur Hautreinigung bei Akne sind die folgenden drei Mittel zu empfehlen, die entzündungshemmend und antibakteriell wirken und die man ohne größeren Aufwand selbst herstellen kann:

Ringelblume Man verrührt in 1 Glas Wasser 1 TL Ringelblumentinktur (in Apotheken erhältlich).

Kamille Man gibt 1 TL getrocknete Kamillenblüten oder 1 Kamillenteebeutel in einen Topf, gießt 1 Tasse kochendes Wasser darüber, bringt alles zum Kochen und läßt es zugedeckt 10 Minuten lang leicht köcheln.

Schafgarbe, Holunder oder Lavendel Man gießt etwa 1 Tasse kochendes Wasser über 1 Handvoll frischer oder getrockneter Blüten, deckt die Tasse zu und läßt den Inhalt 10 Minuten ziehen.

Diese Lösungen tupft man sanft mit einem Wattebausch auf die betroffenen Hautpartien, man kann sie aber auch für Umschläge verwenden.

Entzündungen und Infektionen der Haut können ebenso Gesichtsdampfbäder hemmen, denen man bestimmte Kräuter beimischt. Hierfür gibt man 1 Handvoll Blüten in eine Schüssel und übergießt sie mit kochendem Wasser. Besonders gut eignen sich Kamillenblüten, Linden- oder Salbeiblüten, die entgiftend wirken, sowie Lavendelblüten. Die Schüssel wird auf einen Tisch gestellt, und man setzt sich so davor, daß man den Kopf bequem über die Schüssel beugen kann. Mit einem großen Handtuch werden Kopf und Schüssel abgedeckt. Das Gesicht wird so lange bedampft, wie man es als angenehm empfindet, doch niemals länger als 15 Minuten. Dabei muß man darauf achten, daß man sich nicht die Haut verbrüht. Wenn man sich nicht mehr wohl fühlt, sollte man das Gesichtsdampfbad abbrechen. Danach wäscht man das Gesicht kalt ab, damit sich die Hautporen schließen.

Junge Frauen brauchen bei Akne auf Make-up nicht zu verzichten, doch sollten sie leichte, fettfreie Produkte verwenden. Das Make-up muß jeden Abend gründlich mit einem natürlichen Reinigungsmittel entfernt werden. Fühlt sich die Haut trocken an und spannt sie, kann man eine beruhigende Feuchtigkeitslotion auftragen (siehe NATUR-KOSMETIK).

Was der Heilpraktiker rät

Naturheilpraktiker sehen in der Akne ein Zeichen für eine Funktionsstörung oder ein Ungleichgewicht im Körper. Die Absonderungen werden als Versuch des Körpers angesehen, sich von Giften zu befreien, wenn die normalen Ausscheidungsmechanismen überlastet sind. Die Behandlung der Akne ist langfristig und zielt darauf ab, dem Körper zu helfen, sich selbst zu reinigen und Abfallprodukte auf den dafür vorgesehenen Wegen auszuscheiden.

PFLANZENHEILKUNDE Um Giftstoffe aus dem Körper zu entfernen, kann der Heilpraktiker ein individuell auf den jeweiligen Patienten abgestimmtes Präparat verordnen, das aus Kletten-, Artischocken- und Schöllkrautblättern, Salbeiblüten sowie Eibischwurzeln und -blüten bestehen kann. Diese Pflanzen wirken stoffwechselanregend. Für Frauen empfehlen sich manchmal auch Schafgarbe und Wanzenkraut, um das Hormonsystem zu regulieren. Diese Pflanzen dürfen jedoch nur unter Aufsicht des Heilpraktikers angewendet werden!

HOMÖOPATHIE Homöopathen raten bei chronischer Akne zu *Kalium bichromicum* und bei entzündeten oder infizierten Pusteln, die sich beim Waschen noch verschlimmern, zu *Sulfur*. *Psorinum* wird bei schweren, juckenden Infektionen verordnet.

AROMATHERAPIE Man gibt 6 Tropfen ätherischer Öle, je 2 Tropfen Lavendel-, Wacholder- und Kajeputöl, in destilliertes Wasser und trägt diese Lösung auf die betroffenen Hautpartien auf. Die ätherischen Öle müssen gut verrührt werden, da sie nur schwer in Wasser löslich sind. Anschließend behandelt man die Hautpartien mit einem Pflanzenöl oder einer nichtfettenden Lotion, die eines oder mehrere dieser Öle enthält.

BACH-BLÜTENTHERAPIE Sie kann helfen, mit den seelischen Problemen fertig zu werden, die häufig mit der Akne einhergehen. Mit Waldtrespe und Walnuß kann man es bei Gefühlsproblemen von Jugendlichen versuchen, mit Holzapfel bei Hemmungen und mit Stechginster bei Anfällen von Hoffnungslosigkeit.

BIOCHEMISCHE SALZE Bei jugendlicher Akne verschreibt der Heilpraktiker *Calcium sulfuricum*. Während der ersten beiden Tage nimmt man stündlich 4 Tabletten, danach nur noch 4mal täglich 4 Tabletten, bis sich der Zustand der Haut bessert – was normalerweise innerhalb von 2–4 Wochen eintreten müßte.

ERNÄHRUNG Der Heilpraktiker kann eine bestimmte Diät empfehlen, die den Körper gegen Infektionen stärken und helfen soll, den Hormonspiegel zu regulieren. Diese Diät sollte reich an naturbelassener Kost sein, d. h. hauptsächlich Vollkorngetreide

sowie viel frisches Obst und Gemüse enthalten, jedoch auf fettreiche Milchprodukte, fettes Fleisch, Kuchen, Weißbrot und Süßigkeiten verzichten (siehe auch ERNÄHRUNG UND GESUNDHEIT).

Gemüse sollte man am besten roh essen oder nur kurz dünsten, da hohe Temperaturen viele Vitamine und Enzyme zerstören (siehe ROHKOST). Die Nahrungsmittel sollten gegrillt, gedünstet oder gebacken, nicht gebraten oder fritiert werden. Johannisbrot kann Schokolade ersetzen, und statt zu Vollmilch greift man zu Magermilch. Ergänzend zu dieser Ernährung können außerdem Vitamin A und Zink verordnet werden.

Standpunkt der Schulmedizin

Wie die Heilpraktiker empfehlen auch viele Ärzte bei Akne eine Umstellung der Ernährung und raten, fette und ölhaltige Speisen zu meiden. Andere sind der Meinung, die Ernährung habe nur wenig oder gar nichts mit Akne zu tun, weil es wissenschaftlich bislang noch keinen sicheren Beweis dafür gibt, daß die Ernährung Akne verschlimmern kann.

In Apotheken werden viele Präparate zur Aknebekämpfung verkauft. Doch ein Arzt kann jedem Patienten das für seine Haut am besten geeignete Produkt empfehlen und Cremes verschreiben, die Antibiotika enthalten. In schweren Fällen kann der Arzt auch Antibiotika zum Einnehmen verordnen.

Die Anwendung von Höhensonne sowie Sonnenbäder können u. U. helfen, bedürfen aber der ärztlichen Zustimmung, da zuviel ultraviolettes Licht der Haut schaden kann (siehe SONNENBRAND).

AKUPRESSUR

Jeder Mensch wendet instinktiv diese Form der Massage an, wenn er seine Hände an die Stirn preßt, um Kopfschmerzen zu lindern. Bereits vor mehr als 3000 Jahren hat die traditionelle östliche Medizin in China und Japan diese instinktive Reaktion zu einem systematischen Verfahren der Schmerzlinderung entwickelt. Akupressur ist eine Mischung aus MASSAGE und AKUPUNKTUR und wird vor allem in Japan häufig angewandt.

Statt wie bei der Akupunktur Nadeln in die Haut einzustechen, werden bei der Akupressur mit Daumen- und Fingerkuppen Druckpunkte, die mit den Akupunkturpunkten übereinstimmen, fest massiert. Die Akupressur wirkt nicht nur schmerzlindernd, sondern soll auch die körpereigenen Heilkräfte aktivieren, die Vitalität erhöhen und Krankheiten vorbeugen. Wie bei der Akupunktur soll auch durch die Akupressur der Strom der Lebensenergie Qi, der durch unsichtbare Kanäle, die sogenannten MERIDIANE, durch den Körper läuft, ins Gleichgewicht gebracht werden.

Was kann man selbst tun?

▶ Die Akupressur kann gefahrlos gegen Alltagsbeschwerden wie KOPFSCHMERZEN oder ÜBELKEIT UND ERBRECHEN (siehe Abb. unten) angewandt werden. Gelegentlich können sich die Symptome kurzfristig verschlim-

Akupressur bei Alltagsbeschwerden

Diese Ratschläge sind nur allgemeine Richtlinien, da es für jedes Problem mehrere Akupressurpunkte gibt.

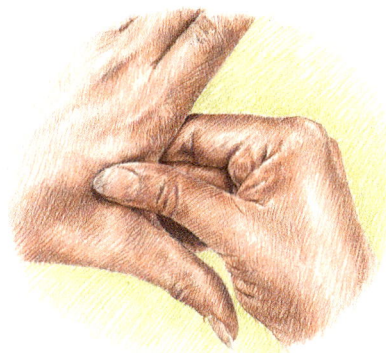

Kopf- und Zahnschmerzen, Menstruationsbeschwerden und Verstopfung *Man drückt den Punkt Dickdarm 4, der sich in dem Hautlappen zwischen Daumen und Zeigefinger befindet, etwa 5 Minuten lang fest mit Daumen und Zeigefinger der anderen Hand. Der Druck sollte gegen den Zeigefinger gerichtet sein.*

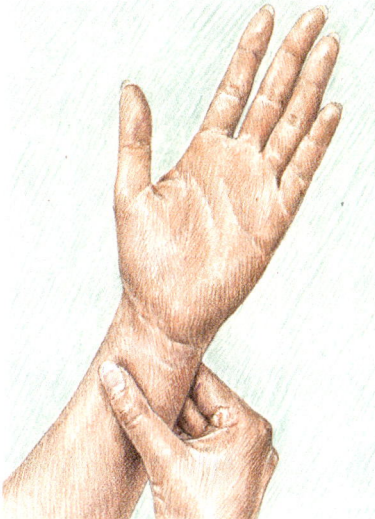

Übelkeit *Man drückt mit dem flachen Daumen etwa 5–10 Minuten lang auf den Punkt Kreislauf-Sexus-Meridian 6, der sich etwa 5 cm unterhalb des Handgelenks befindet.*

mern, wenn die Druckpunkte zu stark gereizt werden. Obwohl jeder die Akupressur bei sich selbst anwenden kann, ist es besser, sich von einem Freund oder Verwandten massieren zu lassen. Man erlernt die Akupressur am besten in einem Lehrgang unter Leitung eines qualifizierten Kursleiters.

Man beginnt mit der Massage, indem man mit der Daumen- oder Fingerkuppen einen festen Druck auf die empfindlichen Punkte ausübt. Bei Erwachsenen sollte der Druck etwa 4,5 kg betragen (dies kann man üben, indem man auf eine Personenwaage

drückt), entsprechend weniger natürlich bei kleinen Kindern und Babys. Der Druck sollte eine Reaktion, doch keinen Schmerz auslösen; eine gewisse Empfindlichkeit wird bald nachlassen. Jeder schmerzhafte Druck auf Gesicht, Unterleib und direkt über den Gelenken muß vermieden werden.

Man massiert mit raschen Bewegungen, etwa 50–100mal pro Minute, wobei die Massage in Richtung des Energieflusses in den Meridianen gehen muß. Öle oder Cremes sind dabei nicht nötig. Bei Erwachsenen sollte die Massage etwa 5–15 Minuten an jedem Druckpunkt dauern, bei kleinen Kindern 5 Minuten und bei Babys nur 30 Sekunden bei sanftem Druck.

Man kann die Akupressur so oft wie nötig wiederholen. Bei plötzlich auftretenden Schmerzen reichen gewöhnlich 2 oder 3 Behandlungen pro Stunde aus. Bei lang anhaltenden schmerzhaften Beschwerden können bis zu 20 Behandlungen 2–3mal wöchentlich nötig sein, wobei die Intervalle zwischen den Massagen länger werden, wenn sich der Zustand bessert.

Warnung Schmerzen können immer auch Alarmsignale sein, die auf eine ernste Krankheit hinweisen. Daher muß zuerst ein Arzt oder ein Heilpraktiker konsultiert werden, der die Ursache der Schmerzen abklärt, bevor man selbst mit Akupressur dagegen angeht. Auch in der Schwangerschaft ist Akupressur nicht immer angebracht; daher sollte man vor einer Selbstbehandlung den Heilpraktiker fragen.

Wann hilft diese Therapie?

▶ Die Akupressur kann nur Symptome lindern und wird deshalb zusammen mit anderen Heilmethoden angewandt. Erleichterung bringt Akupressur bei zahlreichen Beschwerden, etwa bei ALLERGIEN, ARTHRITIS, ASTHMA, RÜCKENSCHMERZEN, KREISLAUFSTÖRUNGEN, DEPRESSIONEN, VERDAUUNGSSTÖRUNGEN, SCHLAFLOSIGKEIT, MIGRÄNE und STRESS.

Besuch beim Heilpraktiker

Als erstes wird sich der Heilpraktiker mit der Krankheitsgeschichte befassen. Er fragt nach der Ernährungs- und Lebensweise des Patienten und wendet ebenso wie bei der Akupunktur die PULSDIAGNOSE an.

Die Akupressur kann im Sitzen oder Liegen durchgeführt werden. Es werden keine Instrumente oder Öle benutzt, und man braucht sich nicht auszuziehen. Man sollte jedoch lockere Kleidung tragen, die das Drücken der Akupressurpunkte nicht behindert. Jeder Heilpraktiker, der die Akupressur anwendet, hat seine eigenen Methoden, den entsprechenden Massagedruck auszuüben, um den Energiefluß zu regulieren. Er kann

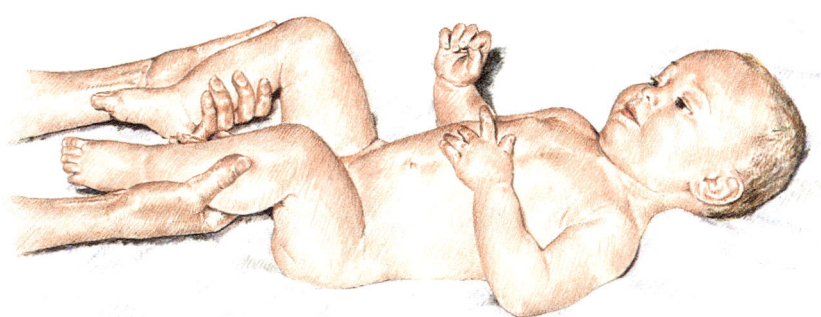

Anregung des Energieflusses sowie Linderung von Bauchweh bei Babys und von Verdauungsproblemen bei Erwachsenen *Man drückt mit dem Daumen etwa 5–10 Minuten lang den Punkt Magen 36, der sich etwa 7,5 cm unterhalb des Kniegelenks* *an der Beinaußenseite befindet. Oft ist dieser Punkt bei Berührung etwas empfindlich, so daß er leicht zu finden ist. Man hält diesen Punkt in der traditionellen chinesischen Medizin für einen der großen Punkte und Energieausgleicher.*

Daumen- und Fingerkuppen, Handballen, Knie, Ellbogen und sogar seine Füße einsetzen. Die Druckpunkte reagieren u. U. empfindlich, und man spürt vielleicht ein Unbehagen, das von einem Frösteln bis zu leichtem Schmerz reichen kann. Im allgemeinen läßt die Empfindlichkeit nach kurzer Zeit aber nach.

Die Sitzungen dauern zwischen 30 und 60 Minuten, und ihre Häufigkeit hängt vom Befinden des Patienten ab und davon, wie er auf die Behandlung anspricht. Für manche Beschwerden empfehlen sich wöchentliche Akupressurtermine.

Bei akuten Beschwerden kann die Schmerzlinderung sehr rasch eintreten. Anhaltende oder chronische Leiden erfordern jedoch häufig eine Behandlung über einen längeren Zeitraum hinweg.

Standpunkt der Schulmedizin

Wie die Akupressur wirkt, ist bisher nur wenig erforscht. Es gibt aber zumindest eine wissenschaftliche Untersuchung, die in der Anästhesieabteilung der Universität von Belfast durchgeführt wurde und die sich mit der Wirkung von Akupressurarmbändern bei der Bekämpfung von Übelkeit befaßt. Diese Untersuchung zeigt deutlich, daß Akupressur oder ein Akupressurarmband, das man an einem bestimmten Punkt (Kreislauf-Sexus-Meridian 6) anlegt, Übelkeit nach einer Vollnarkose, bei Schwangerschaft, Reisekrankheit oder nach der Einnahme bestimmter Drogen lindert.

AKUPUNKTUR

Bei dieser traditionellen chinesischen Therapie werden an bestimmten Punkten des Körpers Nadeln in die Haut gestochen. Diese Akupunkturpunkte liegen über unsichtbaren Energieströmen, den sogenannten MERIDIANEN, von denen man annimmt, daß sie mit den inneren Organen verbunden sind. Ist der Strom der Lebensenergie Qi blockiert, soll mit Hilfe der Akupunktur der Energiefluß reguliert werden, die Energie also wieder ungehindert durch die Meridiane fließen können.

Die chinesische Medizin betrachtet den Körper als Teil der Natur, in dem normalerweise ein Gleichgewicht zwischen den beiden gegensätzlichen, sich aber ergänzenden Kräften Yin, der weiblichen Kraft, und Yang, der männlichen Kraft, besteht. Yin ist passiv und ruhig und repräsentiert Dunkelheit, Kälte, Feuchtigkeit und Schwellung. Yang dagegen ist aggressiv und anregend und repräsentiert Licht, Wärme, Trockenheit und Schrumpfung. Entsteht ein Ungleichgewicht

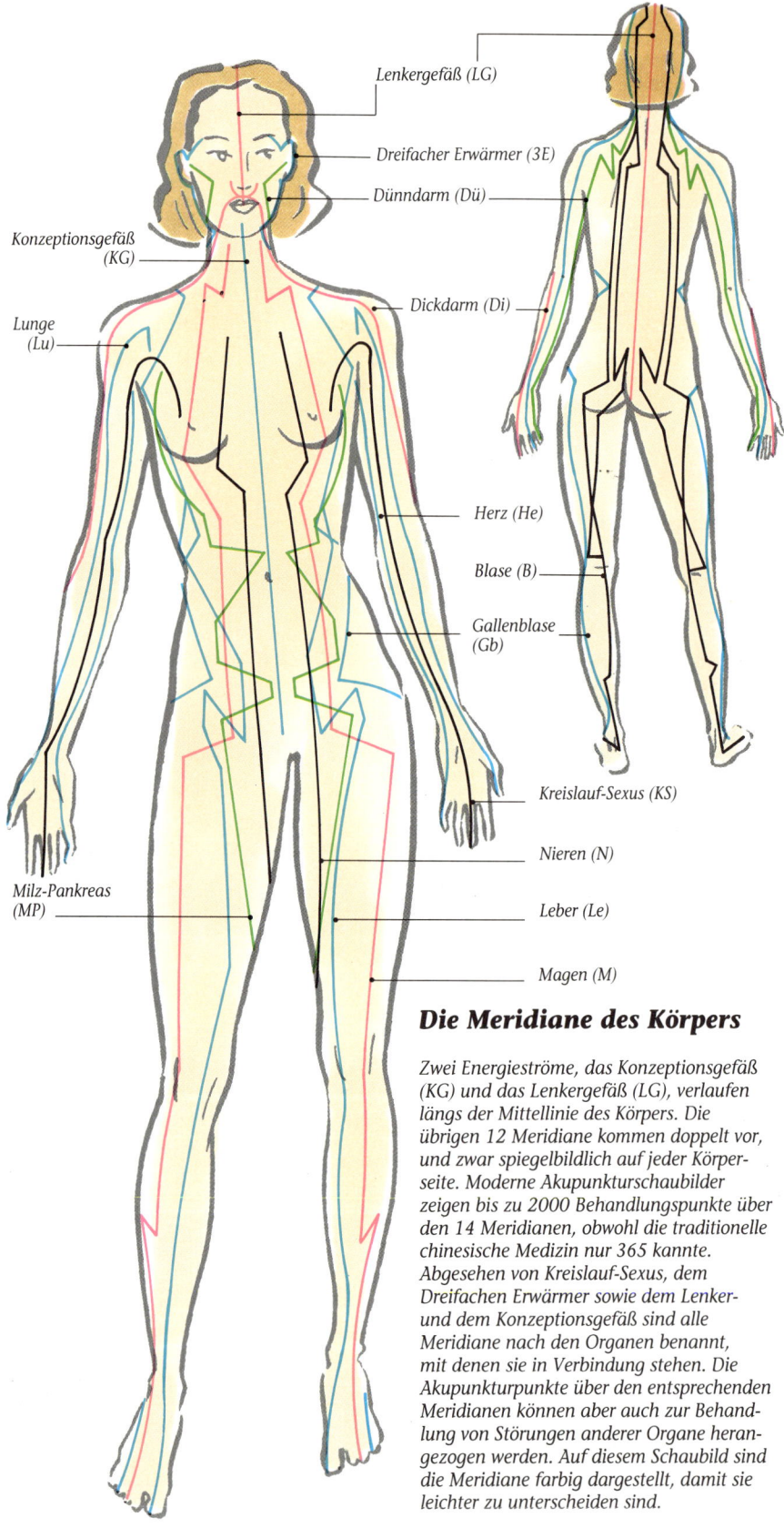

Lenkergefäß (LG)

Dreifacher Erwärmer (3E)

Dünndarm (Dü)

Konzeptionsgefäß (KG)

Dickdarm (Di)

Lunge (Lu)

Herz (He)

Blase (B)

Gallenblase (Gb)

Kreislauf-Sexus (KS)

Nieren (N)

Leber (Le)

Milz-Pankreas (MP)

Magen (M)

Die Meridiane des Körpers

Zwei Energieströme, das Konzeptionsgefäß (KG) und das Lenkergefäß (LG), verlaufen längs der Mittellinie des Körpers. Die übrigen 12 Meridiane kommen doppelt vor, und zwar spiegelbildlich auf jeder Körperseite. Moderne Akupunkturschaubilder zeigen bis zu 2000 Behandlungspunkte über den 14 Meridianen, obwohl die traditionelle chinesische Medizin nur 365 kannte. Abgesehen von Kreislauf-Sexus, dem Dreifachen Erwärmer sowie dem Lenker- und dem Konzeptionsgefäß sind alle Meridiane nach den Organen benannt, mit denen sie in Verbindung stehen. Die Akupunkturpunkte über den entsprechenden Meridianen können aber auch zur Behandlung von Störungen anderer Organe herangezogen werden. Auf diesem Schaubild sind die Meridiane farbig dargestellt, damit sie leichter zu unterscheiden sind.

zwischen Yin und Yang, so kann dies zu Krankheiten und Beschwerden führen. Zuviel Yang kann etwa plötzlich auftretende SCHMERZEN, Entzündungen, Krämpfe, KOPFSCHMERZEN und hohen BLUTDRUCK zur Folge haben; zuviel Yin kann dumpfe Schmerzen, Frösteln, WASSERRETENTION, Ausfluß und MÜDIGKEIT hervorrufen. Bei der Akupunktur zielen Diagnose und Therapie darauf ab, dieses Ungleichgewicht zu erkennen und anschließend zu beheben.

Ursprünglich kannte die chinesische Medizin 365 Akupunkturpunkte, doch im Lauf der Jahrhunderte wurden viele weitere entdeckt, und auf modernen Schaubildern sind bis zu 2000 Punkte dargestellt. Die meisten wichtigen Punkte liegen auf den 12 Hauptmeridianen, die nach dem Organ benannt sind, mit dem sie verbunden sind: Herz, Dünndarm, Blase, Nieren, Gallenblase, Leber, Lunge, Dickdarm, Magen, Milz, Bauchspeicheldrüse (Pankreas) sowie zwei weitere Organe, die in der westlichen Medizin nicht anerkannt sind, Kreislauf-Sexus, das, wie der Name sagt, den Kreislauf reguliert und bei sexueller Aktivität wichtig ist, sowie Dreifacher Erwärmer, der in Beziehung zu den Hormondrüsen steht und die Körperwärme reguliert. Zwei zusätzliche sogenannte Wundermeridiane, das Konzeptionsgefäß (KG) und das Lenkergefäß (LG), verlaufen vorn und hinten senkrecht über die Mittellinie des Körpers.

Körperliche, seelische und äußerlich bedingte Krankheiten verändern den Energiestrom Qi, indem sie ihn entweder beschleunigen oder verlangsamen. Er kann auch ganz blockiert oder zum falschen Organ geleitet werden. Das Ziel der Akupunktur ist es, den Energiefluß in Richtung und Stärke wieder zu normalisieren.

Wann hilft diese Therapie?

▶ Im Westen setzt man die Akupunktur meist zur Behandlung von schmerzhaften Leiden wie ARTHRITIS, RÜCKENSCHMERZEN und RHEUMA ein. Doch sie wird ebenso bei ALLERGIEN, ANGINA PECTORIS, ANGST, ASTHMA, BRONCHITIS, DICKDARMENTZÜNDUNG, VERDAUUNGSSTÖRUNGEN, Gallenblasenbeschwerden, SCHLAFLOSIGKEIT, STRESS, MÜDIGKEIT und GESCHWÜREN angewendet. Erfolge wurden auch bei der Linderung von Entzugserscheinungen verzeichnet.

Besuch beim Heilpraktiker

Ein traditioneller Akupunkteur wendet die chinesische DIAGNOSE an und arbeitet anhand von überlieferten Regeln, um die Akupunkturpunkte auszuwählen. Er untersucht Zunge, Hautbeschaffenheit und -farbe sowie das Haar und beachtet die Körperhaltung sowie die Art, sich zu bewegen, zu atmen und zu sprechen.

Er fragt nach Lebensweise, Ernährung, Bewegung, wie man schläft, welche Ängste man hat und wie man auf Streß reagiert. Er wird die 12 Pulse der traditionellen Akupunktur fühlen – an jedem Handgelenk sind es 6 Qualitäten an 3 Punkten, wobei jeder Puls eines der 12 wichtigsten Organe und Funktionen vertritt. Bei dieser PULSDIAGNOSE erkennt der Akupunkteur Störungen des Energiestroms Qi, die auf eine mögliche Erkrankung der zu einem Puls gehörenden inneren Organe hinweisen.

In die entsprechenden Punkte werden dann feine Gold-, Silber- oder Edelstahlnadeln eingestochen – sehr schnell und ohne daß es blutet –, die der Akupunkteur zwischen Daumen und Zeigefinger dreht, um Energie von einem Punkt abzuziehen oder zu verteilen. Alles, was der Patient dabei spürt, ist eine leichte Taubheit oder ein Prickeln. Die Anzahl der verwendeten Nadeln kann unterschiedlich sein, doch im allgemeinen brauchen erfahrene Akupunkteure nur etwa 4– 8 Nadeln. Manchmal läßt man sie nur wenige Minuten stecken, in anderen Fällen bis zu 30 Minuten; die Dauer hängt ganz vom Patienten ab, von seiner Reaktion auf die vorangegangene Behandlung und von der zu behandelnden Krankheit. Häufig verspürt man während der Akupunktur Gliederschwere, und man fühlt sich angenehm entspannt. Damit man sich bei der Akupunktur nicht mit einer über das Blut übertragbaren Krankheit wie Hepatitis oder Aids infiziert, darf der Akupunkteur nur Einwegnadeln aus einer versiegelten, sterilen Verpackung verwenden oder muß die Nadeln in einem sogenannten Autoklav sterilisieren.

Bei einem bereits lange andauernden Leiden mit klaren, gleichbleibenden Symptomen beginnen sich die Patienten oft schon nach 4–6 Behandlungen besser zu fühlen. Bei einer komplizierten Krankheit wie Asthma können jedoch wesentlich mehr Anwendungen erforderlich sein, ehe sich eine deutliche Verbesserung einstellt. Manchmal fühlt sich ein Patient nach der ersten Behandlung sogar schlechter. Im allgemeinen wirkt die Akupunktur jedoch schrittweise. Ist allerdings nach 6–8 Sitzungen noch keine Besserung des Befindens eingetreten, kann man davon ausgehen, daß diese Heilmethode bei diesem Patienten vermutlich nicht zum Erfolg führt.

Standpunkt der Schulmedizin

Chinesische Forschungsergebnisse sprechen von großen Erfolgen, die man mit der Akupunktur bei der Behandlung vieler Leiden erzielt hat. Die dortigen Methoden bei der Durchführung klinischer Versuche entsprechen jedoch nicht den westlichen Vorstellungen, so daß diese Belege mit Vorsicht interpretiert werden müssen. Doch auch die konventionelle Forschung, der eine Reihe von Tierversuchen und die Anwendung von

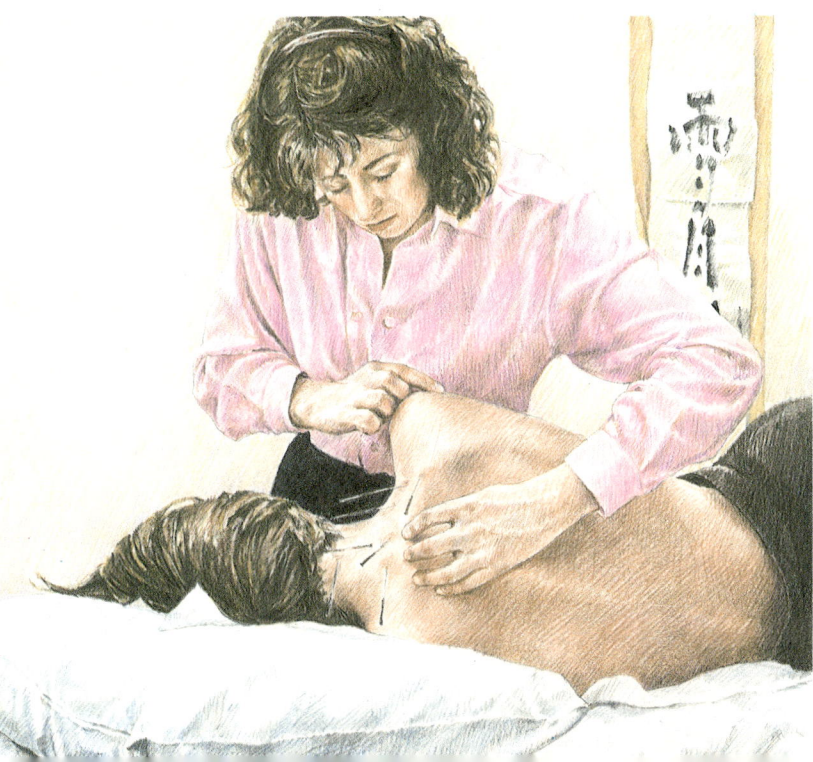

Akupunkturnadeln werden in Nacken und Schulter eines Patienten eingestochen, um Schmerzen und Muskelverspannungen durch abgenutzte Bandscheiben im Nackenwirbelbereich zu behandeln.

Die Entwicklung der Akupunktur

Das Wort Akupunktur leitet sich von lateinisch *acus*, Nadel, und *punctum*, Stich, ab und wurde von dem niederländischen Arzt Willem ten Rhyne geprägt, der diese Heilmethode im 17. Jh. während eines zweijährigen Aufenthaltes in Japan kennenlernte.

In China wird die Akupunktur bereits seit rund 3500 Jahren praktiziert. Eine Legende sagt, dieses Heilverfahren habe sich entwickelt, als man feststellte, daß Soldaten, die durch Pfeile verletzt worden waren und diese Wunden überlebten, manchmal anschließend auch von anderen, langwierigen Leiden erlöst waren.

Das erste medizinische Lehrbuch über die Akupunktur war *Des Gelben Kaisers Lehrbuch der Inneren Medizin*, das aus der Zeit um 400 v. Chr. stammt. Berichte über erste therapeutische Erfolge erschienen etwa um die gleiche Zeit und erzählten u. a. von einem chinesischen Arzt, der mit Hilfe der Akupunktur einen bereits im Koma liegenden, sterbenden Patienten wiederbelebt habe.

Bis ins 19. Jh. hinein wurde die Akupunktur systematisch weiterentwickelt und verfeinert. Mit dem wachsenden Einfluß der Europäer in China verdrängte jedoch die westliche Medizin vorübergehend die traditionellen Heilmethoden.

Dieses chinesische Amulett zeigt das Yin- (schwarz) und Yangsymbol (rot).

Erst während der kommunistischen Revolution in China griff man die Akupunktur wieder auf, und heute praktiziert man sie im ganzen Land.

In Europa stieß die Akupunktur lange Zeit auf Unverständnis und Ablehnung. Es dauerte bis ins 20. Jh., bis sie hier schließlich Anerkennung fand.

Die Akupunkturpunkte können auch durch elektrischen Strom niedriger Spannung mit Hilfe einer Sonde angezeigt und stimuliert werden (siehe ELEKTROAKUPUNKTUR). Zunehmend kommen ebenfalls sanfte Laserstrahlen zur Anwendung (Laserakupunktur). Siehe auch AKUPRESSUR, MOXABEHANDLUNG, OHRAKUPUNKTUR, FUSSREFLEXZONENMASSAGE.

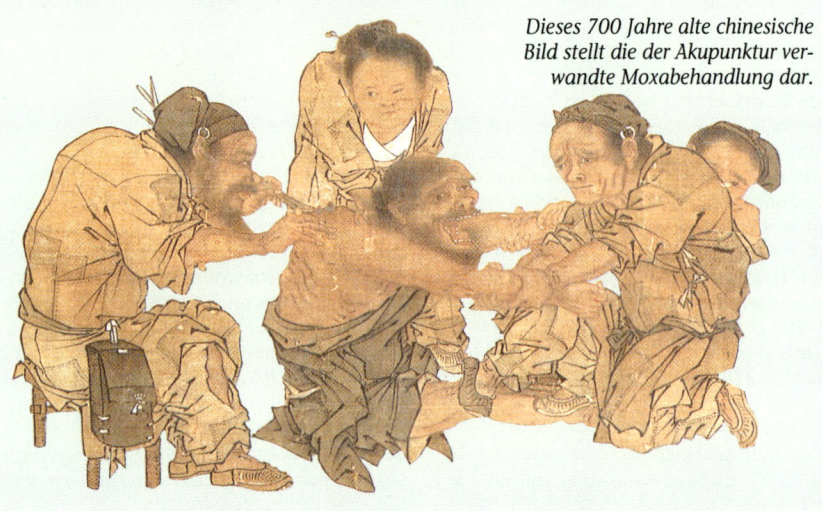

Dieses 700 Jahre alte chinesische Bild stellt die der Akupunktur verwandte Moxabehandlung dar.

Arzneimitteln bei Menschen zugrunde liegen, fand heraus, daß es möglich ist, die Weitergabe von Schmerzreizen an das Gehirn zu blockieren, indem man an dem Nerv, der den Schmerz von der Schmerzquelle zum Gehirn leitet, sozusagen ein Tor schließt. Der Schmerz ist dann nicht mehr zu spüren.

Es ist anzunehmen, daß die Akupunktur auf ähnliche Weise funktioniert. Ärzte weisen jedoch auf die Gefahr hin, daß durch dieses Verfahren bestimmte Symptome verschleiert werden – darunter auch solche, die auf eine ernsthafte Erkrankung hindeuten und als Alarmsignale verstanden werden müssen. Dadurch besteht die Gefahr, daß man versäumt, rechtzeitig konventionelle ärztliche Hilfe in Anspruch zu nehmen.

Ferner weiß man heute, daß der Körper selbst Opiate, sogenannte Endorphine und Encephaline, produziert, die das Schmerzempfinden dämpfen. Weltweite Studien haben nun ergeben, daß die Akupunktur diese Opiate in das zentrale Nervensystem des Körpers freisetzt und daß die Schmerzlinderung, die man unmittelbar nach der Akupunktur fühlt, direkt mit der Menge der freigesetzten Opiate zusammenhängt. Dies kann die erfolgreiche Schmerzlinderung durch Akupunktur beim Zahnarzt, bei einer Geburt und bei Operationen erklären. In China ist die Akupunktur als Ersatz für chemische Narkosemittel sehr verbreitet, und man hält sie bei geeigneten Patienten zu 90 % für wirksam. Eine kleine Zahl westlicher Universitätskrankenhäuser wendet sie ebenfalls zur Schmerzlinderung nach Operationen an, sofern entsprechend ausgebildete Ärzte zur Verfügung stehen.

Außerdem gibt es inzwischen recht überzeugende Beweise dafür, daß die Akupunkturpunkte durchaus von medizinischer Bedeutung sind. Westliche Ärzte haben nämlich festgestellt, daß man Schmerzen lindern kann, wenn man Hautbezirke, die durch Krankheiten empfindlich geworden sind, mit Spritzen, Massagen und Wärme behandelt. Diese Bezirke, sogenannte Auslösepunkte, befinden sich häufig entfernt von dem jeweils erkrankten Organ und sind zu 70 % mit den chinesischen Akupunkturpunkten identisch.

Und nicht zuletzt hat man noch festgestellt, daß man Akupunkturpunkte mit Hilfe elektronischer Instrumente aufspüren kann, da an diesen Punkten der elektrische Widerstand geringer ist als an den umliegenden Hautflächen. Keinen Beweis dagegen konnte man bisher für die physische Existenz der Meridiane finden.

ALEXANDER-METHODE

Durch die Alexander-Methode kann man seine Haltung so weit verbessern, daß der Körper natürlicher und entspannter funktionieren kann. Angestrebt wird eine Geist-Körper-Harmonie, durch die eine Reihe von Gesundheitsproblemen positiv beeinflußt werden können.

Entwickelt wurde diese Methode von dem australischen Schauspieler Frederick Matthias Alexander (siehe Kasten S. 16), dem auf der Bühne plötzlich die Stimme versagte und der dieses Problem durch eine verbesserte Körperhaltung in den Griff bekam. Seine persönliche Erfahrung wurde zur

Grundlage eines Trainingsprogramms für natürliche Körperbewegungen und -haltungen. Heute gibt es weltweit Schulen, in denen die Alexander-Methode gelehrt wird. Der Unterricht ist individuell ausgerichtet, und die Teilnehmer werden als Schüler, nicht als Patienten angesehen.

Jeder, der das Gefühl hat, daß seine Körperhaltung korrekturbedürftig ist, kann sich selbst testen, indem er mit Hilfe der nachfolgenden Abbildungen seine Haltung beim Stehen, Gehen und Sitzen vor dem Spiegel überprüft.

Wann hilft diese Methode?

▶ Die Alexander-Methode hat bereits Menschen aller Altersgruppen geholfen, ihr körperliches und seelisches Befinden, ihre geistige Beweglichkeit und ihre Widerstandsfähigkeit gegen STRESS zu verbessern. Der britische Schriftsteller Aldous Huxley meinte, diese Therapie habe nicht nur seine körperliche und geistige Gesundheit gefördert, sondern auch eine „allgemeine Hebung des Bewußtseins auf allen Ebenen" bewirkt. Und der niederländische Zoologe und Verhaltensforscher Nikolaas Tinbergen, der 1973 den Nobelpreis für Physiologie und Medizin erhielt, sagte in seiner Dankesrede, die Alexander-Methode habe „verblüffende Verbesserungen bei hohem Blutdruck, Atmung, Tiefe des Schlafs, allgemeiner Fröhlichkeit und geistiger Beweglichkeit . . . sowie auch bei einer so feinsinnigen Kunst wie dem Spielen eines Streichinstruments" gebracht.

Die Alexander-Methode führt bei Sportlern zu einer Leistungsverbesserung und wird erfolgreich bei der Behandlung von ERSCHÖPFUNG, DEPRESSIONEN, ANGST, KOPFSCHMERZEN, hohem BLUTDRUCK, ATEMWEGSERKRANKUNGEN, Magengeschwüren, REIZDARM, DICKDARMENTZÜNDUNG, ARTHRITIS, ISCHIAS und ASTHMA angewandt. Besonders hilfreich ist sie bei RÜCKENSCHMERZEN, unter denen heute schon jeder zweite Erwachsene leidet. Meistens ist eine krasse Fehlhaltung die Ursache, ausgelöst durch monotone Arbeitsabläufe, mangelnde oder einseitige und falsche Bewegung. Schmerzt der Rücken erst einmal, nimmt der Betroffene unbewußt eine Schonhaltung ein und verstärkt die Fehlhaltung noch zusätzlich.

Besuch bei einem Lehrer

Das Ziel der Alexander-Methode ist es, eine neue, natürliche Haltung einzuüben. Schon im Kindesalter eignet man sich eine schlechte Haltung an, und im Erwachsenenalter ist es häufig Streß, der dazu führt, daß man seine Muskelkraft falsch einsetzt, was zu Verspannungen führt.

Bei einer korrekten Körperhaltung bilden Kopf, Nacken und Rücken eine gerade Linie. Chronische Muskelverspannung führt dagegen zu hängenden Schultern, einem vornübergeneigten Kopf und einem Rundrücken. Wird diese Fehlhaltung nicht korrigiert, krümmt sich die Wirbelsäule mit der Zeit, und es kann sich ein Buckel bilden. Die Folge sind nicht nur Rückenschmerzen, sondern man belastet dadurch auch das Herz, die Lunge und das Verdauungssystem.

Die Alexander-Methode versteht sich jedoch nicht nur als eine Technik, mit der man lernt, seinen Körper richtig zu bewegen, sondern sie will auch das Bewußtsein verändern. Durch regelmäßiges Training und das Nachdenken über eine gute Haltung sollen nämlich nicht nur körperliche, sondern ebenso seelische Spannungen abgebaut werden. Der Lehrer wendet bei den Übungen keine Kraft an, und es geht dabei auch nicht um das Einrenken von Gelenken – nur um ein sanftes Regulieren falscher Gewohnheiten. Man lernt neu zu gehen, zu sitzen, zu stehen und sich zu bewegen – auf eine freie, entspannte Weise.

In Einzel- oder Gruppenkursen zeigt der Lehrer, wie man individuelle Haltungsfehler

Selbst richtig stehen ist nicht einfach

Die meisten Menschen stehen falsch, z. B. in gekrümmter Haltung mit hängenden Schultern (links). Das sieht nicht nur unschön aus, sondern belastet auch die Wirbelsäule. Ebenso schädlich ist das übermäßig durchgedrückte Kreuz (Mitte). Die richtige Haltung ist gerade und entspannt (rechts). Doch nicht nur beim Stehen versucht die Alexander-Methode das gesamte Muskelsystem sinnvoll einzusetzen und zu harmonisieren. Ziel ist es, zu einer natürlichen Körperhaltung und lockeren Bewegungen zurückzufinden, die die geringste Muskelkraft erfordern.

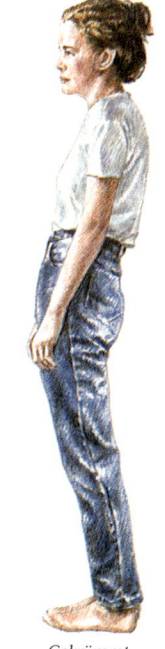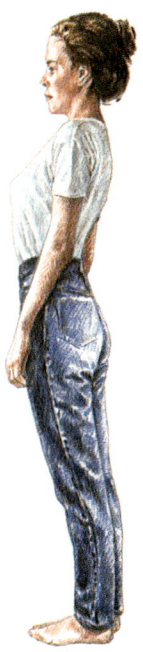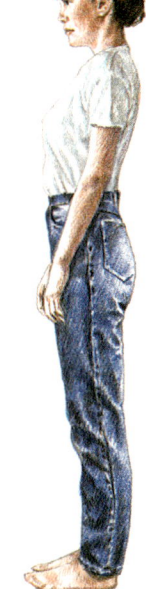

Gekrümmt   Hohlkreuz   Entspannt

Bei der Alexander-Methode wendet der Lehrer sanfte Techniken zur Muskelentspannung an. Er kann vorsichtig am Nacken ziehen und den Körper strecken (unten) oder sanften Druck, beispielsweise auf die Hüften, den Bauch und den Rücken, ausüben.

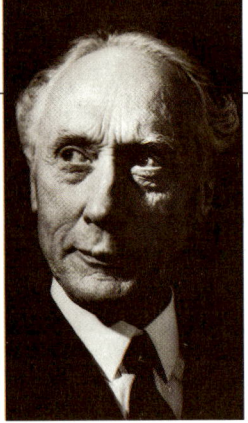

F. M. Alexander (1869–1955)

Der Spiegel gab die Antwort

Der australische Schauspieler Frederick Matthias Alexander sah das Ende seiner Karriere gekommen, als ihm auf der Bühne die Stimme versagte. Medizinische Behandlung half nicht, doch er stellte fest, daß sich sein Zustand besserte, wenn er entspannt und ausgeruht war. Das ließ ihn vermuten, daß sein Problem etwas mit seiner Bühnenarbeit zu tun haben müßte. Als er seine Rolle vor dem Spiegel probte, bemerkte er in dem Augenblick, in dem er seine Stimme erheben wollte, eine verblüffende körperliche Veränderung an sich: Er schrumpfte regelrecht in der Größe und hatte Schwierigkeiten zu atmen.

Die Konzentration auf den Text und der bloße Gedanke, laut vor einem Publikum sprechen zu müssen, zwangen ihn dazu, seinen Kopf zu senken. Es war die natürliche Reaktion auf eine Streßsituation. Alexander spürte, wie dieser Streß Druck auf seine Stimmbänder ausübte und wie sich sein Hals verkrampfte. Dadurch wurde die Atmung beeinträchtigt und der ganze Körper in einen unnatürlichen, angespannten Zustand versetzt.

Durch intensive Selbstbeobachtung begann Alexander seine Körperhaltung zu korrigieren. Gleichzeitig veränderte sich dabei auch seine innere Haltung, und es gelang ihm allmählich, den Schreckreflex, wie er es nannte, zu überwinden. Schließlich gewann er seine Bühnenstimme wieder. Er hatte gelernt, seinen Körper auf entspannte, natürliche Weise einzusetzen.

Alexander lehrte seine Methode nicht nur anderen Schauspielern, sondern auch vielen Personen des öffentlichen Lebens und gewann dadurch sehr schnell internationale Anerkennung. Als er im Alter von 78 Jahren einen Schlaganfall erlitt, konnte er dank seiner Methode seine körperlichen und geistigen Fähigkeiten wiedererlangen.

beheben und sich wieder daran gewöhnen kann, die Muskeln mit einem Minimum an Aufwand und einem Maximum an Leistung einzusetzen. Im Stehen, Sitzen und Liegen bringt er den Körper sanft in eine natürliche Position und gibt klare Anweisungen für eine entspannte Haltung.

Kurse, in denen man die Alexander-Methode erlernen kann, umfassen in der Regel 30 Unterrichtseinheiten, die jeweils 30 oder 45 Minuten dauern.

Was kann man selbst tun?

Haltungsfehler sind oft so in Fleisch und Blut übergegangen, daß man sie gar nicht mehr als unnatürlich empfindet. Um festzustellen, ob man die richtige Körperhaltung hat, beobachtet man sich am besten beim Gehen, Stehen oder Sitzen in einem Spiegel. Die hier und auf der gegenüberliegenden Seite abgebildeten Beispiele zeigen, ob man eine natürliche und entspannte Haltung hat oder ob man sich um eine Änderung seiner Körperhaltung bemühen sollte.

Standpunkt der Schulmedizin

Wissenschaftliche Forschungen bestätigen die der Alexander-Methode zugrundeliegende Auffassung von einer natürlichen Körperhaltung und die Verbindung zwischen Angst und körperlicher Angespanntheit. Die Methode steht nicht im Widerspruch zur konventionellen Lehrmeinung, wenngleich sie nur von wenigen Ärzten vorgeschlagen wird.

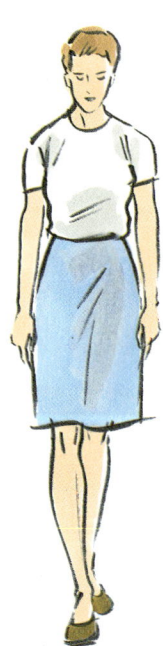

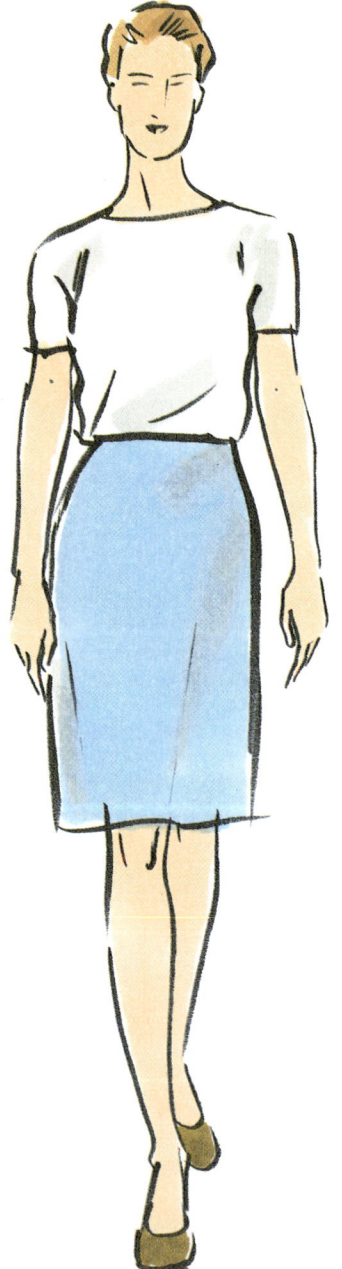

Richtig gehen *Vermeiden sollte man eine gekrümmte Haltung mit gebeugtem Kopf und nach vorn gezogenen angespannten Schultern (oben). Statt dessen sollte man den Kopf erhoben im Gleichgewicht halten, wobei die Schultern entspannt sind. Bei jedem Schritt wird das Körpergewicht abwechselnd auf den anderen Fuß verlagert (rechts).*

Richtig sitzen Der Kopf ist erhoben, die Schultern sind locker, und die Füße stehen bei leicht gespreizten Oberschenkeln fest auf dem Boden (rechts).

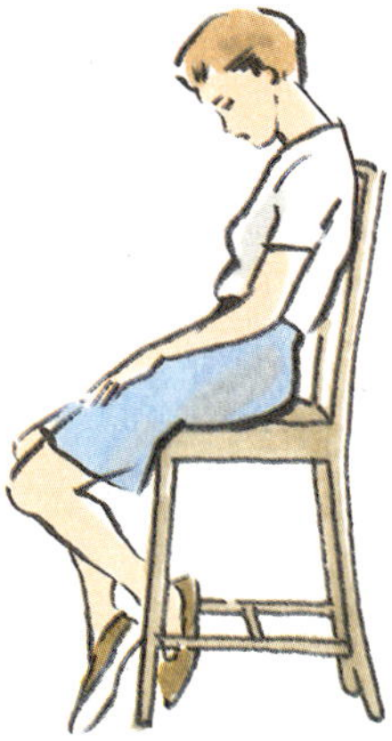

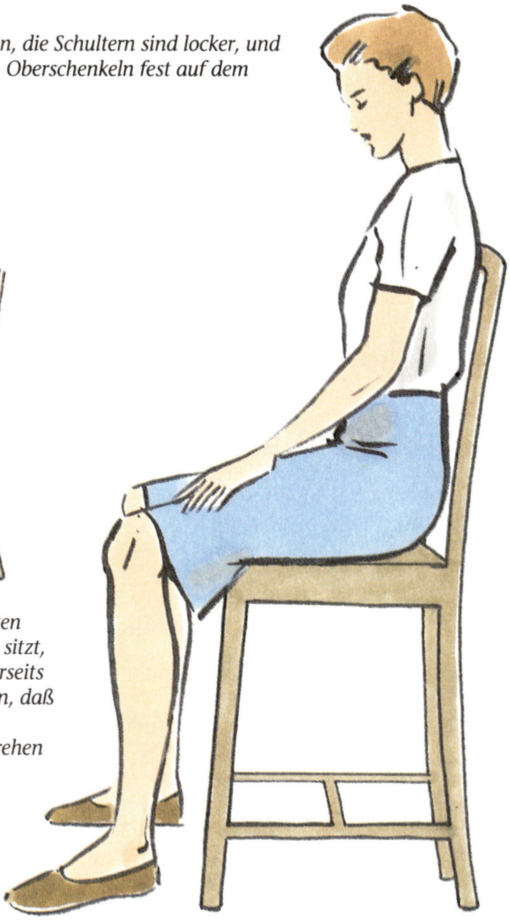

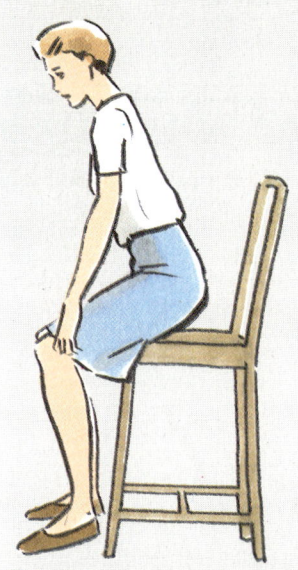

Wer mit hängendem Kopf, gekrümmten Schultern und eingezwängtem Bauch sitzt, behindert die Atmung (oben). Andererseits sollte man auch nicht so gerade sitzen, daß der Rücken ein Hohlkreuz bildet. Übereinandergeschlagene Beine verdrehen das Becken und die Wirbelsäule.

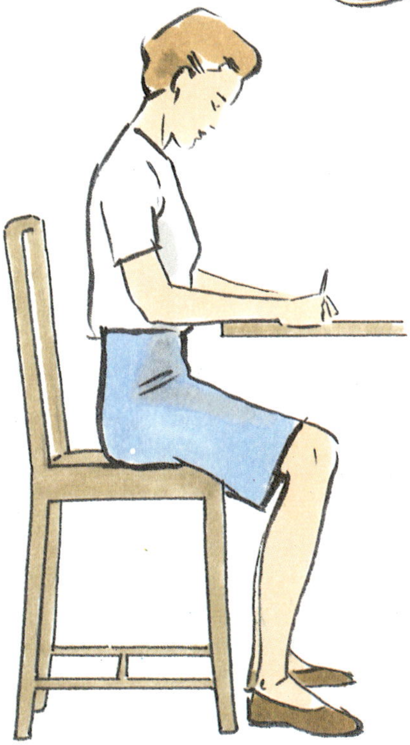

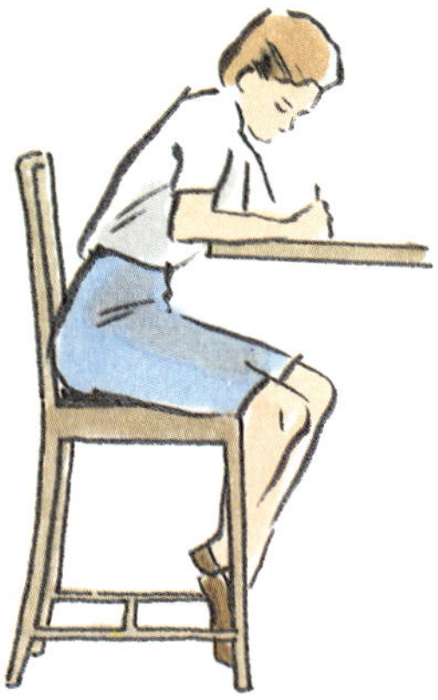

Richtig hinsetzen und aufstehen
Es kommt darauf an, Rückgrat und Nacken in einer geraden Linie zu halten und nur Hüfte, Knie und Fußgelenk zu beugen.

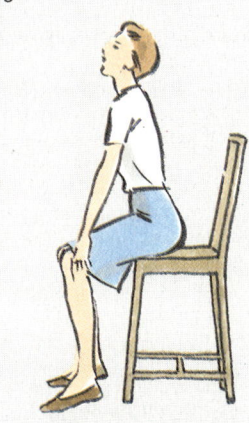

Beim Hinsetzen nicht auf den Stuhl fallen lassen, indem man den Kopf zurückwirft, das Gesäß nach hinten streckt und das Kreuz durchbiegt.

Richtig am Schreibtisch sitzen Wer den ganzen Oberkörper über den Tisch beugt, spannt Bauch und Arme an (oben). Beim richtigen Sitzen wird lediglich das Hüftgelenk vorgebeugt, und man sitzt mit dem ganzen Gesäß fest auf dem Stuhl (links). Beim Schreiben sollte man den Stift nicht zu fest umfassen und bei der Arbeit an Schreibmaschine oder Computer die Arme nicht anspannen. Der Stuhl muß die richtige Höhe im Verhältnis zum Schreibtisch haben.

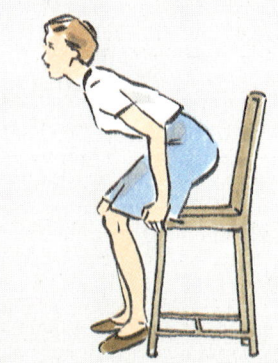

Beim Aufstehen niemals den Kopf nach vorn recken und mit vorgeschobenem Oberkörper aufrichten.

ALKOHOLISMUS

Eine der am weitesten verbreiteten SUCHT-KRANKHEITEN ist der Alkoholismus. Daß der Weg in diese Sucht so leicht ist, liegt ohne Zweifel daran, daß Alkohol nicht unbedingt als Droge aufgefaßt wird, im Gegenteil: Er ist gesellschaftlich durchaus anerkannt. Eine wohlsortierte Hausbar ist das Aushängeschild eines guten Gastgebers, eine Feier ohne Alkohol ist für die meisten undenkbar, und wer statt zum alkoholischen Drink zum Fruchtsaft greift, gilt schnell als Spielverderber. Etwa 4–7 % der Bevölkerung trinken heute regelmäßig Alkohol und in Mengen, die mit Sicherheit als schädlich angesehen werden müssen.

Von Alkoholismus spricht man, wenn eine physische und psychische Abhängigkeit vom Alkohol besteht. Die Symptome zeigen sich im ständigen Verlangen nach Alkohol, in der Unfähigkeit, mäßig zu trinken, und, wenn die Sucht fortgeschritten ist, im Bedürfnis nach immer mehr Alkohol, um die gleiche Wirkung zu erzielen. Diese Wirkung, eine Euphorisierung und Enthemmung, wird oft mit Entspannung verwechselt. Man spricht häufig davon, daß Alkohol den Menschen angeblich gelöster, offener und selbstbewußter mache, vergißt dabei aber, daß unter Alkoholeinfluß gleichzeitig Reaktions- und Konzentrationsfähigkeit nachlassen und daß Alkohol die gesamte Persönlichkeit verändert, indem er das Denken und Fühlen des Menschen ebenso wie sein Handeln beeinflußt. Das liegt daran, daß Alkohol die steuernde und kontrollierende Schaltstelle, nämlich das Gehirn, blockiert.

Alkoholmißbrauch und seine Folgen

Alkoholabhängigkeit wird mit einer hohen Rate an Selbstmordversuchen in Verbindung gebracht. Und auch bei einer großen Zahl von Todesfällen durch Brände und im Straßenverkehr ist Alkohol mit im Spiel.

Alkoholmißbrauch geht jedoch nicht nur den Alkoholiker an, sondern betrifft auch seine Familie. Das zeigt sich an einer überdurchschnittlich hohen Scheidungsrate und an Entwicklungsstörungen und Verhaltensauffälligkeiten bei Kindern von Alkoholikern.

Die Gesamtkosten, die der Gesellschaft durch Alkoholmißbrauch entstehen, liegen jedes Jahr in Milliardenhöhe, wovon der Löwenanteil auf krankheitsbedingte Abwesenheit vom Arbeitsplatz zurückgeht.

Meist entwickelt sich Alkoholismus bei ständig steigendem Alkoholkonsum langsam über mehrere Jahre hinweg. Es beginnt mit dem gesellschaftlich anerkannten Trinken in fröhlicher Runde, mit dem Alkohol als Stimmungsmacher oder Seelentröster. Ist der Körper erst einmal vom Alkohol abhängig, kann er ohne diese Droge nicht mehr normal funktionieren, und es stellen sich Entzugserscheinungen wie Fiebrigkeit, SCHLAFLOSIGKEIT und Zittern ein, begleitet von Halluzinationen, dem sogenannten Delirium tremens.

Alkoholismus ist eine Krankheit und muß vom Arzt behandelt werden. Schon geringe Mengen Alkohol führen zu einer Veränderung des Zellaufbaus der Leber. Bei regelmäßigem hohem Alkoholkonsum kann dieses wichtige Stoffwechselorgan den Alkohol nur noch unzureichend oder gar nicht mehr abbauen. Die Folge sind schwere LEBERERKRANKUNGEN. Weitere Auswirkungen eines fortgesetzten Alkoholmißbrauchs sind Hirnschäden, Mund-, Hals- und Bauchspeicheldrüsenerkrankungen bis hin zu KREBS, BLUTARMUT, hohem BLUTDRUCK, Magenleiden, Störungen des Nervensystems, HERZKRANKHEITEN sowie SEXUELLEN PROBLEMEN. Wird auch noch die Ernährung vernachlässigt, tritt häufig ein Vitaminmangel auf. Zu diesen körperlichen Auswirkungen kommen psychische und soziale Probleme hinzu.

Was kann man selbst tun?

▶ Die beste Art, dem Alkoholismus vorzubeugen, ist Abstinenz. Kontrollierter Alkoholkonsum ist möglich, wenn man alle Getränke zählt und die Alkoholmengen abmißt. Grenzwerte für einen unbedenklichen Alkoholkonsum können immer nur individuell festgelegt werden. Um den Alkoholkonsum unter Kontrolle zu halten, sollte man folgende Ratschläge beachten: nicht täglich trinken; beim Trinken etwas essen, um die Alkoholaufnahme ins Blut zu verzögern; an Alkoholrunden, die ausgegeben werden, nicht teilnehmen; langsam trinken; zwischen alkoholischen und alkoholfreien Getränken abwechseln. Wer mit dem Auto unterwegs ist, sollte ganz auf Alkohol verzichten, und wer Medikamente nimmt, muß sich über mögliche Wechselwirkungen mit Alkohol informieren. Bei Alkoholismusgefährdung kann man sich an Selbsthilfegruppen wie die Anonymen Alkoholiker (AA) oder Synanon wenden.

Was der Heilpraktiker rät

Der Heilpraktiker wird dem Alkoholkranken zu einer vernünftigen Ernährung und zu sportlicher Betätigung raten. Er wird ihm ferner Vorschläge machen, wie er bei STRESS

Wer ist gefährdet?

Niemand gibt gerne zu, daß er Probleme mit dem Alkohol hat. Ob man gefährdet ist und Hilfe suchen sollte, kann der folgende Test zeigen:

Treffen eine oder mehrere der folgenden vier Aussagen zu?
1. Ich trinke, um ein persönliches Problem zu vergessen oder um Depressionen bzw. Angst zu überwinden.
2. Ich trinke gelegentlich unkontrolliert viel und bis zur Bewußtlosigkeit.
3. Ich habe von Zeit zu Zeit regelrechte Trinkanfälle; dazwischen liegen abstinente Perioden, die jedoch immer kürzer werden.
4. Ich trinke über den Tag verteilt immer wieder kleine Mengen, so daß ich zwar nie richtig betrunken bin, aber einen gleichbleibenden Alkoholspiegel habe.

Trifft eine der beiden letzten Aussagen zu, besteht Alkoholabhängigkeit. In diesem Fall sollte man sich so rasch wie möglich in Behandlung begeben. Doch auch wer die beiden ersten Aussagen bejaht, ist gefährdet und hat Hilfe nötig. Als ersten Schritt kann man z. B. eine Selbsthilfegruppe aufsuchen.

Wie vielen der folgenden Feststellungen stimmt man bei ehrlicher Prüfung zu?
1. Ich freue mich auf Gelegenheiten, bei denen Alkohol getrunken wird, und lasse mir diese Gelegenheiten nicht entgehen.
2. Ich trinke ebenso gern allein wie in Gesellschaft.
3. Ich fühle mich besser, wenn ich Alkohol trinke.
4. Alkohol ist für mich ein Hilfsmittel, um besser entspannen, einschlafen oder mit Problemen fertig werden zu können.
5. Ich kalkuliere sowohl Zeit als auch Geld für das Trinken ein.
6. Ich trinke oft mehr, als ich eigentlich wollte.
7. Ich vertrage anscheinend mehr Alkohol als andere.
8. Wenn ich Alkohol trinke, vergesse ich manchmal, was um mich herum geschieht.

Lautet die Antwort viermal ja, so kann dies bedeuten, daß man alkoholabhängig ist und der Hilfe oder Behandlung bedarf. Doch schon eine Zustimmung ist ein Zeichen dafür, daß Alkohol möglicherweise eine zu wichtige Rolle im Leben spielt.

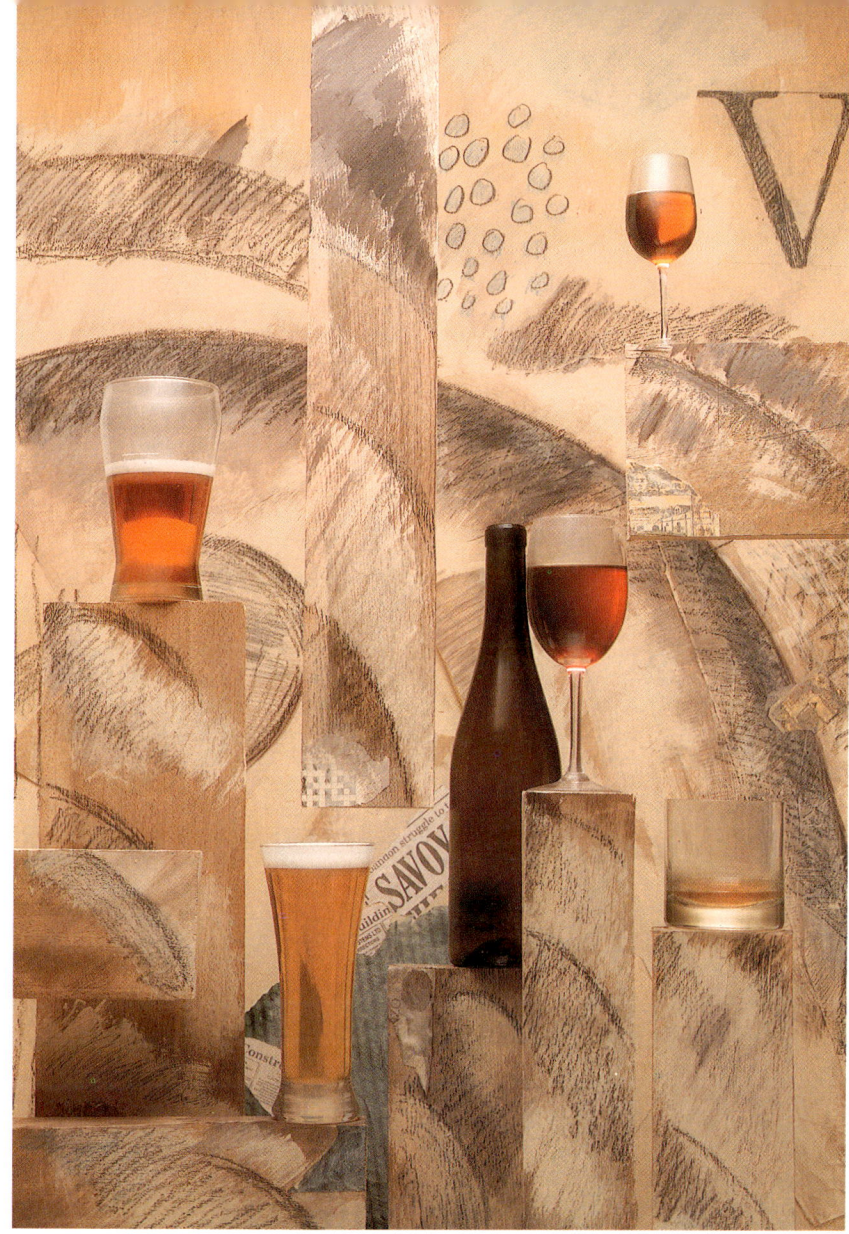

Odermennig, Lärche, Holzapfel, Weiße Kastanie und Espe.

HYPNOSETHERAPIE Sie zielt auf die Stärkung der Willenskraft und des Durchhaltevermögens ab, ohne die eine Alkoholismustherapie nicht möglich ist. Außerdem soll eine negative Einstellung gegenüber Alkohol in das Unterbewußtsein des Patienten eingegraben werden.

Standpunkt der Schulmedizin

Ein Arzt kann ein Medikament verschreiben, das bei Alkoholgenuß starkes Unwohlsein hervorruft, und eine PSYCHOTHERAPIE, einschließlich einer VERHALTENSTHERAPIE und Gruppentherapie, vorschlagen. In erster Linie aber wird der Arzt dem Patienten eine medikamentenbegleitete Entziehungskur in einer geschlossenen Abteilung einer Klinik empfehlen.

ALLERGIE

Tränende Augen, Niesreiz und Hautausschläge – dies sind nur drei von vielen Symptomen, mit denen der Körper auf Substanzen reagiert, gegen die er übermäßig empfindlich ist. Das können z. B. Pollen, Hausstaub und bestimmte Nahrungsmittel, aber auch vieles andere sein. Siehe DER KAMPF IM KÖRPER, S. 20.

ALLOPATHIE

Der deutsche Arzt Samuel Hahnemann begründete im 18. Jh. ein neues Heilverfahren, die HOMÖOPATHIE. Hahnemann beschrieb die konventionelle Schulmedizin seiner Zeit als allöopathisch (heute allopathisch) – nach den griechischen Wörtern *allos*, anders, und *pathos*, Leiden. Während die Allopathie Krankheiten mit Medikamenten zu bekämpfen versucht, die den Symptomen genau entgegenwirken, lautet das Prinzip der Homöopathie (griechisch *homoios*, ähnlich), Ähnliches mit Ähnlichem zu heilen.

Die Allopathie betrachtet Krankheitssymptome praktisch als das Leiden selbst, das es zu kurieren gilt. So wird etwa bei Fieber infolge einer Infektion ein fiebersenkendes Mittel gegeben. Die Homöopathie dagegen sieht die Symptome als Zeichen der körpereigenen Abwehr gegen eine Krankheit und arbeitet eher mit ihnen als gegen sie. Gegen das Fieber bei einer Infektion gibt man eine winzige Dosis eines Mittels, das in höherer Dosis beim Gesunden zu Fieber führt, d. h., bei hoher Verdünnung kehrt sich die eigentliche Wirkung des Mittels um.

Die Weltgesundheitsorganisation (WHO) hat aufgrund einer Studie Grenzwerte für den Alkoholkonsum festgelegt. Männer, die mehr als durchschnittlich 40 g Reinalkohol täglich zu sich nehmen, müssen mit Gesundheitsschäden rechnen. Bei Frauen, die aufgrund ihrer physischen Konstitution weniger vertragen, liegt der entsprechende Richtwert bei 20 g Reinalkohol. 40 g Reinalkohol entsprechen 1 l Bier, 0,75 l Bockbier, 1–2 Gläsern Wein, 4 Gläsern (à 5 cl) Sherry oder Wermut oder 5 Gläsern (à 2 cl) Schnaps.

und emotionalen Problemen ohne Alkohol auskommen kann. Naturheilkundliche Verfahren sind vor allem dann besonders wirksam, wenn sie im Zusammenhang mit PSYCHOTHERAPIE, AKUPUNKTUR und HYPNOSETHERAPIE angewandt werden.

PFLANZENHEILKUNDE Die Leber steht bei Alkoholismus im Zentrum der gesundheitlichen Probleme. Hier kann die Mariendistel eine heilende Wirkung haben. Sie enthält den Wirkstoff Silymarin, der die Leberzellenmembranen stärkt und dadurch verhindert, daß Lebergifte in das Innere der Zellen eindringen können. Mariendistel sollte als Tee über längere Zeit getrunken

werden. Ebenso haben Artischocken eine milde leberentgiftende Wirkung. Pflanzen, die Streß und Unruhe der Entzugserscheinungen etwas dämpfen können, sind Johanniskraut, Baldrian und Hafer (letzterer auch als Flocken und Brei).

HOMÖOPATHIE Außer *Zincum*, das beruhigende Wirkung hat, hält die Homöopathie eine ganze Reihe von Mitteln bereit, die je nach der individuellen Situation des Patienten verordnet werden können.

BACH-BLÜTENTHERAPIE Diese Therapie kann bei der Behandlung der psychischen Ursachen von Alkoholproblemen unterstützend wirken. Zum Einsatz kommen

Der Kampf im Körper

Wenn man nach dem Genuß einer aromatischen Erdbeere von einem juckenden Hautausschlag gequält wird oder wenn das Picknick auf der blühenden Wiese mit tränenden Augen und Niesreiz endet – dann ist eine Allergie im Spiel. Doch nicht immer ist der auslösende Faktor einer Allergie so klar erkennbar, und es bedarf oft einer mühsamen und langwierigen Suche, um den Übeltäter zu finden.

Mehrere Erkrankungen, die scheinbar nichts miteinander zu tun haben, wie ASTHMA, HEUSCHNUPFEN und EKZEME, können eine gemeinsame Ursache haben, nämlich durch eine Allergie hervorgerufen sein. Eine Allergie ist die Reaktion des Körpers auf sogenannte Allergene, Reizstoffe, gegen die er überempfindlich ist – z. B. Pollen, Hausstaub, Tierhaare, bestimmte Nahrungsmittel oder andere Substanzen. Beim Kontakt mit dem Allergen setzt der Organismus Antikörper frei, Proteine, die Allergene und andere Antigene neutralisieren sollen (siehe IMMUNSYSTEM). Im nun folgenden Kampf zwischen Antikörpern und Allergenen werden aus den Zellen Histamin und andere chemische Stoffe freigesetzt, die für die allergischen Symptome verantwortlich sind. Durch Antihistaminika, Medikamente, die die Wirkung des Histamins abschwächen, können diese Symptome unter Kontrolle gebracht werden.

Theoretisch kann jede Substanz zum Allergen werden, und die Zahl der Allergiker steigt ständig an. Darüber hinaus ist die Dunkelziffer sehr hoch, weil nicht immer erkannt wird, daß die Ursache einer Erkrankung eine Allergie ist. Andererseits muß man aber auch zwischen einer Allergie und einer Empfindlichkeit unterscheiden. Im Gegensatz zur Allergie hängt eine Empfindlichkeit davon ab, mit welcher Menge einer Substanz man in Berührung kommt. So reagiert z. B. fast jeder empfindlich auf gechlortes Wasser im Schwimmbecken,

doch während einige Menschen schon nach wenigen Minuten unter brennenden Augen leiden, können es andere sehr viel länger ohne unangenehme Auswirkungen aushalten. Wer schon nach kurzer Zeit auf Chlor reagiert, mag zwar empfindlicher als andere sein, doch muß es sich deswegen noch nicht um eine Allergie handeln.

Noch streiten sich die Fachleute darüber, ob auch seelische Erkrankungen durch Allergien hervorgerufen werden können, doch mehren sich in den letzten Jahren die Hinweise, daß etwa DEPRESSIONEN, Abgeschlagenheit, SCHLAFLOSIGKEIT und speziell HYPERAKTIVITÄT und Konzentrationsschwäche bei Kindern häufig durch eine Allergie verursacht werden.

Allergene lauern überall

UMWELT Blütenpollen, Staubmilben, Tierhaare, Federn, bestimmte Pflanzen sowie Chemikalien und industrielle Schadstoffe können als Allergene wirken. Die Folge sind tränende und brennende Augen, KOPFSCHMERZEN, Hautausschläge und Hautreizungen, HUSTEN und NIESEN, ATEMGERÄUSCHE, ASTHMA, HEUSCHNUPFEN und EKZEME.

ERNÄHRUNG Auch fast jedes Nahrungsmittel kann allergische Reaktionen wie ÜBELKEIT UND ERBRECHEN hervorrufen. Die häufigsten Nahrungsmittelallergene sind Milch und Milchprodukte, Eier, Nüsse, Fisch und Schaltiere, Weizenprodukte und Mehl, Schokolade sowie die in vielen Nahrungsmitteln enthaltenen künstlichen Farbstoffe.

Säuglinge, die allergisch auf Milchprotein reagieren, leiden unter BLÄHUNGEN, VERSTOPFUNG und DURCHFALL und können Asthma und Ekzeme bekommen. Sprue, eine Erkrankung des Verdauungstrakts, wird von einer Überempfindlichkeit gegenüber Weizenprotein (Gluten; siehe auch GLUTENUNVERTRÄGLICHKEIT) verursacht. Manche Nahrungsmittel, insbesondere Schokolade, Käse und Rotwein, können MIGRÄNE auslösen. Und LEBENSMITTELZUSÄTZE, die in Süßigkeiten enthalten sind, können bei Kindern zu Hyperaktivität führen.

ANDERE FAKTOREN Fast alles, womit man im täglichen Leben Kontakt hat, kann eine Allergie auslösen: Seife, Parfum, Kosmetika, Reinigungsmittel, Druckerschwärze, Insektenstiche, Modeschmuck, Antibiotika und vieles mehr.

Dem Täter auf der Spur

Wie stark eine allergische Reaktion ausfällt, hängt, wie bei jeder Krankheit, die das Immunsystem betrifft, vom allgemeinen Gesundheitszustand ab. Vernünftige Ernährung, Entspannung und Körperpflege können helfen, mit einer Allergie besser umzugehen und ihre

---

Allergien: Was tun, was lassen?

● Zunächst sollte man versuchen, die Umstände, unter denen bestimmte Symptome auftreten, festzustellen. Sie lassen oft auf das Allergen schließen.

● Ein Neugeborenes sollte möglichst 6 Monate lang gestillt werden, um das Immunsystem des Kindes zu stärken und die Allergene in Kuhmilch zu meiden. Dies ist besonders wichtig, wenn die Mutter unter einer Allergie leidet, da dann auch das Baby allergisch sein könnte.

● Entspannungstechniken (z. B. AUTOGENES TRAINING) helfen mit Streß, Angst und Anspannung besser umzugehen, die die Häufigkeit und Schwere allergischer Reaktionen beeinflussen können.

● Wichtig ist ein guter Allgemeinzustand. Eine ausgewogene Ernährung sowie eine vernünftige Lebensweise unterstützen die Gesundheit.

● Von bestimmten Symptomen nicht gleich auf eine Allergie schließen. Viele scheinbar allergische Symptome können auch auf eine andere Krankheit hinweisen. Die genaue Ursache kann nur ein Fachmann erkennen.

Auswirkungen so gering wie möglich zu halten. Vor allem aber sollte man versuchen, das auslösende Allergen weitgehend zu meiden. Das setzt allerdings voraus, daß man weiß, worauf man allergisch reagiert.

Es kann manchmal sehr schwer sein, das Nahrungsmittel oder die Chemikalie aufzuspüren, die die Allergie verursacht. Hauttests mit verdächtigen Allergenen oder eine Auslaßdiät, bei der nacheinander die möglicherweise allergieauslösenden Nahrungsmittel vom Speiseplan gestrichen werden und die Wirkung beobachtet wird, sind Wege, dem Täter auf die Spur zu kommen.

Daneben gibt es noch folgende zwei Identifikationsmethoden:

KINESIOLOGIE Die Vertreter dieser Methode gehen davon aus, daß die Muskelkraft durch eine Allergie beeinflußt wird, und versuchen, durch Messen der Muskelreaktion auf verdächtige Stoffe das Allergen zu bestimmen.

KLINISCHE ÖKOLOGIE Die Untersuchung, welchen Einfluß die Umwelt auf die Gesundheit des Allergikers hat, ist hauptsächlich dazu geeignet, Nahrungsmittelallergien und Chemikalienunverträglichkeiten aufzuspüren.

Was kann man selbst tun?

TAGEBUCH FÜHREN Um ein Allergen aufzuspüren, notiert man am besten, was man ißt und trinkt und mit welchen Substanzen man in Berührung kommt. Dadurch kann vielleicht eine Verbindung zwischen allergischer Reaktion und einem bestimmten Nahrungsmittel, einem Kosmetikartikel oder einem Haustier erkennbar werden.

AUSLASSDIÄT Hat man den Verdacht, daß ein Nahrungsmittel die allergische Reaktion auslöst, streicht man es für einige Zeit vom Speiseplan und beobachtet die Auswirkungen. Ansonsten ernährt man sich wie gewohnt. Keinesfalls sollte mehr als ein Nahrungsmittel auf einmal ausgelassen werden, da dies nicht nur die Identifikation des Allergens erschwert, sondern auch zu einer unausgewogenen Ernährung führen kann.

Warnung Eine Auslaßdiät sollte immer von einem Arzt oder Heilpraktiker überwacht werden, denn ohne sachkundige Kontrollen ist es praktisch unmöglich, die Ergebnisse richtig zu interpretieren.

Da nach Meinung von Fachleuten jedes Nahrungsmittel, das übermäßig konsumiert wird, zum Allergen werden kann, läßt sich manchmal schon allein durch eine Umstellung auf eine ausgewogene Ernährung ein Abflauen der Symptome erreichen.

Allergene meiden

Die beste Methode, mit einer Allergie umzugehen, ist, das auslösende Allergen zu meiden. Wenn das auch nicht immer einfach ist, so kann man doch Vorsichtsmaßnahmen treffen:

Nahrungsmittel sorgsam auswählen! Am besten nimmt man nur frische, naturbelassene Ware. Wer die Packungsaufschriften gründlich studiert, kann Nahrungsmittel mit Zusatzstoffen meiden.

Bei Haushaltsreinigern aufpassen! Für alle Reinigungsarbeiten im Haus gibt es heute biologische reizstoffarme Mittel. Doch auch diese Produkte können Allergene enthalten. Beim Umgang mit Haushaltsreinigern und Chemikalien sollte man grundsätzlich Gummihandschuhe tragen. Wenn bei der Arbeit mit einem bestimmten Mittel allergische Symptome auftreten, sollte man dieses Produkt meiden.

Häufig staubsaugen! Um Hausstaubmilben loszuwerden oder ein Ansammeln von Tierhaaren zu vermeiden, hilft nur tägliches Staubsaugen. Wichtig ist dabei ein Staubsauger mit Mikrofilter!

Den Garten umgestalten! Heuschnupfengeplagten bleibt manchmal nichts anderes übrig, als den Rasen zu überpflastern und sich von allen blühenden Pflanzen zu trennen. Statt dessen kann man nichtblühende Blattgewächse anpflanzen.

Was der Heilpraktiker rät

Da die Allergie eine Überreaktion des Immunsystems ist, empfiehlt der Heilpraktiker grundsätzlich eine Lebensweise, die die Abwehrkräfte nicht noch weiter belastet. Allergische Reaktionen sind jedoch nicht unbedingt das Ergebnis einer Immunschwäche; daher sollte eine Stärkung des Abwehrsystems, z. B. mit Sonnenhut *(Echinacea)*, – wenn überhaupt – mit Vorsicht geschehen. Entgiftende Maßnahmen mit Kräutertees zur Blutreinigung sind dagegen hilfreich. Ganz wichtig ist auch eine Darmsanierung durch SYMBIOSELENKUNG.

BIOFEEDBACK Dabei werden Funktionen wie Hautwiderstand und Hirnstromwellen elektronisch gemessen, und man lernt unter Anleitung, die Reaktionen des Körpers auf ein Allergen zu erkennen. Werden diese Signale richtig gedeutet, kann man eine allergische Reaktion durch geeignete Maßnahmen bereits im Keim ersticken.

EIGENBLUTBEHANDLUNG Da man davon ausgehen muß, daß das Blut des Allergikers die Informationen gegen alle zutreffenden Allergene enthält, stellt die Eigenblutbehandlung eine Art nachträglicher Impfung dar, die eine allmähliche Desensibilisierung zum Ziel hat.

ELEKTROAKUPUNKTUR Im sogenannten Medikamententest kann man mit der Elektroakupunktur verdächtige Stoffe austesten, auf die der Patient möglicherweise allergisch reagiert. Kennt man das Allergen, kann es gemieden werden, oder man läßt sich dagegen desensibilisieren.

HOMÖOPATHIE Bei einer Allergie ist eine Umstimmung mit *Acidum formicicum*, *Calcium carbonicum* und *Cardiospermum* zur Dämpfung der Überreaktion angezeigt.

LUFTIONISATION Die Luftionisation kann bei allergischen Symptomen wie Heuschnupfen und Asthma helfen. Ein Ionisierapparat produziert negativ geladene Teilchen (Ionen), wie sie in der Natur in fließendem Wasser und in der Luft an der Küste und in den Bergen vorkommen.

Standpunkt der Schulmedizin

Ein Arzt kann Antihistaminika, in schlimmeren Fällen zeitweise Cortisonpräparate sowie Bronchodilatatoren verschreiben, um verschiedene allergische Reaktionen zu behandeln. Alle diese Mittel können spürbare Erleichterung bringen. Einige Medikamente, insbesondere cortisonhaltige, haben jedoch Nebenwirkungen, andere wiederum können abhängig machen.

Den Herbst des Lebens genießen

Dank medizinischer Fortschritte, besserer Gesundheitsvorsorge und vernünftiger Ernährung ist die Lebenserwartung der Menschen in den Industrienationen erheblich gestiegen. Doch Alter ist nur dann ein Segen, wenn es in körperlicher Gesundheit und geistiger Frische gelebt werden kann. Vitalität bis ins hohe Alter muß nicht dem Zufall überlassen bleiben. Jeder kann selbst eine Menge dafür tun.

Für viele Menschen ist Alter gleichbedeutend mit Gebrechlichkeit und Eintönigkeit, mit dem Verlust der Selbständigkeit und mit Einsamkeit nach dem Tod von geliebten Menschen. Doch das muß nicht so sein. Lebensweise und Lebensumstände haben einen großen Einfluß darauf, wie schnell man altert. Und nach Aussagen vieler Psychologen spielt auch die geistige Einstellung eine wichtige Rolle: Man ist tatsächlich so alt, wie man sich fühlt.

Die Gerontologie – die Wissenschaft, die die Vorgänge des Alterns erforscht – hat herausgefunden, daß der Alterungsprozeß unterschiedliche Veränderungen im menschlichen Körper hervorruft. Die innere Uhr stellt eine Reihe von Funktionen einfach ab, und die Produktion wichtiger Hormone verlangsamt sich. Das IMMUNSYSTEM wird schwächer, so daß die Abwehrkraft gegen Krankheiten nachläßt. Dazu kommen körperliche Verschleißerscheinungen durch falsche Lebensweise, Umweltbelastungen und nicht zuletzt durch die physischen und psychischen Anstrengungen des Lebens. Alle diese Faktoren tragen zur Bildung hochaktiver Moleküle und Molekülgruppen bei, die wiederum mit anderen Molekülen reagieren und Körperzellen sowie die Kollagenfasern schädigen. Als Folge davon erschlafft die Haut, und es bilden sich Falten; Venen und Arterien verhärten durch Ablagerungen, die Spannkraft der Muskeln läßt nach, und die Gelenke versteifen.

Trotz dieses Alterungsprozesses, der bei jedem Menschen individuell abläuft, kann man sich bei entsprechender Lebensführung auch in fortgeschrittenem Alter gesund und rüstig fühlen. Der Ernährung kommt dabei eine entscheidende Bedeutung zu. Ferner gibt es eine Reihe von Möglichkeiten, dem Alterungsprozeß entgegenzuwirken.

Was kann man selbst tun?

ERNÄHRUNG Eine zu eiweißreiche Ernährung, zu wenig Bewegung und Übergewicht beschleunigen den Alterungsprozeß. In den westlichen Industriestaaten nehmen die Menschen im Tagesdurchschnitt 14 700 kJ (3500 kcal) zu sich. 7500 kJ (1800 kcal) würden bei einer ausgewogenen Ernährung vollkommen ausreichen. Eine gesunde, vollwertige Kost soll vor allem aus ROHKOST, naturbelassenen Vollkornprodukten, Hülsenfrüchten und Samen bestehen und wenig Eiweiß, Salz, Fett und Zucker enthalten (siehe ERNÄHRUNG UND GESUNDHEIT). Eine solche Ernährung stärkt das Immunsystem, verlangsamt den Alterungsprozeß und hält geistig rege.

Besonders im Alter ist eine ausreichende Zufuhr an VITAMINEN und MINERALSTOFFEN wichtig. Reich an Vitaminen und Mineralstoffen sind Leber, Eigelb, dunkle Melasse, Sonnenblumenkerne, Meeresalgen, KNOBLAUCH, Kohl, rohe grüne Gemüse sowie Weizenkeime, die man über Salate und Müslis streuen kann. Frische Ananas oder Papayas – einmal wöchentlich auf nüchternen Magen gegessen – sind gut für die Haut.

Als Nahrungsergänzung empfiehlt sich die Einnahme sogenannter Antioxidantien wie Vitamin E. Sie verhindern die Zersetzung von Vitamin C, verlangsamen den Abbau von Körperzellen und stärken die körpereigene Abwehr. Man kann sie als Einzel- oder Kombinationspräparate in Form von Tabletten in Apotheken kaufen. Allerdings sollte man sich beim Heilpraktiker oder Arzt informieren, welche Tagesdosis im Einzelfall angebracht ist.

Die Zufuhr anderer, sich gegenseitig ergänzender Nährstoffe kann durch die tägliche Einnahme einer Multivitamin- und Mineralstofftablette sichergestellt werden. Vitamin A regt das Immunsystem an; Vitamin C stärkt ebenfalls die Abwehrkräfte und regt die Produktion von Interferon (ein natürliches Protein zur Virusbekämpfung) an; Zink soll helfen, die Proteine in der Haut wiederaufzubauen; Bioflavonoide verlangsamen die Hautalterung; und verschiedene B-Vitamine wirken vorbeugend gegen eine Reihe von Beschwerden, von Appetitlosigkeit über MÜDIGKEIT bis zu nachlassender Nervenkraft.

GYMNASTIK Ausreichende Bewegung regt die endokrinen Drüsen an, die die Wachstumshormone produzieren, verbessert die Blutzirkulation und ist gut gegen hohen BLUTDRUCK und DEPRESSIONEN. Neben Gymnastik bieten sich flottes Gehen, Tanzen oder Schwimmen an – regelmäßig 3–5mal in der Woche und jeweils mindestens eine halbe Stunde.

Warnung Wer im vorgeschrittenen Alter mit ungewohnter, vielleicht sogar anstrengender körperlicher Aktivität beginnen möchte, sollte vorher unbedingt seinen Arzt oder Heilpraktiker fragen.

POSITIVES DENKEN Je hoffnungsvoller man in die Zukunft blickt, um so größer sind die Chancen, daß man Krankheiten übersteht und in Würde alt wird. Regelmäßige tägliche Entspannungsübungen verhelfen zu Ausgeglichenheit. Dabei versucht man sich selbst als einen gesunden, glücklichen und gelassenen Menschen vorzustellen, der ein bewegtes und kreatives Leben voller Liebe und Hoffnung führt. Auch das formelhafte Wiederholen positiver Aussagen, wie „Ich fühle mich wohl, und so soll es mir auch in Zukunft gehen", erzeugt ein Gefühl von Harmonie und Ruhe.

Was der Heilpraktiker rät

PFLANZENHEILKUNDE Nach Ansicht russischer Wissenschaftler stärkt GINSENG die Widerstandskraft des Körpers gegen Krankheiten und STRESS und hilft, den Alterungsprozeß zu verlangsamen. Die Ginsengwurzeln wirken leicht anregend; sie sollen die Konzentrationsfähigkeit verbessern und die Zellen und Kollagenfasern vor Schädigungen schützen. Ferner schreibt man dem Ginseng die Wirkung zu, den Körper bei der Ausscheidung von Giftstoffen zu unterstützen sowie bei MÜDIGKEIT und DEPRESSIONEN zu helfen. Ginseng ist in verschiedenen Darreichungsformen in Apotheken erhältlich.

Mexikanische Naturheilkundler behaupten, daß Sarsaparille und Damiana (beide Pflanzen sind in Apotheken erhältlich) einen ähnlichen Effekt haben wie die von Schulmedizinern für die WECHSELJAHRE oft empfohlenen Hormonpräparate, nur ohne deren mögliche Nebenwirkungen. Damiana gilt außerdem auch als ein anregendes Nerventonikum, das bei Schwächezuständen hilft.

Für einen Damianatee nimmt man 1 TL getrocknete Blätter auf 1 Tasse Wasser, läßt alles aufkochen und 5 Minuten lang ziehen; danach gießt man den Tee durch ein Sieb. Für einen Sarsaparille-Aufguß läßt man 20 g der Wurzel 25 Minuten lang in 0,5 l Wasser köcheln und gießt alles anschließend durch ein Sieb. Generell empfiehlt es sich, bezüglich Anwendungshäufigkeit und Dosis einen Heilpraktiker zu Rate zu ziehen.

AKUPUNKTUR Regelmäßige Akupunktursitzungen – 4mal oder öfter im Jahr, auf jeden Fall zum Wechsel der Jahreszeiten – sollen den Menschen jung erhalten. Der Heilpraktiker reguliert den Energiefluß und bringt den ganzen Organismus neu in Schwung. Akupunktur hilft auch gegen die schmerzhaften Begleiterscheinungen von Alterskrankheiten wie ARTHRITIS und RHEUMA.

ALEXANDER-METHODE Eine schlechte Haltung führt zu einem frühzeitigen Verschleiß der Wirbelsäule. RÜCKENSCHMERZEN und eingeschränkte Beweglichkeit sind die Folge. Durch entspanntere und natürlichere Bewegungsabläufe können Haltungsschäden vermieden und die Gelenkigkeit bis ins hohe Alter bewahrt werden.

AROMATHERAPIE Ätherische Öle können den natürlichen Körperrhythmus anregen und stärken und den Alterungsprozeß der Haut verzögern. Sie fördern zudem die Regeneration von Zellgewebe, das mit fortschreitendem Alter zunehmend sein funktionales Gleichgewicht verliert, was wiederum zur Folge hat, daß man für Krankheiten anfälliger wird. Bestimmte Düfte sollen außerdem helfen, den Geist zu schärfen, die Aufnahmefähigkeit zu verbessern und die Leistung des GEDÄCHTNISSES zu unterstützen.

BIORHYTHMUS Aus einer persönlichen Biorhythmuskurve kann man Höhen und Tiefen, gute und schlechte Tage ablesen. Gerade im Alter gibt die Biorhythmik Anhaltspunkte dafür, wie man mit seiner Energie haushalten kann, um Körper und Geist für ein langes und erfülltes Leben zu schonen.

T'AI-CHI Bei dieser chinesischen Meditationsart werden langsame und gleichmäßige Bewegungsabläufe ausgeführt. T'ai-Chi eignet sich für jedes Alter und sollte täglich ausgeübt werden. Es verhilft zu einer guten Haltung und zu mehr Beweglichkeit, fördert Ausgeglichenheit und Vitalität und kann somit zu einem Jungbrunnen werden.

YOGA Yoga ist eine Disziplin zur inneren Sammlung. Dadurch können körperliche und seelische Verspannungen gelöst und Altersbeschwerden gelindert werden.

Standpunkt der Schulmedizin

Die Struktur der inneren Uhr, die die Lebensfunktionen beim Älterwerden allmählich drosselt, ist noch weitgehend unbekannt. Wenn man einmal mehr darüber weiß, kann diese Uhr vielleicht so eingestellt werden, daß der Alterungsprozeß langsamer abläuft.

Dennoch sind Wissenschaftler davon überzeugt, daß die Menschen heute 110–120 Jahre alt werden könnten. Aber obwohl die durchschnittliche Lebenserwartung in den westlichen Industriegesellschaften auf Rekordhöhe geklettert ist, erreicht kaum jemand ein so hohes Alter. Forschungen mit Labortieren haben gezeigt, daß die Lebenszeit dieser Tiere durch regelmäßiges Fasten und kalorienarme Kost um das Doppelte verlängert werden kann. Ferner haben Untersuchungen ergeben, daß Angehörige einiger Naturvölker, die sich zwar karg, aber natürlich ernähren und in erster Linie Getreide und Fisch zu sich nehmen, ein hohes Alter erreichen und sich gleichzeitig gesund und rüstig fühlen. Daraus schließt man, daß eine gesunde Ernährung eine der wesentlichsten Voraussetzungen für ein langes Leben ist.

Ein Zweig der medizinischen Wissenschaft, die Psychoneuroimmunologie, hat außerdem aufgezeigt, daß die seelische Verfassung Auswirkungen auf das Immunsystem hat. Wer sich ständig hilflos und niedergeschlagen fühlt, ist für Krankheitserreger anfälliger als ein glücklicher und hoffnungsfroher Mensch. Positives Denken, das die seelische Verfassung günstig beeinflußt, kann also durchaus dazu beitragen, die Weichen für ein schlagkräftiges Immunsystem und damit für ein längeres Leben zu stellen.

Ferner hat man beobachtet, daß kreative Menschen oft gesünder sind und länger leben – vielleicht deshalb, weil sie geistig aktiv und aufgeschlossen bleiben und sich ihre Neugierde und Begeisterungsfähigkeit für die Welt erhalten.

Im Alter: Was tun, was lassen?

- 3–5mal in der Woche 30 Minuten Bewegung oder Sport, am besten an frischer Luft.
- Sich mit vorwiegend naturbelassener Kost mit reichlich Obst, frischem Gemüse und Vollkornprodukten ernähren.
- Sich bei alkoholischen Getränken zurückhalten; ein Glas Wein ab und zu ist jedoch erlaubt.
- Mit Entspannungstechniken wie MEDITATION und YOGA den täglichen Streß abbauen.
- Sich ein Hobby oder eine andere sinnvolle Beschäftigung suchen, die Geist und Körper auch im Ruhestand fit hält.
- Maßvoll essen.
- Nicht rauchen.
- Umsicht bei Medikamenten und Dosierungsanweisungen genau einhalten.
- Tee oder Kaffee nur in Maßen genießen.
- Keine ausgiebigen Sonnenbäder.

ALZHEIMER KRANKHEIT

Diese Krankheit, die man früher auch als präsenile Demenz bezeichnete, trifft vor allem Menschen jenseits des 50. Lebensjahres und beeinflußt die geistige und körperliche Verfassung sowie die Persönlichkeit des Patienten. Die Symptome ähneln im Anfangsstadium dem normalen Alterungsprozeß. Der Betroffene wird zerstreut und vergeßlich, leidet unter Orientierungsstörungen und hat Probleme, einer Unterhaltung zu folgen und sinnvoll daran teilzunehmen. Mit fortschreitender Krankheit verliert er das Zeitgefühl, und seine Bewegungen werden unkoordiniert und unkontrolliert. Am Ende kann die völlige geistige Umnachtung stehen, und der Kranke wird zum Pflegefall.

Kennzeichnend für dieses Leiden ist eine unaufhaltsame Zerstörung der Gehirnzellen, deren genaue Ursachen noch unklar sind. Neuere Forschungen haben ergeben, daß ein Zusammenhang zwischen der Alzheimer Krankheit und dem Aluminiumspiegel des Körpers besteht. Auch ein Mangel an Vitaminen des B-Komplexes könnte eine Rolle spielen. Darüber hinaus scheint zumindest eine Disposition für diese Krankheit erblich zu sein, denn in manchen Familien tritt sie häufiger auf als in anderen.

Was der Heilpraktiker rät

PFLANZENHEILKUNDE Der Heilpraktiker kann Pflanzen empfehlen, die anregend auf den Kreislauf und besänftigend auf das Nervensystem wirken. Die Wirkung bleibt jedoch vermutlich darauf beschränkt, die Symptome zu lindern und den Verfall zu verzögern. Um die Krankheit subjektiv erträglicher zu machen, können GINSENG zur Anregung und Kräftigung, Ginkgo, KNOBLAUCH und Küchenzwiebel für die Durchblutung sowie Hafer, Hopfen, Baldrian und Johanniskraut zur Nervenberuhigung gegeben werden.

AKUPUNKTUR Der Erfolg hängt ganz vom Zustand des Patienten ab. Manchmal können durch Akupunktur Symptome gelindert und der allgemeine Gesundheitszustand verbessert werden.

Standpunkt der Schulmedizin

Bislang kann die Krankheit nicht geheilt werden. Mit Medikamenten kann man lediglich die Symptome lindern und Begleiterkrankungen behandeln. Im fortgeschrittenen Stadium kann der Arzt die Aufnahme in ein Krankenhaus oder Pflegeheim veranlassen.

ANAL-BESCHWERDEN

Afterjucken ist ein weitverbreitetes Problem, das sich durch Kratzen häufig noch verschlimmert, da es dadurch zu einer Entzündung kommt. Starkes Schwitzen, mangelnde Hygiene, zu enge Kleidung, WÜRMER, PILZINFEKTIONEN, EKZEME, HÄMORRHOIDEN, aber auch Pflegemittel, die die Haut reizen, sowie langes Sitzen können die Ursachen sein.

Afterblutungen oder -schmerzen können u. a. durch Hämorrhoiden, DARMBESCHWERDEN, Magengeschwüre (siehe GESCHWÜRE) oder Analfissuren (kleine Hautrisse im Bereich des Analkanals, die durch verhärteten Stuhl entstehen) verursacht werden. Gelegentliche Schmerzen im Analbereich, die nach einigen Stunden verschwinden und nicht wieder auftreten, werden vermutlich durch Muskelkrämpfe hervorgerufen. Bei anhaltendem Juckreiz, Hautrötungen, ständigen Schmerzen oder Blutungen sollte man jedoch stets einen Arzt oder Heilpraktiker aufsuchen.

Was kann man selbst tun?

▶Durch Baumwollunterwäsche, die locker sitzt, wird die Hautatmung nicht behindert. Auf aggressive Seifen für die Intimhygiene sollte man verzichten. Auch Waschmittelrückstände in der Kleidung können die Haut reizen. Chronischen Juckreiz bekämpft man durch peinliche Sauberkeit: Daher sollte man den Analbereich mehrmals täglich mit warmem Wasser waschen, mit einem weichen, sauberen Handtuch abtrocknen und anschließend Weizenkeimöl, eine Vitamin-E-Creme oder Hamamelislotion auftragen.

Was der Heilpraktiker rät

Wenn die Beschwerden auf eine Erkrankung im Magen-Darm-Trakt hindeuten, wird der Heilpraktiker zunächst versuchen, die genaue Ursache herauszufinden. Die Behandlung hängt dann von der Diagnose ab. In jedem Fall wird der Heilpraktiker Empfehlungen für eine entsprechende Ernährung geben und zu mehr körperlicher BEWEGUNG raten. Eine ballaststoffreiche Kost (siehe BALLASTSTOFFE) verhindert Verstopfung, der Stuhl wird weicher, und damit wird Analfissuren vorgebeugt.

PFLANZENHEILKUNDE Man kann Fissuren mit einem Absud aus 1 Handvoll Ringelblumenblüten und 1 l Milch behandeln, den man einem Sitzbad beifügt. Hamamelissalbe und -zäpfchen (in Apotheken erhältlich) lindern und heilen. Wenn die Hautrisse durch häufige Verstopfung verur-

sacht werden, kann der Heilpraktiker Aufgüsse aus abführenden Kräutern wie Faulbaumrinde, Heckenrose und Senna empfehlen. Auch ein Absud aus Löwenzahnwurzeln wirkt sanft abführend. Leinsamen macht den Stuhl geschmeidiger, und man muß weniger pressen.

AROMATHERAPIE Gegen Juckreiz hilft ein mindestens 10minütiges warmes Bad mit Römischer Kamille. Alternativ kann man auch 3 Tropfen Sandelholzöl, 3 Tropfen Lavendelöl, 2 Tropfen Kamillenöl sowie 1 Tropfen Pfefferminzöl mit 3 EL (50 ml) Pflanzenöl vermischen und den Analbereich damit einreiben.

Standpunkt der Schulmedizin

Die Schulmedizin behandelt Analbeschwerden ähnlich wie die Naturheilkunde. Kleine Risse heilen gewöhnlich von selbst, und die Schmerzen können durch ein warmes Bad oder eine schmerzstillende Salbe gelindert werden. Obst sowie Kleie, mit reichlich Flüssigkeit genommen, machen den Stuhl geschmeidiger und wirken abführend. Keinesfalls darf man bei Afterjucken kratzen, und der Analbereich muß stets sauber und trocken gehalten werden. Wer Puder benutzt, sollte ein mildes Produkt verwenden.

ANGINA PECTORIS

Die Symptome bei Angina pectoris sind dumpfe, unterschiedlich starke, nur wenige Minuten anhaltende Schmerzen meist direkt hinter dem Brustbein. Charakteristisch ist ein Gefühl der Enge oder des Zusammengeschnürtwerdens, begleitet von Übelkeit und Erschöpfung. Die Schmerzen können vor allem in den linken, aber auch in beide Arme sowie in den Nacken, den Hals, den Kiefer oder den Rücken ausstrahlen und werden bei körperlicher Anstrengung stärker. Da die Symptome im ersten Schock oft mit einem Herzinfarkt verwechselt werden, lösen sie starke Angstgefühle aus. Im Gegensatz zum Herzinfarkt sind die Schmerzen bei Angina pectoris drückend oder auch brennend, jedoch nie stechend oder klopfend, und die Attacken sind auch nicht lebensbedrohlich. Um aber sicherzugehen, sollte man sofort medizinische Hilfe suchen.

Die Ursache von Angina pectoris ist eine Verengung der Herzkranzgefäße, wodurch das Herz nur unzureichend mit Blut versorgt wird. Bei körperlicher Anstrengung, etwa beim Treppensteigen oder Laufen, benötigt der Körper zusätzlichen Sauerstoff. Um diesen Bedarf zu decken, schlägt das Herz

Angina pectoris: Was tun, was lassen?

● Man sollte über die Anfälle Buch führen, d. h. alle Begleitumstände eines Anfalls, wie Uhrzeit, Wetter, was man gegessen hat und womit man gerade beschäftigt war, aufschreiben. Dabei sollte man auch die Art und Dauer des Schmerzes festhalten und wie man sich während des Anfalls fühlte.

● Wenn man in den Anfällen Regelmäßigkeiten erkennt, kann man Situationen vermeiden, die die Anfälle auslösen.

● Nicht rauchen.

● Mäßig essen.

● Übergewicht reduzieren.

schneller, und der Blutdruck steigt, um den Kreislauf zu beschleunigen und damit mehr Sauerstoff in das Körpergewebe zu transportieren. Sind die Arterien aber durch Ablagerungen verengt (siehe ARTERIENVERKALKUNG), kommt es zu den typischen Symptomen – ein Warnsignal, daß das Herz nicht mit voller Kraft arbeiten kann.

Warnung Schmerzen im Brustkorb können immer auch auf eine ernste Herzkrankheit hindeuten. Vor jeder Behandlung muß daher unbedingt abgeklärt werden, ob die Ursache der Schmerzen Angina pectoris oder eine andere Herzkrankheit ist.

Was kann man selbst tun?

▶ Wenn die Anfälle selbst auch nicht – wie ein Infarkt – zur Schädigung des Herzmuskels führen, so erhöht die Verengung der Herzkranzgefäße jedoch das Risiko, eines Tages einen Herzinfarkt zu erleiden. Daher sollte man sich bei Angina pectoris körperlich schonen und seelische Belastungen, vor allem STRESS, vermeiden.

Um eine Streßverminderung zu erreichen, muß man oftmals seine Einstellung zur Arbeit überdenken und möglicherweise sogar den Beruf wechseln. Auf jeden Fall sollte man sich den Tag so einteilen, daß genügend Zeit zum Ausruhen und Entspannen bleibt. Wer sich um eine positive Einstellung bemüht und sich nicht ständig im Wettbewerb mit anderen sieht, reduziert ebenfalls Streß.

Was der Heilpraktiker rät

Neben ENTSPANNUNGS- UND ATEMÜBUNGEN wird der Heilpraktiker regelmäßige, leichte BEWEGUNG, z. B. Spazierengehen, Schwimmen und Radfahren, empfehlen. Je nach allgemeinem Gesundheitszustand wird er indi-

viduell beraten, wieviel Bewegung risikolos ist. Wer jedoch konventionelle Medikamente wie Nitropräparate oder Betablocker einnimmt, sollte mit allzuviel Bewegung vorsichtig sein.

PFLANZENHEILKUNDE Ein Aufguß aus Weißdorn, gemischt mit Schafgarbe, hilft gegen hohen BLUTDRUCK, ein Aufguß aus Lindenblüten bei Arterienverkalkung.

KNOBLAUCH (auch in Kapselform erhältlich) kann, täglich zu sich genommen, den Cholesterinspiegel senken und das Risiko verringern, daß Blutklümpchen (Thromben) die bereits verengten Arterien verstopfen. Cholesterinsenkend wirkt auch Hafer, den man in Form von Haferflocken zu sich nehmen kann.

AKUPUNKTUR Bei Angina pectoris dominiert nach Ansicht der Akupunkteure die Kraft Yang im Körper. Durch die Akupunktur soll das Gleichgewicht zwischen Yin und Yang wiederhergestellt werden. Außerdem können Schmerzen gelindert und Streß und Anspannung abgebaut werden.

BACH-BLÜTENTHERAPIE Anspannung und Streß, die oft für einen Angina-pectoris-Anfall verantwortlich sind, versucht man mit Ulme, Weißbuche, Springkraut, Olive und Weißer Kastanie abzubauen.

ERNÄHRUNG Der Heilpraktiker wird einen Angina-pectoris-Patienten vor allem auf die Bedeutung einer richtigen Ernährung hinweisen, die das Risiko einer Arterienverkalkung verringert. Empfehlenswert sind ROHKOST oder nur kurzgedämpftes Gemüse, frisches Obst, Salate, Vollkorngetreide, Hülsenfrüchte, mageres Fleisch und Geflügel sowie Fisch – u. a. Makrelen und Heringe, die reich an cholesterinsenkenden Omega-3-Fettsäuren sind. Haferflocken und Kleie senken den Cholesterinspiegel ebenfalls und sollten regelmäßig gegessen werden. Auf tierische Fette sollte man weitgehend verzichten und statt dessen zu Distelöl greifen, das einen hohen Anteil an mehrfach ungesättigten Fettsäuren hat. Generell sollte man den Fettverbrauch einschränken und Zucker, Salz und Alkohol möglichst meiden. Da Kaffee und andere koffeinhaltige Getränke wie Tee, Cola und Kakao Blutdruck und Puls erhöhen, sollte man auf Kräutertees und Kaffee-Ersatz aus Feigen, Zichorie und Getreide ausweichen.

Manchmal verordnet der Heilpraktiker auch Nahrungsergänzungen, z. B. Calcium und Magnesium, die die Funktion von Herz und Nervensystem fördern sollen. Vitamine des B-Komplexes helfen bei Streß und Müdigkeit, und Vitamin C und E tragen zur Senkung des Cholesterinspiegels bei.

Um den Blutdruck zu senken, empfehlen einige Heilpraktiker auch eine Fastenkur oder Rohkostsäfte bzw. eine Rohkost-Gemüse-Diät.

OSTEOPATHIE UND CHIROPRAKTIK Oft verschlimmern Verspannungen im Nacken, in den Schultern und im Rücken die Schmerzen im Brustbereich. Osteopathie und Chiropraktik können in diesem Fall Linderung schaffen.

SONSTIGE THERAPIEN ALEXANDER-METHODE, AUTOGENES TRAINING, MASSAGEN sowie die FUSSREFLEXZONENMASSAGE können ebenfalls entspannend wirken und bei Angina pectoris hilfreich sein.

Standpunkt der Schulmedizin

Wie die Naturheilkundler gehen auch Schulmediziner davon aus, daß Angina pectoris mehrere Ursachen hat. Am häufigsten ist eine Verengung der Herzkranzgefäße – die Arteriosklerose oder Arterienverkalkung. Streß, Anspannung und emotionale Probleme können ebenfalls Angina pectoris verursachen bzw. dazu beitragen. Bei Symptomen, die auf Angina pectoris hindeuten, wird der Arzt Untersuchungen durchführen und – wenn sich die Diagnose bestätigt – durch weitere Untersuchungen den Ursachen auf den Grund gehen. Dann kann er die entsprechenden Mittel verschreiben, um Anfälle zu verhindern oder zu behandeln. Er wird außerdem dazu raten, Streß zu vermeiden und sich fettarm zu ernähren.

Sind die Herzkranzgefäße stark verengt, wird er u. U. auch eine Bypassoperation empfehlen. Dabei wird ein Stück einer gesunden Vene einem anderen Teil des Körpers entnommen und so eingefügt, daß das Blut wieder ungehindert zum Herzen fließen kann.

Man sollte Hilfe suchen . . .

. . . wenn es der erste Anfall ist;

. . . wenn die Anfälle häufiger auftreten oder unter anderen Umständen als sonst;

. . . wenn die Schmerzen schlimmer oder anders als bei früheren Anfällen sind;

. . . wenn während eines Anfalls kalter Schweiß ausbricht;

. . . wenn man wegen der Schmerzen nicht schlafen kann;

. . .wenn die Angina-pectoris-Symptome nach der Behandlung eines Herzinfarktes auftreten;

. . . wenn die gewohnten Maßnahmen bei einem Anfall keine Wirkung zeigen;

. . . wenn die Schmerzen länger als üblich anhalten. Bei Schmerzen, die mehr als 10 Minuten andauern, muß sofort ein Arzt gerufen werden!

ANGST

Angst, wie man sie beispielsweise vor einer Prüfung empfindet, gehört zum menschlichen Leben. Der Körper reagiert auf Angst, indem er das anregende Hormon Adrenalin ausschüttet, durch das Kräfte für zu bewältigende Aufgaben und schwierige Situationen mobilisiert werden.

Angst kann aber auch zum Problem werden, nämlich dann, wenn normale, vorübergehende Gefühle der Unsicherheit, Sorge und Bedrohung zum Dauerzustand werden und in körperlichen und seelischen STRESS ausarten. Innere Konflikte und dunkle Ahnungen herrschen dann ohne erkennbaren Grund vor oder sind viel stärker, als es die Situation normalerweise erwarten läßt. Irrationale Angst kennt viele Formen. Wird sie durch bestimmte Dinge oder Situationen hervorgerufen – etwa durch Spinnen oder den Aufenthalt in geschlossenen Räumen –, spricht man von einer Phobie. Nicht selten gehen diese überzogenen Ängste auf Kindheitserlebnisse zurück. Auch unterdrückte Gefühle oder SEELISCHE STÖRUNGEN können eine Rolle spielen.

Der Gefühlszustand Angst kann körperliche Symptome auslösen, die keineswegs nur eingebildet sind: SCHMERZEN (vor allem im Kopf, in der Brust, in Unterleib und Rücken), SCHLAFLOSIGKEIT, Muskelverspannungen und SCHWINDEL. Oft kommt es auch zu ÜBELKEIT UND ERBRECHEN, DURCHFALL oder häufigem Wasserlassen. Zeichen von Panik sind SCHWITZEN, HERZKLOPFEN, schwerer Atem, und man fühlt sich müde, schwach und unruhig. Im allgemeinen verschwinden diese Symptome wieder, wenn die auslösende Ursache der Angst beseitigt ist.

Was kann man selbst tun?

▶ Eine gesunde Ernährung (siehe ERNÄHRUNG UND GESUNDHEIT) mit viel frischem Obst, Gemüse und Salaten und – wenn nötig – mit zusätzlichen Proteinen liefert dem Nervensystem alle wichtigen Nährstoffe. Der Saft aus rohen Karotten und von Kopfsalat stärkt das Nervensystem und wirkt beruhigend. Am besten trinkt man tagsüber 2 Gläser von einem der beiden Säfte und 1 weiteres Glas vor dem Schlafengehen.

Beruhigend wirken auch ein lauwarmes Bad, kalte Abreibungen oder abwechselnd heiße und kalte Umschläge.

Was der Heilpraktiker rät

Der Heilpraktiker wird bei Angstzuständen vor allem Ratschläge geben, wie man mit STRESS besser umgehen kann, und in erster Linie Therapien empfehlen, die der

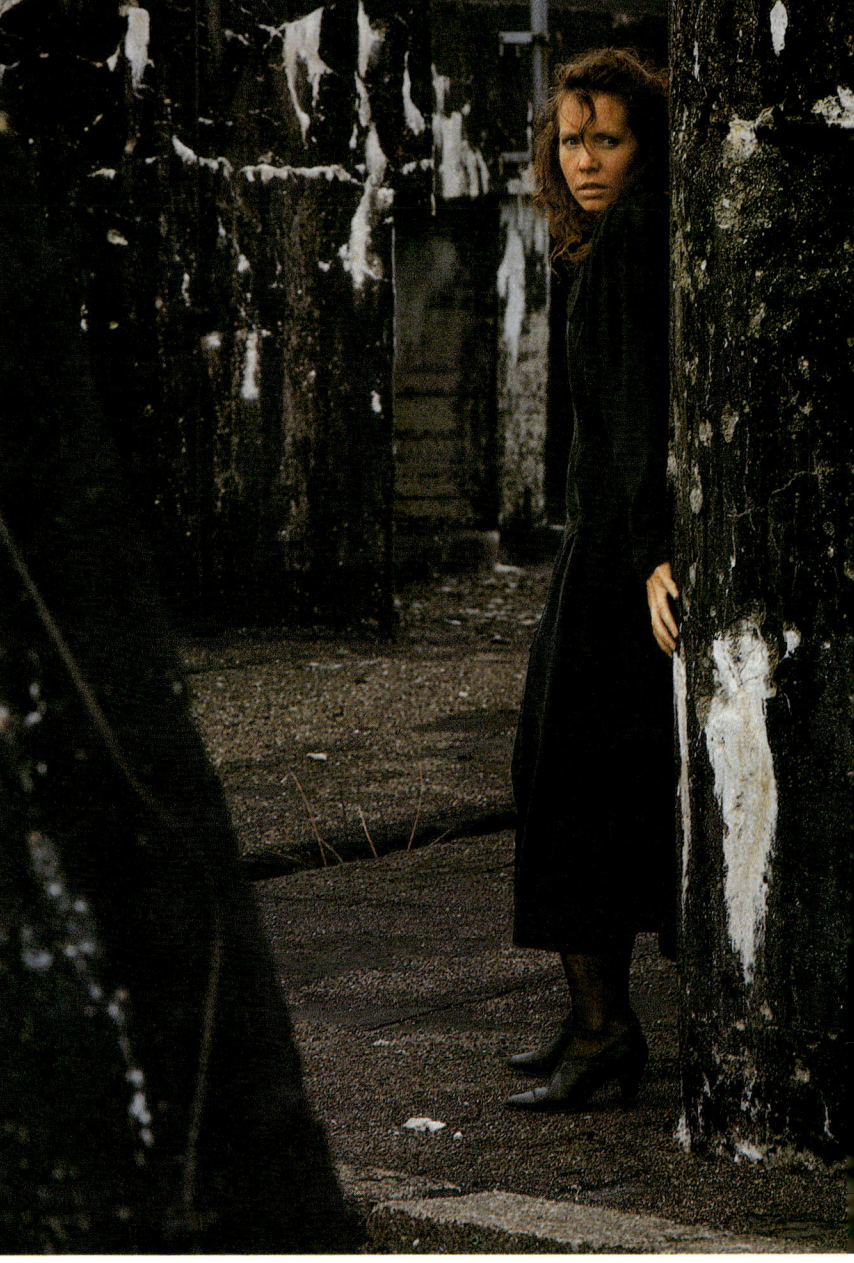

Eine bedrohliche Situation löst wohl bei jedem Menschen Angstgefühle aus, doch gibt es auch irrationale Ängste, deren Ursachen nicht jeder nachvollziehen kann.

Entspannung dienen. Möglicherweise verschreibt er auch Nahrungsergänzungen, wie z. B. VITAMINE des B-Komplexes und Vitamin C, die bei Streß helfen können, Vitamin E, das die Funktion des zentralen Nervensystems verbessern soll, oder MINERALSTOFFE, etwa Magnesium.

PFLANZENHEILKUNDE Führt die Angst zu Schlaflosigkeit, können Aufgüsse aus Hopfen, Baldrianwurzeln, Lindenblüten, Johanniskraut, Passionsblume oder Ysop beruhigend wirken. Bei gleichzeitigen DEPRESSIONEN sollte man jedoch auf Hopfen verzichten und besser Johanniskraut nehmen.

HOMÖOPATHIE Der Homöopath wird zunächst versuchen, die Ursachen der Angst zu ergründen, und dann seine Therapie auf die individuelle Situation abstimmen. Bei Angst vor Schmerzen empfiehlt er möglicherweise *Colocynthis*, bei Angst vor Menschenansammlungen *Ambra*, bei ängstlicher Erwartungshaltung *Argentum nitricum*. Bei Angst vor dem Alleinsein kann *Calcium carbonicum* in Frage kommen. Bei Angst vor dem Tod wird das intensive Gespräch mit dem Patienten im Vordergrund der Behandlung stehen und nur bei starker Ruhelosigkeit ein Mittel wie *Arsenicum*, *Lachesis* oder auch *Rhus toxicodendron* verordnet werden.

AKUPUNKTUR Die Behandlung hängt von der Ursache der Angst ab, und die Auswahl der Akupunkturpunkte richtet sich nach der jeweiligen Energielage.

Wege aus der Angst

Einen gleichbleibenden Tagesrhythmus einhalten! Wer seinen Tag durchorganisiert, fühlt sich besser. Regelmäßige Zeiten für Arbeit, Mahlzeiten und Freizeit sollten geplant und eingehalten werden.

Sich um eine positive Einstellung bemühen! Wer die Dinge mit Zuversicht anpackt, statt sich auf seine Sorgen zu konzentrieren, kann Probleme konstruktiv lösen.

Aktiv werden! Wer seine Freizeit mit Gartenarbeit, Sport oder einer anderen Aktivität sinnvoll nutzt, denkt nicht mehr ständig an seine Probleme.

Anderen helfen! Wenn sich nicht mehr alles um die eigene Person dreht, werden Probleme bald weniger wichtig erscheinen.

Sich auf das Heute konzentrieren! Wer die Gegenwart schätzt, sorgt sich weniger um die Zukunft.

Den Rat eines Arztes oder Heilpraktikers suchen! Er kann Symptome abklären, damit diese nicht zusätzlich Sorgen bereiten. Wer jemanden kennt, der unter Angst leidet, sollte ihm Hilfe und Unterstützung anbieten, aber niemals durchblicken lassen, seine Ängste seien nur eingebildet.

AROMATHERAPIE Bei einem Panikanfall kann man einige Tropfen Basilikum-, Lavendel- und Sandelholzöl auf ein Taschentuch geben und die Düfte tief inhalieren. Ist die Angst von Kopfschmerzen begleitet oder führt sie zu Muskelverspannungen, sollte man noch einige Tropfen Majoran- und Kamillenöl hinzufügen. Entspannung können auch einige Tropfen Weihrauchöl bringen. Und ein paar Tropfen Melissenöl können die Stimmung heben.

BACH-BLÜTENTHERAPIE Bei einem akuten Angstanfall können Notfalltropfen helfen. Weiße Kastanie wird bei quälenden Gedanken empfohlen, die man nicht mehr los wird und die möglicherweise zu Schlafstörungen führen. Bei Angst, die von Unentschlossenheit begleitet ist, nimmt man Einjährigen Knäuel. Und Odermennig kann aufheiternd wirken.

BIOCHEMISCHE SALZE Zur Bekämpfung allgemeiner Angstzustände empfiehlt es sich, *Kalium phosphoricum* einen Monat lang einzunehmen. Die Tagesdosis für Erwachsene beträgt 3mal täglich 4 Tabletten, für Kinder 3mal täglich 2 Tabletten.

BIOFEEDBACK Grundsätzlich sind alle Beschwerden, die auf Streß zurückzuführen sind, also auch Angst, durch Biofeedback gut zu behandeln. Das Atmungs-Biofeedback, bei dem der Patient versucht, die eigene, akustisch verstärkte Atmung zu regulieren, kann helfen, mit Angstzuständen besser umzugehen und sie zu lindern.

Standpunkt der Schulmedizin

Ebenso wie der Heilpraktiker wird auch der Arzt versuchen, die Ursache der Angst eines Patienten zu finden. Doch er wird auch prüfen, ob eventuelle körperliche Symptome nicht auf eine andere Krankheit zurückgehen. Falls dies nicht zutrifft, können Beruhigungsmittel verordnet werden. Sie garantieren allerdings keine Heilung, sondern dienen lediglich als Unterstützung, um mit den Symptomen der Angst fertig zu werden. Langfristig können sie zu Abhängigkeit führen.

Ist die Angst so schwerwiegend, daß Arbeit und soziale Kontakte beeinträchtigt werden, wird der Arzt den Patienten möglicherweise an einen Psychiater oder Psychologen überweisen, der dann eine PSYCHOTHERAPIE empfehlen kann.

ANTHROPOSOPHISCHE MEDIZIN

Begründer der Anthroposophie war der österreichische Wissenschaftler und Philosoph Rudolf Steiner (1861–1925). Er ging davon aus, daß man den Menschen als leiblich-seelisch-geistige Einheit betrachten muß. Der Mensch hat nach seiner Lehre neben dem physischen auch einen ätherischen Leib, der der Schwerkraft widersteht und in die Höhe, von der Erde weg wachsen kann, ferner einen Astralleib, der die Gefühle widerspiegelt, sowie einen individuellen, geistigen Kern, das Ich. Diese vier Aspekte des Menschen entsprechen den vier Elementen Erde, Wasser, Feuer und Luft und stehen durch drei ineinandergreifende Körpersysteme miteinander in Verbindung: durch das Verdauungs-/Bewegungssystem, das Nerven-/Sinnessystem und das rhythmische System.

Das Verdauungs-/Bewegungssystem wird vor allem vom physischen und ätherischen Leib bestimmt. Es steuert Vorgänge wie die Ausscheidung, die Funktionen der Drüsen sowie alle Erneuerungs- und Aufbauprozesse im Körper.

Das Nerven-/Sinnessystem wird hingegen vom Ich und vom Astralleib beherrscht, die die bewußten Vorgänge wie Gedanken, Wahrnehmungen und Selbsterkenntnis steuern. Dieses System kontrolliert den Körper tagsüber, weicht jedoch in der Nacht dem Verdauungs-/Bewegungssystem. Dadurch können der physische und der ätherische Leib nachts neue Kraft schöpfen und den Schaden beheben, den tagsüber die Aktivitäten des Astralleibs und des Ich verursacht haben.

Das rhythmische System entsteht aus dem Wechsel der beiden anderen Systeme und beeinflußt Vorgänge wie Kreislauf und Atmung. Nach der anthroposophischen Lehre sind Spannungen zwischen diesen beiden Formen der Aktivität ein unvermeidlicher Teil des Lebens und dauern bis zum Tod an. Eine gute Gesundheit ist demnach ein Zeichen dafür, daß ein Gleichgewicht zwischen den beiden Systemen besteht, ein Zustand, der jedoch nicht beliebig lange anhalten kann und vorübergehen muß, da sich der Mensch sonst nicht weiterentwickelt. Indem man sich dieser beiden gegensätzlichen Vor-

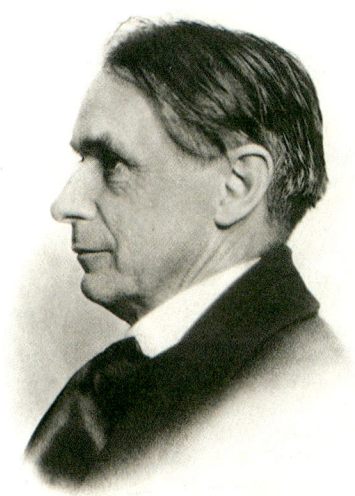

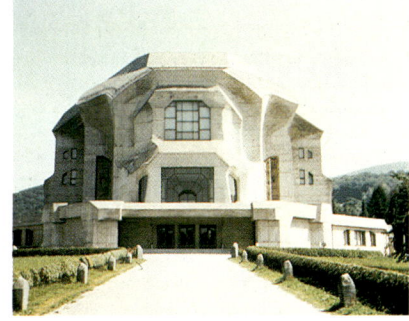

Der Wissenschaftler und Philosoph Rudolf Steiner gründete die Anthroposophische Gesellschaft, um neue Methoden in Erziehung, Wissenschaft, Religion und Medizin zu erforschen. Sie hat ihren Hauptsitz in dem von ihm entworfenen Goetheanum in der Schweiz (oben).

gänge bewußt wird, kann man die Verantwortung für seine eigene Entwicklung und den Verlauf seines Lebens übernehmen. Krankheit kann in einigen Fällen der Schlüssel zu diesem Prozeß sein.

Da die Anthroposophie auch auf dem Glauben an die Wiedergeburt gegründet ist, messen ihre Anhänger jeder Krankheit eine tiefere Bedeutung zu, die sich entweder auf

Die Krankheit in der Anthroposophie

Die anthroposophische Medizin unterteilt Krankheiten in zwei Hauptgruppen: in Entzündungen oder fiebrige Beschwerden, die während der Kindheit häufig sind, und in degenerative oder fortschreitende Krankheiten, unter denen vor allem ältere Menschen leiden.

Entzündungskrankheiten entstehen aus anthroposophischer Sicht, wenn das Verdauungs-/Bewegungssystem ein Übergewicht bekommt und eine erhitzende, auflösende Wirkung auf den Körper ausübt. Zu diesen Krankheiten zählen Fieber und Kinderkrankheiten wie Windpocken und Masern, von denen man annimmt, daß sie das Immunsystem des Kindes stärken. Aus diesem Grund wird nicht immer versucht, Fieber zu senken.

Degenerative Krankheiten dagegen entstehen durch den verhärtenden, zusammenziehenden Einfluß des Astralkörpers und des Ich auf das Nerven-/Sinnessystem. Alle Krankheiten, bei denen das Immunsystem unzureichend arbeitet und die häufig von Schlaflosigkeit, Angstgefühlen und niedriger Körpertemperatur begleitet sind, zählen hierzu.

Anthroposophen weisen darauf hin, daß sich die Struktur der Krankheiten während der letzten 100 Jahre geändert habe. Zwar seien die Entzündungskrankheiten zurückgegangen, doch dafür befänden sich die degenerativen Krankheiten in alarmierender Weise auf dem Vormarsch. Als Ursache für diese Verschiebung führen Anthroposophen die Tatsache an, daß in der modernen Gesellschaft immer mehr Gewicht auf intellektuelle und materielle Werte gelegt wird. Dadurch würden die Astral- und Ichkräfte gestärkt, während in gleichem Maß die heilenden physischen und ätherischen Kräfte geschwächt würden. Eine neue Einstellung zu Krankheit und Gesundheit könne daher für das Überleben der Menschheit entscheidend sein.

ein früheres Leben bezieht oder als Vorbereitung auf ein zukünftiges betrachtet werden muß. Krankheit ist nie ein nur körperliches Problem, und dementsprechend kennt die anthroposophische Medizin eine Vielzahl von Behandlungsmethoden. Neben speziellen anthroposophischen Medikamenten (siehe Kasten rechts), pflanzlichen Präparaten und homöopathischen Mitteln (siehe HOMÖOPATHIE) sowie der EURHYTHMIE verordnen anthroposophisch orientierte Ärzte und Heilpraktiker aber auch konventionelle Medikamente und raten – wenn sie es für nötig halten – zu Operationen.

Wann hilft diese Therapie?

▶ Ärzte oder Heilpraktiker, die nach der anthroposophischen Lehre praktizieren, verfügen über eine vollständige medizinische oder heilpraktische Ausbildung, so daß sie bei allen körperlichen oder geistigen Erkrankungen konsultiert werden können. Wer möglichst auf Medikamente und Operationen verzichten, aber dennoch zuverlässig und erfolgreich behandelt werden möchte, findet in der anthroposophischen Medizin mit ihrem breiten Spektrum an Therapien eine gute Alternative.

Besuch beim Heilpraktiker

Bei einem anthroposophisch orientierten Heilpraktiker wird der Patient gebeten, nicht nur die Krankheitssymptome zu schildern, sondern auch über andere Aspekte seines Lebens Auskunft zu geben, z. B. darüber, wie er schläft, was er in der Regel ißt und ob er sich häufig ängstlich oder angespannt fühlt. Je nach Diagnose und Zustand des Patienten wird dann mit einer anthroposophischen Therapie begonnen. Oft muß der Patient aber auch an einen Spezialisten überwiesen werden.

Ziel der anthroposophischen Heilkunde ist zwar in erster Linie, den Patienten von seinem Leiden zu befreien, doch versucht sie darüber hinaus auch, das dem Leiden zugrundeliegende Ungleichgewicht im Körper zu behandeln. Der Heilpraktiker kann daher EURHYTHMIE oder eine KUNST- oder MUSIKTHERAPIE empfehlen und den Patienten an einen entsprechenden Therapeuten überweisen. Einige anthroposophisch ausgerichtete Heilpraktiker arbeiten mit Therapeuten zusammen, die sich auf eine besondere Form der rhythmischen Massage spezialisiert haben. Sie soll Atmung und Kreislauf harmonisieren und die allgemeine Vitalität anregen.

Grundsätzlich wird ein vertrauensvolles Verhältnis zwischen behandelndem Arzt oder Heilpraktiker und Patient in der anthroposophischen Medizin als ein wichtiger Teil der Therapie angesehen.

Anthroposophische Heilmittel

Die anthroposophische Medizin wendet eine ganze Reihe spezieller Medikamente an. Einige gehen auf die Anfänge der Anthroposophie und Steiners eigene Anweisungen zurück, andere wurden von seinen Nachfolgern entwickelt. Ständig werden neue Arzneien erforscht.

Die Mittel, die bestimmten Beschwerden entgegenwirken sollen, setzen sich aus Mineralstoffen, pflanzlichen und tierischen Stoffen zusammen.

Steiner glaubte, daß viele natürliche Stoffe mit der körperlichen Gesundheit in Verbindung stehen. So entsprechen z. B. die sieben Metalle Blei, Zinn, Eisen, Gold, Kupfer, Quecksilber und Silber bestimmten Körperorganen. Bei einem Leberleiden kann entweder ein homöopathisches Mittel oder eine Salbe aus Zinn und bei Störungen der Nierentätigkeit ein Mittel, das Kupfer enthält, verschrieben werden.

Standpunkt der Schulmedizin

Viele Ärzte kennen die der anthroposophischen Medizin zugrundeliegenden Prinzipien nicht. Doch diejenigen, die sie kennen, stimmen gewöhnlich zu, daß ihre Behandlungsmethoden von Nutzen sein können. Und es gibt auch Ärzte, die entsprechend den Prinzipien der Anthroposophie behandeln.

APHRODISIAKA

Seit alten Zeiten glaubt man, daß bestimmte Speisen, Medikamente und Kräuter das sexuelle Verlangen anregen oder steigern können. Eine solche Wirkung schreibt man u. a. Austern und Kapuzinerkresse zu, einem exotischen Gemisch aus zerstampften, getrockneten Käfern, bekannt als Spanische Fliege oder *Cantharis*, sowie dem pulverisierten Horn der Nashörner.

Was der Heilpraktiker rät

Der Heilpraktiker wird nicht versuchen, speziell die sexuellen Funktionen anzuregen, sondern wird sich bemühen, eine allgemeine Stärkung des Organismus zu erreichen.

PFLANZENHEILKUNDE Das wohl beliebteste Anregungsmittel ist GINSENG, den man in verschiedenen Darreichungsformen in Apotheken kaufen kann. Eine Wirkung ist jedoch nicht unmittelbar, sondern erst nach mehreren Monaten zu erwarten. Allerdings sollte man Ginseng auch nicht über einen allzu langen Zeitraum einnehmen, da er leicht blutdrucksteigernd wirkt. Eine antidepressive und stimulierende Wirkung mit stärkendem Effekt auf die Nerven und das Hormonsystem wird auch Damiana zugeschrieben. Und ebenso sollen täglich 1–2 gehäufte TL GELEE ROYALE helfen, den Organismus anzuregen und zu stärken.

HOMÖOPATHIE Zur Stärkung und Anregung kann der Homöopath *Acidum phosphoricum, Kalium jodatum* oder bei sexuellen Störungen auch *Staphisagria* verschreiben.

AROMATHERAPIE Als Aphrodisiaka gelten die ätherischen Öle von Jasmin, Patschuli und Ylang-Ylang. Jasmin soll die Sinne stimulieren und als Antidepressivum wirken sowie Schmerzen im weiblichen Fortpflanzungssystem lindern. Patschuli gilt ebenfalls als Antidepressivum und darüber hinaus als Stimulans für Nerven und Geist. Und der exotische Duft des Ylang-Ylang soll die Sinne anregen sowie ein Gefühl des Wohlbehagens vermitteln. Man kann die Öle in die Haut einmassieren, inhalieren oder einem warmen Vollbad zusetzen.

Standpunkt der Schulmedizin

Ärzte wissen um die Komplexität der Faktoren, die das sexuelle Verlangen beeinflussen. Zwar sind sie nicht davon überzeugt, daß bestimmte Stoffe die Libido steigern können, doch räumen viele ein, daß Ginseng allgemein stärkend und anregend wirkt. Wissenschaftliche Untersuchungen haben gezeigt, daß die Pflanze helfen kann, besser mit STRESS fertig zu werden, MÜDIGKEIT zu überwinden, die Energie anzuspornen und die Selbstheilungskräfte des Körpers zu stärken. Die Aromatherapie findet in gewisser Weise ebenfalls Zustimmung, denn es gilt in der Schulmedizin als erwiesen, daß Düfte den Geist beeinflussen können. Da IMPOTENZ und FRIGIDITÄT neben körperlichen oft auch seelische Ursachen haben, kann der Arzt eine PSYCHOTHERAPIE empfehlen.

AROMATHERAPIE

Bei der Aromatherapie werden hochkonzentrierte Pflanzenöle verwendet. Diese stark duftenden Extrakte – sogenannte Essenzen oder ätherische Öle – enthalten die Stoffe, die den Pflanzen ihren Duft verleihen und die nach Meinung der Aromatherapeuten eine medizinische Wirkung haben. Die Öle werden von winzigen Drüsen in den Blüten, Blättern, Stengeln, in der Rinde und im Holz der Pflanzen produziert. In der Natur werden sie langsam freigesetzt, doch beim Erhitzen oder Zerreiben platzen die Drüsen, und das Aroma entströmt in stärkerem Maß. Reines ätherisches Öl erhält man durch Destillation. Dabei läßt man die Pflanzenessenz zunächst verdampfen, fängt den Dampf auf und läßt ihn wieder abkühlen. Anschließend erfolgt die Trennung in Wasser und ätherisches Öl. Wird das Öl in Alkohol oder einem anderen Lösungsmittel gelöst, nennt man das Produkt eine Alkohollösung bzw. einen Auszug oder Extrakt. Obwohl viele Lösungen und Extrakte weniger rein sind als das ätherische Öl, da selbst nach der Reinigung noch Spuren des Lösungsmittels zurückbleiben, besitzen sie wertvolle therapeutische Eigenschaften.

Am häufigsten setzt man ätherische Öle bei Massagen ein, sie können aber ebenso inhaliert, als Badezusätze oder für KOMPRESSEN verwendet werden. Öle von garantierter Reinheit sind auch zum Einnehmen geeignet. Man geht davon aus, daß beim Inhalieren die Wirkung am schnellsten eintritt, da die Düfte nachgewiesenermaßen direkt auf das Gehirn einwirken. Die Öle können aber auch die Haut durchdringen – vermutlich durch die Schweißporen und Haarfollikel – und so von innen wirken.

Wiederbelebung einer uralten Heilkunst

Wo und wann genau man die Aromatherapie entdeckte, ist unbekannt. Doch bereits in einigen der ältesten chinesischen Schriften finden sich Hinweise auf die medizinische Verwendung von Pflanzenölen. In der Antike schätzte man vor allem in Persien Blumenwasser, das aus Rosen- und Orangenblüten destilliert und sowohl für kosmetische Zwecke als auch als Heilmittel verwendet wurde. Und für Europa ist der Gebrauch von Pflanzenölen erstmals in einer Quelle aus dem 13. Jh. bezeugt.

Als Pionier der modernen Aromatherapie gilt der französische Chemiker René Gattefossé. Als er sich eines Tages die Hand verbrannt hatte, tauchte er sie sofort in eine Schüssel mit Lavendelessenz. Innerhalb kurzer Zeit waren die Brandwunden geheilt, ohne daß sich Blasen oder Narben gebildet hätten. Gattefossé untersuchte in der Folgezeit die Heilwirkung vieler anderer Pflanzenöle. Später wurde sein Werk von dem französischen Arzt Jean Valnet und der Biochemikerin Marguerite Maury weitergeführt. Valnet setzte ätherische Öle bei der Behandlung von Krebs, Tuberkulose, Diabetes und anderen schweren Krankheiten ein – in vielen Fällen erfolgreich, wie er behauptete. Marguerite Maury dagegen entwickelte verschiedene Techniken, wie ätherische Öle bei der Massage sowie in der Schönheits- und Hautpflege anzuwenden seien.

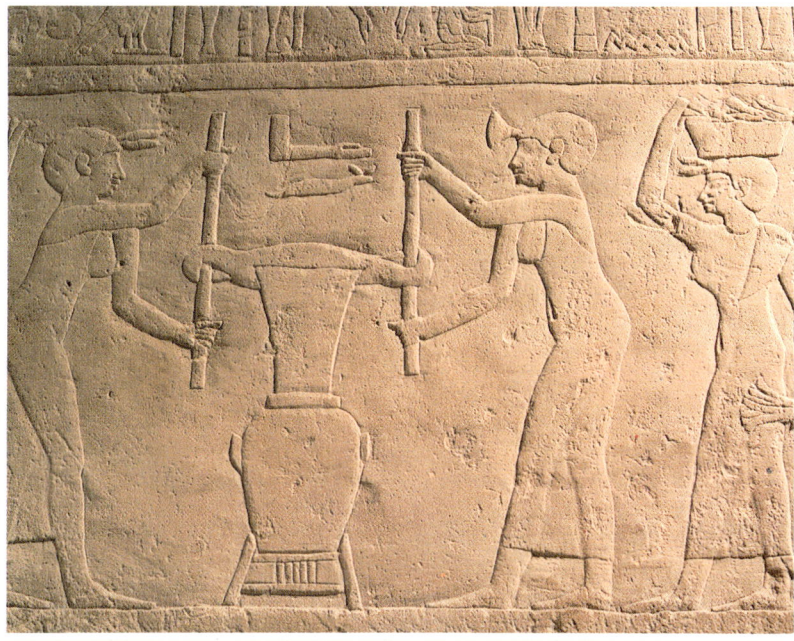

Ägyptisches Relief (600 v. Chr.): das Pressen von Blüten für Medikamente

Wer die Aromatherapie zu Hause anwenden möchte, findet im Kasten unten verschiedene Möglichkeiten. Welches Öl für welche Beschwerden geeignet ist, kann man der Liste auf S. 31 entnehmen.

Warnung Ätherische Öle müssen in jeder Form mit Vorsicht verwendet werden, da sie manchmal Hautreizungen oder Allergien hervorrufen können. Die Einnahme ätherischer Öle darf nur unter Aufsicht eines Heilpraktikers erfolgen.

Wann hilft diese Therapie?

▶ Nach Ansicht der Heilpraktiker ist die Aromatherapie frei von Nebenwirkungen und für Menschen aller Altersstufen, selbst für Babys, geeignet. Sie kann bei der Behandlung langwieriger Leiden und ständig wiederkehrender Erkrankungen sehr hilfreich sein, vor allem bei Patienten, denen die Schulmedizin nicht helfen konnte. Besonders geeignet ist die Aromatherapie bei nervösen Beschwerden wie DEPRESSIONEN, ANGST, STRESS und damit verbundenen Symptomen wie KOPFSCHMERZEN und SCHLAFLOSIGKEIT. In diesen Fällen kann sie manchmal eine spontane Besserung hervorrufen. Bei SCHMERZEN, ARTHRITIS und MUSKELKRÄMPFEN oder bei Hautproblemen wie EKZEMEN und AKNE dagegen tritt die Wirkung nicht immer sofort ein. Hier ist die Anwendung ätherischer Öle über einen längeren Zeitraum nötig.

Fast alle ätherischen Öle wirken antiseptisch, und viele, z. B. Lavendel- und Geranienöl, sollen vor allem bei Infektionen helfen, die durch Bakterien, Pilze oder Viren ausgelöst werden. Neben der Heilwirkung schätzt man aber auch die sanft anregende oder beruhigende Wirkung der ätherischen Öle und ihre Eigenschaft, ein Gefühl von Harmonie und Wohlbehagen zu vermitteln. Darüber hinaus setzt man sie ein, um Krankheiten vorzubeugen.

Besuch beim Heilpraktiker

Der Heilpraktiker wird nach dem Gesundheitszustand allgemein und nach der Lebensweise und Ernährung fragen sowie Bewegung, Haltung und Aussehen betrachten,

Aromatherapie zu Hause

Bäder Ins heiße Badewasser 6–8 Tropfen eines geeigneten Öls geben, sich entspannt zurücklehnen und die Dämpfe tief einatmen. 10–15 Minuten in der Wanne bleiben. Bäder mit den entsprechenden Ölen können bei Muskelkater, SCHLAFLOSIGKEIT, STRESS, KREISLAUFSTÖRUNGEN, MENSTRUATIONSBESCHWERDEN, HUSTEN, ERKÄLTUNGEN, KOPFSCHMERZEN und leichter WASSERRETENTION helfen.

Inhalationen 10 Tropfen eines geeigneten Öls auf ein Papiertaschentuch geben und den Duft tief einatmen. Wenn man das Taschentuch nachts auf das Kopfkissen legt, kann dies bei verstopfter Nase die Atmung erleichtern. Für Dampfinhalationen 10 Tropfen des jeweiligen Öls in eine Schüssel mit heißem Wasser geben, die Schüssel auf einen Tisch stellen und sich so davor setzen, daß man den Kopf darüber beugen kann. Kopf und Schüssel mit einem Handtuch abdecken, damit die Dämpfe nicht entweichen. So lange tief durch die Nase einatmen, bis sich der Duft verflüchtigt hat. Die Inhalationen 3mal täglich wiederholen. Asthmatiker sollten jedoch erst ihren Heilpraktiker fragen, ob Dampfinhalationen für sie geeignet sind.

Fuß- und Handbäder 8–10 Tropfen eines

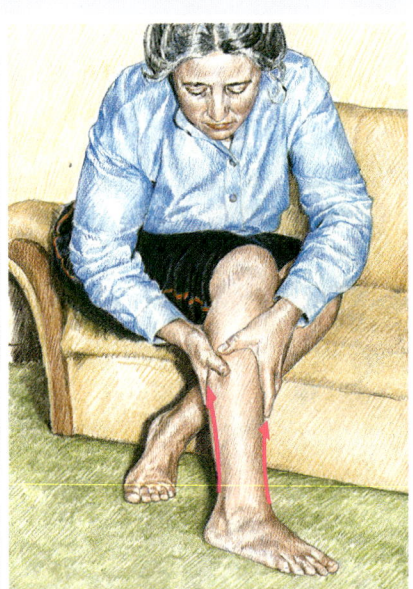

Bei Durchblutungsstörungen hilft eine Beinmassage (oben) mit Salbei- und Zitronenöl. Man massiert stets vom Fuß zum Knie. Für verspannte Schulter- und Nackenmuskeln (links) eignet sich Wacholder-, Lavendel-, Kamillen-, Orangenblüten- und Rosenöl, das man mit kreisförmigen Bewegungen etwa 3 Minuten lang einmassiert.

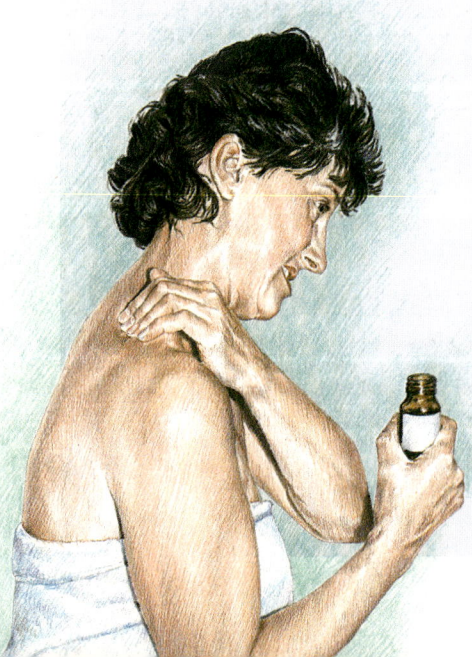

geeigneten Öls in eine große Schüssel mit handwarmem Wasser geben. Hände oder Füße 10–15 Minuten lang darin baden, dabei das Wasser gelegentlich umrühren und warmes Wasser nachgießen. Anschließend Hände oder Füße weitere 15 Minuten in ein trockenes Handtuch wickeln und danach mit einem Aromaöl einreiben.

Kompressen 8–10 Tropfen Öl in eine halbe Tasse heißes Wasser geben und darin ein Stück Verbandwatte oder ein Leinentuch, 4mal gefaltet und groß genug, um die zu behandelnde Fläche zu bedecken, tränken. Die Watte oder das Tuch ausdrücken, auf die Haut legen und mit einem trockenen Tuch befestigen. Ein warmes Handtuch oder eine Decke hält die Fläche warm und verbessert die Wirkung. Die Kompresse mindestens 2 Stunden aufgelegt lassen. Bei kleineren Verletzungen wie VERSTAUCHUNGEN, PRELLUNGEN, Verbrennungen, Hautabschürfungen oder FURUNKELN kann man auch Kompressen mit 2–3 Tropfen unverdünntem Öl auflegen.

Massage Für ein Massageöl gibt man 1 TL Weizenkeimöl, 1 TL Avocado- oder Haselnußöl sowie 15–30 Tropfen eines entsprechenden ätherischen Öls in eine Glasflasche und füllt das Ganze mit 60 ml Traubenkernöl auf. Gut schütteln. 1 TL des Massageöls genügt, um den gesamten Rücken zu massieren, entsprechend weniger braucht man für kleinere Flächen. Das Öl gut in die Haut einmassieren. Kann bei STRESS, MUSKELKRÄMPFEN, Atemproblemen, ARTHRITIS und HAUTKRANKHEITEN helfen.

Tees mit ätherischen Ölen 2mal täglich 1 Tasse heißen oder kalten schwarzen Tee mit 2–3 Tropfen eines entsprechenden Öls zu trinken hilft bei VERDAUUNGSSTÖRUNGEN, BLASENBESCHWERDEN und STRESS.

Ätherische Öle für die Aromatherapie

Bei der Behandlung der meisten Beschwerden konzentriert sich die Aromatherapie auf bestimmte Öle. Man unterscheidet Öle, die den Körper stärken und die Stimmung heben, Öle, die die wichtigsten Körperfunktionen harmonisieren, und Öle, die entspannend wirken.

ÖL	WIRKUNG	ANWENDUNGSGEBIETE
Basilikum	stimulierend, erfrischend	Depressionen, Verdauungsprobleme
Benzoe (Extrakt, keine reine Essenz)	wärmend, entspannend	Streß, Blasenentzündung, Arthritis
Bergamotte	erfrischend, entspannend	Herpes, Geschwüre, Halsschmerzen
Eukalyptus	klärt den Kopf	Kopfschmerzen, Wasseransammlungen
Fenchel	lindert Blähungen und Magenschmerzen	Verdauungsprobleme, Nierensteine
Fichtennadel	erfrischend, antiseptisch	Asthma, Blasenentzündung, Grippe
Geranie	erfrischend, entspannend	Blasenstörungen, Virusinfektionen
Jasmin (Lösung, kein reines Öl)	entspannend, besänftigend	Apathie, Katarrh, trockene Haut
Kampfer	kühlend, anregend	Verstopfung, Schlaflosigkeit, Akne, Rheuma
Lavendel	erfrischend, entspannend	gut für Kinder, Depressionen, Verdauungsstörungen
Majoran	wärmend, stärkend	Migräne, blaue Flecken, Krämpfe
Muskatellersalbei	wärmend, entspannend	Bluthochdruck, Menstruationsbeschwerden
Myrrhe	kühlend, heilend	Mundfäule, Bläschenausschläge, Katarrh
Orangenblüte	sehr entspannend	Angst, Streß, Schlaflosigkeit
Patschuli	entspannend	Depressionen, trockene Haut, Wunden
Pfefferminze	kühlend, erfrischend	Reisekrankheit, Kopfschmerzen, Magenverstimmung
Römische Kamille	erfrischend, entspannend	gut für Kinder, Depressionen, Kopfschmerzen
Rose	entspannend, besänftigend	gut für Kinder, Depressionen, Kopfschmerzen
Rosmarin	belebend, erfrischend	schlechtes Gedächtnis, geistige Ermüdung, Bronchitis
Salbei	stärkt den Kreislauf	Kreislaufschwäche, Virusinfektionen, Rheuma
Schwarzer Pfeffer	anregend	Verdauungsprobleme, Katarrh
Teebaum	antiseptisch, antimykotisch, heilend, harmonisierend	Wundheilung, Wundschmerz, Pilzkrankheiten
Wacholder	erfrischend, entspannend, anregend	schlechte Gesundheit, rheumatoide Arthritis, Schlaflosigkeit
Weihrauch	entspannend	Blasenentzündung, Streß, Hautprobleme
Ysop	abschwellend	schlechte Gesundheit, Atemprobleme
Zedernholz	beruhigend	Angst, Bronchitis, Husten
Zitrone	erfrischend, anregend	Kreislaufschwäche, Bluthochdruck, Akne
Zypresse	entspannend, erfrischend	Krampfadern, Durchfall, Wechseljahre

Aromatherapie: Was tun, was lassen?

Hält man sich an folgende Richtlinien, kann die Aromatherapie unbedenklich zu Hause angewandt werden:

● Nur hochwertige Öle kaufen, am besten aus der Apotheke. Darauf achten, daß es sich um reine, unverdünnte ätherische Öle handelt oder um eine Verdünnung in Pflanzenöl oder Alkohol. Der Hinweis auf dem Etikett, daß das Öl direkt auf die Haut aufgetragen werden kann, spricht für eine Verdünnung, da reine Öle dafür zu stark sind. Verdünnte Öle kann man zur Massage verwenden, für alle anderen Anwendungsarten sind nur reine Öle geeignet.

● Unverdünnte Öle nie direkt auf die Haut auftragen.

● Ätherische Öle nur nach Anweisung des Heilpraktikers einnehmen.

● Man kann mehrere Öle gleichzeitig verwenden, denn die Wirkung ist oft stärker, wenn die Essenzen kombiniert werden. Alle Mengenangaben gelten für die Gesamtzahl der Tropfen – ob von einem oder mehreren Ölen.

um einen Eindruck von der gesamten Persönlichkeit des Patienten zu gewinnen. Erst danach wird er die ätherischen Öle auswählen, die individuell bei diesem Patienten den größten Erfolg versprechen. Die von ihm erstellte Mischung kann man je nach der Art der Beschwerden selbst zu Hause anwenden, oder sie wird bei einer Massage vom Therapeuten verwendet. Eine Teilmassage dauert etwa 30, eine Ganzkörpermassage 90 Minuten. Gerade Massagebehandlungen mit ätherischen Ölen sind anscheinend besonders wirksam und führen häufig zu einer dauerhaften Besserung, die man noch unterstützen kann, indem man die Öle zu Hause weiter anwendet.

Standpunkt der Schulmedizin

Die medizinische Heilkraft vieler Pflanzen ist wissenschaftlich erwiesen, und die Schulmedizin erkennt an, daß sich diese Heilkräfte in vielen aromatherapeutischen Ölen befinden. Die Forschung hat gezeigt, daß der Duft der Öle die Geruchsnerven stimuliert, die dann entsprechende Informationen direkt an das Gehirn weiterleiten. Auch die Haut können die Öle tatsächlich durchdringen. Zwar weiß man schon einiges darüber, welche Wirkungen die Aromatherapie hervorrufen kann, auf welche Weise sie das jedoch tut, ist bislang noch weitgehend unerforscht.

ARTERIEN-VERKALKUNG

Die Arterienverkalkung oder Arteriosklerose ist eine typische Zivilisationskrankheit, die durch ständigen STRESS, Nikotin- und Alkoholmißbrauch, fettreiche Ernährung und hohen BLUTDRUCK begünstigt wird. Sie wird durch die Einlagerung von Kalk und Cholesterin in den Gefäßwänden verursacht, die sich dadurch verhärten und verengen. Je nachdem, welche Arterien betroffen sind, können Schmerzen im Brustbereich (siehe ANGINA PECTORIS), in den Beinen sowie vorübergehende Seh-, Sprech- und Gleichgewichtsstörungen auftreten. Arterienverkalkung erhöht das Risiko, daß sich Blutklümpchen bilden, die zu einer Blockierung der Gefäße führen können. Die Krankheit ist oft erblich bedingt und tritt wesentlich häufiger bei Männern als bei Frauen auf.

Warnung Bei Symptomen, die auf Arterienverkalkung schließen lassen, muß ein Arzt oder Heilpraktiker aufgesucht werden.

Was kann man selbst tun?

▶ Eine VOLLWERTKOST mit frischem Obst, Gemüse und Salaten, Vollkorngetreide, Fisch und magerem Fleisch beugt einer Arterienverkalkung vor. Salz, Zucker und Alkohol müssen stark eingeschränkt werden. Der Cholesterinspiegel läßt sich oft mit Haferflocken, Haferkleie und einer allgemein ballaststoffreichen Kost (siehe BALLASTSTOFFE) senken. Auf Fett sollte man so weit wie möglich verzichten und hauptsächlich Pflanzenöle verwenden, die – wie z. B. Distelöl – reich an ungesättigten Fettsäuren sind.

Was der Heilpraktiker rät

Er wird dem Patienten vor allem die ungünstigen Auswirkungen einer ungesunden Lebensweise vor Augen führen und zu regelmäßiger BEWEGUNG und Entspannung raten. Möglicherweise schlägt er Nahrungsergänzungen vor, z. B. Vitamine des B-Komplexes, Vitamin A, E oder C.

PFLANZENHEILKUNDE Knoblauch, Bärlauch, Zwiebeln und Ingwer können, roh oder gekocht, zur Senkung des Cholesterinspiegels beitragen. Aufgüsse mit Schafgarbe sollen Blutgerinnseln vorbeugen, Lindenblüten den Blutkreislauf stärken und

Mit der richtigen Ernährung Arterienverkalkung vorbeugen

In der linken Spalte sind einige Nahrungsmittel aufgeführt, die im Verdacht stehen, die Entstehung der Arteriosklerose zu begünstigen, rechts jene, die helfen, einer Arterienverkalkung vorzubeugen, und die bei bereits bestehender Krankheit eine Verschlimmerung des Übels verhindern können.

UNGÜNSTIG	GÜNSTIG
Butter, tierische Fette (Talg, Schweinefett)	Margarine mit mehrfach ungesättigten Fettsäuren, Pflanzenöle
Vollmilch, Sahne	Entrahmte, Soja- oder Magermilch, Joghurt
Fettes Fleisch	Magere Fleischstücke, Fisch, Hähnchen, Wild, pflanzliches Eiweiß wie Bohnen, Tofu und Sojagerichte
Hartkäse, fetter Käse	Hüttenkäse, Magerkäse, Tofu
Fritierte oder gebratene Speisen	Gekochte, gegrillte, gedünstete oder gebackene Speisen
Weißbrot, Weißmehlprodukte	Vollkornbrot, Vollkornmehl, Naturreis, Vollkornnudeln
Weißer Zucker	Brauner Zucker, Fruchtzucker und Honig in Maßen, frische oder getrocknete Früchte
Salz	Salz mit niedrigem Natriumgehalt, Gemüsesalz, eventuell wenig Jodsalz
Alkohol	Frucht- und Gemüsesäfte, Mineralwasser

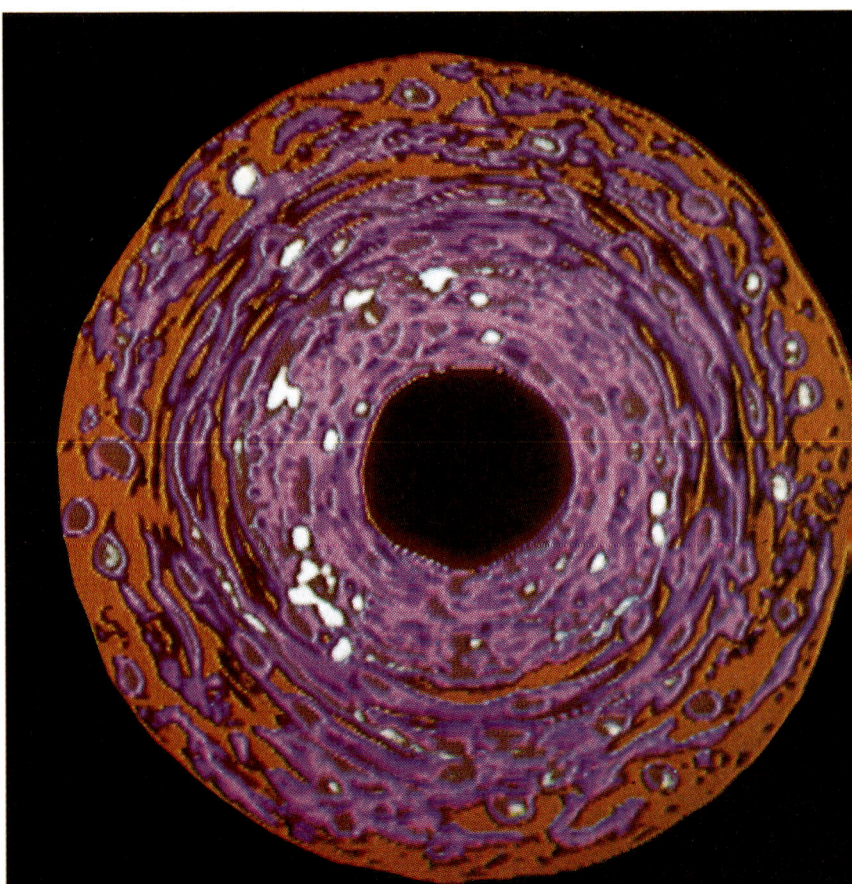

Auf dieser Ultraschallaufnahme zeigt der vorwiegend bräunliche äußere Ring die normale Stärke einer Arterienwand. Der innere violette Ring sind die Kalk- und Fettablagerungen, die den Blutfluß behindern.

Zitronen den Blutdruck senken. Ginkgo hat gefäßerweiternde und durchblutungsfördernde Eigenschaften. Ebenso können Arnika und Kleines Immergrün bei Arterienverkalkung hilfreich sein.

Standpunkt der Schulmedizin

Ärzte sind sich darüber einig, daß man bei Arterienverkalkung unbedingt das RAUCHEN aufgeben muß und sich möglichst fettarm ernähren sollte. Ferner empfehlen sie, mäßig Sport zu treiben und Streß weitgehend zu meiden. Außerdem kann der Arzt Medikamente verschreiben, die den Blutdruck senken, sowie zu einem chirurgischen Eingriff raten, bei dem die verstopften Gefäßabschnitte der das Herz versorgenden Arterien durch einen Bypass ersetzt werden.

ARTHRITIS

Bei Arthritis, einer Gelenkentzündung, werden je nach Verlauf und Ursache verschiedene Formen unterschieden. Am häufigsten kommen die rheumatoide Arthritis und die Gicht vor. Gicht wird durch Harnsäurekristalle – ein Körperabfallprodukt – verursacht, die sich in den Gelenken ansammeln. Bei rheumatoider Arthritis, von der Frauen häufiger als Männer betroffen sind, entzünden sich bei einem Anfall Gewebe, Sehnen und Bänder eines Gelenks. Meist beginnt die Erkrankung in den kleinen Gelenken der Finger oder Zehen und breitet sich dann im weiteren Verlauf auf Handgelenke, Knie, Schultern, Fußgelenke und Ellbogen aus. Die Gelenke schwellen an, schmerzen und werden steif, und die Haut darüber ist rot und glänzend. Weitere häufige Symptome sind Müdigkeit, Gewichts- oder Appetitverlust, leichtes Fieber und ein allgemeines Unwohlsein.

Die genauen Ursachen der Arthritis sind weitgehend unbekannt. Es können jedoch eine Reihe von Faktoren eine Rolle spielen, etwa Vererbung, Verletzungen und Überanstrengung der Gelenke. Man nimmt auch an, daß die Arthritis mit einer Störung des IMMUNSYSTEMS zusammenhängt – möglicherweise ausgelöst durch eine ALLERGIE oder eine VIRUSINFEKTION.

Was kann man selbst tun?

▶Die Symptome kann man durch AKUPRESSUR lindern. Man preßt täglich morgens und abends die im folgenden genannten Punkte jeweils 1 oder 2 Minuten lang.
Hände Man preßt den Punkt am Ende der Hautfalte zwischen Zeigefinger und Daumen fest in Richtung des Fingerknochens.

Hüften Man drückt kräftig in die Einbuchtung zwischen Becken und Bein an den Hüftseiten.
Knie Akupressurpunkte sind die Vertiefung unter der Kniescheibe und eine Stelle, die sich 3 Fingerbreit unterhalb der Kniescheibe in der Vertiefung an der äußeren Schienbeinkante befindet.

Grundsätzlich empfiehlt sich eine Ernährungsumstellung auf eine weitgehend vegetarische VOLLWERTKOST mit vielen Salaten und kurz gedünstetem Gemüse. 1–2 Eier pro Woche und jeden 2. Tag etwas Huhn oder Fisch sind erlaubt. Rotes Fleisch und Weißmehlprodukte sollte man ganz meiden und Kuhmilch und deren Produkte durch Ziegenmilch sowie Ziegenkäse ersetzen. Saure Früchte wie Zitronen, Orangen und Pampelmusen, aber auch Rhabarber, Spinat und Tomaten streicht man besser vom Speiseplan. Statt mit Salz würzt man mit Kräutern, statt Zucker verwendet man HONIG. Produkte, die LEBENSMITTELZUSÄTZE enthalten, sowie Tee, Kaffee und Alkohol sind verboten. Statt dessen trinkt man Obst- und Gemüsesäfte, bei akuten Entzündungen 2–4 Gläser Selleriesaft und je 1 Glas Karotten-, Gurken- und Rote-Bete-Saft täglich. Auch Apfelessig, Honig und Lebertran sind traditionelle Heilmittel bei Arthritis. Zum Entschlacken empfiehlt es sich, jeden Morgen nach dem Aufstehen sowie zu den Mahlzeiten je 1 Glas Wasser mit 2 TL Apfelessig und etwas Honig zu trinken. Man kann auch 5 Tage lang jeden Abend vor dem Schlafengehen 2 TL Lebertran einnehmen.

Schwimmen nimmt das Gewicht von den Gelenken, und warmes Wasser entspannt die Muskeln und wirkt schmerzlindernd. Meerwasser soll besonders gut sein, ebenso

Seetangbäder. Getrockneten Seetang gibt es als Blasentang in Apotheken und Reformhäusern. Auch Totes-Meer-Salzbäder können helfen. Die Bäder sollten nach den Vorschriften der Packungsbeilage zubereitet werden.

Was der Heilpraktiker rät

Eine Untersuchung sowie Fragen zur Gesundheit stehen vor einer Behandlung. Eventuell sind spezielle Untersuchungen nötig, um herauszufinden, gegen welche Stoffe der Körper empfindlich ist und welche Giftstoffe als Ursache der Arthritis in Frage kommen. Bei leichten Arthritisformen wird der Heilpraktiker zu BEWEGUNG und zu speziellen Übungen für die Gelenke raten. Nur bei schwerer rheumatoider Arthritis sollten die Gelenke ruhiggestellt werden.

PFLANZENHEILKUNDE Mit Teufelskralle hat man gute Erfolge bei Arthritis erzielt. Da die Pflanze verschiedene Glycoside, stark entzündungshemmende Substanzen, enthält, sollte man sie während der Schwangerschaft nicht einnehmen. Sellerie wird als Nahrungsergänzung verwendet, Petersilien- und Ingwerwurzelaufgüsse sollen dem Körper Giftstoffe entziehen. Extrakte und Aufgüsse aus Weidenrinde, Löwenzahn, Birke, Brennessel und Bittersüßem Nachtschatten können ebenfalls helfen.

HOMÖOPATHIE Ein allgemeines homöopathisches Mittel ist *Rhus toxicodendron*, das besonders wirksam bei Schmerzen ist, die bei feuchtem Wetter und nach Ruhepausen schlimmer und durch ständige Bewegung etwas gelindert werden. Starke Gelenkschmerzen bei Bewegung, die bei Ruhe schwächer werden, können mit *Bryonia* be-

Arthritische Gelenke

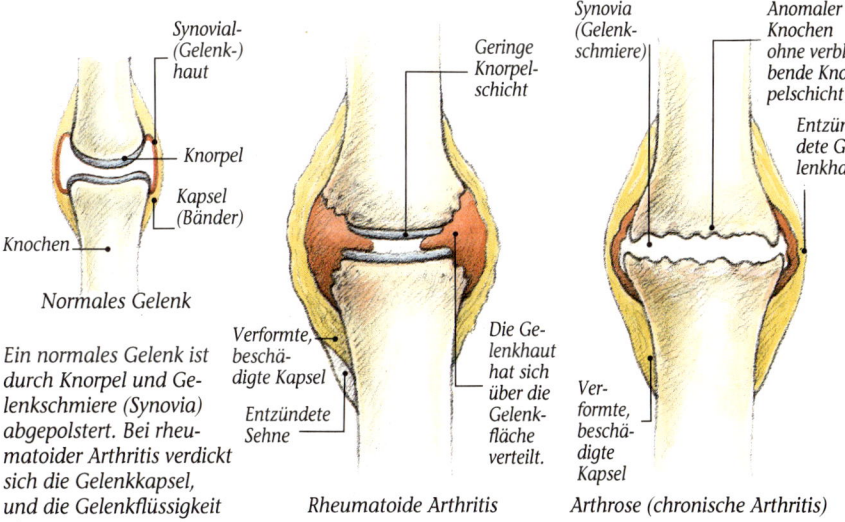

Ein normales Gelenk ist durch Knorpel und Gelenkschmiere (Synovia) abgepolstert. Bei rheumatoider Arthritis verdickt sich die Gelenkkapsel, und die Gelenkflüssigkeit nimmt zu.

Normales Gelenk: Synovial-(Gelenk-)haut, Knorpel, Kapsel (Bänder), Knochen

Rheumatoide Arthritis: Geringe Knorpelschicht, Verformte, beschädigte Kapsel, Entzündete Sehne

Arthrose (chronische Arthritis): Synovia (Gelenkschmiere), Anomaler Knochen ohne verbleibende Knorpelschicht, Entzündete Gelenkhaut, Die Gelenkhaut hat sich über die Gelenkfläche verteilt, Verformte, beschädigte Kapsel

handelt werden. Nach einer Verletzung kann man es mit *Arnica montana* versuchen. *Pulsatilla* hilft, wenn der Schmerz scheinbar auf andere Gelenke ausstrahlt, wenn Nacken und Schultern bei Bewegung knacken und wenn sich die Beine tagsüber schwer anfühlen und nachts schmerzen.

AROMATHERAPIE Schmerzende Gelenke kann man mit Kamillenöl einreiben. Erleichterung bringt auch ein Massageöl aus je 10 Tropfen Rosmarin-, Ringelblumen- und Lavendelöl, gemischt mit 3 EL Mandelöl. Kiefern-, Lavendel- oder Wacholderöl kann man als Badezusätze verwenden.

ERNÄHRUNG Eine wichtige Rolle spielt bei Arthritis die richtige Ernährung. Daher wird der Heilpraktiker vermutlich einen individuell abgestimmten Diätplan erstellen. Vielleicht schlägt er vor, einmal wöchentlich einen Rohkosttag (siehe ROHKOST) einzulegen oder verstärkt KNOBLAUCH und JOGHURT mit lebenden Kulturen zu essen. Auch eine Gewichtsabnahme kann ratsam sein (siehe REDUKTIONSDIÄT). Bei Vitamin- oder Mineralstoffmangel wird er Ergänzungspräparate mit Vitamin A, Vitaminen des B-Komplexes oder den Vitaminen C und E sowie Mineralstoffe wie Zink und Calcium empfehlen. Seetang und Muschelextrakt können ebenfalls helfen.

Yogaübungen bei Arthritis

Auf einen Stuhl setzen und ein Fußgelenk auf den Oberschenkel des anderen Beins auflegen (Abb. rechts). Den Fuß mit der Hand zunächst in die eine und dann in die andere Richtung drehen.

Auf einen Stuhl setzen und den rechten Arm auf die Lehne legen (Abb. unten). Die rechte Schulter mit der anderen Hand erst in die eine, dann in die andere Richtung drehen.

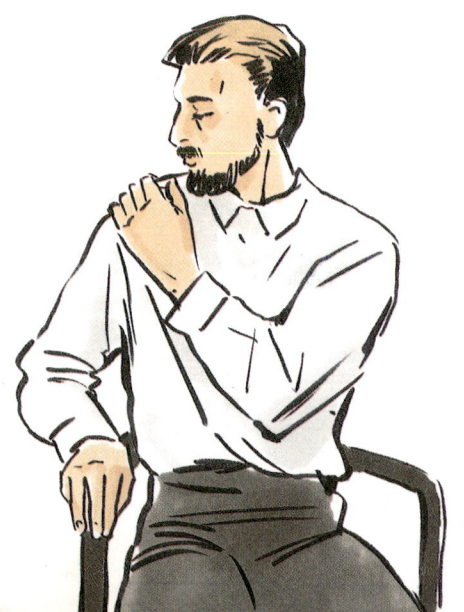

FUSSREFLEXZONENMASSAGE Entzündungen und Schmerzen können durch Massage der dem jeweiligen Gelenk zugeordneten Fußreflexzonen gelindert werden. Oft werden auch die zonenverwandten Stellen (z. B. Schulter für Hüfte, Ellbogen für Knie, Handgelenk für Fußgelenk, Hand für Fuß und umgekehrt) massiert. Helfen kann ebenfalls, wenn die Fußreflexzonen der Hypophyse (Hirnanhangsdrüse), der Nebennieren, der Nieren und des Sonnengeflechts massiert werden.

MOXABEHANDLUNG Im allgemeinen sprechen alle Formen der Arthritis gut auf eine Moxabehandlung an Stellen auf dem Rücken, dem Unterleib, den Armen und Beinen an. Darüber hinaus kann man zusätzlich auch lokal die betroffenen Gelenke behandeln.

YOGA, T'AI-CHI UND TANZTHERAPIE Leichte Bewegungsübungen können helfen, Steifheit vorzubeugen und die Gelenkigkeit zu erhalten. Außerdem unterstützen sie Streßabbau und Entspannung. Auch die Atmung wird verbessert, was bei rheumatoider Arthritis zusätzlich lindernd wirken kann.

Warnung Bei akuten Schüben und schwerer rheumatoider Arthritis muß auf Bewegungsübungen verzichtet werden.

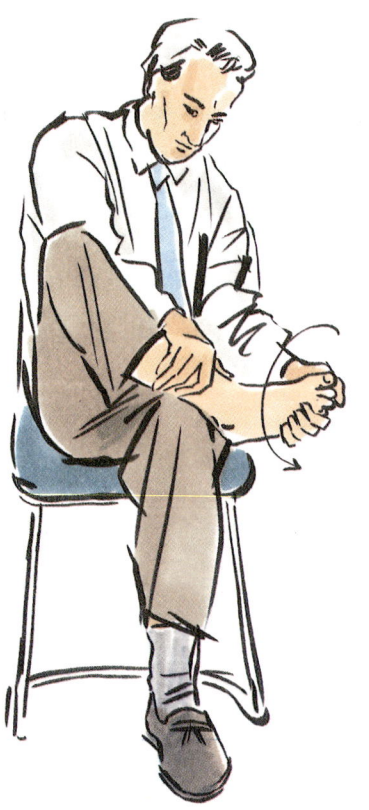

SONSTIGE THERAPIEN OSTEOPATHIE, CHIROPRAKTIK, MASSAGE und ALEXANDER-METHODE können vor allem dann wirksam sein, wenn bereits im frühen Stadium der Arthritis mit der Behandlung begonnen wird. Allerdings müssen alle Therapien sehr sorgfältig unter Aufsicht des Heilpraktikers durchgeführt werden, da sie sonst – vor allem bei einem akuten Anfall – schaden können.

PSYCHOTHERAPIE, AUTOGENES TRAINING und HYPNOSETHERAPIE können darüber hinaus dazu beitragen, Angst und Depressionen zu überwinden und eine positive Lebenseinstellung zu gewinnen. Einige Heilpraktiker glauben, daß unterdrückte negative Gefühle wie Angst, Zorn und Kummer für rheumatoide Arthritis mitverantwortlich sein können und ebenfalls in die Behandlung einbezogen werden sollten.

Standpunkt der Schulmedizin

Vergleichende Untersuchungen zwischen Akupunktur und einer konventionellen Behandlung bei arthritischen Gelenkschmerzen ergaben, daß man mit Akupunktur durchaus Erfolge erzielen kann.

Im allgemeinen weiß man nur sehr wenig über die Ursachen der Arthritis, und die Ärzte können lediglich die Symptome behandeln. Sie verschreiben meist Medikamente, die schmerzlindernd und abschwellend wirken, und häufig verordnen sie auch eine Bewegungstherapie, um die Gelenke beweglich zu halten und schwache Muskeln zu stärken. In schweren und chronisch gewordenen Fällen kann ein arthritisches Gelenk durch ein künstliches ersetzt werden. Insbesondere künstliche Hüftgelenke kann man heute sehr erfolgreich einsetzen. Wo dies nicht möglich ist, gibt es eine ganze Reihe von Hilfsmitteln, die den Betroffenen den Alltag erleichtern.

ASTHMA

Asthmaanfälle treten auf, wenn sich die Bronchien der Lunge krampfartig verengen, und äußern sich in Atemnot und einem pfeifenden Geräusch beim Ausatmen. Andere Symptome sind Husten und beschleunigter Puls – bis zu 90 Schläge in der Minute. In schweren Fällen kann ein Anfall bis an die Grenze des Erstickens gehen. Die dadurch hervorgerufene Angst und Panik verschlimmern den Verkrampfungszustand noch zusätzlich. Während die meisten Anfälle nach wenigen Minuten vorüber sind, dauern schwere Attacken oft stundenlang und müssen unbedingt behandelt werden, da sonst die Gefahr besteht, daß der Betroffene ohnmächtig wird oder durch Sauerstoffmangel,

Anstrengung und Erschöpfung den Erstickungstod erleidet.

Asthma wird gewöhnlich von verschiedenen zusammenwirkenden Faktoren ausgelöst, die erblich oder umweltbedingt sein können. Hierzu zählen ALLERGIEN, aber auch klimatische Bedingungen, Infektionen, körperliche Anstrengung, STRESS und ANGST können die Ursache sein. Allergisches Asthma beginnt häufig bereits in der Kindheit oder Jugend und tritt manchmal in Verbindung mit EKZEMEN oder HEUSCHNUPFEN auf. Oft verschwindet es nach einigen Jahren wieder. Bei Erwachsenen kann es nach wiederholten BRONCHITIDEN zu Bronchialasthma oder als Folge von Herzstörungen zu Herzasthma kommen.

Was kann man selbst tun?

▶Durch eine Ernährungsumstellung auf VOLLWERTKOST können viele Allergene gemieden werden, die vor allem in Produkten mit LEBENSMITTELZUSÄTZEN enthalten sind. Auf dem Speiseplan sollten weniger Milchprodukte, dafür reichlich frisches Obst, Rohkostsäfte und Gemüse stehen. Vor allem Zwiebeln und KNOBLAUCH können der Schleimbildung entgegenwirken. Empfehlenswert ist auch, 3mal täglich 1 Glas Wasser mit 1 oder 2 TL Apfelessig und etwas Honig zu trinken.

Was der Heilpraktiker rät

Der Heilpraktiker wird eine allergenarme Diät empfehlen und zu streßmindernden ENTSPANNUNGS- UND ATEMÜBUNGEN raten. Durch Allergietests oder eine Auslaßdiät können die Nahrungsmittelallergene aufgespürt werden, die die Asthmaanfälle auslösen. Wenn man Antibiotika einnehmen muß, kann durch eine SYMBIOSELENKUNG die gestörte Bakterienflora im Darm wieder ins Gleichgewicht gebracht werden.

PFLANZENHEILKUNDE Echter Alant soll gut für die Lungen sein und schleimlösend wirken. Man wässert 20 g Alantwurzel 8–10 Stunden lang, gibt sie dann in 0,5 l Wasser, läßt das Ganze aufkochen und 10 bis 15 Minuten zugedeckt köcheln. Nachdem der Absud abgekühlt ist, kann man ihn trinken. Auch Kamille wirkt entzündungshemmend und entspannend.

HOMÖOPATHIE Bei Atemproblemen, Unruhe und Erschöpfung kann der Heilpraktiker *Arsenicum album* verordnen. Es hilft vor allem, wenn die Symptome zwischen Mitternacht und 2 Uhr morgens am heftigsten sind. In der Regel sind die Anfälle frühmorgens zwischen 3 und 5 Uhr besonders stark. In diesem Fall wird der Heilpraktiker *Kalium jodatum* empfehlen. Bei akuter Atemnot, rasselndem Husten und Verschleimung kann *Ipecacuanha* Linderung bringen.

AKUPUNKTUR Einige Asthmatiker sprechen sehr gut auf Akupunktur an, wobei man oft die OHRAKUPUNKTUR empfiehlt.

ALEXANDER-METHODE UND CHIROPRAKTIK Diese Therapien helfen vor allem, die richtige Atemtechnik zu finden. Wenn Haltung und Atmung asthmatischer Kinder früh korrigiert werden, kann das Risiko von Wirbelsäulen- und Brustkorbdeformationen herabgesetzt werden.

AROMATHERAPIE Je 1 Tropfen Eukalyptus-, Wacholder-, Wintergrün- und Pfefferminz- oder Rosmarinöl auf ein Papiertaschentuch geben und die Düfte inhalieren.

BACH-BLÜTENTHERAPIE Helfen sollen Notfalltropfen, Gauklerblume, Olive, Stechpalme, Espe und Quellwasser.

BIOCHEMISCHE SALZE Bei nervösem Asthma oder dem Gefühl der Brustenge zusammen mit Atemnot wird *Magnesium phosphoricum* oder/und *Kalium phosphoricum* empfohlen. Bei schwer abzuhustendem Schleim nimmt man abwechselnd *Kalium chloratum* und *Kalium phosphoricum*.

FUSSREFLEXZONENMASSAGE Massiert werden die Fußreflexzonen, die den Lungen und Bronchien zugeordnet sind, sowie die Zonen des Sonnengeflechts, der Wirbelsäule und der Hypophyse (Hirnanhangsdrüse).

MASSAGE Damit während der Massage Schleim abfließen kann, sollte sich der Patient mit dem Gesicht nach unten legen, und der Kopf sollte tiefer als die Brust liegen. Der Rücken wird mit langen, gleitenden Griffen massiert, die Schultern werden geknetet. Am mittleren und oberen Rücken wird die Klopfmassage angewandt, wobei der Therapeut besonderes Augenmerk auf die Lungenpunkte zwischen den Schultern richten muß.

SONSTIGE THERAPIEN BIOFEEDBACK und YOGA helfen vor allem bei Anfällen, die durch Anspannung und Streß verursacht werden. LUFTIONISATION kann das Atmen erleichtern. Und Anwendungen der WASSERHEILKUNDE, z. B. heiße und kalte Umschläge auf Rücken und Brust, können das Atmen erleichtern.

Standpunkt der Schulmedizin

Ärzte wissen, daß bei der Entstehung von Asthma häufig Allergien eine auslösende Rolle spielen, und führen daher oft als erstes einen Allergietest durch. Die Anfälle versucht die Schulmedizin hauptsächlich mit Hilfe von Cortison und anderen entkrampfenden und bronchienerweiternden Medikamenten, die die Entzündung in den Bronchien lindern und die Luftwege befreien, unter Kontrolle zu halten. Antibiotika verordnen Ärzte vor allem dann, wenn die Asthmaanfälle durch eine Infektion der Atemwege hervorgerufen werden.

ATEMGERÄUSCHE

Ein hörbares Pfeifgeräusch, das vor allem beim Ausatmen auftritt, wird durch eine Verengung der Bronchien in den Lungen hervorgerufen. Es kann sehr unangenehm sein und löst häufig Angst aus. Meist sind Atemgeräusche eine Begleiterscheinung von BRONCHITIS oder von ASTHMA. In diesen Fällen kommt zur Verengung der Bronchien noch erschwerend eine übermäßige Schleimproduktion in den Drüsen der Bronchialschleimhaut hinzu. Alle diese Faktoren führen zu Husten, Kurzatmigkeit und dem Pfeifgeräusch beim Atmen.

Warnung Manchmal können Atemgeräusche auch durch einen Fremdkörper in der Lunge verursacht sein oder auf eine ernsthafte Lungenerkrankung hindeuten. Besonders ältere Menschen und Kinder sollten bei Atemgeräuschen unbedingt einen Arzt oder Heilpraktiker aufsuchen.

Was der Heilpraktiker rät

PFLANZENHEILKUNDE Der Heilpraktiker wird zunächst nach den Ursachen der Atemgeräusche forschen und empfehlen, die Brust mit 2 Tropfen Lavendelöl, die mit 1 TL Pflanzenöl vermischt werden, einzureiben. Helfen können auch Einreibungen und INHALATIONEN mit Menthol- und Eukalyptusöl.

HOMÖOPATHIE Bei Atemgeräuschen gelten ähnliche Empfehlungen wie bei ASTHMA, BRONCHITIS und KEUCHHUSTEN.

AKUPUNKTUR Die am häufigsten behandelten Punkte liegen auf dem Lungen-, dem Dickdarm- und dem Blasenmeridian. Auch OHRAKUPUNKTUR und eine MOXABEHANDLUNG können helfen.

LUFTIONISATION Bei schweren Erkältungen und hartnäckiger Bronchitis kann die Luftionisation helfen. Atemgeräusche werden vermindert und die Atmung erleichtert. Eine ähnliche Wirkung kann man auch mit einem Raumluftbefeuchter erzielen.

Standpunkt der Schulmedizin

Ein Fremdkörper in den Luftwegen muß entfernt werden, bevor er einen partiellen Lungenkollaps oder eine LUNGENENTZÜNDUNG auslöst.

Wenn die Atemgeräusche durch Asthma verursacht werden, verschreibt der Arzt wahrscheinlich ein krampflösendes Mittel. Außerdem kann er gegen die Schwellung und Entzündung ein Cortisonpräparat verordnen. Ist eine ALLERGIE die Ursache, wird der Arzt eventuell ein Chromoglycinsäurepräparat empfehlen.

ATEMWEGS-ERKRANKUNGEN

Durch Bakterien- und VIRUSINFEKTIONEN wie ERKÄLTUNGEN des Nasen- und Rachenraums, GRIPPE, KEHLKOPF- und MANDELENTZÜNDUNG sowie BRONCHITIS können die Atemwege in Mitleidenschaft gezogen werden. Andere Viren und Bakterien befallen die Lunge und das Nachbargewebe und verursachen Tuberkulose sowie LUNGEN- und RIPPENFELLENTZÜNDUNGEN. Chronische Infektionen, aber auch Staub und Zigarettenrauch können zum LUNGENEMPHYSEM führen. Eingeatmete Reizstoffe, wie Pollen oder Hausstaub, verursachen SCHNUPFEN oder ASTHMA. Und Lungenkrebs ist in den meisten Fällen eine Folge des RAUCHENS.

AUGEN-DIAGNOSE

Bei der Augendiagnose betrachtet der Heilpraktiker die Bindehaut des Auges sowie die Zeichnung und Musterung der Regenbogenhaut (Iris). Die Augendiagnose ist in der Naturheilkunde ein unverzichtbarer Mosaikstein, um den Gesundheitszustand eines Patienten zu diagnostizieren. Anhand der Veränderungen der Regenbogenhaut können körperliche und funktionelle Krankheiten festgestellt und lokalisiert werden.

Die Iris ist in kuchenstückähnliche Segmente unterteilt, die jeweils bestimmten Körperteilen und -funktionen entsprechen. Daneben gibt es 6 Ringe oder Zonen, die den einzelnen Körpersystemen zugeordnet sind (siehe Abb. unten). Die erste und innerste Zone ist die Magenzone, die zweite die Darmzone, die dritte die Blut- und Lymphzone, die vierte die Drüsen- und Organzone, die fünfte die Muskelzone und die sechste die Haut- und Ausscheidungszone. Die linke Iris wird der linken, die rechte Iris der rechten Körperhälfte zugeordnet. Ganz allgemein zeigt sich der Gesundheitszustand der Organe und Funktionsbereiche des Oberkörpers im oberen Teil der Iris und des Unterkörpers im unteren Teil.

Helle Flecke in der Iris bilden sich bei Entzündungen und Überreizungen als Ausdruck eines akuten Geschehens, dunkle Flecke entstehen bei Organdegenerationen. Ein dunkler Rand um die Iris kann darauf hindeuten, daß sich aufgrund mangelnder Ausscheidung zu viele Giftstoffe in der Haut angesammelt haben.

Wann hilft diese Diagnose?

▶ Wer eine Abneigung gegen konventionelle Diagnosemethoden wie Blutuntersuchungen, Abstriche, Röntgenstrahlen, Gewebeproben usw. hat, findet in der Augendiagnose eine Alternative. Wichtig ist in jedem Fall, einen erfahrenen Diagnostiker zu konsultieren und den Hinweisen unbedingt mit einer weiteren abklärenden Untersuchung nachzugehen. Die Augendiagnose eignet sich vor allem, um eventuelle Krankheitsentwicklungen frühzeitig zu erkennen, oft schon zu einem Zeitpunkt, zu dem sich noch keine anderen Symptome zeigen.

Besuch beim Heilpraktiker

Bei der Augendiagnose wird die Iris durch ein sogenanntes Irismikroskop betrachtet, das alle kleinsten Zeichen genau erscheinen läßt. Manche Augendiagnostiker besitzen auch eine Kamera, mit der sie Bilder von der Iris aufnehmen.

Augendiagnostiker unterscheiden verschiedene Konstitutionstypen mit jeweils unterschiedlich verteilten Stärken und Schwächen in den einzelnen Körpersystemen, Organen und Drüsen. Jeder Konstitutionstyp ist durch ein spezielles Fasermuster (Irisstroma) und eine spezifische Farbgebung in der Iris gekennzeichnet.

Die zwei wichtigsten Grundkonstitutionen

Die Augen als Spiegel

In jahrzehntelanger Erfahrung mit der Augendiagnose haben sich umfassende Schaubilder von der Iris mit den Entsprechungen der einzelnen Körpersysteme herausgebildet. Die linke Iris spiegelt die linke, die rechte Iris die rechte Körperhälfte wider.

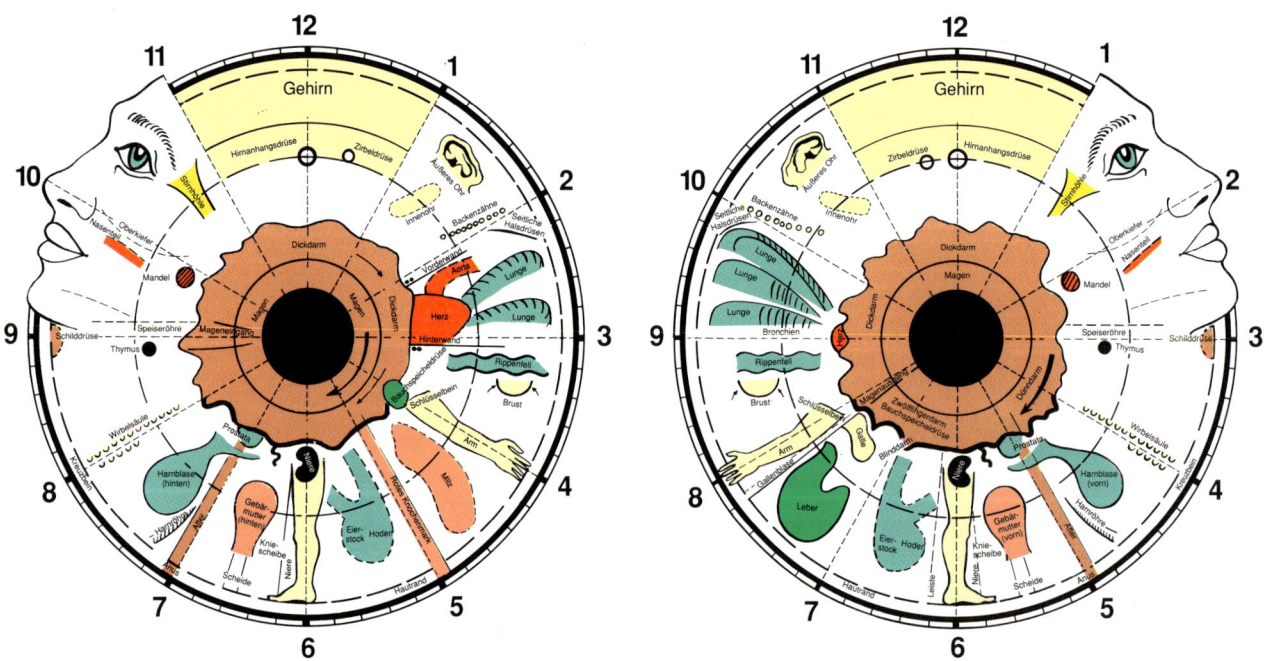

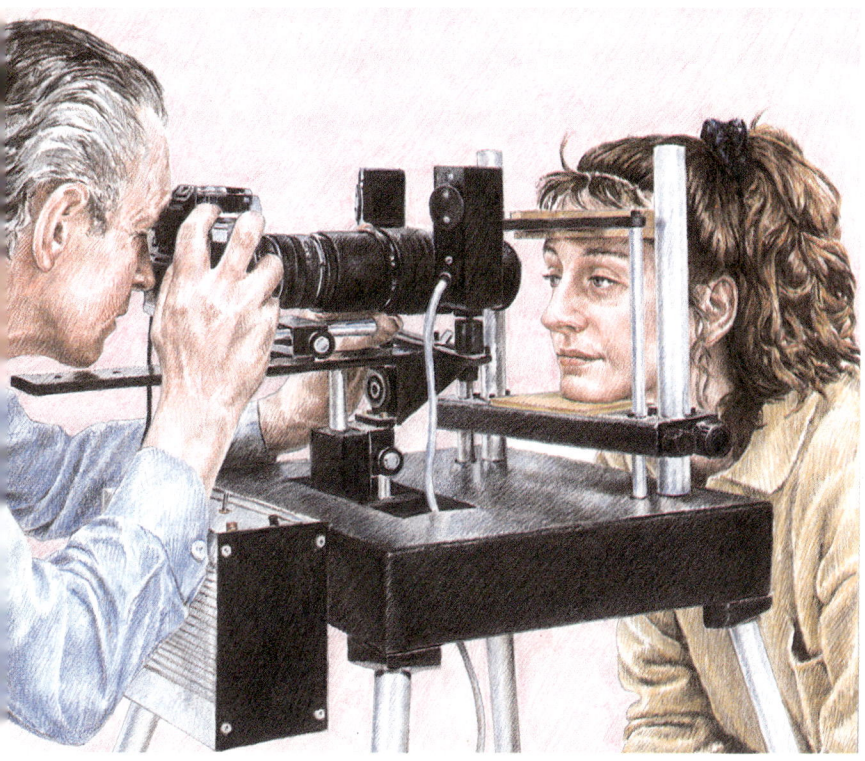

Ein Augendiagnostiker fotografiert die Iris mit einer speziellen Kamera. Sie läßt sich seitlich, in die Höhe sowie vor und zurück bewegen. Die Augenkonturen werden von der Seite beleuchtet, so daß alle Einzelheiten auf dem Film eingefangen werden können. Die Bilder geben dann Aufschluß über den Gesundheitszustand des Patienten.

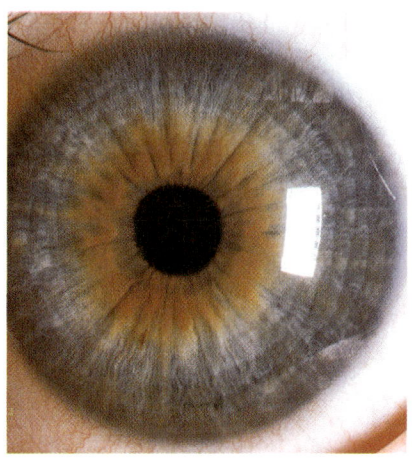

Diese Iris läßt ein schwaches Nervensystem erkennen: Die sternförmig von der Pupille ausgehenden Furchen deuten auf eine Verkrampfung im Magen- und Darmbereich hin. Die braune Verfärbung um die Pupille verstärkt den Hinweis auf mögliche, durch Streß bedingte Magen- und Darmprobleme.

sind die blauäugigen Lymphatiker, die eher in den Lymphorganen reagieren, und die braunäugigen Hämatogenen, die zu Krankheiten des Blutes und der Blutorgane neigen.

Der Augendiagnostiker beurteilt nun zum einen die ererbten Anlagen, zum andern die erworbenen Schwächen, die z. B. auf eine falsche Lebensweise zurückgehen können. Diese Schwächen zeigen sich oft in Verfärbungen, nämlich als Pigmentauflagerungen, die von Giftstoffen aus dem Nierenbereich (gelb), aus dem Leberbereich (braun) und aus dem Bauchspeicheldrüsenbereich (orange) herrühren.

Die Augendiagnose kann Hinweise geben, für welche Erkrankungen möglicherweise eine Disposition besteht. Sie kann jedoch darüber hinaus auch Zusammenhänge zwischen scheinbar zusammenhanglos nebeneinander bestehenden Krankheiten erkennen. Je nachdem, was der Augendiagnostiker festgestellt hat, wird er zu einer geeigneten Behandlung raten. Bei Anzeichen für Krankheiten, die nicht allein mit naturheilkundlichen Mitteln behandelt werden können, wird er dem Patienten raten, einen Spezialisten aufzusuchen.

Standpunkt der Schulmedizin

Zwar schließen auch die meisten Ärzte bei gelblichen, glanzlosen oder unnatürlich glänzenden Augen auf eine Erkrankung, doch den Zusammenhang zwischen bestimmten Bereichen der Iris und verschiedenen Organen erkennt die Schulmedizin nicht an. Die Mehrzahl der Ärzte hält die Augendiagnose für unwissenschaftlich und daher für unbrauchbar. Ihre Hauptbedenken richten sich vor allem gegen Fehldiagnosen, die dazu führen können, daß Krankheiten, die behandelt werden müßten, nicht erkannt werden.

AUGENÜBUNGEN NACH BATES

Wenn die Sehstärke nachläßt, glauben die meisten Menschen an einen natürlichen Alterungsprozeß. Nach dem New Yorker Augenspezialisten Dr. William H. Bates soll es jedoch möglich sein, die Sehstärke durch einige einfache Übungen bis ins hohe Alter zu erhalten. Um ein gesundes Augenlicht zu erlangen und zu erhalten, empfehlen die meisten Bates-Therapeuten außerdem eine ausgewogene Ernährung (siehe ERNÄHRUNG UND GESUNDHEIT) sowie die Anwendung homöopathischer Mittel.

Der Arzt, der sich selbst half

Am Ende eines besonders anstrengenden Arbeitstags im Jahr 1900 spürte William H. Bates (1860–1931), ein New Yorker Augenarzt und Spezialist für Augenleiden bei Kindern, wie sehr seine Augen schmerzten. Er dachte daran, wie oft seine Patienten über angestrengte Augen und Kopfschmerzen klagten – selbst nachdem sie auf die medizinische Behandlung gut angesprochen hatten. In der Stille seines abgedunkelten Büros stützte er die Ellbogen auf den Schreibtisch und bedeckte die Augen mit den hohlen Handflächen. Nach 10 Minuten waren die Schmerzen plötzlich verschwunden, und er fühlte sich auch geistig wieder frisch. Und als Bates die Hände vom Gesicht nahm, wirkten die Gegenstände in seinem Zimmer klarer und heller. Aus dieser persönlichen Erfahrung entwickelte er seine Augenübungen, die bald Anhänger und Lehrer diesseits und jenseits des Atlantiks fanden.

Die sieben Grundübungen

Die ersten drei nachstehend beschriebenen Übungen sind ohne Abbildung. Die Erinnerungsübung wird in Verbindung mit der Übung Augenbedecken durchgeführt.

Erinnerungsübung *(ohne Abb.)* Die Augen mit den hohlen Handflächen bedecken. Ohne Anstrengung versuchen, sich einen Gegenstand oder ein Ereignis in allen Einzelheiten und leuchtenden Farben ins Gedächtnis zu rufen. Nach Bates kann diese Übung, sich Dinge vor dem geistigen Auge vorzustellen, dazu führen, daß man auch in Wirklichkeit deutlicher sieht.

Augenschweifen *(ohne Abb.)* Den Blick in einem Raum ständig von einer Stelle zur nächsten bewegen, ohne dabei fest auf einen Gegenstand zu starren. Je entspannter die Augen werden, desto kürzer wird die Bewegung, und das trägt zu einer klareren Sicht bei.

Augenzwinkern *(ohne Abb.)* Regelmäßiges Zwinkern, 1- oder 2mal in 10 Sekunden, reinigt die Augen und feuchtet sie an. Das ist vor allem für Brillen- oder Kontaktlinsenträger wichtig.

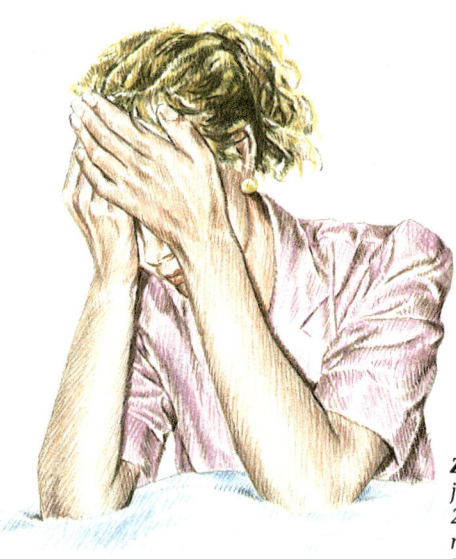

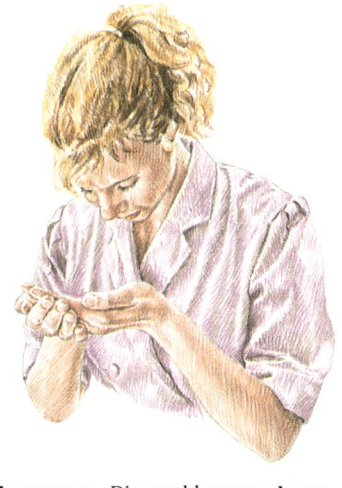

Augenbedecken Bequem und entspannt an einen Tisch setzen, die Augen schließen und die Ellbogen auf ein Kissen auf dem Tisch stützen. Rücken und Nacken dabei gerade und in einer Linie mit dem Kopf halten. Die Augen dann mit den übereinandergelegten hohlen Handflächen bedecken, ohne sie zu berühren. Dabei an etwas Schönes denken oder Radio hören. Diese Übung sollte man mindestens 2mal täglich etwa 10 Minuten lang oder immer dann machen, wenn die Augen müde sind und schmerzen.

Zur Anregung Die geschlossenen Augen jeden Morgen gleich nach dem Aufstehen 20mal mit warmem und anschließend 20mal mit kaltem Wasser benetzen, um den Kreislauf anzuregen. Vor dem Schlafengehen in umgekehrter Reihenfolge wiederholen.

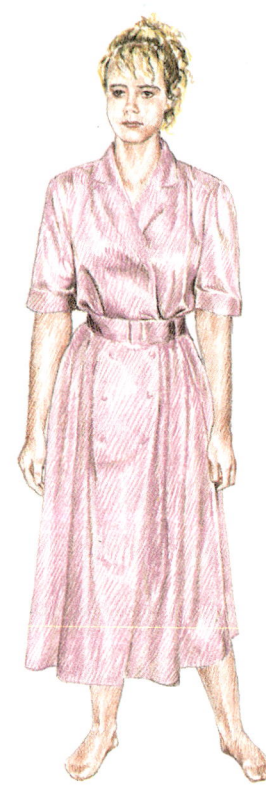

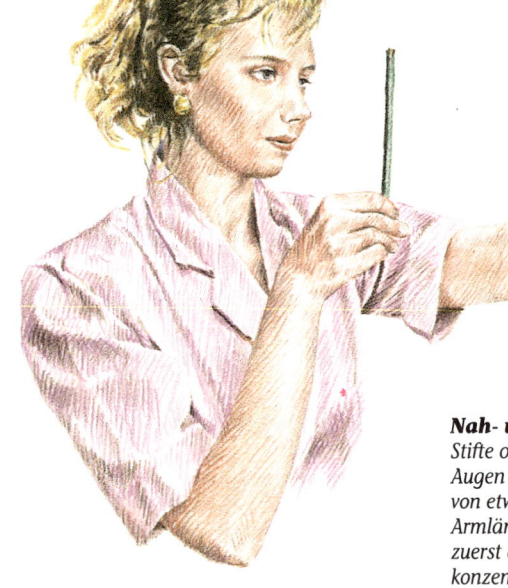

Nah- und Fernpunkte fixieren Zwei Stifte oder die beiden Zeigefinger so vor die Augen halten, daß der eine einen Abstand von etwa 7,5 cm hat und der andere eine Armlänge entfernt ist. Sich mit beiden Augen zuerst auf den einen Stift oder Finger konzentrieren, mit den Augen zwinkern und dann auf den anderen konzentrieren. Diese Übung wiederholen, wann immer sich die Gelegenheit dazu bietet.

Zur Entspannung Mit gespreizten Beinen hinstellen, sanft hin und her schwingen und dabei die Augen mit der Körperbewegung schweifen lassen. Diese Übung entspannt die Augen und steigert ihre Beweglichkeit. Öfter wiederholen, auch zu Musik.

Ein prominenter Anhänger der Augenübungen nach Bates war der englische Schriftsteller Aldous Huxley. Im Alter von 45 Jahren ließ seine Sehkraft rapide nach, und er benötigte zum Lesen und Schreiben eine starke Brille. Huxley hörte von Bates' Therapie, und bereits 2 Monate nachdem er mit dem regelmäßigen Augentraining begonnen hatte, konnte er wieder ohne Brille arbeiten. Über seine Erfahrungen mit den Augenübungen nach Bates berichtete er später in seinem Buch *Die Kunst des Sehens*.

Warnung Augenübungen nach Bates sind nicht geeignet, um Augenleiden wie grauen Star und ein Glaukom zu heilen. In solchen Fällen ist immer eine medizinische Behandlung notwendig.

Was kann man selbst tun?

▶ Sobald man die sieben Grundübungen erlernt hat, kann man sie ganz leicht zu Hause oder auch am Arbeitsplatz durchführen.

Wann hilft diese Therapie?

▶ Die Augenübungen nach Bates sind für jeden nützlich, der seine Sehkraft erhalten oder verbessern möchte.

Augenübungen nach Bates: Was tun, was lassen?

● Nur wer regelmäßig übt, wird Erfolg spüren.
● Es ist wichtig, während der Übungen ganz locker zu sein. Ein steifer Nacken oder verspannte Schultern tragen nicht zur Entspannung der Augen bei.
● Während der Übungen keine Brille oder Kontaktlinsen tragen.
● Die Augen dürfen durch die Übungen nicht überarbeitet und überanstrengt werden; das Ziel ist die Entspannung der Augen – man sollte nichts erzwingen.
● Beim Lesen ist gutes Licht wichtig; man sollte öfter mit den Augen blinzeln und am Ende jeder Seite kurz aufschauen.
● Wer am Bildschirm arbeitet, sollte seinen Augen alle 10 Minuten 1 Minute lang Ruhe gönnen – am besten, indem man sie mit den hohlen Handflächen bedeckt.
● Alles, was den Augen Schmerzen bereitet oder die Sicht verschwimmen läßt, sollte man bleibenlassen – z. B. langes Fernsehen in einem dunklen Raum.

Standpunkt der Schulmedizin

Die positiven Auswirkungen von Augenübungen bei verschiedenen Augenbeschwerden sind erwiesen. Und es gibt zahlreiche Berichte, die darauf schließen lassen, daß gerade die Augenübungen nach Bates hilfreich sein können.

AURATHERAPIE

Die Aura wird als ein Magnetfeld beschrieben, das den Körper umgibt und in ständigem Kontakt mit anderen Auren in der Umgebung steht. Alle Auren sollen wiederum mit einem universalen Feld spiritueller Energie verbunden sein, aus dem sie ihre Kraft beziehen. Vor allem Geistheiler behaupten, Auren als Lichtflächen, die den Menschen umgeben, erkennen und zu Heilzwecken einsetzen zu können (siehe auch KIRLIAN-FOTOGRAFIE).

Seit alten Zeiten findet man in der Kunst Darstellungen der Aura. So zeigen indische Skulpturen, Felsmalereien der australischen Ureinwohner oder indianische Totempfähle immer wieder Figuren, die von Lichtfeldern oder -linien umgeben sind, die von ihrem Körper ausgehen. Auch der Heiligenschein in der christlichen Kunst soll von einer goldenen Aura abgeleitet sein, die man um den Kopf einer Person leuchten sah.

Heilpraktiker, die der Auratherapie zugeneigt sind, behaupten, daß die persönliche Aura eines Menschen die erste Reaktion seiner Mitmenschen auf ihn bestimmt, auch wenn man sich dessen normalerweise nicht bewußt ist. Diese Reaktion sei ein schnelleres und feinfühligeres Meßinstrument als der Verstand. So soll das Unbehagen, das man manchmal in Gegenwart eines bestimmten Menschen verspürt, von dessen Aura herrühren, die mit der eigenen Aura nicht harmoniere. Umgekehrt sei das Gefühl des Friedens an bestimmten Orten vermutlich darauf zurückzuführen, daß man dort von harmonischen Auren umgeben sei. Auch die Auren von Pflanzen, Tieren und Gestein sollen als Bestandteile eines komplexen lebendigen Systems ständig untereinander in Kontakt stehen und aufeinander einwirken.

Man glaubt, die Aura jeder Person setze sich aus den Strahlungen aller im Körper befindlichen Zellen und Stoffe und deren Wechselwirkungen zusammen. Die Aura umgibt den Körper als ein ovales Gebilde, dessen Ausdehnung von wenigen Zentimetern bis zu 2–3 m reichen kann und dessen Licht um den Kopf herum manchmal stärker ist. Das Licht der Aura besteht aus sieben unterschiedlichen Farben, die jeweils bestimmten Körperorganen sowie

höheren Funktionen zugeordnet werden. Formen, Farben und Stärke der Strahlen sind von Mensch zu Mensch verschieden und repräsentieren die Einzigartigkeit einer jeden Person.

Wann hilft diese Therapie?

▶ Die Auratherapie kann jedem nützen, vor allem aber den Menschen, denen die Schulmedizin nicht helfen kann. Genausowenig wie andere Geistheiler akzeptieren auch Anhänger der Auratherapie nicht, daß irgendeine Krankheit prinzipiell unheilbar sein soll. Die Auratherapie gilt in Deutschland als ein Zweig der Heilkunde und darf dementsprechend von Heilpraktikern angewendet werden.

Besuch beim Heilpraktiker

Als erstes wird der Heilpraktiker die Aura seines Patienten beobachten, um dessen Gesundheitszustand festzustellen. Eine schwache Aura kann beispielsweise auf einen schlechten Allgemeinzustand hinweisen oder auf körperliche und geistige ERSCHÖPFUNG. Dunkle Flecke über bestimmten Organen lassen auf Krankheiten schließen. Man glaubt auch, daß man von der Aura Rückschlüsse auf Persönlichkeit und Gefühlsleben ziehen kann.

Sobald sich der Heilpraktiker ein klares Bild von der Aura eines Patienten gemacht

Die Aura wahrnehmen

Die meisten Menschen gehen davon aus, daß nur für übersinnliche Wahrnehmungen empfängliche Personen Auren sehen können. Doch jeder kann diese Fähigkeit bis zu einem gewissen Grad entwickeln. Der erste Schritt in diese Richtung ist, alle Zweifel an der Aura über Bord zu werfen. Als nächstes muß man sich darin üben, empfänglicher für subtile Empfindungen zu werden, und versuchen, auf Menschen und Situationen mit so viel Einfühlungsvermögen wie möglich einzugehen. Dazu muß man sich die Menschen genau ansehen: Sind ihre Bewegungen angespannt und abrupt oder geschmeidig und fließend? Passen Stil und Farben der Kleidung zu ihrer Persönlichkeit? Senden sie unbewußte Mitteilungen über sich aus? Wie würde man unter ähnlichen Umständen empfinden und reagieren? Menschen, die Auren sehen, behaupten, diese Fähigkeit beruhe darauf, daß man sich auf die das Leben bestimmenden Kräfte einstelle.

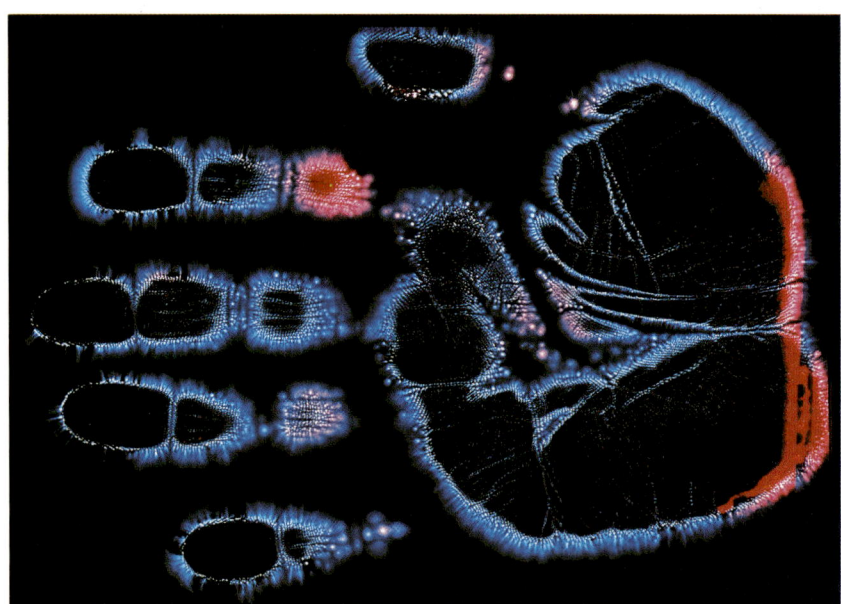

Grün Dies ist die Farbe der Natur, der Regeneration und Heilung. Grün bedeutet eine lebhafte, anpassungsfähige Persönlichkeit und einen beweglichen Geist. Es ist die Farbe der Thymusdrüse, des Herzens und des Kreislaufs.

Blau Idealismus, Rechtschaffenheit und Kreativität drücken sich in dieser Farbe aus. Blaßblau weist auf Lernfähigkeit und Gelehrsamkeit hin. Physisch ist Blau die Farbe der Schilddrüse, und sie soll mit Ohren, Nase und Hals, der Atmung und der Sprache in Verbindung stehen.

Indigo Diese Farbe steht für den Hang, nach dem Gefühl zu handeln und nach der geistigen Wahrheit zu suchen. Sie weist auf moralische Werte und die Transzendenz der physischen Welt hin. Herrscht Indigo in der Aura vor, bedeutet dies Ruhe und Gutmütigkeit, ist die Farbe aber nicht gleichmäßig verteilt, so spricht dies für Reizbarkeit. Indigo wird mit der Hirnanhangsdrüse und dem Lymphsystem in Verbindung gebracht.

Violett Dies ist die Farbe geistiger Erleuchtung, des Scharfsinns und der Liebe. Violett repräsentiert die Zirbeldrüse, das Nervensystem und die Einheit des ganzen Körpers.

Schwarz und Grau Diese beiden Farben zeigen, daß die Aura durch negative Gedanken oder Gefühle, durch Streß oder Krankheit Schaden erlitten hat.

Weiß Vollkommenheit, das Ideale und die Wahrheit werden durch Weiß dargestellt. In der Aura wirkt Weiß ausgleichend auf Schwarz und Grau.

Standpunkt der Schulmedizin

Da es keinen wissenschaftlichen Beweis für die Existenz der Aura gibt, wird deren therapeutischer Einsatz von der Schulmedizin so gut wie nicht zur Kenntnis genommen, oft sogar in den Bereich des Okkultismus verwiesen. Meßbare Energiestrahlung wird als physikalisches Phänomen begriffen, ohne Bezug zu Krankheit und Gesundheit.

hat und glaubt, das Problem erkannt zu haben, kann er verschiedene Behandlungsweisen anbieten. Er kann z. B. zu einer schwachen Aura Farbe hinzugeben oder ein Gleichgewicht zu einer zu starken Farbe schaffen, indem er eine zusätzliche Komplementärfarbe beifügt. Dazu zapft der Therapeut nicht die Energie seiner eigenen Aura an, sondern macht sich selbst zum Kanal, durch den die universale spirituelle Energie in die Aura eines anderen Menschen fließen kann. Um die Energie zu übertragen, berührt er die Aura seines Patienten oder wendet die VISUALISATION an.

Bei der Auratherapie ist die aktive Mitwirkung des Patienten entscheidend. Er soll sich seiner selbst bewußter werden und engeren Kontakt mit seinem inneren Wesen suchen. Um dies zu erreichen, kann er u. a. lernen, mit Hilfe der Visualisation, einer FARBTHERAPIE oder einer KLANGTHERAPIE seine eigene Aura zu sehen und zu stärken, er kann aber auch versuchen, sich durch Zeichnen näher zu kommen, oder ein Tagebuch führen. Alles muß jedoch in ständigem Kontakt und unter Anleitung eines in der Auratherapie erfahrenen Heilpraktikers geschehen.

Die Farben der Aura

Man nimmt an, daß die Farbstrahlungen der Aura über das Wesen eines Menschen und seinen körperlichen und gefühlsmäßigen Zustand Aufschluß geben. Die Zusammenhänge sind äußerst vielfältig und wissenschaftlich noch nicht erforscht. Dennoch kann man mit einer gewissen Erfahrung den Farben Eigenschaften und Qualitäten zuordnen und Entsprechungen aufzeigen.

Die Kirlian-Fotografie zeigt die Aura um die Hand eines Heilpraktikers. Das Foto soll die zusätzliche elektromagnetische Energie sichtbar machen, die er während des Heilungsaktes ausstrahlt.

Rot Rot ist die Farbe des Lebens und der physischen Kraft. Sie repräsentiert Stärke, Energie und Leidenschaft und gibt Auskunft, ob sich jemand in Harmonie mit sich selbst befindet. Anspannung und Nervosität können sich als Hellrot zeigen, Zorn oder Sinnlichkeit als Dunkelrot. Wenn sich in einer Aura zuviel Rot befindet, kann dies ein Hinweis auf Egoismus, Eigenwilligkeit und Materialismus sein. Therapeutisch bringt man die Farbe Rot mit den Nervenenden, den Ausscheidungsfunktionen und den Geschlechtsdrüsen in Verbindung.

Orange Diese Farbe steht für Energie und Gesundheit und weist auf eine starke Persönlichkeit hin, die jedoch auch Rücksicht auf andere nimmt. Sie kann aber ebenso auf Angst und Enttäuschungen schließen lassen. Ein Übermaß an Orange kann bedeuten, daß die Person egoistische Ziele oder Ambitionen überbetont. Orange ist die Farbe der Nebennieren, der Milz sowie der Sexualfunktionen.

Gelb Diese Farbe zeigt Verstand und Optimismus an, in manchen Fällen aber auch Frustration und Besorgnis. Ist das Gelb sehr blaß, kann dies auf Schwäche und Unentschlossenheit schließen lassen. Goldgelb ist andererseits ein Zeichen von geistiger Entwicklung und Scharfsinn. Gelb wird mit der Bauchspeicheldrüse, dem Verdauungssystem und den Fortpflanzungsorganen in Verbindung gebracht.

AUTISMUS

Autismus ist eine seltene psychische Erkrankung, die ohne genaue Ursache in den ersten drei Lebensjahren auftritt. Sie kann mit der SCHIZOPHRENIE bei Erwachsenen verglichen werden. Jungen sind häufiger betroffen als Mädchen.

Ein autistisches Kind lebt in seiner eigenen Vorstellungswelt und ist unfähig, mit anderen zu kommunizieren oder in Kontakt zu treten. Es erweckt daher häufig den Eindruck, taub oder stumm zu sein. Es lernt sehr viel später als andere Kinder sprechen und ist allgemein in seiner Entwicklung zurück.

Wutausbrüche sind häufig die einzige Art, in der ein autistisches Kind seine Gefühle kundgibt. Oftmals reagiert es heftig auf jede Veränderung im gewohnten Tagesablauf oder in seiner Umgebung, beispielsweise wenn eine Mahlzeit nicht zur üblichen Zeit eingenommen werden kann oder Möbel in der Wohnung umgestellt werden. Manchmal zeigen autistische Kinder aber auch außergewöhnliche Fähigkeiten, z. B. beim Addieren von Zahlen oder beim Merken von Adressen und anderen Daten.

Was der Heilpraktiker rät

BACH-BLÜTENTHERAPIE Bei Autismus können Sumpfwasserfeder, Gauklerblume, Espe, Holzapfel, Rotbuche und Kiefer hilfreich wirken.

MUSIKTHERAPIE Man hat festgestellt, daß autistische Kinder auf Musik gefühlsmäßig reagieren. Der Therapeut setzt daher die Musik ein, um mit dem Kind eine Art Unterhaltung zu führen. Dazu improvisiert er auf einem Instrument und singt, während das Kind ermuntert wird, mit seiner Stimme, einem Schlaginstrument oder beidem zu antworten. Sobald sich die Stimmung des Kindes während der Sitzung verändert, reagiert der Therapeut darauf mit einer passenden Musik. Das Kind lernt auf diese Weise, seine Gefühle auszudrücken und mit etwas Verbindung aufzunehmen, das außerhalb

seiner abgeschlossenen Welt liegt. Man setzt die Musiktherapie auch oft zusammen mit Theaterspielen und mit der KUNSTTHERAPIE oder der TANZTHERAPIE ein.

TANZTHERAPIE Manche autistischen Kinder können sich durch Tanz ausdrücken. Indem der Therapeut ihre Bewegungen interpretiert, kann er einen Bezug zur Außenwelt herstellen.

Standpunkt der Schulmedizin

Erst Anfang der 40er Jahre unseres Jahrhunderts hat man erkannt, daß es sich bei Autismus um eine Form der Psychose handelt. Vorher hielt man autistische Kinder für zurückgeblieben oder schwierig. Selbst heute ist die Diagnose langwierig und kompliziert und erfordert eine enge Zusammenarbeit zwischen Eltern, Ärzten und Therapeuten. Autistische Kinder benötigen die Betreuung durch einen Spezialisten und eine besondere schulische Ausbildung.

Es ist bislang kein Heilmittel gegen Autismus bekannt. Daher raten auch Ärzte hauptsächlich zu heilpädagogischen Maßnahmen und empfehlen möglicherweise eine VERHALTENSTHERAPIE. Nur in wenigen Fällen wird der Arzt Psychopharmaka verschreiben. Auch Schulmediziner geben zu, daß alternative Behandlungsmethoden, insbesondere die Musik- und Kunsttherapie, oft sehr hilfreich sein können.

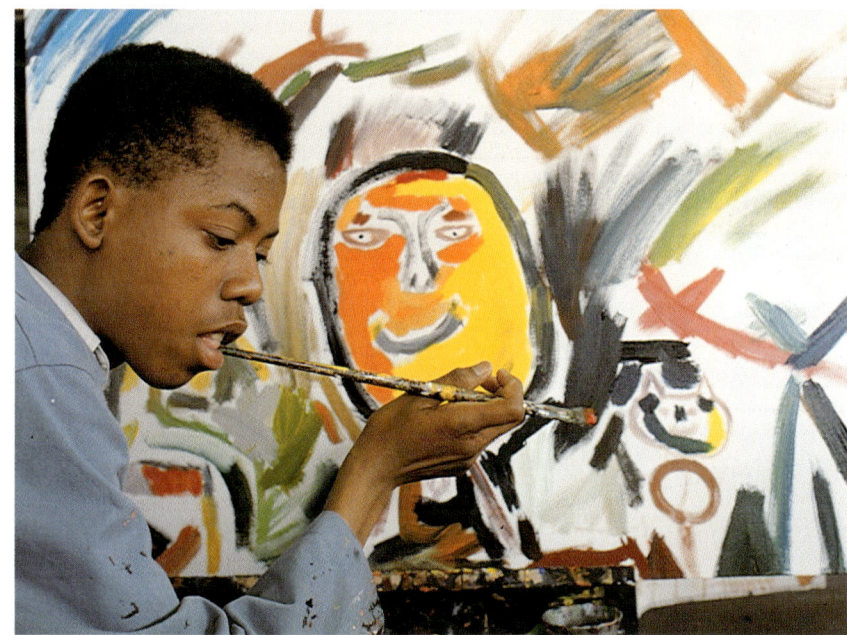

Autistische Kinder leben in einer eigenen abgeschlossenen Welt, unfähig zum Kontakt mit anderen Menschen. Obwohl diese Kinder den Eindruck erwecken, als seien sie geistig zurückgeblieben, zeigen sie häufig erstaunliche Sonderbegabungen. Ein Beispiel ist dieser Junge, der das, was in ihm vorgeht, in farbenprächtigen Bildern ausdrückt.

AUTOGENES TRAINING

Grundlage dieser Entspannungstherapie sind sechs einfache Übungen (siehe Kasten S. 43), die helfen, STRESS abzubauen und die Selbstheilungskräfte des Körpers zu aktivieren. Das autogene Training ähnelt in manchen Punkten der AUTOSUGGESTION, der MEDITATION und dem YOGA. Man benötigt keine besondere Kleidung, und man muß auch keine schwierigen oder unbequemen Stellungen einnehmen. Autogenes Training wird manchmal mit dem Autofahren verglichen: Zuerst macht man es sich hinter dem Lenkrad bequem, dann startet man ruhig und ohne Ruck, anschließend schaltet man, d. h., man ändert seinen körperlichen und geistigen Zustand, und kommt schließlich sanft und sicher zum Stehen.

Entwickelt wurde das autogene Training Ende der 20er Jahre von dem deutschen Neurologen Johannes Schultz, der seine Patienten mit Hilfe von Hypnose behandelte (siehe auch HYPNOSETHERAPIE). Die Besserung, die der Zustand hypnotischer Entspannung bewirkte, veranlaßte den Arzt dazu, eine Reihe von Entspannungsübungen ohne Hypnose auszuarbeiten. Durch die stille Wiederholung formelhafter Sätze, etwa „Mein Arm wird schwer und schwerer", soll ein Gefühl von Schwere, Herz- und Atemberuhigung, Leibwärme und Stirnkühle erreicht werden. Anders als in der Hypnose beeinflußt man sich also selbst.

Was kann man selbst tun?

▶ Autogenes Training erlernt man am besten unter Anleitung eines Arztes, Psychologen, Psychotherapeuten oder Heilpraktikers. Auch die Volkshochschulen bieten häufig Kurse für autogenes Training an. Die Grundübungen sollte man zu Hause, oder wo immer sich sonst die Gelegenheit bietet, wiederholen. Anfangs reicht es, sie 3mal täglich 1 oder 2 Minuten lang zu machen. Mit der Zeit sollte man 3mal täglich etwa 15–20 Minuten üben. Wenn man die Übungen erst einmal beherrscht, kann man sie ohne weiteres in den normalen Tagesablauf einbauen.

Wann hilft diese Therapie?

▶ Bei Krankheiten und Problemen, die nervlich bedingt sind, kann Entspannung manchmal Heilung bedeuten. Aber auch andere Leiden kann autogenes Training zusätzlich lindern oder Symptome erleichtern, z. B. bei BRONCHITIS, DICKDARMENTZÜNDUNG, DEPRESSIONEN, EKZEMEN, SCHLAFLOSIGKEIT,

Autogenes Training als Gesundheitsvorsorge

Trotz unzähliger wissenschaftlicher Untersuchungen ist nicht ganz klar, wie die medizinische Wirkung des autogenen Trainings zustande kommt. Forschungsergebnisse lassen darauf schließen, daß jede Belastung des körpereigenen IMMUN-SYSTEMS, also auch STRESS, dazu beitragen kann, den Menschen krank zu machen. Außerdem können durch Streß verursachte Muskelverspannungen zu MUSKELKRÄMPFEN, Muskelzerrungen und RÜCKENSCHMERZEN führen. Das kann die Koordination der Bewegungen negativ beeinflussen und die Unfallgefahr erhöhen. Die entspannende Wirkung des autogenen Trainings kann diesen Folgen vorbeugen. Da ferner als sicher gilt, daß zwischen unterdrückten Gefühlen wie Kummer und Zorn und der Entstehung verschiedener Erkrankungen ein Zusammenhang besteht, kann das autogene Training gerade auch in dieser Hinsicht hilfreich sein und der körperlichen und seelischen Gesundheitsvorsorge dienen.

REIZDARM, hohem BLUTDRUCK, VERDAUUNGS-STÖRUNGEN, MIGRÄNE und GESCHWÜREN. Die beruhigende Wirkung des autogenen Trainings soll dem Körper helfen, leichter mit den Krankheiten fertig zu werden. Insbesondere wenn man die Einnahme von Medikamenten wie Schlaftabletten und Beruhigungsmitteln reduzieren möchte, ist autogenes Training hilfreich. Auch Sportler wissen die positiven Wirkungen des autogenen Trainings zu schätzen. Sie versuchen damit vor allem, der Anspannung bei einem Wettkampf zu begegnen. Durch gezielte Entspannung verbraucht der Körper den aufgenommenen Sauerstoff effektiver, so daß die Sportler zu größeren Leistungen fähig sind und sich schneller von Verletzungen und Anstrengungen erholen. Manager wenden autogenes Training an, um den mit ihrem Beruf meist verbundenen Streß zu reduzieren. Und Flugpersonal und -passagiere versuchen, damit die Folgen des JET-LAGS zu lindern. Bei Schulkindern kann autogenes Training helfen, die Konzentrationsfähigkeit zu steigern und Leistungen zu verbessern. Abgesehen von Kindern, die jünger als 6 Jahre sind, ist das autogene Training für alle Altersgruppen geeignet.

Die drei Grundhaltungen

In diesen drei Haltungen kann autogenes Training an den verschiedensten Orten und in den unterschiedlichsten Situationen durchgeführt werden. Jede Übung beginnt damit, daß man die Augen schließt und sich etwas Angenehmes vorstellt.

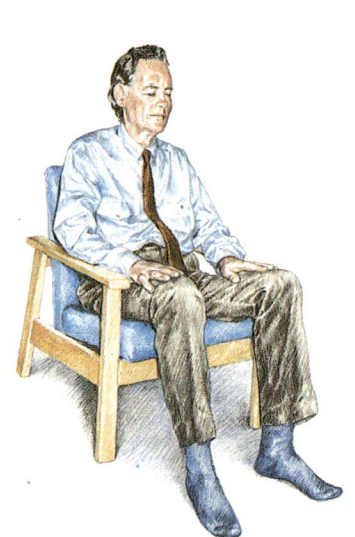

Passive Sitzhaltung *Sie kann man besonders gut in Zug oder Bus und zur Entspannung am Arbeitsplatz einnehmen.*

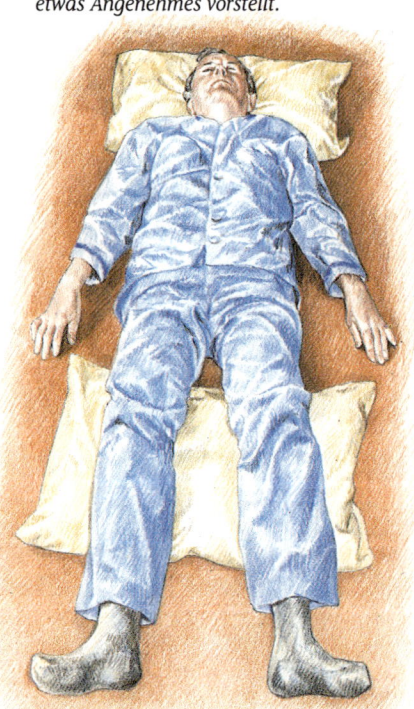

Rückenlage *Diese Haltung kann zu einem erholsameren Schlaf führen.*

Aktive Sitz- oder Droschkenkutscherhaltung
Auf diese Weise erreicht man, daß sich Nacken und Schultern, die oft besonders verkrampft sind, entspannen.

Besuch beim Heilpraktiker

Durch eine kurze Untersuchung wird der Heilpraktiker feststellen, ob das autogene Training als Therapie geeignet ist. Man sollte außerdem seine vollständige Krankheitsgeschichte angeben. Einige Patienten dürfen autogenes Training nur unter medizinischer Überwachung durchführen – das ist der Fall bei grünem Star oder schweren Herzstörungen. Auch Asthmatiker, Zuckerkranke, Epileptiker, Schwangere und Menschen mit emotionalen Störungen benötigen ein spezielles Training.

Normalerweise wird autogenes Training in Gruppen von 6–28 Personen unterrichtet. Die Sitzungen dauern jeweils etwa 90 Minuten und werden in der Regel 1mal wöchentlich über einen Zeitraum von 8–10 Wochen abgehalten.

Am Anfang geht es um die drei wichtigsten Haltungen des autogenen Trainings (siehe Abb. links), in denen die Grundübungen (siehe gegenüberliegende Seite) durchgeführt werden. Bei jeder der sechs Grundübungen werden im stillen formelhafte Sätze wiederholt, die darauf abzielen, allmählich einen Zustand körperlicher und geistiger Entspannung zu erzeugen. Man konzentriert sich auf ein Gefühl der Schwere und der Wärme in den Gliedern oder – bei der Herzübung – auf seinen Herzschlag; man lernt bei der Atemübung, bewußt zu atmen, stellt sich bei der Leibübung ein Gefühl von Wärme in der Körpermitte und bei der

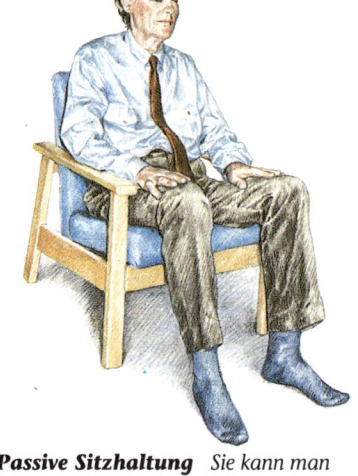

Stirnübung ein Gefühl von Stirnkühle vor. Am Anfang finden diese Übungen in ruhigen und abgedunkelten Räumen statt. Doch später kann man sie überall machen, etwa zu Hause oder in Arbeitspausen.

Jede Sitzung beginnt damit, daß die Patienten berichten, wie sie mit den Übungen zu Hause zurechtgekommen sind. Es kann hilfreich sein, über das Training zu Hause Protokoll zu führen, zum einen als Gedächtnisstütze und zum andern als Richtlinie für den Übungsleiter. Mögliche Probleme können gelöst werden, indem man das Training den individuellen Bedürfnissen anpaßt.

Im Lauf der Sitzungen werden manchmal auch sogenannte Vorstellungsübungen durchgeführt. Dabei sollen unterdrückte Gefühle von Trauer, Bitterkeit, Zorn und Angst an die Oberfläche kommen, die zu körperlichen Beschwerden führen können.

Standpunkt der Schulmedizin

Autogenes Training ist eine auch von der Schulmedizin anerkannte Entspannungsmethode, die eingehend erforscht wurde. Angezeigt ist es vor allem bei Beschwerden, bei denen das vegetative Nervensystem, das bestimmte Körperfunktionen steuert, überaktiv ist, sowie bei psychosomatischen Erkrankungen.

Die sechs Grundübungen des autogenen Trainings

Durch Vorstellung von Schwere, Wärme, Herzberuhigung, Atemberuhigung, Wärme im Leib und Kühle auf der Stirn soll ein Zustand völliger Entspannung erreicht werden. Jede Übung kann in einer der drei Grundhaltungen (siehe Abb. auf der gegenüberliegenden Seite) durchgeführt werden.

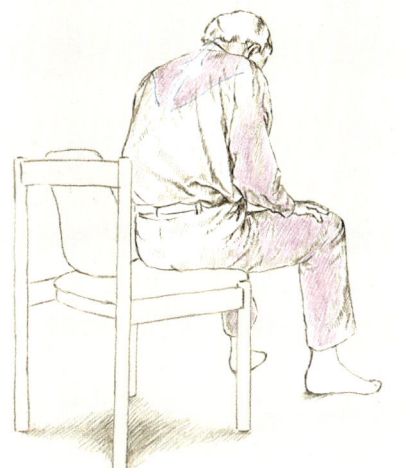

Schwereübung Man fühlt, wie Arme, Beine, Nacken und Schultern schwer werden.

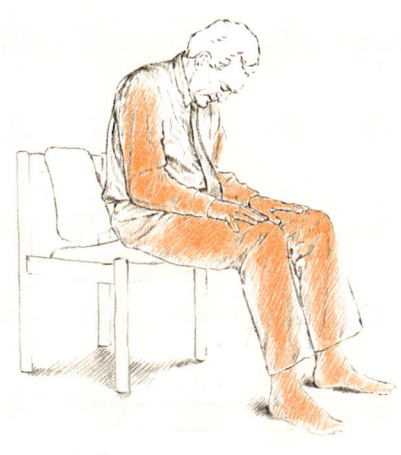

Wärmeübung Man fühlt bewußt die Wärme in allen Gliedern.

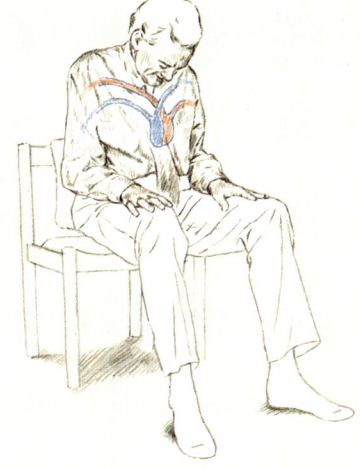

Herzübung Man konzentriert sich ganz auf seinen Herzschlag.

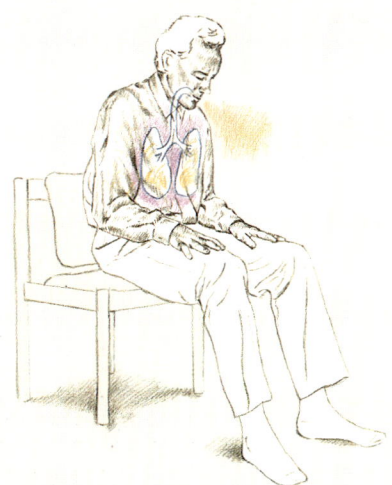

Atemübung Man atmet ganz bewußt aus und ein.

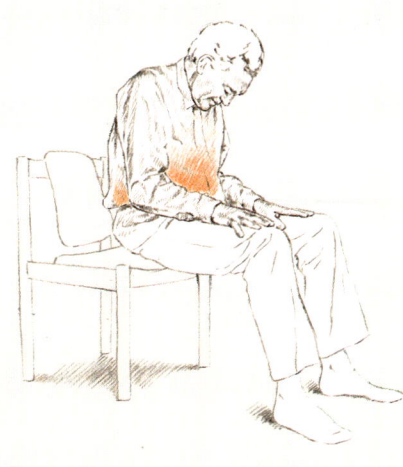

Leibübung Man konzentriert sich auf ein Gefühl von Wärme in der Körpermitte.

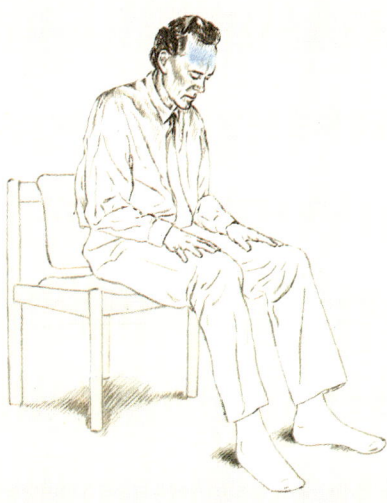

Stirnübung Man fühlt bewußt, wie kühl die Stirn ist.

AUTO-SUGGESTION

Autosuggestion ist eine Form der Selbsthypnose, durch die die unbewußten Heilkräfte des Körpers und des Geistes freigesetzt werden sollen. Diese Therapie wurde gegen Ende des 19. Jh. von Emile Coué (1857–1926), einem französischen Apotheker, entwickelt. Durch ein formelhaftes Wiederholen positiver Vorsätze soll der Organismus entspannt und ein Zustand der geistigen Versenkung erreicht werden. Coué wurde später für seine Formel berühmt: „Von Tag zu Tag geht es mir in jeder Hinsicht besser und besser." Wenn man diesen Satz in entspanntem Zustand ständig wiederholt, prägt er sich in der Vorstellung ein und kann die unbewußten Vorgänge in Körper und Geist in eine positive Richtung lenken.

Wann hilft diese Therapie?

▶ Autosuggestion zielt darauf ab, das allgemeine Wohlbefinden und die Gesundheit zu fördern. Die Therapie kann außerdem die Genesung einer Krankheit beschleunigen und Symptome lindern. Bei STRESS, ANGST, PHOBIEN und SUCHTKRANKHEITEN (z. B. Eß-, Alkohol- und Nikotinsucht) kann die Autosuggestion helfen. Auch bei ASTHMA, ALLERGIEN und psychosomatischen Krankheiten (siehe PSYCHOSOMATIK) tritt unter Autosuggestion oft eine Besserung ein. Ebenso setzt man diese Therapie mit Erfolg ein, um Angst und Schmerzen, z. B. während der Entbindung (siehe NATÜRLICHE GEBURT), zu lindern.

Was kann man selbst tun?

▶ Autosuggestion sollte man regelmäßig jeden Morgen und jeden Abend üben, und zwar möglichst dann, wenn man völlig ungestört ist. Die beste Gelegenheit hat man dazu im Bett – kurz vor dem Einschlafen und gleich nach dem Aufwachen.

Wer MEDITATION beherrscht, meditiert; ansonsten versucht man einfach, seinen Kopf von allen Ablenkungen zu befreien, und konzentriert sich ganz auf Coués Formel. Sie wird etwa 20mal in beliebigem Tempo laut oder leise wiederholt, ganz automatisch, ohne über ihre Bedeutung nachzudenken oder sie als Befehl an sich selbst zu verstehen. Entscheidend für die suggestive Wirkung ist, daß man regelmäßig 2mal täglich übt.

Coué hielt seine Formel für jede Situation geeignet, doch seine Nachfolger entwickelten auch andere suggestive Sätze. Schmerz soll beispielsweise durch die Wiederholung des Satzes „Es geht vorbei" gelindert werden,

Emile Coué – der Vater der Autosuggestion

Der Apotheker Emile Coué war fasziniert von der Rolle, die der Geist bei der Heilung von Krankheiten spielen kann. Er beobachtete die Arbeit von Ärzten, die sich der Hypnose bedienten, und führte an sich selbst einige Versuche durch. Aus den Ergebnissen zog er zwei Schlüsse:

1. Der Heilungseffekt hing nicht vom Können des Hypnotiseurs ab, sondern von den Kräften im Unterbewußtsein des Patienten. Hypnose ist also in gewissem Sinn Autosuggestion.

2. Die Ärzte legten zuviel Gewicht auf den Willen des Patienten und ignorierten seine Vorstellungskraft, die viel stärker sei.

Coué glaubte, daß der Wille allein, gesund zu werden, nichts nützt, wenn der Patient sich nicht gleichzeitig vorstellt, daß er genesen wird. Als Beispiel für die Wirkung der Vorstellungskraft auf den Körper führte Coué an, daß wohl jedem Menschen das Wasser im Mund zusammenläuft, wenn er sich etwas Wohlschmeckendes vorstellt. Mit dem Willen kann man diesen Effekt nicht erreichen.

Coué war davon überzeugt, daß man die Vorstellung durch Autosuggestion so beeinflussen kann, daß sie zur Heilung von körperlichen und seelischen Problemen beiträgt, vorausgesetzt, der Wille wird dabei ausgeschaltet.

In der Folgezeit entwickelte und lehrte er verschiedene Autosuggestionstechniken, die heute auch Bestandteil vieler anderer suggestiver Therapien sind und vor allem beim AUTOGENEN TRAINING und der VISUALISATION Anwendung finden.

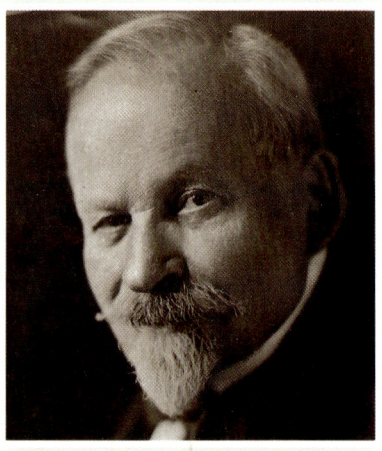

Emile Coué (1857–1926) schrieb der Vorstellungskraft heilende Wirkung zu.

während man mit der Hand schnell über die betroffene Stelle streicht. Für Entspannung und Ruhe empfiehlt sich die Formel „Ich bin völlig ruhig".

Jeder kann natürlich auch entsprechend seiner persönlichen Situation eigene Sätze formulieren. Wichtig ist dabei nur, daß es sich um positive Aussagen handelt. Die Formel „Ich bin nicht deprimiert" ist demnach weniger geeignet als die positive Aussage „Ich bin glücklich". Um sich das Rauchen oder übermäßiges Essen abzugewöhnen, bieten sich Formeln an wie „Ohne Zigaretten fühle ich mich gesünder und vitaler" oder „Wenn ich weniger esse, fühle ich mich wohler".

Warnung Autosuggestion und Selbsthypnose sind nicht für jeden geeignet. Stellt sich das Bewußtsein der Suggestion entgegen, wird diese Therapie ohne Erfolg bleiben, weil man nicht dafür empfänglich ist.

Wer unter Psychosen oder anderen psychischen Störungen leidet oder seine Gefühle meist stark unterdrückt, kann darüber hinaus durch Autosuggestion den Bezug zur Wirklichkeit verlieren. Als Folge davon könnte sich sein Zustand verschlechtern. Wer nicht sicher ist, ob die Autosuggestion für ihn geeignet ist, sollte zuvor seinen Heilpraktiker oder Arzt fragen.

Standpunkt der Schulmedizin

Zu Lebzeiten Emile Coués stand die Schulmedizin seiner Therapie höchst skeptisch gegenüber. Nur wenige Ärzte waren bereit zu akzeptieren, daß die Vorstellungskraft eines Patienten Einfluß auf seine Gesundheit haben könnte.

Heute sehen viele Ärzte und Psychologen die Autosuggestion weitaus positiver, da man inzwischen nachgewiesen hat, daß dieses Verfahren sowohl auf den Geist als auch auf den Körper wirkt. Allerdings hält man die Autosuggestion in manchen Fällen für nicht ganz risikolos.

AYURVEDISCHE MEDIZIN

Diese traditionelle indische Gesundheitslehre betrachtet den Menschen als ein Ganzes und befaßt sich sowohl mit seinem körperlichen als auch mit seinem geistigen und seelischen Zustand. Der Begriff Ayurveda setzt sich aus den beiden Sanskritwörtern *ayur* (Leben) und *veda* (Wissen) zusammen. In Indien arbeiten konventionelle und ayurvedische Mediziner meist Hand in Hand. Aber auch in den westlichen Industriestaaten, wo immer mehr Patienten nach Alternativen zur Schulmedizin suchen, gewinnt die ayurvedische Medizin zunehmend an Popularität.

Das Hauptanliegen der ayurvedischen Medizin ist, Krankheiten vorzubeugen. Ein entsprechend ausgebildeter Heilpraktiker wird die gesamte Lebensweise eines Menschen berücksichtigen – seine Ernährung, seine Hobbys, sein Privatleben, die Bedingungen zu Hause und am Arbeitsplatz usw. – und wird, wenn er dies für nötig hält, in diesen Bereichen Veränderungen empfehlen. Im Krankheitsfall kennt die ayurvedische Medizin verschiedene Therapien – von der konventionellen Chirurgie über Medikamente auf Pflanzenbasis bis hin zu Mineralstoffzusätzen, die speziell auf die Bedürfnisse des einzelnen abgestimmt werden. Insgesamt kennt diese Heilkunde über 8000 verschiedene Medikamente, die dazu dienen sollen, Krankheiten zu behandeln oder ihnen vorzubeugen.

Wann hilft diese Therapie?

▶ Als ganzheitliche Heilmethode kann die ayurvedische Medizin jedem nützen. Besonders wirksam soll sie bei STRESS und Anspannung sein. Es gibt aber auch Berichte, wonach eine ganze Reihe von Krankheiten, darunter ARTHRITIS, ASTHMA, DIABETES, EKZEME, VERDAUUNGSSTÖRUNGEN, TUBERKULOSE und GESCHWÜRE, mit ayurvedischen Methoden durchaus erfolgreich behandelt wurden.

Besuch beim Heilpraktiker

Der Heilpraktiker versucht zunächst, ein umfassendes Bild von seinem Patienten zu gewinnen. Dazu erfragt er Einzelheiten aus dem Privat- und Berufsleben, zur Krankengeschichte und den allgemeinen Lebensgewohnheiten. Zur Entspannung wird er dann Atemübungen vorschlagen und dabei den Puls fühlen, der viel über den körperlichen und seelischen Zustand eines Menschen verraten kann. Für die genauere Diagnose werden eventuell Urin, Stuhl und Speichel untersucht sowie Augen, Haut, Nägel und Zunge betrachtet. Auch die Stimme verrät dem Heilpraktiker so manches. Erst nachdem er so einen Gesamteindruck gewonnen hat, wird er eine geeignete Behandlung vorschlagen. Da die ayurvedische Medizin eine ganzheitliche Heilkunde ist, wird keine Erkrankung isoliert behandelt. Man unterscheidet jedoch vier grundlegende Arten von Gesundheitsstörungen sowie drei Therapiemöglichkeiten.

Unfallbedingte Verletzungen Hierzu zählen alle Folgen von Unfällen wie Prellun-

gen, Schnittwunden, Stiche, Bisse oder andere Verletzungen. In diesen Fällen erfolgt eine entsprechende Erste Hilfe und Versorgung der Verletzungen.

Körperliche Krankheiten Dazu zählen innere Störungen wie degenerative Erkrankungen, Tumoren oder Entzündungen. Sie werden durch eine sorgfältig ausgewogene Kombination von Medikamenten, Diätvorschriften und Anwendungen behandelt.

Psychische Probleme Sie treten oft als Folge emotionaler Störungen oder sozialer Probleme auf und werden auf vielfältige Weise behandelt. Im Vordergrund steht die seelische Betreuung.

Natürliche Probleme Probleme, die mit Geburt, ALTER und Tod zusammenhängen, gehören in diese Gruppe. Hier setzt die ayurvedische Medizin verschiedene religiöse Zeremonien und Riten ein.

AYURVEDISCHE THERAPIEN Die ayurvedische Medizin kennt drei Möglichkeiten, Krankheiten zu behandeln:

Medikamente Die meisten Mittel der ayurvedischen Medizin bestehen aus natürlichen Substanzen wie Pflanzen und Mineralstoffen. Es ist oft ein langwieriger Prozeß, bis der Heilpraktiker die richtige Zusammensetzung für den jeweiligen Patienten gefun-

den hat. Darüber hinaus können auch homöopathische und konventionelle Medikamente verordnet werden.

Diät Die richtige Ernährung ist abhängig von der Jahreszeit, dem Wetter, der Tageszeit und den Bedürfnissen des einzelnen Menschen. Alle Speisen sollten langsam gegessen und gut gekaut werden. Wichtig ist auch, sich ganz auf die Mahlzeiten zu konzentrieren, sie auszukosten und zu genießen. In manchen Fällen empfiehlt die ayurvedische Medizin auch FASTEN.

Anwendungen Der Heilpraktiker kann u. a. MASSAGEN, Ölbehandlungen, Dampfbäder, Atemübungen, MEDITATION und YOGA empfehlen.

Standpunkt der Schulmedizin

Die Schulmedizin nimmt von der ayurvedischen Medizin so gut wie keine Notiz. Dennoch setzt sich unabhängig davon auch bei Ärzten zunehmend der dieser Heilkunde zugrundeliegende Gedanke durch, daß es ebenso wichtig, wenn nicht gar wichtiger ist, Krankheiten vorzubeugen, als sie zu heilen. Alle ernsten und möglicherweise lebensbedrohlichen Krankheiten sollten aber stets konventionell behandelt werden.

Die drei grundlegenden Kräfte der ayurvedischen Medizin

Die ayurvedische Medizin geht davon aus, daß jeder Teil des Universums, also auch der Mensch, aus drei grundlegenden Kräften oder Elementen besteht, die im Sanskrit Vata, Pitta und Kapha heißen. Diese drei Kräfte steuern alle körperlichen und geistigen Vorgänge und werden mit dem Wind, der Sonne und dem Mond verglichen.

Vata gleicht dem Wind, der ständig in Bewegung ist, und steuert das zentrale Nervensystem.

Pitta ist wie die Sonne – eine Energiequelle, ohne die kein Leben möglich ist – und steuert das Verdauungssystem und alle biochemischen Vorgänge im Körper.

Kapha bestimmt das Gleichgewicht zwischen Gewebe und Flüssigkeiten, steuert das Zellwachstum und die Festigkeit des Körpers – ähnlich wie der Mond die Gezeiten regelt.

Eine gute Gesundheit bedeutet, daß Harmonie zwischen diesen drei Kräften herrscht, keine also unverhältnismäßig stärker oder schwächer als die andere ist. Eine schlechte Gesundheit ist hingegen auf ein Ungleichgewicht zwischen diesen Kräften zurückzuführen. Ihre jeweilige Stärke im Verhältnis zueinander wird be-

reits bei der Zeugung eines Menschen festgelegt und bleibt sein ganzes Leben hindurch erhalten.

Aufgabe des an der ayurvedischen Medizin ausgerichteten Heilpraktikers ist es, die angeborene Veranlagung eines Patienten herauszufinden und ein mögliches Ungleichgewicht festzustellen, das zu körperlichen oder seelischen Störungen führen kann. Berücksichtigen muß er dabei auch das Alter und die Entwicklungsstufe des einzelnen.

Ein Vata-Ungleichgewicht kann z. B. durch unregelmäßige Mahlzeiten, zu wenig Schlaf, ein unausgeglichenes Sexualleben, heftige Gefühlsausbrüche und jede Art von Überanstrengung hervorgerufen werden.

Ein Pitta-Ungleichgewicht entsteht häufig durch Verdauungsstörungen, falsche Ernährung, die zu einer Übersäuerung des Magens führt, durch Alkoholmißbrauch sowie durch Kummer oder Angst.

Ein Kapha-Ungleichgewicht kann auftreten, wenn man zuwenig Bewegung hat, zuviel schläft oder unter jahreszeitlich bedingten Beschwerden wie HEUSCHNUPFEN leidet.

BACH-BLÜTEN-THERAPIE

Der britische Arzt und Bakteriologe Edward Bach (1880–1936) entwickelte ein Sortiment von 38 Präparaten aus wilden Blüten und Pflanzen mit Heilwirkung für verschiedene Krankheiten. Bach hatte sich der HOMÖOPA-THIE verschrieben und war davon überzeugt, daß es gegen jedes Leiden ein natürliches Mittel gebe. Er glaubte, daß der Tau auf den Blüten deren medizinische Eigenschaften annehme, und sammelte ihn für seine Patienten. Doch um alle die Menschen behandeln zu können, die sich an ihn wandten, benötigte er weitaus größere Mengen dieses Heilmittels. In Experimenten kam er zu dem Schluß, daß er etwas Ähnliches wie Tauwasser gewinnen konnte, indem er frisch gepflückte Pflanzen bei Sonnenlicht in frisches Quellwasser legte. So konnte er seine Mittel in Flaschen abfüllen und verkaufen. An dieser Herstellungsmethode hat sich bis heute nichts geändert.

Die Bach-Blütentherapie wendet sich an den ganzen Menschen und will nicht nur die Symptome einer Krankheit behandeln. Der Grundgedanke dieser Therapie ist, daß jede Störung – sei sie nun körperlicher oder psychischer Natur – von einem inneren Ungleichgewicht herrührt, gegen das die Natur ein Heilmittel in Form von Heilkräutern, Sonnenlicht, Quellwasser und frischer Luft zur Verfügung stellt.

Wann hilft diese Therapie?

▶ Obwohl die Bach-Mittel vom Heilpraktiker nach psychischen Gesichtspunkten ausgewählt und daher insbesondere bei psychischen Problemen eingesetzt werden, können sie auch bei körperlichen Beschwerden helfen. Ihre Anwendung ist risikolos, vorausgesetzt, man läßt sich im Ernstfall zusätzlich konventionell behandeln.

Besuch beim Heilpraktiker

Die Bach-Blütentherapie wird meist im Rahmen der Naturheilkunde oder Homöopathie angewendet. Um das oder die geeigneten Mittel auswählen zu können, muß der Heilpraktiker den seelischen Zustand seines Patienten kennen. Er wird mit ihm über seine Arbeit, seine Familie und seinen Bekanntenkreis sprechen, Fragen zum allgemeinen Gesundheitszustand stellen sowie ganz typische Gewohnheiten, Einstellungen und Verhaltensweisen wissen wollen. Anschließend erklärt er dem Patienten, wofür die einzelnen Mittel gut sind und welche Wirkungen sie haben.

Die 38 Bach-Blütenmittel und ihre Anwendungsbereiche

Ackersenf Bei Niedergeschlagenheit und depressiver Verstimmung.

Bleiwurz Wenn man seinem eigenen Urteil nicht traut und ständig Bestätigung durch andere benötigt.

Doldiger Milchstern Bei Schockzuständen nach schlechten Nachrichten oder nach einem Unfall, bei Trauer.

Edelkastanie Bei völliger Mutlosigkeit, düsteren Erwartungen und Verzweiflung.

Eiche Wenn man sich nicht länger in der Lage fühlt, gegen Krankheit oder Anfeindungen anzukämpfen.

Einjähriger Knäuel Bei Unsicherheit, Wankelmut und Unausgeglichenheit.

Eisenkraut Bei übertriebenem Enthusiasmus und Fanatismus.

Enzian Bei Mutlosigkeit.

Espe Bei grundloser Besorgnis.

Gauklerblume Bei Schüchternheit, unbegründeter Angst und Scheu.

Geißblatt Wenn man in der Vergangenheit lebt und unter Heimweh leidet.

Gelbes Sonnenröschen Bei plötzlicher Angst und Panik.

Heckenrose Bei Resignation und innerer Teilnahmslosigkeit.

Heidekraut Bei übertriebener ichbezogener Redseligkeit.

Holzapfel Bei Selbstverachtung oder übertriebener Schamhaftigkeit.

Kastanienknospe Wenn man nicht bereit ist, aus Erfahrung zu lernen, und ständig die gleichen Fehler macht.

Kiefer Wenn man sich für die Fehler anderer verantwortlich fühlt und sich ständig entschuldigt.

Kirschpflaume Bei Anspannung, Nervosität und Angst.

Lärche Bei Mangel an Selbstbewußtsein, Minderwertigkeitsgefühlen oder Versagensängsten.

Odermennig Wenn Sorgen hinter einer heiteren Fassade versteckt werden.

Olive Bei Erschöpfung und wenn man sich durch lang anhaltende Schwierigkeiten ausgelaugt fühlt.

Quellwasser Bei Starrköpfigkeit und Selbstverleugnung.

Rotbuche Bei Intoleranz.

Rote Kastanie Bei übertriebener Fürsorglichkeit.

Springkraut Bei Ungeduld und Reizbarkeit.

Stechginster Bei Hoffnungslosigkeit und Pessimismus.

Stechpalme Bei Haß- und Neidgefühlen, Eifersucht und Mißtrauen.

Sumpfwasserfeder Wenn man Kontaktprobleme hat.

Tausendgüldenkraut Bei schwachem Willen.

Ulme Bei Unzulänglichkeitsgefühlen und erdrückender Verantwortung.

Waldrebe Bei Unaufmerksamkeit und Verträumtheit sowie bei ausweichendem Verhalten.

Waldtrespe Wenn man sich über den Kurs seines weiteren Lebensweges nicht im klaren ist.

Walnuß Um sich Veränderungen besser anpassen zu können, z. B. in der PUBERTÄT, in den WECHSELJAHREN, nach einer Scheidung oder bei einem Ortswechsel.

Wegwarte Wenn man besitzergreifend oder übertrieben anhänglich und beschützerhaft ist.

Weide Wenn man schnell aufgebracht und verbittert ist und sich ständig selbst bemitleidet.

Weinrebe Bei Dominanz, mangelnder Flexibilität, Selbstherrlichkeit und Arroganz.

Weißbuche Bei geistiger Ermüdung und Unentschlossenheit.

Weiße Kastanie Wenn unerwünschte Gedanken oder Sorgen alle anderen Gefühle überlagern, bei geistigem Konflikt.

Fünf Bach-Blütenmittel – Kirschpflaume, Waldrebe, Stechginster, Heckenrose und Doldiger Milchstern – wurden zu Notfalltropfen (*Rescue Remedy*) kombiniert. Das verdünnte Konzentrat ist vor allem bei Schockzuständen aller Art hilfreich. Als Creme kann man Notfalltropfen auf Verletzungen auftragen oder bei Hautkrankheiten wie EKZEMEN anwenden. Das Mittel ist nicht für eine Langzeitanwendung gedacht und ersetzt nicht eine medizinische Behandlung.

Generell gilt für die Bach-Blütentherapie: Je weniger Mittel angewendet werden, desto besser. Bach selbst vertrat die Auffassung, daß es für jeden Menschen ein sogenanntes Charaktermittel gebe, das genau auf seine Persönlichkeit zutrifft. Dieses Charaktermittel sollte möglichst über einen längeren Zeitraum hinweg eingenommen werden, während man auf andere Mittel nur kurzfristig bei vorübergehenden Problemen zurückgreifen sollte.

Oft bittet der Heilpraktiker den Patienten, alle Veränderungen, die in seinem Gesamtbefinden auftreten, während er die Mittel einnimmt, genau zu protokollieren und ihm beim nächsten Besuch mitzuteilen.

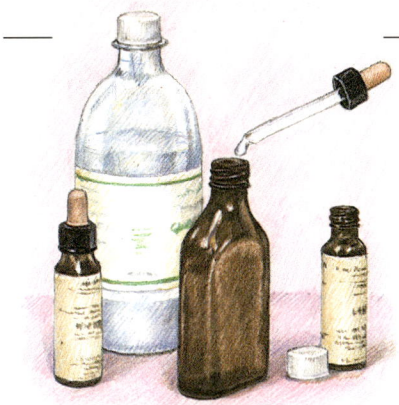

Bach-Blütenmittel sind Konzentrate, die nur verdünnt eingenommen werden dürfen.

Was kann man selbst tun?

▶ Die Mittel, die der Heilpraktiker ausgewählt und empfohlen hat, können problemlos zu Hause angewendet werden. Man muß dabei allerdings die folgenden Hinweise beachten: Die Bach-Blütenmittel sind Konzentrate, die vor der Anwendung verdünnt werden müssen. Dazu füllt man ein 20-ml-Fläschchen fast ganz mit kohlensäurefreiem Mineralwasser und gibt je 2 Tropfen der verordneten Konzentrate hinzu. Danach wird das Fläschchen gut verschlossen. Man nimmt 4mal täglich 4 Tropfen des verdünnten Mittels ein, das erste Mal gleich morgens nach dem Aufstehen und zuletzt kurz vor dem Schlafengehen. Die Tropfen trinkt man entweder in etwas Wasser oder träufelt sie mit dem Tropfer des Konzentratfläschchens einfach auf die Zunge. Der Tropfer darf allerdings nicht die Zunge berühren, damit keine Bakterien auf ihn übergehen und von dort in das Mittel gelangen können. Jedesmal, wenn man das Mittel zu sich nimmt, sollte man sich vorstellen, das gesamte Ich werde von einem heilenden Licht durchdrungen.

Eine Lösung von 20 ml reicht etwa für 10 Tage. Sobald man das Gefühl hat, ohne die Mittel auskommen zu können, setzt man sie ab. Tritt das Problem erneut auf, nimmt man sie wieder ein. Wenn sich die Symptome nicht bessern, sollte man seinen Heilpraktiker aufsuchen.

Während die Konzentrate unbegrenzt haltbar sind, solange sie gut verschlossen an einem kühlen, dunklen Ort aufbewahrt werden, beträgt die Haltbarkeit verdünnter Mittel nur etwa 3 Wochen. Länger haltbar ist eine Verdünnung, wenn man das Konzentrat mit 2 Teilen Wasser und 1 Teil Alkohol, am besten Weinbrand, vermischt. In den Sommermonaten sollte man die verdünnten Mittel im Kühlschrank aufbewahren und den nur mit Wasser hergestellten Lösungen etwas Weinbrand oder Apfelessig hinzugeben, um sie vor Verderb zu schützen. Lösungen, in denen sich Ablagerungen gebildet haben oder die muffig riechen, sind unbrauchbar geworden und müssen weggeschüttet werden. Leere Fläschchen und Tropfverschlüsse müssen vor erneutem Gebrauch sterilisiert werden.

Standpunkt der Schulmedizin

Viele Fallstudien und Berichte bezeugen die Wirksamkeit der Bach-Blütentherapie. Wissenschaftliche Beweise allerdings gibt es nicht, da die chemische Analyse der Mittel nur Wasser und Alkohol aufweist.

Heilpraktiker verteidigen die Bach-Blütentherapie mit dem Hinweis, die wissenschaftliche Forschung sei noch nicht so weit fortgeschritten, daß man ihre Heileigenschaften messen könne. Außerdem weisen sie darauf hin, daß man mit Hilfe elektronischer Untersuchungen festgestellt hat, daß die Mittel ein ausgeprägtes Energiefeld besitzen. Auch viele Psychotherapeuten halten die Bach-Blütenmittel für nützlich, da sie bei sorgfältiger Auswahl dazu beitragen können, daß man über sein Verhalten, seine Einstellungen und seine gesamte Lebensweise nachdenkt. Und diese Selbsterkenntnis kann sich positiv auf den Heilungsprozeß auswirken.

BÄDER

Der Begriff Bad gehört zu den mehrdeutigen Wörtern der deutschen Sprache. Ein Bad nehmen kann bedeuten, den Körper ganz oder teilweise dem Wasser, der Luft oder der Sonne auszusetzen; diese Art des Badens kann bestimmte Beschwerden lindern oder heilen (siehe HEILBÄDER). Verbindet sich der Begriff Bad jedoch mit einem Ortsnamen, so handelt es sich um einen Kurort, den man ebenfalls aufsucht, um etwas für seine Gesundheit zu tun (siehe KURORTE).

BALLASTSTOFFE

Jahrtausendelang ernährte sich der Mensch weitgehend vegetarisch, so daß pflanzliche Ballaststoffe einen wesentlichen Bestandteil seiner Nahrung bildeten. Mit zunehmendem Wohlstand jedoch veränderten sich auch die Ernährungsgewohnheiten, und der Mensch begann, mehr Fleisch sowie fett- und zuckerreiche Lebensmittel und weniger Ballaststoffe als früher zu sich zu nehmen.

Ballaststoffe sind für eine gesunde Ernährung aber unentbehrlich (siehe ERNÄHRUNG UND GESUNDHEIT). Sie können zwar von den Verdauungssäften des menschlichen Organismus nicht aufgeschlüsselt und abgebaut werden, erfüllen aber bei der Passage des Speisebreis durch den Verdauungstrakt eine wichtige Funktion. Sie erfordern eine vermehrte Kautätigkeit, wodurch der Speichelfluß angeregt wird, was wiederum dazu führt, daß die Inhaltsstoffe der Nahrung besser aufgeschlüsselt und ausgenutzt werden

Genug Ballaststoffe?

Erwachsene sollten täglich etwa 30 g Ballaststoffe zu sich nehmen. Dieser Bedarf wird in etwa gedeckt, wenn man 1 Schale Müsli (3,5 g), 1–2 Scheiben Vollkornbrot (etwa 10 g), etwas Obst oder 1 Handvoll Nüsse und Rosinen (2 g), 1 Portion Vollkornnudeln, Linsen, Bohnen oder Erbsen oder 1 mittelgroße Pellkartoffel (7 g), 2 Portionen Gemüse (4 g) und 1 Portion frischen Obstsalat (4 g) zu sich nimmt.

können. Da sie Wasser zu binden vermögen, quellen sie im Magen und Darm auf und vermitteln dadurch eher ein Gefühl der Sättigung. Darüber hinaus regen die unverdaulichen Fasern den Darm zu vermehrter Tätigkeit an.

Aus diesem Grund beugen Ballaststoffe Übergewicht vor, und außerdem bewahren sie vor VERSTOPFUNG und den Folgekrankheiten wie Darmträgheit und HÄMORRHOIDEN. Man unterscheidet zwischen zwei Arten von Ballaststoffen, löslichen und unlöslichen.

Lösliche Ballaststoffe sind in Obst und Gemüse, besonders in Bohnen, Linsen und Erbsen, enthalten. Sie bewirken, daß die Nährstoffe aus der Nahrung langsamer abgebaut werden, und verzögern die Aufnahme von Zucker in die Blutbahn. Daher gehören sie vor allem bei ZUCKERKRANKHEIT in verstärktem Maß auf den Speiseplan. Die löslichen Ballaststoffe binden auch das Nahrungscholesterin und tragen zu seiner Ausscheidung bei. Dadurch können sie HERZKRANKHEITEN oder der Bildung von GALLENSTEINEN vorbeugen.

Unlösliche Ballaststoffe finden sich vorwiegend in Vollkornprodukten und Kleie. Die unverdauliche Cellulose und andere Bestandteile der Pflanzenfasern beschleunigen den Abtransport der Abfallstoffe durch den Verdauungstrakt und tragen somit zur Verringerung des Risikos bei, an Darmkrebs zu erkranken.

Durch eine ausgewogene VOLLWERTKOST kann man sicherstellen, daß man ausreichend Ballaststoffe mit der Nahrung aufnimmt. In Reformhäusern kann man aber auch zusätzlich ballaststoffreiche Nahrungsergänzungen wie Kleie oder andere Getreideprodukte kaufen.

BALLEN-ENTZÜNDUNG

Die Ursache entzündeter Fußballen sind fast immer schlechtsitzende Schuhe, die auf die große Zehe drücken. Die Gelenke schwellen an, die Haut darüber entzündet sich, und der Knochen verformt sich. In schwerwiegenden Fällen kann eine Fußballenoperation notwendig sein.

Was kann man selbst tun?

▶ Um entzündete Fußballen zu vermeiden, sollte man keine engen Strümpfe und nur bequeme Schuhe mit genügend Spielraum für die Zehen tragen. Wann immer es möglich ist, sollte man barfuß gehen. Zur besseren Durchblutung kann man die Zehen regelmäßig massieren und als ganz einfache Übung mit den Zehen wackeln.

Was der Heilpraktiker rät

PFLANZENHEILKUNDE Präparate aus Weidenrinde wirken entzündungshemmend und können die Beschwerden lindern. Auch Selleriesamen schreibt man eine heilende Wirkung zu: Aus 1 TL Samen bereitet man einen Aufguß zu, läßt ihn abkühlen und nimmt 3mal täglich 1 EL davon ein (nicht jedoch während der Schwangerschaft!).

AROMATHERAPIE Man reibt die Füße jeden Abend mit Lavendel- und Patschuliöl ein, das bei trockener Haut besonders gut ist.

FUSSBÄDER Man badet die Füße täglich 20 Minuten lang in einer Schüssel mit heißem Wasser, in dem 1 EL Salz gelöst ist. Auch abwechselnd kalte und heiße Fußbäder können helfen.

Standpunkt der Schulmedizin

Durch orthopädische Maßnahmen wie Schuhpolsterungen können Ballenentzündungen gelindert werden. Meist erfolgt die Überweisung an einen Fußpfleger. Wenn der Fuß stark deformiert ist, rät der Arzt möglicherweise zu einer Operation.

BANDSCHEIBEN-VORFALL

Die Bandscheiben, knorpelige Verbindungsstücke zwischen den Wirbelkörpern der Wirbelsäule, wirken wie Stoßdämpfer, indem sie den Druck auf die Wirbelsäule abfedern. Sie bestehen aus einem Faserknorpelring und

einem gallertartigen Kern. Bei einem Bandscheibenvorfall reißt die harte Faserschicht ein, und der Gallertkern wird teilweise nach außen gepreßt. Die vorgefallene Bandscheibe kann auf eine danebenliegende Sehne oder auf die Nervenbahnen des Rückenmarks drücken. Manchmal wird auch eine Nervenwurzel im Wirbelkanal eingeklemmt. Es kommt dann zu starken, dumpfen Schmerzen, Muskelkrämpfen, Nervenreizungen, bisweilen auch zu Taubheitsgefühl in einem Bein oder Fuß. Manchmal kann man nicht mehr gerade stehen.

Die Schmerzen treten entweder an der beschädigten Stelle auf oder in einem anderen Bereich, der mit dem eingeklemmten Nerv in Verbindung steht. Eine vorgefallene Bandscheibe im Lendenwirbelbereich reizt beispielsweise oft den Ischiasnerv und verursacht dann Schmerzen, die an der Rückseite der Beine hinabziehen. Sie verstärken sich beim Bücken, Husten oder Niesen (siehe ISCHIAS, siehe NERVENSCHMERZEN).

Die meisten Bandscheibenvorfälle treten im Kreuz auf. Durch einseitige Dauer- und Überbelastung der Wirbelsäule, durch Bewegungsmangel und Haltungsfehler, aber auch mit zunehmendem Alter verschleißen die Bandscheiben. Eine ungewöhnliche Belastung, die nicht selten mit heftigen Bewegungen einhergeht – etwa das Heben einer schweren Last oder eine plötzliche Drehbewegung –, löst dann den Vorfall aus. Die meisten Betroffenen sind zwischen 20 und 50 Jahre alt. In höherem Alter beginnen die

Wenn die vorgefallene Bandscheibe eine aus dem Wirbelkanal austretende Nervenwurzel einklemmt, kommt es zu heftigen Schmerzen.

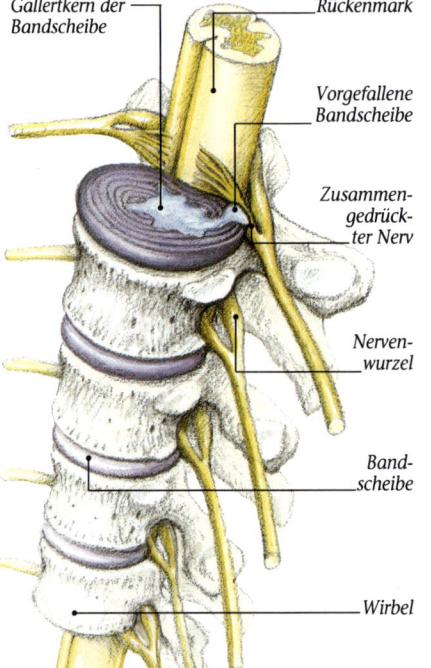

Gallertkern der Bandscheibe

Rückenmark

Vorgefallene Bandscheibe

Zusammengedrückter Nerv

Nervenwurzel

Bandscheibe

Wirbel

Gallertkerne der Bandscheiben zu verhärten und sind daher nicht mehr so anfällig.

Warnung Für Rückenschmerzen im Kreuzbereich ist nicht immer ein Bandscheibenvorfall verantwortlich. Wirbelverrenkungen, Muskel- oder Bänderzerrungen, der sogenannte HEXENSCHUSS, können ebenfalls die Ursache sein.

Was der Heilpraktiker rät

Chiropraktiker und Osteopathen können nur bestimmte Bandscheibenschäden behandeln. Bei starken Schmerzen wird Bettruhe und möglicherweise eine Streckung empfohlen. In anderen Fällen helfen leichte Massagen, Entspannungsübungen für die verkrampften Muskeln oder auch eine Behandlung, die die Beweglichkeit der Wirbelsäule verbessert und den Druck auf die betroffene Bandscheibe reduziert.

AKUPUNKTUR Wenn die Ursache abgeklärt ist, können zur Schmerzlinderung die entsprechenden Meridiane akupunktiert werden.

Standpunkt der Schulmedizin

Bei einem echten Bandscheibenvorfall raten Ärzte normalerweise zu Bettruhe. Das entlastet die Bandscheibe und fördert die Heilung, die zumeist 6 Wochen dauert. Wenn innerhalb dieser Zeit keine Besserung eintritt, wird der Arzt eine Röntgenuntersuchung, möglicherweise auch eine Myelographie, bei der ein Röntgenkontrastmittel in den Wirbelkanal injiziert wird, empfehlen, um die genaue Ursache abzuklären. Bei einer Bandscheibenoperation wird der vorgefallene Teil der Bandscheibe entfernt.

Bandscheibenvorfall: Was tun, was lassen?

● Gegen die Schmerzen auf die betroffene Stelle eine Wärmflasche legen oder sie mit Rotlicht bestrahlen.

● Nicht auf einer durchgelegenen, sondern auf einer festen, flachen Matratze schlafen. Notfalls eine dünne Matratze oder eine 5–10 cm dicke Schaumstoffunterlage direkt auf den Boden legen.

● Von frei verkäuflichen Schmerzmitteln nicht mehr einnehmen, als im Beipackzettel empfohlen ist. Wenn die Schmerzen nicht abklingen, muß man sich in Behandlung begeben.

● Belastungen der Wirbelsäule vermeiden. Beim Heben einer Last den Rücken gerade lassen und die Knie beugen. Keine Drehbewegungen machen.

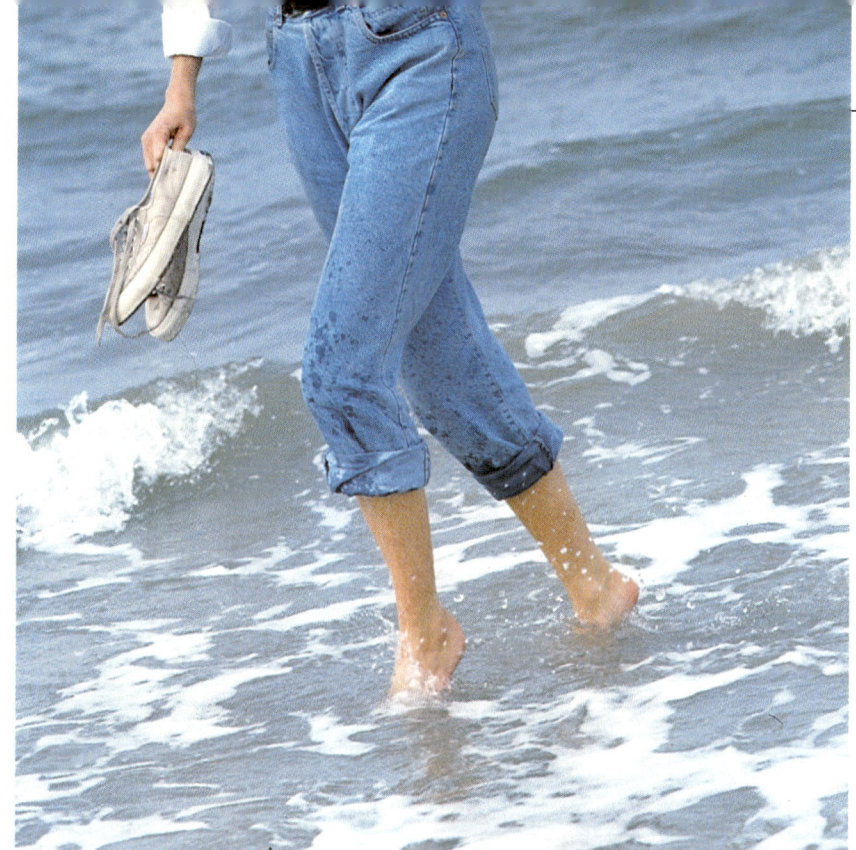

Barfußgehen kräftigt die Fußmuskulatur und fördert die Durchblutung. Verstärkt wird der Reiz noch, wenn man am Strand durchs flache Wasser geht.

BARFUSSGEHEN

Regelmäßiges Barfußgehen übt auf die Fußsohlen einen Reiz aus, der die Durchblutung der Füße fördert. Dadurch wirkt man vor allem kalten Füßen entgegen.

Durchblutungsstörungen in den Füßen werden durch Gefäßkrämpfe der kleinen Arterien oder deren zunehmende Verkalkung (siehe ARTERIENVERKALKUNG) verursacht. Die Mangeldurchblutung kann besonders beim Gehen zu Schmerzen führen. Typisch ist, daß die Schmerzen nach einer kurzen Ruhepause, in der die Muskeln wieder mit Blut versorgt werden, verschwinden, dann aber rasch wiederkommen. Man nennt diese Gefäßerkrankung intermittierendes Hinken oder Schaufensterkrankheit. Ein Raucherbein verursacht ähnliche Probleme.

Das beste Mittel, um die Durchblutung in den Füßen zu fördern, ist das Barfußgehen, wo immer es sich anbietet: auf Sand, im taufrischen Gras, im Wassertretbecken und für Mutige sogar im Schnee. Wer unter chronisch kalten Füßen leidet, muß sie vorher allerdings durch ein heißes Fußbad oder kräftiges Rubbeln oder Bürsten wärmen, damit die Gefäße sich nicht noch zusätzlich verkrampfen.

BAUN-SCHEIDTIEREN

Dieses Naturheilverfahren zur Ableitung giftiger Krankheitsstoffe über die Haut war im 19. Jh. ein beliebtes Hausmittel. Es geht auf den Erfinder Carl Baunscheidt (1809–73) zurück. Als er eines Morgens vor den Spiegel trat, traute er seinen Augen nicht: Seine eine Schulter war mit Insektenstichen übersät. Was er aber nach dem ersten Schreck feststellte, versöhnte ihn mit dem unschönen Anblick. Der Arm, der schon seit Jahren in seiner Beweglichkeit eingeschränkt war, weil ebendiese Schulter immer schmerzte, ließ sich wieder ohne Probleme bewegen.

Baunscheidt erklärte sich dieses erstaunliche Phänomen damit, daß durch die Insektenstiche offensichtlich bestimmte Giftstoffe aus dem Schultergelenk abgeleitet worden waren. Daraufhin entwickelte er ein Instrumentarium, mit dem ein physikalischer und ein chemischer Reiz der Haut kombiniert werden konnten. Dieser Hautreiz soll die Ausscheidungstätigkeit der Haut steigern. Ergänzt wird die Therapie häufig mit anderen Verfahren, die eine Umstimmung des Organismus bewirken sollen.

Wann hilft diese Therapie?

▶ Vor allem bei Stoffwechselstörungen wie GICHT oder bei rheumatischen Schmerzzuständen der Gelenke hat man mit dem Baunscheidtieren gute Erfolge erzielt. Ebenso sprechen entzündliche und degenerative Erkrankungen gut auf diese Therapie an. Neben der Schmerzlinderung bewirkt das Baunscheidtieren häufig auch ein gesteigertes psychisches Wohlbefinden.

Besuch beim Heilpraktiker

Mit einem Hautschnepper, der mit 33 feinen spitzen Nadeln besetzt ist, werden künstliche Poren in die gefäßlose Oberhaut gedrückt. Bei richtiger Anwendung kommt es dabei nicht zu Blutungen. Dann reibt man in die perforierte Haut vorsichtig das sogenannte Baunscheidtöl ein. Früher bestand es aus einem Gemisch aus Rainfarn-, Schwarzpfeffer-, Oliven- und Knochenöl. Heute wählt der Heilpraktiker eine andere Zusammensetzung. Bald darauf zeigt sich ein Bläschenausschlag, der nach einigen Tagen wieder verschwindet. Über die Bläschen werden mit der Lymphflüssigkeit offensichtlich Schlackenstoffe ausgeschieden. Und je öfter man diese Therapie anwendet, desto stärker wird die Haut zum Ausscheiden angeregt.

Mit der Haut reizt man das Organ, das zwischen äußeren Reizen und innerem Organismus vermittelt. Wenn man den Reiz rechts und links neben der Wirbelsäule in bestimmten Reflexzonen ausübt, kann man auch auf den inneren Organismus entgiftend und anregend einwirken.

Standpunkt der Schulmedizin

Wie die meisten Hautreizverfahren ist auch das Baunscheidtieren in der Schulmedizin weitgehend in Vergessenheit geraten.

BERATUNGS-GESPRÄCH

Jeder gerät im Leben in Situationen, in denen er Schwierigkeiten hat und sich gerne einmal aussprechen möchte. Das kann eine augenblickliche Krise sein, die eine Entscheidung erfordert: Wie geht es weiter, nachdem man eine Prüfung nicht bestanden hat? Wie soll man seine Schulden abzahlen? Oft steht man jedoch auch vor Problemen, die schwerwiegender sind und die das Leben verdüstern können, z. B. die Bedrohung durch eine unheilbare Krankheit oder die Trennung von einem Partner. Weil Körper und Seele eng miteinander verbunden sind, kann eine psychische Belastung körperliche Störungen hervorrufen und umgekehrt.

Ein Beratungsgespräch ist eine Form der PSYCHOTHERAPIE, die dem Betroffenen die Möglichkeit gibt, sich auszusprechen und

Rat und Hilfe zu finden, um ein Problem besser bewältigen zu können, um eine Krise zu überwinden, sein Leben zu ändern oder sein Verhältnis zu den Mitmenschen zu verbessern. Darüber hinaus ist das Beratungsgespräch ein wichtiger Teil der Therapie für unheilbar Kranke und deren Angehörige, in dem es darum geht, den bevorstehenden Tod zu akzeptieren (siehe UNHEILBARE KRANKHEITEN). Für psychisch Kranke oder Menschen, die eine eingehende Analyse und Untersuchung ihrer Persönlichkeit wünschen, sind spezielle Formen der Psychotherapie oder Psychoanalyse geeigneter.

Oft hilft es bereits, wenn man in Krisensituationen sein Herz einem mitfühlenden Freund oder Verwandten ausschüttet. Die meisten Menschen haben ähnliche Schwierigkeiten oder Rückschläge erlebt und können durch verständnisvolles Zuhören oder aufmunternde Worte Trost und Unterstützung anbieten. Manchmal sitzen Probleme aber tief, oder es sind gerade die Freunde und Verwandten, die einem das Leben schwermachen. Dann kann es nötig werden, professionelle Hilfe von einem unvoreingenommenen Therapeuten in Anspruch zu nehmen. Auch die kirchliche Seelsorge, die anonyme Telefonseelsorge oder der Sozialdienst können Anlaufstationen sein, bei denen man Beistand und fachliche Beratung erhält.

Was kann man selbst tun?

▶ Das beste Beratungsgespräch ist sinnlos, wenn man nicht bereit ist, selbst und mit allen zur Verfügung stehenden Möglichkeiten zur Lösung des Problems beizutragen. Nur wer sich einer Beratung innerlich wirklich öffnet, kann einen therapeutischen Nutzen daraus ziehen. Dazu gehört auch, daß man seinen Gefühlen in den Beratungssitzungen freien Lauf läßt. Lautes Schreien, mit den Füßen stampfen, in ein Kissen boxen – alles das kann helfen, verschüttete oder verdrängte Emotionen an die Oberfläche zu bringen und seinem Ärger oder seiner Verzweiflung Luft zu machen. Man kann sich seine Gefühle aber ebenso in einem Tagebuch von der Seele schreiben.

Auch wenn man seine Lebensweise ändert, kann dies dazu beitragen, seelische Krisen besser zu bewältigen. Wichtig ist eine ausgewogene Ernährung, die dem Körper alle lebenswichtigen Nährstoffe zuführt (siehe ERNÄHRUNG UND GESUNDHEIT). Zuviel Kaffee und Tee machen nervös und unruhig. Statt dessen sollte man lieber frische Obst- und Gemüsesäfte trinken. Sport und BEWEGUNG an frischer Luft vertreiben düstere Gedanken, ENTSPANNUNGS- UND ATEMÜBUNGEN beruhigen. Und ein Hobby und andere Aktivitäten lenken von Problemen ab.

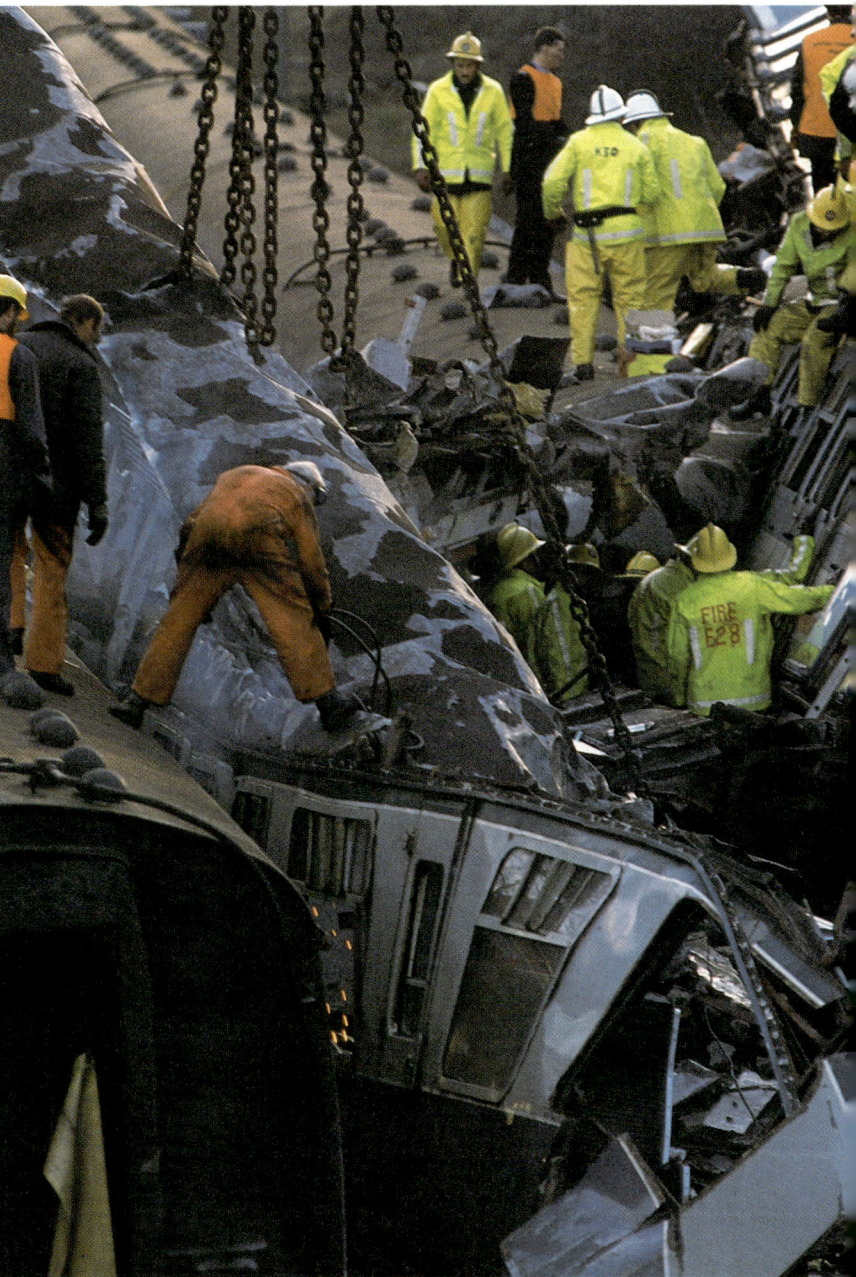

Wann hilft diese Therapie?

▶ Bei unerwarteten Wendungen und Rückschlägen im Leben, die die Gefühle in Aufruhr versetzen oder den Betroffenen in so tiefe Verzweiflung stürzen, daß er glaubt, mit seinem Leben nicht mehr zurechtzukommen, kann ein Beratungsgespräch helfen. Gerade für alleinstehende oder kontaktarme Menschen, die sich nicht in ihrer nächsten Umgebung aussprechen können, ist diese seelische Betreuung wichtig. Aber selbst

Ein Unglück wie dieser Zusammenstoß zweier Züge 1988 in London hinterläßt nicht nur bei den unmittelbar Betroffenen, sondern auch bei Angehörigen und Helfern tiefe Spuren. Sie alle müssen den Schock und die traumatische Erfahrung, die ein solches Unglück auslöst, verarbeiten und überwinden. Häufig ist der einzelne dazu allein nicht in der Lage. In diesem, aber auch in weniger gravierenden Fällen kann ein Beratungsgespräch den Betroffenen helfen, mit sich und dem Leben wieder zurechtzukommen.

Menschen mit Familie und Freunden wenden sich in vielen Fällen lieber an einen völlig objektiven und neutralen Zuhörer um Hilfe, weil es oft leichter oder weniger peinlich ist, mit einem unbeteiligten Menschen zu sprechen.

Psychologische Beratung wird auch Menschen angeboten, die von Katastrophen wie einem Zug-, Schiffs- oder Flugzeugunglück betroffen sind. Überlebende und deren Angehörige, aber auch Mitglieder der Rettungsdienste leiden nach solchen Ereignissen oft noch lange unter seelischen Qualen oder Angstvorstellungen, die sie Tag und Nacht verfolgen.

Besuch beim Berater

Die wichtigste Aufgabe des Beraters ist das Zuhören. Wenn er sein Metier beherrscht, wird er in der Lage sein, rasch ein Gefühl des Vertrauens zu vermitteln, das dem Betroffenen ein offenes Gespräch erleichtert. Ohne diese Offenheit ist eine konstruktive Beratung kaum möglich. Zweifelt man an der Fähigkeit eines Beraters oder findet man zu ihm kein Vertrauen, sollte man zu einem anderen gehen.

Man braucht keine Scheu davor zu haben, dem Berater seine Gefühle und Gedanken völlig frei zu offenbaren. In einem Beratungsgespräch gibt es keine Beurteilungen, wird nicht Kritik geübt oder versucht, Angelegenheiten, über die man nicht sprechen möchte, zu erforschen.

Der Berater faßt das, was man im Gespräch geäußert hat, oft zusammen und legt es noch einmal dar. Vielleicht weist er dabei auf bestimmte wiederkehrende Verhaltensmuster hin. Muß in einer Angelegenheit eine Entscheidung getroffen werden, kann der Berater die Vor- und Nachteile der verschiedenen Möglichkeiten aufzeigen. Er wird jedoch vermeiden, den Ratsuchenden in eine bestimmte Richtung zu beeinflussen, und wird ihm die Entscheidung nicht abnehmen.

Allein die Möglichkeit, ohne Unterbrechung oder Widerspruch über Persönliches sprechen zu können, ist in Krisensituationen oft von Nutzen und eine große Hilfe sein. Es stärkt das Selbstvertrauen, klärt die Lage und ermöglicht eine vorurteilsfreie Bewertung der Umstände. Ziel des Beratungsgesprächs ist es, dem Betroffenen zu helfen, seine Beweggründe und Bedürfnisse zu erkennen sowie Prioritäten für die Zukunft zu setzen. Allerdings ändert das allein die Lage noch nicht, macht künftige Entscheidungen aber vielleicht etwas leichter.

Oft geht die Beratung auch über das Gespräch hinaus. Teil der Sitzungen kann z. B. das richtige Briefeschreiben sein, da sich manche Menschen besser schriftlich als mündlich ausdrücken können. Auch Rollenspiele, das Einüben veränderter Verhaltensweisen, das Besprechen von Problemen und Fortschritten in einer Gruppe können das Beratungsgespräch ergänzen.

Standpunkt der Schulmedizin

Viele Ärzte wünschen sich, sie hätten genügend Zeit, mit ihren Patienten ein ausführliches Beratungsgespräch zu führen. Leider ist das nur selten der Fall. Der Arzt kann einem Patienten jedoch die entsprechenden Kontaktadressen zur Verfügung stellen.

BETTEN UND MATRATZEN

Etwa ein Drittel seines Lebens verbringt der Mensch im Bett. Dementsprechend wichtig ist die Wahl des richtigen Bettes. Die Bedürfnisse jedes einzelnen sind dabei so unterschiedlich wie die Schlafgewohnheiten.

Das Bett beeinflußt die Tiefe des Schlafs und bestimmt, ob man erholt oder unausgeschlafen erwacht. Wer beim Bettenkauf Sorgfalt walten läßt, schützt seine Gesundheit und kann die Genesung nach einer Krankheit beschleunigen. Bei abgenutzten oder falsch gewählten Betten und Matratzen ist es bald mit dem erholsamen Schlaf vorbei, und chronische RÜCKENSCHMERZEN und Muskelverspannungen sind die Folge.

Die Qual der Wahl

DIE MATRATZE Früher waren Matratzen einfach nur Stoffhüllen, in die man als Füllmaterial Stroh, Roßhaar oder Federn stopfte. Heute werden ganz verschiedene Matratzen für die unterschiedlichsten Ansprüche hergestellt. Die Matratze ist der wichtigste Teil eines Bettes, und man sollte sich für die Auswahl Zeit nehmen und sich gut beraten lassen.

Hart oder weich? Nicht immer trifft es zu, daß für den Rücken eine harte Matratze besser ist. Die Wahl zwischen hart und weich ist daher oft nicht leicht zu treffen. Eine zu weiche Matratze stützt die Wirbelsäule nicht genügend, so daß sie darin durchhängt. Das ist nicht nur unbequem, sondern auch ungesund. Bei einer zu harten Matratze dagegen können sich die Muskeln nicht richtig entspannen, und der Schlaf ist unruhig, weil man ständig versucht, es sich bequem zu machen. An Druckpunkten wie den Hüften, den Schultern, der unteren Wirbelsäule wird überdies der Blutstrom behindert, und es kann ein Kribbeln und Taubheitsgefühl auftreten. Schlanke Menschen benötigen gewöhnlich weichere Matratzen als schwerere

Personen. Wer jedoch Probleme mit dem Rücken hat, bevorzugt häufig eine härtere Matratze.

Taschenfederkernmatratzen Etwa 1000 kleine Federn in einzelnen Kalikotaschen stützen unabhängig voneinander jeden Teil des Körpers. Diese Matratzen gibt es in unterschiedlich fester Form, und sie verbinden Bequemlichkeit mit einer optimalen Stütze für den Körper. Sie müssen allerdings auf einen gefederten Rahmen aufgelegt werden und sind teuer.

Federkernmatratzen Sie werden am häufigsten gekauft, und auch sie gibt es unterschiedlich hart oder weich. Federkernmatratzen passen sich dem Körper nicht ganz so gut an wie Taschenfederkernmatratzen, sind aber dennoch eine gute Wahl. Besondere Vorteile sind das geringe Gewicht und die gute Atmungsaktivität.

Schaumstoffmatratzen Unter der Vielzahl von Schaumstoffmatratzen muß man sorgfältig auswählen. Die besten bestehen aus Latex- oder Polyurethanschichten, die sich der Körperform anpassen und gleichzeitig die Wirbelsäule gut stützen. Auch hier kann man zwischen weicheren und härteren Matratzen wählen. Schaumstoffmatratzen sind gute Isolatoren, Latex ist jedoch atmungsaktiver und kühler als andere Materialien. Latexmatratzen sind besonders für Allergiker und Asthmatiker geeignet, da sie wenig staubanfällig sind. Für besonders empfindliche Allergiker sind auch sterile Schaumstoffmatratzen auf dem Markt. Generell empfiehlt sich, nicht die billigste Matratze zu wählen, da diese sich bereits nach kurzer Zeit verformt und dann den Rücken belastet.

Naturfasermatratzen Matratzen aus Wolle, Roßhaar, Baumwollbüscheln, Kokosfasern oder auch die sehr harten Strohkernmatratzen werden von vielen Menschen bevorzugt, weil sie bequem sind und die Luft gut zirkulieren lassen. Allerdings sind Naturfasermatratzen meist recht teuer.

Orthopädische Matratzen Sehr feste Matratzen aller Art werden oft unter der Bezeichnung orthopädisch verkauft. Sie können zwar kein orthopädisches Leiden heilen, doch da sie die Wirbelsäule optimal stützen, können sie Rückenschmerzen lindern oder ihnen vorbeugen.

Futons Diese japanischen Matratzen gewinnen im Westen mehr und mehr an Beliebtheit. Sie sind nicht gefedert, sondern bestehen aus Baumwoll- oder Wollschichten, manchmal mit Kunstfasern gemischt. Sie müssen auf einen Lattenrost aufgelegt werden, um die Luftzirkulation zu ermöglichen, und es gibt sie in verschiedenen Stärken. Am besten sind dreilagige Futons. Doch um zu gewährleisten, daß sie die Wirbelsäule wirklich optimal stützen, sollte man zwei Futons

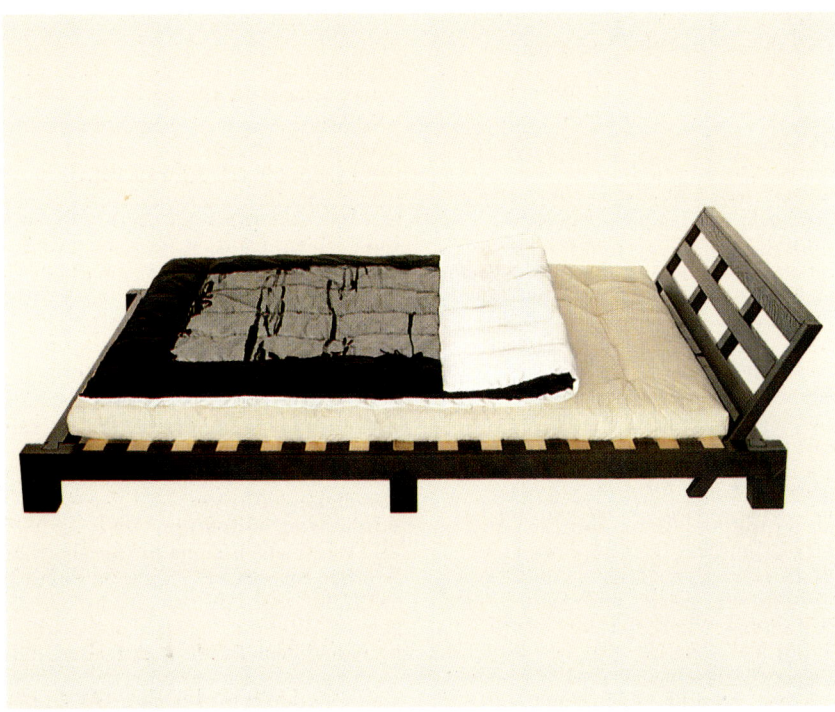

Ein japanisches Futonbett wirkt nicht nur ästhetisch schön, sondern bietet auch gesunden Schlafkomfort. Futons sollen vor allem bei Rückenproblemen hilfreich sein.

aufeinanderlegen. Sie müssen täglich gelüftet und aufgerollt werden, und wenn man sie regelmäßig ausschüttelt, bleiben die Lagen glatt und getrennt. Futons sollen bei Rückenschmerzen helfen und ganz allgemein gut für die Gesundheit sein. Allerdings haben schwache und ältere Menschen häufig Schwierigkeiten, sie zu handhaben.

DER RAHMEN Welche Matratze man auch wählt – sie sollte immer auf einen Rahmen aufgelegt werden und nicht einfach auf den Boden. Der Körper verliert durch Atmen und Schwitzen pro Nacht mehr als 0,5 l Flüssigkeit, die zum Teil von der Matratze aufgenommen wird. Liegt die Matratze direkt auf dem Boden, kann die Luft nicht frei zirkulieren, und die Feuchtigkeit wird in der Matratze festgehalten. Das wiederum begünstigt Bakterien und Pilze, die zu Fäulnis oder Schimmel führen.

Rahmen mit einer festen Auflage Meist handelt es sich dabei um hohle, perforierte Holzgestelle, die die Luftzirkulation

Schlafkomfort

Die ideale Matratze muß zweierlei gewährleisten: Sie muß den Körper ausreichend stützen, soll sich ihm aber auch optimal anpassen. Sie sollte nicht zu weich sein, damit man nicht in die Matratze einsinkt, aber auch nicht zu hart, weil sie sich dann dem Körper nicht anpassen kann. Für ältere und schwerere Menschen, aber auch für Kinder und Bettlägerige ist meist einer härtere Matratze besser geeignet. Schlanke dagegen können eine weichere Matratze wählen.

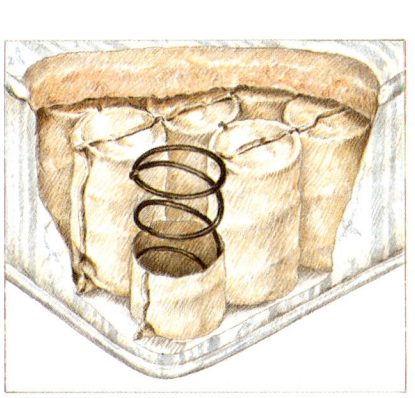

Zu hart

Zu weich

Ideal

Wichtig ist auch die richtige Unterlage für die Matratze: Sie muß einen Teil der Beanspruchung aufnehmen und einen guten Luftaustausch ermöglichen. Eine qualitativ hochwertige Matratze sollte 10–15 Jahre halten.

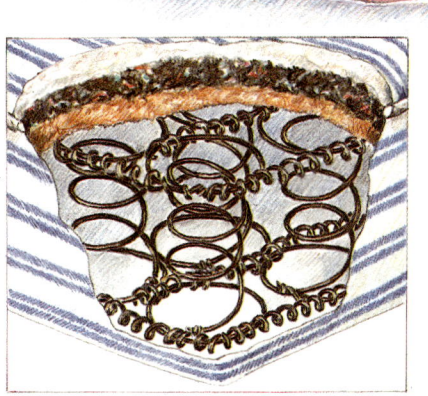

Taschenfederkernmatratze *Zahlreiche kleine Federn stützen unabhängig voneinander den Körper. Sie passen sich der Körperform ideal an.*

Federkernmatratze *Im Gegensatz zur Taschenfederkernmatratze passen sich die größeren Federn der Körperform und dem Gewicht nicht ganz so gut an.*

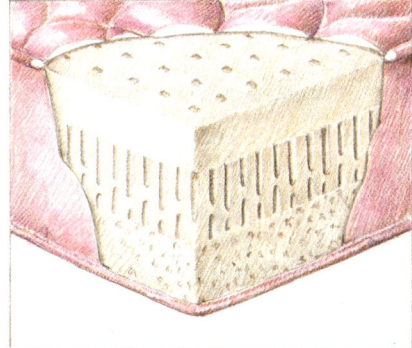

Schaumstoffmatratze *Eine Sandwichkonstruktion aus weichen und festen Schaumstoffen verbindet Bequemlichkeit und Körperstütze am besten.*

nicht behindern. Sie haben eine dünne Polsterauflage und bieten dem Körper eine gute Stütze.

Lattenrost Die Holzlatten ermöglichen eine gute Luftzirkulation. Einige Lattenrahmen sind flexibler als andere, doch im allgemeinen stützen alle den Körper gut.

Federrahmen Sie sind weniger fest als die anderen Rahmen, doch in Verbindung mit der richtigen Matratze stützen auch sie den Körper gut. Sie tragen darüber hinaus zu einer längeren Haltbarkeit der Matratzen bei, da sie einen Teil der Beanspruchung auffangen. Federrahmen mit festen Kanten sind etwas billiger, aber nicht optimal. Sie verkleinern die Liegefläche, und wenn die Federn in der Mitte abgenutzt sind, bleiben die Ränder fest, so daß in der Mitte eine Mulde entsteht.

KISSEN Die Wahl des Kissens ist sehr wichtig. Ein gutes Kissen sollte sowohl den Kopf als auch den Nacken stützen. Wer nur den Kopf auf das Kissen legt, strapaziert Nacken- und obere Rückenmuskeln über Gebühr. Wenn man Wert auf Atmungsaktivität legt, wählt man am besten ein Federkissen. Schaumstoffkissen sind besonders für Allergiker geeignet. Um den Nacken zusätzlich zu stützen, gibt es Formkissen. Kräuterkissen können bei SCHLAFLOSIGKEIT helfen.

BETTDECKE Federbetten sind leichter und wärmer als Wolldecken und lassen die Luft besser zirkulieren. Bei richtiger Pflege können sie jahrelang halten. Das Füllmaterial hängt von den jeweiligen Bedürfnissen ab. Reine Daunendecken sind am wärmsten und leichtesten, doch auch am teuersten. Meist genügt eine Feder-Daunen-Mischung. Federbetten müssen regelmäßig aufgeschüttelt werden, damit sich die Füllung gut verteilt und den Körper rundum wärmt. Wer gegen Hausstaub allergisch ist, wählt besser eine synthetische Füllung.

WASSERBETTEN Da sie den Körper rundum gut stützen, sind sie mehr als eine Frage des Geschmacks. In einigen Kranken-

häusern bettet man darauf Patienten mit Verbrennungen oder wundgelegenen Körperstellen.

FRANZÖSISCHE DOPPELBETTEN Hier ist es nicht ganz einfach, die unterschiedlichen Bedürfnisse zweier Schläfer unter einen Hut zu bringen. Sind die Federn zu schwach, kann ein Gewichtsunterschied von über 30 kg dazu führen, daß der schwerere Partner in die Mitte rutscht und der leichtere zur Seite gedrängt wird. Selbst bei einem geringeren Gewichtsunterschied kann der Schwerere eine Mulde in der Matratze bilden, so daß der Leichtere nachrollt. In solchen Fällen bieten zwei einzelne Matratzen, die man mit einem Reißverschluß verbinden kann, Abhilfe. Auch eine Mittelstütze ist empfehlenswert.

BETTNÄSSEN

Im Alter von 3 Jahren brauchen die meisten kleinen Kinder sowohl tagsüber als auch nachts keine Windel mehr. Es kann aber auch wesentlich länger dauern – oft bis zum 5. Lebensjahr –, bis das Kind seinen Urin halten kann. Genauso, wie manche Kinder später lesen lernen als andere, kann sich auch die Entwicklung der Blasenkontrolle verzögern. Erst wenn das Kind nach diesem Alter noch nicht trocken ist, sollte man an eine Behandlung denken. Meist liegt die Ursache in einer Blasenschwäche (Enuresis). Eine primäre Enuresis liegt vor, wenn das Kind generell einnäßt, bei einer sekundären Enuresis war es bereits Monate oder Jahre trocken und wird dann wieder zum Bettnässer.

Neben der rein körperlich bedingten Blasenschwäche gibt es auch seelische Ursachen für das Bettnässen: Angst oder Aufregung, z. B. weil die Eltern ständig streiten oder weil sich ein Geschwisterchen ankündigt. Manchmal ist Bettnässen auch eine Art Hilfeschrei, mit dem das Kind unbewußt um Aufmerksamkeit wirbt. Und wenn Eltern ihr Kind zu früh aufs Töpfchen zwingen oder zuviel Aufhebens um das Trockenwerden machen, erreichen sie oft genau das Gegenteil.

Weitere Ursachen für das Bettnässen können Blaseninfektionen (siehe BLASENBESCHWERDEN) oder eine angeborene Blasenanomalie sein.

Bettnässen kann das Familienleben stark belasten. Gerade Kinder im Schulalter leiden sehr unter diesem Problem, nicht zuletzt, weil sie oft deswegen verspottet werden. Eltern sind ratlos und zweifeln mitunter an ihren Fähigkeiten. Da das Einnässen ein unabsichtlicher und unwillkürlicher Vorgang ist, helfen nur Verständnis und Ermutigung. Durch Strafen, Zwangsmaßnahmen oder in-

dem man das Kind lächerlich macht, verschlimmert man die Situation nur noch. Bis das Problem überwunden ist, sollte man eine wasserdichte Unterlage oder Matratze ins Bett legen.

Was kann man selbst tun?

▶ Im Sanitätsfachhandel gibt es eine sogenannte Klingelmatratze, die unter das Bettlaken gelegt wird. Sobald Feuchtigkeit in die Unterlage dringt, wird ein Summer aktiviert, der das Kind weckt und den es dann selbst abschalten kann. Durch diese Art der Mithilfe und Selbstverantwortung sind schon viele Bettnässer trocken geworden. Auch Belohnung kann zum Erfolg führen. Das Kind erhält beispielsweise einen Kalender, in den nach jeder trockenen Nacht ein Sternchen eingetragen wird. Sind mehrere Sternchen zusammengekommen, bekommt das Kind ein kleines Geschenk. Grundsätzlich sollte man das Kind nach jeder trockenen Nacht loben und ermutigen.

Was der Heilpraktiker rät

PFLANZENHEILKUNDE Wenn beispielsweise Angst die Ursache des Bettnässens ist, muß in erster Linie dieses psychische Problem behandelt werden. Johanniskraut kann als sanftes Entspannungsmittel dienen, und Schachtelhalmtee hilft die Muskeln zu stärken. Ferner kann der Heilpraktiker Pflanzentinkturen aus Enzian oder Stinkasant, aus rotem Tee der Krappwurzel und aus Gewürzsumach empfehlen.

HOMÖOPATHIE Bei Bettnässen können *Causticum* und *Plantago* helfen, der Heilpraktiker kann aber auch ein anderes, speziell für die jeweiligen Ursachen geeignetes Homöopathikum wählen.

Standpunkt der Schulmedizin

Zunächst wird der Arzt sowohl die Eltern als auch das Kind dahingehend beruhigen, daß sich das Problem aller Wahrscheinlichkeit nach früher oder später von selbst lösen wird. Eltern sollten das Bettnässen als Teil der natürlichen Entwicklung des Kindes betrachten. Außerdem wird der Arzt das Kind ermutigen, über eventuelle Ängste zu sprechen (vielleicht fürchtet es sich im Dunkeln).

Als praktische Maßnahme kann er empfehlen, dem Kind vor dem Schlafengehen nichts mehr zu trinken zu geben und es noch einmal auf die Toilette zu schicken. Vielleicht wird er auch zur Anschaffung einer Klingelmatratze raten. Manche Kinder schlafen jedoch so fest, daß sie den Summer gar nicht hören. Auch Beruhigungsmittel werden von Ärzten gelegentlich verschrieben. Dabei ist nicht klar, ob die Wirkung des

Mittels darin besteht, daß es seelisch entspannt oder direkt die Blasentätigkeit beeinflußt. Wenn die Möglichkeit einer körperlichen Anomalität vorliegt, muß eventuell ein Spezialist konsultiert werden.

BEWEGUNG

Der Mensch bewegt sich heutzutage viel zu wenig. Eine weitgehend sitzende Berufstätigkeit und moderne Technik reduzieren körperliche Anstrengungen auf ein Mindestmaß, und statt sich aus eigener Kraft fortzubewegen, setzt man sich meist ins Auto.

Bewegung ist neben Licht, Luft, Wasser und Ernährung eine der fünf Säulen der Naturheilkunde und gilt als ein wesentlicher Faktor, wenn man gesund bleiben und Krankheiten vorbeugen möchte.

Mangelnde Bewegung führt nicht nur zu schlechter Kondition und schlaffem Körpergewebe, sondern ist für Übergewicht, typische Zivilisationskrankheiten wie hohen BLUTDRUCK und KREISLAUFSTÖRUNGEN sowie einen vorzeitigen Alterungsprozeß (siehe ALTER) verantwortlich.

Regelmäßige Bewegung dagegen stärkt die Abwehrkräfte (siehe IMMUNSYSTEM) und beschleunigt den Heilungsprozeß nach einer Krankheit oder einem Unfall. Bewegung baut STRESS ab, verbessert das Energiegleichgewicht, so daß man nicht so schnell Fett an-

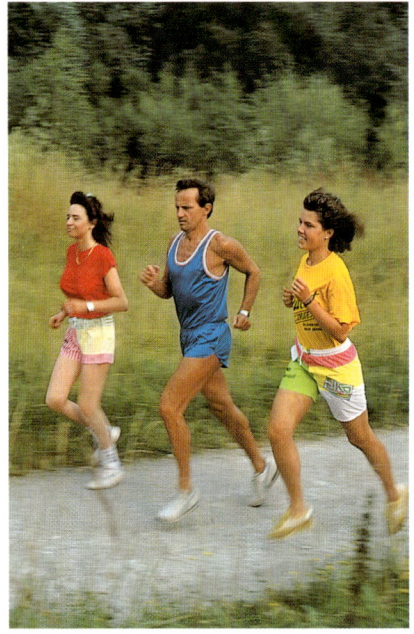

Ausreichende Bewegung ist eine unabdingbare Voraussetzung, um Körper und Geist gesund zu erhalten.

setzt, und erhöht die Fähigkeit von Lunge und Herz, die Zellen mit sauerstoffreichem Blut zu versorgen.

Was kann man selbst tun?

▶ Es ist ganz einfach und bedarf keiner Hilfsmittel, mehr Bewegung ins tägliche Leben einzubauen. Statt den Lift oder die Rolltreppe zu benutzen, sollte man sich fürs Treppensteigen entscheiden. Für kurze Wegstrecken läßt man das Auto in der Garage und geht statt dessen zu Fuß oder schwingt sich aufs Fahrrad.

Mit wachsendem Gesundheitsbewußtsein hat auch das Angebot an sportlichen Aktivitäten in der Freizeit stark zugenommen. Joggen, Trimm-dich, Volksläufe, Wandern, Bergsteigen, Aerobic, Jazztanz usw. – für jedes Alter und je nachdem, ob man lieber allein oder in der Gruppe aktiv ist, findet sich die geeignete Sportart. Man sollte allerdings einen Sport wählen, der einem wirklich Spaß macht, damit gewährleistet ist, daß man ihn auch regelmäßig betreibt.

Warnung Wer sich nicht sicher ist, wieviel sportliche Aktivität er sich zumuten darf, sollte seinem Arzt oder Heilpraktiker einen Belastungstest auf dem Fahrradergometer durchführen lassen. Das gilt vor allem für Menschen mit Herz- und Kreislauferkrankungen.

BINDEHAUT-ENTZÜNDUNG

Das erste Symptom einer Bindehautentzündung oder Konjunktivitis ist meist ein Gefühl, als hätte man Sand in den Augen. Wenn die Bindehaut – eine zarte Membran, die das Weiße des Auges und das Innere des Augenlids überzieht – gereizt wird, entzündet sie sich, die Augen röten sich, vor allem an der Innenseite der Augenlider, schmerzen und tränen häufig. Manchmal verkleben und verkrusten die Augenlider, vor allem während des Schlafens.

Meistens wird eine Bindehautentzündung durch Bakterien oder eine Virusinfektion hervorgerufen, doch auch ALLERGIEN, Fremdkörper im Auge, Reizstoffe wie Tabakrauch und Aerosolsprays sowie manche Augenkosmetika können dafür verantwortlich sein. Bei Babys sind manchmal verstopfte Tränenkanäle die Ursache, und in einigen wenigen Fällen kann die Bindehautentzündung Symptom einer ernsteren Augenkrankheit sein.

Warnung Wenn das Auge sehr stark schmerzt und wenn die Schwellung und die Schmerzen nach 2–3 Tagen nicht nachlas-

sen, sollte man sich umgehend in Behandlung begeben. Dasselbe gilt, wenn man erst kürzlich in einem tropischen Land war, in dem man sich mit einem Augenvirus infiziert haben könnte.

Was der Heilpraktiker rät

Bei zahlreichen Augenkrankheiten können zusätzliche Gaben von Vitamin A helfen. Da Vitamin A in hohen Dosen jedoch giftig sein kann, darf die Einnahme größerer Mengen über längere Zeit nur unter Aufsicht des Heilpraktikers erfolgen. Aus Sicherheitsgründen wird Vitamin A stets mit den Vitaminen D und E kombiniert.

PFLANZENHEILKUNDE Der Heilpraktiker kann Augenbäder mit einem Absud aus Ringelblume, Kamille, Augentrost oder Wegerich empfehlen oder zu Aufgüssen raten, die man für Augenkompressen verwendet. Für jedes Auge muß man separate Augenbäder oder Kompressen zubereiten. Man sollte sie nicht öfter als 3mal täglich anwenden, um eine zusätzliche Reizung der Augen zu vermeiden.

HOMÖOPATHIE Bei wundmachendem Ausfluß aus dem Auge kann man *Euphrasia* innerlich und äußerlich anwenden. *Bella-*

donna wird bei trockenen Schleimhäuten gegeben, *Silicea* kann bei chronischer Konjunktivitis hilfreich sein.

Standpunkt der Schulmedizin

Meistens heilt eine Bindehautentzündung innerhalb von 1– 2 Wochen ab. Je nachdem, ob die Bindehautentzündung durch eine ALLERGIE oder durch eine Infektion verursacht wurde, verschreiben Ärzte auch Antihistaminika oder Antibiotika, um den Heilungsprozeß zu beschleunigen.

BIOCHEMISCHE SALZE

Die Ausgewogenheit der natürlichen Mineralstoffe im Körper ist entscheidend für die Gesundheit. Die Naturheilkunde geht davon aus, daß biochemische Salze dazu beitragen können, ein Ungleichgewicht oder einen Mangel an diesen Mineralstoffen auszugleichen, und daß man eine ganze Reihe von Krankheiten durch kleine, vom Körper leicht aufzunehmende Dosen biochemischer Salze heilen kann.

Die Therapie mit biochemischen Salzen wurde in den 70er Jahren des vorigen Jahrhunderts von dem Homöopathen Wilhelm Schüßler entwickelt, der auch den Begriff biochemische Funktionsmittel prägte. Er listete zwölf anorganische Salze auf (siehe Kasten rechts), die unerläßlich für die Gesundheit des Menschen seien, und beschrieb genau, was jedes Salz im Körper bewirken soll. Er gab auch die Beschwerden an, die seiner Meinung nach durch diese Salze kuriert werden können.

Die biochemischen Salze findet man auch

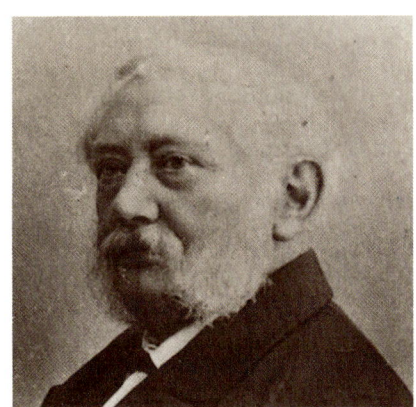

Der Oldenburger Arzt Dr. W. H. Schüßler (1821–98) entwickelte die Therapie mit biochemischen Salzen.

Die biochemischen Salze

Nachfolgend sind die zwölf biochemischen Salze mit ihrer jeweiligen Nummer und den Wirkungen und Anwendungsgebieten aufgeführt.

1 *Calcium fluoraticum* (Calciumfluorid) Trägt dazu bei, die Elastizität des Gewebes zu fördern; bei HÄMORRHOIDEN, Muskelrissen, Sehnenzerrungen, KRAMPFADERN, Muskelschwäche u. ä.

2 *Calcium phosphoricum* (Calciumphosphat) Hilft bei der Bildung neuer Blut- und anderer Zellen, stärkt Knochen und Zähne, fördert die Verdauung; bei Kreislaufschwäche, mangelnder Vitalität, während der Rekonvaleszenz sowie bei Entzündungen und Gewebeschäden.

3 *Ferrum phosphoricum* (Eisenphosphat) Bestandteil der roten Blutkörperchen, die bei der Sauerstoffverteilung im Körper helfen; bei Fiebrigkeit, im 1. Stadium von Entzündungen, bei BRUSTBESCHWERDEN, Halsschmerzen, HUSTEN, ERKÄLTUNGEN, ERFRIERUNGEN und Muskelrheumatismus.

4 *Kalium chloratum* (Kaliumchlorid) Bei chronischen Entzündungen, besonders der Schleimhäute, bei Atemwegserkrankungen wie ASTHMA und BRONCHITIS sowie bei KATARRHEN, ERKÄLTUNGEN, Mittelohrentzündung, Halsschmerzen und MANDELENTZÜNDUNG.

5 *Kalium phosphoricum* (Kaliumphosphat) Wichtiges Mittel für die Zellorganisation, besänftigt die Nerven (Nervensalz); bei Verspannungen, KOPFSCHMERZEN, VERDAUUNGSSTÖRUNGEN, Reizbarkeit, DEPRESSIONEN und SCHLAFLOSIGKEIT aufgrund von Sorgen oder Aufregungen.

6 *Kalium sulfuricum* (Kaliumsulfat) Bei eitrig-schleimigen Prozessen zur Entgiftung und Ausscheidung, fördert und erhält eine gesunde Haut; bei chronischen KATARRHEN, bei schlechtem Zustand der Nägel, des Haares und der Kopfhaut.

7 *Magnesium phosphoricum* (Magnesiumphosphat) Nerven- und Muskelfasernährstoff; bei Krampfschmerzen wie z. B. MENSTRUATIONSBESCHWERDEN, bei Koliken und BLÄHUNGEN.

8 *Natrium chloratum* (Natriumchlorid) Steuert die Wasserverteilung im Körper; bei ERKÄLTUNGEN mit tränenden Augen und laufender Nase, bei Verlust des Geruchs- und Geschmackssinnes, bei VERSTOPFUNG und rheumatischen Beschwerden (siehe RHEUMA).

9 *Natrium phosphoricum* (Natriumphosphat) Wichtig für das Säure-Basen-Gleichgewicht der Zellen; bei Harnsäure- und Stoffwechselproblemen, Übersäuerung, Sodbrennen, VERDAUUNGSSTÖRUNGEN und rheumatischen Schmerzen.

10 *Natrium sulfuricum* (Natriumsulfat) Regelt Ausscheidungsvorgänge und die Elastizität des Gewebes, sorgt für einen geregelten Wasserhaushalt im Körper; bei Unwohlsein, SCHWANGERSCHAFTSERBRECHEN, VERDAUUNGSSTÖRUNGEN, Gallenproblemen.

11 *Silicea* (Kieselsäure) Stärkt das Bindegewebe, regt die Kollagenbildung an, steigert die Widerstandsfähigkeit und fördert den Wuchs von Haaren und Nägeln; zur allgemeinen Regeneration.

12 *Calcium sulfuricum* (Calciumsulfat) Bestandteil des Blutes und Blutreiniger; Umstimmungsmittel bei eitrigen und schlecht heilenden Wunden, bei Hautunreinheiten.

unter den homöopathischen Heilmitteln. Dennoch gibt es einen grundlegenden Unterschied. Die Biochemie nach Schüßler gleicht mit den biochemischen Salzen einen Mineralstoffmangel aus, von dem sie annimmt, er sei für eine bestimmte Krankheit verantwortlich. Die HOMÖOPATHIE dagegen wendet diese Mittel an, um Krankheiten zu heilen, die bei einem gesunden Menschen erst hervorgerufen würden, wenn er diese Mittel unverdünnt einnähme.

Was kann man selbst tun?

▶ Biochemische Salze erhält man in Apotheken. Sie werden stark verdünnt, meist in der 6er-Potenz, d. h., 1 Teil des aktiven Bestandteils wird mit 9 Teilen Lactose (Milchzucker) gemischt und dieser Vorgang 5mal wiederholt wie in der Homöopathie.

Wenn man seine Symptome kennt und richtig einordnet, kann man das dafür empfohlene Salz einnehmen. Oft muß man viel Geduld aufbringen, um herauszufinden, welches Salz am besten hilft. Jedes Salz ist mit einer Zahl und einer Abkürzung des Namens gekennzeichnet. Kombinationen der Salze werden durch Buchstaben unterschieden. Die kleinen Pillen auf Lactosebasis lösen sich im Mund auf. Überaus wichtig ist, daß man die Mittel regelmäßig einnimmt – alle 30 Minuten, wenn die Symptome plötzlich auftreten und nur kurz andauern, alle 2 Stunden bei langanhaltenden Symptomen. Die Salze werden schnell vom Blut aufgenommen. Bei plötzlich auftretenden, kurzfristigen Beschwerden wie einer ERKÄLTUNG können sie rasche Hilfe bringen. Bei langwierigeren Erkrankungen sprechen die Salze oft erst nach Monaten an.

Warnung Biochemische Salze verschleiern keine Symptome. Halten die Symptome also trotz regelmäßiger Einnahme an, ist das ein Hinweis, daß man sich in Behandlung begeben muß. Da die Tabletten auf Milchzuckerbasis hergestellt sind, können sie bei einer Lactoseunverträglichkeit (siehe ALLERGIEN) Durchfall und Blähungen hervorrufen.

Wann hilft diese Therapie?

▶ Zur Selbstbehandlung sollte man biochemische Salze nur bei harmlosen, leicht erkennbaren Symptomen und Zuständen anwenden, etwa bei VERDAUUNGSSTÖRUNGEN, ERKÄLTUNGEN, HEUSCHNUPFEN, Verspannungen, Muskelschmerzen, leichten Hautproblemen, Schnitten und Verbrennungen.

Besuch beim Heilpraktiker

Der Heilpraktiker setzt biochemische Salze wesentlich differenzierter ein, als das bei einer Selbstmedikation möglich ist. Das Anwendungsspektrum ist sehr breit. Jedes Salz greift in ganz bestimmte Funktionen des Körpers ein, hat eine physiologische Auswirkung und kann in einem großen Symptomenbereich eingesetzt werden, in dem die dem Mittel zugeordnete physiologische Veränderung eine Rolle spielt. Der Heilpraktiker kann darüber hinaus auch sogenannte Ergänzungsmittel und individuell abgestimmte Kombinationen verordnen.

Standpunkt der Schulmedizin

Einen wissenschaftlichen Beweis für die therapeutische Wirkung der biochemischen Salze gibt es bisher nicht. Die Schulmedizin geht auch nicht davon aus, daß alle Krankheiten, die mit biochemischen Salzen behandelt werden können, tatsächlich durch ein Mineralstoffungleichgewicht hervorgerufen werden. Sie stimmt jedoch zu, daß die Salze sanft wirken, ungiftig sind, daß sie nicht abhängig machen und daß sie für eine gute Gesundheit hilfreich sein können.

Außer bei einer Lactoseunverträglichkeit sind keine Nebenwirkungen bekannt. Es besteht allerdings die Gefahr, daß man sich bei einer ernsten Erkrankung durch die Selbstbehandlung in Sicherheit wiegt, obwohl ärztliche Hilfe nötig wäre.

BIOENERGETIK

Die Bioenergetik geht davon aus, daß eine bestimmte Form der Energie eine Wechselwirkung zwischen Körper und Geist herstellt und damit sowohl den körperlichen wie den seelischen Zustand des Menschen bestimmt.

Bioenergetische Übungen

Grounding (Gründen) Die Art, wie man steht, also welchen Kontakt die Füße zum Boden haben, gibt über die emotionale Sicherheit Aufschluß. Die Bioenergetik betrachtet Beine und Füße als die wichtigsten Mittel, mit denen der Mensch den Kontakt mit der Wirklichkeit seines Lebens aufrechterhält. Eine der Grounding-Übungen besteht z. B. darin, die Füße ganz unterschiedlich zu gebrauchen, etwa auf Zehenspitzen zu gehen oder auf den Boden zu stampfen. Anschließend spricht man über seine persönlichen Eindrücke bei dieser Übung.

Tierspiel Jeder Teilnehmer wählt ein Tier, mit dem er sich identifiziert, und imitiert dessen Haltungen und Bewegungen. Sieht man sich z. B. als Leopard, der ständig auf der Jagd ist, kann das Aufschluß über die persönlichen Beziehungen zu anderen geben.

Atmen Die Atmung spielt in der Bioenergetik eine wichtige Rolle. Die Fähigkeit, frei und tief zu atmen, soll das emotionale Wohlbefinden widerspiegeln. Nervosität, Zorn und Depressionen können zu unnatürlichen Atemtechniken führen, etwa der übermäßigen Atemtätigkeit oder HYPERVENTILATION. Indem man die Zwerchfellatmung (siehe ENTSPANNUNGS- UND ATEMÜBUNGEN) erlernt, kann man falsches Atmen korrigieren.

Der Einfluß dieser Lebensenergie *Qi* soll dafür verantwortlich sein, daß man sich an manchen Tagen in Hochstimmung und voller Energie fühlt, während man an anderen Tagen niedergedrückt, schlecht gelaunt und lustlos ist. Die Vorstellung einer Körper-Geist-Energie liegt auch den fernöstlichen Therapien wie YOGA, T'AI-CHI und AKUPUNKTUR zugrunde.

Sigmund Freud, der Begründer der Psychoanalyse, entwickelte eine ähnliche Vorstellung, als er den Begriff der psychischen Energie oder Libido einführte. Einer seiner Nachfolger, Wilhelm Reich, führte den Gedanken noch weiter. Er nannte diese Energie Orgon und identifizierte sie mit der sexuellen Energie. Obwohl Reichs Theorien letztlich abgelehnt wurden, griff einer seiner amerikanischen Schüler, Alexander Lowen, einige Aspekte von Reichs Arbeit auf und machte sie zur Grundlage der Bioenergetik, einer Therapie, die während der 60er Jahre entwickelt wurde und heute bei vielen Psychotherapeuten Anerkennung gefunden hat.

Die Alltagssprache ist voll von Begriffen, die belegen, wie sehr die Gefühle den Körper beeinflussen. Man „errötet vor Stolz", man hat „Bauchschmerzen vor Angst", man wird „blaß vor Neid". Die Bioenergetik ist davon überzeugt, daß psychische Probleme, STRESS und negative Gefühle wie Zorn und ANGST die Art zu sitzen, zu stehen, sich zu bewegen und zu atmen beeinflussen. So läßt sich z. B. beobachten, daß ein reservierter, stets auf Abwehr bedachter Mensch oft eine ganz charakteristische Körperhaltung einnimmt, die seine seelische Einstellung deutlich zeigt.

Mit Hilfe der Bioenergetik kann man sich gewohnheitsmäßiger Körperhaltungen und Bewegungen – dem sogenannten Charakterpanzer – und der damit verbundenen Gefühle bewußt werden. Durch bestimmte Übungen kann dieser Panzer aufgebrochen werden, so daß der Körper seine ursprüngliche Fähigkeit, sich spontan, frei und natürlich zu bewegen, wiedererlangt.

Wann hilft diese Therapie?

▶ Die Bioenergetik ist eine stark individuell ausgerichtete Methode. Da sie sich mehr auf den inneren Zustand einer Persönlichkeit als auf die Behandlung von Krankheiten konzentriert, dient sie vor allem dazu, sich selbst besser kennenzulernen. Darüber hinaus kann die Bioenergetik allerdings auch bei MIGRÄNE, ASTHMA, REIZDARM und Magengeschwüren (siehe GESCHWÜRE) helfen.

Einige Menschen sehen in der Bioenergetik eine Art westliches YOGA und praktizieren sie, um fit zu bleiben und ihr Körperbewußtsein zu steigern. Wer unter Minderwertigkeitskomplexen leidet – beispielsweise das Gefühl hat, zu dick oder zu dünn zu sein – oder auf andere Weise unzufrieden mit seinem Äußeren ist, kann durch die Bioenergetik eine positivere Einstellung zu seinem Körper entwickeln. Der subjektive Erfolg einer Bioenergetiktherapie wird fast immer so beschrieben, daß man nun mehr Energie habe oder sich lebendiger fühle.

Besuch beim Lehrer

In Bioenergetik ausgebildete Heilpraktiker, aber auch Psychotherapeuten bieten entsprechende Kurse an. Die Sitzungen finden in der Regel in Gruppen von etwa 8–10 Personen statt. Oft wird ein 2tägiges Seminar abgehalten, oder man besucht mehrere wöchentliche Sitzungen. Es gibt keine festgelegten Vorschriften für den Ablauf, doch in der Regel werden verschiedene Übungen (siehe Kasten oben) mit Gruppengesprächen kombiniert.

Standpunkt der Schulmedizin

Bis jetzt ist es noch nicht möglich, die Bioenergie objektiv zu messen. Daher können Wissenschaftler und Ärzte die Theorien, auf denen die Bioenergetik basiert, weder bestätigen noch widerlegen. Sie halten die positiven Erfahrungen, von denen Teilnehmer an bioenergetischen Sitzungen berichten, für zu subjektiv, als daß sie einen wissenschaftlichen Beweis darstellen könnten.

BIOFEEDBACK

Der Lügendetektor, mit dessen Hilfe man den Wahrheitsgehalt der Aussagen einer Person überprüft, indem man den Verlauf der Herzströme, die Atemfrequenz, den Blutdruck und die Hautfeuchtigkeit kontrolliert, ist nur eines von vielen Biofeedback-Geräten. Heilpraktiker setzen diese Geräte ein, um ihren Patienten Veränderungen ihres physischen und psychischen Zustandes bewußt zu machen. Mit dem Biofeedback-Training, zu dem VISUALISATION, ENTSPANNUNGS- UND ATEMÜBUNGEN und MEDITATION zählen, kann man lernen, scheinbar unwillkürliche körperliche Vorgänge wie Blutdruck oder Herzschlag gezielt zu beeinflussen.

Die Instrumente selbst wirken auf den Körper in keiner Weise ein, sondern liefern lediglich Informationen. Wie die Biofeedback-Methode im einzelnen funktioniert, weiß man nicht genau. Sie beeinflußt jedoch den Teil des Nervensystems, der bestimmt, wie aktiv oder entspannt der Körper ist. Dieses sogenannte autonome oder vegetative Nervensystem steuert Reaktionen wie Blutdruck, Hauttemperatur, Verdauung und Muskelspannung, von denen man bis vor kurzem annahm, sie seien völlig unabhängig vom bewußten Willen. Die Biofeedback-Methode zeigte, daß die meisten Menschen lernen können, diese Reaktionen bis zu einem gewissen Grad zu steuern. Dadurch können seelische Probleme wie ANGST und körperliche Störungen wie hoher BLUTDRUCK vermieden werden.

Wann hilft diese Therapie?

▶ Biofeedback wird eingesetzt, um Entspannungs- und Meditationstechniken zu erlernen, aber auch, um bestimmten Leiden vorzubeugen. Migräneanfällen (siehe MIGRÄNE) und Verspannungskopfschmerzen (siehe KOPFSCHMERZEN), die mit kalten Händen in Zusammenhang stehen, kann man z. B. dadurch begegnen, daß man die Hauttemperatur steigert. Durch ein Biofeedback-Training konnte in vielen Fällen auch ein hoher BLUTDRUCK ohne medikamentöse Behand-

lung gesenkt werden. HYPERVENTILATION, übermäßige Atemtätigkeit als Symptom von Panik oder ANGST, kann man kontrollieren, indem man mit Hilfe des Biofeedbacks entsprechende Atemtechniken einübt. Darüber hinaus kann man vielen Krankheiten und streßbedingten Beschwerden vorbeugen, indem man bei einem Biofeedback-Training lernt, sich regelmäßig zu entspannen.

Besuch beim Heilpraktiker

Die meisten Patienten, die einen Heilpraktiker aufsuchen, der mit Biofeedback arbeitet, möchten Entspannungstechniken lernen bzw. bestimmte körperliche oder psychische Probleme überwinden. Der Heilpraktiker wählt das geeignete Gerät aus, bei Angstzuständen z. B. einen elektrischen Hautwiderstandsmesser, und erklärt dessen Funktionsweise. Der Patient wird dann an das Gerät so angeschlossen, daß er dessen Signale sehen oder hören kann.

Wer zum erstenmal Erfahrungen mit Biofeedback macht, stellt oft fest, daß er sich um so mehr verkrampft, je intensiver er versucht, die gewünschte Veränderung zu erreichen, etwa die Hauttemperatur zu steigern oder die Spannung der Gesichtsmuskeln zu verringern. Um diese Schwierigkeit zu überwinden, kann der Heilpraktiker eine Reihe spezieller Techniken einsetzen, die auf einer tieferen, weniger bewußten Ebene funktionieren. Hierzu gehören die Zwerchfellatmung, die progressive Muskelentspannung (siehe ENTSPANNUNGS- UND ATEMÜBUNGEN), die AUTOSUGGESTION, die VISUALISATION und die MEDITATION. Bei den meisten dieser Techniken wird der bewußte Wille ausgeschaltet, und man versucht, einen körperlichen Zustand indirekt oder mit Hilfe der Vorstellungskraft zu verändern – man nennt diesen

Vorgang passives Wollen. Haben diese Techniken bei dem Patienten den gewünschten Erfolg, so zeigt das Signal des Biofeedback-Geräts an, daß der Körperzustand beeinflußt wurde. Dadurch wiederum fällt es dem Patienten leichter, die Techniken des passiven Wollens zu erlernen, da er selbst kontrollieren kann, wann er einen Fortschritt erzielt hat, und nun weiß, mit welcher Technik er am besten versucht, sich zu entspannen.

Wenn die Therapie Erfolg haben soll, muß man einige dieser Entspannungstechniken auch zu Hause ohne Biofeedback-Geräte üben. Die meist wöchentlichen Biofeedback-Sitzungen werden so lange fortgesetzt, bis physische Reaktionen willentlich gesteuert werden können. Danach hängt der Erfolg vom regelmäßigen Üben ab.

Standpunkt der Schulmedizin

Biofeedback ist eine der wenigen alternativen Therapien, die auf wissenschaftlichen Grundlagen beruhen. Die meisten Instrumente wurden ursprünglich für den Gebrauch in der medizinischen Forschung entwickelt, und die Messungen werden von der Schulmedizin als genaue Hinweise auf die Vorgänge im Körper anerkannt. Ferner besteht auch kein Zweifel daran, daß durch Meditation und Atemtechniken diese Vorgänge meßbar beeinflußt werden können.

Eine wissenschaftliche Studie Mitte der 70er Jahre kam zu dem Ergebnis, daß etwa ein Drittel der Patienten, die Medikamente gegen hohen Blutdruck einnahmen, nach einem Biofeedback-Training in der Lage waren, ihren Blutdruck auch ohne Arzneimittel auf normalen Werten zu halten. Eine andere Untersuchung ergab, daß das Biofeedback vier von fünf Migränepatienten half, ihre Symptome zu lindern.

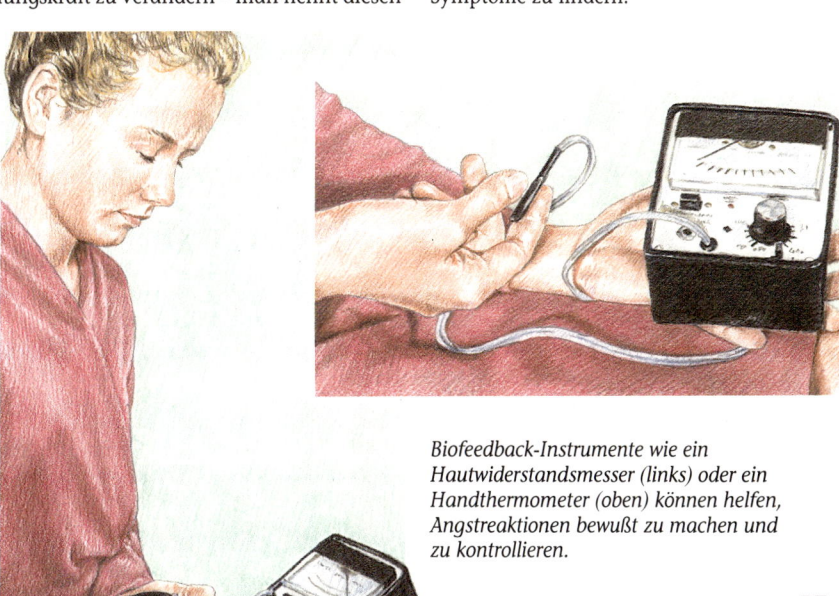

Biofeedback-Instrumente wie ein Hautwiderstandsmesser (links) oder ein Handthermometer (oben) können helfen, Angstreaktionen bewußt zu machen und zu kontrollieren.

BIORHYTHMUS

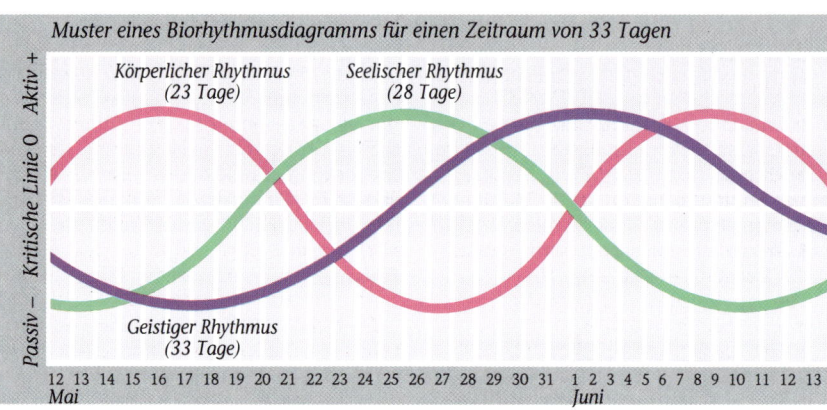

Muster eines Biorhythmusdiagramms für einen Zeitraum von 33 Tagen

Körperlicher Rhythmus (23 Tage)

Seelischer Rhythmus (28 Tage)

Aktiv +

Kritische Linie 0

Passiv −

Geistiger Rhythmus (33 Tage)

12 13 14 15 16 17 18 19 20 21 22 23 24 25 26 27 28 29 30 31 1 2 3 4 5 6 7 8 9 10 11 12 13
Mai   Juni

Jeder kennt das: Man hat gute Tage, an denen alles glattgeht, während umgekehrt an schlechten Tagen trotz größter Anstrengung nichts gelingen will und man sich beim besten Willen nicht konzentrieren kann. Den wenigsten Menschen ist bewußt, daß dieses Auf und Ab der Leistungsfähigkeit ein regelmäßig wiederkehrendes, natürliches Phänomen ist, das nicht nur den Körper, sondern auch Geist und Seele erfaßt und das gesamte Leben bestimmt.

Eine innere Uhr steuert drei Zyklen, die sogenannten Biorhythmen: den körperlichen, den seelischen und den geistigen Rhythmus. Für die körperliche Verfassung dauert der Rhythmus 23 Tage. Er beeinflußt Vitalität, Leistungsfähigkeit, Ausdauer, Selbstbewußtsein, sexuelles Verlangen, Immunität gegen Krankheiten und Genesung. Der Rhythmus für den seelischen Zustand erstreckt sich über 28 Tage und steuert Stimmungen, Nervenreaktionen und schöpferische Fähigkeiten. Die geistige Leistungsfähigkeit wird von einem 33tägigen Rhythmus geregelt, der Entscheidungsfreudigkeit, Gedächtnis und Lernfähigkeit beeinflußt. Jeder Rhythmus kann als Kurve dargestellt werden, die sich über und unter einer horizontalen Linie, der kritischen Linie, bewegt. Diese Kurven geben einen raschen Überblick über Höhen und Tiefen sowie über mögliche kritische Tage (siehe Abb. oben).

Was kann man selbst tun?

▶ Individuelle Biorhythmuskurven können mit Hilfe eines Computers 6 – 12 Monate vorausberechnet werden. Bezugsadressen findet man in Gesundheitszeitschriften und Magazinen für Naturheilkunde. Es gibt auch Bücher, die Anleitungen geben, wie man ein solches Diagramm selbst ausarbeiten kann. Ebenso werden spezielle Rechner für den persönlichen Biorhythmus angeboten.

Warum sollte man seinen Biorhythmus kennen?

Lebt man ständig gegen seine innere Uhr, so drohen gesundheitliche Probleme wie SCHLAFLOSIGKEIT, UNRUHE und NERVOSITÄT, Leistungsschwäche, aber auch Funktionsstörungen innerer Organe. Wer dagegen seinen Biorhythmus kennt, kann sich regelmäßig wiederkehrenden Höhen und Tiefen besser anpassen. Zwar kann eine Biorhythmuskurve nicht anzeigen, ob man in einen Unfall verwickelt wird oder sich mit einer Grippe ansteckt, doch man kann beiden Gefahren durch entsprechende Vorsichtsmaßnahmen vorbeugen. Darüber hinaus sind

viele Heilpraktiker davon überzeugt, daß sich die Chancen einer raschen Genesung nach einer Operation erhöhen, wenn der Operationstermin mit Hilfe eines Biorhythmusdiagramms festgelegt wird.

Standpunkt der Schulmedizin

Biorhythmen bieten eine wissenschaftlich akzeptable Erklärung für Schwankungen der körperlichen, seelischen und geistigen Verfassung des Menschen. Dennoch sind die Meinungen in der Schulmedizin geteilt. Viele Wissenschaftler erkennen den Einfluß von Biorhythmen an, andere halten den Biorhythmus für zu ungenau, um auf dieser Grundlage den Zustand eines Patienten vorauszubestimmen und die Behandlung daran auszurichten.

Fest steht, daß eine innere Uhr des Körpers eine Reihe von Lebensrhythmen regelt: die Körpertemperatur, den Hormonspiegel, den weiblichen Menstruationszyklus und andere Funktionen. Die Erdumdrehung bewirkt einen täglichen Schlaf- und Wachrhythmus, und die Jahreszeiten bringen Veränderungen der Antriebskraft und der Stimmungen mit sich. Wissenschaftliche Untersuchungen zeigen, daß Menschen zu bestimmten Tageszeiten zu unterschiedlichen Spitzenleistungen fähig sind. So soll die beste Zeit zum Lernen kurz vor dem Schlafengehen sein, während die Mittagszeit als günstigster Zeitpunkt für wichtige Entscheidungen gilt.

Es sind jedoch weitere Forschungen notwendig, ehe man genau festlegen kann, welche Rolle Biorhythmen für die Gesundheit bzw. die Entstehung von Krankheiten spielen. Obwohl Fälle dokumentiert wurden, die die These von den kritischen Tagen für die Gesundheit unterstützen, gibt es keine eindeutigen Beweise. Untersuchungen von Unfallursachen im Straßenverkehr zeigten keine besondere Verbindung zu Biorhythmen. Auch Tests mit Piloten amerikanischer Fluggesellschaften in den 70er Jahren führten zu unterschiedlichen Ergebnissen.

Muster eines Biorhythmusdiagramms

Die drei Kurven (rot für die körperliche, grün für die seelische, lila für die geistige Verfassung) zeigen die jeweiligen Schwankungen für einen Zeitraum von 33 Tagen an. Die durchgezogene weiße Linie in der Mitte ist die kritische Linie. Liegt eine Kurve darüber, zeigt das eine aktive Phase an; liegt sie unter der kritischen Linie, befindet man sich in der passiven Phase, in der man Energie für den nächsten Aufschwung sammelt. Kritische Tage sind jene, an denen eine Kurve die kritische Linie oder eine andere Kurve kreuzt.

BLACKOUT

Dieses kurzzeitige Aussetzen des Bewußtseins tritt auf, wenn das Gehirn nicht genügend Sauerstoff erhält. Für diesen Sauerstoffmangel kann ein Absinken des BLUTDRUCKS verantwortlich sein, z. B. wenn man zu rasch aufsteht oder lange Zeit stehen muß. Wer gelegentlich solche Bewußtseinslücken hat, sollte sich unbedingt in Behandlung begeben, um die genauen Ursachen abklären zu lassen.

BLÄHUNGEN

Bei einer übermäßigen Ansammlung von Gasen im Verdauungstrakt kommt es zu Blähungen, die erhebliche Beschwerden und peinliche Situationen verursachen können. Hastiges Essen, bei dem man verstärkt Luft schluckt, begünstigt das Entstehen von Blähungen. In diesem Fall hilft es bereits, wenn man langsamer ißt und gründlich kaut. Auch kohlensäurehaltige Getränke können eine Ursache sein, die sich jedoch leicht vermeiden läßt. Oft entstehen Blähungen aber auch dadurch, daß bestimmte Nahrungsmittel nicht ausreichend abgebaut werden und die Überreste im Darm zu gären und zu faulen anfangen.

Zu diesen blähenden Nahrungsmitteln gehören Bohnen, Rosenkohl, Brokkoli, Weißkraut, Blumenkohl, Gurken, grüner Paprika, grüner Salat, Nüsse, Zwiebeln, Erbsen, Rettiche, rohe Äpfel, Melonen und Pflaumen. Wer merkt, daß der Genuß dieser Nahrungsmittel Blähungen auslöst, sollte sie vom Speisezettel streichen.

Gemeinsam mit Blähungen treten oft auch ein aufgetriebener Bauch, häufiges Aufstoßen sowie VERSTOPFUNG auf. Hält dieser Zustand über längere Zeit an oder kommen Schmerzen hinzu, sollte man sich in Behandlung begeben. Ein Magengeschwür (siehe GESCHWÜRE), eine Zwerchfellhernie, bei der sich Baucheingeweide in den Brustraum verlagern, oder andere ernsthafte Erkrankungen können nämlich ähnliche Symptome hervorrufen.

Was kann man selbst tun?

▶ Ein 24stündiges FASTEN reinigt das Verdauungssystem. Anschließend beginnt man wieder mit leichtverdaulicher Kost, wobei man darauf achtet, daß man Kohlenhydrate und Eiweiß getrennt zu sich nimmt (siehe HAYSCHE TRENNKOST). KNOBLAUCH wirkt im Verdauungstrakt desinfizierend und kann dadurch helfen, die Ursachen der lästigen Blähungen zu beseitigen. Auch abwechselnde heiße und kalte Bauchkompressen können die Beschwerden lindern.

Blähungen vorbeugen kann man, indem man die Speisen mit Thymian, Salbei, Majoran und Rosmarin würzt oder nach der Mahlzeit Kümmelkörner oder eine Nelke kaut. Pfefferminztee und jeweils 1 Tasse Kamillentee zwischen den Mahlzeiten helfen Blähungen abzubauen und durch die Gasansammlung bedingte Krämpfe zu lösen.

Was der Heilpraktiker rät

PFLANZENHEILKUNDE Drei wichtige Verdauungshilfen, die die Magen- und Darmtätigkeit anregen, sind Kümmel, Fenchel und Anis. Man kann sie als Tee trinken oder als pflanzliche Arzneimittel, sogenannte Phytopharmaka, einnehmen. Blätter und Rinde des Harongabaums regen nicht nur die Gallensäfte an, sondern wirken auch auf die Bauchspeicheldrüse günstig, die für die Fettverdauung zuständig ist.

HOMÖOPATHIE Manchmal wird man plötzlich von einem Heißhunger auf Süßes überfallen, das man dann aber nicht verträgt. Die Folge sind Aufstoßen und Blähungen. Hier wird es der Heilpraktiker mit *Argentum nitricum* versuchen. Bei großem Klopfschall im Bauch, Aufstoßen und Magendrücken, Druck aufs Herz sowie einer Abneigung gegen fette Speisen kann *Carbo vegetabilis* hilfreich sein. *Lycopodium* wird empfohlen, wenn ein Heißhungeranfall bereits nach ein paar Bissen gestillt ist und sich gleich darauf Völlegefühl und saures Aufstoßen einstellen.

AROMATHERAPIE Für eine Massage des Bauches können ätherische Öle gemischt werden. Geeignet ist z. B. eine Mixtur aus Basilikum, Salbei, Pfefferminze und Myrrhe in einem Trägeröl oder einer Lotion. Massiert wird im Uhrzeigersinn, beginnend um den Nabel.

Standpunkt der Schulmedizin

Ärzte stimmen darin überein, daß eine einfache, aber gut gekaute Kost mit wenig Zucker und Fett Blähungen vorbeugen kann. Auch der Genuß von Kaffee sollte eingeschränkt werden. Ausreichend BEWEGUNG hilft gegen Blähungen, und Bauchmassagen und Kompressen bringen ebenfalls Erleichterung. Ein traditionelles Mittel gegen Blähungen sind Kohletabletten, die rasche Abhilfe schaffen. In schlimmeren Fällen verordnet der Arzt oft Enzyme.

BLASEN

Blasen sind kleine Hautschwellungen über mit Flüssigkeit gefüllten Hohlräumen. Sie können durch ständige Reibung, z. B. bei schlechtsitzenden Schuhen, durch Verbrennungen, SONNENBRAND, INSEKTENSTICHE oder durch den Kontakt mit aggressiven Substanzen verursacht werden. Auch bei einigen Infektionskrankheiten, wie z. B. HERPES SIMPLEX, WINDPOCKEN, GÜRTELROSE und EITERFLECHTE, können Blasen auftreten.

Normalerweise sind nur die oberen Hautschichten betroffen, und die Blasen heilen innerhalb einer Woche ab. Fangen sie jedoch an zu schmerzen, werden rot oder entzünden sich, sollte man sich in Behandlung begeben. Das gilt auch, wenn Blasen ohne erkennbaren Grund entstanden sind.

Was kann man selbst tun?

▶ Damit die Blasen schnell abheilen, legt man Kohlblätter 5 Minuten lang in fast kochende Milch, läßt sie abkühlen und gibt sie

dann als Breiumschlag auf die Haut. Diesen Umschlag läßt man 5–10 Minuten einwirken. Man kann auch einen starken Absud aus Walnußblättern als Kompresse auf die Blasen geben. Eine Salbe aus Melissenextrakt, die man in Apotheken bekommt, lindert und heilt. Eine weitere Möglichkeit ist, die Blasen vorsichtig mit Lavendelöl zu betupfen.

Standpunkt der Schulmedizin

Ist eine Infektion die Ursache der Blasenbildung, werden wahrscheinlich Antibiotika verschrieben. Oft sind auch Untersuchungen für eine genaue Diagnose nötig.

BLASEN-BESCHWERDEN

Zu den häufigsten Blasenbeschwerden zählt die INKONTINENZ, das Unvermögen, den Harn zurückzuhalten. Da den meisten Betroffenen das Problem sehr peinlich ist, sprechen sie nur ungern darüber. Inkontinenz ist aber – besonders bei älteren Menschen – weiter verbreitet, als man gemeinhin annimmt.

Man unterscheidet verschiedene Formen der Blaseninkontinenz:

Streßinkontinenz Hiervon sind Frauen am häufigsten betroffen. Durch eine Entbindung oder Operation sind die Beckenmuskeln so geschwächt, daß jede körperliche Belastung und selbst Husten oder Niesen zu einem unfreiwilligen Urinabgang führen.

Dranginkontinenz Von diesem zwanghaften Harndrang, der nicht willkürlich unterdrückt werden kann, sind beide Geschlechter betroffen. Oft erreichen die Betroffenen die Toilette nicht mehr rechtzeitig. Diese Form der Inkontinenz ist häufig psychosomatisch (siehe PSYCHOSOMATIK) bedingt.

Harnträufeln Dieses Problem betrifft vor allem ältere Männer: Einige Tropfen Urin treten aus, ohne daß die Betroffenen etwas bemerken. Oft sind PROSTATABESCHWERDEN die Ursache dafür, daß die Blase nie richtig entleert ist und auch nach jedem Wasserlassen ständig Urin austropft.

Warnung Jede Form der Inkontinenz kann auch von einer BLASENENTZÜNDUNG, einem Schlaganfall oder einer Nervenschädigung durch eine Wirbelsäulenverletzung herrühren. Eine genaue Diagnose der Ursachen ist daher wichtig! Blasenkrebs und Blasensteine gehen ebenfalls mit Symptomen von Inkontinenz einher. Risikofaktoren für Blasenkrebs sind häufiger Kontakt mit Lösungsmitteln und das RAUCHEN. Oft treten anfangs keinerlei Symptome auf, sondern erst, wenn der Tumor schon relativ groß ist. Dann zeigen sich Blut und Schleim im Urin. Bei diesen Symptomen muß man sich sofort in Behandlung begeben!

Was kann man selbst tun?

▶ Blasenprobleme wie Inkontinenz werden oft noch durch VERSTOPFUNG verschlimmert. Eine ballaststoffreiche Ernährung (siehe BALLASTSTOFFE) reguliert die Verdauung. Auch Übergewicht drückt zusätzlich auf die Blase. Dem kann man mit einer kalorienarmen, vollwertigen Ernährung (siehe ERNÄHRUNG UND GESUNDHEIT) vorbeugen. Regelmäßige BEWEGUNG, speziell zur Stärkung der Unterleibs- und Beckenmuskeln, ist ebenfalls empfehlenswert. Um Blasenbeschwerden vorzubeugen, sollte man versuchen, regelmäßig – etwa alle 2 Stunden – die Blase zu entleeren, auch wenn man keinen Harndrang verspürt.

Was der Heilpraktiker rät

PFLANZENHEILKUNDE Zur Behandlung von Inkontinenz empfiehlt man getrockneten Kürbissamen, Sägepalme (Sabal), Brennessel, Zitterpappel, Quecke und das Kleinblättrige Weidenröschen, die als Tee oder als Fertigarzneimittel eingenommen werden können. Sie stärken die Blase und beeinflussen die Prostata günstig.

Standpunkt der Schulmedizin

Auch die Schulmedizin vertritt bei Blasenbeschwerden den Standpunkt, daß vorbeugen besser ist als heilen. Ist eine Blaseninfektion die Ursache der Inkontinenz, wird der Arzt ein Antibiotikum verschreiben. Bei Prostataproblemen oder Blasensteinen ist möglicherweise eine Operation erforderlich.

BLASEN-ENTZÜNDUNG

Schmerzen und Brennen beim Wasserlassen, ständiger Harndrang mit dem Gefühl, daß sich die Blase nicht ganz entleeren läßt, Schmerzen in Unterleib und Rücken – all diese Symptome einer Blasenentzündung sind vielen Frauen nur allzu bekannt. Zur Entzündung der Blasenschleimhaut kommt es meist dadurch, daß Darmbakterien vom After in die Harnröhre und in die Blase gelangen. Auch Nahrungsmittelallergien (siehe ALLERGIEN), eine Überempfindlichkeit gegenüber Chemikalien, die in Seifen enthalten sein können, Verletzungen beim Geschlechtsverkehr oder SOOR im Scheidenbereich können die Entzündung auslösen. Die Symptome können nur ganz schwach, aber auch sehr stark sein, manchmal verschwinden sie innerhalb von wenigen Stunden, in anderen Fällen können sie sich wochenlang hinziehen.

Vor allem Frauen sind für Blasenentzündungen sehr anfällig, und viele werden immer wieder von diesem Leiden heimgesucht. Männer dagegen sind nur selten betroffen, weil die Darmbakterien einen weiteren Weg zur männlichen Harnröhre zurücklegen müssen. Bei Kindern tritt eine Blasenentzündung häufig in Verbindung mit VERSTOPFUNG auf, die dann Druck auf die Blase ausübt.

Warnung Bei Blasenentzündung sollte man nicht selbst herumlaborieren, sondern sich möglichst rasch in Behandlung begeben. Das gilt ganz besonders, wenn sich Blut im Urin befindet. Eine unbehandelte Blasenentzündung kann chronisch werden und zu den Nieren aufsteigen.

Was kann man selbst tun?

▶ Zusätzlich zu den Empfehlungen des Heilpraktikers können Frauen zu Hause unterstützende Maßnahmen ergreifen. Nach jedem Wasserlassen spült man mögliche Krankheitserreger ab, indem man abgekochtes kühles Wasser über die Harnröhrenöffnung gießt. Dazu setzt man sich auf den Toilettensitz und lehnt sich leicht zurück. Anschließend tupft man den Schei-

denbereich mit Toilettenpapier trocken, wobei man darauf achtet, daß der Analbereich nicht berührt wird. Nach dem Stuhlgang sollte man den After immer von vorn nach hinten abwischen und danach den Analbereich mit warmem Wasser und einer milden Waschlotion reinigen und sorgfältig mit sauberer Watte abtrocknen.

Bei einer Blasenentzündung sollte die Ernährung frei von Reizstoffen sein. Darum werden scharf gewürzte Gerichte vom Speiseplan gestrichen und Tee, Kaffee und andere koffeinhaltige Getränke durch Kräutertees, Fruchtsäfte und Getreidekaffee ersetzt. Empfehlenswert sind täglich 2–3 Gläser gemischter Apfel- und Karottensaft. Auch kalte und heiße Sitzbäder können helfen.

Was der Heilpraktiker rät

Durch Untersuchungen und Befragen des Patienten wird der Heilpraktiker die Ursache der Blasenentzündung herauszufinden versuchen. Häufig werden Allergietests gemacht und ein Diätplan mit reizarmen Spei-

Erste Hilfe bei Blasenentzündung

Sobald sich die ersten Symptome ankündigen, sollte man unverzüglich die hier angegebenen Maßnahmen ergreifen und sich dann so bald wie möglich in Behandlung begeben.

Etwa alle 20 Minuten 0,5 l Wasser oder schwachen Kamillentee trinken, um Krankheitserreger auszuspülen.

Eine Wärmflasche in Handtücher wickeln und damit Rücken- und Beckenbereich warm halten.

Alle 3 Stunden 1 TL Natriumbicarbonat in 1 Glas Wasser auflösen und trinken. Dadurch wird der Urin weniger sauer, so daß sich Bakterien nicht so rasch vermehren können und das Brennen und Schmerzen beim Wasserlassen nachlassen.

Warnung Wer unter hohem Blutdruck oder Herz-Kreislauf-Störungen leidet, sollte erst den Heilpraktiker oder Arzt fragen, bevor er Natriumbicarbonat nimmt.

Im Bereich des Harnröhreneingangs Naturjoghurt mit lebenden Bakterienkulturen auftragen. Das hilft bei der Bekämpfung von Krankheitserregern.

Keine Zitrus- oder anderen sauren Früchte essen und essighaltige Speisen sowie tierisches Eiweiß (z. B. in Eiern, Fisch, Fleisch und Käse) meiden; sie machen den Urin sauer und das Wasserlassen schmerzhaft.

sen aufgestellt. Bei Soor kann eine Diät nötig sein, die alle Lebensmittel ausschließt, die Hefe enthalten, z. B. Brot, Käse, Wein und Bier. Manchmal wird auch ein zweitägiges Fasten, gefolgt von einer Rohkostdiät (siehe ROHKOST), empfohlen.

PFLANZENHEILKUNDE Als Blasentee empfiehlt sich ein Aufguß aus einer Kräutermischung aus Bärentraube, Bruchkraut, Salbei und Schachtelhalm. Man trinkt davon 3mal täglich 1 Tasse, bis die Symptome nachlassen.

Auch Gerstenschleim hat eine besänftigende, sanft harntreibende Wirkung, die bei einer Blasenentzündung hilfreich sein kann. Man gibt 100 g Gerste in einen Topf, gießt so viel Wasser zu, daß sie bedeckt ist, und bringt alles zum Kochen. Dann gießt man die Flüssigkeit ab und gibt 0,5 l kaltes Wasser über die Gerste. Man fügt die Schale einer halben unbehandelten Zitrone hinzu und läßt die Gerste zugedeckt auf kleiner Flamme köcheln, bis sie weich ist. Die überschüssige Flüssigkeit gießt man ab und fügt dem Gerstenschleim dann noch 1–2 EL Honig zu.

HOMÖOPATHIE *Cantharis* sowie *Staphysagria* können das Brennen und die Schmerzen beim Wasserlassen lindern. *Sarsaparilla* hilft vor allem, wenn Blasenkrämpfe auftreten und starker Harndrang vorhanden ist.

AROMATHERAPIE Man kann täglich 3–4 Tassen Kräutertee mit jeweils 1 Tropfen Wacholder- und Eukalyptusöl trinken. Hilfreich ist auch 1–2mal täglich ein 10minütiges warmes Bad mit insgesamt 8 Tropfen dieser ätherischen Öle. Weitere geeignete Öle sind u. a. Bergamotte, schwarzer Pfeffer, Kajeput, Fenchel, Weihrauch, Lavendel, Kiefer und Sandelholz.

FUSSREFLEXZONENMASSAGE Es werden die Reflexzonen der Blase massiert sowie die Zonen, die den Nieren, den Harnleitern, den Lymphknoten des Beckens, den Nebennieren, der Hirnanhangsdrüse und bei Männern der Prostata zugeordnet sind.

Standpunkt der Schulmedizin

Bei einer Blasenentzündung ist immer eine Behandlung nötig, um Komplikationen zu vermeiden. Zwar bilden sich die Symptome einer akuten Blasenentzündung nach einiger Zeit auch ohne Behandlung zurück, doch die Infektion bleibt bestehen und kann chronisch werden oder zu den Nieren aufsteigen, so daß die Gefahr einer Nierenbeckenentzündung besteht.

Grundsätzlich empfiehlt auch die Schulmedizin bei einer Blasenentzündung Ruhe und eine hohe Flüssigkeitsaufnahme. Als Medikamente werden Sulfonamide oder Antibiotika eingesetzt.

Blasenentzündung: Was tun, was lassen?

● Auf sorgfältige Körperpflege achten.
● Starke Vibrationen, z. B. lange Motorradfahrten, meiden.
● Wenn man den Verdacht hat, daß die Pille, Kondome, ein Pessar oder Diaphragma die Blasenentzündung auslösen, sollte man natürliche Methoden der EMPFÄNGNISVERHÜTUNG in Betracht ziehen.
● Statt Tampons Binden verwenden.
● Im Intimbereich keine parfümierten Seifen, Puder oder anderen Toilettenartikel verwenden sowie auf Sprays verzichten.
● Unterwäsche mit Schmierseife oder Seifenflocken waschen, da Waschpulver zu Hautreizungen führen können. Seifenreste stets gut ausspülen.
● Bei trockener Scheide kann eine Gleitcreme den Geschlechtsverkehr erleichtern und Reizungen vermeiden. Wasserlassen unmittelbar nach dem Geschlechtsverkehr kann helfen, mögliche Krankheitserreger auszuspülen.
● Unterwäsche aus reiner Baumwolle, locker sitzende Kleidung und lieber Strümpfe als Strumpfhosen tragen, damit die Luft frei zirkulieren kann.
● Zur Toilette gehen, sobald man das Bedürfnis verspürt. Das Zurückhalten von Urin ermöglicht die Vermehrung von Bakterien.
● Den Unterleib vor Hitze und Kälte schützen: nicht auf eiskalte Böden oder auf eine Heizung setzen.
● Nach dem Schwimmen sofort die nasse Badekleidung auszuziehen.

BLINDDARM-ENTZÜNDUNG

Die Blinddarmentzündung oder Appendizitis ist eigentlich eine Entzündung des wurmförmigen Fortsatzes des Blinddarms. Eine leichte Entzündung des Wurmfortsatzes verursacht gelegentlich Beschwerden im rechten Unterbauch und kann chronisch sein. Doch obwohl die dumpfen Schmerzen über Monate hinweg immer wieder auftreten können, kann eine chronische Blinddarmentzündung von selbst wieder zurückgehen.

Die Symptome einer akuten Blinddarmentzündung dagegen entwickeln sich innerhalb von 4–48 Stunden und beginnen mit einem diffusen Schmerz in der Nabelgegend, Übelkeit und manchmal Erbrechen. Der Kranke verweigert gewöhnlich Essen und Trinken und leidet häufig auch an VERSTOPFUNG. Nach einigen Stunden verstärkt sich der Schmerz und verlagert sich in den rechten Unterbauch. Die Temperatur kann bis auf 39 °C ansteigen, und meist riecht der Atem des Patienten unangenehm. Auch wenn der Schmerz nach einigen Stunden wieder verschwinden sollte, muß bei Verdacht auf eine akute Blinddarmentzündung sofort der Arzt gerufen werden. Werden die Symptome einer akuten Blinddarmentzündung übersehen und keine entsprechenden Maßnahmen eingeleitet, kann der Wurmfortsatz platzen und eine lebensgefährliche Bauchfellentzündung verursachen. Bei akuter Blinddarmentzündung muß der Wurmfortsatz immer operativ entfernt werden.

Warnung Gegen eine akute Blinddarmentzündung kennt die Naturheilkunde kein sicheres Mittel. In China behandelt man die Krankheit manchmal mit Akupunktur, doch in der westlichen Welt hält man es für zu gefährlich, die notwendige Operation hinauszuzögern.

Blinddarmentzündung: Was tun, was lassen?

● Bei Symptomen, die auf eine akute Blinddarmentzündung hindeuten, sofort einen Arzt rufen.
● In der Zwischenzeit hinlegen und auf den schmerzenden Bereich einen Eisbeutel legen.
● Nichts essen oder trinken, bei Durst den Mund mit etwas Wasser ausspülen.
● Keine Abführ- oder Schmerzmittel oder andere Medikamente einnehmen.

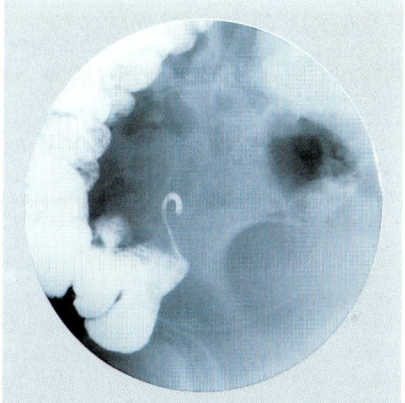

Wenn sich der unscheinbare hakenförmige Appendix, der Wurmfortsatz des Blinddarms, entzündet, ist meist eine Operation unumgänglich, bei der er entfernt wird.

BLUTARMUT

Blutarmut oder Anämie ist ein Mangel an der sauerstofftransportierenden Substanz Hämoglobin im Blut. Blutarmut wird verursacht durch starken einmaligen oder durch schwächere chronische Blutverluste – auch durch starke Menstruationsblutungen –, durch das Unvermögen des Körpers, genügend rote Blutkörperchen zu produzieren, oder auch durch eine angeborene Störung der Blutbildung. Zu den Symptomen zählen SCHWINDEL, MÜDIGKEIT, KOPFSCHMERZEN, SCHLAFLOSIGKEIT, Atemnot, Blässe, SEHSTÖRUNGEN, geschwollene Knöchel, Appetitlosigkeit, kalte Hände und Füße, Herzbeschwerden und andere untypische Warnzeichen. Die häufigsten Formen der Blutarmut sind Eisenmangelanämie, perniziöse Anämie, Megaloblastenanämie und Sichelzellenanämie.

Die weitverbreitete Eisenmangelanämie wird – wie der Name schon sagt – durch einen Mangel an Eisen verursacht, der durch unzureichende Ernährung, Blutverlust, Krankheit oder eine Infektion entstanden sein kann. Vor allem schwangere Frauen leiden häufig darunter.

Die perniziöse Anämie entsteht, wenn ein Magenenzym, der *Intrinsic factor*, fehlt und der Körper aus diesem Grund nicht genügend Vitamin B_{12} zur ausreichenden Blutbildung aufnehmen kann. Dies kann an einer Störung des IMMUNSYSTEMS liegen oder durch bestimmte Medikamente verursacht werden. Vor allem Vegetarier und Menschen mit der Blutgruppe A können unter dieser Form der Blutarmut leiden.

Die Megaloblastenanämie entsteht durch einen Mangel an Folsäure, einem Vitamin des B-Komplexes, das in Leber und frischem Gemüse vorkommt. Schwangere Frauen und ältere Menschen sind am häufigsten davon betroffen.

Die Sichelzellenanämie ist eine vererbte Blutstörung, die fast ausschließlich bei Schwarzen vorkommt.

Bei Blutarmut ist immer eine genaue Abklärung der Ursachen notwendig, bevor mit einer gezielten Behandlung begonnen werden kann.

Was kann man selbst tun?

▶ Bei Eisenmangelanämie wird empfohlen, reichlich eisenhaltige Nahrungsmittel zu sich zu nehmen, z. B. dunkelgrünes Blattgemüse, Nüsse, Rosinen, Bierhefe, Weizenkeime, Erdbeeren, Petersilie, Brennesseln, Kohlrabi, Mandarinen, Aprikosen und Kürbiskerne. Auch Innereien wie Leber und Nieren enthalten viel Eisen. Ab und zu kann man auch 1 Glas Rotwein trinken.

Bei perniziöser Anämie, die durch einen Mangel an Vitamin B_{12} gekennzeichnet ist, sollte dieses Vitamin mit der Ernährung verstärkt zugeführt werden. Es ist beispielsweise in Milchprodukten, Eiern, Leber und Nieren enthalten.

Bei jeder Form von Blutarmut sollte man täglich Rohkostsäfte trinken, z. B. Spinat-, Karotten-, Rote-Bete-, Brennessel- und Meerrettichsaft. Melasse unterstützt die Bildung roter Blutkörperchen, und auch BLÜTENPOLLEN in hoher Dosierung können helfen.

Was der Heilpraktiker rät

Bevor der Heilpraktiker eine gezielte Behandlung einleiten kann, muß er zunächst die Ursache der Blutarmut feststellen. Je nachdem, was die Untersuchung ergibt, kann er dann individuell zugeschnittene Ratschläge zur Vermeidung von STRESS, zur Ernährung und allgemeinen Lebensweise geben. Möglicherweise empfiehlt er auch Mittel zur Nahrungsergänzung, beispielsweise gut verdauliche Eisenpräparate, die zusammen mit Vitamin C zu jeder Mahlzeit eingenommen werden, oder Zink.

PFLANZENHEILKUNDE Der Heilpraktiker kann ein Pflanzentonikum verordnen, das bei Blutarmut kräftigend wirkt und das vor allem aus Kräutern wie Petersilie, Brennesseln und Rübenkraut besteht, die Eisen sowie die Vitamine B und C enthalten. Das Bitterkraut Enzian reguliert das Verdauungssystem und fördert die Aufnahme von Nährstoffen wie Eisen.

Ein gutes Stärkungsmittel bei Blutarmut ist auch Tausendgüldenkrautwein: 60 g Tausendgüldenkrautblätter, -blüten und -stengel sowie einige Wacholderbeeren werden mit 1 l Weißwein übergossen. Man läßt alles 1 Woche lang ziehen, gießt es dann durch ein Sieb und süßt den Wein je nach Bedarf mit Honig. Von diesem Tonikum trinkt man 1–2 Wochen lang täglich 1 Weinglas vor jeder Hauptmahlzeit. Der Tausendgüldenkrautwein regt das Verdauungssystem sowie die Nierentätigkeit an. Auch wenn die Kur beendet ist, kann man gelegentlich noch 1 Glas davon trinken, z. B. dann, wenn die Verdauung einmal nicht funktioniert.

HOMÖOPATHIE Die Einnahme von *Ferrum arsenicosum* und *Ferrum metallicum* kann dazu beitragen, das Bluteisen zu ersetzen. Bei perniziöser Anämie soll *Arsenicum* helfen, während man blassen, empfindlichen Menschen von schwacher Konstitution, die rasch überanstrengt sind und außer Atem kommen, *Phosphorus* empfiehlt. *China* kann nach Blutverlusten und damit verbundener Erschöpfung helfen.

AROMATHERAPIE Bei Blutarmut helfen die ätherischen Öle der Römischen Kamille und Zitrone. Man vermischt je 10 Tropfen mit 3 EL (50 ml) Salatöl und reibt damit täglich den gesamten Körper nach dem Duschen oder Baden ein. Auch täglich 1 Tasse schwarzer Tee – heiß oder kalt – mit 2 Tropfen Zitronen- und 1 Tropfen Kamillenöl wird empfohlen.

MOXABEHANDLUNG Zusätzlich zu einer anderen Therapie kann eine Moxabehandlung kräftigend wirken. Man beraumt 6–8 Sitzungen an, die gleichmäßig über einen Zeitraum von 4–6 Monaten verteilt werden. Die Reizpunkte, die den Akupunkturpunkten entsprechen (siehe AKUPUNKTUR), befinden sich auf dem Rücken, am unteren Rumpf sowie an den Armen und Beinen.

Standpunkt der Schulmedizin

Auch unter Schulmedizinern herrscht Einigkeit darüber, daß eine ergänzende Zufuhr von Eisen, Vitamin B_{12} oder Folsäure in Form von Medikamenten sowie Nahrungsmittel, die reich an diesen Nährstoffen sind, bei Blutarmut helfen können. Voraussetzung ist jedoch auch hier eine genaue ärztliche Diagnose. Oft muß die einer Blutarmut zugrundeliegende Störung behandelt werden.

BLUTDRUCK

Wenn das Blut vom Herz in die Gefäße strömt, übt es Druck auf die Gefäßwände aus. Man unterscheidet dabei den systolischen und den diastolischen Blutdruck. Der systolische Blutdruck, die höhere Zahl bei der Blutdruckmessung, bezeichnet den höchsten Druck, der dann auf die Arterien ausgeübt wird, wenn das Herz gerade pumpt. Die niedrigere Zahl bezeichnet den diastolischen Blutdruck, den niedrigsten Druck in den Arterien zwischen zwei Herzschlägen. Der Blutdruck unterliegt tageszeitlichen Schwankungen, die auf äußere Einflüsse wie Nahrungsaufnahme, Bewegung, STRESS u. a. zurückzuführen sind. Um zuverlässige Blutdruckwerte zu erhalten, sind daher an verschiedenen Tagen mehrere Messungen nötig. Regelmäßige Blutdruckkontrollen sind grundsätzlich ratsam, vor allem zu hoher, oft aber auch zu niedriger Blutdruck behandelt werden muß.

Blutdruckwerte bis zu 140/90 werden bei Erwachsenen normalerweise als unbedenklich betrachtet. Werte bis zu 160/95 liegen im Grenzbereich und gelten als erhöhter Blutdruck, bei noch höheren Werten spricht man eindeutig von Bluthochdruck oder Hypertonie. Werte unter 110/70 dagegen werden als niedriger Blutdruck oder Hypotonie bezeichnet.

Bluthochdruck tritt am häufigsten bei Männern und im mittleren Lebensalter auf –

bereits jeder zehnte leidet heute an Hypertonie. Oft ist dem Betroffenen dieses Problem gar nicht bewußt, da gewöhnlich keine Symptome auftreten. Gelegentlich kommt es allerdings zu KOPFSCHMERZEN, SCHWINDEL und OHRENSAUSEN. Meistens rührt der Bluthochdruck von einer ungesunden Lebensweise her – von zu hohem Alkoholkonsum (siehe ALKOHOLISMUS), zu salzhaltiger Ernährung, von Übergewicht und zuwenig BEWEGUNG. ARTERIENVERKALKUNG, bei Frauen das Einnehmen von Antibabypillen, RAUCHEN und eine erbliche Veranlagung zu hohem Blutdruck sind weitere Faktoren. In manchen Fällen kann die Ursache eine Nierenstörung sein, und auch in der SCHWANGERSCHAFT kann der Blutdruck in gefährliche Bereiche ansteigen.

Hoher Blutdruck muß gesenkt werden, da er das Risiko, an ANGINA PECTORIS zu erkranken, einen Herzinfarkt, Schlaganfall oder Blutsturz zu erleiden, erhöht und NIERENBESCHWERDEN hervorrufen kann.

Was kann man selbst tun?

▶ Bei Bluthochdruck sollte man sich vorwiegend mit viel frischem Obst, Gemüse, Vollkorngetreide, Bohnen, Fisch und Geflügel ernähren (siehe ERNÄHRUNG UND GESUNDHEIT). Zwiebeln, KNOBLAUCH und Erdbeeren können blutdrucksenkend wirken, und HONIG trägt zur Beruhigung der Nerven bei. Erstaunlicherweise soll auch der regelmäßige Genuß von Kirschsaft helfen, einen hohen Blutdruck zu senken. Empfohlen wird außerdem, verstärkt BALLASTSTOFFE zu sich zu nehmen, während man mit Salz, Zucker, tierischen Fetten und rotem Fleisch sparsam umgehen sollte (siehe FETTARME KOST, siehe SALZARME KOST). Statt schwarzem Tee, Kaffee und anderen koffeinhaltigen Getränken trinkt man besser KRÄUTERTEES, Fruchtsäfte, Getreidekaffee oder MINERALWASSER.

Zusätzlich zu einer Ernährungsumstellung können auch abwechselnd heiße und kalte Fußbäder, 2mal täglich angewandt, blutdrucksenkend wirken.

Besonders wichtig bei Bluthochdruck ist es, STRESS weitgehend abzubauen. Im Berufsleben sollte man daher an die Stelle von Konkurrenzdenken, mit dem man sich oft selbst unter Druck setzt, ein kooperatives Miteinander treten lassen. Auch sollte man möglicherweise seinen Tagesablauf ändern, um mehr Zeit zum Entspannen und für körperliche Bewegung zu gewinnen.

Insbesondere einem regelmäßigen Ausdauertraining (siehe SPORT UND TRAINING) schreibt man bei Bluthochdruck positive Wirkungen zu. Während einer kurzfristigen körperlichen Belastung steigt der systolische Blutdruck an, bei einem Hypertoniker, der ja schon im Ruhezustand einen zu hohen Blutdruck hat, noch mehr als bei anderen Men-

Die Blutdruckmessung

Der Blutdruck wird mit einer Gummimanschette gemessen, die fest um den Oberarm gelegt wird und mit einem Druckmeßgerät (Manometer) verbunden ist. Die Manschette wird aufgepumpt, bis sie genügend Druck ausübt, um den Blutstrom in der Hauptarterie des Armes zu stoppen. Das Stethoskop wird auf die Ellbeuge aufgesetzt, und über ein Ventil wird langsam die Luft aus der Manschette abgelassen. Wenn der Manschettendruck so weit abgesunken ist, daß das Blut mit der Pulswelle die Manschette wieder passieren kann, sind im Stethoskop Strömungsgeräusche zu hören. Der obere Blutdruckwert, der systolische Druck, wird auf dem Manometer in dem Moment abgelesen, in dem das erste Geräusch im Stethoskop zu hören ist, der untere Blutdruckwert, der diastolische Druck, dann, wenn die Strömungsgeräusche aufhören.

Wichtig ist es, bei der Blutdruckmessung möglichst entspannt zu sein. Körperliche Verspannungen sowie Aufregung und Nervosität können die Werte erhöhen. Hochdruckkranke und Gefährdete sollten ihren Blutdruck regelmäßig selbst messen und die Werte ihrem Arzt oder Heilpraktiker vorlegen.

schen. Nach einem Ausdauertraining jedoch, das länger als 15 Minuten dauert, kann man selbst bei Menschen mit hohem Blutdruck noch 1 Stunde danach einen deutlichen Blutdruckabfall nachweisen. Regelmäßiges Ausdauertraining kann also eine bleibende Blutdrucksenkung bewirken. Darüber hinaus hat sportliche Betätigung noch andere positive Effekte, die die blutdrucksenkende Wirkung verstärken können: Eventuell bestehendes Übergewicht wird reduziert, und durch das Schwitzen werden vermehrt Wasser und Kochsalz ausgeschieden. Außerdem hilft sportliche Bewegung, Streß und Spannungen abzubauen.

Warnung Um mögliche Risiken zu vermeiden, sollte man unbedingt seinen Arzt oder Heilpraktiker um Rat fragen, bevor man mit einem Ausdauertraining beginnt.

Was der Heilpraktiker rät

Der Heilpraktiker wird auf den Einzelfall abgestimmte Ratschläge zur Ernährung geben und möglicherweise Vitamin E, Lecithin und Magnesium verordnen. Er wird vorschlagen, mehr KNOBLAUCH und Buchweizen zu essen, und kann darüber hinaus Rutintee oder Rohkostsäfte wie Sellerie-, Gurken-,

Grapefruit-, Orangen-, Birnen-, Kirsch- oder Ananassaft empfehlen.

PFLANZENHEILKUNDE Zu den Pflanzen, die hervorragend geeignet sind, den Blutdruck zu senken, gehört Schlangenwurzel, die jedoch in ihren besonders wirksamen Konzentrationen nur von einem Arzt verschrieben werden darf. Aber auch Mistel hilft, den Blutdruck zu senken. Ebenso kann der Heilpraktiker die Blätter des Ölbaums, Weißen Germer und Sumpfporst empfehlen.

HOMÖOPATHIE Ein Grundsatz der Homöopathie ist es, daß man den ganzen Menschen im Auge haben muß und nicht nur eine spezielle Krankheit behandeln sollte. Deshalb wird der Heilpraktiker zunächst versuchen, ein Bild vom körperlichen und seelischen Allgemeinzustand seines Patienten zu gewinnen, bevor er die entsprechenden Mittel verordnet. Er kann *Apocynum* mit seiner entwässernden Wirkung, aber auch *Arnica montana, Aurum* oder *Viscum* empfehlen.

AKUPUNKTUR Eine Behandlung mit Akupunktur kann manchmal unmittelbar zu einer Blutdrucksenkung führen. Der Erfolg hängt jedoch vom individuellen Zustand des Patienten ab. Die Akupunkturpunkte befinden sich am Unterleib, im Kreuz, am Rücken sowie am Kopf und an den Füßen.

AROMATHERAPIE Man kann dem Badewasser einige Tropfen Lavendel-, Zitronen- und/oder Ylang-Ylang-Öl beigeben oder diese Öle einer Trägerlotion hinzufügen und damit den Körper einreiben. Empfehlenswert sind auch die ätherischen Öle von Muskatellersalbei, Melisse und Majoran. Man trinkt 2–3mal täglich 1 Tasse heißen oder kalten Tee, dem man 2–3 Tropfen dieser Öle hinzugefügt hat.

Hoher Blutdruck: Was tun, was lassen?

● Nicht rauchen.
● Keine Antibabypillen einnehmen, sondern lieber auf andere Verhütungsmethoden ausweichen.
● Mehr ballaststoffreiche Nahrungsmittel essen.
● Übergewicht abbauen.
● Den Alkoholkonsum reduzieren.
● Regelmäßig spazierengehen, radfahren oder schwimmen, um Herz und Kreislauf zu trainieren.

Warnung Untrainierte sollten langsam starten und sich nicht überfordern und in jedem Fall zuvor bei ihrem Arzt oder Heilpraktiker einen Belastungstest durchführen lassen.

Niedriger Blutdruck (Hypotonie)

Niedriger Blutdruck ist im allgemeinen weniger problematisch als hoher Blutdruck. Er tritt meist nur vorübergehend auf, oft verursacht durch ein plötzliches Aufrichten aus sitzender oder liegender Haltung. Die typischen Symptome wie SCHWINDEL, KOPFSCHMERZEN und MÜDIGKEIT lassen im Liegen meist nach, weil sich dann das Blut vor allem im Gehirn besser verteilt. Niedriger Blutdruck ist oft eine Folge von BLUTARMUT, ERSCHÖPFUNG, nervösen Störungen (siehe NERVOSITÄT) und DEPRESSIONEN. Er kann aber auch angeboren sein oder damit zusammenhängen, daß die Nebennieren nicht ausreichend arbeiten und zu wenig Adrenalin abgeben.

Was der Heilpraktiker rät

Auch bei niedrigem Blutdruck empfiehlt sich eine ausgewogene und gesunde Ernährung (siehe ERNÄHRUNG UND GESUNDHEIT). Statt der meist üblichen drei großen Mahlzeiten sollte man lieber öfter kleinere Mengen zu sich nehmen, damit der Blutzuckerspiegel nicht zu sehr absinkt. Ein vernünftiger Wechsel von Ruhephasen und ausreichender sportlicher BEWEGUNG zur Anregung des Kreislaufs ist wichtig. Auf künstliche Aufputschmittel wie Kaffee, Tee, Alkohol und Tabak sollte man bei niedrigem Blutdruck verzichten.

PFLANZENHEILKUNDE Pflanzen, die blutdrucksteigernd wirken, sind Rosmarin, Herzgespann und Kampfer. Man kann sie als Tee zu sich nehmen. Häufig werden sie auch mit Maiglöckchen und Melisse kombiniert.

AKUPUNKTUR Liegt der systolische Wert unter 100 und treten Symptome wie Müdigkeit, Energiemangel, Kopfschmerzen, Schwitzen und kalte Hände und Füße auf, kommen Akupunkturpunkte am Rücken, am Oberarm und am Unterschenkel in Frage. Die jeweilige Behandlung hängt jedoch von den individuellen Symptomen ab.

AROMATHERAPIE Die ätherischen Öle von Ysop, Rosmarin, Salbei oder Thymian wirken kreislaufstimulierend. Man kann sie ins Badewasser geben oder als Massageöl verwenden.

BACH-BLÜTENTHERAPIE Hilfreich sind Olive, Heckenrose, Doldiger Milchstern, Weide, Waldrebe und Geißblatt.

Standpunkt der Schulmedizin

Die Empfehlungen der Naturheilkunde werden von der Schulmedizin zwar nicht als schädlich, aber als wenig wirkungsvoll angesehen. Ärzte setzen manchmal Ephedrinderivate ein, um einen niedrigen Blutdruck anzuheben.

BACH-BLÜTENTHERAPIE Regulierend können Eiche, Ulme, Springkraut, Odermennig, Eisenkraut, Weinrebe, Quellwasser, Rotbuche, Stechpalme, Gauklerblume und Doldiger Milchstern wirken.

FUSSREFLEXZONENMASSAGE Da hoher Blutdruck oft durch Streß verursacht wird, ist die allgemeine Entspannung, die eine umfassende Fußreflexzonenmassage bringen kann, häufig von Vorteil. Massiert werden vor allem die Zonen, die dem Herzen, den Nieren, den Nebennieren, dem Sonnengeflecht, dem Kopf, den Augen, der Lunge, dem Nacken und der Wirbelsäule zugeordnet sind.

SONSTIGE THERAPIEN Regelmäßige Yogaübungen (siehe YOGA) können ebenfalls helfen, Streß abzubauen. Man sollte jedoch Übungen meiden, bei denen der Kopf nach unten gerichtet ist. Empfehlenswert sind auch BIOFEEDBACK, MASSAGE und AKUPRESSUR.

Standpunkt der Schulmedizin

Der Arzt wird zunächst versuchen, die Ursache des Bluthochdrucks herauszufinden. Auch er wird dem Patienten raten, den Alkoholkonsum einzuschränken und das Rauchen aufzugeben, und ihm empfehlen, sich kochsalzarm zu ernähren und Übergewicht abzubauen. Darüber hinaus steht der Schulmedizin eine breite Palette stark wirksamer Mittel zur Blutdrucksenkung zur Verfügung, z. B. Betablocker, die den Herzschlag verlangsamen, oder Medikamente, die harntreibend oder gefäßerweiternd wirken. Diese Mittel können meist jedoch nur die Symptome, nicht aber die häufig unbekannt bleibenden Ursachen des Bluthochdrucks beseitigen. Werden diese Medikamente nicht genau nach Anweisung eingenommen, können sie ernste Nebenwirkungen haben.

BLUTEGEL

Das Ansetzen von Blutegeln gehört mit zu den ältesten Behandlungsmethoden. Der Blutegel, ein etwa 5 cm langes, wurmartiges Tier, saugt nicht nur gestautes Blut ab, er sondert in die Bißwunde auch eine Flüssigkeit, das Hirudin, ab, das die Blutgerinnung hemmt. Dadurch kann die Wunde länger nachbluten und auch nach der eigentlichen Behandlung noch gestautes, dickflüssiges Blut, das durchblutungshemmend ist, nach und nach absickern.

Darüber hinaus wird durch eine Blutegelbehandlung der Lymphstrom beschleunigt, was sich günstig auf Stauungen in den Venen auswirkt.

Wann hilft diese Therapie?

▶ Am häufigsten behandelt man Venenentzündungen mit Blutegeln. Man setzt sie auch vorbeugend ein, wenn die Hauttemperatur erst leicht erhöht ist. Ebenso können Blutegel vorbeugend bei Gefahr von Thrombosen wirken und bei Stauungen in den Beinen Erleichterung bringen. Aber auch in anderen Organbereichen, wo Stauungen Probleme bereiten, kann eine Behandlung mit Blutegeln hilfreich sein. Durch eine Art Umstimmung können selbst vegetative Prozesse wie seelische Verstimmungen u. a. günstig beeinflußt werden.

Besuch beim Heilpraktiker

Der Patient wird bequem und entspannt gelagert, bevor 2–5 Blutegel angesetzt werden. Die Haut muß zuvor von möglichen Salbenresten und Hautpflegemitteln befreit werden, und man sollte kein Parfum oder Deodorant benutzt haben. Zur Vorbereitung kann auf die zu behandelnde Stelle eine warme Kompresse gelegt werden, und während der gesamten Behandlung wird der Patient warm gehalten. Das Ansetzen der Egel muß mit Ruhe und Geduld geschehen, da die Tiere nicht anbeißen, wenn sie nervös werden. Den Biß selbst spürt man als kleinen Stich, das anschließende Saugen kaum noch. Die Egel werden bis zu 1 Stunde am Körper belassen und fallen, wenn sie „satt" sind, von allein ab. Egel werden nie direkt über einer Vene, Krampfader, einem Venengeschwür oder einem offenen Bein angesetzt, sondern stets im benachbarten gesunden Hautbereich, der gut durchblutet sein muß.

Nach der Behandlung sollte man noch eine Weile liegenbleiben. Die Bißwunden werden locker verbunden, damit das kleine Blutrinnsal nicht abgedrückt wird. Man läßt sich am besten von einem Angehörigen nach Hause bringen und legt die Beine für mehrere Stunden hoch, bis die Blutungen von allein versiegen. Dann müssen die Bißwunden steril verbunden werden.

Standpunkt der Schulmedizin

Viele Ärzte lehnen eine Behandlung mit Blutegeln ab und verlassen sich lieber auf chemische Arzneimittel.

BLÜTEN-ESSENZEN

Blütenessenzen sollen dazu beitragen können, Körper, Geist und Seele in Einklang zu bringen und negative oder belastende Empfindungen in positive und harmonische Gefühle umschlagen zu lassen. Diese Wirkung der Blütenessenzen soll von den Schwingungen der Sonnenenergie herrühren, die die Blütenblätter speichern, wenn man sie in von der Sonne erwärmtes Wasser legt.

Blütenessenzen können in keiner Weise eine medizinische Behandlung ersetzen. Ihre Schwingungen sollen nur auf geistiger und emotionaler Ebene wirken und bei ANGST, DEPRESSIONEN, SEELISCHEN STÖRUNGEN und MÜDIGKEIT helfen.

Blütenessenzen werden in der Naturheilkunde und HOMÖOPATHIE häufig verwendet. Um das geeignete Mittel auswählen zu können, muß der Heilpraktiker oder Homöopath versuchen, den seelischen Zustand seines Patienten durch Befragen und Gespräche zu ergründen. Das bedeutet, daß der Patient offen über seinen Gesundheitszustand reden und auch über typische Verhaltensweisen, Einstellungen und Gewohnheiten ehrlich Auskunft geben sollte. Nur dann kann der Heilpraktiker oder Homöopath das richtige Mittel finden, das dem Patienten helfen kann, mit seinem Leiden besser umzugehen und eine positive Einstellung zu gewinnen.

Standpunkt der Schulmedizin

Zwar haben Psychologen bestätigt, daß Gerüche und Gefühle in engem Zusammenhang stehen, doch betrachten Ärzte die Wirkung, die Blütenessenzen zugesprochen wird, meist mit großer Skepsis.

BLÜTENPOLLEN

Wenn im Frühjahr alles zu blühen beginnt, wird für viele Menschen diese Jahreszeit zur Leidenszeit: Sie werden von tränenden Augen und ständigem Niesreiz geplagt, den Begleiterscheinungen einer Pollenallergie (siehe ALLERGIEN).

Blütenpollen können aber auch eine sehr segensreiche Wirkung haben. Die Pollen aus dem Blütenstaub sind die männlichen Keimzellen von Pflanzen, die den weiblichen Fruchtknoten befruchten sollen. Sie werden von den Bienen gesammelt, durch Enzyme, die im Speichel der Bienen enthalten sind, bearbeitet und dienen dann als Futter für die Bienenlarven.

Diese von den Bienen zusammengetragenen Blütenpollen enthalten Aminosäuren, Fettsäuren, Nukleinsäuren, VITAMINE und MINERALSTOFFE sowie bestimmte Enzyme und deren Vorstufen, die für den Stoffwechsel unentbehrlich sind. Durch ein ausgewogenes Verhältnis von Zellbausteinen und Biokatalysatoren sind Blütenpollen gut geeignet, den Stoffwechsel, körpereigene Regelsysteme und das IMMUNSYSTEM zu aktivieren. Auch bei ARTERIENVERKALKUNG und Veränderungen, die mit dem ALTER zusammenhängen, bei Entwicklungsstörungen im Kindesalter, bei BLUTARMUT, VERSTOPFUNG oder DURCHFALL, bei erhöhtem Cholesterinspiegel und nicht zuletzt zur Hautpflege von innen empfehlen Heilpraktiker zur Unterstützung anderer Behandlungsmethoden oft Blütenpollen.

Auch Propolis, das Kittharz, mit dem junge Baumknospen überzogen sind, gilt als wirksames Heil- und Kräftigungsmittel, denn er enthält natürliche Pflanzenfarbstoffe mit vitaminähnlichen Eigenschaften. Besonders gut sind sowohl Blütenpollen als auch Propolis geeignet, einen geschwächten Organismus zu stärken.

BLUTREINIGUNG

Blutreinigung und Entschlackung spielen in der Naturheilkunde von alters her eine wichtige Rolle bei der Behandlung von Krankheiten, denn Heilkundige aller Zeiten vertraten die Ansicht, daß in erster Linie das Milieu gesund sein muß, wenn die Organe voll funktionsfähig sein sollen.

Eine Blutreinigungs- und Entschlackungskur führt man vorzugsweise im Frühjahr durch, um Stoffwechselschlacken auszuleiten, die sich im Lauf des Winters durch weniger Bewegung, wenig frische Luft und durch schweres Essen im Organismus angesammelt haben. Man kann damit der typischen Frühjahrsmüdigkeit begegnen, die durch ebendiese Ansammlung von Stoffwechselschlacken sowie durch einen Mangel an Vitalstoffen hervorgerufen wird.

Man versucht den Körper zu entgiften, indem man vor allem die von der Natur dafür vorgesehenen Ausscheidungsorgane, Darm, Nieren, Haut und Schleimhäute, mit sogenannten Ausleitungs- und Ableitungsverfahren anregt. Auch die Anwendung des ADERLASSES und das Ansetzen von BLUTEGELN dienen der Blutreinigung.

Was kann man selbst tun?

▶ Die Entgiftung des Darmes erreicht man am besten über eine ballaststoffreiche Kost (siehe BALLASTSTOFFE), durch eine Rohkostkur (siehe ROHKOST) oder durch FASTEN. Generell sollte man während einer Blutreinigungs- und Entschlackungskur auf Kaffee, Nikotin und Alkohol verzichten und statt dessen Sauerkraut- und Holundersaft trinken, die mild abführend wirken. Auch ein Einlauf (siehe KLISTIERE) kann zur Darmreinigung beitragen.

Die Ausscheidung über die Nieren regt man am besten an, indem man viel Flüssigkeit zu sich nimmt. Damit keine wichtigen MINERALSTOFFE verlorengehen, sind Mineralwasser, Milch oder Obstsäfte zu empfehlen. Als blutreinigende Kräutertees eignen sich vor allem Goldrute und Brennessel. Auch Pflanzentinkturen und Säfte wie Birkensaft, Selleriesaft, Wacholdersaft und Löwenzahnsaft fördern das Ausschwemmen von Schlacken.

Die Ausscheidung von Giftstoffen über die Haut kann durch SAUNA und Schwitzbäder angeregt werden. Da dadurch Herz und Kreislauf stark belastet werden und es zu einer Erhöhung des BLUTDRUCKS kommt, sind diese Maßnahmen zur Blutreinigung bei Herz- und Kreislauferkrankungen, bei Bluthochdruck, nervöser ERSCHÖPFUNG und Schilddrüsenüberfunktion verboten. Aber auch durch körperliche Anstrengung, die zum SCHWITZEN führt, und durch schweißtreibende Tees (Brennessel und Brunnenkresse) kommt es zu einer verstärkten Ausscheidung von Giftstoffen über die Haut. TROCKENBÜRSTEN und ein anschließendes Einreiben mit Hautöl aus Rosmarin und Lavendel regt die Haut zusätzlich an.

Besuch beim Heilpraktiker

Um die Schleimhäute, z. B. der Bronchien, anzuregen, verstärkt Giftstoffe auszuscheiden, ist ein Reizklima günstig. Auch therapeutische Maßnahmen mit Aerosolen, denen ätherische Öle oder Salz zugesetzt werden, kann der Heilpraktiker verordnen.

Ebenfalls zur Blutreinigung dient der ADERLASS. Wenn zur Ader gelassen wird, entsteht zunächst ein blutleerer Raum, in den das Blut nachstürzt. Dadurch wird die Strömung des Blutes beschleunigt, Schlackenstoffe, Ermüdungsgifte und andere Abbauprodukte werden mitgerissen und den natürlichen Ausscheidungsorganen zugeführt. Unterstützt wird die Blutreinigung noch dadurch, daß der Blutverlust das Knochenmark anregt, zum Ausgleich verstärkt neues Blut zu bilden.

Auch das Ansetzen von BLUTEGELN kann eine Blutreinigungskur unterstützen. Die Blutentziehung wirkt umstimmend auf den ganzen Körper, gestautes Blut wird entfernt und die Blutzirkulation beschleunigt.

Grundsätzlich wirken sich alle Maßnahmen zur Blutreinigung positiv auf die Qualität des Blutes aus.

BRONCHITIS

Bei einer Bronchitis sind die Bronchien, die Luftwege, die die Atemluft von der Luftröhre in die Lungen transportieren, entzündet. Bei einer plötzlich auftretenden, akuten Bronchitis sind Viren oder Bakterien die Auslöser. Sie äußert sich zunächst durch harten, trockenen HUSTEN, später kommt ein schleimiger Auswurf hinzu. Die Atmung ist erschwert, Keuchen und Schmerzen im Brustkorb sind typisch. Weitere Symptome sind FIEBER, KOPFSCHMERZEN und Appetitlosigkeit. Die Entzündung geht meist schnell zurück, es besteht jedoch die Gefahr eines Rückfalls. Als Komplikation kann eine LUNGENENTZÜNDUNG auftreten.

Aus einer verschleppten akuten Bronchitis, vor allem aber durch ständige Reizung der Lunge durch Staub, Chemikalien und Tabakrauch (siehe RAUCHEN) kann sich eine chronische Bronchitis entwickeln. Bei dieser hartnäckigen Form schwellen die Schleimhäute der Bronchien an, die Bronchien verengen sich, und die Lungenbläschen können allmählich zerstört werden. Das hat zur Folge, daß weniger Sauerstoff in den Blutkreislauf transportiert wird. Die Lunge wird stärker gedehnt, und am Ende kommt es zum LUNGENEMPHYSEM. Bei der chronischen Bronchitis hat man fast ständig Husten mit zähem Schleim.

Warnung Bei Symptomen, die auf akute oder chronische Bronchitis hinweisen, sollte man immer einen Arzt oder Heilpraktiker aufsuchen, um die Ursachen genau abklären zu lassen.

Was kann man selbst tun?

▶ Bei Bronchitis sollte man ganz auf Milchprodukte verzichten, um die Schleimbildung herabzusetzen. Außerdem sollte man überheizte Räume mit niedriger Luftfeuchtigkeit meiden, da hier die Schleimhäute austrocknen. Luftbefeuchter in den Zimmern können Abhilfe schaffen.

Was der Heilpraktiker rät

Die Naturheilkunde geht davon aus, daß Bronchitis im allgemeinen eine Folge ungesunder Lebensgewohnheiten wie Rauchen und einer hohen Luftverschmutzung ist, die beide den Körper vergiften und zu einer Ansammlung toxischer Abfallprodukte in den Bronchien führen. Eine herabgesetzte körperliche Widerstandskraft, etwa durch Überarbeitung und ERSCHÖPFUNG, oder eine plötzliche ERKÄLTUNG kann dann die Symptome auslösen.

Viele Heilpraktiker halten konventionelle Medikamente gegen Bronchitis nur bei schweren Fällen für sinnvoll, weil sie zwar die Symptome zeitweilig unterdrücken können, aber nur in geringem Maß zu einer Heilung beitragen. Vielmehr empfehlen sie in hartnäckigen Fällen für 3–5 Tage eine reine Obstdiät, gefolgt von einer 10–14tägigen Diät aus Rohkostsalaten, frischem Gemüse und süßen Früchten, die je nach Appetit gegessen werden dürfen. Danach kann man zu einer abwechslungsreicheren Ernährung mit Fisch, Geflügel und Gemüse übergehen; Milchprodukte sollten jedoch weiterhin gemieden werden, und es empfiehlt sich, 2–3 Obsttage im Monat einzulegen. Eine solche Diätkur darf jedoch nur unter der ständigen Kontrolle eines Heilpraktikers durchgeführt werden.

Bei einem akuten Bronchitisanfall sollte man fasten, bis das Fieber und andere Symptome nachgelassen haben, und sich dann 2–3 Tage nur von frischem Obst ernähren.

Auch Maßnahmen wie das TROCKENBÜRSTEN, ENTSPANNUNGS- UND ATEMÜBUNGEN sowie viel BEWEGUNG an der frischen Luft können bei Bronchitis hilfreich sein.

PFLANZENHEILKUNDE Schleimlösende Mittel auf Pflanzenbasis sind z. B. Huflattich, Meerzwiebel, Eibisch, Stockrose, Malve u. a.

Warnung Huflattich ist nicht zur Dauermedikation geeignet, sondern darf nur kurzfristig und gezielt bei Bronchitis angewendet werden.

Sonnenhut (*Echinacea*) kann zusätzlich verordnet werden, um das IMMUNSYSTEM und den Kreislauf zu stärken. Die genaue Dosierung hängt vom individuellen Zustand des Patienten ab und kann durch Vitamin-C-Zusätze ergänzt werden. Wenn nötig, kann der Heilpraktiker auch ein Eisenpräparat empfehlen, um die Bildung der roten Blutkörperchen als Sauerstoffträger im Blut zu unterstützen.

HOMÖOPATHIE Homöopathische Patentrezepte gibt es nicht, da jeder Fall individuell behandelt werden muß. Vermutlich wird der Homöopath die Bronchitis mit *Cuprum*, *Kalium jodatum*, *Drosera* oder *Ipecacuanha* zu behandeln versuchen.

AKUPUNKTUR In aller Regel kommen bei Bronchitis Akupunkturpunkte auf dem Lungen-, Blasen-, Magen- und Milzmeridian in Frage.

AROMATHERAPIE Die ätherischen Öle von Eukalyptus, Ysop und Sandelholz werden zum Inhalieren empfohlen. Eukalyptus soll den Kopf klären, Ysop wirkt gegen Blutandrang, und Sandelholz entspannt. Diese Öle können auch für Massagen verwendet werden. Ebenfalls Erleichterung bringen Fichtennadel-, Kajeput- und Niaouliöl.

BIOCHEMISCHE SALZE Im Anfangsstadium einer Bronchitis, dem trockenen Schwellungskatarrh, empfiehlt man *Ferrum phosphoricum*. Wenn sich das Leiden verschlimmert und zur fieberhaften Schleimhautentzündung wird, kann *Kalium chloratum* in Verbindung mit *Kalium sulfuricum* verordnet werden.

FUSSREFLEXZONENMASSAGE Massiert werden die Reflexzonen der Bronchien, der Lunge und des Halses sowie des Sonnengeflechts, der Nebennieren, der Hirnanhangsdrüse, des Lymphsystems und der Wirbelsäule.

Standpunkt der Schulmedizin

Während Heilpraktiker außer in sehr schweren Fällen und Notfällen den Einsatz chemischer Arzneimittel zur Behandlung einer Bronchitis ablehnen, verschreiben Ärzte meistens Antibiotika. Zusätzlich verordnen sie oft auch Inhalationen. Manche Ärzte plädieren jedoch ebenfalls dafür, den Husten nicht mit Medikamenten zu unterdrücken, damit Schleim und Eiter abgehustet werden können. Grundsätzlich wird ein Arzt dem Patienten raten, das Rauchen aufzugeben, da sich der Gesundheitszustand sonst weiter verschlechtert und Komplikationen wie LUNGENEMPHYSEM, LUNGENENTZÜNDUNG und HERZKRANKHEITEN drohen können.

BRUST-BESCHWERDEN

Die weiblichen Brüste bestehen aus Drüsengewebe und Fett, das von Faserbändern gestützt wird. Hormone sorgen für die Entwicklung des Brustgewebes während der Pubertät und für die Produktion der Muttermilch nach einer Geburt. Nach den WECHSELJAHREN versiegen diese Hormone.

Die meisten Frauen leiden irgendwann einmal unter Brustbeschwerden. Schwankungen im Hormonspiegel, die im Zusammenhang mit dem Menstruationszyklus stehen, sind im allgemeinen die Ursache. Weit verbreitet ist die Mastodynie, ein mehr oder weniger schmerzhaftes Spannungs- und Schwellungsgefühl in den Brüsten, das häufig kurz vor der Menstruation auftritt. Typisch sind diese Beschwerden auch zu Beginn einer Schwangerschaft. Durch einen erhöhten Östrogen- und Natriumspiegel im Blut wird Wasser im Fettgewebe des Körpers gespeichert. Da sich in den Brüsten viel Fett befindet, lagert sich gerade dort besonders viel Wasser ein, und die Brüste fühlen sich prall an, sind überempfindlich und schmerzen.

Bei etwa der Hälfte der Frauen im Alter zwischen 30 und 55 Jahren steigt der Anteil des Faser- und Drüsengewebes in der Brust, und es kommt zu knotigen Verhärtungen

Selbstuntersuchung der Brust

Jede Frau sollte sich einmal im Monat 10–15 Minuten Zeit nehmen, um die Brüste auf Veränderungen zu untersuchen. Die beste Zeit dafür ist unmittelbar nach der Periode. Nach den Wechseljahren sollte man die Selbstuntersuchung monatlich zu einem festen Zeitpunkt vornehmen, z. B. am ersten Tag des Monats. Nach einigen Untersuchungen wird man ein Gefühl für die Struktur der Brüste bekommen, so daß man Unregelmäßigkeiten und Veränderungen sofort bemerkt. Wer unsicher ist, läßt die Brüste besser vom Arzt oder Heilpraktiker untersuchen.

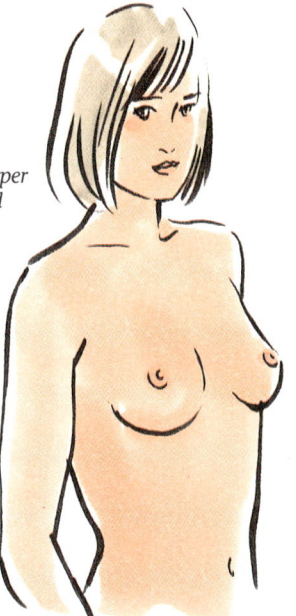

1 Den Oberkörper frei machen und sich bei gutem Licht vor einen Spiegel stellen. Prüfen, ob es zu etwaigen Veränderungen in der Form und Größe der Brüste gekommen ist, nach Dellen oder Hautveränderungen schauen.

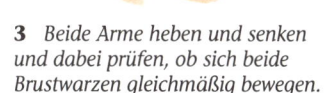

3 Beide Arme heben und senken und dabei prüfen, ob sich beide Brustwarzen gleichmäßig bewegen.

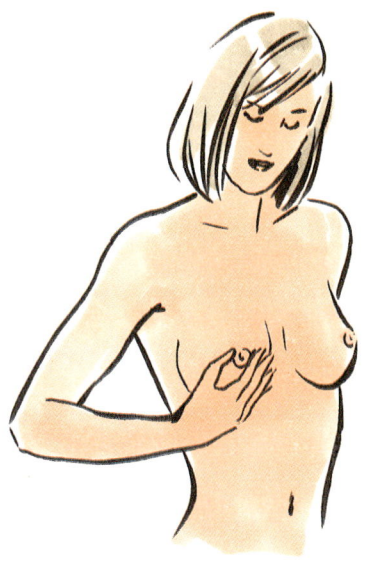

4 Jede Brustwarze sanft mit den Fingerspitzen drücken, um festzustellen, ob ein Sekret austritt. Auch nach Hautausschlägen oder schuppiger Haut auf den Brustwarzen schauen.

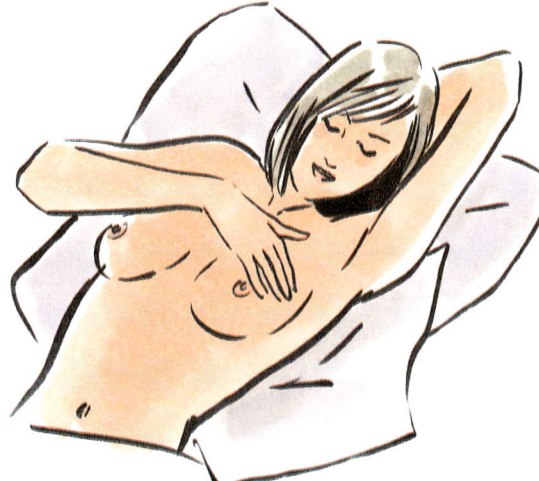

5 Hinlegen, ein kleines Kissen oder ein zusammengefaltetes Handtuch unter das linke Schulterblatt schieben und die linke Hand unter den Kopf legen. Mit den Fingern der flachen rechten Hand in kleinen Kreisen systematisch und mit festem Druck die Brust abtasten. Sich dabei spiralförmig zur Brustwarze hocharbeiten. Darauf achten, keinen Teil der Brust auszulassen.

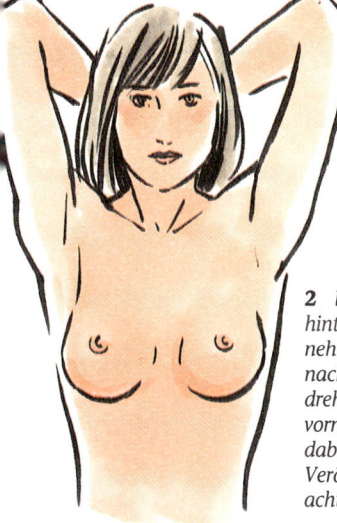

2 Die Hände hinter den Kopf nehmen, sich nach beiden Seiten drehen sowie nach vorn beugen und dabei auf Veränderungen achten.

6 Mit den Fingern der flachen Hand die Achselhöhle abtasten und dann in kleinen Kreisen hinüber zur Brust wandern. Anschließend mit der linken Hand die rechte Brust abtasten.

Bei irgendeiner sichtbaren oder tastbaren Veränderung sollte man so bald wie möglich den Arzt aufsuchen.

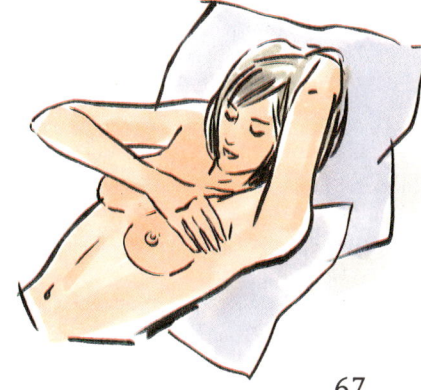

und schmerzhafter Überempfindlichkeit, auch wieder verstärkt vor der monatlichen Periode. Manchmal entwickeln sich einzelne oder mehrere gut tastbare Zysten. Als Ursachen dieser sogenannten Mastopathie werden neben einem hormonellen Ungleichgewicht ein Vitamin-E-Mangel und ein hoher Xanthinanteil in der Ernährung (in Kaffee, Tee und anderen koffeinhaltigen Getränken sowie in Schokolade enthalten) vermutet.

Auch Beschwerden beim Stillen sind häufig, für die es jedoch einfache Behandlungsmöglichkeiten gibt (siehe Tab. rechts).

Was kann man selbst tun?

▶ Um das Risiko von Brusterkrankungen, vor allem von Brustkrebs, herabzusetzen, sollten Frauen ihre Brüste regelmäßig selbst untersuchen (siehe Abb. S. 67). Einige zusätzliche Vorsorgemaßnahmen, regelmäßige Pflege sowie eine vernünftige Lebensweise sind die beste Garantie für schöne und gesunde Brüste.

Bewegung Durch regelmäßige sportliche Aktivität wird Fett verbrannt, statt sich im Körper einzulagern. Schwimmen, insbesondere Brustschwimmen, und Seilspringen sind ein gutes Training, um die Brustmuskulatur zu festigen. Kräftige Muskeln und bei schweren Brüsten ein gutsitzender Büstenhalter halten den Busen in Form und beugen darüber hinaus den häßlichen Dehnungsstreifen (Striae) auf der Haut vor.

Eine wirksame Übung für die Brustmuskulatur ist es, die Hände vor der Brust fest zusammenzudrücken, bis 6 zu zählen und dann die Arme zu entspannen. Dies wiederholt man 4–5mal pro Tag. Wichtig für eine feste Brustmuskulatur ist eine gute Körperhaltung mit geradem Rücken beim Sitzen und Stehen (siehe ALEXANDER-METHODE). Auch die richtige Atemtechnik ist von Bedeutung: Beim Einatmen sollte sich die Brust weiten und das Zwerchfell senken, die Schultern sollten sich aber nicht heben (siehe ENTSPANNUNGS- UND ATEMÜBUNGEN).

Ernährung Bei Brustbeschwerden sollte man den Salzgehalt in der Nahrung verringern. Salz bindet Wasser im Fettgewebe, was eine Ursache der Mastodynie ist. Eine ausreichende Vitaminzufuhr mit reichlich frischem Obst und Gemüse ist wichtig; günstig sind vor allem Kresse, Rüben, Kohl und kohlverwandte Gemüsesorten. Man kann auch täglich Rüben- und Kressesaft, zu gleichen Teilen gemischt und mit der gleichen Menge Karottensaft aufgefüllt, trinken.

Vitamin B$_6$ wirkt harntreibend und hilft gegen WASSERRETENTION; außerdem kann es das Östrogengleichgewicht wiederherstellen. Koffeinhaltige Getränke und Schokolade sollten nur in Maßen genossen werden.

Übermäßiger Alkoholkonsum sowie RAU-

CHEN erhöhen allem Anschein nach das Risiko, an Brustkrebs zu erkranken. Auch den Anteil tierischer Fette in der Nahrung sollte man reduzieren, da Forschungen vermuten lassen, daß der Körper beim Aufspalten dieser Fette krebserregende Nebenprodukte bildet. Sojaprodukte sollen diesen schädlichen Prozessen entgegenwirken.

Für stillende Mütter Stillende Mütter benötigen viel Ruhe und eine ausgewogene Ernährung, die reich an Vitaminen, Calcium und Eisen ist. Außerdem sollte man darauf achten, daß man den Körper ausreichend mit Flüssigkeit versorgt. Es empfiehlt sich, nach jedem Stillen 1 Glas Wasser zu trinken.

Während des Stillens sitzt man am besten aufrecht in einem Sessel mit hoher Lehne und hält das Baby so auf einem Kissen auf dem Schoß, daß man sich nicht vornüberbeugen muß und Rücken und Arme nicht zu sehr anzustrengen braucht. Wenn man entspannt ist, sich Zeit lassen kann und nicht

abgelenkt wird, kann die Milch fließen. Bei Verspannungen, die zu Schwierigkeiten beim Stillen führen, können ein warmes Bad und Musik helfen.

Wie die obenstehende Tabelle zeigt, können viele Beschwerden mit einfachen Mitteln gelindert werden. Fieber und harte, schmerzende Brüste mit grünlicher Milch könnten jedoch auf eine BRUSTDRÜSENENTZÜNDUNG oder einen Abszeß hinweisen; in diesem Fall sollte man sich unbedingt in Behandlung begeben.

Was der Heilpraktiker rät

PFLANZENHEILKUNDE Keuschlamm ist hervorragend geeignet, um eine Mastopathie zu behandeln. Auch Ignatiusbohne, Iris und Alpenveilchen können Linderung verschaffen. Außerdem gibt es bewährte Kombinationen dieser Pflanzen als Fertigpräparate.

Hilfe bei Stillproblemen

MILCHMANGEL	AUFGEPLATZTE BRUSTWARZEN	MILCHSTAU (SCHMERZ IN EINEM TEIL DER BRUST)	KONGESTION (ÜBERVOLLE BRUST, WENIG MILCHFLUSS)
Selbsthilfe			
Verstärkt Flüssigkeit aufnehmen und ruhen; Birnen und Erdbeeren essen; den Rücken massieren lassen.	Darauf achten, daß das Baby den gesamten Brustwarzenhof und die Brustwarze im Mund hat. Mit einer Creme die Haut weich und geschmeidig machen.	Die Brust in warmes Wasser halten, mit der flachen Hand zur Brustwarze hin streichen und die Milch ausdrücken. Beide Brüste nach jedem Stillen völlig entleeren.	Vor und während des Stillens heiße und nach dem Stillen kalte Kompressen auflegen. Das Baby an der betroffenen Brust trinken lassen.
Akupressur			
Mit einem Streichholz die Außenseite der beiden kleinen Finger direkt unter dem Fingernagel stimulieren.	Siehe Milchmangel	An der Handgelenkinnenseite die mittlere Einbuchtung drücken.	Siehe Milchstau
Aromatherapie			
Die Brüste mit Anissamen-, Kümmel- oder Fenchelöl einreiben.	Die Brüste mit Kamillenöl einreiben.	Die Brüste mit Geranien- oder Pfefferminzöl einreiben.	Die Brüste mit Knoblauchöl einreiben.
Pflanzenheilkunde			
Keuschlamm oder Extrakt aus Geißraute anwenden.	Die Brüste mit Ringelblumencreme einreiben.	Siehe aufgeplatzte Brustwarzen	Ringelblumencreme, Honig oder Mandelöl auf die Brüste auftragen.

HOMÖOPATHIE *Phytolacca* und *Hydrastis* werden im allgemeinen bei schmerzenden Brüsten verordnet. Bei Brustbeschwerden in der Schwangerschaft wird *Conium* empfohlen.

AROMATHERAPIE Bei spannenden, schmerzenden Brüsten kann eine Creme aus 1 Teil Geranienessenz, 5 Teilen weißem Wachs, 12 Teilen Wasser und 20 Teilen Süßmandelöl Linderung verschaffen. Diese Creme wird vor dem Schlafengehen in die Brüste einmassiert. Man kann auch abgekochtes, auf eine angenehme Temperatur abgekühltes Wasser in eine Schüssel gießen, 3–4 Tropfen Geranienessenz zufügen und die Brüste darin baden. Anschließend spritzt man die Brüste mit kaltem Wasser ab.

ERNÄHRUNG Bei Brustbeschwerden wird der Heilpraktiker einen Diätplan ausarbeiten, der dem Körper bei der Ausscheidung von Abfallprodukten helfen soll. Er kann auch eine verstärkte Vitaminzufuhr – eventuell mit Ergänzungspräparaten – vorschlagen.

FUSSREFLEXZONENMASSAGE Bei Mastopathie können die der Brust zugehörigen Zonen massiert werden.

Standpunkt der Schulmedizin

Bei spannenden, schmerzenden Brüsten wird der Arzt vermutlich ein harntreibendes Medikament verschreiben, um die Wasseransammlung zu verringern, oder ein künstliches Hormon, um den zu hohen Östrogenspiegel auszugleichen.

Aus Zysten, die bei der Mastopathie Beschwerden bereiten, kann im Krankenhaus mit einer Spritze Flüssigkeit entzogen werden. Die Zyste kann auch ganz entfernt werden. Gelegentlich wird eine Biopsie durchgeführt, um sicherzugehen, daß Verhärtungen nicht bösartiger Natur sind. Die Probe des verdächtigen Gewebes wird unter örtlicher Betäubung oder Vollnarkose entnommen, und die Zellen werden unter dem Mikroskop untersucht. Selbst wenn ein Knoten sich als nicht bösartig erweist, rät der Arzt oft zu einer operativen Entfernung als Vorsichtsmaßnahme.

Für Frauen mit Mastopathie besteht ein höheres Risiko, an Brustkrebs zu erkranken, ebenso für Frauen, in deren naher Verwandtschaft Fälle von Brustkrebs aufgetreten sind. Ab dem 21. Lebensjahr sind Vorsorgeuntersuchungen zur Früherkennung von Brustkrebs ratsam und sollten regelmäßig 1mal pro Jahr durchgeführt werden. Möglicherweise wird bei diesen Untersuchungen eine Mammographie vorgenommen. Die Brüste werden dabei zwischen zwei Fotoplatten festgehalten und geröntgt. Am besten wählt man für diese Untersuchung einen Termin kurz nach der Menstruation. Ergän-

zend kann die Brust auch durch Ultraschall untersucht werden. Wird ein verdächtiger Krebsknoten diagnostiziert, muß die Patientin zur weiteren Abklärung in eine Klinik überwiesen werden.

BRUSTDRÜSEN-ENTZÜNDUNG

Viele Frauen leiden vor allem in den Tagen vor der Menstruation (siehe MENSTRUATIONS-BESCHWERDEN) unter einer Entzündung der Brustdrüse oder Mastitis. Die Brüste sind empfindlich und schwer, und man spürt knotige Verhärtungen. Diese Beschwerden sind zwar unangenehm, aber harmlos. Verursacht werden sie durch den Einfluß der weiblichen Geschlechtshormone.

Unter einer anderen Form der Brustdrüsenentzündung, die von Bakterien verursacht wird, leiden vor allem stillende Mütter (siehe BRUSTBESCHWERDEN). Diese Form der Brustdrüsenentzündung muß unbedingt behandelt werden.

BULIMIE

Bulimie oder Eß-Brech-Sucht ist wie die eng verwandte MAGERSUCHT eine psychologisch bedingte Eßstörung, der der übermächtige Wunsch, schlank zu sein, zugrunde liegt. Ein plötzliches, unkontrollierbares Verlangen nach Essen führt zu periodischen Heißhungeranfällen, auf die der Kranke mit Abführmittelmißbrauch oder selbst herbeigeführtem Erbrechen reagiert, um sich der Nahrung wieder zu entledigen.

Viele an Bulimie leidende Menschen haben ein für ihr Alter und ihre Größe normales Gewicht und wirken nur selten krank. Zu ihrem zwanghaften Verhalten treibt sie die ständige Angst vor dem Essen und ihre Unfähigkeit, die Eßlust zu zügeln. Bulimie kommt am häufigsten bei Frauen im Alter zwischen 20 und 30 Jahren vor.

Bulimie ist ein ernstes Leiden, das zu einer Vielzahl körperlicher und seelischer Probleme führen kann. Häufige Folgen der Bulimie sind niedriger BLUTDRUCK, MENSTRUATIONS-BESCHWERDEN, Verspannungen und DEPRESSIONEN. Der Mißbrauch von Abführmitteln und das häufige Erbrechen können NIERENBESCHWERDEN und BLASENBESCHWERDEN verursachen, zur Dehydratation (Entwässerung) des Körpers und zu KREISLAUFSTÖRUNGEN führen.

Warnung Wer an Bulimie leidet oder einem Angehörigen mit dieser Eßstörung helfen möchte, sollte unbedingt einen Arzt oder Heilpraktiker zu Rate ziehen.

Bulimie: Was tun, was lassen?

- Alle Mahlzeiten zu regelmäßigen Zeiten in Ruhe und in entspannter Atmosphäre einnehmen.
- Mahlzeiten in Gesellschaft anderer verhindern unkontrollierte Heißhungeranfälle.
- Bei Eßanfällen aus Langeweile und Einsamkeit Kontakt zu anderen Menschen suchen und sich sinnvoll beschäftigen.
- Zwischenmenschliche Gefühle nicht unterdrücken. Aufgestauter Zorn oder Frustrationen sind häufig für übermäßiges Essen verantwortlich.
- Sich von Zeit zu Zeit ruhig mit einer Kalorienbombe verwöhnen, damit die Lust auf verbotene Speisen nicht übermächtig wird.
- Zu Hause keine großen Vorräte an Süßigkeiten aufbewahren.
- Nach einem Heißhungeranfall keine Abführmittel einnehmen und kein Erbrechen herbeiführen. Wer sich nur gelegentlich einmal überißt, schadet seiner Gesundheit weniger als durch den Mißbrauch von Abführmitteln.
- Zwischen den Mahlzeiten Obst statt Süßigkeiten essen.

Was der Heilpraktiker rät

Der Heilpraktiker wird einen individuellen Ernährungsplan ausarbeiten, Tips für den richtigen Umgang mit STRESS geben und zu viel BEWEGUNG – vor allem im Freien – raten. In jedem Fall aber wird er eine Psychotherapie empfehlen.

PSYCHOTHERAPIE Um die zugrundeliegenden Ursachen, etwa ein geringes Selbstwertgefühl, Versagensangst oder gesellschaftliche und persönliche Probleme, in den Griff zu bekommen, ist meist eine VERHALTENSTHERAPIE notwendig.

SONSTIGE THERAPIEN Die TANZTHERAPIE, YOGA, T'AI-CHI und die BIOENERGETIK können Bulimiekranken zu einer positiveren Einstellung zu ihrem Körper verhelfen.

Standpunkt der Schulmedizin

Abführmittelmißbrauch und das ständig herbeigeführte Erbrechen können ernste Schäden anrichten. Deshalb gehört ein Bulimiekranker in ärztliche Behandlung. Da meist schwere psychische Probleme die Ursache der Bulimie sind, wird der Arzt den Patienten an einen Psychologen, Psychotherapeuten oder an einen Kollegen überweisen, der mit Psychosomatik vertraut ist.

CHARISMATI-SCHE HEILUNG

Die charismatische Heilung gründet auf dem christlichen Glauben und dem Gebet. In vielen Konfessionen finden regelmäßige Treffen statt, bei denen Menschen für ihre eigene Gesundheit und die ihrer Freunde und Verwandten beten. In den christlichen Kirchen sind diese Gebete oft Bestandteil des Gottesdienstes. Andere religiöse Gruppen halten entsprechende Zusammenkünfte auch außerhalb des Gottesdienstes ab.

Bei der charismatischen Heilung – der Name leitet sich von dem griechischen Wort *charis*, Gnade, ab – bitten die Heiler, die Laien oder Priester sein können, den Heiligen Geist, Heilkräfte freizusetzen und auf die Kranken zu richten. Dabei ist es unwichtig, ob diese davon wissen oder nicht (siehe auch FERNHEILUNG). Die Gebetssitzungen können nur fünf Minuten, aber auch bis zu mehreren Stunden dauern.

Viele Gläubige erbitten jedoch nicht nur Heilung von Gott, sondern nutzen das persönliche Gebet ebenso dazu, um Krankheiten von sich fernzuhalten. Sie sind der Meinung, das Gebet gebe ihnen eine positive und optimistischere Einstellung zum Leben, so daß körperliche und geistige Krankheiten nicht so leicht entstehen können.

Wann hilft diese Therapie?

▶ Meist sind die Menschen, die an die charismatische Heilung glauben, praktizierende Christen, die regelmäßig zur Kirche gehen. Aber auch zu Hause kann jeder, der an Gott glaubt, um gute Gesundheit beten.

Die Heilung des Sir Francis

Der vielleicht bekannteste Fall charismatischer Heilung ist der des britischen Weltumseglers Sir Francis Chichester (1901–72). Er erkrankte im Alter von 56 Jahren an Lungenkrebs. Statt sich einer Operation zu unterziehen, verließ er sich auf die Gebete seiner zweiten Frau Sheila und seiner vielen Freunde und ließ sich in einer Naturheilpraxis behandeln.

Wie durch ein Wunder, so sagte er später, wurde er wieder ganz gesund und gewann 1960 die erste Ein-Mann-Transatlantik-Segelregatta. Und als er 1966–70 allein die Welt umsegelte, stellte er mit 226 Tagen einen neuen Rekord auf.

Standpunkt der Schulmedizin

Obwohl die Ärzte einräumen, daß gelegentlich sogenannte Wunderheilungen stattgefunden haben, glauben sie, es handle sich dabei um Fälle, bei denen sich der Körper durch positive Einstellung selbst heilt. Auf jeden Fall finden viele Menschen Trost in den Gebetsversammlungen und können ihr Leiden dadurch leichter ertragen.

CHINESISCHE GYMNASTIK

Die chinesische Gymnastik, auch Do-In genannt, ist eine altüberlieferte Form der Selbstbehandlung, die weniger der Heilung als der Vorbeugung von Krankheiten dient.

Der Leitgedanke, der den Übungen zugrunde liegt, ist, daß der Mensch im Einklang mit der Natur leben sollte. Durch die Übungen, die die Bewegungen der Tiere nachahmen, sollen Biegsamkeit und Beweglichkeit erzielt werden, die dazu beitragen, gesund zu bleiben und ein hohes Alter zu erreichen.

Mit der chinesischen Gymnastik wird der ganze Körper trainiert. Nicht nur die Bewegungen sind dabei wichtig, sondern auch das richtige Atmen. Die Chinesen haben der Atmung schon immer besondere Bedeutung beigemessen, denn nach ihrer Ansicht ist das Atmen nicht nur für den Körper wichtig, sondern auch für Geist und Seele.

Durch die Übungen der chinesischen Gymnastik sollen die Energiekanäle, die sogenannten MERIDIANE, gestärkt werden. Durch diese Meridiane fließen die Lebenskräfte, die die jeweils zugeordneten Organe gesund erhalten.

Die Gymnastik sollte etwas Selbstverständliches werden und in den Tagesablauf einbezogen sein wie Essen, Trinken und Arbeiten. Man macht die Übungen am besten gleich morgens nach dem Aufwachen, kann sich aber auch nach der Arbeit oder vor dem Schlafengehen gut damit entspannen. Die Gymnastik kann zu jeder Tageszeit und überall durchgeführt werden, und man kann soviel Zeit darauf verwenden, wie man möchte. Es gibt nur eine Einschränkung: Unmittelbar nach dem Essen sollte man nicht üben.

Wie beim SHIATSU stellt das Alter kein Hindernis dar, da die Übungen leicht sind und nicht anstrengen. Alles, was man dazu braucht, ist ein wenig Platz und lockere und bequeme Kleidung. Obwohl es sich um eine Selbsthilfetechnik handelt, ist es ratsam, die Übungen in einem Kurs richtig zu erlernen, bevor man sie zu Hause durchführt.

Die sechs Grundübungen der chinesischen Gymnastik

Diese Übungen sollen die betreffenden Organe stärken und dazu beitragen, Beschwerden wie Streß, Anspannung, Rheuma und Arthritis abzuwenden.

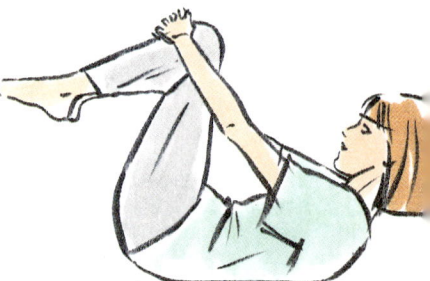

Vorübung *Man setzt sich auf den Boden, macht einen runden Rücken, umfaßt mit den Händen die Knie und schaukelt vor und zurück (oben). Dann hält man im Schneidersitz kurz die Zehen fest, um den Körper zu lockern (unten).*

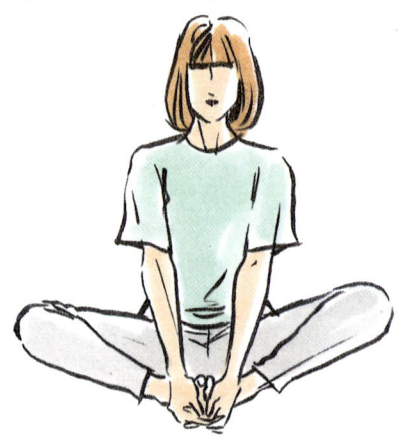

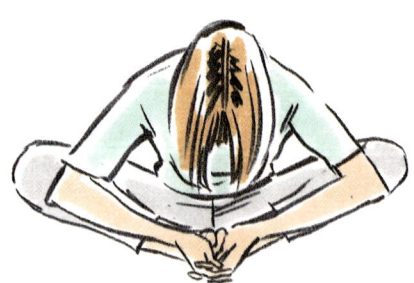

Herz und Dünndarm *Man sitzt im Schneidersitz, so daß sich die Fußsohlen berühren, legt die Hände um die Zehen und atmet ein. Mit geradem Rücken beugt man sich langsam nach vorn, bis die Stirn die Zehen berührt. Ausatmen und nach einer kurzen Pause die Übung wiederholen.*

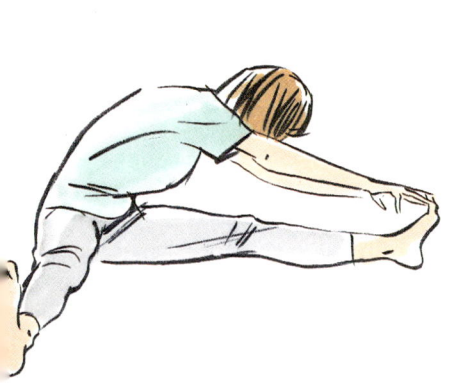

Leber und Gallenblase *Aufrecht hinsetzen, die Beine so weit wie möglich spreizen. Einatmen und die Arme am linken Bein entlang strecken, bis man die Fußsohle fassen kann. Das Gesäß bleibt dabei auf dem Boden. In dieser Stellung atmet man 2mal tief durch. Dann wird die Übung am rechten Bein wiederholt.*

Kreislauf und Herz *Man sitzt, Arme und Beine gekreuzt. Knie festhalten, langsam nach vorn beugen und dabei versuchen, die Knie mit den Händen auf den Boden zu drücken. Arme und Beine andersherum kreuzen und die Übung wiederholen.*

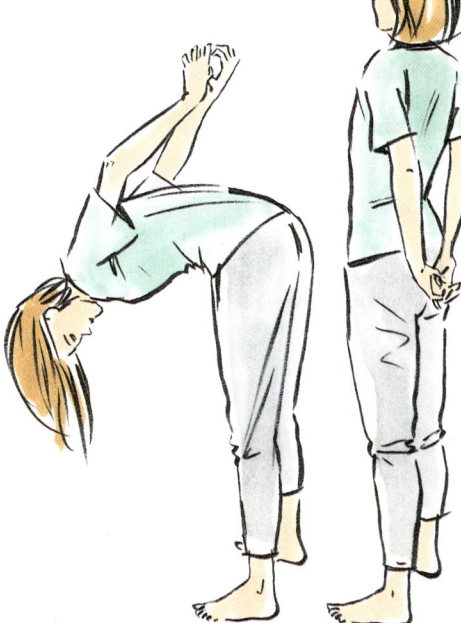

Lunge und Dickdarm *Aufrecht stehen, die Füße in Hüftweite auseinander. Arme hinter den Rücken nehmen und Daumen verhaken, dabei einatmen. Beim Ausatmen die Arme nach außen und oben strecken und sich nach vorn beugen. Wieder aufrichten.*

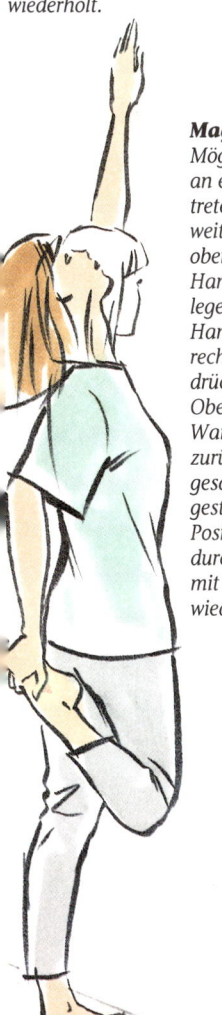

Magen und Milz *Möglichst nahe vorwärts an eine Wand herantreten. Den linken Arm so weit wie möglich nach oben strecken und die Handfläche an die Wand legen. Mit der rechten Hand hebt man nun den rechten Fuß hoch und drückt die Vorderseite des Oberschenkels an die Wand. Kopf und Nacken zurücklehnen, wobei die gesamte Körpervorderseite gestreckt wird. In dieser Position 2mal tief durchatmen. Die Übung mit der linken Körperseite wiederholen.*

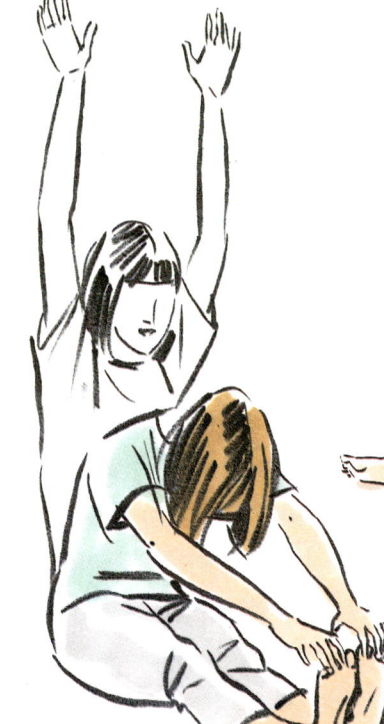

Nieren und Blase *Aufrecht sitzen, Beine gestreckt, Zehen aufgerichtet. Arme nach oben strecken und einatmen. Ausatmen und dabei den Oberkörper vorbeugen. Die Zehen fassen und in dieser Position 3mal tief durchatmen. Übung wiederholen.*

Abschlußübung *Entspannt und flach auf dem Rücken liegen, Beine in Hüftweite spreizen und Füße nach außen fallen lassen. Arme mit den Handflächen nach oben ausstrecken. Langsam den Kopf heben und dabei die Füße anschauen. Dann den Kopf langsam wieder senken. Körper und Kopf sanft ausschütteln, um Nacken, Arme und Beine zu lockern. Zum Schluß die Augen schließen und etwa 5 Minuten lang ruhig liegenbleiben.*

CHIROPRAKTIK

Durch den geschickten Gebrauch ihrer Hände korrigieren Chiropraktiker Schäden im Bereich der Gelenke, der Muskeln und vor allem der Wirbelsäule. Wirbelsäulenprobleme können ISCHIAS, HEXENSCHUSS und einen BANDSCHEIBENVORFALL verursachen, aber auch Schmerzen in anderen Teilen des Körpers, z. B. Schultern, Armen, Hüften und Beinen, auslösen. In einigen Fällen sollen Wirbelsäulenprobleme sogar für ASTHMA, ARTHRITIS, VERSTOPFUNG, MIGRÄNE, UNTERLEIBSBESCHWERDEN und seelischen STRESS verantwortlich sein.

In mancher Hinsicht ähnelt die Chiropraktik der OSTEOPATHIE. Beide kommen ohne Medikamente oder Operationen aus. Chiropraktiker setzen jedoch häufiger konventionelle Diagnosemethoden und Röntgenaufnahmen ein als Osteopathen.

Wann hilft diese Therapie?

▶ Über 90 % der Patienten von Chiropraktikern leiden unter Muskel-, Kreuz- und NACKENSCHMERZEN. Häufig kommen auch Patienten mit Genickverletzungen, die von Autounfällen herrühren (Schleudertrauma). KOPFSCHMERZEN, die meist durch Verspannungen der Nackenmuskeln entstehen, können ebenfalls durch Chiropraktik behandelt werden. Sportler, die sich die verschiedenartigsten Verletzungen zuziehen können, z. B. Muskelzerrungen, Verstauchungen, beschädigte Bänder, Sehnenverletzungen oder ei-

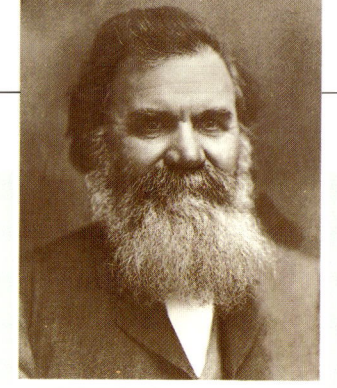

David Daniel Palmer (1845–1913)

Die Geburtsstunde der Chiropraktik

Im Jahr 1895 behandelte der amerikanische Heiler David Daniel Palmer die Taubheit seines Hausmeisters. Der Mann hatte, als er sich bückte, in seinem Rücken ein Klicken gespürt und war kurz danach taub geworden. Palmer stellte fest, daß die Wirbelsäule des Mannes verschoben war. Er renkte sie ein, und der Hausmeister konnte wieder hören.

Der Heiler gründete später die Palmer-Schule für Chiropraktik (von griechisch *cheir,* Hand, und *practikos,* tätig). „Die Verschiebung eines Teils des Skeletts", so stellte er fest, „kann auf die Nervenbahnen drücken, so daß ihre Übertragungseigenschaften entweder verstärkt oder abgeschwächt werden. Eine solche Abweichung von der Norm nennt man Krankheit."

nen TENNISARM, finden häufig bei einem Chiropraktiker Hilfe. In einigen Fällen wird zusätzlich zu den Gelenkmanipulationen mit Wärme oder Eis behandelt.

Es gibt keine Altersgrenze für die Anwendung der Chiropraktik; jeder, vom Baby bis zum älteren Menschen, kann behandelt werden.

Bei Zangengeburten kann der Nacken eines Babys verletzt oder seine Wirbelsäule gezerrt werden. Auch wenn dies im Augenblick der Geburt oft noch nicht erkennbar ist, können derartige Verletzungen später im Leben zu Nackenproblemen und Kopfschmerzen führen.

Ferner kann das Rückgrat Schaden nehmen, wenn Babys und Kleinkinder aus ihrem Bettchen fallen oder beim Laufenlernen stürzen. Die Folgen in Form von Rückenschmerzen treten häufig erst viel später auf, und nicht selten werden die Beschwerden dann fälschlicherweise als Wachstumsprobleme abgetan. Daher sollte man ein Kind, das einmal einen solchen Unfall hatte oder an unerklärlichen Rückenschmerzen leidet, einem erfahrenen Chiropraktiker vorstellen. Er wird regelmäßige Untersuchungen in der Kindheit und im Jugendalter empfehlen, um späteren Wirbelsäulen- oder Beckenproblemen vorzubeugen.

Viele ältere Menschen, die an Rücken- oder Gelenkschmerzen leiden, nehmen Schmerzmittel ein. Diese bekämpfen jedoch nur die Symptome, nicht aber die Ursachen, die die Schmerzen hervorrufen. In vielen Fällen könnte ein Chiropraktiker diesen Menschen helfen.

Während der Schwangerschaft leiden viele Frauen durch ihr zunehmendes Gewicht, das die Wirbelsäule belastet, an Rückenschmerzen. Auch Verschiebungen des Beckens und der Wirbel im unteren Bereich der Wirbelsäule während der Geburt selbst können zu Rückenschmerzen führen. Und nach der Geburt wird die Wirbelsäule der Mutter durch das Tragen und Heben des Babys oft noch weiter belastet.

In allen diesen Fällen kann eine chiropraktische Behandlung helfen, den Schmerz zu lindern oder gar das Leiden zu heilen.

Ein Chiropraktiker bei der Arbeit

Bei dieser 16jährigen war die Beweglichkeit der Nackenwirbel durch ein Schleudertrauma stark eingeschränkt (oberes Röntgenbild links). Wegen ständiger Schmerzen und der Nebenwirkungen ihrer Medikamente konnte sie nicht mehr zur Schule gehen. Der Chiropraktiker stellte die normale Beweglichkeit im Nackenbereich wieder her (unteres Röntgenbild), und die Patientin erholte sich völlig.

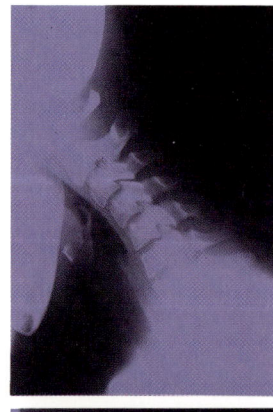

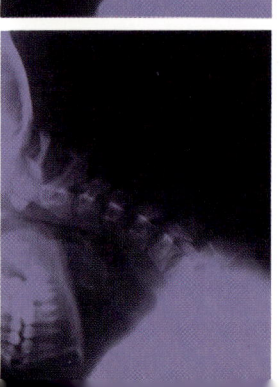

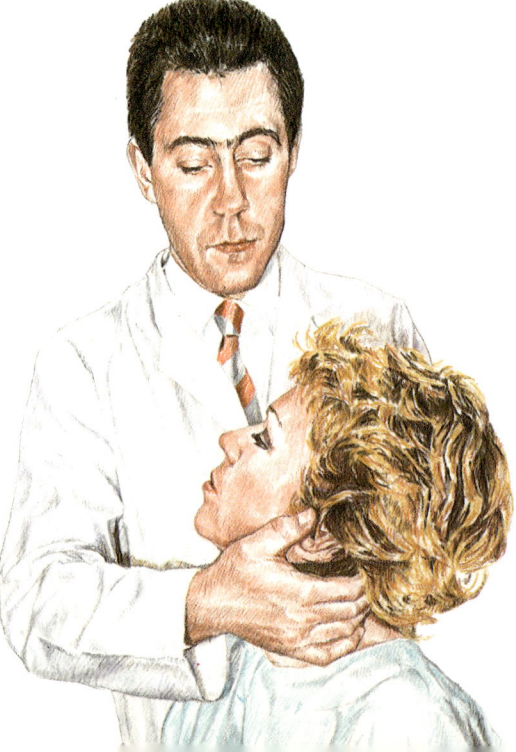

Besuch beim Heilpraktiker

Zunächst sollte man sich erkundigen, welcher Heilpraktiker auch Chiropraktik ausübt. Beim ersten Besuch wird der Chiropraktiker den Patienten nach seiner Krankheitsgeschichte sowie nach dem gegenwärtigen Problem fragen. Anschließend wird er den Patienten untersuchen. Dabei ertastet er verkrampfte Muskeln und schmerzhafte oder empfindliche Stellen und versucht herauszufinden, welche Gelenke einwandfrei funktionieren und welche nicht. Möglicherweise läßt er auch ein Röntgenbild machen, um z. B. die Wirbelsäule genau betrachten oder Anzeichen von Arthritis, Knochenkrankheiten oder länger zurückliegenden Knochenbrüchen erkennen zu können. Erst dann entscheidet er, ob die chiropraktische Behandlung sinnvoll ist oder ob eine andere Therapie eher helfen kann.

Die Behandlung beginnt meist erst beim zweiten Besuch, nachdem der Chiropraktiker eine vollständige Diagnose erstellt hat. Er bittet den Patienten, sich bis auf die Unterwäsche zu entkleiden und sich zu setzen, zu legen oder stehenzubleiben, je nachdem, welches Leiden behandelt werden muß und welche Technik der Chiropraktiker dabei anwenden will.

Soll z. B. ein schmerzendes Lenden- oder Kreuzgelenk eingerenkt werden, so muß sich der Patient auf die Seite legen. Der Chiropraktiker dreht dann mit der Hand den oberen Teil der Wirbelsäule in die eine und den unteren Teil in die andere Richtung. In der Regel wird das oben liegende Bein des Patienten gebeugt, wodurch das Einrenken unterstützt werden soll. Der Chiropraktiker ertastet dann die Wirbel entweder direkt über oder unter dem zu richtenden Gelenk. Durch leichten Druck, den der Chiropraktiker ausübt, und durch die Lage des Patienten wird nun das Gelenk bis zur äußersten Grenze gedehnt. Danach führt der Chiropraktiker durch einen raschen Ruck das Gelenk knapp über seine gegenwärtige Stellung hinaus. Dadurch werden die verkrampften Muskeln kurzfristig überdehnt. Die tiefer liegende Muskulatur, die die Feinsteuerung des Gelenks übernimmt, muß nun nicht mehr gegen einen erhöhten Widerstand ankämpfen.

Nach dem Einrenken, das normalerweise nicht schmerzhaft ist, wird der Patient nochmals untersucht. Das eingerenkte Gelenk sollte nun wieder freier beweglich sein, und da die Muskeln entspannt sind, müßte die Verhärtung der betreffenden Körperstelle verschwunden sein.

Einige Patienten spüren eine sofortige Schmerzerleichterung, andere wiederum fühlen sich einige Stunden später oder am nächsten Tag steif und klagen über Schmerzen. In manchen Fällen sind 4 oder mehr Behandlungen notwendig, ehe der Schmerz nachzulassen beginnt. Im allgemeinen erfordern chronische (bereits seit langem bestehende) Probleme eine längere Behandlung als solche, die plötzlich auftreten.

Standpunkt der Schulmedizin

Lange Zeit wurde die Chiropraktik von der Schulmedizin nicht zur Kenntnis genommen, ja sogar abgelehnt. Heute jedoch arbeiten Ärzte, vor allem Orthopäden, zum Teil selbst mit der Chirotherapie, die sie von der Chiropraktik übernommen haben und die unter der ärztlichen Zusatzbezeichnung Manuelle Medizin läuft.

Die Chiropraktik ist somit inzwischen eine anerkannte Methode zur Behandlung von Muskel- und Skelettproblemen. Wenn der Chiropraktiker gut ausgebildet ist, fällt es den meisten Ärzten nicht schwer, den Wert seines Urteils und seiner Behandlung anzuerkennen. Allerdings stehen die Schulmediziner Chiropraktikern, die allgemeine Krankheiten wie Asthma oder Diabetes behandeln, weiterhin kritisch gegenüber.

DAMPFBAD

Die Atmosphäre eines Dampfbads ist, im Gegensatz zur SAUNA, so feucht, daß der Schweiß auf der Haut nicht mehr verdunsten kann. Dadurch kühlt der Körper nicht ab, was zur Folge hat, daß man noch stärker schwitzt. Durch das Dampfbad, das vor allem Menschen mit schwacher Flüssigkeitsausscheidung helfen kann, sollen vermehrt giftige Stoffwechselprodukte aus dem Körper ausgeschwemmt werden. Wer jedoch unter hohem BLUTDRUCK, einer HERZKRANKHEIT oder KREISLAUFSTÖRUNGEN leidet, sollte vorher ärztlichen Rat einholen.

DARM-BESCHWERDEN

Es gibt eine Reihe von Darmbeschwerden, die meist sehr ausgeprägte Symptome haben. Die wohl am häufigsten auftretenden Beschwerden sind VERSTOPFUNG und DURCHFALL. Befindet sich Blut im Stuhl oder wird es am After abgesondert, so kann dies ein Hinweis auf HÄMORRHOIDEN oder – schlimmer noch – auf KREBS sein. Treten solche Blutungen oder sonstige Unregelmäßigkeiten der Darmfunktionen auf, sollte man umgehend einen Arzt aufsuchen. Siehe auch BLÄHUNGEN, DICKDARMENTZÜNDUNG, INKONTINENZ, REIZDARM, RUHR und WÜRMER.

DEPRESSIONEN

Die meisten Menschen gehen, wenn sie sich deprimiert fühlen, nicht unbedingt zu einem Arzt, sondern versuchen, allein damit fertig zu werden. Doch es ist schwierig, zwischen normalen und heilsamen Gefühlen der Traurigkeit und einer krankhaften, durch Depressionen hervorgerufenen Niedergeschlagenheit zu unterscheiden.

Es gibt zwei Arten von Depressionen: die exogenen Depressionen, die durch Ursachen aus der Umwelt ausgelöst werden, z. B. durch den Tod eines geliebten Menschen, eine Scheidung, den Verlust des Arbeitsplatzes oder Geldprobleme, und die endogenen Depressionen, die auf innere, biochemische Störungen zurückzuführen sind.

Frauen leiden häufiger unter Depressionen als Männer. Grundsätzlich kann diese Krankheit in jedem Alter auftreten, wobei bei manchen Patienten auch Phasen der Euphorie und HYPERAKTIVITÄT mit Perioden tiefster Niedergeschlagenheit wechseln können (siehe auch MANISCH-DEPRESSIVE LEIDEN). Andere Menschen wiederum neigen aufgrund von Abweichungen in der biochemischen Zusammensetzung und Funktion ihres Gehirns von Geburt an zu Depressionen, die häufig die Ursache von Selbstmorden sind.

Zu den Symptomen einer Depression zählen Gefühle der Nutzlosigkeit, Unzulänglichkeit, Einsamkeit und Verzweiflung und die Überzeugung, von keinem Menschen verstanden zu werden. Ferner fallen das mangelnde Konzentrationsvermögen und das fehlende Interesse an der Arbeit oder der Familie auf. In ernsten Fällen kommen noch schwerfälliges Denken und Selbsttäuschungen hinzu.

Körperliche Symptome können u. a. Energieverlust, ein Gefühl der Schwere, Bewegungsunlust und Trägheit sein. Außerdem klagen Depressive häufig über einen trockenen Mund, über Magenverstimmungen, trägen Darm und VERSTOPFUNG. In manchen Fällen leiden die Betroffenen unter Gewichtsverlust und Frauen nicht selten auch unter MENSTRUATIONSBESCHWERDEN.

Depressionen können mit BLUTARMUT, hormonellen Veränderungen (vor allem in den WECHSELJAHREN), Schilddrüsenunterfunktion (siehe SCHILDDRÜSENERKRANKUNGEN), Vitaminmangel oder Drogenabhängigkeit in Verbindung stehen. Manche Frauen durchleiden nach der Geburt eines Kindes eine depressive Phase, die durch die hormonelle Umstellung bedingt ist.

Warnung Wenn die genannten Symptome, seien sie nun körperlicher oder geistiger Natur, über mehrere Wochen andauern, sollte man Hilfe bei einem Arzt oder Psychotherapeuten suchen.

Was kann man selbst tun?

▶Eine Ganzkörpermassage mit verschiedenen ätherischen Ölen kann zur Linderung der Depression beitragen. Als Öle bieten sich z. B. Basilikum, (Muskateller-)Salbei, Rosenöl, Römische Kamille, Rose und Thymian an. Ebenso kann man etwas von einem dieser Öle auf ein Taschentuch geben und inhalieren oder 6–8 Tropfen davon als Badezusatz verwenden.

Als wirksam haben sich in manchen Fällen auch Saunabäder und Bürstenmassagen erwiesen.

Was der Heilpraktiker rät

PFLANZENHEILKUNDE Unter den Pflanzen gibt es stark wirkende Mittel, die bei Depressionen helfen können. Diese sogenannten Forte Phytopharmaka sind nicht nur verschreibungspflichtig, sondern fallen auch unter das Betäubungsmittelgesetz! Es handelt sich dabei um Schlafmohn und Indischen Hanf.

Abgesehen von diesen sehr starken Mitteln kann Johanniskraut bei Depressionen und Verstimmungen helfen. Es wirkt mild und kann als Tee, Saft oder als Fertigpräparat eingenommen werden. Auch als Öl (Rotöl) kann man es verwenden. Bei Depressionen in den Wechseljahren versucht man es zunächst mit Wanzenkraut, bevor man zu einer Hormonbehandlung rät. Ebenso kann das nervenstärkende Vitamin B bei Depressionen lindernd wirken.

HOMÖOPATHIE Bevor ein Heilpraktiker das speziell auf die individuelle Situation abgestimmte Homöopathikum verordnen kann, wird er den Patienten eingehend und gründlich befragen. Bei kurzen Anfällen, bei denen der Betroffene besorgt, unruhig oder erschöpft ist – vor allem in den frühen Morgenstunden –, kann *Arsenicum album* helfen. Zur Überwindung emotionaler Erregung oder bei Trauer kann man es mit *Ignatia* versuchen. Wenn die Verzweiflung anhält, nimmt man *Natrium muriaticum*. Angst, Melancholie und Traurigkeit, die bis zu Selbstmordgedanken reichen, kann *Aurum* zwar lindern, nicht aber eine therapeutische Behandlung ersetzen.

AKUPUNKTUR LEBERSTÖRUNGEN gelten oft als Ursache für Depressionen. Akupunkteure konzentrieren sich deshalb hauptsächlich auf Punkte des Leber- und Gallenblasenmeridians.

AUTOSUGGESTION UND HYPNOSETHERAPIE Heilpraktiker, die mit diesen Techniken arbeiten, berichten von Erfolgen bei der Behandlung von Depressionen.

BACH-BLÜTENTHERAPIE Wenn die Depressionen die Folgen einer Krankheit oder lang anhaltender Erschöpfung sind,

So überwindet man ein seelisches Tief

Jeder fühlt sich gelegentlich deprimiert, vor allem wenn ihm die Dinge über den Kopf zu wachsen drohen und er das Gefühl hat, nicht damit fertig zu werden. Die folgenden Maßnahmen können helfen, das Problem in den Griff zu bekommen. Wenn nicht, sollte man sich in Behandlung begeben.

Sport treiben Durch Radfahren, Joggen oder Schwimmen kann man seine Leistungsfähigkeit steigern.

Gefühle ausdrücken Manchmal entstehen Depressionen durch unterdrückte Wut oder die Unfähigkeit zu weinen. Man sollte seinen Gefühlen ruhig einmal freien Lauf lassen.

Körperlichen Kontakt suchen Einsamkeit und Isolation können ebenfalls zu Depressionen führen. Eine MASSAGE oder SHIATSU kann Abhilfe schaffen.

Tagebuch führen Seine Gedanken aufzuschreiben ist eine gute Möglichkeit, sich seelisch von Belastendem zu befreien, vor allem wenn man sich überfordert fühlt.

Probleme mit anderen besprechen Depressionen können häufig gemildert werden, wenn man seine Probleme mit einem Freund bespricht, z. B. während eines gemeinsamen Spaziergangs.

Positiv denken Deprimierende Situationen überwindet man leichter, wenn man sich z. B. immer wieder vorsagt: „Ich werde das überstehen" oder „Es kommt immer ein neuer Morgen".

Tief durchatmen Auch dadurch kann man düstere Gefühle und Verzweiflung überwinden.

Sich friedvolle Bilder vorstellen Deprimierende Gedanken kann man oft dadurch vertreiben, daß man sich einen ruhigen, friedlichen Ort vorstellt.

Schöpferisch tätig werden Malen, Zeichnen, Tanzen, Singen und das Spielen eines Musikinstruments können ebenfalls helfen, trübe Stimmungen und Depressionen zu bekämpfen (siehe auch KUNSTTHERAPIE).

soll Olive helfen. Bei plötzlich auftretenden Depressionen, die mit unterdrückter Wut einhergehen, wird Ackersenf empfohlen. Wenn die Depressionen durch Trotz oder Bitterkeit hervorgerufen wurden, wählt man Weide. Stechginster soll bei Hoffnungslosigkeit helfen, Lärche bei einem Mangel an Selbstvertrauen, und Tausendgüldenkraut hilft Menschen, die ihre eigenen Interessen zu sehr zurückstellen. Walnuß soll helfen,

wenn größere Veränderungen im Leben Probleme bereiten, man kein Interesse mehr am Leben hat oder apathisch ist.

MASSAGE Die entspannende Wirkung der Massage ist für Menschen, die unter Depressionen leiden, häufig wohltuend.

Standpunkt der Schulmedizin

Obwohl die meisten Ärzte die naturheilkundlichen Möglichkeiten, Depressionen zu lindern, nicht grundsätzlich ablehnen, empfehlen sie doch parallel stets eine konventionelle medizinische oder psychotherapeutische Behandlung. So verschreiben sie beispielsweise bei leichteren Fällen von Depressionen häufig Beruhigungsmittel und Schlaftabletten. Bei schweren Fällen kann eine Behandlung mit antidepressiven Medikamenten über mehrere Wochen oder gar Monate angeraten erscheinen. Wer so deprimiert ist, daß er sich am liebsten das Leben nehmen möchte, sollte sofort einen Arzt aufsuchen. In manchen Fällen ist eine PSYCHOTHERAPIE unausweichlich. Der Hausarzt kann einen depressiven Patienten aber auch zu einem Berater schicken, der versucht, ihm bei der Bewältigung seiner Probleme zu helfen (siehe BERATUNGSGESPRÄCH).

DIABETES

Diabetes ist eine Stoffwechselerkrankung, bei der die Bauchspeicheldrüse zu wenig Insulin produziert, ein Hormon, das notwendig ist, damit der Körper Kohlenhydrate (Zucker und Stärke) aus der Nahrung aufnehmen und verarbeiten kann, und das den Blutzuckerspiegel reguliert. Diesen Insulinmangel bezeichnet man mit dem medizinischen Fachausdruck als Diabetes, volkstümlich spricht man von ZUCKERKRANKHEIT.

DIAGNOSE

Vor jeder Behandlung muß ein Arzt oder Heilpraktiker zunächst bestimmen, welcher Art die Erkrankung ist. Diesen Vorgang und sein Ergebnis nennt man Diagnose. Die Wege, die dahin führen, können sich unterscheiden, je nachdem, ob man sich z. B. zu einem Schulmediziner, einem Homöopathen oder einem in fernöstlicher Heilkunst ausgebildeten Heilpraktiker begibt.

Heilpraktikern ist jedoch nicht nur die Diagnose wichtig, sie fragen auch danach, wie der Patient sich fühlt, wie er mit seiner Krankheit umgeht und wie er sie empfindet. Die Schulmedizin dagegen betrachtet eine Krankheit als ein vom einzelnen Patienten mehr oder weniger lösgelöstes, eigenständiges Problem, das bestimmte wissenschaftlich einwandfrei feststellbare Ursachen hat. In der Praxis verlassen sich jedoch nicht nur Heilpraktiker, sondern auch Ärzte oft auf ihre Erfahrungen und ihren persönlichen Eindruck vom Zustand des Patienten. Sie erkennen ein Muster in den Symptomen oder im Verhalten des Patienten und sind dadurch in der Lage, von diesem kleinen Ausschnitt auf das ganze Krankheitsbild zu schließen.

Grundsätzlich stellen Ärzte und Heilpraktiker zunächst Fragen zu den aktuellen Beschwerden sowie zur bisherigen Krankengeschichte des Patienten. Dieser sogenannten Anamnese folgt eine Untersuchung, und manchmal werden auch bestimmte Tests durchgeführt. Erst dann wird die eigentliche Diagnose gestellt.

FRAGEN ZUR KRANKENGESCHICHTE
Der Heilpraktiker wird den Patienten fragen, seit wann er die Beschwerden hat und wie es begann. Ferner wird er sich nach früheren Krankheiten sowie nach den Ernährungs- und Lebensgewohnheiten erkundigen, ob der Patient gut schläft, ob er raucht, wie sein Urin und sein Stuhl aussehen und anderes mehr. Auch Fragen nach der Familie und zum Arbeitsplatz des Patienten wird der Heilpraktiker stellen und sich die Antworten genau anhören. Je nach Fachrichtung des Heilpraktikers können darüber hinaus noch weitere, spezifische Fragen folgen.

Homöopathen Sie versuchen die Wesensart des Patienten zu erkunden, z. B. ob er ängstlich ist oder leicht aus der Fassung gerät. Sie fragen auch, ob dem Patienten Ungewöhnliches aufgefallen ist, ob z. B. der Schmerz auf einer Körperseite schlimmer ist als auf der anderen und ob Taubheitsgefühle oder andere Beschwerden an Stellen auftreten, die scheinbar nichts mit dem eigentlichen Problem zu tun haben.

Fernöstliche Heilkunst Hier hält man den Einfluß des Wetters und den Gefühlszustand des Patienten für besonders wichtig. Der Heilpraktiker, der beispielsweise mit AKUPUNKTUR, AKUPRESSUR oder SHIATSU behandelt, will vermutlich wissen, wie der Patient den Wechsel der Jahreszeiten erlebt und wie er auf Hitze, Kälte, Wind, Feuchtigkeit und Trockenheit reagiert.

Chiropraktiker und Osteopathen stellen Fragen nach Verletzungen und Unfällen und interessieren sich für die Körperhaltung des Patienten, also wie dieser sitzt, geht, steht und schläft.

UNTERSUCHUNG Heilpraktiker haben je nach Behandlungsschwerpunkt unterschiedliche Untersuchungsmethoden.

Fernöstliche Heilkunst Heilpraktiker dieser Richtung halten das Messen des Pulses und die Untersuchung der Zunge für besonders wichtig. Außerdem achten sie auf die Atmung, die Klarheit der Augen sowie die Farbe und Beschaffenheit der Haut. Akupunkteure messen zwölf verschiedene Pulse – sechs an jedem Handgelenk –, von denen jeder die Gesundheit eines anderen Körperorgans widerspiegeln soll.

Chiropraktiker und Osteopathen untersuchen die Wirbelsäule mit großer Sorgfalt und bitten den Patienten, einige einfache Bewegungen zu machen. Sie messen die Beine, um festzustellen, ob sie unterschiedlich lang sind, und untersuchen die Funktionstüchtigkeit der Gelenke.

TESTS Neben Blutuntersuchungen, Röntgenaufnahmen und anderen konventionellen Methoden bedienen sich manche Heilpraktiker der HAARDIAGNOSE, um einen Mangel an Vitaminen und Mineralstoffen zu erkennen. Sie setzen die KINESIOLOGIE für Allergietests ein, elektronische Instrumente bei der ELEKTROAKUPUNKTUR, um festzustellen, ob es Energiestaus gibt, und die KIRLIAN-FOTOGRAFIE, um den Zustand der Aura zu erkennen.

DIAGNOSE Ein Heilpraktiker hat bei der Diagnose stets den ganzen Menschen im Auge und nicht nur die Krankheit. Er sagt dem Patienten zwar, welches Leiden er hat oder daß seine Symptome auf ein Ungleichgewicht im Organismus hinweisen, das wieder behoben werden muß. Statt die Krankheit jedoch als völlig eigenständiges Problem zu sehen und zu behandeln, wird sie als Zeichen dafür betrachtet, daß mit dem Gesamtgesundheitszustand des Patienten etwas nicht stimmt. Die Behandlung soll dazu dienen, daß der Patient sich insgesamt wieder wohl fühlt.

DIÄT

Für die Heilpraktiker hängt Gesundheit oder Krankheit ganz entscheidend von der Ernährung ab. So empfehlen sie im allgemeinen eine ausgewogene vollwertige Kost (siehe ERNÄHRUNG UND GESUNDHEIT), die aus viel frischem Obst und Gemüse, ungeschältem Getreide, Hülsenfrüchten sowie Milchprodukten, Fisch, magerem Fleisch und Geflügel in kleinen Mengen besteht. Je nach Erfordernissen kann die Ernährung aber auch individuell zusammengestellt werden.

Reinigungsdiäten Manche Therapeuten empfehlen das FASTEN, das Saftfasten oder eine Rohkostdiät, wenn sie meinen, der Organismus müsse gereinigt werden.

Diäten, die auf Lebensanschauungen beruhen Manche Ernährungsweisen gründen auf einem speziellen Glauben oder auf bestimmten Ernährungstheorien. Vegetarier essen z. B. kein Fleisch, ganz strenge Vegeta-

rier sogar überhaupt keine tierischen Produkte, also z. B. auch keine Eier (siehe VEGETARISCHE KOST). Die MAKROBIOTIK wiederum strebt ein Gleichgewicht zwischen Yin- und Yang-Speisen an, und die HAYSCHE TRENNKOST geht davon aus, daß die Verdauung sich verbessert, wenn Eiweiß und Kohlenhydrate nicht zusammen gegessen werden.

Schlankheitsdiäten Wer sich mit einer ausgewogenen VOLLWERTKOST ernährt, sollte eigentlich nicht zunehmen. Wer übergewichtig ist, kann mit Hilfe dieser Ernährung langsam abnehmen. Wer schneller abnehmen will, wählt eine gesunde und risikolose REDUKTIONSDIÄT.

Diäten bei bestimmten Krankheiten Heilpraktiker gehen davon aus, daß eine Vollwerternährung zur Heilung oder Vorbeugung vieler Erkrankungen beiträgt. Es gibt aber auch spezielle Diäten zur Behandlung verschiedener Krankheiten. So empfiehlt man Patienten mit ANGINA PECTORIS, ARTERIENVERKALKUNG oder HERZKRANKHEITEN eine FETTARME KOST. Hohem BLUTDRUCK kann man mit einer SALZARMEN KOST entgegenwirken. Menschen mit Darmbeschwerden sollten vor allem viele BALLASTSTOFFE zu sich nehmen. Und bei KREBS setzt man manchmal ganz spezielle und strenge Diäten ein.

DICKDARM-ENTZÜNDUNG

Diese Krankheit, über deren Ursache man nichts Genaues weiß, ist gekennzeichnet durch eine chronische Entzündung der Dickdarmschleimhaut, die auch geschwürig vereitern kann. Zu den Symptomen zählen Schmerzen im Unterleib und blutdurchsetzter DURCHFALL, der in schlimmen Fällen bis zu 20mal am Tag auftreten kann. Wenn der Zustand nicht besser wird oder die Häufigkeit des Durchfalls zunimmt, sollte man sich in Behandlung begeben.

Was kann man selbst tun?

▶ Akupressur kann Erleichterung bringen, indem man einen abwärts gerichteten Druck auf einen Punkt an der Außenseite des Beines direkt unterhalb des Knies ausübt. Man nimmt an, daß dieser Punkt die Muskelbewegung des Darmes steuert.

Was der Heilpraktiker rät

Heilpraktiker halten die Ernährung für sehr wichtig, wenn man einer Dickdarmentzündung vorbeugen oder sie heilen will. Sie streichen z. B. Milch und Milchprodukte vom Speiseplan und empfehlen, nur leichte

Gemüsesuppen und -eintöpfe zu essen. Die Krankheit sollte dann in wenigen Wochen überwunden sein. Oft tritt eine Dickdarmentzündung auf, wenn der Patient unter Streß steht. In diesem Fall wird der Heilpraktiker Entspannungsübungen empfehlen.

PFLANZENHEILKUNDE Reizlose Einläufe mit Kamillentee oder das Einnehmen von Heilerde können helfen. Lokale Wärmeanwendungen mit Heublumensäckchen tragen zur Linderung bei. Um Giftstoffe aufzusaugen, wird Pflanzenkohle und Kamille empfohlen.

AKUPUNKTUR Der Akupunkteur konzentriert sich bei der Behandlung auf die Meridiane, denen die Gallenblase, die Leber und der Magen zugeordnet sind. Er kann auch die MOXABEHANDLUNG anwenden, die dazu beiträgt, den gesamten Unterleib zu entspannen.

Standpunkt der Schulmedizin

Ärzte halten eine vereiterte Dickdarmentzündung im allgemeinen für eine sehr ernste Erkrankung. In schweren Fällen wird der Patient ins Krankenhaus geschickt, um sich dort röntgen und untersuchen zu lassen. Manchmal muß sogar ein Teil des Dickdarms entfernt werden.

Gewöhnlich verschreiben Ärzte jedoch Steroide, um die Häufigkeit und Schwere der Anfälle zu reduzieren. Sie verordnen ferner eine geeignete Diät, die grobe Gemüsesorten und rohes Obst ausklammert. Darüber hinaus weist der Arzt darauf hin, daß Ruhe und Entspannung sehr wichtig sind.

DUFTSTOFFE

Schon im Altertum war bekannt, daß bestimmte Pflanzenöle und Duftstoffe wohltuenden Einfluß auf Geist und Körper ausüben. Dieses alte Wissen macht man sich heute wieder stärker zunutze und wendet ätherische Pflanzenöle in verschiedenen Formen bei körperlichen und seelischen Erkrankungen an. Siehe AROMATHERAPIE.

DURCHFALL

Meist tritt Durchfall nach dem Verzehr verdorbener Speisen auf und klingt normalerweise nach 1–2 Tagen wieder ab. Die Ursache kann aber auch eine DICKDARMENTZÜNDUNG sein. Länger anhaltende Durchfälle sind in jedem Fall ernst zu nehmen; besonders Babys und ältere, gebrechliche Menschen sind gefährdet, da der Flüssigkeitsverlust dazu führen kann, daß der Körper austrocknet.

Wenn ein Durchfall länger als 48 Stunden anhält, sollte man sich in Behandlung begeben (siehe auch RUHR).

Was kann man selbst tun?

▶ Der Betroffene sollte 24 Stunden lang keine Nahrung, sondern nur Mineralwasser zu sich nehmen oder alle 15–30 Minuten 2 EL Apfelsaft trinken. Wenn die Symptome nachlassen, versucht man zunächst, in Wasser gekochten Reis, Gemüsesäfte oder -suppen zu essen. JOGHURT mit lebenden Kulturen unterstützt die Neubildung nützlicher Bakterien im Dickdarm, die durch die Infektion zerstört wurden. Allmählich kann man dann zu anderen festen Speisen wie gedämpften Karotten, Bananen, hartgekochten Eiern und Toast übergehen und so langsam zu einer normalen Ernährung zurückkehren. Dieser allmähliche Wiederaufbau der Ernährung ist auch für Kinder empfehlenswert, allerdings sollte man für sie die Speisen im Mixer pürieren.

Bei Durchfall helfen soll, alle 2 Stunden je 1 Tropfen Pfefferminz- und Zypressenöl auf 1 Stück Würfelzucker einzunehmen. Man kann sich außerdem einen Tee kochen, wie er gegen BLÄHUNGEN empfohlen wird, und je 1 Tropfen Pfefferminz-, Zypressen- und Sandelholz- oder Kamillenöl dazugeben; von diesem Tee trinkt man alle 2–3 Stunden 1 Tasse, bis die Symptome nachlassen.

Nervösen Durchfall kann man mit ätherischen Ölen behandeln, die auch bei STRESS helfen. Hierzu zählen Kamille, Geranie, Wacholder, Lavendel und Sandelholz. Man gibt dabei 3–4 Tropfen in eine Tasse Tee. Die gleiche Menge ätherischer Öle kann, mit 1 TL Massageöl oder -lotion vermischt, 2mal täglich in den Unterleib einmassiert werden. Auch 6–8 Tropfen als Badezusatz können helfen.

Was der Heilpraktiker rät

Heilpraktiker betrachten Durchfall als eine natürliche Reaktion des Körpers auf unerwünschte Stoffe und raten, ihn mindestens 36 Stunden lang nicht durch unterdrückende Medikamente zu behandeln. Sie betonen jedoch auch, daß man unbedingt den mit dem Durchfall verbundenen Flüssigkeitsverlust ausgleichen muß, indem man viel trinkt und eventuell auch Mineralstoffe zu sich nimmt, um die mit der Flüssigkeit verlorenen Mineralstoffe zu ergänzen.

PFLANZENHEILKUNDE Blutwurz wirkt recht gut gegen Durchfall und ist in vielen pflanzlichen Fertigarzneimitteln enthalten. Man nimmt mehrmals täglich 1 Messerspitze voll vom Pulver der Wurzel. Auch als Tinktur oder Extrakt kann die Blutwurz verwendet werden. Getrocknete Heidel-

beeren und schwarze Johannisbeeren sind ebenfalls recht wirksam gegen Durchfall.

Mäuseklee und Uzarawurzel stopfen und entkrampfen. Bei starkem Wasserverlust sollte man nicht nur Wasser trinken, sondern eine sogenannte bilanzierte Trinklösung, die auf 1 l Wasser 3,5 g Natriumchlorid (Kochsalz), 2,5 g Natriumbicarbonat, 1,5 g Kaliumchlorid und 20 g Glucose enthält.

HOMÖOPATHIE Wenn der Durchfall durch eine Nahrungsmittelvergiftung hervorgerufen wurde, nimmt man *Arsenicum album*. Ist verdorbener Fisch die Ursache oder tritt der Durchfall vor einem aufregenden Ereignis auf, empfiehlt sich *Carbo vegetabilis*.

Wenn der Durchfall durch plötzliche Angst ausgelöst wird oder sich durch kaltes, trockenes Wetter verschlimmert, kann *Aconitum* helfen. Bei besonders schweren Anfällen, die mit kalten Schweißausbrüchen verbunden sind, rät der Homöopath zu *Veratrum album*, wenn Sorgen und Streß die Ursachen sind, zu *Argentum nitricum*.

Standpunkt der Schulmedizin

Wie der Heilpraktiker empfiehlt auch der Arzt Ruhe und viel Flüssigkeit, so daß der Anfall auf natürliche Weise abklingen kann. In schweren Fällen verschreibt er jedoch Antibiotika oder ein anderes, den Durchfall unterdrückendes Medikament. Wenn der Anfall länger als 3 Tage anhält, wird der Arzt nach anderen möglichen Ursachen suchen, z. B. einer BLINDDARMENTZÜNDUNG oder DICKDARMENTZÜNDUNG.

DYNAMISCHE MEDITATION

Anhänger der dynamischen Meditation versuchen, durch eine bewußte Kontrolle des Geistes bestimmte Krankheitssymptome wie Verspannungen zu kurieren oder STRESS abzubauen bzw. unter Kontrolle zu halten.

Dieser Methode liegt die Vorstellung zugrunde, daß das Gehirn einem großen Computer gleicht, der durch den Geist gesteuert wird. Das Gehirn sendet elektrische Impulse, sogenannte Gehirnwellen, aus, die unterschiedliche Frequenzen haben und verschiedene Bewußtseinsebenen ansprechen. Die meisten Menschen, so behaupten die Anhänger der dynamischen Meditation, nehmen nur die Bewußtseinsoberfläche, die alltägliche Ebene des Geistes, wahr. Die dynamische Meditation soll helfen, in tiefere, kreativere Schichten des Bewußtseins vorzustoßen. Als Begründer dieser Therapieform gilt der Mexikaner José Silva.

Wann hilft diese Therapie?

▶ Nach Aussagen der Vertreter dieser Therapieform eignet sich die dynamische Meditation für Menschen jeden Alters und Berufs, sofern sie nicht ernste emotionale oder geistige Probleme haben. In solchen Fällen sollte man vorher mit einem Arzt oder Psychiater sprechen.

Standpunkt der Schulmedizin

Die dynamische Meditation ist ein Versuch, die Einheit von Körper und Geist herbeizuführen. Man verwendet dabei Techniken, die aus anderen Therapien entnommen wurden.

EDELSTEIN-THERAPIE

Edelsteintherapeuten behaupten, daß die energetischen Schwingungen der Steine zu geistiger Gesundheit und emotionalem Wohlbefinden beitragen können, da sie gefühlsbedingte und geistige Probleme angeblich erleichtern, wenn nicht sogar ganz aus der Welt schaffen.

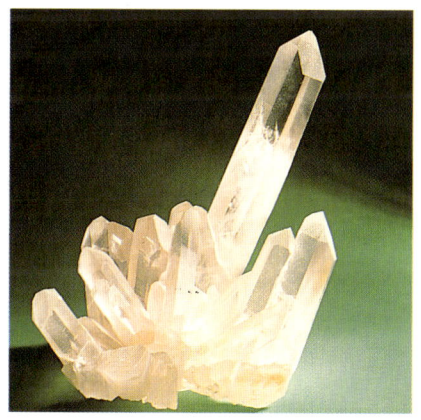

Die Edelsteintherapie stammt ursprünglich aus dem Fernen Osten. Die energetischen Schwingungen des Quarzes sollen helfen, ein Energieungleichgewicht im Körper, das zu Beschwerden führt, zu beheben.

Die Edelsteintherapie soll vor allem die positive Wirkung anderer Behandlungsmethoden verstärken und beschleunigen, denn die Edelsteinkristalle enthalten nach der Meinung von Experten positive Energien, die auf den Patienten übergehen. Man benutzt meist Quarz zur Behandlung körperlicher Probleme, Rosenquarz bei emotionalen und Amethyst bei geistigen Schwierigkeiten.

Smaragd wiederum soll helfen, die Leistungsfähigkeit des Gedächtnisses zu steigern.

Es gibt verschiedene Möglichkeiten, die Energie der Edelsteine auf den Menschen zu übertragen. Häufig werden die Edelsteine auf die kranken Körperstellen oder auf die entsprechenden Akupunkturpunkte gelegt, meistens aber auf die sogenannten Chakras, Energievermittlerpunkte und Energiewandler am menschlichen Körper.

Standpunkt der Schulmedizin

Für die Edelsteintherapie gibt es keinerlei wissenschaftliche Grundlage, die meisten Ärzte verweisen sie ins Reich der Phantasie.

EIGENBLUT-BEHANDLUNG

Oft sind Krankheitszustände schwer zu beeinflussen und selbst mit an sich stark wirksamen Arzneimitteln nicht mehr zu behandeln. Man spricht dann von einer Reaktionsstarre. Die Eigenblutbehandlung zielt u. a. darauf ab, durch den Reiz, den sie auf den Organismus ausübt, eine Umstimmung herbeizuführen. Der Körper soll dadurch wieder auf eine Therapie ansprechen. Manchmal wird durch diesen Reiz sogar ein Selbstheilungsprozeß ausgelöst.

Auch wenn die Zusammenhänge wissenschaftlich noch nicht endgültig geklärt sind, scheint doch gesichert, daß durch eine Eigenblutbehandlung das Abwehrsystem zu stärkerer Aktivität angeregt wird. Außerdem hat sich diese Therapie bei ALLERGIEN aller Art als recht erfolgversprechend erwiesen.

Besuch beim Heilpraktiker

Zunächst einmal wird der Heilpraktiker die genauen Ursachen der Beschwerden abklären, um festzustellen, ob eine Eigenblutbehandlung angezeigt ist. Wenn ja, wird er aus der gestauten Armvene etwas Blut entnehmen, das unvermischt oder unter Zusatz eines homöopathischen Mittels wieder in den Gesäßmuskel injiziert wird.

Man geht davon aus, daß die Zusammensetzung und der Sauerstoffgehalt des Bluts in verschiedenen Körperabschnitten unterschiedlich sind und daß das Blut seine Eigenschaften auf seinem Kreislauf durch den Körper ständig ändert. Daher behandelt es der Organismus in dem Muskel, in den es gespritzt wurde, als eine Art Fremdkörper, der vom Abwehrsystem untersucht wird. Dieses wird u. U. dazu veranlaßt, Abwehrstoffe gegen bestimmte, als körperfremd erkannte

Stoffe im injizierten Blut zu bilden. Wenn also z. B. bei Allergien entsprechende Allergene im Blut vorhanden sind, die das Immunsystem vorher nicht ordnungsgemäß vernichten konnte, sondern allergisch überreagierte, kann es jetzt langsam lernen, die entsprechenden normalen Abwehrmaßnahmen zu ergreifen.

Die Behandlung wird mehrmals wiederholt, oft mit ansteigender Blutmenge, von 1 Tropfen oder 1 ml bis zu 5 oder sogar 10 ml. Das Blut kann, je nach Erfordernissen, mit Umstimmungsmitteln wie Ameisensäure oder Ozon (siehe OZONTHERAPIE) angereichert werden. Bei Autoimmunerkrankungen, also Erkrankungen, bei denen Antikörper gegen körpereigene Substanzen gebildet werden, aber auch bei chronischen Erkrankungen, wie z. B. RHEUMA, kann die Eigenbluttherapie helfen.

Standpunkt der Schulmedizin

Da die Zusammenhänge wissenschaftlich noch nicht endgültig geklärt sind, ist die Wirksamkeit der Eigenbluttherapie und der gesamten sogenannten unspezifischen Reizverfahren umstritten. Die Schulmedizin geht nach wie vor bei chronischen Erkrankungen gezielt gegen die Krankheitssymptome vor. Hier und da hat die positive Wirkung der Eigenblutbehandlung aber dazu geführt, daß sie auch in der Praxis mancher Allgemeinmediziner Eingang gefunden hat.

EIGENHARN-BEHANDLUNG

Vor einigen Jahren machte eine New Yorker Kinderärztin Schlagzeilen mit einer „ungewöhnlichen Desensibilisierungsmethode", mit der sie schadstoffbedingte allergische Zustände bei Kindern und Jugendlichen behandelte, nämlich mit der sogenannten Eigenharntherapie. Man versteht darunter die Injektion kleinster Mengen frischen, keimfrei gemachten Eigenharns. Mochte diese Methode auch Schlagzeilen hervorrufen, so ist sie doch keineswegs neu.

Bereits im Jahr 1714 wurde die Eigenharnbehandlung in der „Heylsamen Dreckapotheke" ausführlich beschrieben, und in der Volksmedizin fand Harn lange Zeit bei der Wundbehandlung äußerlich Anwendung. Bis zum Ersten Weltkrieg waren Eigenharninjektionen in Europa und Amerika verhältnismäßig weit verbreitet. Erst durch die zunehmende Entwicklung chemischer Arzneimittel geriet die Eigenharnbehandlung weitgehend in Vergessenheit.

Da der Harn außer Reizstoffen wie Antigenen und Antikörpern auch Vitamine, körpereigene Hormone, Enzyme und viele andere Stoffe enthält, ist er nicht nur ein Reiztherapeutikum, sondern auch ein Heilmittel.

Man hat festgestellt, daß bei Frauen, die wegen mangelnder Anpassung an die hormonelle Umstellung in der Schwangerschaft an sogenannten Schwangerschaftstoxikosen (Vergiftungen) leiden, die Ursache dafür zum Teil in der Ausscheidung von Hormonen über den Urin liegen. Spritzt man diese Frauen mit Eigenharn, verbessert sich das Krankheitsbild sofort. Eine ähnliche Wirkung hat man auch bei Hauterkrankungen beobachtet, die häufig auf einer Art Eigenvergiftung beruhen.

Wann hilft diese Therapie?

▶Die wichtigsten Krankheiten, bei denen eine Eigenharnbehandlung Erfolg verspricht, sind Allergien und hartnäckige, immer wiederkehrende Erkrankungen, die auf Vergiftungen aus dem eigenen Organismus beruhen, z. B. chronische Vereiterungen.

Besuch beim Heilpraktiker

Zur Behandlung wird nur ganz frischer Urin verwendet, der in einem Reagenzglas aufgefangen wird. Bei sachgemäßer Durchführung der Behandlung ist eine Infektion auszuschließen. Zu 5 ml Urin gibt man 1 Tropfen reine Karbolsäure und 1 Tropfen Phenol. Wenn Harnsedimente vorhanden sind, wird der Harn noch zusätzlich filtriert.

Injiziert wird der Urin dann unter die Haut oder in den Gesäßmuskel. Man beginnt mit 0,5 ml und wiederholt dies in den folgenden Tagen, wobei man die Menge jeweils um 0,5 ml steigert.

Schon häufig war selbst bei Patienten, die auf andere Therapien überhaupt nicht mehr ansprachen, eine rasche Besserung zu beobachten. Gelegentlich jedoch kann es, besonders bei empfindlichen Patienten, trotz ordnungsgemäßer Anwendung zu einer leichten Hautreizung im Bereich der Einstichstelle kommen.

Standpunkt der Schulmedizin

Die Ärzte befassen sich vorwiegend mit den Stoffen, die mit dem Harn ausgeschieden werden und die Anzeichen bestimmter Krankheiten sein können. Die Eigenharnbehandlung als Therapieform gilt in der medizinischen Wissenschaft als zu wenig erforscht, als unsicher in der Wirkung sowie als nicht ausreichend nebenwirkungsfrei. Allerdings verwendet auch die Schulmedizin Bestandteile des Harns, z. B. den Harnstoff in standardisierter Form in Medikamenten und Heilsalben.

EITERFLECHTE

Diese bakterielle Hautinfektion kommt vor allem bei Kindern vor. Sie breitet sich manchmal epidemieartig in Kindertagesstätten und Schulen aus. Die Grind- oder Eiterausschläge können sowohl oberflächliche als auch tiefere Erkrankungen der Haut sein. Im Gesicht, an Händen oder Knien bilden sich rote Flecken mit gelben Verkrustungen, die sich auch auf andere Hautpartien ausdehnen können. Normalerweise fühlt sich das Kind nicht krank, doch ohne Behandlung bleiben die Entzündungen oft wochenlang bestehen.

Warnung Bei Verdacht auf Eiterflechte muß man sich sofort in Behandlung begeben, da die Gefahr einer Verbreitung der Infektion sehr groß ist.

Was kann man selbst tun?

▶Um eine Verbreitung der Infektion zu vermeiden, sind besondere Hygienemaßnahmen notwendig. Der Betroffene sollte nur seine eigenen Waschlappen und Handtücher benutzen, die anschließend ausgekocht werden müssen. Eventuell muß auch seine Kleidung desinfiziert werden.

Als natürliches Antibiotikum kann KNOBLAUCH der Infektion entgegenwirken; daher sollte man pro Tag 3–4 Zehen oder Knoblauchkapseln zu sich nehmen.

Was der Heilpraktiker rät

PFLANZENHEILKUNDE Aufgüsse und Tinkturen von antiseptischen Pflanzen wie Ringelblume oder Melisse können, lokal angewandt, hilfreich sein. Ebenso gut wirken auch die meisten ätherischen Öle, besonders Eukalyptus, Lavendel, Zitrone und Thymian. Auf 1 TL Wasser gibt man 10 Tropfen Öl; die Mischung wird mit einem Wattebausch auf die Flecken getupft. Eventuell verschreibt der Heilpraktiker auch die Einnahme von Sonnenhuttinktur zur Stärkung der Abwehrkräfte.

HOMÖOPATHIE Bei allen Eiterungen lohnt sich ein Versuch mit *Hepar sulfuris*. Umstimmend auf eitrige Prozesse wirken *Calcium sulfuricum* und *Sulfur*. Bei Eiterungen, die schlecht heilen, ist eine Behandlung mit *Silicea* möglich.

AROMATHERAPIE Eine Mischung verschiedener ätherischer Öle soll die Bakterien, die die Eiterflechte verursachen, abtöten und eine Ausbreitung der Infektion verhindern. Man löst jeweils 3 Tropfen Thymian- und Bohnenkrautöl und 6 Tropfen Teebaumöl in 3 EL einer Trägerlotion auf und betupft damit 3mal täglich die betroffenen Stellen.

Standpunkt der Schulmedizin

Der Arzt verordnet meist Antibiotika in Form von Tabletten, Tropfen oder Salben und empfiehlt bei erkrankten Kindern, sie zu Hause zu behalten.

EKZEM

Die Haut eines an Ekzemen leidenden Menschen ist entzündet und beginnt oft hartnäckig zu jucken. Sie zeigt häufig auch nässende Bläschen, die dann austrocknen und verkrusten.

Ekzeme treten meist bei Kindern auf. Nach der PUBERTÄT kommen sie zwar seltener vor, dennoch sind Erwachsene nicht dagegen gefeit.

Die beiden häufigsten Ekzemformen sind das Kontaktekzem und das allergische Ekzem. Kontaktekzeme werden durch den Kontakt der Haut mit hautreizenden Stoffen, z. B. mit Reinigungsmitteln, ausgelöst und können sich dann innerhalb von Minuten entwickeln. Ekzeme können aber auch auf einer ALLERGIE gegen bestimmte Stoffe – von Gummihandschuhen bis zu Metallarmbändern – beruhen. Das allergische Ekzem ist weit verbreitet, und es befällt meist Menschen, in deren Familien schon andere Allergien auftreten. Es kann Monate oder gar Jahre dauern, bis es sich entwickelt und zum Ausbruch kommt.

Was kann man selbst tun?

▶Um die Hautreizung zu lindern, kann man dem Badewasser 2 EL Natriumbicarbonat zusetzen.

Was der Heilpraktiker rät

In vielen Fällen schlägt der Heilpraktiker eine spezielle Diät vor, bei der u.a. auf alkoholische Getränke, Kaffee, Fette und Milchprodukte verzichtet werden muß.

Ist eine Allergie die Ursache von Ekzemen, empfiehlt der Heilpraktiker eine Rohkostdiät aus Obst und Gemüse; zusätzlich sollen Mineralwasser, Kräutertees oder Obstsäfte getrunken werden. Er wird dem Patienten raten, diese Diät 1 Woche lang einzuhalten und dann 2–3 Tage lang zu fasten, um den Organismus umzustimmen.

PFLANZENHEILKUNDE Zur äußerlichen Behandlung kocht man 2 EL zerkleinerte Eichenrinde 15 Minuten lang in 0,5 l Wasser. Anschließend gießt man die Flüssigkeit durch ein Sieb ab und läßt sie abkühlen. Sie kann dann unverdünnt für Umschläge verwendet werden. Anstelle der Eichenrinde sind auch Wilde Malve oder Roßpappel geeignet. Einige pflanzliche Teere, sogenannte Holzteere, können ebenfalls hilfreich sein.

Genau so gut eignen sich zur äußerlichen Anwendung Abkochungen von Walnußblättern oder Petersilienkraut. Auch Pinselungen mit frischem Wolfsmilchsaft lindern und heilen.

Frische grüne Kohlblätter – gut gewaschen und zerkleinert – sollen selbst bei schlimmen Ekzemen helfen. Man erwärmt die Blätter, legt mehrere Lagen davon morgens und abends auf die betroffenen Hautflächen und befestigt sie mit einer Binde. Am besten soll Wirsing wirken.

Zur Behandlung von innen heraus empfiehlt sich Stiefmütterchentee.

HOMÖOPATHIE Homöopathen betrachten Ekzeme als ein äußeres Zeichen für eine tiefer liegende Störung. Die Behandlung hängt vom individuellen Fall ab und verlangt einen Fachmann auf dem Gebiet von Hautkrankheiten, vor allem wenn ein Arzt zuvor Cortisoncremes verschrieben hatte.

Graphites wird bei trockenen Ekzemen eingesetzt, die rissig und schuppig sind. Juckende Ekzeme und hornige Hautschwielen können auf *Antimonium crudum* ansprechen. Bei Milchschorf oder nässenden Ekzemen mit kleinen Bläschen lohnt sich ein Versuch mit *Calcium carbonicum. Sulfur* kann bei chronischen, besonders nachts stark juckenden Ekzemen Linderung bringen. Pustulöse Ekzeme werden manchmal mit *Natrium chloratum,* auch *Natrium muriaticum* genannt, behandelt.

AROMATHERAPIE Zu den empfohlenen ätherischen Ölen zählen Fenchel, Deutsche Kamille, Geranie, Sandelholz, Ysop, Wacholder und Lavendel. Wenn das Ekzem trocken ist, nimmt man Ringelblumenöl als Basis für die ätherischen Öle. Ist das Ekzem feucht, wird eine Trägerlotion verwendet, und zwar im Verhältnis von 50 ml der Trägerlotion zu 12 Tropfen des jeweiligen ätherischen Öls. Diese Mischung trägt man morgens und abends auf die betroffene Hautfläche auf.

BACH-BLÜTENTHERAPIE Holzapfel soll das Gefühl der Peinlichkeit bei Ekzemen verringern. Waldrebe und Gauklerblume bekämpfen Überempfindlichkeit. Ekzeme sollen sich außerdem zurückbilden, wenn man die betroffenen Flächen mit Notfalltropfencreme einreibt.

Standpunkt der Schulmedizin

Bei allen Arten von Ekzemen verschreibt der Arzt vermutlich Cortisoncreme oder Antibiotika, um die Heilung der Haut zu fördern. Wenn er sich der Ursache nicht sicher ist, schickt er den Patienten u. U. zu einem Hautarzt, der Hauttests mit möglichen Reizstoffen durchführt. Wenn ein Kontaktekzem

festgestellt wird, das z. B. durch einen Wollpullover oder ein kosmetisches Mittel ausgelöst wird, sollte der Patient diese Dinge nicht mehr verwenden.

Einige Ärzte glauben, daß Ekzeme auch psychische Ursachen haben können. Wenn dies der Fall ist, kann eine psychologische Beratung helfen.

ELEKTRO-AKUPUNKTUR

Grundlage für die Elektroakupunktur ist die Entdeckung, daß sich die energetischen Schwingungen des Organismus verändern, wenn Funktionen gestört sind. Für Diagnose und Therapie werden außer den bekannten Akupunkturpunkten (siehe AKUPUNKTUR) noch weitere auf zusätzlichen MERIDIANEN verwendet.

Im diagnostischen Bereich kann man mit Hilfe der Elektroakupunktur Energiemangel oder -überschuß messen, aber auch eventuell vorhandene Giftstoffe oder Krankheitserreger sowie Allergene austesten.

Als therapeutische Maßnahme kann man durch Energiezufuhr oder -wegnahme einen energetischen Ausgleich schaffen. Man kann auch feinste Dosen von Arzneimitteln in den Meßkreis einbringen und dadurch den Energieausgleich erreichen. Wenn für eine bestimmte Erkrankung mehrere Heilmittel in Frage kommen, kann mit Hilfe der Elektroakupunktur dasjenige ausgetestet

werden, das am wirkungsvollsten ist und vom Organismus am besten angenommen und vertragen wird.

Wann hilft diese Therapie?

▶ Die Elektroakupunktur ist geeignet, die Ursache lang anhaltender Leiden zu finden, die sich jeder herkömmlichen Behandlung entzogen haben, wie weit zurückliegende Vergiftungen, allgemeine Giftbelastungen sowie Spätfolgen früherer, noch nicht restlos ausgeheilter Erkrankungen. Auch das Austesten von ALLERGIEN ist mit der Elektroakupunktur möglich. Ebenso läßt sich eine Erkrankung der Zähne, z. B. ein versteckter Eiterherd, auf diese Weise feststellen.

Besuch beim Heilpraktiker

Da sich der Hautwiderstand durch Fett oder Feuchtigkeit verändert, sollten Hände und Füße frei von Cremes und möglichst trocken sein. Nach einer Grundmessung mißt der Therapeut in der Regel die Punkte an den Nagelbettwinkeln von Händen und Füßen durch. Er merkt sich die Punkte, deren Meßwerte abweichen. Entweder werden sie gleich behandelt, oder es wird mit Testampullen nach der Ursache in dem betreffenden Funktionskreis, der meistens einem Organ zugehörig ist, geforscht.

Mit Testampullen kann aber auch das für den Patienten richtige homöopathische Arzneimittel gefunden werden, das der Heilpraktiker entweder gleich injiziert oder zum späteren Einnehmen verschreibt.

Die Meßpunkte der Elektroakupunktur

Bei der Elektroakupunktur werden im Unterschied zur Akupunktur nicht nur Nadelstiche, sondern auch kurze elektrische Impulse gesetzt. Der Therapeut mißt an den

Nagelbettwinkeln der Hände und Füße bestimmte Punkte, denen jeweils einzelne Organe zugeordnet sind. Abweichungen vom Normwert deuten auf Erkrankungen hin.

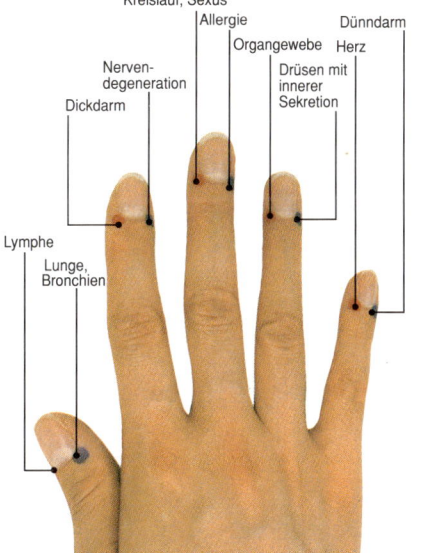

Gefäßdegeneration, Kreislauf, Sexus
Allergie
Dünndarm
Organgewebe
Herz
Nervendegeneration
Drüsen mit innerer Sekretion
Dickdarm
Lymphe
Lunge, Bronchien

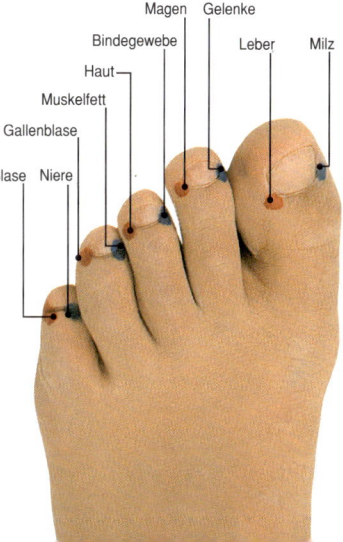

Magen Gelenke
Bindegewebe
Leber Milz
Haut
Muskelfett
Gallenblase
Blase Niere

Natürliche Familien-planung

Es gibt verschiedene Methoden, die Entstehung einer Schwangerschaft zu verhindern. Viele Paare suchen nach Alternativen zur Pille, zu chemischen Präparaten oder künstlichen Hilfsmitteln, die oft Nebenwirkungen haben oder aus anderen Gründen abgelehnt werden. So besteht ein zunehmendes Interesse an natürlichen Formen der Familienplanung.

Die hier empfohlenen Methoden für eine natürliche Familienplanung beruhen alle darauf, daß die Frau ihren monatlichen Zyklus beobachtet und aufzeichnet, um so den Zeitpunkt des Eisprungs genau feststellen zu können, und daß man an den vermutlich fruchtbaren Tagen der Frau auf Geschlechtsverkehr verzichtet.

Empfohlene Methoden

KALENDERMETHODE Man hält die Daten der Monatsblutung über einen Zeitraum von 6–12 Monaten in einem Kalender fest; je mehr Daten man hat, desto verläßlicher ist diese Methode. Die Zykluslänge wird berechnet, indem man die Anzahl der Tage vom 1. Tag der Periode bis einschließlich des Tages vor dem 1. Tag der nächsten Periode zählt.

Den ersten unsicheren Tag des Zyklus, an dem eine Empfängnis möglich ist, ermittelt man, indem man von der Anzahl der Tage des kürzesten Zyklus 19 abzieht, und den letzten unsicheren Tag, indem man 11 von der Dauer des längsten Zyklus abzieht. Wenn beispielsweise der kürzeste Zyklus 26 Tage lang ist und der längste 33, dann ist der erste unsichere Tag 26–19, also der 7. Tag , und der letzte unsichere Tag 33–11, also der 22. Tag. D. h., zwischen dem 7. und dem 22. Tag des Zyklus sollte man auf Geschlechtsverkehr verzichten.

Warnung Diese Methode kann versagen, wenn sich die Länge des monatlichen Zyklus aus irgendeinem Grund, z. B. durch starken Streß, verändert.

TEMPERATURMETHODE Diese Methode macht sich die Tatsache zunutze, daß sich die Körpertemperatur der Frau zum Zeitpunkt des Eisprungs, der normalerweise 12–16 Tage vor der nächsten Periode stattfindet, etwas erhöht.

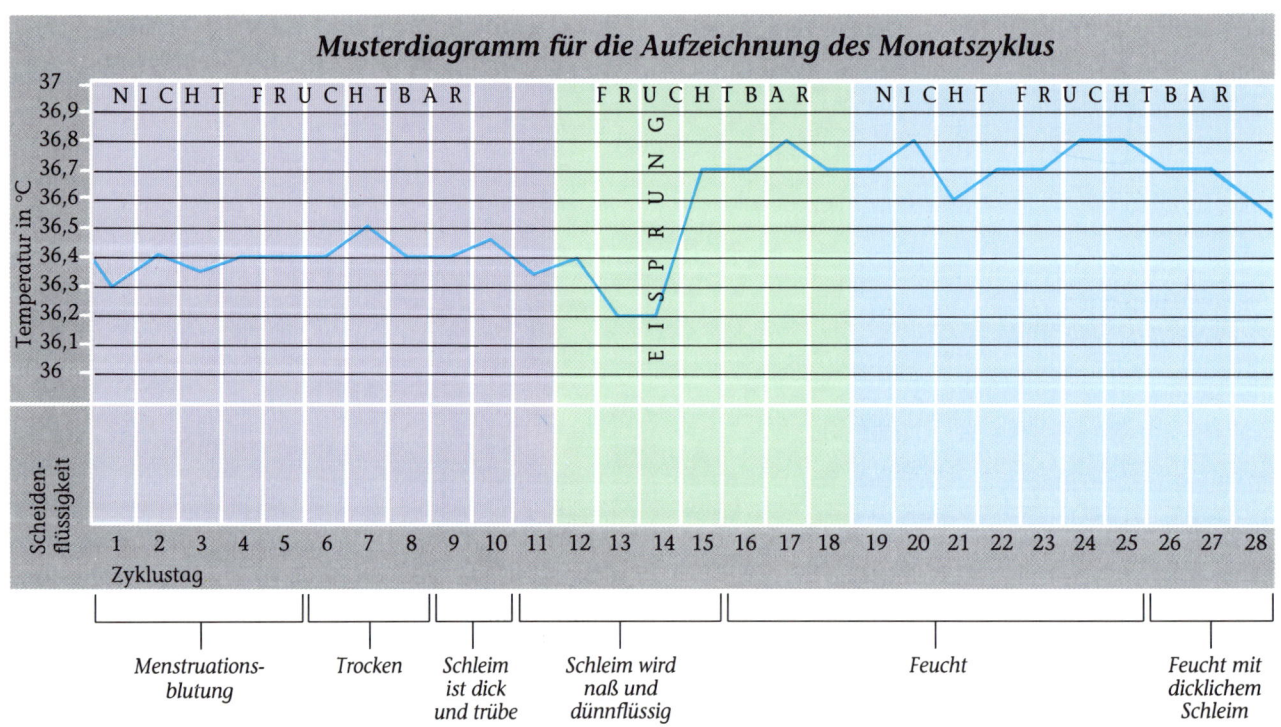

Musterdiagramm für die Aufzeichnung des Monatszyklus

NICHT FRUCHTBAR — FRUCHTBAR — NICHT FRUCHTBAR

EISPRUNG

Temperatur in °C: 37, 36,9, 36,8, 36,7, 36,6, 36,5, 36,4, 36,3, 36,2, 36,1, 36

Scheidenflüssigkeit

Zyklustag: 1 2 3 4 5 6 7 8 9 10 11 12 13 14 15 16 17 18 19 20 21 22 23 24 25 26 27 28

Menstruationsblutung — Trocken — Schleim ist dick und trübe — Schleim wird naß und dünnflüssig — Feucht — Feucht mit dicklichem Schleim

Man mißt die Körpertemperatur morgens vor dem Aufstehen, möglichst immer zur gleichen Zeit, und trägt die Werte in ein Diagramm ein. Vom 1. Tag der Periode bis etwa zu dem Zeitpunkt, an dem der Eisprung stattfindet, liegt die Ruhetemperatur 0,3 – 0,5 °C unter der Temperatur, die in der zweiten Zyklushälfte gemessen wird. Im Diagramm zeichnet sich also eine Stufe ab (siehe Beispiel S. 80 unten). 3–4 Tage vor und nach dem Eisprung sind fruchtbare Tage, an denen man auf Geschlechtsverkehr verzichten sollte.

Warnung Diese Methode ist unzuverlässig, wenn die Körpertemperatur durch Krankheit beeinflußt oder der Zyklus aus irgendeinem Grund gestört ist.

KONTROLLE DER SCHEIDENFLÜSSIGKEIT Nach der Periode ist die Scheide normalerweise einige Tage lang trocken; danach wird dicker, trüber Schleim produziert. Vor und während des Eisprungs steigt die Flüssigkeitsproduktion, und der Schleim wird dünnflüssig und durchsichtig. Wenn man die Beschaffenheit des Schleims regelmäßig kontrolliert, kann man den Zeitpunkt des Eisprungs feststellen. Manche Frauen merken auch an anderen Symptomen wie Unterleibsschmerzen oder empfindlichen Brüsten, wann der Eisprung stattfindet.

Kombiniert angewandt, bieten die hier genannten drei Methoden die sicherste natürliche Möglichkeit der Geburtenregelung.

Weniger zuverlässige Methoden

STILLEN Frauen, die ihr Baby stillen, werden mit geringerer Wahrscheinlichkeit schwanger als andere Frauen.

COITUS INTERRUPTUS Bei dieser Methode muß der Mann seinen Penis vor dem Samenerguß aus der Scheide zurückziehen und sorgfältig darauf achten, daß kein Sperma in die Nähe der Scheide gelangt. Allerdings können kleine Mengen der Samenflüssigkeit bereits vor dem Samenerguß in die Scheide der Frau austreten.

Die wichtigsten Methoden der Empfängnisverhütung

METHODE	VORTEILE	NACHTEILE	WIRKSAMKEIT
Natürliche Methoden			
Kalendermethode	Keine Kosten, keine Nebenwirkungen	Lange Beobachtungszeit, lange Abstinenzzeit	Gut, wenn in Verbindung mit anderen natürlichen Methoden
Temperaturmethode	Keine Kosten, keine Nebenwirkungen	Lange Zeit der täglichen Beobachtung, funktioniert nicht bei Krankheit	Gut, wenn zusammen mit Untersuchung der Scheidenflüssigkeit
Untersuchung der Scheidenflüssigkeit	Keine Kosten, keine Nebenwirkungen	Allein nicht sehr zuverlässig	Gut, wenn in Verbindung mit Temperaturmethode
Stillen	Gut fürs Baby	Nicht für jeden geeignet, keine langfristige Regelung	Nicht 100%ig zuverlässig
Coitus interruptus	Kostenlos, keine Vorbereitung nötig, kann jederzeit während des Zyklus angewandt werden	Kann sexuelle Befriedigung stören	Unzuverlässig
Künstliche Methoden			
Kondom	Einfach anzuwenden, keine Nebenwirkungen, Schutz vor Krankheiten, die durch Geschlechtsverkehr übertragen werden	Kann störend wirken, verringertes Empfinden des Mannes	Sehr gut, vor allem in Verbindung mit chemischen Mitteln
Diaphragma und Okklusivpessar (Portiokappe)	Keine Nebenwirkungen	Muß vom Arzt angepaßt werden, und Verwender muß lernen, es einzusetzen und zu entfernen	Sehr gut, vor allem in Verbindung mit chemischen Mitteln
Chemische Mittel (Salben, Zäpfchen, Spray oder Schaum)	Einfach anzuwenden	Teuer	Gut
Spirale (Intrauterinpessar)	Wenn sie eingesetzt ist, muß man sich nur gelegentlich untersuchen lassen, um festzustellen, ob sie noch sitzt. Kann bis zu 5 Tage nach ungeschütztem Geschlechtsverkehr eingesetzt werden (z. B. bei Vergewaltigung)	Muß vom Arzt eingesetzt werden, kann Infektionen verursachen und starke Perioden, nicht für alle Frauen geeignet	Hervorragend
Ovulationshemmer (Pille)	Leichte, kurze Perioden, weniger Spannungsschmerzen vor der Periode, Schutz vor manchen Beschwerden	Man darf nicht vergessen, sie täglich zu nehmen; kann Brustkrebsrisiko und Bildung von Blutgerinnseln erhöhen. Die Anwendung über längeren Zeitraum ist für Raucherinnen und andere Risikogruppen u. U. nicht ratsam	Nahezu 100%iger Schutz, wenn richtig eingenommen
Pille danach	Bis zu 72 Stunden nach ungeschütztem Geschlechtsverkehr wirksam	Nicht zur routinemäßigen Anwendung geeignet; kann Übelkeit und andere Nebenwirkungen verursachen	Sehr gut

ELEKTRO-THERAPIE

Die Idee, elektrische Ströme zur Schmerzlinderung einzusetzen, geht auf einen früheren römischen Arzt zurück. Er behandelte Gichtkranke, indem er einen lebenden Zitteraal, der bei Berührung elektrische Schläge austeilt, an ihre geschwollenen Gliedmaßen hielt. Mit der Möglichkeit, Elektrizität künstlich zu erzeugen und zu speichern, erlebte diese Therapieform im 19. Jh. einen ungeahnten Aufschwung. Es kam bei den Ärzten regelrecht in Mode, die verschiedensten Schmerzen und Leiden dadurch zu lindern, daß sie den Patienten Stromstöße durch den Körper jagten. Später griffen auch die Zahnärzte auf diese Methode zurück, um den Schmerz beim Zahnziehen erträglicher zu machen.

Die am weitesten verbreitete Form der Elektrotherapie ist heute die Nervenstimulation. Dabei werden die Nerven mit Hilfe eines Apparates, der schwache elektrische Impulse aussendet, so stark gereizt, daß die Schmerzempfindung unterbunden wird. Der Reizstrom, der nur einige Milliampère stark ist, wird über ein Elektrodenpaar durch die Haut des Patienten geleitet. Diese Elektroden sind mit einem leitenden Gel bestrichen und werden mit Klebebändern auf der Haut befestigt.

Wann hilft diese Therapie?

▶ Die Elektrotherapie wird zumeist bei HEXENSCHUSS, ISCHIAS und SPORTVERLETZUNGEN angewandt. Mit Reizstrom kann man aber nur die Schmerzen reduzieren, nicht deren Ursachen heilen. Man muß daher erst das Problem erkennen, ehe mit einer Reizstrombehandlung begonnen werden kann.

Manche Kliniken bieten bei Schmerzen und Sportverletzungen eine der Elektrotherapie ähnliche Behandlungsform an, die ELEKTROAKUPUNKTUR. Dabei werden zur Verstärkung der Akupunkturwirkung die eingestochenen Nadeln elektrisch stimuliert.

In vielen Schönheitsfarmen verwendet man Reizstromgeräte in abgewandelter Form bei Schlankheitskuren. Dabei werden die elektrischen Impulse des Apparates über die Haut direkt in die gewünschte Muskelpartie geleitet, und die Muskeln beginnen im Rhythmus der Impulse zu zucken. Auf diese Weise werden Kalorien verbrannt und überschüssiges Fett abgebaut.

Warnung Menschen mit einem Herzschrittmacher sollten nicht mit Reizstrom behandelt werden, da durch die elektrischen Impulse u. U. die Funktion des Schrittmachers gestört wird!

Standpunkt der Schulmedizin

Die Elektrotherapie gehört heute zum Standardrepertoire vieler Schmerzkliniken. Die Elektroakupunktur ist speziellen Anwendungsbereichen vorbehalten, z. B. der Schmerzunterbindung bei Operationen. Als Mittel zum Abnehmen halten die meisten Mediziner die Elektrotherapie für wenig geeignet; hier raten sie eher zu einer ausgewogenen Reduktionskost und zu mehr Bewegung.

EMPFÄNGNIS-VERHÜTUNG

Paare versuchen, eine Empfängnis zu verhüten, weil sie entweder keine Kinder haben wollen oder weil sie selbst bestimmen möchten, wann und wie viele Kinder sie haben wollen. Die moderne Medizin hat viele wirksame Möglichkeiten entwickelt, eine Schwangerschaft zu verhüten, doch viele Paare ziehen natürliche Methoden vor, sei es aus religiösen Gründen, sei es, weil sie die Nebenwirkungen von Medikamenten oder anderen künstlichen Verhütungsmitteln vermeiden wollen. Siehe NATÜRLICHE FAMILIENPLANUNG, S. 80.

ENERGIE

Anhänger der fernöstlichen Heilkunde glauben, daß eine Energie, je nach Tradition Qi oder Chi, Prana oder Lebenskraft genannt, in Kanälen, sogenannten MERIDIANEN, durch den Körper fließt (siehe auch AKUPUNKTUR). An bestimmten Punkten, die man im YOGA Chakras nennt, konzentriert sich diese Energie und beeinflußt Körper und Geist.

Krankheit wird daher als Blockade oder als Ungleichgewicht im Energiefluß betrachtet, was bewirkt, daß sich die Moleküle und Zellen der jeweiligen Organe verändern. An der fernöstlichen Heilkunde ausgerichtete Heilpraktiker, aber auch chinesische Ärzte behaupten, daß sie durch Untersuchung des Energieflusses oft schon lange vor den Schulmedizinern krankhafte Veränderungen im Körper entdecken können.

Nach Ansicht mancher Heilpraktiker läßt sich dieser Energiefluß im Körper auch mit technischen Mitteln, z. B. mit der KIRLIAN-FOTOGRAFIE, aufzeigen. Diese Auffassung von Energie läßt sich mit den streng wissenschaftlichen Definitionen physikalischer Energieformen nicht leicht in Einklang bringen. Heiler, die durch Handauflegen Kranken helfen, sprechen zwar von Energieströmen, die zwischen ihnen und den Patienten fließen, und Yogalehrer beschreiben, wie die Energie durch die Chakras des Körpers zirkuliert, doch wissenschaftlich meßbare Vorgänge konnten dabei bisher noch nicht nachgewiesen werden. Dennoch wird nach wie vor versucht, einen objektiven Beweis für diese Form der Energie zu erbringen.

Nach Meinung der Heilpraktiker bedeutet Gesundheit nicht, daß man sich ständig in einem Zustand höchster Energie befindet. Dieser Zustand würde Körper und Geist erschöpfen und keine Zeit für Erholung, Besinnung und Ruhe lassen. Ein erfülltes und gesundes Leben schließt ein, daß man Positives wie Negatives, also einen energiereichen wie einen energiearmen Zustand seines Körpers und seines Geistes, akzeptiert.

Was der Heilpraktiker rät

ATMUNG Spezielle Atemübungen bewirken eine sofortige Veränderung des Energiezustands (siehe ENTSPANNUNGS- UND ATEMÜBUNGEN). Die Zwerchfellatmung wird zur Entspannung empfohlen, um die Pulsfrequenz und den BLUTDRUCK zu senken. Die „Volle Yoga-Atmung" frühmorgens bringt den Organismus in Schwung und macht hellwach, und mit der Übung „Leuchtender Schädel", dem schnellen Aus- und Einatmen über das Zwerchfell, überwindet man jede Energieschwäche und belebt Körper und Geist.

ERNÄHRUNG Getränke wie Tee oder Kaffee haben eine energiesteigernde Wirkung, desgleichen Süßigkeiten und Schokolade. Manche Menschen, die unter nervösen Spannungen leiden, machen die Erfahrung, daß sich ihre Probleme verringern, wenn sie auf solche Nahrungsmittel verzichten. Durch FASTEN reduziert sich das Adrenalin im Blut, und die Menschen sind weniger aufgeregt und angespannt. Anhänger der AYURVEDISCHEN MEDIZIN in Indien erzielen den gleichen Effekt durch bestimmte Nahrungsmittel wie Milch, Fett und Ballaststoffe. Fleisch, Gewürze und Süßigkeiten wiederum werden verordnet, um den Energiepegel depressiver Patienten anzuheben.

KÖRPER- UND AUSDRUCKSÜBUNGEN Bei einem niedrigen Energiezustand sollen sie aufbauend, bei einem hohen beruhigend wirken. Regelmäßige rhythmische Übungen wie JOGGING, Schwimmen, Seilspringen bauen körperliche und geistige Anspannung ab und regen die Produktion von schmerzstillenden und stimulierenden chemischen Substanzen im Gehirn an. Solche Übungen können, regelmäßig betrieben, sogar bei langwierigen DEPRESSIONEN helfen.

Auch Schreien, Lachen und Weinen baut Spannungen ab, denn es verändert den Atemrhythmus und vermindert so die Streß-Hormone im Blut.

Standpunkt der Schulmedizin

Energie im physikalischen Sinn spielt auch bei herkömmlichen Behandlungsmethoden eine Rolle, z. B. bei der Radiumtherapie und in der Isotopenmedizin, die beide gegen KREBS eingesetzt werden. Der Körper nimmt dabei Strahlungsenergie auf, mit der die Struktur der betroffenen Zellen verändert werden soll.

Schulmediziner lehnen die alternativen Energietheorien meistens ab, da sie nicht wissenschaftlich bewiesen sind. Experimente aus jüngster Zeit mit Heilern scheinen allerdings zu belegen, daß es eine Art Energieaustausch zwischen Lebewesen bzw. zwischen Menschen und leblosen Objekten gibt. Die technischen Möglichkeiten, diese Energie zu messen, stecken aber noch in den Anfängen. Daher sehen Schulmediziner Methoden wie die KIRLIAN-FOTOGRAFIE nicht als stichhaltig an. Trotz der unsicheren Beweislage räumen heute immer mehr Mediziner die Existenz solcher nicht meßbarer Energieformen bzw. die Wirksamkeit der darauf beruhenden Therapien in einzelnen Fällen ein.

ENTSPANNUNGS- UND ATEM- ÜBUNGEN

Für sein geistiges und körperliches Wohlbefinden braucht der Mensch regelmäßig Phasen der Entspannung. Durch Anspannung und STRESS wird heute jedoch häufig verhindert, daß man einen natürlichen Entspannungszustand erreicht. In diesem Fall helfen Atemübungen, die Spannungen zu lösen und zur Ruhe zu kommen.

Schon in den alten Yoga- und Meditationsschulen bediente man sich spezieller Atemtechniken, um geistige Veränderungen hervorzurufen. Auch die westliche Medizin erkennt heute immer deutlicher die Verbindung zwischen verschiedenen Atemgewohnheiten und dem Allgemeinbefinden. So weiß man, daß z.B. Menschen, die Angst haben, schneller und nur mit dem Brustkorb atmen; ihre Lungen sind beim Sprechen stets mit Luft gefüllt (siehe HYPERVENTILATION). Depressive Menschen dagegen seufzen mehr und neigen dazu, erst nach dem Ausatmen zu sprechen.

Atemübungen sind eine einzigartige Möglichkeit, die unbewußten Prozesse im Körper zu beeinflussen, denn von allen Körperfunktionen, die durch das autonome oder vegetative Nervensystem gesteuert werden, ist das Atmen am einfachsten durch den Willen zu kontrollieren. Manche Yogis und erfahrenen Meditationspraktiker sind imstande, willentlich ihren Herzschlag zu verlangsamen und den BLUTDRUCK zu senken. Auch wenn nicht jeder dieses Ziel erreicht, so kann er doch zumindest durch veränderte Atemgewohnheiten auf das Nervensystem einwirken und sich so entspannen.

Der Sinn des Atmens ist es, die Lungen ständig mit Sauerstoff zu versorgen, der vom Blut aufgenommen und allen Körpergeweben zugeführt wird. Beim Ausatmen entledigt sich der Körper über die Lungen des schädlichen Kohlendioxids. Die Atemfrequenz ist nicht immer gleich. Sie verändert sich je nach Tageszeit, Situation, ob man sitzt, geht oder einem Bus hinterherläuft, und nach dem jeweiligen Sauerstoffbedarf. Entsprechend befindet man sich auch in unterschiedlichen Spannungs- und Entspannungszuständen, was sich wiederum darin ausdrückt, ob man nur über die Brust oder über den Bauch bzw. das Zwerchfell atmet.

BRUSTATMUNG Bei dieser Art der Atmung kommt am schnellsten Sauerstoff ins Blut. So atmet man bei anstrengendem Körpertraining, bei Aufregung und ANGST sowie in Gefahrensituationen, die eine sofortige Reaktion erfordern. Die Brustatmung eignet sich aber auch, um am Morgen fit zu werden oder wenn man sich abgespannt fühlt.

Entspannungs- und Atemtechniken

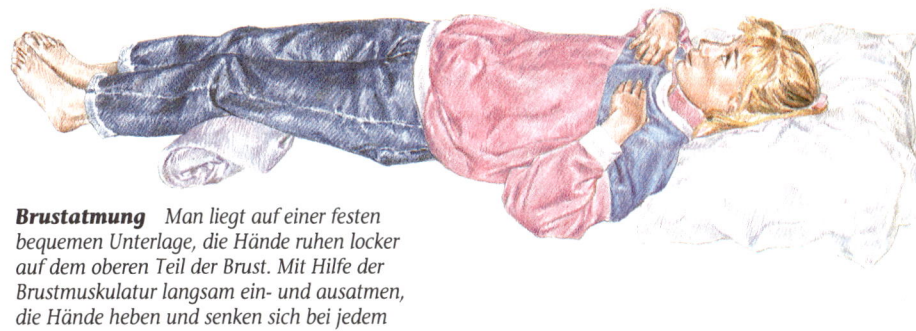

Brustatmung Man liegt auf einer festen bequemen Unterlage, die Hände ruhen locker auf dem oberen Teil der Brust. Mit Hilfe der Brustmuskulatur langsam ein- und ausatmen, die Hände heben und senken sich bei jedem Atemzug.

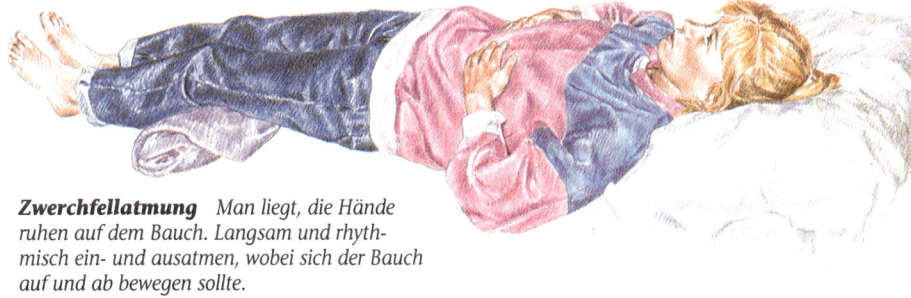

Zwerchfellatmung Man liegt, die Hände ruhen auf dem Bauch. Langsam und rhythmisch ein- und ausatmen, wobei sich der Bauch auf und ab bewegen sollte.

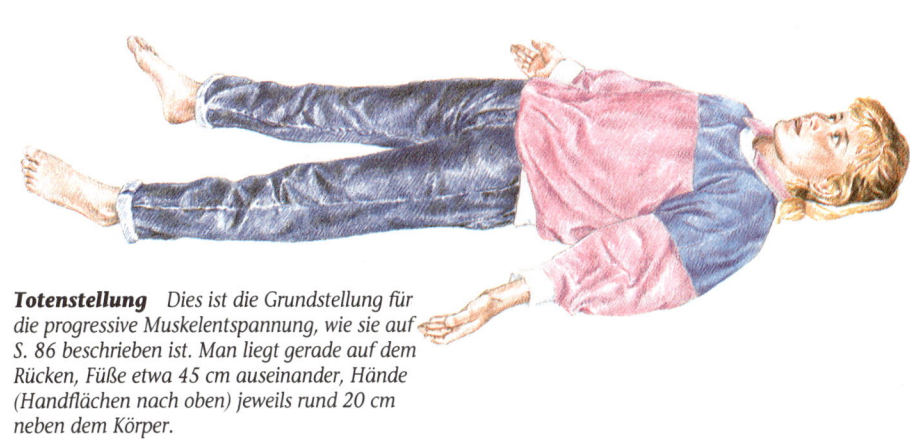

Totenstellung Dies ist die Grundstellung für die progressive Muskelentspannung, wie sie auf S. 86 beschrieben ist. Man liegt gerade auf dem Rücken, Füße etwa 45 cm auseinander, Hände (Handflächen nach oben) jeweils rund 20 cm neben dem Körper.

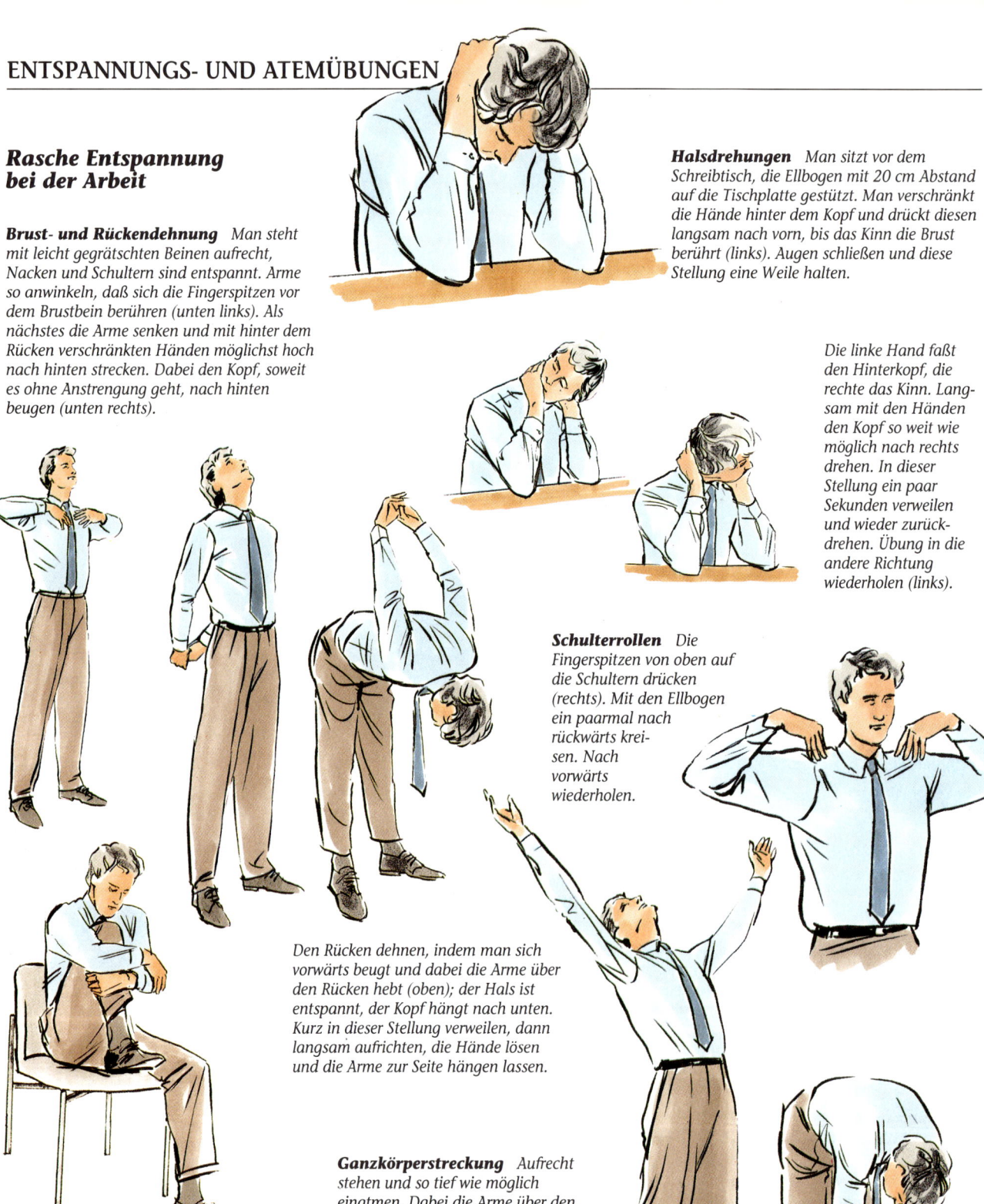

Rasche Entspannung bei der Arbeit

Brust- und Rückendehnung Man steht mit leicht gegrätschten Beinen aufrecht, Nacken und Schultern sind entspannt. Arme so anwinkeln, daß sich die Fingerspitzen vor dem Brustbein berühren (unten links). Als nächstes die Arme senken und mit hinter dem Rücken verschränkten Händen möglichst hoch nach hinten strecken. Dabei den Kopf, soweit es ohne Anstrengung geht, nach hinten beugen (unten rechts).

Halsdrehungen Man sitzt vor dem Schreibtisch, die Ellbogen mit 20 cm Abstand auf die Tischplatte gestützt. Man verschränkt die Hände hinter dem Kopf und drückt diesen langsam nach vorn, bis das Kinn die Brust berührt (links). Augen schließen und diese Stellung eine Weile halten.

Die linke Hand faßt den Hinterkopf, die rechte das Kinn. Langsam mit den Händen den Kopf so weit wie möglich nach rechts drehen. In dieser Stellung ein paar Sekunden verweilen und wieder zurückdrehen. Übung in die andere Richtung wiederholen (links).

Schulterrollen Die Fingerspitzen von oben auf die Schultern drücken (rechts). Mit den Ellbogen ein paarmal nach rückwärts kreisen. Nach vorwärts wiederholen.

Den Rücken dehnen, indem man sich vorwärts beugt und dabei die Arme über den Rücken hebt (oben); der Hals ist entspannt, der Kopf hängt nach unten. Kurz in dieser Stellung verweilen, dann langsam aufrichten, die Hände lösen und die Arme zur Seite hängen lassen.

Ganzkörperstreckung Aufrecht stehen und so tief wie möglich einatmen. Dabei die Arme über den Kopf nach hinten strecken und so weit zurückbeugen, daß man zur Decke blickt (rechts). Entspannen, langsam ausatmen und nach vorn beugen; die Knie dabei nicht durchdrücken; die Hände hängen locker hinunter, der Hals ist entspannt (ganz rechts). Ein paar Sekunden so bleiben, dann mit dem Einatmen langsam aufrichten.

Dehnung des unteren Rückens und der Beine Im Sitzen ein Knie an den Körper heranziehen und den Fuß auf die Sitzfläche stellen. Den Rücken gerade halten. Einige Sekunden so sitzen bleiben, entspannen. Die Übung mit dem andern Bein wiederholen.

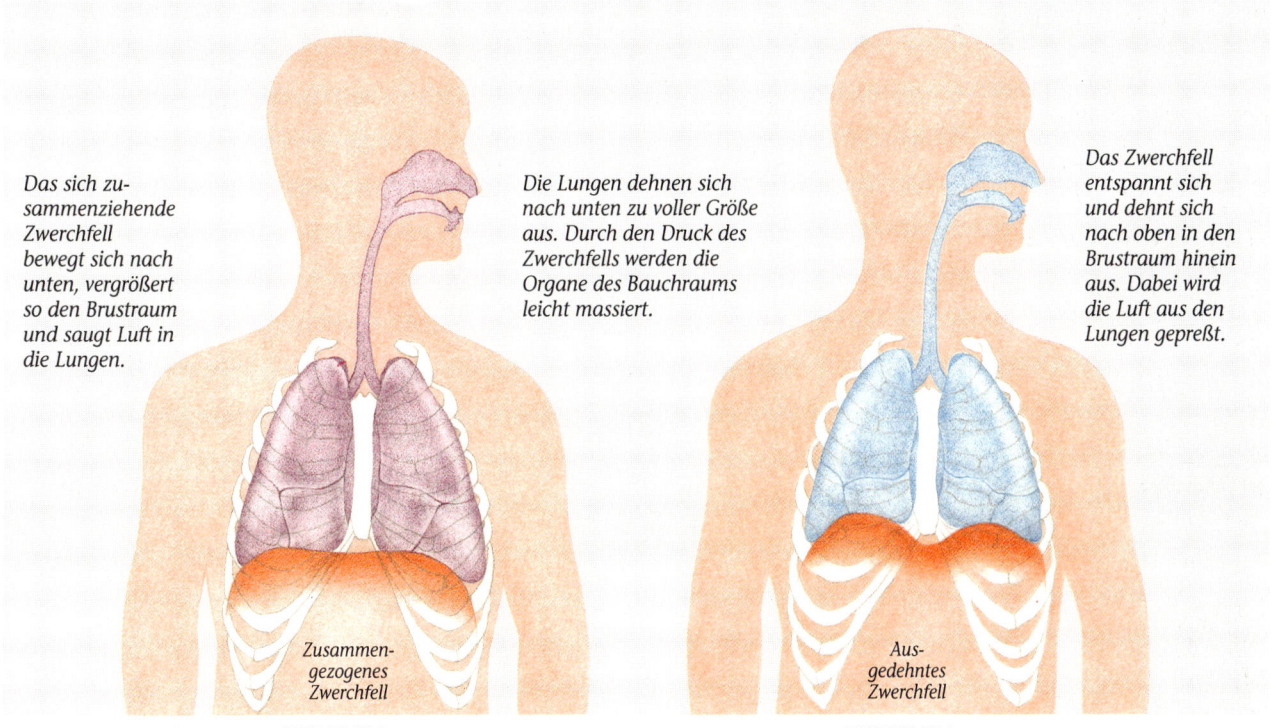

*Das sich zu-
sammenziehende
Zwerchfell
bewegt sich nach
unten, vergrößert
so den Brustraum
und saugt Luft in
die Lungen.*

*Die Lungen dehnen sich
nach unten zu voller Größe
aus. Durch den Druck des
Zwerchfells werden die
Organe des Bauchraums
leicht massiert.*

*Das Zwerchfell
entspannt sich
und dehnt sich
nach oben in den
Brustraum hinein
aus. Dabei wird
die Luft aus den
Lungen gepreßt.*

*Zusammen-
gezogenes
Zwerchfell*

*Aus-
gedehntes
Zwerchfell*

EINATMEN

AUSATMEN

Natürliche Atmung

*Die Zwerchfellatmung (oben) muß im
Erwachsenenalter oft neu erlernt werden.
Kindern wird meist beigebracht „Beim
Einatmen Brust raus und Bauch rein" – eine
Methode, die eine natürliche Atmung
behindert und zu Verspannungen führt.*

Bei der Brustatmung zieht sich die Rippenmuskulatur zusammen, der Brustkorb
weitet sich dabei nach oben und nach
außen, so daß die Luft rasch in den oberen
Brustraum gesogen wird. Die Atmung verläuft flach und schnell, die Betonung liegt
auf dem Einatmen.

Bei manchen Gelegenheiten ist das durchaus von Vorteil, z. B. während einer gefährlichen Situation im Straßenverkehr, wo es gilt,
innerhalb von Sekundenbruchteilen das
Richtige zu tun. Wenn man jedoch ständig
auf diese Weise atmet, versetzt man den Körper in einen permanenten Streßzustand –
mit ernsthaften gesundheitlichen Konse-
quenzen. Dies kann auch zu einer hysterisch
übersteigerten Atmung mit zu hohem Kohlendioxidausstoß und Stoffwechselverände-
rungen führen; Schwächeanfälle und Kribbeln auf der Haut sind die spürbaren Folgen.

ZWERCHFELLATMUNG Dies ist die
normale, natürliche Atmung, wenn man
sich entspannt fühlt. Hierbei arbeitet nicht
die Rippenmuskulatur, sondern das Zwerch-

fell, ein bogenförmiges Muskelgebilde, das
Brust- und Bauchraum trennt.

Beim Einatmen zieht sich das Zwerchfell
zusammen und wird flach. Dadurch vergrößert sich der Brustraum, und Luft wird in
die Lungen gesaugt. Beim Ausatmen erschlafft das Zwerchfell und drückt die Luft
aus den Lungen heraus.

Für die körperliche Entspannung ist die
Zwerchfellatmung der Brustatmung vorzuziehen, weil die Lungen mit jedem Atemzug
besser gefüllt bzw. geleert werden und damit
für den Stoffwechsel mehr Sauerstoff zur Verfügung steht. Ferner sammelt sich bei der
Zwerchfellatmung weniger Kohlendioxid in
den Lungen und Milchsäure im Blut an, Abfallstoffe, die letztlich Nervosität und
Müdigkeit hervorrufen.

Warum muß man entspannen?

Mit kurzen Erregungs- oder Streßperioden
wird der Mensch wie jedes andere Lebewesen
ohne weiteres fertig. In solchen Augenblicken ist die Atmung unregelmäßig und
flach, die Muskeln spannen sich an, und Gefühle von Angst und Nervosität stellen sich
ein.

Natürliche Streßsituationen sind normalerweise nur von kurzer Dauer. Die Spannung wird rasch durch aktives Handeln abgebaut, Körper und Geist können in ihren
entspannten Normalzustand zurückkehren.

Steht man jedoch über längere Zeit hinweg unter Druck und hoher Anspannung,
kann der Erregungszustand nicht mehr so
ohne weiteres abgebaut werden, besonders
wenn die Möglichkeiten zum körperlichen
Abreagieren fehlen. Werden die Streßphasen gar zum Dauerzustand, münden sie
schließlich in Krankheitserscheinungen wie
Bluthochdruck, Herz- und Lungenbeschwer-
den oder MIGRÄNE.

Die wirksamste Art der Streßbekämpfung
ist es, sich regelmäßig Zeit für Entspannungsübungen zu nehmen. Man kann
sich aktiv entspannen durch MEDITATION,
sportliche Aktivitäten oder rhythmische
Atemübungen oder auch passiv Entspannung suchen, indem man z. B. Musik hört.

In entspanntem Zustand atmet man über
das Zwerchfell, Muskelverkrampfungen lösen sich, der Geist kommt zur Ruhe. Regelmäßige Entspannungsübungen senken
außerdem den Blutdruck und erhöhen die
Leistungsfähigkeit. Untersuchungen ergaben ferner, daß man meist auch besser
schläft, leichter lernt und sich überhaupt
tatkräftiger fühlt.

Was kann man selbst tun?

**ENTSPANNUNG DURCH RICHTIGES
ATMEN** Der erste Schritt zum Entspannen
ist, körperliche oder geistige Anspannungen
zu erkennen. Die Atmung verrät schon sehr

viel: Eine flache, ungleichmäßige Brustatmung ist ein untrügliches Zeichen für Streß. Sie kann in ganz normalen Situationen einsetzen – beim Warten an der Ampel oder während einer schwierigen Entscheidung.

Sobald man merkt, daß man sehr flach atmet, sollte man tief Luft holen, langsam wieder ausatmen und dabei spüren, wie sich die Anspannung im ganzen Körper löst.

Eine Entspannungsphase von 10–15 Minuten täglich steigert das geistige und körperliche Wohlbefinden und hilft, gegen streßbedingte Erkrankungen vorzubeugen. Man sucht dazu einen gut belüfteten Raum auf, in dem man nicht gestört wird, löst beengende Kleidungsstücke und legt sich flach ausgestreckt mit leicht gegrätschten Beinen auf den Boden. Mit geschlossenen Augen atmet man tief nach unten in den Bauchraum. Mit der Hand auf dem Bauch überprüft man, daß sich das Zwerchfell und nicht die Brustmuskulatur bewegt. Der Atemrhythmus sollte dabei ruhig und regelmäßig sein.

Sobald man langsam und rhythmisch atmet, richtet man seine Aufmerksamkeit darauf, daß die Luft beim Einatmen kühl, beim Ausatmen warm ist. Störende Gedanken, die einem in den Sinn kommen, verfolgt man nicht weiter, sondern konzentriert sich fest auf den Rhythmus des Atmens. Nach etwa 10 Minuten ist der Kopf wieder klar und der Körper entspannt. Um die Entspannung nicht gleich wieder zu verlieren, sollte man sich ganz behutsam ins Alltagsgeschehen zurückgleiten lassen.

PROGRESSIVE MUSKELENTSPANNUNG In Streßphasen arbeitet das Nervensystem ständig auf Hochtouren und veranlaßt die Muskeln, sich öfter als normal zusammenzuziehen, was schließlich dazu führt, daß sie sich verspannen. Mit der Technik der progressiven Muskelentspannung wirkt man diesen häufig schmerzhaften Folgen entgegen. Jeder Körperteil wird dabei nacheinander zuerst angespannt und dann wieder losgelassen. Durch regelmäßiges Üben wird schließlich eine kontrollierte Entspannung erreicht.

Man sucht sich einen Raum, in dem man 10–15 Minuten ungestört ist, zieht die Schuhe aus, löst enge Kleidungsstücke und legt sich flach ausgestreckt mit geschlossenen Augen auf ein Bett oder auf den Boden. Zu Beginn hebt man 5 Sekunden lang die Augenbrauen und runzelt die Stirn. Bei der nachfolgenden Entspannung dieser Körperpartie spürt man bereits den Unterschied in den Muskeln. Man wiederholt die Übung und geht dann systematisch der Reihe nach zu anderen Muskelgruppen über, wobei jeder Anspannung eine Entspannung folgt: Augen zusammenkneifen; den Mund weit aufmachen; die Gesichtsmuskeln dehnen,

indem man Lippen, Augenbrauen und Kinn kraus zieht; die Kiefermuskeln anspannen, indem man die Zähne aufeinanderbeißt; Schultern heben sowie Nacken und Schultern straffen; den linken Arm heben, Armmuskeln anspannen und die Hand zur Faust ballen; das gleiche mit dem rechten Arm wiederholen.

Dann die Brustmuskulatur anspannen und dabei beobachten, wie sich der Atem verändert. Entspannen, anschließend den Bauch einziehen und die Bauchmuskeln anspannen; 5 Sekunden halten, entspannen und ausatmen. Das linke Bein heben und den Fuß strecken, so daß sich die Muskeln spannen; 5 Sekunden halten, entspannen, dann das Bein wieder hinlegen und die Übung mit dem rechten Bein wiederholen.

EPILEPSIE

Epileptiker leiden unter regelmäßig auftretenden Krampfanfällen, bei denen sie je nach Krankheitsform für Sekunden oder Minuten das Bewußtsein verlieren. Man unterscheidet zwei Hauptformen: das Grand mal und das Petit mal, den großen und den kleinen Anfall.

Das Grand mal tritt normalerweise nur bei Erwachsenen auf, die dann Schaum vor dem Mund haben und sich nicht selten in die Zunge beißen. Ein solcher Anfall kann bis zu 10 Minuten dauern. Am Petit mal leiden meist Kinder und Jugendliche im Alter von 4–20 Jahren. Diese Anfälle dauern nur kurz und verlaufen undramatisch, so daß sich der Betroffene ihrer kaum bewußt wird. Er verliert dabei für Sekunden das Bewußtsein, sein Blick flackert, und die Augenlider zucken heftig. Vereinzelt treten epileptische Anfälle auch bei Babys in den ersten 6 Monaten auf und werden dann manchmal fälschlicherweise für eine Kolik gehalten.

Ursache der Epilepsie sind meist übermäßige elektrische Entladungen einiger Nervenzellen im Gehirn, es können aber auch Kopfverletzungen oder ein Gehirntumor sein. In vielen Fällen ist jedoch unbekannt, was die Anfälle auslöst. Epilepsie tritt bei etwa vier von 1000 Menschen auf und kann erblich bedingt sein. Grundsätzlich sollten Epileptiker immer eine Karte bei sich tragen, auf der ihre Krankheit vermerkt ist, damit man ihnen helfen kann, wenn sie in der Öffentlichkeit einen Anfall erleiden.

Was der Heilpraktiker rät

Heilpraktiker empfehlen eine ausgewogene und gesunde Lebensweise, da diese prinzipiell alle Stoffwechselvorgänge begünstigt (siehe ERNÄHRUNG UND GESUNDHEIT).

AROMATHERAPIE Entspannung gilt als eine der Grundvoraussetzungen bei der Bekämpfung der Epilepsie. Um einen guten Schlaf zu fördern, empfehlen Heilpraktiker, vor dem Zubettgehen 1 Tasse Kamillentee zu trinken. 3mal täglich zwischen den Mahlzeiten 1 Tropfen Römischer Kamillenessenz auf einem Würfel Zucker eingenommen, kann eine allgemeine Entspannung unterstützen. Basilikum, Kajeput, Rosmarin und Thymian sind Öle, die helfen können; Ysop, Salbei und möglicherweise auch Fenchel sollte ein Anfallgefährdeter jedoch meiden.

BACH-BLÜTENTHERAPIE Bei einem epileptischen Anfall können die Notfalltropfen angewandt werden, anschließend kann Olive hilfreich sein. Waldrebe soll dem Kranken helfen, das Bewußtsein wiederzuerlangen. Andere Essenzen können positiv auf die verschiedenen geistigen und emotionalen Umstände einwirken, die einen Anfall möglicherweise einleiten, so hilft z. B. Stechpalme bei Haß oder Ärger, Gauklerblume bei Angst vor einem Anfall oder Weißbuche bei geistiger Erschöpfung.

Standpunkt der Schulmedizin

Es gibt keinerlei Beweis dafür, daß die Häufigkeit oder Stärke von Anfällen durch irgendeine naturheilkundliche Therapie verringert werden kann. Dennoch betonen auch Ärzte immer wieder, wie wichtig gesunde Ernährung und Entspannung sind, und halten u. U. einen Yogakurs für angebracht.

Den Anfällen versuchen Ärzte meist durch krampflösende Mittel entgegenzuwirken. Wenn man einmal mit dieser Behandlung begonnen hat, muß sie meist das ganze Leben lang beibehalten werden.

ERDSTRAHLEN

In der Naturheilkunde vertritt man die Überzeugung, daß sich elektromagnetische Felder und andere Formen von Erdstrahlung negativ auf die menschliche Gesundheit auswirken können. Man bezeichnet dies als geopathischen Streß, der für eine Reihe von Krankheiten, von SCHLAFLOSIGKEIT und MIGRÄNE bis zu RHEUMA und KREBS, verantwortlich gemacht wird.

Die Vorstellung, daß physikalische und geologische Gegebenheiten Gesundheit und Wohlbefinden des Menschen beeinträchtigen können, ist nicht neu. Schon von alters her haben die Chinesen darauf geachtet, Gebäude, Straßen und Brunnen so zu bauen oder Einrichtungsgegenstände so aufzustellen, daß sie mit dem sogenannten natürlichen Energiestrom in der Erde in Einklang stehen. Und auch im westlichen Kulturkreis vertreten manche Menschen beispielsweise die Auffassung, daß in vorgeschichtlicher Zeit Steinblöcke wie die in Stonehenge aufgestellt worden sind, um Brunnen vor schädlichen Erdstrahlen abzuschirmen.

Man nimmt an, daß der geopathische Streß verschiedene Ursachen hat. An erster Stelle stehen die sogenannten Störzonen, Kraftlinien, die entlang unterirdischer Wasseradern oder schwacher elektrischer Ströme verlaufen, die durch den Druck auf Quarzkristalle im Boden entstehen. Eisenbahnlinien, elektrische Überlandleitungen, große Gebäude und Steinbrüche unterbrechen den natürlichen Verlauf der Störzonen und verstärken den geopathischen Streß zusätzlich.

Eine weitere Ursache sind die magnetischen Stürme auf der Sonnenoberfläche, die als Sonnenflecken bekannt sind und das Magnetfeld der Erde störend beeinflussen. Zeiten, in denen verstärkt Sonnenflecken auftreten, scheinen immer mit Katastrophen wie Kriegen oder Hungersnöten zusammenzufallen, und angeblich soll dann auch die Zahl der Herzanfälle ansteigen.

Ferner enthalten bestimmte Minerale oder Gesteine wie Granit radioaktive Substanzen oder setzen radioaktives Radongas frei, das Lungenkrebs und andere Krankheiten auslösen kann.

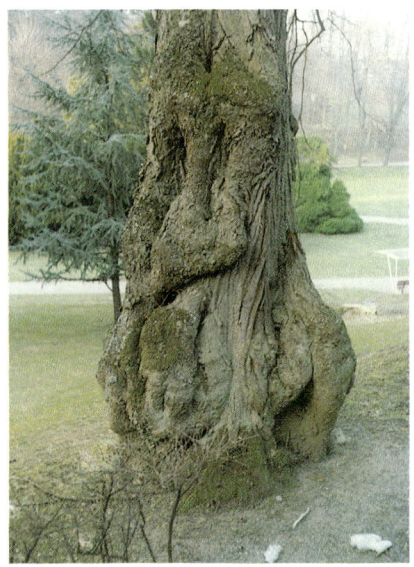

Anhänger der Theorie von den Erdstrahlen sind davon überzeugt, daß die Auswüchse dieses Baums daher rühren, daß er über einer Störzone steht und daß schädliche Erdstrahlen sein Wachstum beeinflußt haben. Jedes Lebewesen, das schädlichen Erdstrahlen ausgesetzt ist, leidet unter sogenanntem geopathischem Streß, der sich negativ auf die Gesundheit auswirken kann.

Man behauptet, daß die Erdstrahlung im Innern von Gebäuden stärker als im Freien ist, da das Stromleitungssystem die Wirkung anderer elektrischer Felder noch steigern kann. Das mag ein Grund dafür sein, warum sich Menschen zuweilen unter freiem Himmel wohler fühlen als im Haus.

Die größte Gefahr, die von geopathischem Streß ausgeht, besteht darin, daß er das IMMUNSYSTEM schwächen soll. Dadurch erhöht sich die Anfälligkeit für Krankheiten wie KREBS, rheumatische Entzündungen, ARTHRITIS, SCHLAFLOSIGKEIT, MIGRÄNE, MULTIPLE SKLEROSE, LEUKÄMIE und AIDS. Man vermutet, daß geopathischer Streß auch zur Entstehung von DEPRESSIONEN, hohem BLUTDRUCK u. ä. beitragen kann. Wasseradern im Boden können angeblich Schlafstörungen verursachen, während starke elektromagnetische Felder die Selbstmordrate und die Zahl der Leukämieerkrankungen in die Höhe treiben. Felder mit starken Energieschwankungen, wie man sie in der Nähe von Überlandleitungen festgestellt hat, sollen Migräne und Depressionen hervorrufen.

Besuch vom Rutengänger

Sobald der Heilpraktiker den Verdacht hat, daß die Beschwerden des Patienten auf geopathischen Streß zurückzuführen sind, wird er einen erfahrenen Wünschelrutengänger hinzuziehen, der die Wohnung des Kranken auf Störungen untersuchen kann.

Wünschelrutengänger gelten als äußerst sensitive Menschen. Sie können kleinste Veränderungen im Magnetfeld der Erde aufspüren, unabhängig davon, ob diese durch Störzonen, unterirdische Wasseradern, Sonnenflecken oder andere Faktoren ausgelöst werden. Dazu halten sie einen Weiden- oder Haselnußzweig, eine Wünschelrute oder ein Pendel über die mutmaßliche Störzone. Aus den Reaktionen des Instruments können sie den Ort mit der stärksten Erdstrahlung bestimmen.

Das Energiefeld verursacht dabei schwache Muskelzuckungen im Körper des Rutengängers. Diese Bewegungen übertragen sich auf den Zweig, die Rute oder das Pendel und werden so sichtbar. Rutengänger können nach eigenen Aussagen den Unterschied zwischen schädlichen und ungefährlichen Erdstrahlen genau erkennen.

Zuerst wird gewöhnlich der Bereich, auf dem das Bett des Patienten steht, auf Erdstrahlen hin untersucht. Man nimmt an, daß die Menschen während des Schlafs am anfälligsten für den geopathischen Streß und die daraus resultierenden Krankheiten sind. Der Rutengänger entwirft eine Skizze des Energiefeldes rund um das Bett, um dem Patienten anschließend raten zu können, ob er sein Bett anders stellen oder sogar besser

in einem ganz anderen Raum schlafen sollte. Manchmal genügt es schon, die Federkernmatratze gegen eine Matratze aus Schaumstoff auszutauschen, denn Matratzenfedern stehen ebenfalls im Verdacht, elektromagnetische Felder im Bett zu verstärken.

Wenn nötig, werden auch die anderen Räumlichkeiten des Hauses oder der Wohnung untersucht. Der Rutengänger berät die Bewohner dann, wie sie geopathischen Streß in Bereichen mit starken elektromagnetischen Feldern verringern können.

Standpunkt der Schulmedizin

Die meisten Ärzte halten die Vorstellung von krankheitsauslösender Erdstrahlung und geopathischem Streß für Unsinn. Dennoch hat diese Theorie in Deutschland Anhänger gefunden. Es gibt bereits Untersuchungen über den Zusammenhang zwischen geopathischem Streß und Krebs bzw. zwischen Erdstrahlen und Orten, an denen sich besonders viele Verkehrsunfälle ereignen. Krebsspezialisten wissen von bestimmten Häusern, in denen überdurchschnittlich häufig Tumorerkrankungen auftreten, und manche glauben durchaus, daß geopathischer Streß die Ursache dieses Phänomens sein könnte.

ERFRIERUNGEN

Erfrierungen kann man sich sehr schnell zuziehen, z. B. an einem Morgen auf der Skipiste oder wenn man während eines Schneesturms auf den Bus warten muß. Wenn die Temperatur im Körpergewebe auf etwa –5 °C abfällt, bilden sich Eiskristalle, die das Gewebe schädigen, die Blutzirkulation einschränken und schließlich zu Blutgerinnseln führen. Ohne sofortige Behandlung stirbt das betroffene Gewebe ab, es entsteht ein Brand, der schlimmstenfalls sogar eine Amputation notwendig macht.

Ein intakter Blutkreislauf und warme Kleidung verhüten meist, daß die Körpertemperatur so stark absinkt. Unbedeckte Hautstellen sind jedoch stets gefährdet, und wenn die Blutzirkulation gestört ist, kann die Körpertemperatur bedrohlich zurückgehen (siehe UNTERKÜHLUNG).

Das Risiko, Erfrierungen zu erleiden, steigt bei einem Unfall mit Blutverlust und Schock, bei Überanstrengung, die Erschöpfung oder Flüssigkeitsverlust zur Folge hat, aber auch durch verstopfte Arterien (siehe ARTERIENVERKALKUNG, HERZKRANKHEITEN). Besonders gefährdet sind Menschen mit Neigung zu FROSTBEULEN.

Am häufigsten sind Finger, Zehen und das

Gesicht, vor allem Nase und Ohren, von Erfrierungen betroffen. Erfrorene Körperteile fühlen sich anfangs kalt und steif an und prickeln etwas. Dann wird die Haut hart und weiß, später verfärbt sie sich blau. Das gefährliche Stadium ist erreicht, wenn die Haut gefühllos wird und man weder Kälte noch Schmerz spürt.

Vor Erfrierungen schützt man sich am besten, indem man in mehreren Schichten warme, lockere Kleidung übereinander anzieht, wobei die äußerste Schicht wasserdicht und windundurchlässig sein sollte. Socken, Stiefel und Handschuhe dürfen nicht zu eng sitzen. Außerdem braucht man Ohrenschützer und eine warme Kopfbedeckung.

Erfrierungen: Was tun, was lassen?

● Möglichst schnell ärztliche Hilfe holen, um eine Entzündung zu vermeiden.
● Sofort Erste-Hilfe-Maßnahmen einleiten, solange man auf ärztliche Hilfe wartet.
● In einer Hütte, im Auto oder im Schlafsack Schutz suchen. Nasse Kleidungsstücke von den betroffenen Körperstellen entfernen, ebenso alles, was die Blutzirkulation beeinträchtigen könnte: Handschuhe, Ringe, Armbanduhr, Stiefel und Socken.
● Den erfrorenen Körperteil behutsam erwärmen (warme Hand darauflegen oder die erfrorenen Hände oder Finger in die Achselhöhle legen). Die Körperstelle nicht drücken oder reiben und weder am Feuer oder Ofen noch in heißem Wasser erwärmen.
● Wenn möglich, die betroffene Stelle in körperwarmem Wasser baden oder sie damit befeuchten.
● Ein sauberes Tuch lose auf den erfrorenen Körperteil legen; später, wenn das Gefühl und die normale Farbe zurückgekehrt sind, durch eine leichte Decke oder einen Pullover ersetzen.
● Warme Getränke können die Blutzirkulation verbessern. Das heiße Trinkgefäß jedoch nicht mit erfrorenen Fingern anfassen und ein erfrorenes Gesicht nicht über heißen Dampf halten.
● Keinen Alkohol trinken und nichts zu sich nehmen, was müde macht.
● Nicht umhergehen. Den erfrorenen Körperteil möglichst über Herzhöhe halten, damit keine zu heftige plötzliche Blutzufuhr entsteht. Erfrorene Beine oder Füße hochlagern.
● Blutige Bläschen, die sich beim Auftauen bilden, nicht öffnen und nicht mit Creme behandeln.

Was kann man selbst tun?

▶ Bei leichteren Erfrierungen kann man in der Anfangsphase geschälte, in warmes Wasser getauchte Gurkenscheiben, rohe Zwiebelscheiben oder kalten, gesalzenen Kartoffelbrei auf die betroffenen Partien legen.

Was der Heilpraktiker rät

Bei Menschen, die für Erfrierungen anfällig sind, versuchen Heilpraktiker vorzubeugen, indem sie die Durchblutung fördern und regelmäßiges Körpertraining empfehlen. Auch Wechselfußbäder – 2–3 Minuten in warmem und dann 30 Sekunden in kaltem Wasser – können hilfreich sein.

Standpunkt der Schulmedizin

Bei Erfrierungen ist eine rasche Behandlung das Wichtigste. Alle Erste-Hilfe-Maßnahmen zielen darauf ab, durch indirekte Erwärmung die Blutzirkulation schnell, aber behutsam wieder in Gang zu setzen. Ist das erreicht, bilden sich an der erfrorenen Stelle häufig Bläschen. Rötliche Bläschen, die sich auf der betroffenen Körperpartie nach oben hin ausbreiten, sind ein gutes Zeichen dafür, daß das Gewebe wieder durchblutet wird. Allerdings kann der erfrorene Körperbereich wegen der geschädigten Nerven narbig und gefühllos bleiben.

ERKÄLTUNGEN

Erkältungen entstehen oft durch VIRUSINFEKTIONEN. Sie können sehr ansteckend sein und werden vor allem durch Husten und Niesen leicht übertragen.

Da sich Erkältungsviren ständig verändern, schützt die Immunität, die man durch eine frühere Infektion erlangt hat, nicht unbedingt vor weiteren Erkältungen. Entgegen dem allgemeinen Glauben bekommt man eine Erkältung nicht zwangsläufig, wenn man friert oder naß wird. Die Gefahr, sich zu infizieren, steigt vielmehr durch STRESS, ERSCHÖPFUNG, DEPRESSIONEN oder chronische Erkrankungen, die die Widerstandskraft des Körpers schwächen. Besonders gefährdet sind auch Babys, Kleinkinder, ältere Menschen und Personen, die bereits krank sind.

Zu den Erkältungssymptomen zählen u. a. Schnupfen, Halsschmerzen, KOPFSCHMERZEN, trockener Husten, Niesen, Appetitlosigkeit und allgemeiner Energiemangel. Diese Symptome können bis zu 3 Tage anhalten und dann im Lauf der folgenden 7 Tage nachlassen, obwohl ein Schnupfen oft bis zu 3 Wochen dauert.

Was kann man selbst tun?

▶ Grundsätzlich sollte man bei einer Erkältung Speisen, die schleimbildend wirken, z. B. Milchprodukte, Eier, Stärke und Zucker, meiden. Hat man FIEBER, sollte man 3 Tage lang fasten oder, um den KATARRH zu lindern, eine Rohkostdiät einhalten, die auch Knoblauch, Zwiebeln und Lauch enthält.

Da die heiße Getränke und Schwitzen die unangenehmen Symptome einer Erkältung abschwächen, mischt man z. B. eine Messerspitze Cayennepfeffer, den Saft einer Zitrone, eine zerdrückte Knoblauchzehe und 1 g Vitamin C in einer Tasse mit heißem Wasser und trinkt diese Mischung langsam und schlückchenweise. Der Knoblauch und der Cayennepfeffer begünstigen das Schwitzen, der Zitronensaft ist reich an Vitamin C und Bioflavonoiden, die dem Körper helfen sollen, das Vitamin aufzunehmen. Das Schwitzen fördert auch ein Glas heißer Holundersaft, den man mit dem Saft einer Zitrone und 1 TL Honig vermischt.

Im Anfangsstadium einer Erkältung empfehlen sich Salzbäder (siehe Kasten S. 89), aber auch 6–8 Tropfen Zimtöl als Zusatz zu normalem Badewasser können Erleichterung bringen. Ebenso kann man Zimtöl unverdünnt 4mal täglich in die Schläfen, die Nebenhöhlenflächen und die Brust einmassieren oder 2 Tropfen davon in eine Schüssel heißes Wasser geben und 4mal täglich den Dampf einige Minuten lang inhalieren.

Was der Heilpraktiker rät

PFLANZENHEILKUNDE Verschiedene Kräutertees tun dem Patienten bei Erkältung gut, so beispielsweise Kamille und Zitronenmelisse, Huflattich bei Husten und verstopf-

Erkältungen: Was tun, was lassen?

● Bei leichtem Fieber viel trinken, vor allem kalte Getränke, um die Flüssigkeit, die durch das Schwitzen verlorengeht, zu ersetzen.
● Schmerzmittel, wenn überhaupt, nur kurzfristig und in der empfohlenen Dosierung gegen Kopf- und Gliederschmerzen einnehmen.
● Um die verstopfte Nase freizumachen, Wasserdampf inhalieren; dem heißen Wasser kann man z. B. Kamille zusetzen, die lindernd auf die Schleimhäute wirkt.
● Viel frische Luft atmen und, sobald man sich dazu in der Lage fühlt, langsam spazierengehen.
● Das Zimmer nicht überheizen.

ter Nase, Holunder und Eukalyptus bei Entzündung des Rachens, der Luftröhre und der Bronchien. Außerdem kann der Heilpraktiker Schafgarben- und Pfefferminztee empfehlen.

Auch Balsam aus Thymian, Rosmarin, Eukalyptus und Kampfer zum Einreiben lindert die Beschwerden und kann helfen, daß sich die Erkältung nicht festsetzt.

HOMÖOPATHIE Homöopathisch behandelte Erkältungen heilen im allgemeinen so gut aus, daß sie nicht so schnell wieder auftreten. In langwierigen Fällen sollte eine gründliche Behandlung erfolgen.

Im Anfangsstadium kann *Aconitum* eine Erkältung oft stoppen, wenn es beim ersten Niesen und Frösteln genommen wird oder man noch Fieber hat, ohne zu schwitzen. Fängt man bereits an zu schwitzen, wird häufig *Belladonna* verordnet. *Eupatorium* kann bei grippalem Infekt die Gliederschmerzen lindern. Bei kaltem Schweiß, Unruhe, Angst, trockenem Husten und Kurzatmigkeit mit viel Durst kann *Arsenicum album* helfen. Alle diese Mittel müssen individuell abgestimmt und ausgewählt werden, um eine optimale Wirkung zu entfalten.

Ein Bad in Salzwasser

Man füllt die Wanne mit so viel Wasser, daß man bis zum Nacken darin liegen kann. In dem Wasser, das so heiß sein sollte, daß man es gerade noch darin aushält, löst man 2 Handvoll Bittersalz auf. Man badet so lange, wie es angenehm ist, und legt dabei eine kalte Kompresse auf die Stirn. Dann trocknet man sich sanft ab, wickelt sich in ein Laken und legt sich ins Bett.

Warnung Ältere Menschen, kleine Kinder oder Menschen mit hohem Blutdruck sollten keine Salzbäder nehmen bzw. vorher ihren Arzt oder Heilpraktiker um Rat fragen.

AKUPRESSUR Um eine verstopfte Nase zu behandeln und die Nebenhöhlen zu reinigen, legt man Daumen und Zeigefinger auf zwei Punkte – der eine befindet sich unterhalb der Wangenknochen in gerader Linie unter der Pupille, wenn man geradeaus blickt, der andere etwa einen Fingerbreit neben der Nasenspitze – und massiert diese Punkte sanft und kreisförmig.

Standpunkt der Schulmedizin

Trotz jahrelanger Forschung gibt es weder ein wirksames Mittel gegen eine Erkältung noch eine zuverlässige Medizin, um die Dauer der Erkrankung zu verkürzen. Man-

che Menschen setzen großes Vertrauen in die Heilkraft von Vitamin C (siehe HYPERVITAMINISIERUNG), doch bislang konnte sie nicht wissenschaftlich nachgewiesen werden.

Erkältungen sollten nach Meinung der Ärzte auf natürliche Weise zu Hause auskuriert werden, was etwa 7–10 Tage dauern kann. Wenn die Symptome dann noch immer nicht abgeklungen sind, sollte man einen Arzt konsultieren. Es gibt allerdings einige Maßnahmen, mit deren Hilfe man die unangenehmen Symptome einer Erkältung lindern kann (siehe Kasten S. 88).

ERKENNUNGS-THERAPIE

Ziel der Erkennungstherapie ist es, das Selbstbewußtsein eines Menschen zu heben. Sie ist eine Form der PSYCHOTHERAPIE und will Wahrnehmungen, Erinnerungen und Gedanken von Menschen, die eine geringe Meinung von sich selbst haben, in der Weise ändern, daß sie lernen, selbstbewußt zu sein.

Die Therapeuten gehen davon aus, daß negative Gedanken zu negativen Erlebnissen führen. Wenn man glaubt, man sei unattraktiv und langweilig, wird man auf andere Menschen auch so wirken. Deren Haltung bestätigt wiederum diesen Glauben, so daß man in einem wahren Teufelskreis gefangen ist.

Die Erkennungstherapie kehrt diesen Prozeß um, indem sie den Menschen lehrt, sich selbst anzunehmen und positiv zu denken und zu handeln. Wenn die Mitmenschen daraufhin Interesse an ihm zeigen, wird sein Selbstwertgefühl gestärkt, und er erkennt, daß auch er liebenswert ist.

Die Erkennungstherapie wurde Ende der 60er Jahre von dem amerikanischen Psychologen Aaron Beck entwickelt. Sie kann einzeln oder in Gruppen durchgeführt werden und wird häufig von Verhaltenstherapeuten geleitet.

ERNÄHRUNG UND GESUNDHEIT

Mit einer ausgewogenen Ernährung kann man viel zum allgemeinen Wohlbefinden und zur Erhaltung der Gesundheit beitragen. Manche Nahrungsmittel sind dabei eindeutig zu bevorzugen, andere dagegen sollte man eher meiden. Siehe ESSEN, UM GESUND ZU BLEIBEN, S. 90.

ERSCHÖPFUNG

Ein starkes, unbezwingbares Gefühl von Müdigkeit und allgemeine Abgeschlagenheit sind die deutlichen Anzeichen einer Erschöpfung. Sie kann viele Ursachen haben und die verschiedensten Formen annehmen. Übermäßige Belastung und Dauerstreß sind häufig für einen Erschöpfungszustand verantwortlich.

Erschöpfung kann allerdings auch von einem Hitzschlag herrühren. Das Schwitzen führt zu einem hohen Salzverlust im Körper, der wiederum Muskelkrämpfe und ein allgemeines Schwächegefühl hervorruft. Weitere Ursachen können extreme Kälte mit UNTERKÜHLUNG als Folge sein oder verschiedene seelische Störungen wie ANGST oder die depressive Phase bei MANISCH-DEPRESSIVEN LEIDEN; sie kann aber auch durch extreme MÜDIGKEIT hervorgerufen werden.

ESSIGSTRÜMPFE

Essigstrümpfe sind ein vorzügliches Mittel, um FIEBER zu senken, ohne dabei irgendwelche Nebenwirkungen, wie sie bei vielen Medikamenten auftreten, in Kauf nehmen zu müssen. Außerdem wird die heilende Wirkung des Fiebers als Temperaturerhöhung zur Bekämpfung der Bakterien weder gestört noch aufgehoben. Auch bei hohem Fieber bis 40 °C sind Essigstrümpfe ähnlich wie kalte Wadenwickel wirksam.

Man braucht dazu Baumwollstrümpfe, die bis über die Wade gehen. In einer kleinen Schüssel mischt man 2 Teile kaltes Wasser mit 1 Teil Essig, taucht die Strümpfe ein und wringt sie anschließend nicht allzu fest aus. Man zieht die nassen Strümpfe an und ein paar trockene Wollstrümpfe darüber. Wichtig ist, daß man nicht schon vorher kalte Füße hat. Wenn die Essigstrümpfe nach etwa 20 Minuten von den Füßen durchgewärmt sind, kann man die Prozedur je nach Bedarf mehrmals wiederholen.

EURHYTHMIE

Dieses System rhythmischer Körperbewegungen, das Rudolf Steiner als Teil der von ihm geschaffenen ANTHROPOSOPHISCHEN MEDIZIN entwickelte, steht im Einklang mit dem Rhythmus des gesprochenen Wortes. Dem Klang eines jeden Vokals und Konsonanten entspricht eine bestimmte Bewegung. Die Eurhythmie soll insbesondere Kindern helfen, Geschmeidigkeit und rythmisches Gefühl zu entwickeln.

Essen, um gesund zu bleiben

Sich gesund zu ernähren ist nicht gleichbedeutend mit Verzicht, im Gegenteil: Man kann sich durchaus wohlschmeckende und nahrhafte Mahlzeiten zubereiten und muß keineswegs auf Leckerbissen verzichten. Man sollte lediglich darauf achten, daß die Ernährung insgesamt ausgewogen ist. Mit Getreideprodukten, viel frischem Obst und Gemüse und nicht zu viel Eiweiß kann man dem Körper alle Nährstoffe zuführen, die er benötigt. Neben der Zusammensetzung der Nahrung ist auch die sachgemäße Zubereitung der Nahrungsmittel wichtig, damit sie für den Organismus verwertbar sind. Kein raffinierter Schnickschnack oder extravagante Delikatessen sind gefragt, sondern schonend zubereitete, schmackhafte Kost.

Gesunde Ernährung bedeutet, daß der Körper ausreichend mit den Nährstoffen versorgt wird, die er für Wachstum, Aufbau und Erhaltung sowie für die lebenswichtigen chemischen Prozesse in seinem Innern benötigt. Außerdem liefert die Nahrung Energie, die zur Aufrechterhaltung der Körpertemperatur, für die Bewegung und die Funktion der Organe gebraucht wird.

Lebenswichtig sind die Grundnährstoffe Kohlenhydrate, Fett und Eiweiß, ferner VITAMINE und MINERALSTOFFE. Auch BALLASTSTOFFE, die für eine geregelte Verdauung sorgen, müssen in der Nahrung in ausreichender Menge vorhanden sein. Je abwechslungsreicher die Nahrung ist, desto eher ist gewährleistet, daß sie alle wichtigen Nährstoffe enthält.

Der Nährstoffbedarf ist von Mensch zu Mensch unterschiedlich. Er hängt ab vom Alter, von der Lebensweise, ob jemand z. B. schwere körperliche Arbeit leistet oder einer Tätigkeit im Sitzen nachgeht, und vom jeweiligen Grundumsatz. Der Grundumsatz oder Ruheumsatz ist die Energiemenge, die ein Mensch im Ruhezustand zur Aufrechterhaltung seiner Körperfunktionen benötigt.

Ernährungswissenschaftler, Heilpraktiker und Ärzte empfehlen für eine gesunde Ernährung einstimmig eine ausgewogene VOLLWERTKOST, z.B. viel frisches Obst und Gemüse, Salate, mageres Fleisch und Vollkornprodukte.

Vollwertkost bedeutet, daß die Lebensmittel möglichst naturbelassen und unbehandelt sind und ihr Nährwert bei der Verarbeitung weitgehend erhalten geblieben ist. So wird beispielsweise Vollkornmehl verwendet, bei dem das ganze Korn einschließlich der mineralstoff-, vitamin- und cellulosereichen Außenschichten gemahlen wird. Ferner sollten die Nahrungsmittel keine LEBENSMITTELZUSÄTZE wie Konservierungs-, Farb- und Aromastoffe enthalten. Feldfrüchte sollten ohne Verwendung von Kunstdünger und Schädlingsbekämpfungsmitteln angebaut worden sein und Fleisch von freilaufenden Tieren stammen, die ohne Antibiotika und künstliche Hormone aufgezogen wurden.

Kohlenhydrate – die wichtigste Energiequelle

Die wesentlichen Energielieferanten in der Nahrung sind die Kohlenhydrate. Vor allem Menschen, die Sport treiben oder schwer arbeiten, sollten sie in ausreichender Menge zu sich nehmen.

Kohlenhydrate stammen hauptsächlich aus pflanzlichen Nahrungsmitteln und setzen sich aus Kohlenstoff-, Wasserstoff- und Sauerstoffatomen zusammen. Sie werden im Verdauungstrakt zu Glucose (Traubenzucker) abgebaut. Die Glucose wird dann entweder sofort in Energie umgewandelt oder in der Muskulatur und in der Leber für kurze Zeit als Glycogen gespeichert, dessen Moleküle sich aus verzweigten Ketten von Glucosemolekülen zusammensetzen. Glycogen kann je nach Bedarf wieder zu Glucose abgebaut werden. Sind die Glycogenspeicher voll, wird der Überschuß an Glucose in Fett umgewandelt.

Die wichtigsten Kohlenhydrate sind Zucker und Stärke. Zucker, ein einfaches Kohlenhydrat, schmeckt zwar süß, liefert aber außer Energie kaum weitere Nährstoffe und macht daher nicht so schnell satt wie andere komplexe Kohlenhydrate, so daß man leicht zuviel davon ißt und dick wird. Außerdem schadet Zucker den Zähnen. Daher empfiehlt es sich, Süßigkeiten nur in sehr geringen Mengen zu sich zu nehmen.

Stärke dagegen ist ein komplexes Kohlenhydrat. Sie setzt sich aus Ketten von Glucosemolekülen zusammen, die zuerst von den Verdauungssäften aufgespalten werden müssen, ehe sie der Körper aufnehmen kann. Dieser Prozeß beginnt zwar bereits im Mund, wird aber zum Großteil im Darm fortgesetzt. Stärkehaltige Nahrungsmittel schädigen daher die Zähne weit weniger als Zucker. Weil sie meist auch noch mehr Ballast- und Mineralstoffe sowie Vitamine enthalten, hält ihre sättigende Wirkung länger an als die von Zucker.

Das Hormon Insulin regelt die Verbrennung von Glucose, den Prozeß also, aus dem der Körper seine Energie bezieht. Wird zu wenig Insulin im Körper erzeugt, kommt es zur ZUCKERKRANKHEIT oder Diabetes. Stärkehaltige Nahrungsmittel spielen im Speiseplan von Diabetikern eine noch wichtigere Rolle als bei gesunden Menschen, da sie den Blutzuckerspiegel nicht so schnell ansteigen lassen wie Zucker.

Honig und viele Früchte wie Feigen, aber auch einige Gemüsesorten wie Karotten und rote Bete enthalten Fruchtzucker, auch Fructose genannt. Zum Abbau von Fruchtzucker ist kein Insulin erforderlich, so daß er sich besonders für Diabetiker eignet. Außerdem verfügen diese Lebensmittel noch über andere wertvolle Nährstoffe.

Den größten Teil des täglichen Kohlenhydratbedarfs deckt man am besten mit stärkehaltigen Nahrungsmitteln, z. B. mit Brot, Hafer, Reis und anderen Getreidearten sowie mit Bohnen, Erbsen und Kartoffeln. Für viele Gerichte kann man anstelle von Weißmehl das wertvollere Vollkornmehl verwenden und anstatt mit Zucker mit frischen oder getrockneten Früchten süßen. Kuchen, Kekse und andere Süßigkeiten, die viel Zucker enthalten, sollten die Ausnahme auf dem Speisezettel bleiben. Wenn man eine kleine Zwischenmahlzeit einlegen will, empfiehlt es sich, statt Süßigkeiten ein wenig frisches Gemüse, z. B. eine Möhre, oder etwas Brot zu essen.

Getreide, Obst und Gemüse enthalten außerdem Cellulose, einen wichtigen Ballaststoff. Sie ist faserig und kann vom Menschen nicht verdaut werden, ist jedoch trotzdem ein wichtiger Bestandteil der Nahrung, da sie u. a. die Darmtätigkeit anregt.

Eiweiß – Aufbaustoff für Körpergewebe

Im Gegensatz zu Kohlenhydraten und Fetten wird Eiweiß oder Protein nur im Notfall zur Energiegewinnung verwendet. Proteine liefern zwar die gleiche Menge an Energie wie Kohlenhydrate, dienen jedoch in erster Linie als Aufbaustoffe für Muskeln, Sehnen, Knochen und andere Gewebe. Der Körper braucht sie, um geschädigte Gewebepartien zu erneuern, neue Zellen aufzubauen und den Verschleiß von Körpergewebe auszugleichen. Ebenso wichtig ist ihre Aufgabe bei der Herstellung von Hormonen und Enzymen, die die chemischen Prozesse im Körper regulieren.

Eiweiß oder Protein setzt sich aus den Elementen Kohlenstoff, Wasserstoff, Sauerstoff und Stickstoff zusammen; manchmal kommen auch noch Phosphor, Eisen und Schwefel hinzu. Es besteht aus verschiedenen Aminosäuren, aus denen der Körper seine eigenen Proteine, also neue Aminosäureverbindungen, bildet. Einige durchaus lebenswichtige oder essentielle Aminosäuren kann der Körper nicht selbst herstellen, er muß sie mit der Nahrung aufnehmen.

Da der Körper kaum Eiweiß speichern kann, darf es in der

Süßes Leben ohne Zucker

Zucker enthält weder Vitamine noch Mineralstoffe, so daß er für die Ernährung völlig unbedeutend ist. In größeren Mengen genossen, führt er zur Fettleibigkeit, zerstört die Zähne und macht sogar süchtig. Im folgenden werden einige Tips gegeben, wie man seinen Zuckerkonsum senken kann.

Heiße Getränke sollte man schrittweise mit immer weniger Zucker süßen, bis man schließlich ganz auf ihn verzichten kann. Wer sich erst einmal an den Geschmack ungesüßten Tees oder Kaffees gewöhnt hat, findet ihn meist besser als den gesüßter Getränke.

Anstelle von zuckerhaltigen Limonaden oder ähnlichen Getränken sollte man Mineralwasser oder frisch gepreßten, mit Mineralwasser verdünnten Fruchtsaft trinken.

Bei abgepackten Nahrungsmitteln wie Fruchtsäften, Fruchtjoghurt, Fruchtquark, Müsli, Frühstücksflocken und Tomaten- sowie anderen Fertigsoßen sollte man die Zutatenangaben des Herstellers genau durchlesen und ein Produkt wählen, das keinen Zucker enthält.

Zum Abschluß eines Essens ißt man statt Kuchen, Eis oder Pudding besser frisches Obst.

Kinder sollte man nicht mit Süßigkeiten beschenken oder belohnen. Eine gute Alternative sind Früchte.

Süßigkeiten sollte man nicht zu Hause vorrätig haben.

Will man zwischen den Mahlzeiten eine Kleinigkeit knabbern, greift man zu rohem Gemüse, z. B. Möhren, oder Obst. Käse und Nüsse sollten wegen des hohen Fettgehalts nur in kleinen Mengen gegessen werden.

täglichen Nahrung nicht fehlen. Proteine benötigt der Körper jedoch in geringerer Menge als Kohlenhydrate. Ein Erwachsener sollte etwa 50–60 g täglich zu sich nehmen. Da Fleisch zu einem Fünftel aus Proteinen besteht (der Rest ist Wasser und Fett), könnte man den täglichen Eiweißbedarf mit 200 g Fleisch decken. Doch es gibt noch weitere Eiweißquellen. Brot z. B. hat einen Eiweißanteil von knapp 10 %; man müßte also 450 g Brot pro Tag essen, um seinen täglichen Proteinbedarf zu decken. Empfehlenswert ist eine Mischkost aus verschiedenen eiweißhaltigen Nahrungsmitteln.

Vor allem in tierischen Nahrungsmitteln, in Fleisch, Eiern, Käse, Milch und Fisch, findet man die essentiellen Aminosäuren in ausreichender Menge. Allerdings enthalten viele dieser Nahrungsmittel auch reichlich Fett.

Dagegen liefern Hülsenfrüchte (Bohnen, Erbsen, Linsen), Hafer, Weizen und viele andere pflanzliche Nahrungsmittel Proteine und Stärke bei gleichzeitig geringem Fettgehalt. Da die essentiellen Aminosäuren in manchen dieser Nahrungsmittel jedoch nicht in ausreichender Menge vorhanden sind, müssen sie mit anderen Nahrungsmitteln kombiniert werden. Besonders günstig sind Verbindungen aus pflanzlichem Eiweiß und einer kleinen Menge tierischem Eiweiß, z. B. Brot und Käse oder Reis und Fisch. Aber auch Gerichte, in denen Hülsenfrüchte zusammen mit Getreide gegessen werden, kann der Körper gut verwerten. Strenge Vegetarier sollten also besonders darauf achten, Hülsenfrüchte-Getreide-Kombinationen als Proteinlieferanten in ihren Speiseplan aufzunehmen, da sie ja auf tierische Nahrungsmittel völlig verzichten (siehe VEGETARISCHE KOST).

Fett – Energie in konzentrierter Form

Zu einer gesunden Ernährung gehört auch ein gewisser Anteil Fett, denn Fette sind wichtig als Energielieferanten. Fette sind auch erforderlich, damit die fettlöslichen Vitamine A, D, E und K vom Darm ins Blut aufgenommen werden können. Außerdem werden Speisen durch Fette schmackhafter und lassen sich leichter schlucken.

Fett, das nicht unmittelbar verbraucht werden kann, wird im Fettgewebe eingelagert. Diese Fettschicht unter der Haut und um Organe wie die Nieren dient jedoch nicht nur als Energiespeicher, sondern bildet auch den Hauptwärmeschutz des Körpers.

Dennoch sollte man Fett nur in ganz geringen Mengen konsumieren, da es die konzentrierteste Nahrungsform überhaupt ist. 1 g Fett liefert mehr als doppelt soviel Energie wie die gleiche Menge an Kohlenhydraten oder Eiweiß. Daher führt zu großer Fettkonsum schnell zu FETTLEIBIGKEIT.

Fette setzen sich aus Kohlenstoff, Wasserstoff und Sauerstoff zusammen. Spaltet man ein Fettmolekül, so entstehen drei Fettsäure- und ein Glyzerinmolekül. Fettsäuren bezeichnet man als gesättigt, wenn an alle Kohlenstoffatome beidseitig Wasserstoffatome gebunden sind. Von ungesättigten Fettsäuren spricht man, wenn nicht an jedes Kohlenstoffatom zwei Wasserstoffatome gebunden sind. Tierische Fette sind meist gesättigt und bei Raumtemperatur im allgemeinen fest. Pflanzliche Fette dagegen sind hauptsächlich ungesättigt und bei Raumtemperatur flüssig, so daß man von Ölen spricht. Einige sogenannte essentielle Fettsäuren, z. B. die Linolsäure, kann der menschliche Körper nicht selbst aufbauen, sondern muß sie mit der Nahrung aufnehmen.

Gesättigte Fettsäuren bewirken offenbar eine erhöhte Bildung von Cholesterin im Körper, das für die Funktionen des Gehirns und des Nervensystems sowie für die Produktion von Hormonen wichtig ist. Ein Überschuß an Cholesterin allerdings kann GALLENSTEINE verursachen und sich an der Innenseite der Arterien ablagern (siehe ARTERIENVERKALKUNG), was zu Störungen der Blutzirkulation führt. Die Folge kann ein Herzinfarkt oder Schlaganfall sein. Um diese Gefahr zu vermeiden, sollte man den Fettkonsum deutlich einschränken und vor allem zu mehrfach ungesättigten pflanzlichen Fetten greifen.

Grundsätzlich sollte man Fleisch, Milchprodukte, Eier, gehärtete und bestimmte ungehärtete Margarinesorten sowie Produkte, die Palmöl oder Kokosfett enthalten, nur in Maßen genießen, denn alle diese Nahrungsmittel sind reich an gesättigten Fettsäuren.

Olivenöl und auch einige Fischöle dagegen sind einfach ungesättigt. Mehrfach ungesättigte Fettsäuren findet man in Fischen wie Heringen, Makrelen, Forellen und Lachsen, außerdem in Sonnenblumen-, Mais-, Walnuß-, Sesam-, Lein- und Traubenkernöl und besonders in Distelöl. Durch den Genuß von ölhaltigem Fisch, Erbsen und Bohnen sollen bereits vorhandene Cholesterinablagerungen in den Arterien sogar aufgelöst werden.

Wie man gesättigte Fette vermeidet

Man sollte die Aufdrucke auf Ölen sowie auf konservierten, abgepackten und behandelten Lebensmitteln genau lesen und solche, die gesättigte oder gehärtete Fette und Öle enthalten, vermeiden.

Man sollte nur mageres Fleisch kaufen und das sichtbare Fett abschneiden. Geflügelfleisch enthält wenig Fett, lediglich die Haut ist fettreich; daher sollte sie vor dem Verzehr entfernt werden. Auch Wild, Wildgeflügel und Kaninchen sind mager.

Auf Fritiertes und Gebratenes sollte man verzichten und statt dessen eher grillen, rösten, dünsten und backen. Falls man dennoch einmal braten oder fritieren möchte, sollte man die Nahrungsmittel in große Stücke schneiden, um die fritierte oder gebratene Gesamtoberfläche möglichst klein zu halten. Dabei verwendet man am besten Mais- oder Sonnenblumenöl, das man sehr heiß werden lassen kann, so daß sich am Bratgut rasch eine knusprige Kruste bildet, die weniger Öl aufnimmt. Die Temperatur darf aber niemals so hoch sein, daß das Öl zu rauchen anfängt. Überschüssiges Öl entfernt man mit einem saugfähigen Küchentuch.

Man sollte viel Fisch essen. Weiße Fische enthalten wenig Fett, und selbst fettere Arten wie Heringe, Makrelen, Forellen und Lachse sind zumindest reich an ungesättigten Fettsäuren.

Der Fleischkonsum sollte reduziert werden. Sogar das magerste Rindfleisch enthält noch etwa 10 % Fett, ein saftiges Steak sogar 30 %. Es empfiehlt sich, anstelle von Fleisch mehrmals in der Woche Gemüse- oder Fischgerichte zu essen.

Für Salat- und andere Soßen sollte man anstelle von Sahne oder Crème fraîche, die gesättigte Fettsäuren enthalten, Joghurt verwenden.

Bei Milch und Milchprodukten sollte man zu fettarmen Sorten greifen.

Beim Einkauf von Wurst sollte man ebenfalls möglichst fettarme Produkte wählen.

Wenn möglich, sollte man nur kaltgeschlagene und kaltgepreßte Öle verwenden. Andere Sorten wurden erhitzt oder chemisch behandelt, wobei sich die ungesättigten in gesättigte Fettsäuren umwandeln. Öle mit ranzigem Geschmack oder Geruch dürfen nicht mehr verwendet werden.

Zum Braten nimmt man am besten Olivenöl oder auch andere kaltgepreßte Pflanzenöle, mit Ausnahme von Kokosnuß- oder Palmöl. Für gelegentliches Fritieren, bei dem das Öl stark erhitzt wird, ist Sonnenblumen- oder Maisöl zu empfehlen.

Viele Menschen verwenden ungehärtete Margarinesorten als Brotaufstrich oder in Soßen und zum Kuchenbacken. Eine solche Margarine wird zwar weitgehend aus ungesättigten Ölen hergestellt, dabei aber erhitzt oder chemisch behandelt, so daß die Struktur der Fettmoleküle in der Margarine verändert oder chemische Rückstände enthalten sein können. Oft kann man auch nicht feststellen, ob bei der Herstellung Öle guter Qualität verwendet wurden.

Margarine und fettarme Brotaufstriche enthalten außerdem meist Konservierungsstoffe. Darum sollte man – wenn auch möglichst sparsam – ein natürliches Nahrungsmittel wie Butter verwenden. Auch beim Backen gibt Butter den besseren Geschmack. Und in einer ausgewogenen Ernährung, in der Kuchen und Kekse keine allzu große Rolle spielen, wirkt sich Butter nicht schädlich aus, obwohl sie reich an gesättigten Fettsäuren ist. Man sollte allerdings ungesalzene oder nur leicht gesalzene Butter wählen. Wer jedoch, beispielsweise wegen einer Herzkrankheit, auf Butter ganz verzichten muß, sollte auf eine qualitativ hochwertige ungehärtete Margarine zurückgreifen.

Gesund durch Vitamine und Mineralstoffe

Um einwandfrei funktionieren zu können, braucht der Körper verschiedene VITAMINE und MINERALSTOFFE, allerdings nur in ganz geringen Mengen: Der tägliche Gesamtbedarf an Mineralstoffen liegt bei 7 g, der an Vitaminen gar nur bei 0,1 g. Dennoch spielen Vitamine und Mineralstoffe bei allen Vorgängen im Körper eine wesentliche Rolle und schützen vor Infektionen und Krankheiten. Da der Körper sie nicht oder nur in zu geringer Menge selbst bilden kann, müssen sie mit der Nahrung aufgenommen werden.

Bei den Mineralstoffen unterscheidet man zwei Gruppen: solche, die in Mengen von 100 mg bis zu 1 g täglich benötigt werden, wie Calcium, Phosphor, Magnesium, Natrium, Kalium, Chlorverbindungen und Schwefel, und andere, die sogenannten Spurenelemente, die nur in kleinsten Mengen erforderlich sind, wie Jod, Eisen, Mangan, Kupfer, Zink, Fluor und Selen.

Wer sich mit einer ausgewogenen und abwechslungsreichen Vollwertkost, z. B. mit viel frischem Obst und Gemüse sowie Milchprodukten, Nahrungsmitteln aus Getreide, mit Fleisch, Eiern und Fisch ernährt, nimmt Vitamine und Mineralstoffe in ausreichender Menge auf. Zusätzliche Gaben sind nur in seltenen Fällen notwendig.

Die Vitamine des B-Komplexes und Vitamin C sind wasserlöslich, die Vitamine A, D, E und K fettlöslich. Dies muß bei der Zubereitung der Nahrungsmittel berücksichtigt werden. Beachten muß man ferner, daß viele Vitamine durch zu große Hitze vernichtet werden. Daher sollte man auch Gemüse vorzugsweise roh verzehren.

Wenn man Gemüse dünstet, überbäckt oder schmort, werden die wertvollen Inhaltsstoffe nicht in dem Maß zerstört und ausgeschwemmt wie beim Kochen. Wird Gemüse gekocht, sollte man es nur kurz in wenig sprudelnd heißes Wasser geben; so bleibt es auch knackiger. Das Kochwasser, in dem noch einige Nährstoffe enthalten sind, kann man für eine Suppe verwenden. Kartoffeln und Gemüse bereitet man am besten im Dampfkochtopf zu, aber nicht unter Druck, sondern nur im Wasserdampf.

Die unersetzlichen Ballaststoffe

Pflanzliche Nahrungsmittel – Brot, Reis und andere Getreideerzeugnisse, Obst, Salat, Blatt- und Wurzelgemüse sowie Hülsenfrüchte – liefern die BALLASTSTOFFE. Sie enthalten Cellulose, Faserstoffe, die keinerlei Nährwert haben, da der Körper sie nicht verdauen kann. Trotzdem sind Ballaststoffe ein wichtiger Bestandteil der Nahrung. Sie vergrößern das Volumen der Nahrung und bewirken, daß man die jeweiligen Speisen länger kaut; zudem quellen sie im Körper auf, so daß sich schneller das Gefühl der Sättigung einstellt. Ferner sorgen sie dafür, daß die Ausscheidungsprodukte rascher durch den Darm geschleust und giftige Substanzen besser ausgeschieden werden. Auf diese Weise halten die Faserstoffe den Verdauungstrakt gesund. Wer genügend Ballaststoffe aufnimmt, vermeidet VERSTOPFUNG und verringert das Risiko, an Darmkrebs zu erkranken.

Nachdem man erkannt hat, wie wichtig Ballaststoffe für eine gesunde Ernährung sind, neigt man heute häufig dazu, den Nahrungsmitteln zusätzliche Ballaststoffe hinzuzufügen. Dabei ist es keineswegs notwendig, Kleie unter die Nahrung zu mischen oder spezielle, mit Ballaststoffen angereicherte Brotsorten oder Müslis zu essen, wenn man sich mit einer vielseitigen und ausgewogenen Vollwertkost ernährt. Sie enthält genügend Faserstoffe, so daß der Tagesbedarf von 30 g Ballaststoffen ohne weiteres gedeckt wird.

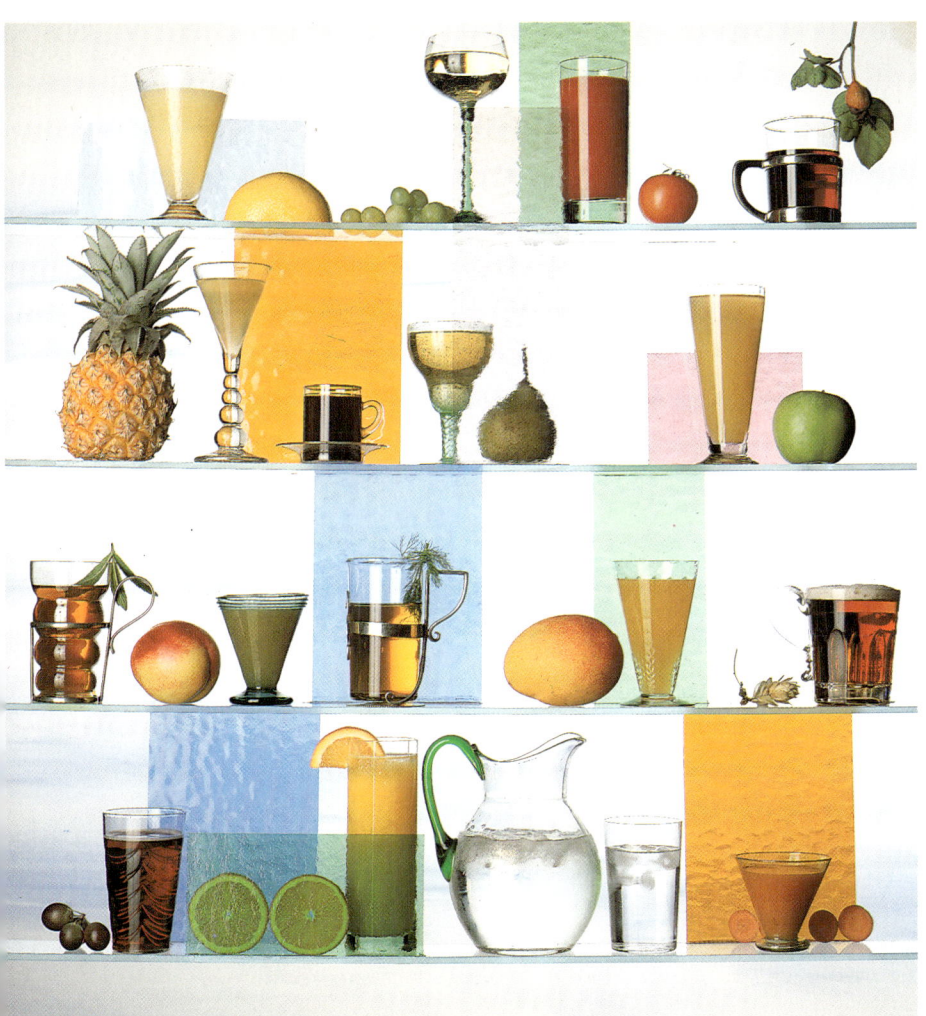

Gesunde Getränke *Oberes Regal: Grapefruitsaft, Weißwein, Tomatensaft, Hagebuttentee. Zweites Regal: Ananassaft, koffeinfreier Kaffee, Birnensaft, Apfelsaft. Drittes Regal: Pfefferminztee, Pfirsichsaft, Fencheltee, Papayasaft, Bier. Unteres Regal: Traubensaft, Orangensaft, Wasser und Karottensaft.*

Ausgewogenheit: von allem etwas

Es gibt eine Fülle von Möglichkeiten, sich ausgewogen zu ernähren. Unabhängig vom jeweiligen Alter gilt als Grundregel, daß man von allem etwas zu sich nehmen sollte: Fleisch, Fisch, Geflügel, Nüsse, Bohnen, Erbsen oder Linsen, Milch, Käse, Quark oder Joghurt, Brot, ungeschälten Reis, Müsli, Kartoffeln oder Vollkornnudeln und vor allen Dingen viel frisches Obst, Gemüse oder Salate. Und dabei sollte so wenig zusätzliches Fett, Öl oder Dressing wie nur möglich verwendet werden. Die Fettmenge, die der Mensch braucht, ist meist schon in den Nahrungsmitteln selbst enthalten. Kinder und stillende Mütter haben einen höheren Calciumbedarf; sie benötigen jeden Tag noch eine zusätzliche Portion Milch, Quark oder Joghurt.

Drei Mahlzeiten am Tag, dazu eine Zwischenmahlzeit am Vormittag oder am Nachmittag, versorgen den Körper mit allem, was man braucht. Die Größe der Portionen sollte dem Körpergewicht angepaßt sein. Man rechnet im allgemeinen mit 125 kJ (oder 30 kcal) pro Tag und Kilogramm Körpergewicht, um das Gewicht zu halten. Bei einem Gewicht von rund 65 kg und einer sitzenden Tätigkeit sollte man also etwa 8000 kJ (1950 kcal) täglich zu sich nehmen. Bei Menschen, die schwere körperliche Arbeit verrichten, liegt der Energiebedarf etwas höher. Proteine und Kohlenhydrate liefern 17 kJ (4 kcal), Fett dagegen 39 kJ (9 kcal) pro Gramm.

Viele Geschäfte und Supermärkte bieten heute Produkte aus biologischem Anbau oder natürlicher Tierhaltung an. Sie sind für gewöhnlich teurer als vergleichbare Erzeugnisse aus nichtbiologischer Produktion. Allerdings lohnen sich diese Mehrkosten, da Lebensmittel aus biologischem Anbau meist sehr viel gesünder sind.

Aus medizinischen Gründen kann es aber auch ratsam sein, anstelle einer ausgewogenen VOLLWERTKOST eine spezielle Diät auszuwählen. Bei allen einseitig ausgerichteten Diäten ist jedoch Vorsicht geboten, da sie der Gesundheit häufig mehr schaden als nützen. Sinnvoller ist es, sich mit kleineren Mengen einer ausgewogenen Vollwertkost zu begnügen, wenn man sein Gewicht halten oder reduzieren möchte. Denn eine abwechslungsreiche Mischkost mit dem Schwergewicht auf Obst, Gemüse und Getreide und einem geringen Anteil an Fleisch und Milchprodukten ist der Gesundheit und dem Wohlbefinden am zuträglichsten. Außerdem sollte man stets langsam, in entspannter Atmosphäre und mit Genuß essen.

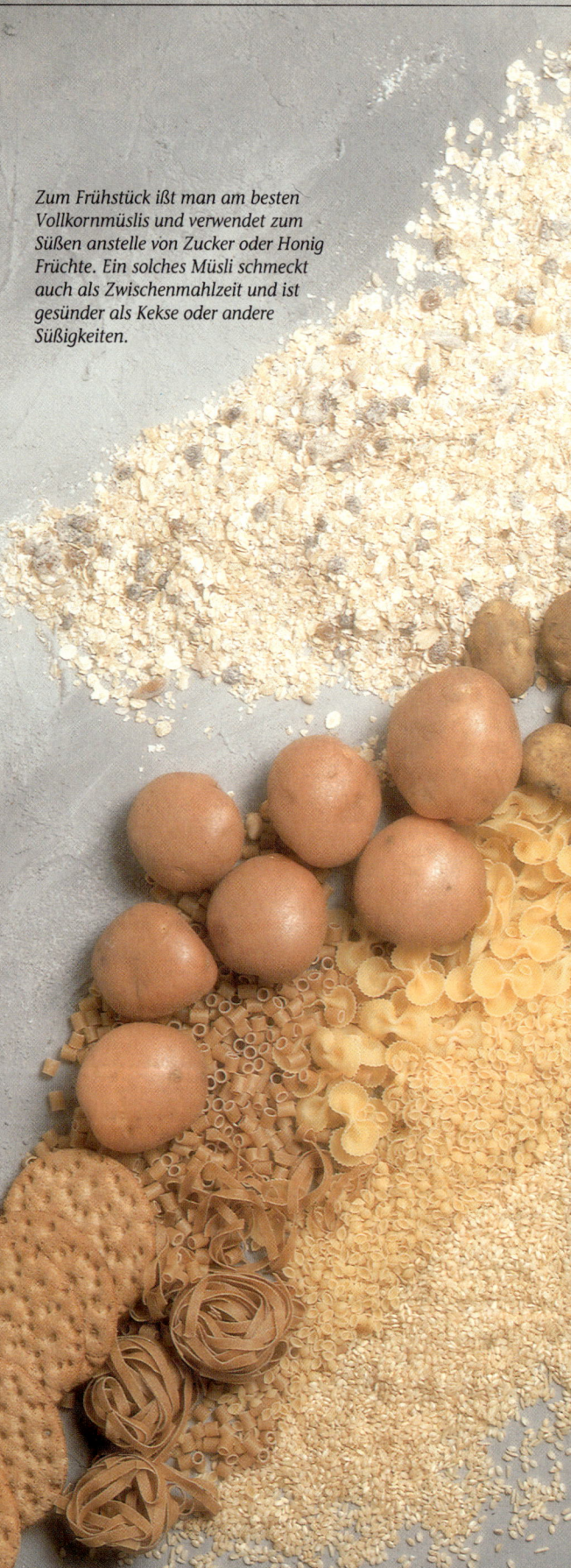

Zum Frühstück ißt man am besten Vollkornmüslis und verwendet zum Süßen anstelle von Zucker oder Honig Früchte. Ein solches Müsli schmeckt auch als Zwischenmahlzeit und ist gesünder als Kekse oder andere Süßigkeiten.

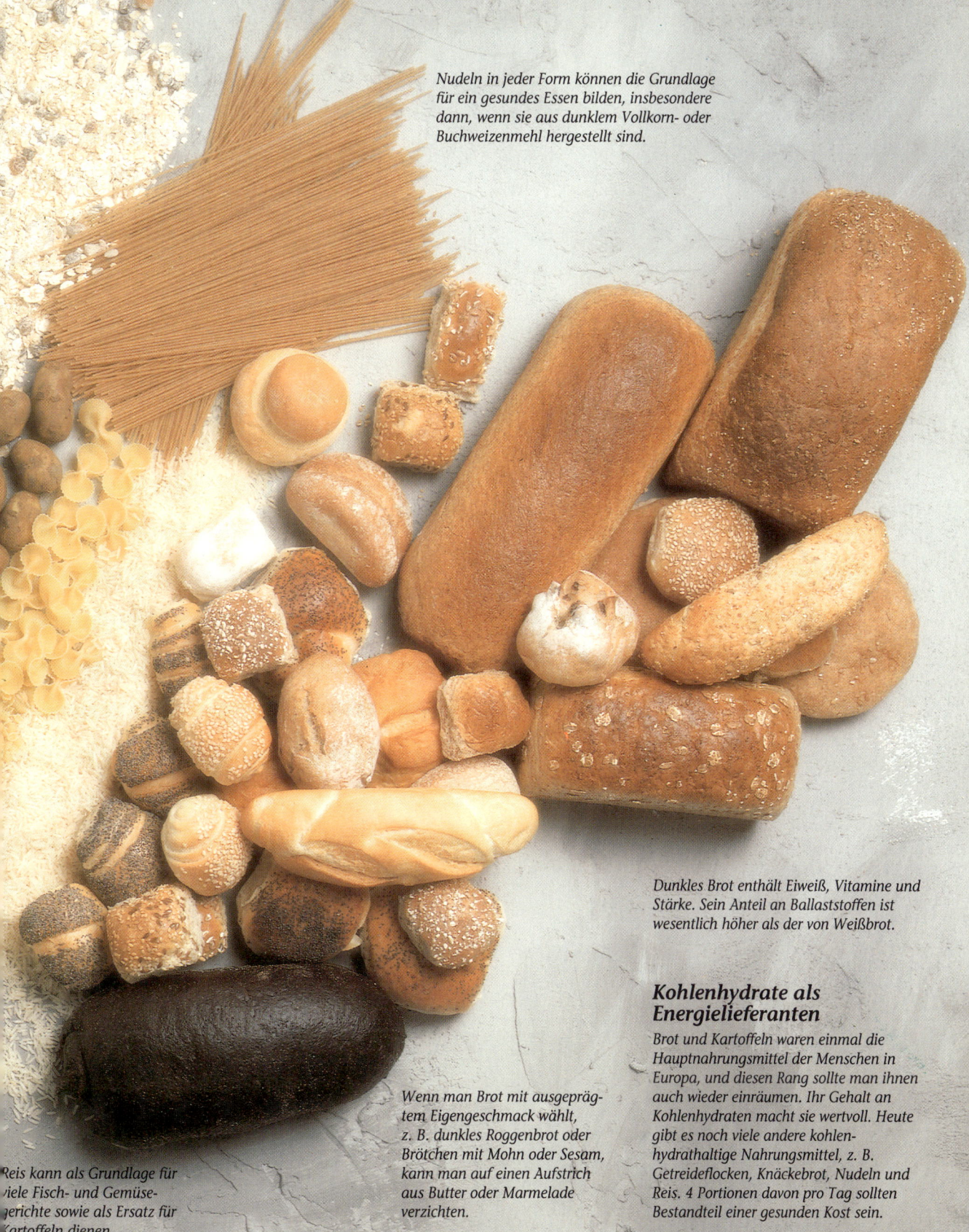

Nudeln in jeder Form können die Grundlage für ein gesundes Essen bilden, insbesondere dann, wenn sie aus dunklem Vollkorn- oder Buchweizenmehl hergestellt sind.

Dunkles Brot enthält Eiweiß, Vitamine und Stärke. Sein Anteil an Ballaststoffen ist wesentlich höher als der von Weißbrot.

Kohlenhydrate als Energielieferanten

Brot und Kartoffeln waren einmal die Hauptnahrungsmittel der Menschen in Europa, und diesen Rang sollte man ihnen auch wieder einräumen. Ihr Gehalt an Kohlenhydraten macht sie wertvoll. Heute gibt es noch viele andere kohlenhydrathaltige Nahrungsmittel, z. B. Getreideflocken, Knäckebrot, Nudeln und Reis. 4 Portionen davon pro Tag sollten Bestandteil einer gesunden Kost sein.

Wenn man Brot mit ausgeprägtem Eigengeschmack wählt, z. B. dunkles Roggenbrot oder Brötchen mit Mohn oder Sesam, kann man auf einen Aufstrich aus Butter oder Marmelade verzichten.

Reis kann als Grundlage für viele Fisch- und Gemüsegerichte sowie als Ersatz für Kartoffeln dienen.

95

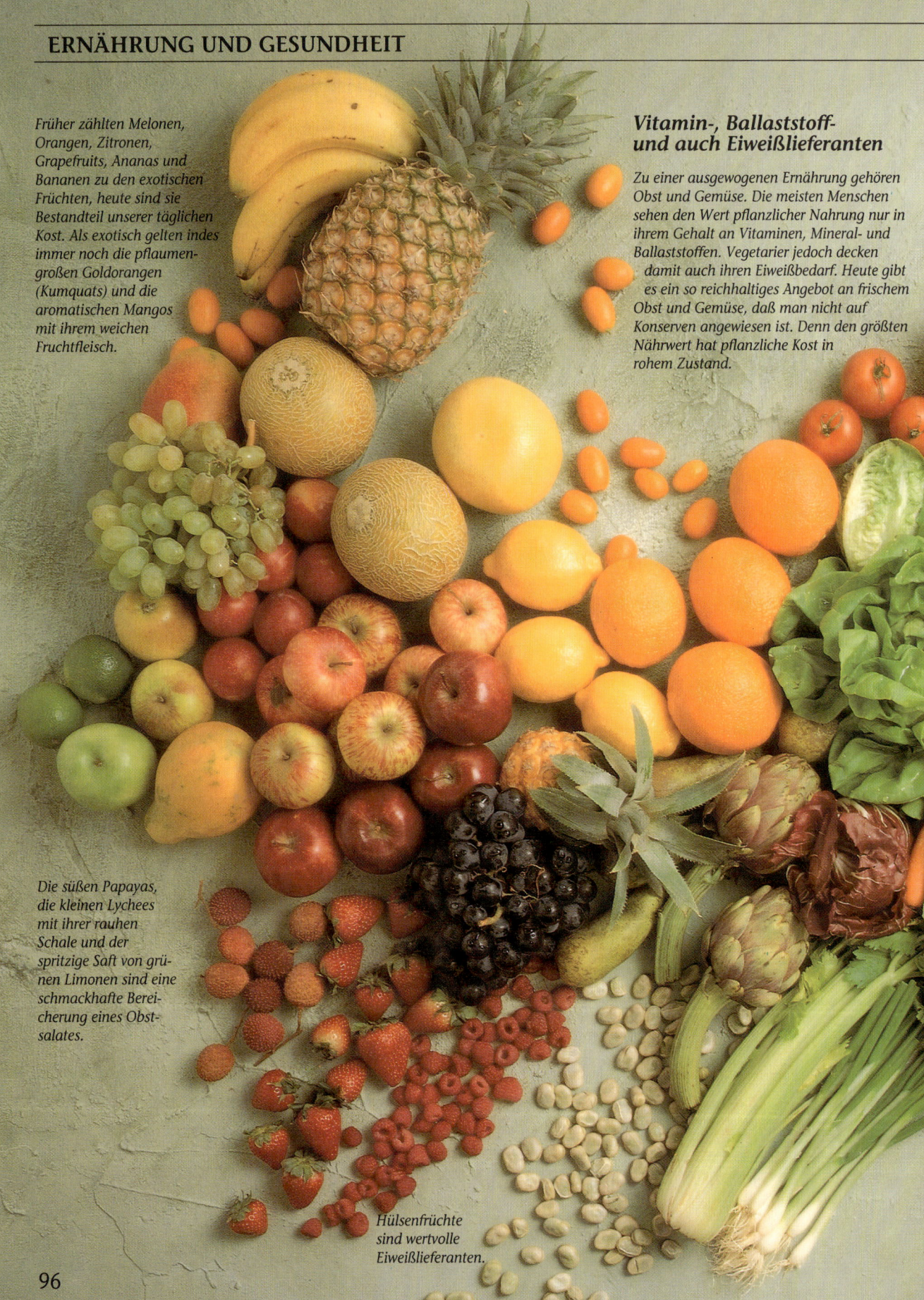

Früher zählten Melonen, Orangen, Zitronen, Grapefruits, Ananas und Bananen zu den exotischen Früchten, heute sind sie Bestandteil unserer täglichen Kost. Als exotisch gelten indes immer noch die pflaumen-großen Goldorangen (Kumquats) und die aromatischen Mangos mit ihrem weichen Fruchtfleisch.

Vitamin-, Ballaststoff- und auch Eiweißlieferanten

Zu einer ausgewogenen Ernährung gehören Obst und Gemüse. Die meisten Menschen sehen den Wert pflanzlicher Nahrung nur in ihrem Gehalt an Vitaminen, Mineral- und Ballaststoffen. Vegetarier jedoch decken damit auch ihren Eiweißbedarf. Heute gibt es ein so reichhaltiges Angebot an frischem Obst und Gemüse, daß man nicht auf Konserven angewiesen ist. Denn den größten Nährwert hat pflanzliche Kost in rohem Zustand.

Die süßen Papayas, die kleinen Lychees mit ihrer rauhen Schale und der spritzige Saft von grü-nen Limonen sind eine schmackhafte Berei-cherung eines Obst-salates.

Hülsenfrüchte sind wertvolle Eiweißlieferanten.

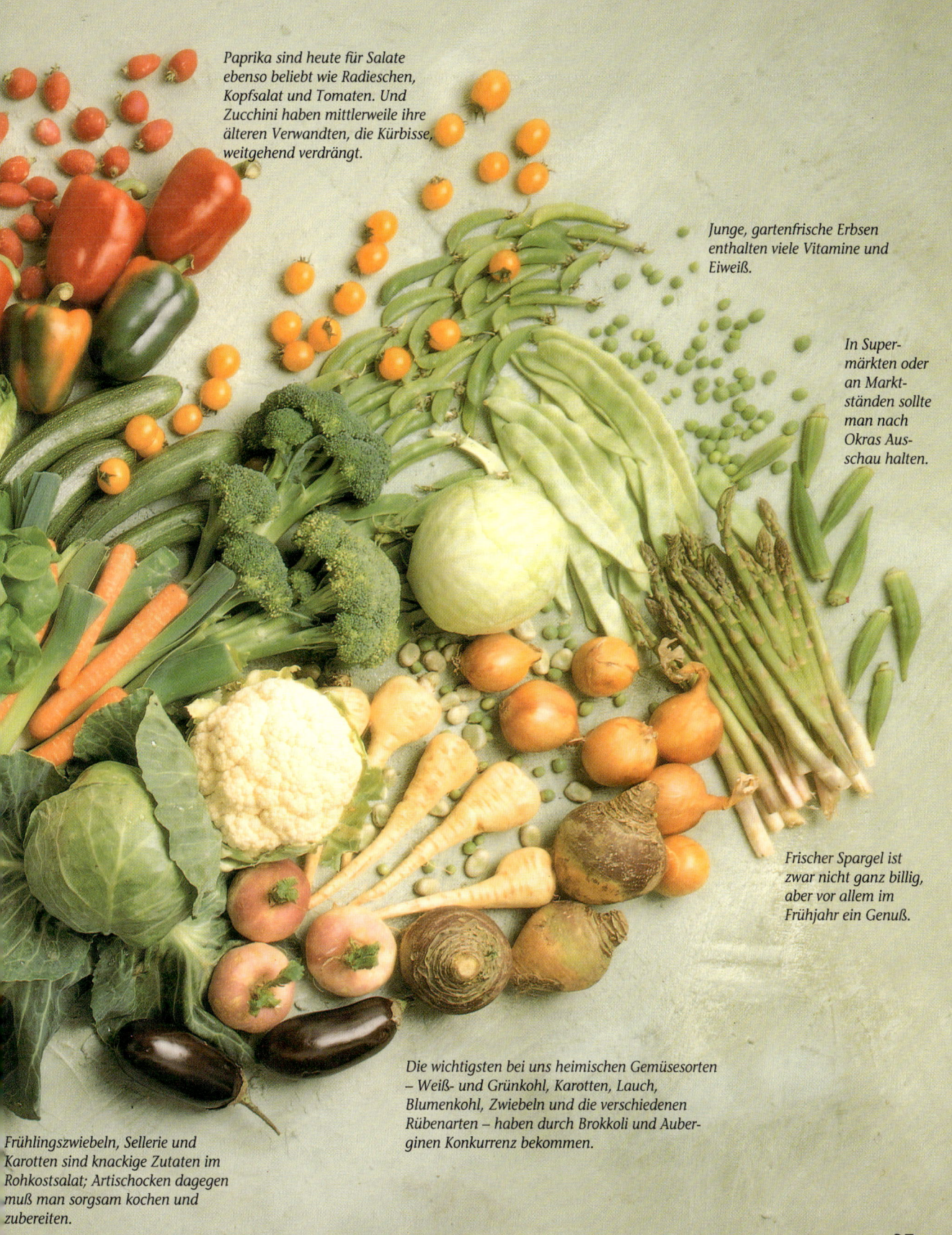

Paprika sind heute für Salate ebenso beliebt wie Radieschen, Kopfsalat und Tomaten. Und Zucchini haben mittlerweile ihre älteren Verwandten, die Kürbisse, weitgehend verdrängt.

Junge, gartenfrische Erbsen enthalten viele Vitamine und Eiweiß.

In Supermärkten oder an Marktständen sollte man nach Okras Ausschau halten.

Frischer Spargel ist zwar nicht ganz billig, aber vor allem im Frühjahr ein Genuß.

Die wichtigsten bei uns heimischen Gemüsesorten – Weiß- und Grünkohl, Karotten, Lauch, Blumenkohl, Zwiebeln und die verschiedenen Rübenarten – haben durch Brokkoli und Auberginen Konkurrenz bekommen.

Frühlingszwiebeln, Sellerie und Karotten sind knackige Zutaten im Rohkostsalat; Artischocken dagegen muß man sorgsam kochen und zubereiten.

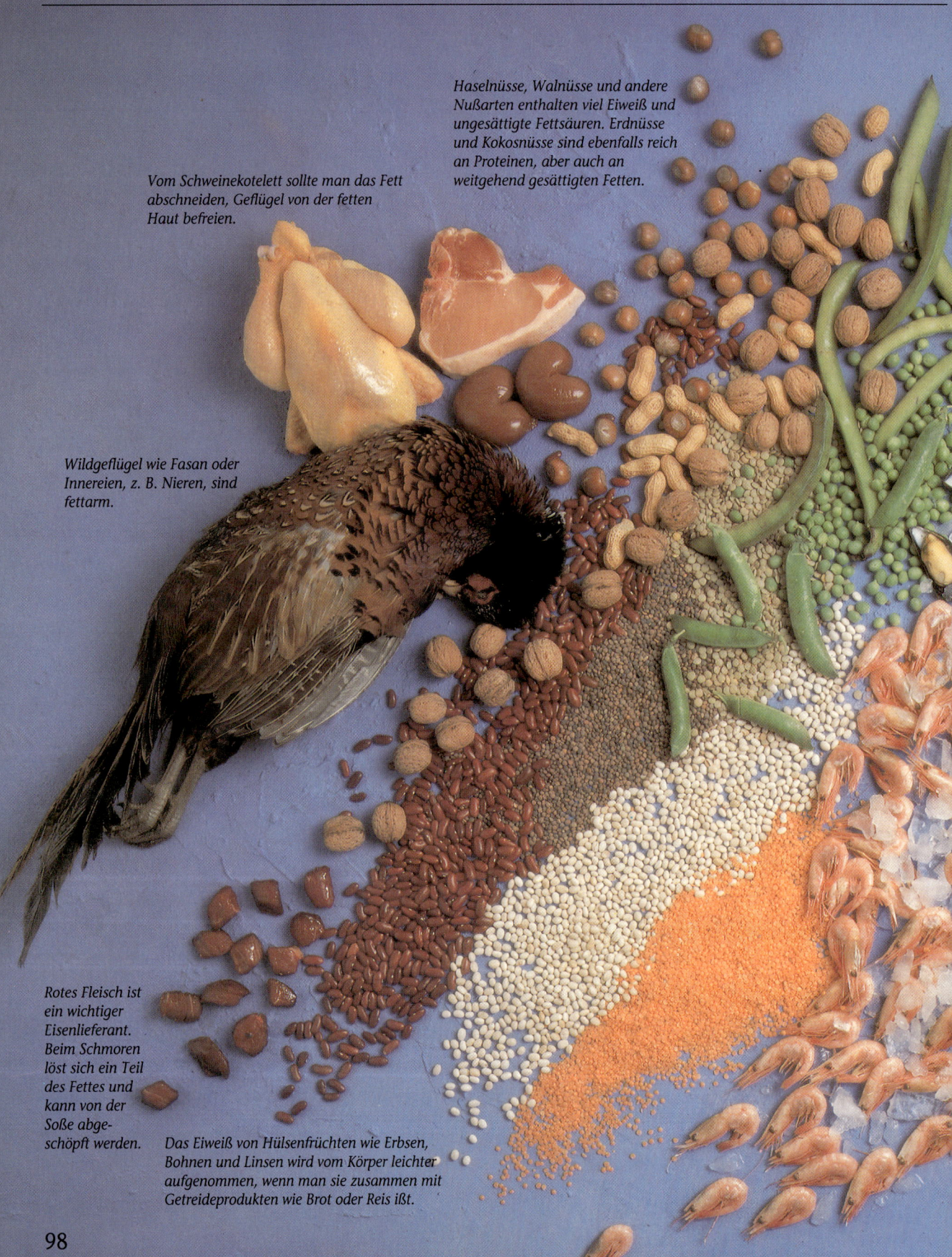

Haselnüsse, Walnüsse und andere
Nußarten enthalten viel Eiweiß und
ungesättigte Fettsäuren. Erdnüsse
und Kokosnüsse sind ebenfalls reich
an Proteinen, aber auch an
weitgehend gesättigten Fetten.

Vom Schweinekotelett sollte man das Fett
abschneiden, Geflügel von der fetten
Haut befreien.

Wildgeflügel wie Fasan oder
Innereien, z. B. Nieren, sind
fettarm.

Rotes Fleisch ist
ein wichtiger
Eisenlieferant.
Beim Schmoren
löst sich ein Teil
des Fettes und
kann von der
Soße abge-
schöpft werden.

Das Eiweiß von Hülsenfrüchten wie Erbsen,
Bohnen und Linsen wird vom Körper leichter
aufgenommen, wenn man sie zusammen mit
Getreideprodukten wie Brot oder Reis ißt.

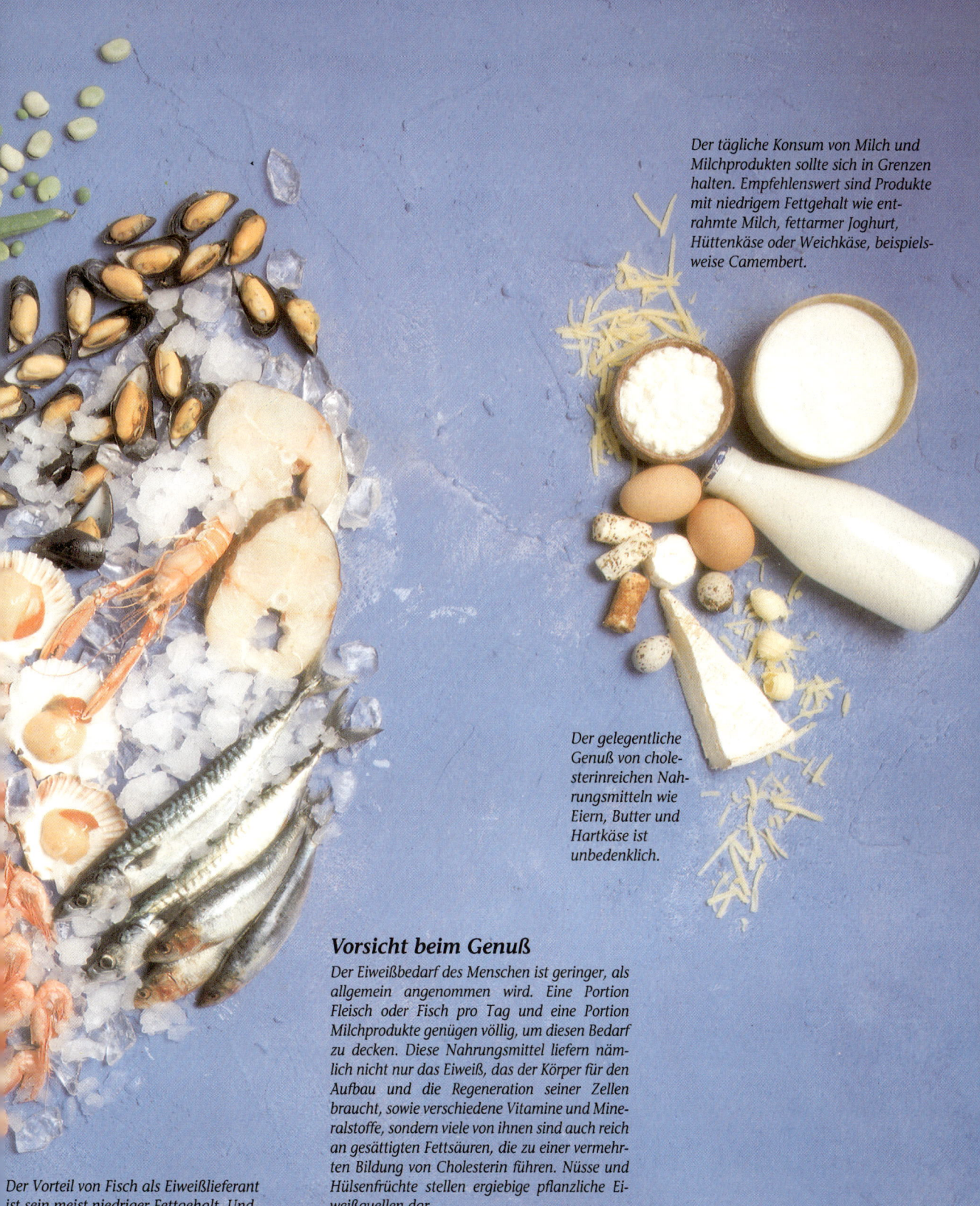

Der tägliche Konsum von Milch und Milchprodukten sollte sich in Grenzen halten. Empfehlenswert sind Produkte mit niedrigem Fettgehalt wie entrahmte Milch, fettarmer Joghurt, Hüttenkäse oder Weichkäse, beispielsweise Camembert.

Der gelegentliche Genuß von cholesterinreichen Nahrungsmitteln wie Eiern, Butter und Hartkäse ist unbedenklich.

Vorsicht beim Genuß

Der Eiweißbedarf des Menschen ist geringer, als allgemein angenommen wird. Eine Portion Fleisch oder Fisch pro Tag und eine Portion Milchprodukte genügen völlig, um diesen Bedarf zu decken. Diese Nahrungsmittel liefern nämlich nicht nur das Eiweiß, das der Körper für den Aufbau und die Regeneration seiner Zellen braucht, sowie verschiedene Vitamine und Mineralstoffe, sondern viele von ihnen sind auch reich an gesättigten Fettsäuren, die zu einer vermehrten Bildung von Cholesterin führen. Nüsse und Hülsenfrüchte stellen ergiebige pflanzliche Eiweißquellen dar.

Der Vorteil von Fisch als Eiweißlieferant ist sein meist niedriger Fettgehalt. Und selbst fette Fische enthalten hauptsächlich ungesättigte Fettsäuren.

FANGO

Fango ist ein Mineralschlamm vulkanischen Ursprungs. Der Begriff Fango stammt aus dem Italienischen und bedeutet nichts anderes als Schlamm, denn ursprünglich waren es vor allem italienische Badeorte, die über natürliche Fangovorkommen verfügten und dadurch für ihre Schlammanwendungen bekannt geworden sind. Und auch heute noch begeben sich Rheumakranke nach Abano Terme oder Ischia, um Linderung zu suchen.

In Abano Terme lagert der Schlamm oft jahrelang in riesigen Behältern und wird mit 90 °C heißem mineralischem Wasser berieselt, das leicht radioaktiv ist. Die niedrige, aber therapeutisch günstige Radioaktivität des Heilschlamms macht sicher einen Teil seiner Wirkung aus.

In Deutschland verfügt Bad Neuenahr in Rheinland-Pfalz über natürliche Fangovorkommen. Doch seit man Fango transportieren und lagern kann, ohne daß er an Wirksamkeit einbüßt, wird er praktisch überall angewendet.

Fangopackungen werden hauptsächlich bei Schmerzen des Bewegungsapparats verordnet und können mit anschließenden MASSAGEN kombiniert werden. Die heiße Schlammasse wird als Platte auf die betroffene Körperstelle gedrückt – bei Wirbelsäulenproblemen kann man auch den ganzen Rücken bedecken –, dann wickelt man den Patienten in Laken und eine Wolldecke und läßt ihn etwa 30 Minuten schwitzen. Die Fangoschicht ist so dick, daß sie für diese Zeit ständig Hitze in die Haut eindringen läßt. Die Hitze durchwärmt selbst tiefere Hautschichten und bewirkt, daß das Gewebe gelockert und gut durchblutet wird.

FARBTHERAPIE

Die Sonne sendet elektromagnetische Strahlen unterschiedlicher Wellenlängen aus, die man mit Hilfe eines Prismas oder Filters zerlegen kann, so daß die einzelnen Farben, aus denen sich das Licht zusammensetzt, sichtbar werden.

Die Sonne sendet aber auch Strahlen in Wellenlängen aus, die für das menschliche Auge unsichtbar sind, wie das Infrarotlicht oder die ultraviolette Strahlung, die aber dennoch auf den menschlichen Organismus einwirken und ihm nützen oder schaden. Ultraviolette Strahlen z. B. bewirken einerseits, daß der Körper bestimmte lebenswichtige Vitamine bilden kann, andererseits können sie zu SONNENBRAND und Hautkrebs führen.

Ebenso beeinflußt die sichtbare Strahlung den Menschen, und zwar sowohl körperlich als auch seelisch. So beschleunigt Rotlicht den Kreislauf und hebt den BLUTDRUCK, während Blaulicht beruhigend wirkt. Ebenso können sich Farben auf die Stimmung, die Wahrnehmung von Zeit, das Kälte- und das Wärmeempfinden sowie das Konzentrationsvermögen auswirken.

Anhänger der Farbtherapie schreiben den Farben sogar eine noch größere Bedeutung zu und sind überzeugt davon, daß man bestimmte Krankheiten heilen könne, indem man den Körper einer entsprechenden Farbeinstrahlung aussetzt. Sie gehen davon aus, daß der menschliche Körper die unterschiedliche elektromagnetische Strahlung des Lichts aufnimmt, bis zu einem gewissen Grad absorbiert und seine eigene elektromagnetische Aura (die mit Hilfe der KIRLIAN-FOTOGRAFIE sichtbar gemacht werden kann) in Form von Schwingungen abstrahlt, die ein erfahrener Heilpraktiker deuten kann (siehe auch AURATHERAPIE). Ist der Mensch krank, entsteht ein unausgeglichenes Schwingungsmuster, das der Heilpraktiker wieder ins Gleichgewicht zu bringen versucht, indem er mit bestimmten Farben auf das Nervensystem einwirkt und so die Produktion von Hormonen anregt, die das chemische und energetische Gleichgewicht des Körpers steuern.

Wann hilft diese Therapie?

▶ Die Farbtherapie kann sowohl bei geistigen und emotionalen als auch bei körperlichen Problemen helfen und ergänzend zu anderen Behandlungsmethoden angewendet werden. Sie ist eine zusätzliche Möglichkeit, das Wohlbefinden eines Patienten zu steigern. Vor allem Menschen, die an MIGRÄNE, EKZEMEN, ASTHMA, Entzündungen, RHEUMA, ARTHRITIS, SCHLAFLOSIGKEIT, STRESS, hohem BLUTDRUCK, DEPRESSIONEN und Energiemangel leiden, können von der Behandlung profitieren.

Besuch beim Heilpraktiker

Ein Heilpraktiker, der mit der Farbtherapie arbeitet, wird beim ersten Besuch des Patienten zunächst eine genaue Diagnose erstellen, was durchaus längere Zeit in Anspruch nehmen kann. Er wird sich Einzelheiten der Krankheitsgeschichte, Lebensweise und Ernährung sowie Farbvorlieben notieren und den Patienten untersuchen. Schließlich wird er sich dem elektromagnetischen Feld zuwenden und versuchen, ein mögliches Ungleichgewicht zu erkennen. Dazu bedient er sich der Kirlian-Fotografie oder streicht mit einem Pendel (siehe MAGNETISMUS) über die Wirbelsäule. Die Ausschläge des Pendels geben Aufschluß über die körpereigenen Schwingungen und zeigen, wo das Farbgleichgewicht (das man auch als Energiegleichgewicht bezeichnet) gestört ist. Denn die einzelnen Wirbel der Wirbelsäule sind bestimmten Körperorganen und den acht Farben des Spektrums zugeordnet, wobei die Farbintensität vom Nacken bis zum Ende der Wirbelsäule immer stärker wird.

Manchmal fertigt der Heilpraktiker eine genaue Zeichnung an, um dem Patienten das mögliche Farbungleichgewicht aufzuzeigen und ihm zu erklären, welche Farben er weshalb für die Therapie einsetzen wird. In mehreren Sitzungen wird der Patient dann mit farbigem Licht bestrahlt, wobei man eine Hauptfarbe und deren Komplementärfarbe benutzt (z. B. Rot und Grün, Gelb und Blau). Im Lauf der Behandlung können die Farben und ihre Intensität dem veränderten Zustand des Patienten angepaßt werden. Musik oder eine bestimmte Klangfolge kann die Wirkung der Farbtherapie noch verstärken.

Der Heilpraktiker kann seinem Patienten auch Ratschläge geben, welche Farben ihm guttun und zu ihm passen, damit er auch im täglichen Leben, z. B. in seiner Wohnung oder bei der Kleidung, damit umgehen und so das Energiegleichgewicht erhalten oder wiederherstellen kann. Ferner wird er den Patienten lehren, die Behandlungsfarben zu visualisieren (siehe VISUALISATION).

Standpunkt der Schulmedizin

Kaum jemand zweifelt heute daran, daß Farben die Stimmung und das Verhalten beeinflussen können, und häufig vertreten vor allem Psychologen die Meinung, daß die Farbwahl eines Menschen Hinweise auf bestimmte Persönlichkeitsmerkmale gibt. Aus diesem Grund lassen Arbeitgeber manchmal Bewerber um eine Stelle anhand ihrer Farbvorlieben von einem Fachmann beurteilen.

Doch obwohl die Ärzte schon lange wissen, daß der Körper von Strahlung außerhalb des sichtbaren Spektrums (Infrarot- und ultraviolette Strahlung) beeinflußt wird, halten sie es für wissenschaftlich nicht erwiesen, daß auch sichtbare Farbstrahlen auf bestimmte Organe einwirken und deren Störungen beeinflussen können.

FASTEN

Fasten, d. h. die bewußte und kontrollierte Enthaltung jeglicher festen Nahrung über einen längeren Zeitraum, war eine der frühesten therapeutischen Maßnahmen, die der Mensch kannte. Und auch heute noch kann man bei sogenannten primitiven Völkern beobachten, daß Kranke instinktiv das Essen einstellen und nur Flüssigkeit zu sich nehmen, bis sie sich wieder wohl fühlen und gesund sind.

Die bewußte Nahrungsenthaltung als Heilverfahren wiederentdeckt haben in Deutschland in den 40er Jahren unseres Jahrhunderts die beiden Ärzte Otto Buchinger und Hellmut Lützner. Ergänzend zum Fasten verordneten sie ihren Patienten HEILBÄDER, MASSAGEN und körperliche BEWEGUNG. Ziel ihrer Fastenkur war es, chronischen Krankheiten vorzubeugen bzw. sie zu behandeln.

Auch heute noch empfiehlt man das Fasten nicht in erster Linie, um Übergewicht abzubauen, sondern um den Körper zu entschlacken und die Abwehrkräfte (siehe IMMUNSYSTEM) zu steigern. Allerdings sollte jeder, der sich zu einer Fastenkur entschließt, zuvor seinen Arzt oder Heilpraktiker fragen und – vor allem wenn er über einen längeren Zeitraum hinweg fasten will – dies nur unter Kontrolle eines Heilpraktikers, eines Arztes oder eines Diätetikers tun.

Dauer und Verlauf einer Fastenkur hängen vom Alter und von der körperlichen Verfassung des einzelnen ab. Bei Menschen mittleren oder hohen Alters reagiert der Körper nicht mehr in gleicher Weise auf das Fasten wie bei Jüngeren. Anstatt zur Energiegewinnung auf das Fettgewebe zurückzugreifen, entzieht der Körper des älteren Menschen vor allem der Haut, den Muskeln und anderem Gewebe das lebensnotwendige Eiweiß.

Man kann regelmäßig 1–2 Tage in der Woche fasten, man kann sich aber auch etwa 4 Wochen lang jeglicher festen Nahrung enthalten. Bei längeren Fastenkuren sollte man sich zur Sicherheit jedoch in die Obhut eines Krankenhauses oder Sanatoriums begeben.

Wichtig ist, daß ein Fastender ausreichend Flüssigkeit zu sich nimmt, mindestens 2–3 l täglich, damit die Schlackenstoffe, die bei der Fettverbrennung entstehen, ausgespült werden können. Zwar kann das Fasten zunächst unangenehme Reaktionen wie DURCHFALL, KOPFSCHMERZEN, Übelkeit und MUNDGERUCH hervorrufen, doch verschwinden die meisten dieser Symptome nach einigen Tagen wieder. Auch das Hungergefühl, das sich anfangs bemerkbar macht, läßt nach einiger Zeit nach.

Standpunkt der Schulmedizin

Früher haben die meisten Ärzte das Fasten nicht als Heilverfahren anerkannt, in jüngerer Zeit jedoch findet es immer öfter Anerkennung und auch Anwendung. Vor allem bei der Behandlung von ARTHRITIS, hohem BLUTDRUCK, verschiedenen durch Lebensmittel hervorgerufenen ALLERGIEN und RHEUMA hat man mit Fasten gute Erfolge erzielt.

FELDENKRAIS-METHODE

„Der Körper soll sich mit minimaler Anstrengung bewegen und dabei eine maximale Wirkung erzielen" – so formulierte Moshe Feldenkrais das Ziel seines Unterrichts, in dem er die Menschen lehrte, sich besser zu bewegen und Bewegungsabläufe zu optimieren. Als ausgebildeter Ingenieur kannte er die Gesetze der Physik und entwickelte daraus ein wissenschaftliches Konzept, wie der Bewegungsmechanismus des Körpers am wirkungsvollsten eingesetzt werden kann. Er probierte dieses Konzept zunächst an sich selbst aus, und nachdem er sich vom Erfolg seiner Methode überzeugt hatte, gab er später die am eigenen Leib gemachten Erfahrungen an andere weiter.

Bei seinen Studien kam Feldenkrais zu der Überzeugung, daß das Gehirn in der Kindheit oder später ein Bild oder ein Muster der einzelnen Bewegungen entwickelt und daß sich der Körper bei seinen Bewegungen an diesem Bild oder Muster orientiert. Doch – so überlegte Feldenkrais weiter – dieses Bild oder Muster muß nicht unbedingt für alle Bewegungen ideal sein, vor allem dann nicht, wenn es den Körper zu Bewegungsabläufen veranlaßt, die Schmerzen hervorrufen oder sich gar schädlich auswirken. Daher versuchte Feldenkrais in seinem Unterricht, neue Gehirnmuster für effektivere Bewegungen zu entwickeln.

Um diese neuen Muster dem Gehirn einzuprägen, gibt es zwei Verfahren: Zum einen kann man an Gruppenkursen teilnehmen; hier versucht der Lehrer, den Kursteilnehmern zunächst die gewohnten Bewegungsmuster bewußt zu machen, und zeigt ihnen dann neue Möglichkeiten der Bewegung auf. Zum anderen gibt es Einzelkurse, in denen im Prinzip das gleiche geschieht, doch hier dirigiert der Lehrer seinen Schüler durch sanfte Griffe.

Wann hilft diese Methode?

▶ Die sanften Übungen der Feldenkrais-Methode haben schon vielen Menschen geholfen, die unter immer wiederkehrenden Muskel- und Gelenkschmerzen litten. Sie verbessern auch Körperhaltung, Atmung und Kreislauf sowie das Allgemeinbefinden. Sportler, Berufstänzer und andere Menschen, die sich sehr viel bewegen müssen, können das Verletzungsrisiko verringern, wenn sie lernen, ihre Muskeln möglichst wirkungsvoll zu gebrauchen.

Die von einem ausgebildeten Lehrer geleiteten Kurse helfen vor allem Menschen, die einen Schlaganfall erlitten haben oder die

Übung für die Schulter

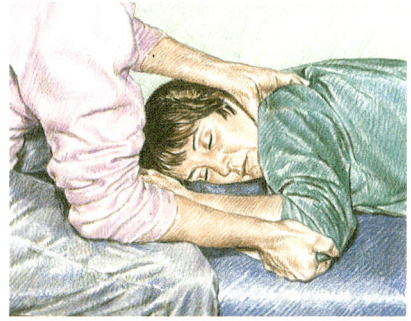

Der Patient liegt auf dem Bauch, den Kopf der steifen linken Schulter zugewandt. Die Lehrerin hält den linken Ellbogen und die linke Schulter und bewegt sie gleichzeitig.

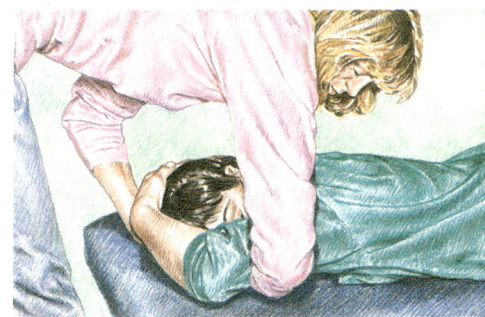

Während der linke Arm des Patienten über dem Kopf liegt, hebt und dreht die Lehrerin den ganzen Oberkörper.

Durch das Drehen des linken Beins macht die Lehrerin deutlich, wie Hüftgelenk und Wirbelsäule mit der Schulter zusammenhängen.

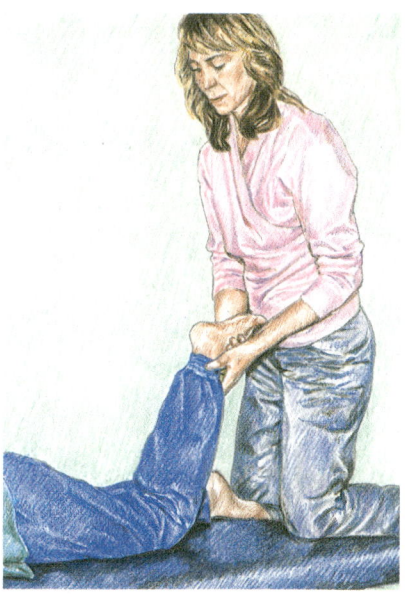

durch eine Gehirnlähmung oder eine Schädigung der Wirbelsäule in ihrer Bewegungsfähigkeit behindert sind. Die Feldenkrais-Methode empfiehlt sich auch bei ARTHRITIS, chronischen RÜCKENSCHMERZEN und Muskelverletzungen.

Besuch bei einem Lehrer

In den Gruppenkursen macht ein Lehrer den Teilnehmern verschiedene Bewegungen vor. Keine dieser Bewegungen ist anstrengend. Meist beginnt man mit den Übungen im Liegen, um die Mühe, die das Sitzen und Stehen in gewisser Weise erfordern, auszuschalten. Später werden die Übungen dann auf dem Boden sitzend oder kniend ausgeführt.

Die Teilnehmer wiederholen die sanften Bewegungen des Lehrers so lange, bis diese leicht und weich ablaufen, so daß sie sich ausschließlich darauf konzentrieren können, ein Bewußtsein für das, was sie tun, zu gewinnen. Man entwickelt schnell ein Gespür für die kleinen Veränderungen, die sich aus dem bewußten Üben bestimmter Bewegungen ergeben, und gewöhnt sich rasch an die neuen Bewegungsmuster, denn man gewinnt dabei das Gefühl, sich leichter und lockerer zu bewegen.

In den Einzelkursen versucht der Lehrer, durch lenkende Berührungen und Griffe den Patienten zu einer neuen Bewegungsstruktur hinzuführen. Auch hierbei sind die Bewegungen sehr sanft und können ohne Mühe und Anstrengung ausgeführt werden.

Die Beckenuhr

Der Sinn der verschiedenen Drehbewegungen, bekannt als Beckenuhr, ist die Erforschung der Bewegungsmöglichkeiten des Beckens. Je stärker man sich dieser Möglichkeiten bewußt wird, um so deutlicher kann man den Bewegungsablauf zwischen Becken, Wirbelsäule, Kopf und Beinen verbessern.

Auch der Kopf dreht sich entsprechend der imaginären Beckenuhr (siehe unten) mit und ahmt die Beckenbewegungen nach.

6 Uhr

12 Uhr

3 Uhr

9 Uhr

Man stellt sich vor, daß an der Rückseite des Beckens das Zifferblatt einer Uhr befestigt ist (das von vorn gesehen spiegelverkehrt erscheint). Am untersten Punkt des Zifferblatts (in Höhe des Steißbeins) ist es 6 Uhr, am obersten Punkt (dort, wo die Wirbelsäule auf den Beckengürtel trifft) 12 Uhr, am rechten Hüftgelenk 3 Uhr und am linken Hüftgelenk 9 Uhr.

1 Man liegt auf dem Rücken und macht so stark wie möglich ein Hohlkreuz, so daß der Druck auf dem 6-Uhr-Punkt liegt. Dann verlagert man das Gewicht auf den 12-Uhr-Punkt, das Hohlkreuz verschwindet, und das Steißbein hebt sich vom Boden.
2 Man wiederholt die Bewegung ein paarmal, der Kopf macht die Beckenbewegung mit.
3 Nun dreht man das Becken zum 3-Uhr-Punkt: Der Druck liegt auf der rechten Seite, die linke hebt sich. Dann verlagert man das Gewicht auf den 9-Uhr-Punkt, und die rechte Seite hebt sich. Dieses Seitwärtsschaukeln wiederholt man mehrmals.
4 Man legt den Druck auf den 12-Uhr-Punkt. Das Becken bewegt sich zum 1-Uhr-Punkt und wieder zurück, dann bis zum 2-Uhr-Punkt und zurück usw., bis das Becken weich zum 6-Uhr-Punkt und wieder zurückrollt. Der Kopf vollzieht die Bewegungen mit.
5 Man wiederholt die Bewegungen auf der linken Seite (11 Uhr, 10 Uhr usw.).
6 Man beginnt beim 3-Uhr-Punkt und rollt mit dem Becken vor und zurück, zuerst zum 2-Uhr-Punkt, von dort zum 4-Uhr-Punkt. Dann gibt man jeweils 1 Stunde dazu, bis man schließlich zwischen 12-Uhr- und 6-Uhr-Punkt hin und her rollt.
7 Man wiederholt die Übung, ausgehend vom 9-Uhr-Punkt.
8 Nun kann das Becken „rund um die Uhr" rollen, zuerst mit, dann gegen den Uhrzeigersinn. Alle Bewegungen sollen weich ablaufen.

Zwischen den einzelnen Übungen liegt man mit ausgestreckten Beinen auf dem Rücken und konzentriert sich auf die Empfindungen in dem gerade bewegten Beckenbereich. Man kann die Übungen auch mit einem angewinkelten und einem gestreckten Bein oder sitzend mit angezogenen Knien und mit nach hinten aufgestützten Händen ausführen. Nach den Übungen scheint das Becken flacher zu sein und der untere Teil des Rückens dichter am Boden zu liegen. Beim Stehen hat sich die Stellung des Beckens zur Wirbelsäule und zu den Beinen verändert.

Es begann auf einem Fußballplatz

Eine hartnäckige Knieverletzung aus der Zeit, als er noch leidenschaftlich gern Fußball spielte, war der Anlaß dafür, daß Moshe Feldenkrais (1904–84) die nach ihm benannte Heilmethode entwickelte. Feldenkrais wurde in Rußland geboren, emigrierte dann nach Palästina, wo er sich zunächst als Hilfsarbeiter und Landvermesser durchschlug, bis er nach Paris ging, um dort Ingenieurwissenschaften und Physik zu studieren. Anschließend arbeitete er am französischen Atomforschungsprogramm mit. Als der Zweite Weltkrieg ausbrach, ging er nach Großbritannien, wo er sein Wissen für die Weiterentwicklung der U-Boot-Abwehr zur Verfügung stellte.

In all den Jahren trieb er in seiner Freizeit weiter begeistert Sport und war einer der ersten Europäer, die sich einen schwarzen Gürtel im Judo erkämpften (1936). Nach dem Erfolg bei der Behandlung seines eigenen Knies kurierte Feldenkrais nach der gleichen Methode ähnliche Probleme im Familien- und Freundeskreis. Und als er nach dem Krieg als Regierungsberater für Fragen der Elektronik nach Israel zurückkehrte, begann er an der Universität von Tel Aviv auch Vorlesungen über seine Untersuchungen zu den Körperbewegungen zu halten.

An dem später ebenfalls in Tel Aviv gegründeten Feldenkrais-Institut praktizierte er seine Methode in Kursen mit mehr als 100 Teilnehmern und mit so berühmten Persönlichkeiten wie David Ben Gurion, Israels erstem Premierminister, oder dem Geiger Yehudi Menuhin. Durch sein 1972 veröffentlichtes Buch *Bewußtheit durch Bewegung* sowie durch seine Vorlesungen und Kurse wurden die Ideen von Feldenkrais in ganz Europa und in den USA bekannt.

Standpunkt der Schulmedizin

Die Schulmedizin erkennt an, daß mit Hilfe der Feldenkrais-Methode Körperhaltung, Atmung und Kreislauf ebenso verbessert werden können wie Muskel- und Gelenkbeschwerden. Auch bei STRESS und nach dem Verlust bestimmter Muskelfunktionen wirken die Feldenkrais-Übungen wohltuend und lindernd und können die ALEXANDER-METHODE und MASSAGEN ersetzen.

FERNHEILUNG

Wie schon der Name sagt, muß bei einer Fernheilung der Patient nicht persönlich anwesend sein. Die Fernheiler, zu denen auch die Geistheiler zählen, bedienen sich des Gebets, der MEDITATION oder der VISUALISATION, um eine Verbindung mit göttlichen oder mystischen Heilkräften herzustellen. Die Heilung kann sich für den Patienten unbewußt, d. h. ohne sein Wissen vollziehen, obwohl die meisten Heiler nur dann Heilkräfte übermitteln, wenn ein Patient sie darum gebeten hat.

Die Heiler entdecken ihre Fähigkeit meist zufällig und betrachten sie als eine Gabe, die sie im Dienst für andere einsetzen müssen. Die meisten sehen sich als eine Art Medium und Vermittler für Kräfte, die nicht aus ihnen selbst kommen. Sie sind also nicht die Quelle der Heilkraft, sondern leiten lediglich den von einer höheren Macht ausgehenden Heilstrom weiter.

Da in Deutschland die Ausübung der Heilkunde von Gesetzes wegen nur niedergelassenen Ärzten und Heilpraktikern erlaubt ist, zu deren Repertoire die Fernheilung in der Regel nicht gehört, findet man Fernheiler hauptsächlich im Ausland, bevorzugt im angelsächsischen Raum. Hier haben sie eine verhältnismäßig große Bedeutung gewonnen und arbeiten zum Teil sogar mit Schulmedizinern zusammen. Da bei der Fernheilung die räumliche Entfernung zwischen Heiler und Patient keine Rolle spielt, kann man mit einem Heiler im Ausland in Verbindung treten und seine Hilfe suchen, ohne eine größere Reise antreten zu müssen.

Die meisten Heiler bieten ihre Dienste kostenlos an oder nehmen allenfalls freiwillige Spenden. Wenn sie ein Honorar verlangen, richtet es sich häufig nach den finanziellen Möglichkeiten des Patienten.

Wann hilft diese Therapie?

▶ Die Heiler können bei jedem geistigen, körperlichen oder seelischen Leiden um Hilfe gebeten werden. Der Patient muß nicht selbst an der Behandlung teilnehmen, um davon zu profitieren, doch nimmt man an, daß ein der Behandlung gegenüber positiv eingestellter Mensch empfänglicher für die Heilkräfte ist, die in ihm wachgerufen werden sollen. Diese Therapieform eignet sich besonders für Babys und Kleinkinder, für sehr kranke oder bewußtlose Patienten sowie für Menschen, die geistig verwirrt sind. Vor allem chronisch kranken Menschen, deren Vitalität und Selbstheilungskräfte durch ihr schon lange andauerndes Leiden seelisch und körperlich erschöpft sind, kann die Fernheilung nutzen.

Besuch beim Fernheiler

Viele Fernheiler lehnen es ab, einen Patienten zu untersuchen und eine Diagnose zu stellen; vielmehr raten sie ihm, einen Arzt oder Heilpraktiker aufzusuchen, falls er dieses nicht bereits getan hat. Heilung ist meist ein Prozeß, der schrittweise vor sich geht und in dessen Verlauf die Selbstheilungskräfte des Patienten aktiviert und gestärkt werden. Sofortige Heilung darf man also nicht erwarten, vor allem dann nicht, wenn eine Krankheit das Ergebnis von langfristigen Faktoren ist, wie z. B. ungesunder Ernährung oder anhaltendem STRESS. In solchen Fällen kann die Fernheilung zwar helfen, doch sie kann kein Ersatz für eine konventionelle Therapie sein.

Für viele Menschen, deren körperliche Widerstandskräfte bereits erlahmt und aufgebraucht sind, ist die Fernheilung eine letzte Hoffnung. Doch auch sie sollten nicht erwarten, daß sich ein Erfolg unmittelbar einstellt. Zwar gibt es durchaus Fälle, die von den Schulmedizinern bereits aufgegeben worden waren, denen aber von einem Heiler geholfen werden konnte, doch grundsätzlich ist Heilung ein Prozeß, der nur langsam voranschreitet.

Die Fernheiler halten keinen Fall für unheilbar, und allein schon diese Einstellung gibt vielen Schwerkranken wieder Mut. Die Tätigkeit des Heilers wirkt sich daher vor allem positiv auf die Psyche des Patienten aus, so daß selbst dort, wo ein Zustand nicht gebessert oder geheilt werden kann, dem Kranken das Leiden erleichtert wird und er möglicherweise dazu gebracht werden kann, sich mit seinem Zustand auszusöhnen.

Eine Gefahr dieser Therapie kann darin bestehen, daß man eine konventionelle medizinische Behandlung, die eventuell notwendig ist, zugunsten der Fernheilung vernachlässigt. Ein guter Heiler wird daher stets darauf achten, daß sein Patient in dieser Hinsicht nichts versäumt.

Standpunkt der Schulmedizin

Die meisten Ärzte sind skeptisch, was die Erfolge der Fernheilung betrifft. Viele gute Ergebnisse beruhen ihrer Meinung nach hauptsächlich auf der psychologischen Wirkung: Wenn der Patient daran glaubt, hilft es ihm auch häufig – zumindest kurzfristig. Doch wie immer die Ärzte zur Wirksamkeit der Fernheilung stehen, einig sind sie sich darüber, daß die Fernheilung in keinem Fall schaden kann, vorausgesetzt, sie ersetzt nicht eine andere Behandlung. Eine Gefahr sehen die Ärzte jedoch darin, daß im Patienten möglicherweise unrealistische Erwartungen geweckt werden, so daß die dann oft eintretende Enttäuschung mehr zerstört, als die ursprüngliche Hoffnung heilen konnte.

FETTARME KOST

Fett in angemessener Menge ist unabdingbarer Bestandteil einer ausgewogenen Ernährung. Im Übermaß genossen, kann Fett die Ursache von vielen verschiedenen Erkrankungen sein. Im Durchschnitt decken die Menschen in den westlichen Industriestaaten etwa 45 % ihres täglichen Energiebedarfs durch Fett. Dieser Anteil an der Nahrung ist bei weitem zu groß – in diesem Punkt sind sich Ärzte und Heilpraktiker einig. Ein Fettanteil von 30 % an der Nahrung wäre ausreichend.

Die Fettzufuhr verringern sollten vor allem Menschen, die an ARTERIENVERKALKUNG, HERZKRANKHEITEN oder ANGINA PECTORIS leiden, denn überschüssiges Fett im Blut lagert an den Innenwänden der Arterien ab, so daß der Blutfluß gehemmt und damit Herz und Kreislauf stark belastet werden. Eine fettarme Kost wird allen jenen empfohlen, die abnehmen wollen.

Fett ist Nahrungsenergie in konzentriertester Form: 1 g Fett entspricht 39 kJ (9 kcal). Andere wichtige Energieträger wie Eiweiß, Stärke und Zucker liefern nur etwa 17 kJ/g (4 kcal/g). Kein Wunder also, daß Fett dick macht, wenn man zuviel davon ißt. Andererseits muß der Mensch aber auch eine gewisse Menge an Fett mit der Nahrung aufnehmen. Fett enthält lebenswichtige Substanzen, die essentiellen Fettsäuren, die der Körper nur zum Teil selbst aufbauen kann und daher aus der Nahrung gewinnen muß. Außerdem ist Fett Lieferant der Vitamine A, D, E und K.

Die verschiedenen Fettarten

Entscheidend ist nicht nur, wieviel, sondern auch welche Fette man zu sich nimmt. Je nach ihrer chemischen Struktur unterscheidet man drei Arten von Fettsäuren: gesättigte, einfach ungesättigte und mehrfach ungesättigte. Die meisten Speiseöle und -fette setzen sich aus allen drei dieser Fettsäurearten zusammen, wobei jedoch die eine oder andere überwiegen kann.

Ernährungswissenschaftler empfehlen Fette mit einem hohen Anteil an einfach ungesättigten (z. B. Olivenöl oder Fischtran) und mehrfach ungesättigten Fettsäuren (z. B. Sonnenblumen-, Maiskeim- oder Distelöl). In Maßen zu sich genommen, schaden diese Fette selbst solchen Menschen nicht, die fettarm essen müssen. Einfach ungesättigte Fettsäuren sollen sogar das Risiko von Arterienverkalkung verringern.

Gesättigte Fettsäuren enthalten in erster Linie die tierischen Fette; sie wirken sich negativ auf die Gesundheit aus und werden bei fettarmer Kost auf ein Minimum reduziert.

Fettgehalt der Nahrungsmittel

Die Tabelle gibt den Gehalt an gesättigten sowie an mehrfach ungesättigten Fettsäuren und den Gesamtfettgehalt pro 100 g Nahrungsmittel an. Zwar ißt man nicht 100 g Butter auf einmal, aber bei Fleisch z. B. entsprechen 100 g durchaus einer normalen Portion. Bei zubereiteten Speisen hängt der Gehalt an gesättigten und mehrfach ungesättigten Fettsäuren von dem verwendeten Speisefett oder Öl ab.

Nahrungsmittel	Gesättigte Fettsäuren (in g)	Mehrfach ungesättigte Fettsäuren (in g)	Gesamtfettgehalt (in g)
Käse, Camembert (45 % Fett i. Tr.)	12,8	0,6	22
Käse, Emmentaler	17	0,8	28
Käse, Hüttenkäse	2,4	0,1	5
Käse, Schmelzkäse	14,6	0,7	24
Schlagsahne (30% Fett)	18	0,9	32
Vollmilch	2,4	0,1	3,8
Magermilch	–	–	0,1
Magermilchjoghurt	–	–	1,6
Butter	50,6	2,5	83
Schweineschmalz	38	10	100
Margarine	14,4	24,8	80
Maiskeimöl	12,4	40,5	100
Olivenöl	19	8	100
Sonnenblumenöl	11	64	100
Distelöl	10	75	100
Ei	3,5	2	10
Schweinefleisch, fett	16,9	3,7	37
Rindfleisch, mager	6	0,3	11
Schinken, roh, geräuchert	13,5	3	29
Schinken, gekocht	9,2	2	20
Kalbfleisch	1,4	0,4	3
Lammfleisch	–	–	13
Brathähnchen	1,4	0,9	4
Gans	6,2	4,4	20
Kaninchen	4	0,2	6
Bückling, geräuchert	3,4	2,1	9
Ölsardinen	5	4	14
Forelle	0,3	0,4	1
Rotbarschfilet	1,2	1,2	4
Mandeln	4,9	11,3	54
Haselnüsse	4,6	7,4	62
Erdnüsse	7,5	15	49
Vollkornbrot	–	–	1
Nudeln	1	0,6	3
Reis	–	–	1
Haferflocken	1	4,2	7
Biskuit	2	0,1	5
Blätterteig	–	–	30
Schokolade	–	–	33
Die meisten Gemüse	–	–	nur Spuren
Avocado	–	–	18
Kartoffeln, gekocht	–	–	nur Spuren
Pommes frites	–	–	15
Kartoffelchips	–	–	40

Sehr hoch ist der Anteil gesättigter Fettsäuren in Butter, Schmalz, Käse und im Fett am Fleisch, aber auch in Kokos- und Palmöl sowie in Fetten pflanzlichen Ursprungs, die man zu gehärteten Margarinen verarbeitet.

Warnung Säuglinge und Kinder haben einen hohen Energiebedarf. Außer in Fällen von Fettleibigkeit ist eine fettarme Kost für sie nicht geeignet. Auch schwangere und stillende Frauen sollten zuerst ihren Arzt oder Heilpraktiker befragen, bevor sie mit einer fettarmen Diät beginnen.

Wege zu einer fettarmen Ernährung

Mit ein paar kleinen Änderungen bei der normalen Kost läßt sich die Aufnahme von Fett schon beträchtlich reduzieren:

Butter, Margarine, fettarme Brotaufstriche Auf Butter, Margarine und andere Brotaufstriche sollte man weitgehend verzichten.

Fleisch, Geflügel, Wurst Im allgemeinen ist der Fettgehalt in Schweinefleisch am höchsten, magerer sind Rind- und Kalbfleisch. Zusätzlich kann man den Fettgehalt von Fleisch verringern, indem man alles sichtbare Fett wegschneidet und bei Geflügel die Haut entfernt. Von Suppen und Eintöpfen sollte man vor dem Servieren das Fett abschöpfen und bei Wurstwaren vor allem solche mit niedrigem Fettgehalt kaufen. Überhaupt sollte man weniger Fleisch und statt dessen mehr Fisch und Gemüse essen.

Milch und Milchprodukte Statt zu Vollmilch greift man zu entrahmter Milch und Buttermilch, ebenso zu Magermilchjoghurt, Magerquark und Hüttenkäse. Und statt Käse der Vollfett-, Rahm- oder gar Doppelrahmstufe wählt man besser Sorten, deren Fettgehalt in der Trockenmasse (Fett i. Tr.) unter 40 % liegt.

Mayonnaise, Dressings Selbstgemachte Salatsoßen aus Magermilchjoghurt oder Hüttenkäse sind weniger fetthaltig als gekaufte Produkte, und mit Kräutern, Knoblauch, Senf, Zitronensaft oder anderen Gewürzen kann man sie nach Belieben schmackhaft variieren.

Fett zum Kochen Grundsätzlich sollte man weniger fritieren oder braten und statt dessen backen, kochen, grillen, pochieren und dämpfen, weil man dazu nur wenig oder gar kein Fett braucht.

FETTLEIBIGKEIT

Etwa jeder dritte Erwachsene ist fettleibig. Dies ist nicht nur ein ästhetisches Problem, viel schwerer wiegt, daß stark übergewichtige Menschen deutlich anfälliger für zu hohen BLUTDRUCK, KREISLAUFSTÖRUNGEN, ZUCKERKRANKHEIT, GALLENSTEINE, GICHT und HERZKRANKHEITEN sind. Ferner schädigt das hohe Körpergewicht auf die Dauer die Gelenke, so daß es vor allem in Knien und Hüften häufig zu ARTHRITIS kommt. Übergewicht entsteht, wenn dem Körper mehr Energie zugeführt wird, als er verbraucht; den Überschuß setzt er in Form von Fett an.

Was der Heilpraktiker rät

Gegen Fettleibigkeit gibt es kein allgemeingültiges Rezept, vielmehr verlangt sie eine individuelle Behandlung, da meist eine ganze Reihe von Faktoren die Ursache sind. Zum einen muß man die Konstitution des Patienten und den jeweiligen Grundumsatz berücksichtigen, der bei der Entstehung von Fettleibigkeit eine bedeutende Rolle spielen kann; zum andern muß man sich mit der emotionalen, psychischen und sozialen Situation des Übergewichtigen befassen. Allein mit einer radikalen Schlankheitskur ist es meist nicht getan, im Gegenteil: Sie kann dazu führen, daß der Grundumsatz weiter absinkt. Vielmehr sollte eine Ernährungsumstellung (siehe REDUKTIONSDIÄT) Hand in Hand mit einem Mehr an Bewegung gehen, damit der Grundumsatz angekurbelt wird.

PFLANZENHEILKUNDE Blasentang kann die Bemühungen, gegen die Fettleibigkeit anzukämpfen, unterstützen.

HOMÖOPATHIE Je nach Konstitution kann man die Umstellung auf andere Ernährungsgewohnheiten durch homöopathische Mittel erleichtern. Dem Typ des pastösen Pyknikers – einem Menschen, der einen gedrungenen Körperbau hat, häufig aufgedunsen ist und stark schwitzt – hilft *Calcium carbonicum*, seinen Heißhunger auf bestimmte Nahrungsmittel zu zügeln. Und wer viel Durst hat und gegen das Verlangen nach Gesalzenem ankämpft, dem verordnet man *Natrium chloratum*.

AKUPUNKTUR Um den erhöhten Appetit zu reduzieren, dessen Ursache ein geschwächtes Magen-Milz-Pankreas-System sein kann, versucht man, den Energiefluß im entsprechenden MERIDIAN wiederherzustellen. Auch das Stechen bestimmter Ohrpunkte soll helfen, die Gier nach Essen zu überwinden, wobei jedoch vor allem die Willenskraft gestärkt wird. Es ist also nicht so, daß man mit der Nadel im Ohr keinen Appetit mehr verspürt oder gar essen kann, soviel man will, und dennoch schlank wird.

T'AI-CHI Zum einen tragen die Übungen dazu bei, die Figur zu verbessern, zum andern helfen die Grundprinzipien des T'ai-Chi – Ausgewogenheit, Kreativität und Harmonie –, den ständigen Essensdrang einzudämmen und sich dennoch wohl zu fühlen.

TANZTHERAPIE Sie zielt nicht nur auf eine Gewichtsabnahme, vielmehr geht es darum, zu erkennen, wie sich der Körper ausdrückt. Man soll die Gefühle entdecken, die hinter dem Gewichtsproblem stehen, und damit umzugehen lernen. Ein weiterer Erfolg kann darin liegen, daß man eine positivere Einstellung zu seinem Körper findet.

Standpunkt der Schulmedizin

Die meisten Ärzte empfehlen bei Fettleibigkeit eine ausgewogene Reduktionsdiät. Appetitzügler werden normalerweise nicht verschrieben, da sie süchtig machen können und gefährliche Nebenwirkungen haben. Ebenso raten die Ärzte zu mehr körperlicher Bewegung, um das Gewicht wirksam zu verringern und niedrig zu halten.

FIEBER

Fieber ist keine Krankheit, sondern lediglich ein Symptom, ein Zeichen dafür, daß der Körper gegen eine Infektion kämpft. Die Körpertemperatur des gesunden Menschen liegt bei etwa 37 °C – Abweichungen um 0,5 °C nach oben oder unten gelten als normal. Erst bei Temperaturen über 37,5 °C spricht man von erhöhter Temperatur oder Fieber.

Vor allem Kinder bekommen häufig Fieber, das rasch bis 40 °C hinaufklettert; bei Erwachsenen steigt die Temperatur im allgemeinen nicht so hoch an, und ältere Menschen können sogar an Infektionen leiden, ohne daß sich ihre Körpertemperatur erhöht – ein Zeichen dafür, daß die Abwehrkräfte des Körpers geschwächt sind.

Wenn Fieber über 40 °C ansteigt oder der Kranke stark fröstelt, zittert oder mit den Zähnen klappert – ein Zustand, den man Schüttelfrost nennt –, sollte man in jedem Fall abklären lassen, was dahinter steckt. Die Ursache könnte eine LUNGENENTZÜNDUNG oder eine andere schwere Entzündung sein.

Was kann man selbst tun?

▶ Da Fieber eine natürliche Abwehrreaktion des Körpers ist, kann man durch verschiedene Produkte aus Sonnenhut *(Echinacea)* das IMMUNSYSTEM stärken. Ferner kann man die positive Wirkung des Fiebers, das Schwitzen und die dadurch vermehrte Ausscheidung von Giftstoffen, unterstützen, indem man heißen Kamillentee, 1 Glas heißen Holundersaft, vermischt mit dem Saft einer Zitrone, oder Lindenblütentee trinkt; alle diese Mittel wirken schweißtreibend. Ist ein grippaler Infekt die Ursache der erhöhten Temperatur und schwitzt man bereits ausreichend, so empfiehlt sich Wermut- oder Salbeitee; beide hemmen zwar die Schweißabsonderung, wirken aber bakterienabtötend.

Was der Heilpraktiker rät

Heilpraktiker betrachten Fieber als einen heilsamen Prozeß, bei dem die natürlichen Abwehrmechanismen des Körpers in Aktion treten, um eine Infektion zu bekämpfen. Durch das Fieber „verbrennen" die Giftstoffe im Körper, und den Entzündungen auslösenden Bakterien wird sozusagen der Boden unter den Füßen zu heiß, so daß sie nicht mehr weiterleben können. Das mit Fieber meist Hand in Hand gehende starke Schwitzen wird als ein Zeichen dafür gewertet, daß der Körper die ihm schädlichen Stoffe ausscheidet. Eine Behandlung zielt also nicht darauf ab, das Fieber zu unterdrücken; nur wenn es in lebensgefährliche Höhen ansteigt (über 41 °C), wird der Heilpraktiker versuchen, es zu senken.

PFLANZENHEILKUNDE Bei sehr hohem Fieber kann der Heilpraktiker einen Sud von Weidenrinde empfehlen, deren fiebersenkende Wirkung bereits in der Antike bekannt war. Weidenrinde enthält nämlich eine Substanz, die im Körper in Salicylsäure umgewandelt wird, die Grundbestandteil vieler Schmerzmittel ist. Fiebersenkend wirkt auch ein Tee aus Wasserdost. Und um die Ausscheidung von Giftstoffen zu beschleunigen und die Schweißabsonderung anzuregen, empfehlen sich Jaborandiblätter.

HOMÖOPATHIE Bei den ersten Anzeichen von Fieber, bei Schüttelfrost und bei trockenem Fieber, das nicht von Schweißausbrüchen begleitet ist, verschreibt man *Aconitum*. Eine ähnliche Wirkung hat *Ferrum phosphoricum*, das besonders gut für Kinder geeignet ist. Bei Hitzewallungen mit Schweiß und heißem, gerötetem Gesicht verordnet man *Belladonna* und bei trockenem Mund und großem Durst *Bryonia*. Bei intermittierendem Fieber (Fieber, das von fieberlosen Zeiten unterbrochen ist) empfiehlt sich *China*, vor allem wenn der Patient sehr schwach und das Fieber von Schweißausbrüchen und quälendem Durst begleitet ist.

BIOCHEMISCHE SALZE *Ferrum phosphoricum* verordnet man Patienten, deren Pulsschlag beschleunigt ist, deren Gesicht gerötet ist, die frösteln und unverdaute Nahrung erbrechen. Sie sollen es jede halbe Stunde nehmen, bis das Fieber abklingt. Bei Fieberanfällen, zu denen sich Nervosität und ein schwacher Allgemeinzustand gesellen, nimmt man am besten *Kalium phosphoricum*.

ERNÄHRUNG Um den Körper nicht zusätzlich durch Verdauungsarbeit zu belasten, empfehlen Heilpraktiker, bei Fieber keine feste Nahrung zu sich zu nehmen, sondern statt dessen täglich 4–6 Gläser frisch gepreßten Gemüsesaft zu trinken. Fühlt sich der Patient schwach, hat aber Appetit, kann man ihm eine Gemüsebrühe anbieten.

Wenn das Fieber gefallen ist, darf der Patient auch wieder feste Nahrung zu sich nehmen, am besten frisches Obst und Joghurt.

WICKEL Einem fiebrigen Kind unter 5 Jahren sollte man Hals, Gesicht und Gliedmaßen nur mit lauwarmem Wasser abreiben und es anschließend gut zudecken, damit es nicht fröstelt. Ist das Kind älter oder der Patient erwachsen, kann man Leib- oder Bauchwickel anlegen. Man wickelt eine mit lauwarmem Wasser angefeuchtete Decke um den Körper des Patienten und eine zweite, trockene Decke darüber. Der Wickel kann gut 3 Stunden oder über Nacht angelegt bleiben. Als angenehm empfindet der Fiebernde auch kalte Kompressen auf der Stirn.

Standpunkt der Schulmedizin

Auch Ärzte betrachten Fieber als Zeichen für eine gesteigerte Infektionsabwehr des Körpers. Der Arzt verordnet meist Bettruhe und rät dem Patienten, viel Flüssigkeit zu sich zu nehmen. Je nach Ursache des Fiebers kann er ein fiebersenkendes und schmerzlinderndes Mittel und gegebenenfalls Antibiotika verschreiben.

FRIEREN

Wenn man sich unangemessen bekleidet der Kälte und Feuchtigkeit aussetzt, friert man. Doch abgesehen von dieser natürlichen Reaktion, kann Frieren auch ein Signal dafür sein, daß man bei schlechter Gesundheit ist und an KREISLAUFSTÖRUNGEN und ERSCHÖPFUNG leidet. Ältere Menschen und Kranke, die im Bett bleiben müssen, frieren besonders schnell; sie benötigen warme Kleidung und ausreichend beheizte Räume, um nicht Opfer einer UNTERKÜHLUNG zu werden, die tödlich sein kann. Aber auch jüngere und gesunde Menschen sollten sich nicht längere Zeit Bedingungen aussetzen, die dazu führen, daß man friert, denn man kann sich dabei rasch eine ERKÄLTUNG oder gar FROSTBEULEN und ERFRIERUNGEN zuziehen.

Was kann man selbst tun?

▶ Erwärmende Getränke wie heißer Tee oder heiße Gemüsebrühe, über die man etwas frisch gemahlenen Pfeffer streut, wirken dem Frieren entgegen. Wer es vom Kreislauf her verträgt, kann auch ein warmes Bad nehmen, sollte sich aber anschließend kurz kalt abduschen und nicht an der Luft auskühlen lassen.

Vorbeugend kann man Herz, Kreislauf und Nervensystem durch eine Ernährung stärken, die reich an Magnesium und Kalium ist. Magnesiumhaltig sind Mandeln, Cashewnüsse, Paranüsse, Vollkornprodukte, Spinat und Bananen; besonders viel Kalium ist in frischem und in Trockenobst sowie in rohem oder gebackenem (nicht in gekochtem) Gemüse enthalten. Auch ausreichend Bewegung kann helfen. Und kalte Güsse führen zu einer besseren Durchblutung der Gefäße unter der Hautoberfläche, so daß man nicht so leicht friert.

Warnung Bevor man zur Selbsthilfe schreitet, sollte man einen Arzt oder Heilpraktiker konsultieren, um sicherzugehen, daß diese Behandlungsmöglichkeiten auch der individuellen Situation angemessen sind.

Frieren: Was tun, was lassen?

● Wenn es kalt ist, sollte man eine wärmende Kopfbedeckung tragen – dadurch hält man den gesamten Körper warm, da ein großer Teil der Körperwärme über den Kopf verlorengehen kann.

● Wer unter kalten Füßen leidet, sollte im Winter warme Wollsocken tragen. Ferner kann man Schuhe zusätzlich durch Fell- oder andere wärmende Einlagen gegen Kälte isolieren.

● Handschuhe halten die Hände warm.

● Vor allem bei kaltem Wind sollte man einen Schal tragen, um den Nacken zu schützen.

● In Sportbekleidungsgeschäften gibt es Jacken, Mützen, Thermounterwäsche, Handschuhe und Socken, die optimal vor Kälte und Regen schützen.

● Nicht zu schnell aufwärmen! Wer sehr kalt geworden ist, sollte sich langsam aufwärmen, also z. B. ein Bad nehmen, das sich nur mäßig warm anfühlt, wenn man die Hand hineinhält – heißes Wasser kann in diesem Fall ernsthaft schaden. Nach dem Bad nimmt man ein wärmendes Getränk, z. B. eine heiße Milch, zu sich und wickelt sich warm ein.

● Nicht rauchen! Rauchen verengt die Blutgefäße und führt zu Durchblutungsstörungen.

Was der Heilpraktiker rät

Übermäßiges Frieren kann Zeichen einer konstitutionsbedingten mangelnden Anpassungsfähigkeit des Organismus an wechselnde Umstände, in diesem Fall an Kälte, sein. Der Heilpraktiker wird daher versuchen, diese konstitutionsbedingte Schwäche aufzuheben, indem er Stoffwechsel und Durchblutung anregt.

PFLANZENHEILKUNDE Sonnenhut (*Echinacea*) hilft, die Abwehr zu stärken, damit nicht jedes Frieren zu einer Erkältung führt. Ginkgo fördert die Durchblutung, deren Störung oft die Ursache für übermäßiges Frieren ist, und Roßkastanie baut Stauungen ab, die ihrerseits die Durchblutung hemmen können. Gegen nervöse Erschöpfung, die ebenfalls leicht frieren läßt, können Baldrian, Hopfen, Hafer und Melisse helfen.

HOMÖOPATHIE *Arsenicum album* hilft Menschen, die stets neben einer Heizung sitzen müssen, um nicht zu frieren, und die vor Angst buchstäblich kalte Füße bekommen. *Calcium carbonicum* wird Menschen verordnet, die zu Übergewicht neigen und häufig kalte, feuchte Hände haben. Und *Hepar sulfuris* wirkt lindernd, wenn man sehr schmerzempfindlich ist und daher Kälte ungewöhnlich stark empfindet.

Standpunkt der Schulmedizin

Ärzte stimmen zu, daß warme Kleidung, Bewegung, um den Kreislauf anzuregen, und ausreichend beheizte Räume die wirksamsten Mittel gegen das Frieren sind. Darüber hinaus sollte man mindestens 1 warme Mahlzeit am Tag einnehmen und regelmäßig etwas Heißes trinken. Patienten mit ernsten Durchblutungsstörungen können Medikamente erhalten.

FRIGIDITÄT

Von Frigidität bei der Frau spricht man – ähnlich wie von IMPOTENZ beim Mann –, wenn es ihr an sexuellem Verlangen fehlt, wenn dieses Verlangen sich nicht zur Erregung entwickelt oder wenn sie Sexualität nicht lustvoll erleben kann.

Sexuelle Erregung führt bei Frauen zu einem verstärkten Blutandrang in der Vagina, zu einem Anschwellen des dortigen Gewebes und zur Produktion von Vaginalschleim. Bei frigiden Frauen bildet sich jedoch nur wenig oder gar kein Schleim. Allerdings hängt die Schleimbildung auch von einem entsprechend hohen Östrogenspiegel ab, der während der WECHSELJAHRE stark abfällt.

Meist sind psychische Faktoren die Ursache der Frigidität. Frauen, die sexuell mißhandelt worden oder an einen gefühllosen, sexuell aggressiven Mann geraten sind, erleben den Geschlechtsverkehr konfliktbeladen und haben Angst davor bzw. vor ihrem jeweiligen Partner. Diese Angst drückt sich auch körperlich aus.

Was kann man selbst tun?

▶ Verschiedene ätherische Öle wie Jasmin, Ylang-Ylang und Muskatellersalbei können hilfreich sein. Die beste Form ihrer Anwendung ist, wenn sich die Partner gegenseitig damit den Rücken massieren und auf diese entspannende Weise den Liebesakt einleiten. Man kann aber auch ein paar Tropfen Öl auf ein Tuch träufeln und dieses dann 1 Stunde vor dem Zubettgehen auf oder neben das Kopfkissen legen oder das Öl in einer Duftlampe verbrennen.

Was der Heilpraktiker rät

Da der Frigidität nach Meinung des Heilpraktikers ein gesundheitliches Ungleichgewicht zugrunde liegt, versucht er, dieses zu behandeln. Ist die Behandlung erfolgreich, verschwinden meist auch die speziellen Symptome.

HOMÖOPATHIE Ist nervöse ERSCHÖPFUNG die Ursache, kann *Acidum phosphoricum* helfen. Mangelndem sexuellem Verlangen kann *Agnus castus* entgegenwirken. Zusätzlich kann auch *Damiana* gegeben werden.

AKUPUNKTUR Sie soll ein mögliches hormonelles Ungleichgewicht beheben sowie geistige und emotionale Konflikte auflösen. Es empfiehlt sich, die Akupunktur mit einer Ernährungsumstellung und der Einnahme von homöopathischen oder pflanzlichen Heilmitteln zu verbinden.

BACH-BLÜTENTHERAPIE Holzapfel hilft bei Abneigung gegen den eigenen Körper, Springkraut bei Ungeduld mit sich selbst, Quellwasser ist gut für Menschen, die gehemmt sind, Kiefer hilft bei übertriebener Scham, Gauklerblume bei Angst vor Zurückweisung und einer allgemeinen Angst vor allem Körperlichen, Doldiger Milchstern nach einem Schock und Gelbes Sonnenröschen bei starken Angstgefühlen.

VERHALTENSTHERAPIE Ziel dieser Therapie ist es, die körperliche Liebe wieder entspannt und lustvoll genießen zu können. Zunächst wird jeder sexuelle Kontakt abgebrochen, um dann Schritt für Schritt wiederaufgenommen zu werden. Man beginnt, sich zunächst durch Umarmungen einander anzunähern, es folgen Küsse, Zärtlichkeiten und orale Stimulierungen, ehe man schließlich wieder Geschlechtsverkehr zusammen hat. Erst wenn jede einzelne Phase von beiden Partnern als Genuß empfunden wird, wagt man den nächsten Schritt.

Standpunkt der Schulmedizin

Der Arzt wird eine Patientin zunächst untersuchen, ob es irgendwelche körperlichen Ursachen gibt, die eine sexuelle Erregung und Hinwendung stören oder die zumindest als Störfaktoren wirken können, wie Trockenheit der Vagina oder Schmerzen beim Geschlechtsverkehr. Möglicherweise verordnet er Hormonpräparate, um die körpereigene Hormonproduktion zu ergänzen.

Der Arzt wird auch versuchen, eventuelle psychische Probleme im Zusammenhang mit dem Geschlechtsverkehr oder mit dem Partner herauszufinden, das Wesen dieser Probleme zu klären und der Frau zu helfen, mit ihrer Situation zurechtzukommen. Er kann sie auch an einen Verhaltens- oder Psychotherapeuten weiterverweisen.

FROSTBEULEN

Feuchte Kälte kann bei Menschen mit empfindlicher Haut oder einem schwachen Kreislauf Frostbeulen hervorrufen, rötlichblaue Schwellungen, die jucken und brennen. Ursache ist, daß sich die Blutgefäße so stark zusammenziehen, daß die Haut nicht mehr ausreichend mit Blut und Sauerstoff versorgt wird. Meist bilden sich Frostbeulen an den Zehen und Fingerrücken, doch können sie auch an den Ohren und anderen Körperteilen auftreten. Man sollte niemals kratzen, da dies die Beulen nur verschlimmert.

Was kann man selbst tun?

▶ Das beste Mittel gegen Frostbeulen sind Wechselbäder: Man taucht Hände oder Füße zunächst 3 Minuten lang in warmes Wasser, anschließend für 1 Minute in kaltes Wasser, um sie dann wieder in warmem Wasser zu baden. Diesen Wechsel zwischen Warm und Kalt wiederholt man 20 Minuten lang. Den Abschluß bildet das kalte Bad.

Besser als jede nachträgliche Maßnahme ist es jedoch, den Frostbeulen vorzubeugen, indem man die Durchblutung fördert und warme Kleidung trägt.

Was der Heilpraktiker rät

PFLANZENHEILKUNDE Der Heilpraktiker kann Bäder mit Eichenrindenextrakt empfehlen. Dazu kocht man 200 g Eichenrinde in 2 l Wasser etwa 15 Minuten lang und setzt bei dem Sud dem Hand- oder Fußbad zu. Auch Zinnkrautextrakt ist als Badezusatz geeignet, da es den Stoffwechsel des Bindegewebes anregt. Für Einpinselungen eignet sich eine Mischung aus Blutwurzextrakt und Glycerin.

Vorbeugend, da vor allem durchblutungsfördernd, wirkt die innerliche Anwendung von Ginkgobaum.

HOMÖOPATHIE *Abrotanum*, innerlich und äußerlich angewandt, fördert die Durchblutung der Haut und stillt den Juckreiz. Auch *Agaricus muscarius* hilft gegen das Jucken und Prickeln der Frostbeulen. Wenn die Haut blaß und kalt ist, verordnet man *Carbo vegetabilis*, ist sie trocken und rissig, greift man eher zu *Petroleum*.

SALBENVERBAND Bei schlimmen Frostbeulen kann eine Salbe aus Glycerin und Honig helfen. Man mischt je 1 EL Glycerin und Honig mit 1 Ei und 1 EL Mehl und verrührt alles zu einer feinen Paste, die man auf den Frostbeulen verteilt. Dann bedeckt man die Stellen mit einem Tuch oder einer Binde und läßt die Salbe möglichst 24 Stunden einwirken.

Standpunkt der Schulmedizin

Ärzte weisen darauf hin, daß sich Frostbeulen meist ohne Behandlung innerhalb von 2–3 Wochen zurückbilden. Sie halten jedoch die naturheilkundlichen Behandlungsmethoden durchaus für hilfreich. Vorbeugend empfehlen sie, auf das RAUCHEN zu verzichten, das Nikotin die Durchblutung der Haut vermindert, und regelmäßig Sport zu treiben, um den Kreislauf zu stärken. Um das Brennen und Jucken zu lindern, können Ärzte verschiedene Salben oder Puder verschreiben.

FRÖSTELN

Frösteln kann das erste Anzeichen für eine Reihe von Krankheiten sein, doch meist kündigt es eine ERKÄLTUNG und FIEBER an. Mancher glaubt, ein Schnäpschen könne dagegen helfen und wärme von innen. Doch Alkohol erweitert die Blutgefäße unter der Haut, so daß mehr Blut an die Oberfläche kommt und man noch mehr Körperwärme verliert. Sinnvoller ist es, sich warm zu halten und Fußbäder mit ansteigender Temperatur zwischen 37 und 40 °C zu nehmen.

FURUNKEL

Ein Furunkel ist eine eitrige Entzündung, die durch Bakterien in einem Haarfollikel entsteht, in jener winzigen Aushöhlungen, aus denen die Haare wachsen. Die Umgebung schwillt an und schmerzt. Wenn der Eiterbeutel größer wird, beginnt der Furunkel zu reifen und bricht meist nach einer Woche auf, so daß der Eiter austreten kann.

In einigen Fällen werden mehrere beieinanderliegende Follikel infiziert, so daß eine Anhäufung von Furunkeln entsteht, die man dann als Karbunkel bezeichnet.

Warnung Obwohl Furunkel recht häufig vorkommen und meist verhältnismäßig harmlos sind, sollte man sie nicht unbehandelt lassen, da sich die Infektion ausbreiten, zu Fieber und ERSCHÖPFUNG und im schlimmsten Fall zu einer Blutvergiftung führen kann, vor allem wenn Eiter in die Blutbahn gelangt. Aus diesem Grund sollte man auch niemals versuchen, einen Furunkel aufzudrücken.

Eitrige Furunkel sind höchst ansteckend. Darum muß man auf äußerste Sauberkeit achten. Handtücher und Wäsche des Betroffenen müssen gekocht werden. Bevor man Nahrungsmittel anfaßt, sollte man sich stets sorgfältig die Hände waschen, da die Bakterien aus dem Furunkel ins Essen eindringen, sich unter Wärmeeinwirkung rasch vermehren und eine Lebensmittelvergiftung verursachen können.

Was kann man selbst tun?

▶ Um den Furunkel zum Reifen zu bringen, kann man einen Umschlag mit Heilerde oder mit Magnesiumsulfat auflegen. Zugsalbe hilft, den Eiter zusammenzuziehen, damit er auslaufen kann. Die gleiche Wirkung hat ein Brotumschlag, den man alle 3–4 Stunden macht. Dafür bröckelt man 1 Scheibe Brot in kochende Milch oder Wasser, packt die Masse in Gaze, drückt sie aus und legt das Ganze heiß auf den Furunkel.

Was der Heilpraktiker rät

PFLANZENHEILKUNDE Da Heilpraktiker einen Furunkel als ein Zeichen für innere Unreinheiten ansehen, empfehlen sie starke blutreinigende Tees aus Berberitze, Brennessel, Löwenzahn, Anis oder Faulbaumrinde.

Äußerlich kann man den Furunkel mit warmen Umschlägen aus gekochtem Leinsamen oder Bockshornkleesamen behandeln. Man legt sie mehrere Tage hintereinander auf, bis der Furunkel aufbricht. In Fällen, in denen ein Furunkel nicht durchbrechen will, helfen auch Salben aus Geflecktem Schierling und Wasserschierling.

HOMÖOPATHIE Um einen Furunkel zum Reifen zu bringen, gibt man *Hepar sulfuris*. *Silicea* hilft, das Auslaufen des Eiters zu beschleunigen. Und *Calcium sulfuricum* fördert das Abheilen.

BIOCHEMISCHE SALZE *Ferrum phosphoricum* und *Kalium chloratum*, im Anfangsstadium abwechselnd eingenommen, beugen einem Anschwellen und der Eiterbildung vor. Wenn der Furunkel zwar aufplatzt,

doch der Eiterfluß nicht zum Stillstand kommt und die Wunde nur langsam heilt, verordnet man *Calcium sulfuricum*.

Standpunkt der Schulmedizin

Wenn ein Furunkel nicht aufbrechen will, kann der Arzt ihn aufschneiden, um den Eiter abfließen zu lassen. Zusätzlich kann er auch ein Antibiotikum verschreiben, um die Bakterien abzutöten und eine Ausbreitung der Infektion zu verhindern.

FUSS-BESCHWERDEN

Die wohl häufigsten Beschwerden an den Füßen, HÜHNERAUGEN und BALLENENTZÜNDUNGEN, werden durch schlechtsitzende Schuhe verursacht. Doch es gibt noch andere Fußprobleme:

Eingewachsene Zehennägel Sie treten meist an den großen Zehen auf und schneiden in die umliegende Haut ein, was nicht nur schmerzhaft ist, sondern auch zu Entzündungen führen kann. Zu enge Schuhe, aber auch ein falsches Schneiden der Nägel sind häufig dafür verantwortlich. Fußnägel darf man nur gerade abschneiden und niemals die Ecken rundschneiden oder -feilen.

Plattfüße Davon sind hauptsächlich kleine Kinder und ältere Menschen mit schwachen Bändern betroffen. BARFUSSGEHEN und Fußgymnastik stärken die Fußmuskulatur und wirken Plattfüßen entgegen. Wenn die Füße schmerzen, sollte man Einlagen in den Schuhen tragen.

Warzen Sohlenwarzen sind ansteckend und schmerzhaft, weil sie in die Haut der Fußsohle hineinwachsen. Häufig holt man sie sich in Umkleideräumen sowie in öffentlichen Duschen oder Schwimmbädern. Sohlenwarzen können nach wenigen Monaten von allein wieder verschwinden, sie können aber auch jahrelang bestehenbleiben.

Was kann man selbst tun?

▶ Sohlenwarzen betupft man 3–4mal am Tag mit unverdünntem ätherischem Zitronenöl; die gesunde Haut sollte dabei ausgespart bleiben.

Kalte Fußbäder und Eispackungen wirken wohltuend bei geschwollenen Füßen sowie bei verstauchtem Knöchel. Anschließend taucht man die Füße in heißes Wasser.

Bei müden, schmerzenden, bei kalten, schlecht durchbluteten sowie bei Plattfüßen kann eine einfache Massage helfen: Man hält den Fuß fest und streicht mit ausgestreckten Fingern oder der flachen Hand fest über die Fußsohle, und zwar von den Zehen zur Ferse und entlang dem Fußgewölbe. Anschließend knetet man mit Daumen und Zeigefinger die Fußmuskulatur durch. Dabei drückt man von unten her gegen die Fußsohle und massiert das Fußgewölbe sowie die Innenseite des Fußes besonders kräftig. Dann geht man zur Fußoberseite über und knetet schließlich noch die Wadenmuskulatur sowie die Vorderseite des unteren Beins und die Knöchelpartie.

Was der Heilpraktiker rät

PFLANZENHEILKUNDE Sohlenwarzen bestreicht man mit frischem Milchsaft von Schöllkraut oder Zypressen, läßt ihn eintrocknen und möglichst lange wirken. Eine andere Möglichkeit ist Lebensbaumtinktur. Wen der Geruch nicht stört, der kann es mit Knoblauchscheiben versuchen. Zur inneren Anwendung empfiehlt sich Mariendistel.

HOMÖOPATHIE Gegen Sohlenwarzen können Zubereitungen von *Thuja occidentalis* verordnet werden. Da es sich bei Warzen um eine Virusinfektion handelt, versucht man jedoch vor allem, die körpereigene Abwehr zu stärken.

Standpunkt der Schulmedizin

Hat sich bei eingewachsenen Fußnägeln eine Zehe bereits entzündet, verschreibt man Antibiotika. Im schlimmsten Fall muß ein Teil des Fußnagels chemisch oder operativ entfernt werden, so daß der Nagel in Zukunft schmaler ist und nicht mehr so leicht in die Haut hineinwächst.

Sohlenwarzen behandelt man, indem man zuerst die tote Haut an der Oberfläche abschält und dann mit ätzenden Mitteln den Warzenkern zerstört. Man kann das Warzengewebe aber auch durch Hitze, die Elektroschlinge oder durch Kälte entfernen.

FUSSPILZ

Ähnlich wie mit Sohlenwarzen (siehe FUSSBESCHWERDEN) infiziert man sich auch mit Fußpilz meist dort, wo viele Leute barfuß gehen. Die Haut auf und zwischen den Zehen entzündet sich, juckt, platzt auf oder schält sich und läßt die zarte rote Haut darunter sichtbar werden. Bleibt der Fußpilz unbehandelt, greift er auf die Zehennägel über, die sich gelblich verfärben und brüchig werden.

Was kann man selbst tun?

▶ Auf die infizierten Stellen trägt man Propolissalbe auf, oder man legt einen Verband aus mit Honig oder Apfelessig getränkter

Watte an, der über Nacht am Fuß bleibt. Ferner sollte man so oft wie möglich barfuß gehen und nur Socken aus Naturfasern tragen, damit die Haut atmen kann. Wenn man die Socken aus- und wieder anzieht, sollte man jeweils dieselbe Socke am selben Fuß tragen, damit sich die Infektion nicht vom einen auf den anderen Fuß überträgt.

Hilfreich ist es auch, jeden Abend ein 10minütiges Fußbad zu nehmen, dem man 2 Tropfen Lavendelöl zusetzt. Man kann aber ebenso eine kleine Kompresse mit Lavendelöl auf die betroffene Stelle legen und sie mit einer Baumwollbinde oder einer Socke dort festhalten. Morgens mischt man das Lavendelöl mit 1 TL Ringelblumenöl und reibt die infizierte Fläche damit ein.

Was der Heilpraktiker rät

Da ein saures Milieu das Pilzwachstum begünstigt, versucht man mit Mitteln wie Natriumbicarbonat und basischem Magnesiumcarbonat, das Milieu zu entsäuern und alkalisch zu machen.

PFLANZENHEILKUNDE Gegen Fußpilz helfen Fußbäder mit starkem Gelbwurzelaufguß oder mit einem Zusatz aus je 30 g Salbei, Ringelblume und Odermennig sowie 2 TL Apfelessig. Und Ringelblumensalbe besänftigt die gereizte Haut und bekämpft die Infektion.

HOMÖOPATHIE Wenn Kälte die Plage verschlimmert, kann man es mit *Silicea* versuchen; verstärkt Wärme das Übel, gibt man *Acidum hydrofluoricum*.

AROMATHERAPIE Die ätherischen Öle der Wacholderbeere und des Zimts haben einen hemmenden Einfluß auf Viren, Bakterien und Pilze.

Standpunkt der Schulmedizin

Obgleich die pilzbekämpfenden Eigenschaften bestimmter Pflanzen nachgewiesen werden konnten, verlassen sich Ärzte doch meist auf stärkere chemische Antipilzpräparate. Apotheken bieten zudem eine Auswahl von Fußpudern und Fußcremes an, die man auch ohne Rezept kaufen kann.

FUSSREFLEX-ZONENMASSAGE

Durch Massage der entsprechenden Reflexzonen an den Füßen können Erkrankungen in den verschiedensten Bereichen des Körpers behandelt werden. Noch weiß man nicht genau, auf welche Weise die Massage der Reflexzonen wirkt, und kann sich die Ergebnisse dieser Methode wissenschaftlich nicht erklären. Anhänger dieser Therapieform gehen davon aus, daß Krankheiten immer durch eine Blockade der Energiebahnen im Körper verursacht werden und daß je

Die Hauptreflexzonen der Füße

Das grob vereinfachte Schaubild zeigt, wie sich der Körper und seine Organe auf den Fußsohlen spiegeln. Reflexologen gehen davon aus, daß sich auf den Reflexzonen

empfindliche Punkte bilden, wenn die jeweils entsprechenden Organe oder Bereiche erkrankt sind, und daß eine spezielle Massage dieser Punkte heilend wirken kann.

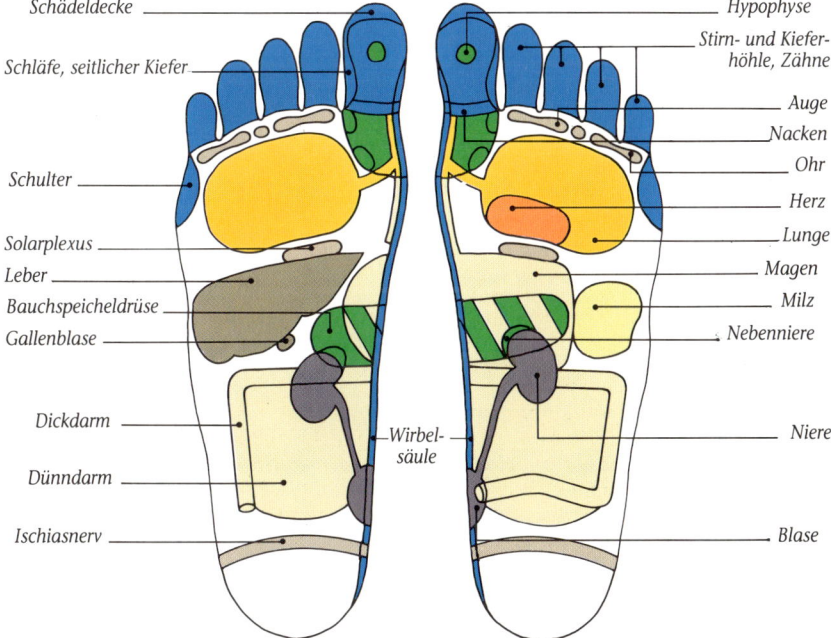

Schädeldecke
Schläfe, seitlicher Kiefer
Schulter
Solarplexus
Leber
Bauchspeicheldrüse
Gallenblase
Dickdarm
Dünndarm
Ischiasnerv
Wirbelsäule

Hypophyse
Stirn- und Kieferhöhle, Zähne
Auge
Nacken
Ohr
Herz
Lunge
Magen
Milz
Nebenniere
Niere
Blase

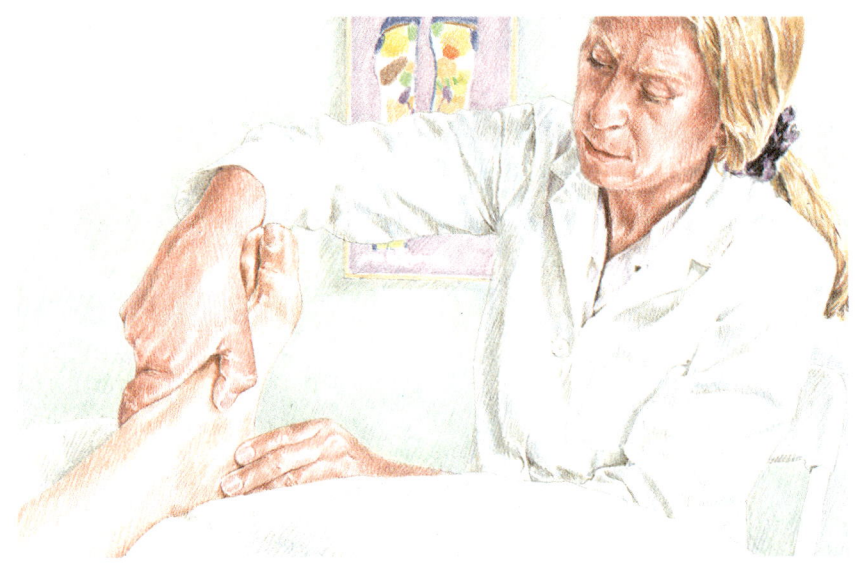

Grundlegende Techniken

Stimulierung eines Reflexpunktes *Die Heilpraktikerin übt mit der Seite und der Kuppe des Daumens Druck auf einen Reflexpunkt an der Innenseite des Fußes aus (oben). Die Finger halten währenddessen den Fuß sanft fest, die andere Hand dient der Unterstützung.*

Kneten des Fußes *Mit der flachen Seite der geballten Faust drückt die Heilpraktikerin an der Sohle gegen das Fußgewölbe, die andere Hand übt von der Fußoberseite her Gegendruck aus (links). Auf diese Weise wird das ganze Fußgewölbe massiert, um eine allgemeine Kräftigung zu bewirken.*

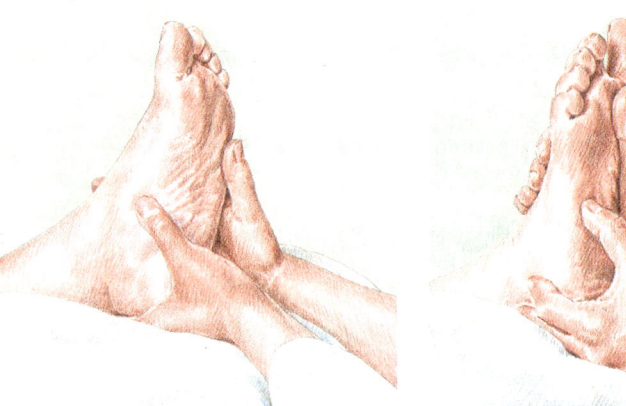

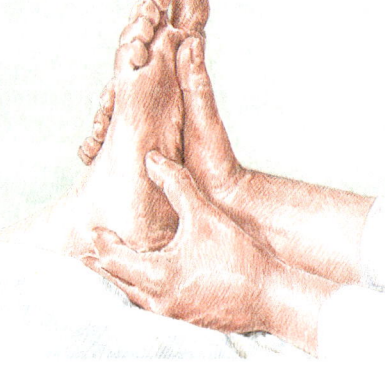

Feststellung der Behandlungspunkte
Durch Druck mit dem Daumen sucht die Heilpraktikerin die Reflexzonen auf besonders empfindliche Punkte ab. Während der

Daumen langsam vorwärts gleitet, läßt der Druck auf den einen Punkt nach und geht dann auf den nächsten über. Der Hautkontakt wird die ganze Zeit beibehalten.

nachdem, wo die Blockade sitzt, ein ganz bestimmter Bereich gestört ist. Die Massage soll nun die Blockade aufheben, so daß die Energie wieder frei fließen kann und die jeweilige Krankheit verschwindet.

Reflexologen, Anhänger der Reflexzonentherapie, betrachten die Füße als Spiegel des Körpers, wobei linker und rechter Fuß den jeweiligen Körperseiten entsprechen. Verschiedene Bereiche auf der Sohle stehen mit Organen wie Herz, Leber oder Nieren in Verbindung. Die Zehenpartie umfaßt den Kopfbereich, die Fersenunterseite entspricht dem Beckenraum (siehe Abb. S. 109). Allein durch die Massage bestimmter Zonen – ohne irgendwelche Instrumente oder Medikamente – sollen die Selbstheilungskräfte des Körpers in Gang gesetzt werden.

Bereits vor rund 5000 Jahren kannte man in China die Reflexzonenmassage. Man korrigierte schon damals durch gezielten Druck auf bestimmte Punkte den Energiefluß im Körper (siehe AKUPRESSUR, AKUPUNKTUR und SHIATSU). Aber auch die alten Ägypter scheinen eine Form der Reflexzonenmassage angewandt zu haben, wie ein Wandgemälde in Sakkara, südlich von Kairo, aus dem Jahr 2330 v. Chr. zeigt. Doch nicht nur Chinesen und Ägypter wußten um diese Form der Therapie; die Medizinmänner der Indianer wendeten den heilenden Druck auf bestimmte Fußpunkte ebenfalls an. Es war schließlich der amerikanische Hals-Nasen-Ohren-Arzt William Fitzgerald, der um 1913 begann, dieses Verfahren, bei dem mit den Händen ein heilender Druck auf bestimmte Körperbereiche ausgeübt wird, unter der Bezeichnung Zonentherapie in den USA und später auch in Europa bekannt zu machen.

Fitzgerald unterteilte den Körper in zehn Zonen oder, wie er sie nannte, Reflexbahnen, durch die seiner Ansicht nach die Lebensenergie des Menschen fließt. Diese Zonen oder Reflexbahnen ziehen sich von den Zehen über den ganzen Körper bis zum Kopf und wieder hinab in die Hände, sind alle gleich breit und führen insgesamt zu allen Organen und Körperteilen. Übte Fitzgerald beispielsweise Druck auf einen Bereich aus, der über eine Reflexbahn mit dem Ohr verbunden war, so konnte dieser Druck bewirken, daß die Ohrenschmerzen eines Patienten betäubt wurden. Es ist vergleichbar mit bestimmten Reaktionen im täglichen Leben: Wenn man bei Schmerz unwillkürlich die Zähne zusammenbeißt oder sich am Zahnarztstuhl festklammert, wendet man in diesen Momenten unbewußt die Reflexzonentherapie an.

In Deutschland war es vor allem die Heilpraktikerin Hanne Marquardt, die sich intensiv mit der Fußreflexzonenmassage beschäftigte, die bisherigen Erkenntnisse systematisierte und um ihre eigenen Erfahrungen mit dieser Therapieform bereicherte. *Reflexzonenarbeit am Fuß* gilt als ein Standardwerk für alle, die sich mit der gezielten Massage bestimmter Fußpunkte befassen.

Wann hilft diese Therapie?

▶ Die Fußreflexzonenmassage will kein Allheilmittel sein, doch kann sie bei vielen Beschwerden lindernd wirken, so bei MENSTRUATIONSBESCHWERDEN, MIGRÄNE, NASENNEBENHÖHLENERKRANKUNGEN, RÜCKENSCHMERZEN, STRESS und VERDAUUNGSSTÖRUNGEN. Aber auch bei schwereren Leiden, etwa bei HERZKRANKHEITEN, MULTIPLER SKLEROSE oder nach Schlaganfällen, kann die Fußreflexzonenmassage zur Erleichterung beitragen.

Ein erfahrener Heilpraktiker vermag u. U. sogar drohende oder potentielle Krankheiten zu erkennen und wird den Patienten in einem solchen Fall vorbeugend behandeln oder ihn an einen Spezialisten überweisen. Eine regelmäßig alle 4–8 Wochen angewandte Massage der Fußreflexzonen hilft gesund zu bleiben und Warnsignale rechtzeitig zu erkennen.

Da diese Therapie jedoch oftmals sehr starke Wirkungen hat, sollte man im Fall einer SCHWANGERSCHAFT, bei bestimmten Herzkrankheiten, OSTEOPOROSE, Venenentzündung oder SCHILDDRÜSENERKRANKUNGEN Vorsicht walten und sich nur sehr behutsam massieren lassen oder sogar ganz auf eine Behandlung verzichten.

Besuch beim Heilpraktiker

Beim ersten Besuch wird der Heilpraktiker zunächst nach bisherigen Krankheiten und ihrem Verlauf fragen. Dann wird man gebeten, sich in einen bequemen Sessel mit verstellbarer Rückenlehne zu setzen, Schuhe und Strümpfe auszuziehen und die Füße hochzulegen. Vor der eigentlichen Behandlung untersucht der Heilpraktiker die Füße auf HÜHNERAUGEN oder Hornhaut, die die Durchblutung stören können, sowie auf Entzündungen, die ihrerseits auf Krankheiten wie FUSSPILZ oder auf eine schlechte Ernährung schließen lassen.

Gleichgültig, welche Beschwerden man hat, grundsätzlich werden alle Reflexzonen an beiden Füßen massiert. Indem er mit dem Daumen Druck ausübt, untersucht der Heilpraktiker Sohlen, Seiten und Spann der Füße und erspürt dabei die empfindlichen Stellen. Gibt es bestimmte Zonen, in denen der Daumendruck schmerzt, kann man daraus auf eine Erkrankung oder Störung in dem entsprechenden Körperbereich oder Organ schließen. Werden die Reflexzonen gesunder Körperbereiche oder Organe massiert, reagiert der Patient meist nicht mit Unbehagen oder mit Schmerzen.

Den empfindlichen Reflexzonen wendet der Heilpraktiker nun besondere Aufmerksamkeit zu und versucht, sowohl die Ursachen der Empfindlichkeit als auch die Symptome genauer zu ergründen. Soll bei einer Fußreflexzonenmassage der ganze Körper behandelt werden, kann es durchaus vorkommen, daß mehrere Problemzonen gleichzeitig angesprochen werden müssen.

Die erste Sitzung dauert etwa 1 Stunde.

Neben der wohltuenden Wirkung der Massage ist es auch sehr angenehm, sich zurücklehnen und entspannen zu können. Für eine gezielte Behandlung sind normalerweise 6–8 Sitzungen notwendig, wobei am Anfang meist 1 Massage pro Woche empfohlen wird; später kann zwischen den einzelnen Behandlungen dann ein Zeitraum von 2–3 Wochen liegen.

Manchmal fühlt sich der Patient bereits

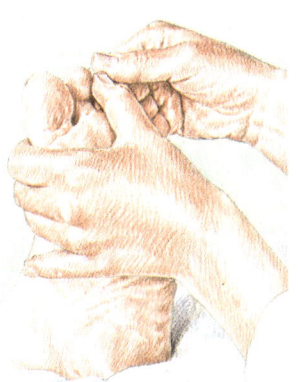

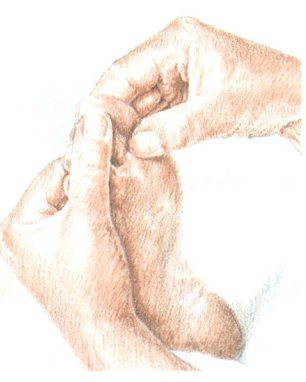

Nasennebenhöhlen *Bei Erkältung und Heuschnupfen massiert man die Reflexzonen unten und an den Seiten der Zehen (links).*

Verspannungen *Man massiert die Reflexzone des Solarplexus, danach die Reflexzone der Nebennieren an der Fußmitte und die der Hypophyse in der Mitte der Großzehenballen (rechts).*

Kopfschmerzen *Massiert werden die Spitze und Außenseiten der großen Zehe (unten).*

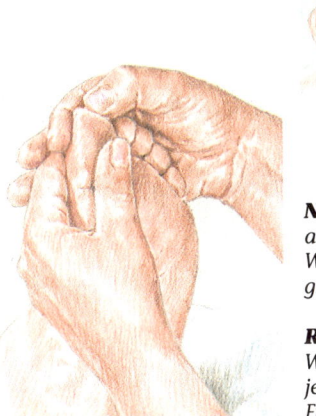

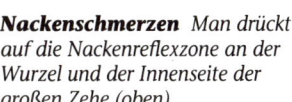

Nackenschmerzen *Man drückt auf die Nackenreflexzone an der Wurzel und der Innenseite der großen Zehe (oben).*

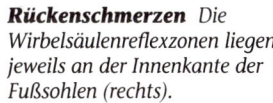

Rückenschmerzen *Die Wirbelsäulenreflexzonen liegen jeweils an der Innenkante der Fußsohlen (rechts).*

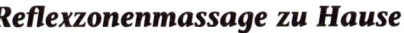

Reflexzonenmassage zu Hause

Die besten Ergebnisse erzielt man zwar durch eine umfassende professionelle Behandlung, aber ein paar einfache Techniken kann man auch selbst anwenden. Allerdings sollte man sich vorher von einem Spezialisten beraten lassen. Für eine Eigenbehandlung kommen nur vergleichsweise geringfügige Beschwerden in Frage, z. B. Schmerzen im unteren Rücken, Katarrh, Kopfschmerzen, Migräne, Nackenschmerzen, Nasennebenhöhlenerkrankungen

und Verspannungen. Für die Fußmassage setzt man sich in einem ruhigen Raum bequem auf den Boden oder auf ein Bett und stützt den Rücken mit einem Kissen. Zunächst massiert man den ganzen Fuß, dann bestimmte Bereiche. Man sollte jedoch die einzelnen Reflexzonen nicht zu stark manipulieren, weil man sonst den Körper aus dem Gleichgewicht bringt und sich unangenehme Nebenwirkungen einstellen können.

nach der ersten Sitzung deutlich besser; man sollte aber mindestens noch zwei weitere Behandlungen wahrnehmen, um einen Rückfall zu vermeiden. In anderen Fällen stellt sich eine Besserung erst nach der zweiten oder dritten Behandlung ein. Wenn sich aber nach drei Sitzungen noch keine Veränderung zeigt, ist die Reflexzonenmassage wahrscheinlich nicht die richtige Therapie.

Meist stellen sich nach der Massage keine unangenehmen Nebenwirkungen ein. Allerdings kann es zu bestimmten Reaktionen kommen, wenn der Körper beginnt, seine eigenen Heilkräfte zu aktivieren. Bei der Behandlung vereiterter Nebenhöhlen z. B. kann eine Erkältung auftreten, bei einer Massage gegen Verstopfung möglicherweise eine verstärkte Darmtätigkeit. Wenn die Therapie jedoch richtig angewandt wurde, sind derartige Reaktionen nicht allzu schlimm.

Standpunkt der Schulmedizin

Es gibt bislang keine klinischen Untersuchungen, die die Erfolge bestätigen, die von den Reflexologen für ihre Therapie beansprucht werden. Von ärztlicher Seite ist man aber der Meinung, daß die Fußreflexzonenmassage kaum schaden kann und daß sie auf viele Menschen außerordentlich wohltuend wirkt.

GALLENKOLIK

Wenn GALLENSTEINE die Gallengänge verstopfen, kann es zu einer Gallenkolik kommen. Dabei setzen meist sehr plötzlich krampfartige Schmerzen im rechten Oberbauch ein und strahlen über die rechte Brust bis in die Schulter und den Oberarm sowie in den Rücken aus. Ferner treten Übelkeit und Brechreiz auf, und häufig erbricht man schließlich auch Gallenflüssigkeit.

Im akuten Fall einer Gallenkolik kann eine Wärmflasche auf der Gallenblase den Schmerz lindern. Besser noch wirken heiße feuchte WICKEL. Da die Kolik nur ein Symptom ist, sollte man unbedingt die Ursache abklären lassen, um gezielt einer neuerlichen Gallenkolik vorbeugen zu können.

GALLENSTEINE

Gallensteine sind kleine oder größere, harte kieselartige Gebilde, die aus der Gallenflüssigkeit entstanden sind und in der Gallenblase oder in den Gallengängen sitzen, über die die Galle aus der Leber abgeleitet wird. Diese Gänge münden in den Lebergallen-

gang, der sich mit dem Gallenblasengang vereinigt und mit ihm zusammen den Hauptgallengang bildet, durch den die Galle in den Zwölffingerdarm geleitet wird, wo sie bei der Verdauung eine wichtige Rolle spielt.

Manchmal bleibt ein Stein in einem Gang stecken und verursacht dann eine GALLENKOLIK. Blockiert ein Stein den Gallenfluß, kann dies zu einer GELBSUCHT führen. Entzündet sich als Folge von Gallensteinen die Gallenblase, so können FIEBER und Schmerzen im oberen Bauchraum auftreten, und der Patient reagiert unter dem rechten Rippenbogen auf Druck empfindlich. Manchmal behindern Gallensteine auch den Abfluß des Bauchspeicheldrüsensekrets, das mit der Galle durch einen gemeinsamen Gang in den Zwölffingerdarm fließt; die Folgen sind eine Entzündung der Bauchspeicheldrüse und Schmerzen im Oberbauch.

Warnung Gallensteine sind nur eine von vielen möglichen Ursachen, die starke Leibschmerzen hervorrufen. Wenn solche Schmerzen anhalten, sollte man sich unverzüglich in Behandlung begeben.

Was kann man selbst tun?

▶ Bei Gallensteinen empfiehlt sich eine äußerst FETTARME KOST, die auf Milchprodukte und tierische Fette nahezu ganz verzichtet und statt dessen viel frisches Gemüse und Vollkornprodukte enthält. Um den Cholesteringehalt in der Galle zu senken, sollte man bevorzugt zu Sonnenblumen- oder Distelöl greifen, die beide in hohem Maß mehrfach ungesättigte Fettsäuren enthalten. Ebenso wirkt Vitamin C cholesterinsenkend; daher sollte man öfter frisch gepreßten Zitronensaft und bittere Salate wie Chicorée, Endivie und Artischocken zu sich nehmen.

Was der Heilpraktiker rät

PFLANZENHEILKUNDE Löwenzahn, Rettich, Odermennig, Mariendistel, Fenchel und Boldo wirken galletreibend und können daher Erleichterung bringen. Allerdings darf man diese pflanzlichen Mittel erst nach einer gründlichen Untersuchung und genauen Diagnose der Krankheitsursachen anwenden, um eine durch Gallensteine hervorgerufene Entzündung der Gallenblase oder eine Gallenkolik nicht zu verschlimmern.

AKUPUNKTUR Behandelt werden Punkte auf dem Leber-, Magen-, Gallenblasen- und auf dem Milz-Pankreas-Meridian sowie auf dem Konzeptionsgefäß.

Standpunkt der Schulmedizin

Sehr kleine Gallensteine verschwinden manchmal auch ohne gezielte Behandlung; sie rutschen mit der Galle in den Darm und

werden dann mit dem Stuhl ausgeschieden. Andere bleiben oft jahrelang in der Gallenblase, ohne irgendeinen Schaden oder Schmerzen zu verursachen.

Steine, die Schmerzen oder Entzündungen hervorrufen, müssen gemeinsam mit der Gallenblase operativ entfernt werden. Manchmal können Steine, die noch so klein sind, daß man sie selbst bei einer Röntgenuntersuchung nur schwer zu erkennen vermag, medikamentös aufgelöst werden. Eine andere Möglichkeit ist, sie mit Schallwellen zu zertrümmern, so daß die Teilchen ebenfalls auf natürlichem Weg abgehen können.

GEDÄCHTNIS

Das Gehirn läßt sich in mancher Hinsicht mit einem Computer vergleichen, da bei beiden die erfolgreiche Eingabe, das Speichern und Wiederfinden von Informationen Voraussetzungen für ein „gutes Gedächtnis" sind. Man nimmt an, daß sich beim Speichern von Informationen im Gedächtnis die Übertragungswege der Nervenimpulse im Gehirn verändern. Und je nach Art der Veränderung unterscheidet man zwischen Kurz- und Langzeitgedächtnis.

Das Kurzzeitgedächtnis bewirkt wohl nur eine Art Echo im Gehirn, während das Langzeitgedächtnis eine dauerhafte Spur hinterläßt, da hierbei Nervenzellen an den sogenannten Synapsen, den Relaisstationen zwischen den Nervenzellen, miteinander verknüpft werden. Daraus resultieren auch die unterschiedlichen Fähigkeiten, die Lang- und Kurzzeitgedächtnis haben.

Das Kurzzeitgedächtnis kann beispielsweise nur etwa sieben Informationen gleichzeitig speichern. Daher können die meisten Menschen zwar eine siebenstellige Telefonnummer, die sie gerade gelesen haben, ohne weiteres wiederholen. Bei einer längeren Nummer dagegen bringen sie häufig einzelne Ziffern durcheinander oder vergessen sie ganz. Aber auch die kürzere Nummer bleibt nur eine halbe Minute im Kurzzeitgedächtnis, danach ist sie verschwunden, und man muß sie erneut lesen.

Ein weiterer Unterschied ist, daß das Kurzzeitgedächtnis bestimmte Einzelheiten speichert, im Langzeitgedächtnis dagegen Inhalte, Ideen oder Meinungen in Grundzügen oder groben Zusammenhängen abgelegt werden. Daher kann man einen Satz, den man gehört hat, schon nach einem Tag nicht mehr im genauen Wortlaut abrufen, doch an den Inhalt erinnert man sich u. U. noch nach Wochen.

Ganz allgemein kann man sagen: Je einfacher sich bestimmte Informationen in ein bereits bestehendes Grundwissen einfügen

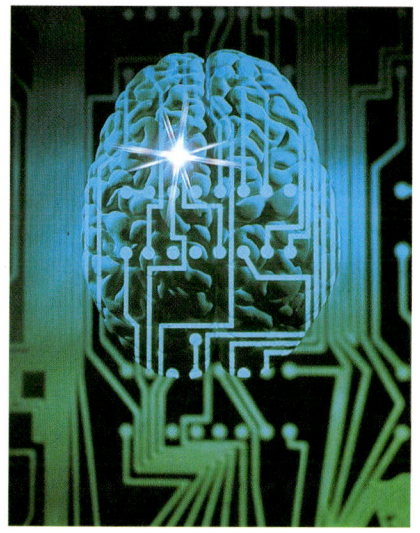

Das menschliche Gedächtnis hat viel mit einem Computer gemeinsam. Ähnlich den verschiedenen Schaltkreisen, werden auch im Gehirn Verknüpfungen geschaffen, die das Erinnern, die Wiedergabe gespeicherter Informationen, erleichtern.

lassen, um so erfolgreicher werden sie im Langzeitgedächtnis gespeichert. Alle Erwachsenen haben sich z. B. die grundlegenden Züge des menschlichen Gesichts eingeprägt; wenn ihnen nun ein neues begegnet, brauchen sie sich nur seine besonderen Kennzeichen zu merken, um es wiederzuerkennen.

Ferner gilt, daß das Wiedererkennen oder Speichern von Wissen einfacher ist als das Abrufen. Jeder hat schon einmal die Erfahrung gemacht, daß ihm ein Name auf der Zunge liegt: Man weiß ihn und kann sich doch nicht erinnern. In dem Moment, in dem der Name ausgesprochen wird, erkennt man ihn aber sofort wieder.

Man lernt und speichert also bestimmte Einzelheiten wesentlich leichter, wenn sie sich mit früher aufgenommenen Informationen in Verbindung bringen lassen. Diese Verbindung neuer mit früheren Informationen kann jedoch den Speichervorgang auch durcheinanderbringen. So kann es passieren, daß bereits geformte Vorstellungen von einer bestimmten Situation das Erinnerungsvermögen beeinflussen.

Normalerweise merkt man sich Ereignisse oder Dinge um so besser, je interessanter man sie findet. Das hängt wesentlich damit zusammen, daß man sich mehr damit befaßt und sie sich immer wieder vor Augen hält. Auf diese Weise gräbt sich eine tiefere Spur ins Gehirn ein.

Das Erinnerungsvermögen kann durch verschiedene Faktoren beeinträchtigt wer-

den. Kopfverletzungen ziehen manchmal einen teilweisen oder vollständigen GEDÄCHTNISSCHWUND nach sich. Alkohol, Nikotin und die Nebenwirkungen bestimmter Medikamente, wie Beruhigungsmittel oder blutdrucksenkende Arzneien, schwächen das Gedächtnis ebenfalls. STRESS, DEPRESSIONEN, ANGST, ERSCHÖPFUNG oder SCHOCK beeinträchtigen das Erinnerungsvermögen, da sie die Konzentration negativ beeinflussen.

Im ALTER lassen die geistigen Fähigkeiten allgemein, also auch das Gedächtnis, mehr oder weniger stark nach. Typisch ist, daß alte Menschen sich häufig viel besser an lange zurückliegende Ereignisse als beispielsweise an den vorangegangenen Tag erinnern. Der Gedächtnisverlust kann im hohen Alter schlimme Formen annehmen und sich zur sogenannten Altersdemenz entwickeln. Treten Symptome einer Altersdemenz bereits in mittleren Jahren auf, so spricht man von ALZHEIMER KRANKHEIT.

Was kann man selbst tun?

▶ Es gibt eine Vielzahl von Möglichkeiten, um das Erinnerungsvermögen zu stärken. MEDITATION ist nur eine davon.

In den USA haben Forscher herausgefunden, daß zusätzliche Gaben von Cholin das Gedächtnis verbessern. Nachdem die Testpersonen 10 g Cholin eingenommen hatten, konnten sie sich eine Liste unzusammenhängender Wörter schneller merken als vorher. Cholin ist eine Substanz, die mit der Nahrung aufgenommen wird und die der Körper in Acetylcholin umwandelt, das wiederum für den reibungslosen Fluß der Nervenimpulse wichtig ist. Da Menschen mit Alzheimer Krankheit unter einem Mangel des acetylcholinbildenden Enzyms leiden, liegt es nahe, einen engen Zusammenhang zwischen Cholin und der Gedächtnisleistung anzunehmen. Hauptlieferant für Cholin ist Lecithin, das in Eigelb, Leber, Getreide und Sojabohnen enthalten ist.

Eine weitere Möglichkeit, dem Gedächtnis auf die Sprünge zu helfen, sind Eselsbrücken, letztlich nichts anderes als bewußte Verknüpfungen. So kann man sich beispielsweise für jede Ziffer von 0 bis 9 ein erfreuliches Bild vorstellen. Da Bilder sich im allgemeinen leichter als Zahlen einprägen, kann man sich über diese Verknüpfung die Zahlen besser merken. Wird man jemandem vorgestellt, kann man dabei auch ein Bild entwickeln, um Namen oder Beruf des andern nicht zu vergessen: Ist er z. B. Schriftsteller, stellt man sich einen riesigen Füllfederhalter vor, heißt er Specht, denkt man an den gleichnamigen Vogel.

Einzeldinge sollte man einander so zuordnen, daß sie Gruppen bilden. Man kann sich beispielsweise besser merken, was man ein-

kaufen will, wenn man im Geist die Liste entsprechend der Regalanordnung im Supermarkt oder der Reihenfolge der Geschäfte aufstellt.

Auch Gedächtnishilfen in Form von Wortspielen oder Merkversen basieren auf dem Prinzip der Verknüpfung: So kann man sich z. B. die Jahreszahl der Schlacht bei Issus mit einem kleinen Vers ohne weiteres merken: „Drei, drei, drei, bei Issus Keilerei."

Während ein visueller Mensch etwas gesehen oder als Bild vor Augen gehabt haben muß, um es sich gut merken zu können, kann es bei einem andern ein akustischer Eindruck sein, der ihm das Erinnern leichter macht. Außerdem erinnert man sich an schöne Dinge leichter, wenn man glücklich ist, und umgekehrt eher an traurige Erlebnisse, wenn man in trüber Stimmung ist. Doch welchen Weg man auch immer wählt: Je ausgefallener und ungewöhnlicher die bewußt hergestellten Verknüpfungen sind, um so leichter wird man sie sich merken. Und je mehr man sein Gedächtnis trainiert, um so besser funktioniert es.

Allerdings sollte man sich bei einem gezielten Gedächtnistraining nach der jeweiligen Tageszeit richten: Das Kurzzeitgedächtnis wird im Lauf des Tages – wahrscheinlich durch zunehmende Müdigkeit – immer schlechter; gleichzeitig aber verbessert sich das Langzeitgedächtnis, je weiter der Tag fortschreitet.

GEDÄCHTNIS-SCHWUND

Nur selten ist ein Schlag auf den Kopf die Ursache für den Verlust des Gedächtnisses, auch wenn Romanschriftsteller einen solchen Vorfall häufig beschreiben. Weitaus öfter ist Gedächtnisschwund die Folge eines schweren emotionalen SCHOCKS oder wird durch HYSTERIE, Trunkenheit oder Drogensucht ausgelöst. Auch Hirnhautentzündung, Syphilis, Hirntumoren und EPILEPSIE können das Erinnerungsvermögen stören.

Es gibt verschiedene Formen des Gedächtnisschwunds: Wenn sich der Betroffene nicht an Ereignisse vor dem Gedächtnisverlust erinnern kann, spricht man von retrograder Amnesie; wenn er sich nicht an Geschehnisse erinnern kann, die danach stattfanden, von anterograder Amnesie. Wird der Gedächtnisschwund durch eine emotionale Störung ausgelöst, kann der Betroffene seine Identität, sein Selbst, verlieren. In vielen Fällen kehrt das Gedächtnis jedoch spätestens dann zurück, wenn sich das zugrundeliegende Leiden gebessert hat oder ganz verschwunden ist.

Was der Heilpraktiker rät

BACH-BLÜTENTHERAPIE Je nach Ursache des Gedächtnisschwunds können Waldrebe und Doldiger Milchstern helfen.

HYPNOSETHERAPIE Ein als Hypnoanalyse bekanntes Verfahren, das keine Medikamente benötigt, kann eine Alternative zur Narkoanalyse (siehe unten) sein; allerdings ist nicht jeder für diese Art der Therapie geeignet. Der Patient wird hypnotisiert, so daß der Therapeut das Bewußtsein umgehen und direkt das Unterbewußtsein ansprechen kann. In hypnotisiertem Zustand kann sich ein Mensch, der an Amnesie leidet, möglicherweise an verdrängte schmerzliche Erfahrungen wiedererinnern.

Standpunkt der Schulmedizin

Ist die Ursache der Amnesie psychischer Natur, kann der Arzt narkotisierende Medikamente geben, die den Patienten in einen Dämmerzustand versetzen, in dem er jedoch redselig und in der Lage ist, über seine gefühlsbedingten Probleme in einer Weise zu sprechen, wie es ihm in normalem Zustand nicht möglich wäre. Diese Therapie, die sogenannte Narkoanalyse, kann sowohl stationär in einem Krankenhaus als auch ambulant durchgeführt werden.

GEISTHEILUNG

Ziel der Geistheilung ist es, die Harmonie von Körper, Geist und Seele wiederherzustellen. Durch Gebete und MEDITATION leiten Geistheiler die göttlichen Heilenergien auf den Patienten, um dessen Lebenskraft erneut zu entfachen. Zu dieser Form des Heilens gehören auch die FERNHEILUNG und das HANDAUFLEGEN.

GEIST-KÖRPER-HARMONIE

Die meisten Menschen wissen aus eigener Erfahrung, daß Krankheit und Niedergeschlagenheit oft Hand in Hand gehen. Aber auch umgekehrt gilt, daß die Welt strahlender aussieht, daß man optimistischer ist und mehr geistige Energie entwickelt, wenn man sich körperlich fit fühlt. Die Umgangssprache kennt viele Redewendungen, die den Zusammenhang zwischen psychischer und physischer Verfassung deutlich machen: Man spricht davon, daß einem etwas „an die Nieren geht", „auf den Magen schlägt" oder daß man schlicht „die Nase voll" hat.

Dennoch trennt die westliche Schulmedizin im allgemeinen streng zwischen Körper und Geist, und die meisten Ärzte beschränken sich auf eine Behandlung körperlicher Krankheiten und Beschwerden. Naturheilkundige und Heilpraktiker dagegen ziehen das Wechselspiel von Körper und Geist in die Behandlung mit ein. Von AKUPUNKTUR und BIOFEEDBACK bis zu YOGA und ZEN-BUDDHISMUS – bei allen diesen Therapien wird der Mensch als Ganzes betrachtet und Gesundheit darin gesehen, daß Körper, Geist und Seele im Einklang stehen.

Eine ganz wesentliche Bedeutung kommt in diesem Zusammenhang der Ernährung zu. Die Naturheilkunde empfiehlt eine ausgewogene, weitgehend naturbelassene Kost, die reich an VITAMINEN und MINERALSTOFFEN ist (siehe auch ERNÄHRUNG UND GESUNDHEIT). Eintägiges FASTEN senkt den Adrenalinspiegel im Blut und verringert dadurch STRESS. In der AYURVEDISCHEN MEDIZIN ist die Ernährung ein ausschlaggebender Faktor für die körperliche, seelische und geistige Gesundheit eines Menschen.

Ebenso wichtig wie Essen und Trinken ist die richtige Atmung. Die Zwerchfellatmung (siehe ENTSPANNUNGS- UND ATEMÜBUNGEN) ist Grundlage für die meisten Entspannungstechniken, die in vielen Bereichen, von der NATÜRLICHEN GEBURT bis zur Behandlung psychischer Störungen, eingesetzt werden.

Die Geist-Körper-Harmonie wird ferner durch SPORT UND TRAINING beeinflußt. Sport dient nicht nur der Stärkung der Muskeln und der allgemeinen Vitalität. Man kann dadurch auch trübe Stimmungen vertreiben und geistige Zustände verändern. Niedergeschlagenheit und DEPRESSIONEN können während eines ausgiebigen Spaziergangs verfliegen. Ärger und Frustrationen vergehen beim JOGGING oder einer anderen Sportart, bei der man ins Schwitzen kommt. T'AICHI, YOGA und BIOENERGETIK etwa nutzen das Wissen um diese Wirkung. Der Prozeß funktioniert aber auch umgekehrt. Ein Wandel im Denken zieht körperliche Veränderungen nach sich. Eine ausgesprochen wirksame Therapie für den Geist ist die MEDITATION. Doch sie ist nicht unbedingt leicht zu erlernen, und vielen Menschen fehlt die nötige Ausdauer. Einfacher und für jeden praktizierbar ist dagegen die AUTOSUGGESTION.

GELBSUCHT

Bei Gelbsucht nehmen die Haut und das Weiße der Augen einen gelblichen Farbton an. Die Ursache dafür ist, daß das Blut erhöhte Mengen des Gallenfarbstoffs Bilirubin enthält. Bilirubin entsteht aus Abbauprodukten beim Zerfall roter Blutkörperchen.

Normalerweise wird es von der Leber abgebaut und verursacht die Braunfärbung des Stuhls.

Gelbsucht ist ein Symptom, dem unterschiedliche Krankheiten zugrunde liegen können. Meist löst eine LEBERERKRANKUNG, z. B. Leberzirrhose, die Gelbsucht aus. Aber auch GALLENSTEINE in den Gallengängen können den Fluß der Galle aus der Leber blockieren und dadurch die Ausscheidung des Bilirubins verhindern. Bei jungen Menschen wird die Gelbsucht meist durch eine Virusinfektion, eine infektiöse Gelbsucht oder Hepatitis A, verursacht. Normalerweise klingt eine Hepatitis A ohne besondere Behandlung innerhalb von 3–4 Wochen ohne Komplikationen wieder ab. Seltener, aber gefährlicher ist die Hepatitis B (siehe LEBERERKRANKUNGEN).

Bei vielen Neugeborenen kommt es in der ersten Lebenswoche zu Gelbsucht, die in der Regel schnell vorübergeht. Ursache dafür ist der normale Zerfall überschüssiger roter Blutkörperchen, die der Säugling nicht mehr braucht, sobald er selbst atmen kann.

Warnung Im Anfangsstadium ist eine Gelbsucht oft schwer zu erkennen. Die Ausbildung des Vollbildes der zugrundeliegenden Erkrankung dauert von ein paar Tagen bis zu mehreren Wochen. Da Gelbsucht das Zeichen einer ernsthaften (möglicherweise tödlichen) Krankheit sein kann, sollte man bei Verdacht auf Gelbsucht sofort einen Arzt aufsuchen.

Was der Heilpraktiker rät

Bei Funktionsstörungen der Leber und der Galle muß man auf Fett und Alkohol verzichten. Außerdem sollte man täglich 2–3 Gläser frischen Gemüsesaft, beispielsweise Sellerie- oder Karottensaft, trinken.

PFLANZENHEILKUNDE Die Pflanzenheilkunde kennt eine Reihe verschiedener Mittel gegen Lebererkrankungen, darunter Schöllkraut, Löwenzahnwurzel, Gelbwurzel, Mariendistel und Artischocke. Sie können als Tinktur oder Absud verordnet werden, der Heilpraktiker kann sie aber auch als Fertigarzneimittel verschreiben.

HOMÖOPATHIE In Frage kommen *Carduus marianus*, *Berberis*, *Chelidonium majus* und *Taraxacum*.

Standpunkt der Schulmedizin

Der Arzt wird immer erst festzustellen versuchen, welche Erkrankung der Gelbsucht zugrunde liegt. Dazu kann er Blutproben entnehmen und eine Röntgenuntersuchung bzw. eine Computertomographie von Galle oder Leber durchführen. Erst wenn die genaue Ursache bekannt ist, kann er eine entsprechende Behandlung einleiten.

GELEE ROYALE

Arbeitsbienen scheiden diese nahrhafte, milchige Substanz aus ihren Futtersaftdrüsen aus und füttern damit die ausgewählten Bienenlarven, die zu Königinnen heranwachsen sollen. Die Königinnen haben die doppelte Größe von Arbeitsbienen und leben bis zu sechs Jahren. In dieser Zeit legen sie täglich 2000 Eier. Die unfruchtbaren Arbeitsbienen, die dieses Futter nicht bekommen, haben nur eine Lebenszeit von sechs Wochen.

Bei Untersuchungen fand man 20 verschiedene Aminosäuren im Gelee royale. Einige davon sind sogenannte essentielle Aminosäuren, die für den menschlichen Körper lebenswichtig sind, die er aber nicht selbst produzieren kann. Des weiteren enthält es VITAMINE des B-Komplexes und Vitamin C, die MINERALSTOFFE Eisen, Kalium und Natrium sowie winzige Spuren von Chrom, Mangan und Nickel.

Gelee royale soll vor allem stärkend wirken. Wenn man es über 3–5 Monate hinweg täglich einnimmt, kann es neue Energien freisetzen, den Körper revitalisieren, Mangelerscheinungen bei Kleinkindern beheben und BLUTARMUT nach einer Geburt ausgleichen. Gelee royale soll ferner blutdrucksenkend (siehe BLUTDRUCK) wirken, ARTERIENVERKALKUNG verhindern und bei DEPRESSIONEN, HAUTKRANKHEITEN, MAGERSUCHT und RHEUMA helfen. Haar und Teint sollen in neuer Frische erstrahlen, Hautunreinheiten ebenso verschwinden wie AKNE und Schwangerschaftsstreifen.

Gelee royale in flüssiger Form muß kühl aufbewahrt werden. Wer den Geschmack nicht mag, kann es mit Honig mischen. Daneben gibt es auch Kapseln. Da Gelee royale als Schönheitsmittel gilt, bietet der Handel außerdem Hautcremes und Lotionen mit Gelee royale als Wirkstoff an.

Gelee royale ist das Futter für die Bienenlarven, die zu Königinnen heranwachsen sollen. Die Arbeitsbienen, die diese auch für den Menschen an Wirkstoffen reiche Substanz produzieren, bekommen nichts von dem stärkenden Kraftfutter.

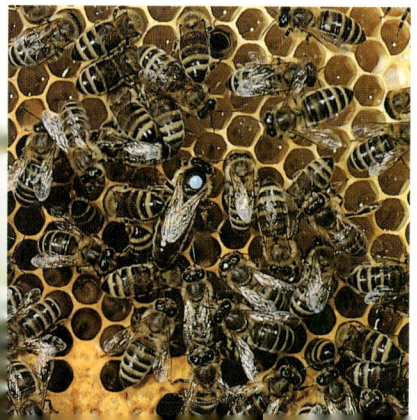

Standpunkt der Schulmedizin

Medizinische Untersuchungen kamen zu dem Ergebnis, daß die positiven Wirkungen des Gelee royale auf der Zusammensetzung der Nährstoffe beruhen, die allerdings nur in sehr geringer Menge in der Substanz enthalten sind. Die Einnahme des Gelee royale gilt als unbedenklich.

GELENK-BESCHWERDEN

Bei entzündeten oder abgenutzten Gelenken bereiten selbst normale Bewegungen Beschwerden. Die betroffenen Bereiche werden steif, schwellen an und schmerzen. In den meisten Fällen ist ARTHRITIS oder Arthrose die Ursache. Besonders bei Sportlern kommt es durch Verletzungen zu Gelenkschädigungen; die starken, faserigen Bänder, die die Gelenke zusammenhalten, werden schwach und bereiten Schmerzen (siehe SPORTVERLETZUNGEN, siehe VERSTAUCHUNGEN).

Im allgemeinen sind die einzelnen Gelenke von unterschiedlichen Beschwerden betroffen. Arthrose beispielsweise wirkt sich bei alten Menschen vor allem auf Hüften, Wirbelsäule und Knie aus. Die Polyarthritis, die bereits in der Lebensmitte auftritt, befällt bevorzugt Hände, Knie und Füße. Und von GICHT sind meistens die Hand- und Fußgelenke betroffen.

Was der Heilpraktiker rät

Bei allen Gelenkbeschwerden gilt, daß man ungewöhnliche Belastungen des betroffenen Gelenks vermeiden und die Gesamtbeweglichkeit sowie den Muskeltonus verbessern muß.

HOMÖOPATHIE Ein erfahrener Homöopath wird ein oder mehrere Mittel verschreiben. *Rhus toxicodendron* beispielsweise, wenn Schmerzen und Steifheit durch Bewegung nachlassen und bei Ruhe schlimmer werden; *Colchicum* gegen Schmerzen und Steifheit, die sich über Nacht verstärken; *Dulcamara*, wenn die Schmerzen bei feuchtem Wetter zunehmen.

AKUPRESSUR Schmerzen im Knie werden an einem Punkt an der Außenseite des Knies behandelt.

AKUPUNKTUR Es werden meistens Punkte auf den Meridianen behandelt, auf denen die Schmerzen lokalisiert sind.

FUSSREFLEXZONENMASSAGE Massiert werden die Bereiche, die den betroffenen Gelenken zugeordnet sind. Um den Stoffwechsel anzuregen und die Hormonproduktion zu regulieren, was zusätzlich verbessernd wirken kann, werden auch die Bereiche, die dem Sonnengeflecht, den Nebennieren sowie der Hirnanhangsdrüse (Hypophyse) entsprechen, massiert.

MASSAGE Wenn das Gelenk geschwollen ist, wird sich die Massage auf den Teil konzentrieren, der dem Rumpf am nächsten ist. Anschließend wird mit Kneten und Wringen der Muskeltonus aktiviert. Den Abschluß bildet eine zunächst sanfte, dann festere und tiefere Reibemassage um das betroffene Gelenk herum.

WASSERHEILKUNDE Im akuten Fall werden bei steifen und/oder schmerzenden Gelenken kalte Bäder oder Packungen empfohlen. In anderen Fällen sind Unterwassermassagen, Bäder und Übungen im warmen Hydrotherapiebecken angebracht.

Standpunkt der Schulmedizin

Ein schmerzendes oder durch Flüssigkeit angeschwollenes Gelenk kann vom Arzt bandagiert werden. Anschließend sollte es hochgelagert werden. Ein Eisbeutel, den man auf den betroffenen Bereich legt, läßt die Entzündung und Schwellung zurückgehen. Bei Verdacht auf einen KNOCHENBRUCH oder bei anhaltenden Symptomen kann eine Röntgenuntersuchung über die genaue Ursache Auskunft geben. Eventuell verordnet der Arzt auch eine Physiotherapie. Rheumafaktoren (siehe RHEUMA) lassen sich durch eine Blutuntersuchung nachweisen.

GERSTENKORN

Das Gerstenkorn, die Entzündung einer der Talgdrüsen des Augenlids, wird durch Bakterien verursacht. Das Lid ist gerötet und geschwollen, juckt und schmerzt. Nach ein paar Tagen bricht die Schwellung auf, und der Eiter tritt aus. Gerstenkörner sind zwar lästig und sehen unschön aus, greifen aber das Auge selbst nicht an, so daß keine Gefahr für das Sehvermögen besteht.

Was der Heilpraktiker rät

Das Auge sollte möglichst nicht gerieben werden. Heiße Wattekompressen helfen, ein Gerstenkorn bald aufbrechen zu lassen.

PFLANZENHEILKUNDE Mit einem Absud aus Augentrost oder Kamille kann man die Entzündung lindern. Im Einzelfall kann der Heilpraktiker Ringelblume und Sonnenhut *(Echinacea)* zum Einnehmen empfehlen, um das IMMUNSYSTEM zu stärken. Auch Berberitze kann helfen.

HOMÖOPATHIE In den meisten Fällen wird der Homöopath u. a. *Staphisagria* in höherer Potenz verordnen.

Standpunkt der Schulmedizin

Ein Gerstenkorn heilt normalerweise von selbst ab. Der Heilvorgang kann aber beschleunigt werden, indem man alle 2–3 Stunden eine Kompresse auflegt und damit den Eiter herauszieht. Bei besonders hartnäckigen Gerstenkörnern können Antibiotika verschrieben werden.

GESCHWÜRE

Es gibt viele verschiedene Arten von Geschwüren, immer aber handelt es sich dabei um einen örtlich begrenzten Zerfall von Haut- und Schleimhautgewebe. Die Bandbreite der Geschwüre reicht von kleinen Schrunden im Mund bis zu schmerzhaften und schwer heilenden Geschwüren im Verdauungstrakt. Ältere Menschen leiden manchmal an Hautgeschwüren, vor allem an den Beinen, die von Durchblutungsstörungen und KRAMPFADERN herrühren.

Geschwüre im Magen, im Zwölffingerdarm oder in der Speiseröhre werden durch einen Überschuß an Säure und/oder an dem Verdauungsenzym Pepsin verursacht. Häufig sind die Geschwüre nur klein und rufen keine Symptome hervor. Meist heilen sie dann ohne Behandlung wieder ab.

Behandlungsbedürftige Magengeschwüre verursachen wiederkehrende Schmerzen im Oberbauch und Erbrechen. Zwölffingerdarmgeschwüre sind meist eine Folge von STRESS und erzeugen dumpfe, wiederkehrende Schmerzen im oberen und mittleren Bauchbereich.

In seltenen Fällen bluten solche Geschwüre, was dann zu blutigem Erbrechen und schwarzem Stuhl führt. Sie können auch durchbrechen, wobei der Darm- oder Mageninhalt einschließlich der Bakterien in die Bauchhöhle gelangt. In diesem Fall besteht Lebensgefahr.

Warnung Heftige und wiederkehrende Bauchschmerzen müssen auf ihre Ursache hin untersucht werden. Wenn Blut erbrochen oder teerfarbener Stuhl ausgeschieden wird, sollte man sofort einen Arzt aufsuchen. Geschwüre an den Beinen müssen ebenfalls behandelt werden.

Was kann man selbst tun?

▶ Bei Geschwüren im Verdauungstrakt empfiehlt es sich, mehrere kleine Mahlzeiten über den Tag verteilt einzunehmen. Eine reizarme Kost sollte schrittweise um gedünstetes Gemüse und Getreide erweitert werden. Tabak, Alkohol und Zucker sind zu meiden. Wichtig ist auch, daß man Möglichkeiten zum Ausruhen und Entspannen findet.

Was der Heilpraktiker rät

PFLANZENHEILKUNDE Bei Geschwüren im Verdauungstrakt ist es wichtig, zunächst die Verkrampfung zu lockern, damit der Schmerz gemildert wird. Dazu eignen sich Kamille und Wermut. Gern wird auch eine sogenannte antispasmatische Tinktur gegen die Verkrampfung verordnet, in der u. a. Tollkirsche und Baldrian enthalten sind. Als Pflanzensäfte kommen Lakritzen-, Kohl- und Kartoffelsaft in Frage.

Bei Beingeschwüren wird der Heilpraktiker neben Blutreinigungstees Pflanzen empfehlen, die die venöse Durchblutung fördern, z. B. Roßkastanie. Äußerlich angewendet, kann Beinwell helfen. Ferner wirken Hundszunge, Johanniskraut und Arnika lindernd.

HOMÖOPATHIE Bei Geschwüren im Verdauungstrakt, die mit BLÄHUNGEN und quälenden Schmerzen in der Magengrube einhergehen, die durch äußeren Druck und nach dem Essen schlimmer werden, verordnet man meist *Argentum nitricum*. Dieses Mittel hilft auch, wenn Heißhunger auf Süßes besteht, das die Schmerzen verstärkt. Ist der Patient ängstlich und penibel und leidet unter DURCHFALL, brennenden Schmerzen nach dem Essen und Appetitlosigkeit, nimmt man *Arsenicum album*. *Lycopodium* ist bei Blähungen und bei Völlegefühl selbst nach kleinsten Mahlzeiten angebracht. Bei Schmerzen, die etwa eine halbe Stunde nach dem Essen auftreten, KOPFSCHMERZEN, VERSTOPFUNG, morgendlicher Reizbarkeit und Besserung der Symptome durch Erbrechen kann *Nux vomica* helfen.

Die Heilung von Beingeschwüren kann – abhängig von den Symptomen – durch *Kalium bichromicum*, *Hamamelis*, *Acidum nitricum*, *Carbo vegetabilis* und *Lachesis* gefördert werden.

AKUPUNKTUR Bei Magen- und Zwölffingerdarmgeschwüren werden meist Punkte auf dem Leber-, dem Magen-, dem Milz- und dem Blasenmeridian sowie auf dem Konzeptions- und Lenkergefäß behandelt.

Bei Beingeschwüren werden lokale Punkte und die entsprechenden Punkte auf der anderen Körperseite akupunktiert; zudem Punkte auf den Meridianen, die durch die betroffenen Körperteile laufen.

OZONTHERAPIE Bei Beingeschwüren fördert eine Ozontherapie den Heilungsprozeß nachhaltig.

Standpunkt der Schulmedizin

Ärzte erkennen Geschwüre im Verdauungstrakt normalerweise an den Symptomen. Dennoch kann eine ambulante Magenspiegelung in einer Klinik nötig sein. Der Patient muß vor dem Untersuchungstermin 12 Stunden lang fasten und erhält kurz zu-

vor meist ein leichtes Beruhigungsmittel, was Arzt und Patient die Untersuchung erleichtert.

Medikamente können die Produktion von Magensäure verringern und ermöglichen so eine Heilung von Geschwüren im Verdauungstrakt. Es ist daher oft unnötig, sie chirurgisch zu entfernen.

Hautgeschwüren wirkt man durch regelmäßiges Körpertraining entgegen. Bei Krampfadern ist es empfehlenswert, Stützstrümpfe und -strumpfhosen zu tragen. Bei empfindlicher Haut sollte man sich vor Verletzungen hüten. Hautgeschwüre, insbesondere Krampfadergeschwüre, müssen ärztlich behandelt werden. Hilfreich sind regelmäßige Druckverbände und Bandagen, dennoch kann es sehr lange, möglicherweise sogar Jahre dauern, bis die Geschwüre vollständig abgeheilt sind. In ernsten Fällen rät man zu einer Hauttransplantation.

Magengeschwüre: Was tun, was lassen?

● Die Ernährung auf VOLLWERTKOST umstellen.
● Regelmäßig entspannen.
● Streß vermeiden.
● Für ausreichenden Schlaf sorgen.
● Regelmäßig Sport treiben.
● Nicht rauchen.
● Auf koffeinhaltige Getränke und Alkohol verzichten.
● Keinen raffinierten Zucker, kein raffiniertes Mehl oder Produkte, die das eine oder andere enthalten essen.
● Übermäßig gewürzte Speisen, die säurebildend sind, meiden.
● Möglichst keine Schmerzmittel einnehmen, vor allem nicht auf nüchternen Magen.

GESTALT-THERAPIE

Der Berliner Psychoanalytiker Friedrich Perls (1893–1970), der nach dem Zweiten Weltkrieg in den USA praktizierte, entwickelte die Gestalttherapie. Sie basiert auf der Überzeugung, daß sich die Gesamtpersönlichkeit eines Menschen aus seinen Vorstellungen, Gefühlen und Handlungen zusammensetzt. Die Reaktion eines Menschen auf ein Ereignis sollte daher immer alle Bereiche seiner Persönlichkeit umfassen. Ist das nicht der Fall, bleibt auch nur ein Bereich ausgespart, so ist seine Erfahrung unvollständig. Es entsteht ein innerer Konflikt, der wiederum gestörte Verhaltensmuster zur Folge hat.

Bestimmte Reaktionen nicht zuzulassen – das hat man oft schon in der Kindheit erlernt. Dahinter steckt meist der Wunsch, den Erwachsenen zu gefallen. Aber letztendlich bleiben die inneren Bedürfnisse dabei unbefriedigt. Die Gestalttherapie versucht, solche Blockaden zu entriegeln. Dabei geht es nicht – wie bei anderen Psychotherapien – darum, die Vergangenheit zu analysieren. Vielmehr soll man sich seine unmittelbaren Gedanken, Gefühle, Gesten und Handlungen, die durch das äußerliche Geschehen ausgelöst werden, deutlich vor Augen führen. Das Ziel ist, sich seiner selbst voll bewußt zu werden. Ein Mensch soll seine Persönlichkeit klar erkennen, begreifen, was er vom Leben erwartet, seinen eigenen Wert einschätzen lernen und sich frei fühlen, er selbst zu sein.

Wann hilft diese Therapie?

▶ Die Gestalttherapie kann Menschen helfen, die unter ANGST und Hemmungen leiden. Auch wer dazu neigt, seine Handlungen endlos zu erklären und zu rechtfertigen, kann davon profitieren. Und wer ständig Schwierigkeiten hat, mit anderen auszukommen, oder unfähig zu engen Beziehungen ist, kann mit Hilfe der Gestalttherapie diese Schwierigkeiten lösen.

Besuch beim Therapeuten

Persönlichkeitsentwicklung durch Selbsterkenntnis und Selbstbewußtsein – das Konzept der Gestalttherapie ist dem der SELBST-ERFAHRUNGSGRUPPEN nicht unähnlich, die Praxis läuft aber viel sanfter ab. Die Therapeuten setzen Bewegungsübungen ein, wenden die KUNSTTHERAPIE oder BIOENERGETIK an. Die Sitzungen können unter vier Augen stattfinden, es sind aber auch Gruppensitzungen möglich, bei denen man besondere Selbstbewußtseinsübungen absolviert oder paarweise miteinander arbeitet. Anfangsübungen können etwa sein, daß man sich auf die Hände und Füße eines anderen Therapieteilnehmers konzentriert und dann genau beschreibt, was einem aufgefallen ist.

Eine von Perls' Techniken war es, einen Patienten gegenüber einem leeren Stuhl Platz nehmen zu lassen. Der Patient sollte sich vorstellen, ein ihm nahestehender Mensch säße auf dem leeren Stuhl, und eine Diskussion mit ihm führen. Dabei sollte er beide Rollen übernehmen und je nachdem, ob er sich selbst oder seinen Gesprächspartner darstellte, den Sitzplatz wechseln. Perls zeigte dann auf, wie nicht nur das Gesagte, sondern auch der Ausdruck und die Körpersprache die Verhaltensmuster und Persönlichkeit eines Menschen verdeutlichen.

Standpunkt der Schulmedizin

Ein ausgebildeter Therapeut kann durchaus die Persönlichkeitsentwicklung eines Menschen fördern. Dennoch sollte man nicht erwarten, daß sich die Beziehungen zu anderen ausnahmslos verbessern, wenn man sich seiner selbst bewußter wird.

GESUNDBETER

Gesundbeter stellen eine Verbindung mit göttlichen oder mystischen Heilkräften her, die sie dann auf den Patienten übertragen, um dessen Selbstheilungskräfte zu aktivieren (siehe FERNHEILUNG, siehe GEISTHEILUNG).

GESUNDHEITS-RISIKEN

Waldsterben, verseuchte Gewässer, Ozonloch – die drastisch gestiegene Umweltbelastung birgt zahlreiche Gesundheitsrisiken. Daher sollte jeder dazu beitragen, seine Umwelt gesünder zu gestalten. Siehe KRANK DURCH DIE UMWELT?, S. 118.

GICHT

Die Gicht ist eine Stoffwechselstörung, bei der die erbliche Veranlagung sowie die Ernährung eine Rolle spielen. Es gelangen zuviel Harnsäure und harnsaure Salze ins Blut, und dadurch entstehen Harnsäurekristalle, die sich dann in einem oder mehreren Gelenken ablagern. Die betroffenen Gelenke röten sich, schwellen an, und es kommt zu einer Entzündung. Ein Gichtanfall ist immer mit starken Schmerzen verbunden. Oft ist das Grundgelenk der großen Zehe betroffen. Bei wiederholten Anfällen können die Gelenkknorpel geschädigt werden. Im fortgeschrittenen Stadium sind die Gelenke deformiert.

Was der Heilpraktiker rät

Übermäßiger Alkoholkonsum und eine üppige Ernährung, die reich an Fleisch und tierischen Fetten ist, erhöhen das Risiko, an Gicht zu erkranken. Der vermehrten Harnsäureproduktion begegnet man am besten mit einer weitgehend VEGETARISCHEN KOST mit viel Salat. Außer Fleisch und Alkohol sollten auch Kaffee sowie raffinierte Kohlenhydrate, beispielsweise Zucker, vom Speiseplan gestrichen werden. Bei einem starken

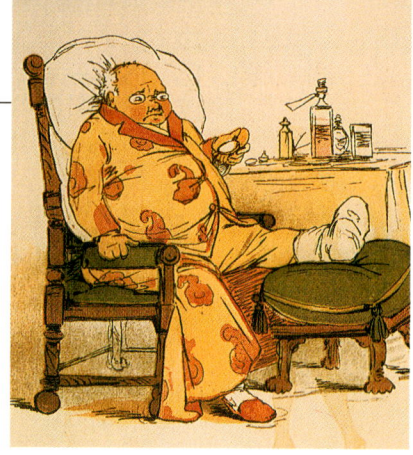

Früher stellte man den Gichtkranken als einen verweichlichten, genußsüchtigen Menschen dar – ein Vorurteil, denn oft ist die Anlage zu Gicht ererbt.

Gichtanfall können kalte KOMPRESSEN, ein kalter Guß oder auch Eisbeutel Linderung verschaffen.

PFLANZENHEILKUNDE Die Herbstzeitlose mit ihrem Wirkstoff Colchicin, einem Alkaloid mit schmerzstillender Wirkung, ist die wichtigste Pflanze bei der Behandlung von Gicht. Dies gilt sowohl bei einem akuten Anfall als auch für die Langzeitbehandlung. Allerdings kann es bei der Einnahme zu DURCHFALL kommen.

HOMÖOPATHIE Wenn die Schmerzen einer schlimmen Prellung ähneln und die betroffene Stelle bei Berührung empfindlich ist, wird man *Arnica* verordnen. Bei einem heißen, roten, geschwollenen und überaus empfindlichen Gelenk gibt man *Belladonna*. *Colchicum* empfiehlt sich, wenn die Schmerzen auf andere Gelenke ausstrahlen. *Urtica* hilft während eines schweren Anfalls, der mit starkem Juckreiz und Brennen des geschwollenen Gelenks verbunden ist.

AKUPUNKTUR Stimuliert werden vor allem Punkte auf dem Leber- und dem Milz-Pankreas-Meridian, um den Stoffwechsel zu regulieren.

BIOCHEMISCHE SALZE Das wirksamste Mittel bei Gicht ist *Natrium phosphoricum*, das, 4mal täglich eingenommen, hilft, die Harnsäure zu neutralisieren. Der Heilpraktiker kann es aber auch im Wechsel mit *Natrium sulfuricum* verschreiben.

Standpunkt der Schulmedizin

Bei einer konventionellen Behandlung von Gicht verschreibt der Arzt entzündungshemmende Mittel, die die Schmerzen lindern. Um künftigen Anfällen vorzubeugen, sollte man auf übermäßigen Alkoholgenuß und hohen Fleischverzehr verzichten und keine Medikamente einnehmen, die den Harnsäurespiegel im Blut erhöhen. Mittel, die die Bildung von Harnsäure vermindern und damit das Risiko weiterer Anfälle reduzieren, müssen meist täglich mehrere Jahre lang eingenommen werden.

Krank durch die Umwelt?

Viele alltägliche Dinge des modernen Lebens – von Sprühdosen über Klimaanlagen bis zu Auspuffgasen und Röntgenstrahlen – bedrohen die Gesundheit. Die Umweltbelastung durch Wasser- und Luftverschmutzung, gefährliche Chemikalien, durch Industrie, Landwirtschaft, Kernkraftwerke, Bergbau und Müllhalden hat stark zugenommen. Manche Folgen des technischen Fortschritts – wie der sogenannte Treibhauseffekt – werden die Gesundheit, Sicherheit und Lebensqualität zukünftiger Generationen nachteilig beeinflussen. Wenn der einzelne auch auf manche dieser Gefahren nicht einzuwirken vermag, kann doch jeder auf vielfältige Weise dazu beitragen, seine Umwelt gesünder zu gestalten.

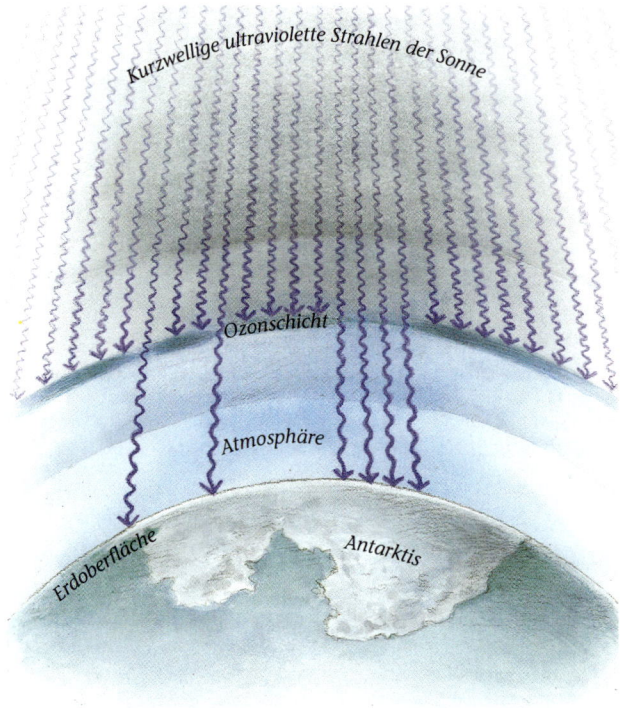

In 10–30 km Höhe ist die Erde von einer Ozonschicht umgeben, die die krebserregenden kurzwelligen ultravioletten Strahlen abhält. Diese schützende Ozonschicht wird dünner und damit für die schädlichen Strahlen durchlässiger. Ursache dafür ist vor allem die Emission von Fluorchlorkohlenwasserstoffen (FCKW), die der Mensch zu verantworten hat.

Luftverschmutzung

Unaufhörlich gelangen durch Industrie, Straßenverkehr, Landwirtschaft, Kraftwerke, Flugzeuge, Sprühdosen, Heizanlagen und durch die Verbrennung von Müll sowie von Holz und Gartenabfällen giftige Substanzen in die Luft. Sie verursachen Gesundheitsprobleme wie beispielsweise KOPFSCHMERZEN, SEHSTÖRUNGEN, Reizungen des Rachens, der Lunge und der Atemwege; Folgeerscheinungen sind ALLERGIEN, ASTHMA, BRONCHITIS und LUNGENEMPHYSEME. Einige Chemikalien gehen über die Lunge direkt ins Blut und können das IMMUNSYSTEM zerstören, zu KREBS oder zu Mißbildungen bei Neugeborenen führen.

BLEI AUS BENZIN 75 % des Schwermetalls Blei in der Luft stammen von Autoabgasen. Blei greift das Gehirn und das Nervensystem an, und man vermutet, daß es für HYPERAKTIVITÄT und Intelligenzschwäche bei Kindern verantwortlich ist. Besonders gefährdet sind schwangere Frauen und Embryos.

Was kann man selbst tun? Man sollte das Auto so oft wie möglich stehenlassen und statt dessen zu Fuß gehen, radfahren oder öffentliche Verkehrsmittel benutzen. Eine weitere Möglichkeit besteht darin, Fahrgemeinschaften zu organisieren. Radfahrer sollten auf verkehrsreichen Straßen eine Atemschutzmaske tragen, um sich vor den bleihaltigen Autoabgasen zu schützen.

SAURER REGEN Die korrekte Bezeichnung müßte eigentlich saurer Niederschlag lauten, denn die Schadstoffe wirken in trockener wie in nasser Form zerstörerisch. Die Gase, die den sauren Niederschlag verursachen, sind Schwefeldioxid, Stickoxide und Ozon. Wenn sich Schwefeldioxid und Stickoxid im Regenwasser lösen, entstehen an erster Stelle Schwefelsäure und Salpetersäure. Hauptverursacher dieser Schadstoffe, die vor allem beim Verbrennen fossiler Energieträger wie Kohle, Erdgas und Erdöl entstehen, sind die Industrie, Kraftwerke, Raffinerien und nicht zuletzt der Autoverkehr. Aber auch die Heizstoffverbrennung der Privathaushalte trägt ihren Teil dazu bei.

Die Schadstoffe werden durch die Luftströmungen oft Hunderte von Kilometern weit getragen und schlagen sich dann weit entfernt von ihrem Entstehungsort nieder. In Norwegen und Schweden z. B. stammen rund 60 % des sauren Regens aus anderen Ländern, vor allem aus Großbritannien. Die gesundheitlichen Folgen dieser Schadstoffe sind hauptsächlich ATEMWEGSERKRANKUNGEN. Darüber hinaus verändern die sauren Niederschläge aber auch das ökologische Gleichgewicht einer Region. Sie sind verantwortlich für das Waldsterben und die Übersäuerung der Böden, Seen und Flüsse. In Böden mit Granituntergestein setzt der saure Regen Aluminium frei. Das Metall wird in die Flüsse geschwemmt, wo es die Fische vergiftet, so daß sich dort die Organismen, die den Fischen als Nahrung dienen, drastisch vermehren, während

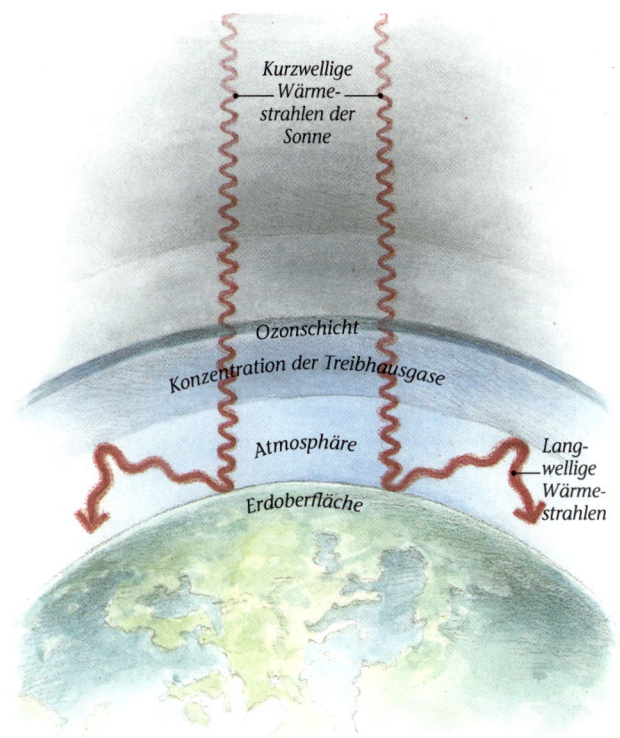

Kurzwellige
Wärme-
strahlen der
Sonne

Ozonschicht

Konzentration der Treibhausgase

Atmosphäre

Langwellige Wärmestrahlen

Erdoberfläche

FCKW, Kohlendioxid und andere Gase in der Atmosphäre sind für den sogenannten Treibhauseffekt verantwortlich. Sie lassen die kurzwelligen Strahlen der Sonne durch, halten aber die von der Erde reflektierten langwelligen Wärmestrahlen zurück. Die globale Erwärmung hat bereits begonnen: In den 80er Jahren gab es die vier wärmsten Jahre, seit zuverlässige Messungen durchgeführt werden.

gleichzeitig andere Lebewesen, die sich von den Fischen ernährt haben, in ihrem Bestand zurückgehen.

Was kann man selbst tun? Jeder einzelne kann zur Schadstoffverminderung beitragen, indem er mit Heizstoff sparsam umgeht und besonders den Benzinverbrauch verringert. Gegen die industrielle Schadstoffemission läßt sich individuell kaum vorgehen. Bei Fragen kann man sich an das nächste Umweltschutzreferat oder an Umweltschutzorganisationen wie Greenpeace wenden.

KOHLENMONOXID Verbrennt man kohlenstoffhaltige Brennstoffe unter ungenügender Sauerstoffzufuhr, entsteht Kohlenmonoxid. Das farb- und geruchlose Gas verbindet sich im Blut schneller als Sauerstoff mit dem Hämoglobin und kann dazu führen, daß man erstickt. Die meisten Verbrennungsanlagen produzieren ein gewisses Maß an Kohlenmonoxid, doch der Löwenanteil stammt von privaten Kraftfahrzeugen.

Was kann man selbst tun? Ein Katalysator im Auto wandelt Kohlenmonoxid, Stickoxide und Kohlenwasserstoffe aus den Abgasen in das weniger schädliche Kohlendioxid sowie in Wasser und Stickstoff um.

FCKW Fluorchlorkohlenwasserstoffe sind nichtbrennbare, eigentlich ungiftige Gase, die in großen Mengen in die Atmosphäre entweichen. Man verwendet sie hauptsächlich als Treibmittel in Spraydosen, als Kühlmittel in Kühlschränken und Klimaanlagen, bei der Produktion von geschäum-

ten Plastikverpackungen und als Lösungsmittel bei der Herstellung elektronischer Geräte. Die Gase sind sehr stabil, einige halten sich über 100 Jahre. Unter der starken Sonneneinstrahlung in der oberen Atmosphäre spalten sie sich allerdings auf. Das dabei frei werdende Chlor zerstört das Ozon. In den unteren Schichten der Atmosphäre ist Ozon zwar ein Schadstoff, doch in der oberen Atmosphäre dient es als Schutzschild gegen eine zu starke ultraviolette Strahlung (siehe Abb. S. 118). Die fortschreitende Zerstörung der Ozonschicht erhöht das Risiko, an Hautkrebs zu erkranken, und bedroht die Landwirtschaft, da auch das Pflanzenwachstum durch die verstärkte UV-Strahlung beeinträchtigt wird.

Was kann man selbst tun? Statt zu Produkten in Plastikverpackungen, die oft FCKW enthalten, sollte man zu Produkten greifen, die in Gläser und andere wiederverwertbare Materialien abgefüllt sind. Bei Spraydosen achtet man darauf, daß sie Treibmittel ohne FCKW enthalten. Außerdem gibt es heute bereits auch FCKW-freie Kühlschränke.

GLOBALE ERWÄRMUNG Die Fluorchlorkohlenwasserstoffe zerstören nicht nur die Ozonschicht, sondern gehören auch zu jenen Gasen, die den sogenannten Treibhauseffekt verursachen, indem sie die Wärme in der Atmosphäre festhalten. Kohlendioxid ist ein ebensolches Gas. Es entsteht bei der Verbrennung von Holz und fossilen Brennstoffen wie Kohle, Erdgas und den Erdölprodukten Heizöl und Benzin. Der Ausstoß an Kohlendioxid ist in den letzten 150 Jahren weltweit gestiegen. In den Industrienationen sind die Auspuffgase der Kraftfahrzeuge in hohem Maß dafür verantwortlich. Die Situation wird gleichzeitig noch durch die großflächige Zerstörung des tropischen Regenwaldes am Amazonas und in anderen Gebieten verschärft. Bäume und andere Grünpflanzen nehmen bei der Nährstoffverwertung Kohlendioxid auf und geben Sauerstoff ab. Doch mittlerweile ist auf der Erde das Verhältnis zwischen Kohlendioxidausstoß und natürlichem Abbau dieses Gases aus dem Gleichgewicht geraten.

In diesem Jahrhundert ist die globale Temperatur nach und nach langsam angestiegen. Noch ist nicht klar, ob dieses Phänomen Teil einer natürlichen Schwankung ist oder dem Treibhauseffekt zugerechnet werden muß. Durch die Erwärmung schmelzen das Eis der Polkappen und die Gletscher in den Bergen, so daß der Meeresspiegel ansteigt. Die Folge ist, daß niedrig gelegene Landstriche und einige Inseln von Überflutung bedroht sind, der im schlimmsten Fall auch viele große Hafenstädte wie Hamburg und fruchtbare Anbaugebiete zum Opfer fallen können.

Der Treibhauseffekt würde ferner die Nahrungsversorgung der Menschen ernsthaft gefährden. Ein wärmeres Klima könnte in einigen Gegenden zu Dürre führen, in anderen zu verstärkten Regenfällen. Die Lebensräume von Pflanzen und Tieren würden sich verändern, und ihr Überleben wäre in Frage gestellt.

Was kann man selbst tun? Jeder kann Energie sparen und damit helfen, den Kohlendioxidausstoß zu verringern. Nicht benötigte Lampen und elektrische Geräte sollten ausgeschaltet werden. Wenn man Fenster und Türen gut abdichtet, muß man weniger heizen. Eigenheimbesitzer können zur Finanzierung von Isolierungsmaßnahmen, die Energieersparnis bringen, staatliche Förderprogramme in Anspruch nehmen. Außerdem sollte man die Raumtemperatur in der kalten Jahreszeit über einen Thermostat regulieren. Gartenabfälle sollten kompostiert, nicht verbrannt werden. Papier gehört in den Altpapiercontainer und nicht in den normalen Hausmüll, der meist verbrannt wird. Unnötige Autofahrten sollte man vermeiden und beim Autokauf den Benzinverbrauch berücksichtigen.

Wasserverschmutzung

FLÜSSE, SEEN, WASSERSPEICHER UND TRINKWASSER Belastet wird das Wasser vor allem durch in der Landwirtschaft verwendete Nitratdünger, Unkrautvertilgungsmittel, Silorückstände und Jauche, durch Phosphate aus Waschmitteln und durch Industrieabfälle wie Dioxin, ein Nebenprodukt bei der Herstellung von Chemikalien und beim Bleichen von Papierprodukten.

Nitrate verwandeln sich im Körper in andere Substanzen und verringern dadurch den Sauerstoffgehalt des Blutes. Säuglinge, die mit der Flasche gefüttert werden, sind selbst dann gefährdet, wenn das Wasser abgekocht wird. Nitrate gehören zu den sogenannten Karzinogenen, Substanzen, die eine krebsauslösende Wirkung haben können. Man vermutet, daß Nitrate vor allem bei Speiseröhren- und Magenkrebs eine entscheidende Rolle spielen.

Dioxin ist hochgiftig und verursacht selbst in geringen Mengen HAUTKRANKHEITEN. Es kann Fehlgeburten auslösen und zu KREBS und Mißbildungen des Embryos führen. Größere Mengen Dioxin sind tödlich.

Chlor wird dem Wasser zugesetzt, um Bakterien zu vernichten. Es stellt im Normalfall kein Gesundheitsrisiko dar, denn selbst wenn das Wasser manchmal danach riecht oder sogar schmeckt, sind die erlaubten Zugaben nur gering. Allerdings kann Chlor bei einigen Menschen allergische Reaktionen hervorrufen.

Was kann man selbst tun? Ein wirksamer, richtig gewarteter Wasserfilter entfernt sehr viele Chemikalien aus dem Trinkwasser. Warmes und in den Leitungen abgestandenes Wasser enthält mehr Verunreinigungen als kaltes Wasser direkt aus der Hauptleitung. Daher empfiehlt es sich, zum Trinken und Kochen immer kaltes Wasser zu nehmen und das abgestandene zuvor kurz auslaufen zu lassen. Im Haushalt sollte man keine chemischen Pflanzendünger und andere Produkte verwenden, deren Rückstände das Wasser vergiften. Mittlerweile gibt es Papiertaschentücher, Wegwerfwindeln und Toilettenpapier ohne Bleichzusätze sowie phosphatfreie, biologisch abbaubare Wasch- und Reinigungsmittel. Man kann sich auch selbst umweltfreundliche Reinigungsmittel herstellen (siehe Kasten S. 124).

MEERWASSER Die Kapazität der Meere, Abfallstoffe aufzunehmen und abzubauen, ist beschränkt. Vieles muß das Meer heute verkraften: industrielle und landwirtschaftliche Abfälle, radioaktive Abwässer aus den Kernkraftwerken und immer wieder Ölteppiche, die meist durch Havarien von Tankschiffen verursacht werden. Doch die bei weitem größte gesundheitliche Bedrohung geht von nicht oder nur ungenügend geklärten Abwässern aus, die ins Meer geleitet werden. Dadurch kommt es zu einer explosionsartigen Vermehrung von Algen und Phytoplankton, die den im Wasser gelösten Sauerstoff aufnehmen und tierisches Leben abtöten. Auch der Anteil an Bakterien und Viren steigt gefährlich an und verseucht die Schaltiere. Wer in stark verschmutztem Meer-

wasser badet oder es schluckt bzw. verseuchte Schaltiere verzehrt, setzt sich der Gefahr von Augen- und Ohrinfektionen, Magenverstimmungen oder einer Hepatitis (siehe GELBSUCHT) aus.

Was kann man selbst tun? Über die Wasserqualität an Urlaubsstränden kann man sich beim Fremdenverkehrsamt erkundigen. Bei zweifelhafter Qualität sollte man das Wasser meiden.

Strahlung

RADIOAKTIVE STRAHLUNG 87 % der radioaktiven Strahlung, der der Mensch ausgesetzt ist, stammen aus natürlichen Quellen – aus dem Weltraum und aus Gesteinen. Für die restlichen 13 % ist der Mensch selbst verantwortlich. 11,5 % fallen allein im Bereich der Medizin an, z. B. durch Röntgenstrahlung. Die übrigen Quellen sind Atomwaffentests, Bergbau, Verarbeitung radioaktiven Materials, Kernkraftwerke, Flugverkehr in großen Höhen (wo der Schutz durch die Atmosphäre geringer ist), aber auch einige Haushaltsgegenstände wie die Leuchtzifferanzeigen an Uhren und Rauchmelder.

Hohe Dosen radioaktiver Strahlung sind tödlich. Niedrigere Dosen verursachen ÜBELKEIT UND ERBRECHEN, DURCHFALL, Blutungen und HAARAUSFALL. Durch radioaktive Strahlung werden die Körperzellen geschädigt, was zu einer fehlerhaften Zellteilung führt. Daraus kann KREBS entstehen. Wenn die Strahlung Keimzellen schädigt, kommt es zu genetischen Defekten, die sich auf die zukünftigen Generationen auswirken. Die Langzeitwirkungen, die eine permanente Niedrigstrahlung beim Menschen hat, sind noch nicht völlig erforscht. Einige Wissenschaftler sind allerdings davon überzeugt, daß man mit ALLERGIEN, ASTHMA, hohem BLUTDRUCK und Muskel- oder Knochenschädigungen rechnen muß.

Was kann man selbst tun? Vor einer Röntgenuntersuchung sollte man mit dem Arzt oder Zahnarzt abklären, ob sie wirklich notwendig ist. Körperteile, die den Strahlen nicht ausgesetzt werden sollen, müssen geschützt werden. Rauchmelder muß man immer außer Reichweite von Kindern anbringen, und auf Uhren mit Leuchtzifferanzeige sollte man verzichten. Eine ausreichende Jodaufnahme trägt zur Ausscheidung radioaktiver Substanzen im Körper bei.

ULTRAVIOLETTES LICHT Überdosierungen ultravioletter Strahlung – durch die Sonne oder künstliche Höhensonne – schädigen die Augen und können zu Krankheiten wie dem GRAUEN STAR führen. Hautkrebs wird ebenfalls durch UV-Strahlung ausgelöst. Besonders gefährdet sind Menschen mit hellem Teint, deren Haut nur schwer braun wird und mit Sommersprossen und SONNENBRAND reagiert.

Was kann man selbst tun? Ausgiebige Sonnenbäder sollte man unterlassen. Vor intensiver Sonnenbestrahlung kann man sich durch einen breitkrempigen Hut und luftige Kleidung schützen. Unbedeckte Körperteile reibt man mit einer Sonnencreme mit hohem Lichtschutzfaktor ein. Jegliche Veränderungen an Muttermalen sowie dunkle Flecken auf der Haut oder nichtheilende Wunden können auf Hautkrebs hindeuten. Daher muß man sofort einen Arzt aufsuchen. Bei Hautkrebs im Frühstadium bestehen gute Heilungschancen.

ELEKTROMAGNETISCHE FELDER Hochspannungsleitungen, Radarsysteme, Mikrowellenkommunikationssysteme, Haushaltskabel und -geräte, Fernseher, Computer und Bildschirme strahlen in hohem Maß elektromagnetische Wellen im Hoch- und Niederfrequenzbereich aus. Die Erforschung der Langzeitwirkungen dieser Strahlen steckt noch in den Kinderschuhen. Vieles deutet darauf hin, daß die Strahlen KOPFSCHMERZEN, Übelkeit, Konzentrationsschwäche, STRESS, GRAUEN STAR, Störungen des Nervensystems und sogar KREBS und Genschädigungen verursachen.

Was kann man selbst tun? Dem Einfluß elektromagnetischer Felder in der Außenwelt kann man sich kaum entziehen. Im eigenen Haushalt dagegen läßt sich die Strahlenbelastung reduzieren, indem man alle nicht benötigten Geräte ausschaltet. Beim Fernsehen sollte man mindestens 2 m Abstand vom Gerät halten, da die Strahlung mit der Entfernung schwächer wird. Einige Hersteller produzieren inzwischen Computer mit Schutzvorrichtungen, die die elektromagnetische Strahlung abschirmen.

Gefahren im Haus

BLEI IM WASSER Der Bleigehalt des Wassers ist ein großes Gesundheitsrisiko. Früher stellte man Wasserleitungen aus Blei her; sie sind in alten Häusern häufig noch erhalten. In Neubauten verwendet man zwar Kupferrohre, doch deren Schweißnähte sind wiederum oftmals aus Blei. Das Blei kann aber auch über die örtliche Hauptwasserleitung ins Haus gelangen. Vor allem Wasser, das nur wenig Kalk enthält, nimmt das Blei aus den Rohren auf. Über das Trink- und Kochwasser gelangt es dann in den menschlichen Organismus, wo es sich anreichert.

Was kann man selbst tun? Beim Wasserwerk kann man den Bleigehalt des Leitungswassers überprüfen lassen. Bei Bleirohren gilt grundsätzlich: Das Wasser immer erst etwas laufen lassen, damit man kein Wasser benutzt, das in den Leitungen gestanden hat. Ein Wasserfilter kann das Wasser von Blei reinigen; der Filter muß allerdings häufig gewechselt werden.

KOHLENMONOXID Die Gefahren dieses Gases wurden bereits im Abschnitt Luftverschmutzung dargestellt. Ölöfen sowie gasbetriebene Herde, Heizungen, Boiler und Durchlauferhitzer produzieren neben geringen Mengen an Stickstoffdioxid, Formaldehyd und Schwefeldioxid auch Kohlenmonoxid. Erkrankungen wie BRONCHITIS, LUNGENEM-PHYSEM, ASTHMA und ANGINA PECTORIS können sich dadurch verschlimmern.

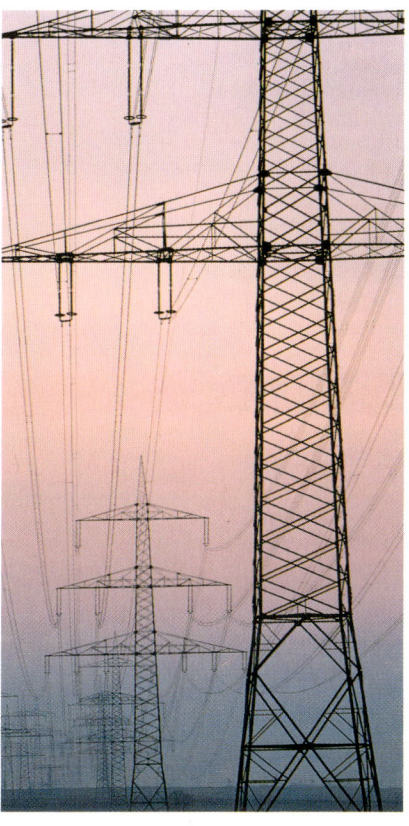

Die von elektrischem Strom ausgehenden Strahlen gelten langfristig als gesundheitsgefährdend. Ein normales 220-V-Hausstromkabel hat nur ein kleines Feld von ein paar Zentimetern. Die elektromagnetische Strahlung von Hochspannungsleitungen mit 400 000 V dagegen dehnt sich über mehrere hundert Meter aus. Diese Niedrigfrequenzstrahlung soll Depressionen, Schlaflosigkeit, Kopfschmerzen und sogar Krebs auslösen können. In den letzten 50 Jahren ist die Belastung durch elektromagnetische Strahlung – von den Niedrigfrequenzen bei Stromleitungen und Bildschirmgeräten, durch Funk, Mikrowellengeräte, Infrarot- (Wärme-), Licht- und UV-Strahlen bis zu den ionisierenden Röntgen- und Gammastrahlen im ultrahohen Frequenzbereich – um nahezu das 10 000fache gestiegen.

Was kann man selbst tun? Alle Geräte müssen richtig eingestellt sein: Die Flammen brennen dann blau, nicht orange. Ein Gasgerät, das nicht ordnungsgemäß brennt und auch nicht nachzustellen ist, muß man vom Fachmann in Ordnung bringen lassen. Alle Geräte dürfen nur in gutbelüfteten Räumen benutzt werden; bei isolierten Türen und Fenstern muß man eine mechanische Belüftung einbauen. Der Rauchfang muß regelmäßig gereinigt werden. Ölöfen sollte man nicht ständig in Betrieb haben. Alle Geräte müssen regelmäßig gewartet werden.

RAUCH VON OFFENEM FEUER Kohlenmonoxid gehört auch zu den Gasen, die beim Verbrennen von Holz und Kohle frei werden. Der Rauch von Holzfeuern enthält außerdem krebserregende Bestandteile. Und beim Verbrennen von Plastik und Gummi wird das Giftgas Dioxin frei.

Wenn die Schaumstoffüllungen von Polstermöbeln und Matratzen Feuer fangen, geben sie tödliche Cyaniddämpfe ab. Latex ist weniger feuergefährlich, und in den letzten Jahren hat man weitere schwer brennbare Schaumstoffe entwickelt. Doch ältere Möbel – auch im Handel – können durchaus noch aus den feuergefährlichen Materialien gefertigt sein.

Was kann man selbst tun? Wer ein offenes Kaminfeuer hat, muß regelmäßig den Schornstein fegen lassen und Vorsorge treffen, daß der Rauch nicht ins Haus zurückgedrückt wird. Geschlossene Öfen sind sicherer. Ein Zimmer mit Kamin muß immer gut belüftet sein.

Kauft man neue Polstermöbel mit Schaumstoffüllung, sollte man darauf achten, daß das Material nicht brennbar ist. Ältere Möbel läßt man am besten mit einem schwer entflammbaren Stoff beziehen.

Rauchmelder geben den Bewohnern eines Hauses die Möglichkeit, sich bei einem Brand rechtzeitig vor den gefährlichen Dämpfen in Sicherheit zu bringen. An Rauchvergiftung sterben mehr Menschen als am Feuer selbst.

RADON Das farb- und geruchlose radioaktive Gas entströmt dem Boden. Es ist ein Zerfallsprodukt von Radium, das in Gestein enthalten ist. Zwar gibt es überall Spuren dieses Gases, aber meist stammt es aus Granitgestein, das geringe Mengen Radium enthält. Radon dringt durch Wände und Boden hindurch ins Haus ein, wo es sich mit der Zeit in gefährlichen Konzentrationen ansammelt. Es lagert sich in der menschlichen Lunge ein und verursacht ATEMWEGSERKRANKUNGEN und Lungenkrebs.

Was kann man selbst tun? In Gegenden mit hohem Radonvorkommen muß man die Böden, Wände sowie die Eintrittsstellen von Leitungen und Rohren in das Haus gut abdichten. Im Erdgeschoß und Keller sollte man für eine ausreichende, ständige Durchlüftung sorgen; manchmal empfiehlt es sich, einen Lüftungsaustritt und ein Abzugsgebläse zu installieren. Bei Fragen wendet man sich an das örtliche Umweltschutzreferat.

FORMALDEHYD Diese Chemikalie ist im Leim von Preßspanholz, in Plastik und in einigen Schaumstoffen enthalten, die man zur Isolierung von Hohlräumen in Wänden verwendet. Die austretenden Dämpfe reizen Augen, Atemwege und Haut, verursachen KOPFSCHMERZEN, MÜDIGKEIT und wahrscheinlich auch KREBS.

Was kann man selbst tun? Da das Umweltbewußtsein heute stärker ausgeprägt ist als in früheren Jahren, werden inzwischen auch Materialien angeboten, die frei von Formaldehyd sind.

IONENUNGLEICHGEWICHT Das natürliche Gleichgewicht von positiv und negativ geladenen elektrischen Teilchen (Ionen) in der Luft wird durch die elektrischen Felder von Fernsehapparaten und anderen elektronischen Geräten, durch statische Aufladung von synthetischen Textilien sowie durch verschmutzte und trockene Luft gestört. In frischer Luft kommen auf fünf positive Ionen vier negative. Durch die verschiedenen Störungen – im übrigen auch vor Gewittern – verringert sich der Anteil an negativen Ionen. Mancher reagiert darauf mit Verspannungen, Reizbarkeit, MIGRÄNE und HEUSCHNUPFEN.

Was kann man selbst tun? Kleidungsstücke, Möbelbezüge, Teppiche und Vorhänge sollten aus Naturfasern wie Wolle oder Baumwolle sein. Fernseher, Computer und andere elektronische Geräte schaltet man aus, wenn man sie nicht benutzt. Durch gute Belüftung oder mit Hilfe eines Ionisators (siehe LUFTIONISATION) verhindert man eine übermäßige Bildung positiver Ionen.

REINIGUNGSMITTEL Die meisten handelsüblichen Waschpulver, Bleichmittel, Scheuerpulver, Fensterreiniger, Polituren und Raumsprays können Gesundheitsprobleme wie Haut- und Augenreizungen sowie ALLERGIEN verursachen. Reinigungsmittel müssen vor allem vor Kindern geschützt aufbewahrt werden! Sie führen zu Vergiftungen, wenn Kinder sie hinunterschlucken. Einige Reinigungsmittel geben Dämpfe ab, die Nase und Rachen reizen. Besonders gefährlich sind Bleichmittel aus Chlor und Produkte auf Ammoniakbasis.

Was kann man selbst tun? Reinigungsmittel sollte man nur sparsam und genau nach Vorschrift verwenden. Während der Arbeit sollte man die Räume gut lüften und Gummihandschuhe tragen. Statt Chlorbleiche verwendet man besser Wasserstoffperoxid. Unterschiedliche Produkte, vor allem solche, die Chlor oder Ammoniak enthalten, dürfen nicht miteinander vermischt werden. Scheuermittel und Bleiche z. B. darf man nie zusammen in den Ausguß kippen, weil dadurch Chloramindämpfe entstehen. Wer auf Sprühprodukte wie Fensterreiniger mit Augen-, Nasen- oder Rachenreizungen reagiert, sollte ein anderes Putzmittel in fester oder flüssiger Form wählen. Neben den herkömmlichen Reinigern gibt es heute zunehmend auch umweltfreundliche Produkte, die vielleicht etwas teurer, aber dafür weniger gesundheitsgefährdend sind. Eine andere und meist billigere

Rationelles Heizen Eine niedrig eingestellte Zentralheizung und ein Thermostat in jedem Zimmer, der bei Bedarf höher gestellt werden kann, bewirken eine ausgeglichene Wärme im ganzen Haus oder in der Wohnung.

Gute Luftzirkulation Auch in einem beheizten Haus muß man lüften. Damit keine Wärme verlorengeht, öffnet man in unbeheizten und unbenutzten Zimmern die Fenster und läßt die Türen offen. Durch die Warmluftströme der Heizquellen in anderen Zimmern zirkuliert die frische Luft durch das Haus, ohne es auszukühlen.

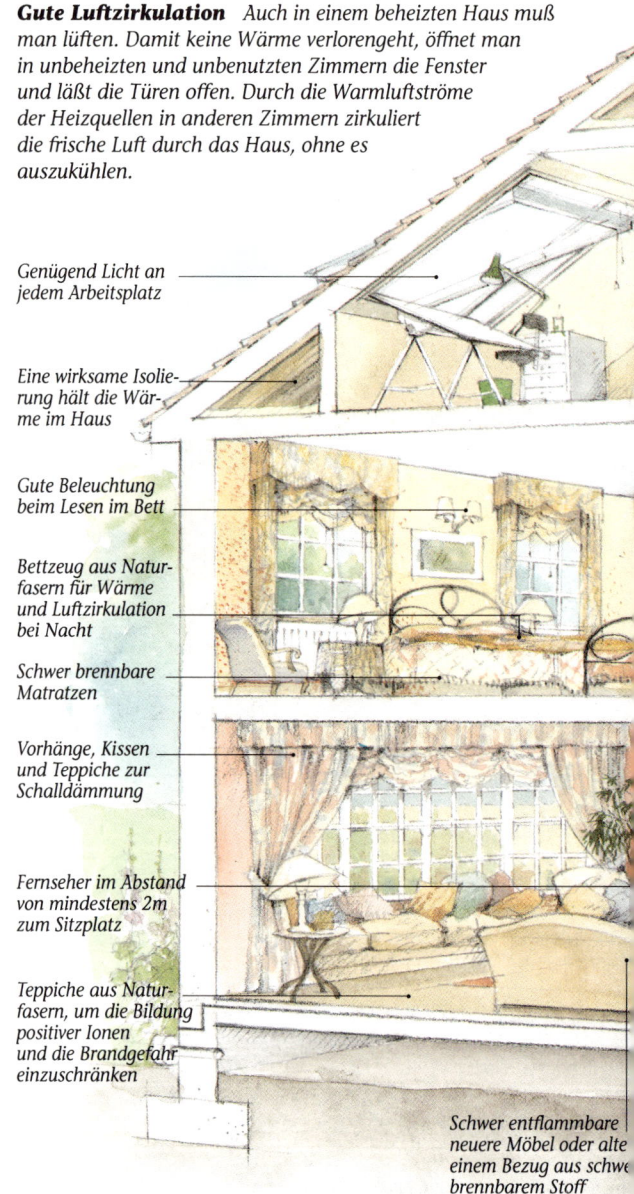

Genügend Licht an jedem Arbeitsplatz

Eine wirksame Isolierung hält die Wärme im Haus

Gute Beleuchtung beim Lesen im Bett

Bettzeug aus Naturfasern für Wärme und Luftzirkulation bei Nacht

Schwer brennbare Matratzen

Vorhänge, Kissen und Teppiche zur Schalldämmung

Fernseher im Abstand von mindestens 2m zum Sitzplatz

Teppiche aus Naturfasern, um die Bildung positiver Ionen und die Brandgefahr einzuschränken

Schwer entflammbare neuere Möbel oder alte einem Bezug aus schwe brennbarem Stoff

Radonsichere Böden In Gegenden mit hohem Radonvorkommen muß man sich gegen das eindringende Gas schützen. Ein aufgeständerter Boden – hier erstreckt er sich unter Wohnzimmer, Eingangsbereich und Eßzimmer – wird folgendermaßen hergestellt: Man versiegelt alle Fugen sowie die Eintrittsstellen der Leitungs- und Belüftungsrohre und deckt den Boden mit geschlossenporiger Polyethylenfolie oder einem anderen radonundurchlässigen Material ab. Zusätzlich kann man ein Abzugsgebläse und einen Lüftungsaustritt unter dem Boden anbringen.

Gesundheitsrisiken im Haus verringern

Im Gegensatz zur Umwelt lassen sich im eigenen Haus die Gesundheitsrisiken durchaus einschränken. Wenn man überdies weniger Abfall produziert und bewußt mit Energie umgeht, leistet man auch einen aktiven Beitrag zum Umweltschutz. Dabei sind schon kleine Schritte von Bedeutung: etwa Zimmerpflanzen für ein besseres Raumklima, die optimale Ausnutzung des Tageslichts und die Wiederverwertung von Hausmüll. Größere Veränderungen wie verbesserte Heiz- und Lüftungssysteme kann man nach und nach vornehmen.

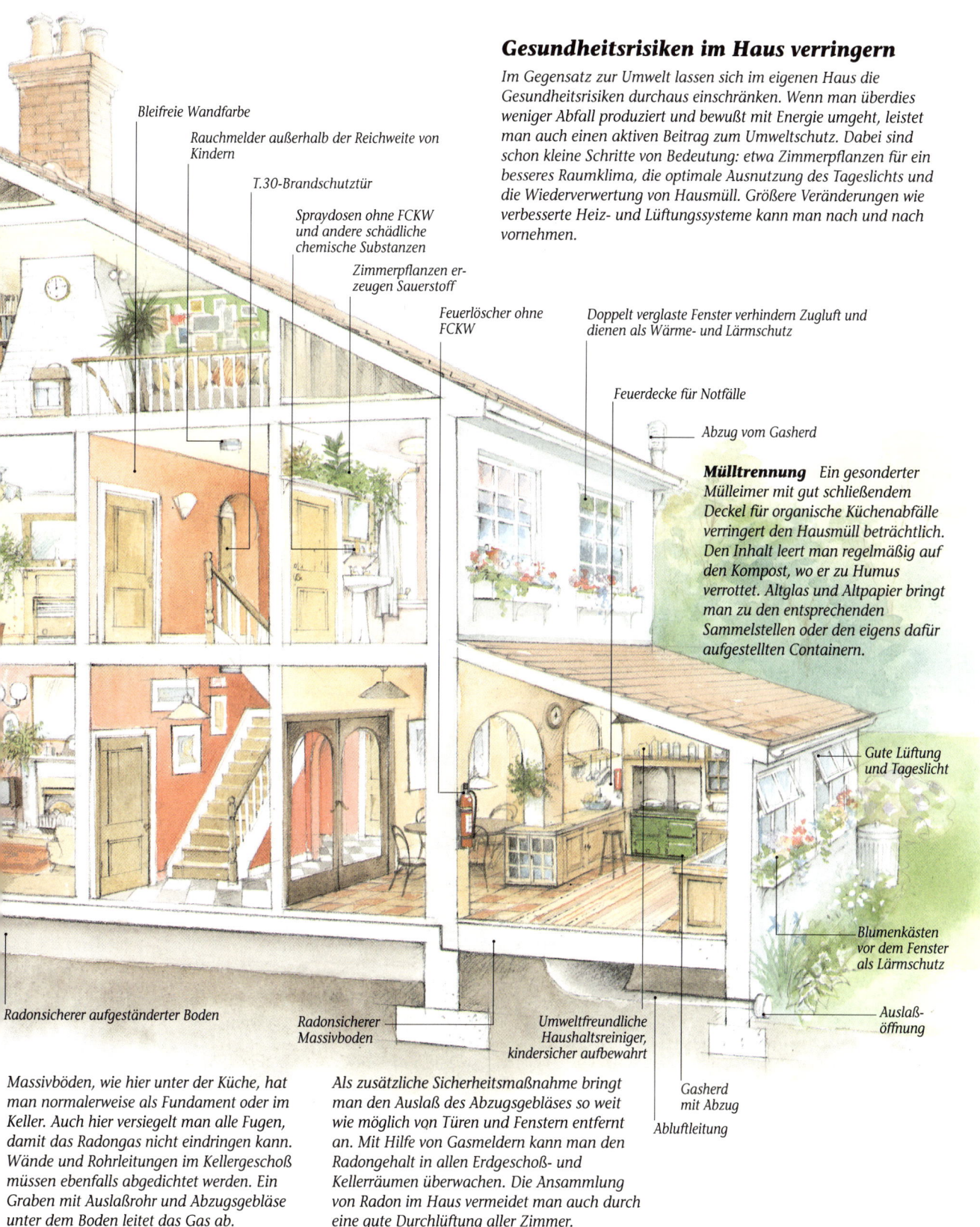

Bleifreie Wandfarbe

Rauchmelder außerhalb der Reichweite von Kindern

T.30-Brandschutztür

Spraydosen ohne FCKW und andere schädliche chemische Substanzen

Zimmerpflanzen erzeugen Sauerstoff

Feuerlöscher ohne FCKW

Doppelt verglaste Fenster verhindern Zugluft und dienen als Wärme- und Lärmschutz

Feuerdecke für Notfälle

Abzug vom Gasherd

Mülltrennung Ein gesonderter Mülleimer mit gut schließendem Deckel für organische Küchenabfälle verringert den Hausmüll beträchtlich. Den Inhalt leert man regelmäßig auf den Kompost, wo er zu Humus verrottet. Altglas und Altpapier bringt man zu den entsprechenden Sammelstellen oder den eigens dafür aufgestellten Containern.

Gute Lüftung und Tageslicht

Blumenkästen vor dem Fenster als Lärmschutz

Auslaß-öffnung

Radonsicherer aufgeständerter Boden

Radonsicherer Massivboden

Umweltfreundliche Haushaltsreiniger, kindersicher aufbewahrt

Gasherd mit Abzug

Abluftleitung

Massivböden, wie hier unter der Küche, hat man normalerweise als Fundament oder im Keller. Auch hier versiegelt man alle Fugen, damit das Radongas nicht eindringen kann. Wände und Rohrleitungen im Kellergeschoß müssen ebenfalls abgedichtet werden. Ein Graben mit Auslaßrohr und Abzugsgebläse unter dem Boden leitet das Gas ab.

Als zusätzliche Sicherheitsmaßnahme bringt man den Auslaß des Abzugsgebläses so weit wie möglich von Türen und Fenstern entfernt an. Mit Hilfe von Gasmeldern kann man den Radongehalt in allen Erdgeschoß- und Kellerräumen überwachen. Die Ansammlung von Radon im Haus vermeidet man auch durch eine gute Durchlüftung aller Zimmer.

Möglichkeit ist es, sich seine Reinigungsmittel selbst herzustellen (siehe Kasten unten).

Warnung Alle Haushaltsreiniger müssen stets senkrecht gelagert und an einem Ort aufbewahrt werden, wo sie für Kinder nicht erreichbar sind.

KOSMETIKARTIKEL Kosmetika, Parfums, Seifen und ähnliche Toilettenartikel rufen gelegentlich bei empfindlichen Menschen ALLERGIEN, Hautreizungen und Ausschläge hervor. Wenn man regelmäßig Haarspray verwendet, kann es sich in den Lungen ansammeln und Atembeschwerden verursachen. Bestimmte Haarfärbepräparate können bei häufiger Verwendung über die Haut in den Körper eindringen und krebserregend wirken.

Was kann man selbst tun? Wenn man Kosmetikartikel kauft, sollte man – soweit vorhanden – die Packungsaufschriften lesen und eher pflanzliche Produkte als Präparate auf Mineralölbasis auswählen. Pflanzenextrakte, vor allem ohne Konservierungsmittel und ohne zusätzliche Farb- und Duftstoffe, rufen nur selten Nebenwirkungen hervor. Viele Kosmetikpräparate kann man sich auch einfach selbst herstellen (siehe NATURKOSMETIK). Wer seine Haarfarbe verändern will, sollte in erster Linie pflanzliche Produkte verwenden oder nur einzelne Strähnen einfärben.

INSEKTIZIDE Insektenvernichtungsmittel, Mottenkugeln oder Pflanzensprays sind giftig, wenn man sie schluckt oder einatmet. Viele Produkte enthalten Chlor oder Kohlenwasserstoffe wie das Naphthalin in Mottenkugeln. Selbst bei vorschriftsmäßiger Anwendung können Insektizide Ausschläge, ALLERGIEN, Atemprobleme und Reizungen der Augen und der Atemwege verursachen.

Was kann man selbst tun? Im häuslichen Bereich sollte alles, was Insekten anlockt, vermieden werden: Man deckt also Nahrungsmittel zu, leert den Mülleimer häufig und spült schmutziges Geschirr möglichst umgehend. Außerdem gibt es eine Reihe von einfachen Mitteln, mit denen man Insekten fernhalten kann (siehe Kasten S. 125). Sind Zimmer- und Gartenpflanzen von Ungeziefer befallen, kann man sie mit einer Seifenlösung absprühen oder abwaschen. Wichtig ist, daß man beide Blattseiten behandelt. Eine andere Möglichkeit, das Ungeziefer zu vertreiben, sind Derriswurzelpulver und Permethrin.

HEIMWERKERPRODUKTE Viele Kleber, Farben, Farbentferner, Holzschutzmittel, Lacke, Füll- und Dichtstoffe sowie andere Produkte für Heimwerker geben, solange sie nicht

völlig getrocknet sind, giftige Dämpfe ab. Das Einatmen dieser Dämpfe kann Übelkeit, SCHWINDEL, Atembeschwerden und ALLERGIEN verursachen. Dauerelastische Dichtstoffe, die nie ganz hart werden, verströmen die Dämpfe ständig in geringen Mengen. Das Schnüffeln an Klebstoffen und Lösungsmitteln kann zur gefährlichen Sucht werden (siehe SUCHTKRANKHEITEN). Der Staub von Holz-, Asbest- und Zementplatten, Ziegeln und Glasfiberisolierungen kann zu Reizungen der Lunge führen und Schmerzen in der Brust verursachen. Asbeststaub ist außerdem krebserregend.

Was kann man selbst tun? Die Anweisungen auf den Heimwerkerprodukten sollte man genau beachten. Falls nötig, muß man Handschuhe, einen Mundschutz oder eine Gesichtsmaske tragen. Soweit möglich sollte man die Arbeiten im Freien verrichten, in geschlossenen Räumen muß man für eine ausreichende Belüftung sorgen. Im allgemeinen sollte man nur ganz aushärtende Klebstoffe verwenden. Arbeiten mit Asbestprodukten überläßt man am besten einem Fachmann.

Umweltfreundliche Reinigungsmittel

An erster Stelle der ungefährlichen und billigen Haushaltsreiniger stehen Wasser und Seife; sie ersetzen eine Reihe von unnötigen Spezialreinigern. Hartnäckiger Schmutz löst sich oft durch Einweichen in Seifenlauge oder indem man die Stelle so lange schrubbt, bis der Schmutz aufgeweicht ist.

Spülmittel Kleine Seifenstücke werden in einem angewärmten Marmeladeglas mit kochendem Wasser übergossen. Man wartet, bis sich die Seife gelöst hat; bei hartem Wasser fügt man noch 2 EL Soda hinzu. Bei fettigem Geschirr gibt man zusätzlich 1 EL Soda oder Essig ins Spülwasser.

Waschpulver Man nimmt zu gleichen Teilen Seifenflocken und Soda. Ein paar EL Soda verstärken auch die Waschkraft der handelsüblichen biologisch abbaubaren Waschmittel.

Bleichmittel Borax ist ein gutes Bleichmittel und wirkt gleichzeitig desinfizierend. Borax muß für Kinder unzugänglich aufbewahrt werden.

Scheuerpulver Man mischt zu gleichen Teilen Salz mit doppeltkohlensaurem Natron und reibt es mit einem feuchten Tuch ein.

Spiegel- und Fliesenreiniger Man verwendet eine Lösung, die zu gleichen Teilen aus Wasser und weißem Essig besteht.

Weichspüler Man mischt 1 Teil doppeltkohlensaures Natron mit 1 Teil weißem Essig und 2 Teilen Wasser und verwendet diese Mischung genauso wie herkömmlichen Weichspüler.

Raumsprays Am besten hilft ausreichendes Lüften. Einen angenehmen Duft schaffen frische Blumen, Kräuter, ein Riechtopf oder ätherische Öle.

Nahrungsmittel

LANDWIRTSCHAFTLICHE METHODEN Wenn Obst und Gemüse nicht ausdrücklich als Produkte aus biologischem Anbau gekennzeichnet sind, muß man davon ausgehen, daß die Pflanzen mit Chemikalien gespritzt und mit Kunstdünger behandelt wurden. Auch wenn nur einige Substanzen von den Früchten direkt aufgenommen werden, finden sich doch Spuren der Chemikalien in fast jedem Fall.

Dem Schlachtvieh, das heute oft einer Massentierhaltung entstammt, werden häufig Antibiotika und künstliche Hormone verabreicht, um Krankheiten vorzubeugen und einen höheren Fleischertrag zu erzielen. Einige dieser Stoffe sammeln sich im Körper der Tiere zusammen mit den Chemikalien aus den gespritzten Futtermitteln.

Auch Geflügel wird auf sogenannten Geflügelfarmen in Massen gezüchtet. Unter den eng zusammengepferchten Tieren können sich Salmonellen, die beim Menschen LEBENSMITTELVERGIFTUNG verursachen, ungehindert ausbreiten. Die Folge davon ist, daß neben dem Geflügelfleisch vor allem Eier sehr häufig mit Salmonellen verseucht sind. Sogar das Fleisch von freilebendem Wild, die erste von Menschen genutzte tierische Nahrung, ist heutzutage keineswegs schadstofffrei, sondern in der Regel stark mit Umweltgiften belastet.

Was kann man selbst tun? Am besten versorgt man sich mit weitgehend naturbelassenen Lebensmitteln und Produkten aus biologischem Anbau. Ist das nicht möglich, sollte man beachten, daß Früchte und Gemüse, die der Jahreszeit entsprechen, weniger gespritzt werden müssen. Vor dem Verzehr muß man chemisch behandelte Produkte waschen und schälen. Wildpilze sollte man nicht öfter als 1–2mal pro Woche und maximal 250 g essen, da sie Umweltgifte in besonderem Maß speichern und seit dem Reaktorunfall von Tschernobyl stark radioaktiv belastet sein können.

Beim Fleisch schneidet man das Fett weg, da sich darin die meisten Schadstoffe ansammeln. Leber und Nieren kauft man möglichst in einer biologischen Metzgerei, denn auch in den Innereien lagern sich Chemikalien und Medikamente in besonders hohen Konzentrationen an. Wildbret sollte man ebenfalls wegen der starken Belastung mit Fremdstoffen nicht regelmäßig oder in großen Mengen zu sich nehmen, und vom Genuß der Innereien muß ganz abgeraten werden.

Der Verzehr von Geflügel aus Freigehegen und von Fisch gilt als vergleichsweise unbedenklich. Gefrorenes Geflügel muß man stets im Kühlschrank auftauen lassen, sorgfältig säubern und gut durchgaren lassen.

VERPACKUNG UND LAGERUNG Viele Weichplastikmaterialien, vor allem einige dünne Transparentfolien, enthalten oft geringe Mengen krebserregender Substanzen, die auf die Nahrungsmittel übergehen. In diversen Kartonverpackungen von Milch und Fruchtsäften wurden Spuren von Dioxin nachgewiesen.

Was kann man selbst tun? Zu Hause sollte man Lebensmittel in verschließbaren Gläsern, Porzellan, glasiertem Steingut oder Behältern aus Edelstahl aufbewahren. Belegte Brote und Picknickmahlzeiten wickelt man am besten in Butterbrotpapier. Frischhaltefolie und Plastikbehälter dürfen auf keinen Fall im Mikrowellenherd verwendet werden. Milch und Fruchtsäfte kauft man in Glasflaschen. Säfte kann man auch zu Hause frisch pressen.

BESTRAHLUNG Die Bestrahlung von Lebensmitteln dient der Vernichtung von Bakterien. Bestrahlte Lebensmittel sind haltbarer; dadurch haben Hersteller und Weiterverarbeiter geringere Verlustquoten.

Zur Zeit ist in Deutschland die Bestrahlung von Lebensmitteln verboten, und es dürfen bislang auch noch keine bestrahlten Lebensmittel eingeführt werden. Dieses Verbot wird vermutlich im Rahmen der Vereinheitlichung des europäischen Marktes aufgehoben, doch müssen dann derart behandelte Waren klar gekennzeichnet sein. Es bestehen allerdings Zweifel, ob diese Vorschriften auch tatsächlich immer eingehalten werden. Man ist jedoch inzwischen zumindest in der Lage festzustellen, ob Lebensmittel strahlenbehandelt sind. Die Strahlenbehandlung von Lebensmitteln läßt das Aussehen und die Struktur der Ware unverändert und tötet Bakterien ab, doch verbleibende Restsubstanzen können u. U. durchaus gefährlich sein und eine LEBENSMITTELVERGIFTUNG verursachen.

Was kann man selbst tun? Bei Produkten aus biologischem Anbau kann man sicher sein, daß sie nicht bestrahlt wurden. Ansonsten sollte man Nahrungsmittel von kleineren, am Ort ansässigen Produzenten kaufen, bei denen man davon ausgehen kann, daß sie solche Methoden nicht anwenden.

Natürlicher Insektenschutz

Einige einfache und ungefährliche Insektenschutzmittel kann man selbst herstellen.

Ameisen Ameisen werden von Speisen und Speiseresten angezogen, übertragen allerdings keine Krankheiten. Erkennbare Ameisenlöcher sollte man verstopfen und dann getrocknete Minze, Chilipulver und Borax an den Eingängen ausstreuen.

Küchenschaben Die Ausscheidungen der Küchenschaben können Nahrungsmittel verunreinigen. Um sie abzuschrecken, kann man Mischungen aus Kakaopulver, Borax und Mehl, aus Puderzucker und doppeltkohlensaurem Natron oder aus Gips und Mehl ausstreuen.

Fliegen Fliegen sind Bakterienüberträger. Außer Fliegenklatsche und Fliegenfänger helfen auch bestimmte Kräuter. Entweder bindet man Lorbeer-, Minze-, Flohkraut- oder Eukalyptusblätter zu Bündeln zusammen, oder man näht sie zerkleinert mit ein paar Nelken in Mull ein, träufelt einige Tropfen Zitronen- oder Eukalyptusöl darüber und hängt sie an Fenstern oder Türen auf.

Motten Die Schäden, die Motten in Textilien anrichten, sind nicht gesundheitsgefährdend, wohl aber die Mottenkugeln, die die Schädlinge vertreiben sollen. In Kommoden und Schränke mit Wollsachen legt man besser ein Säckchen mit Lavendel, Kampfer, Rosmarin, Pfefferkörnern oder Zedernholzspänen.

Getreidekäfer Getreidekäfer leben in stärkehaltigen Lebensmitteln. Ein Lorbeerblatt in Behältern mit Mehl, Reis, Linsen oder anderen Trockenprodukten hält sie fern.

Risiken bei der Arbeit

BÜROS UND FABRIKEN Bestimmte Arbeitsbedingungen in Büros und Fabriken können das gesundheitliche Wohlbefinden der Arbeitnehmer negativ beeinflussen. Im Extremfall verursachen sie sogenannte Berufskrankheiten. Verantwortlich dafür sind u. a. Isoliermaterialien, Zigarettenrauch, schlechte Durchlüftung, künstliche Beleuchtung, zu hohe oder zu niedrige Temperaturen, extrem trockene Luft, Pollen, Viren, Bakterien, Schimmel- und andere Pilze, chemische Dämpfe von Korrekturflüssigkeiten, Klebern und Farben, industrielle Herstellungsverfahren und sogar Fotokopierautomaten. Die häufigsten Symptome sind SCHWINDEL, KOPFSCHMERZEN, überanstrengte Augen, Hautreizungen, ALLERGIEN, Atembeschwerden, ERKÄLTUNGEN, STRESS UND MÜDIGKEIT. In Gebäuden mit Klimaanlage breitet sich manchmal die sogenannte Legionärskrankheit aus. Ursache für diese besondere Form der Lungenentzündung ist die unzureichende Reinigung von Kühlsystem und Kühlwasser.

Was kann man selbst tun? Der Arbeitgeber ist gesetzlich verpflichtet, für sichere Arbeitsbedingungen zu sorgen. Er muß in diesem Zusammenhang Luftverschmutzung und Lärmbelästigungen kontrollieren und die nötigen Sicherheitsvorkehrungen im Umgang mit Maschinen und bei Arbeitsabläufen treffen. Gesundheitliche Bedenken sollte man sofort dem Arbeitgeber, Personalchef, Abteilungsleiter oder Betriebsrat mitteilen. Wenn von Betriebsseite her nichts gegen das Problem unternommen wird, kann man sich an das örtliche Umweltreferat oder an das Gesundheitsamt wenden. Die Beleuchtung am Arbeitsplatz hat man nicht immer selbst unter Kontrolle. Um die Augen nicht zu überanstrengen, sollte man soviel wie möglich bei Tageslicht arbeiten. Das Flackern von Leuchtstoffröhren verursacht KOPFSCHMERZEN, Augenübermüdung und Sehstörungen. Als künstliche Beleuchtung eignen sich am besten Leuchtstoffröhren mit Vorschaltgerät, bei denen das Flackern nicht mehr wahrnehmbar ist.

Für viele Arbeitsmaterialien im Büro, die giftige Chemikalien enthalten oder durch Bleichverfahren das Wasser belasten, gibt es umweltverträgliche Alternativen. Kopierpapier, Schreibmaschinenpapier oder Briefumschläge, die täglich in gewaltigen Mengen in den Büros verbraucht werden, sollten aus Recyclingpapier bestehen. Auch die Verwendung von Plastikmaterialien läßt sich drastisch einschränken. Karteikästen sind nicht weniger schön, wenn sie aus unlackiertem Holz sind. Bei Ordnern und Sammelmappen sollte man darauf achten, daß sie nicht aus Kunststoff, sondern aus Pappe und Papier bestehen. Vor allem lösungshaltige Korrekturhilfen und Kleber können Gesundheitsschäden verursachen, wobei KOPFSCHMERZEN noch die harmlosesten Folgen sind. Hier sollte man darauf dringen, daß lösungsmittelfreie Produkte zur Verfügung stehen.

Studien bestätigen, daß Passivrauchen ähnliche Gesundheitsrisiken birgt wie das RAUCHEN selbst. Der Großteil des Rauches, den ein Raucher wieder ausatmet, wurde nicht in seiner Lunge gefiltert und enthält nach wie vor Teer und andere krebserregende Substanzen. Arbeitnehmer haben Anspruch auf einen rauchfreien Arbeitsplatz. Wo das nicht möglich ist, sollte man einen Platz in der Nähe eines Fensters wählen oder einen Tischventilator aufstellen, um wenigstens die unmittelbare Umgebung rauchfrei zu halten.

BILDSCHIRMGERÄTE Die Untersuchungen über die elektromagnetische Strahlung der Bildschirmgeräte von Computern und Textverarbeitungssystemen sind noch nicht abgeschlossen. Als gesichert gilt jedoch inzwischen, daß Schwangere, die vorwiegend an Terminals tätig sind, verstärkt zu Fehlgeburten neigen. Die Weltgesundheitsorganisation (WHO) schreibt Bildschirmgeräten ein Gesundheitsrisiko zu; innerhalb der Europäischen Gemeinschaft werden derzeit Vorschriften ausgearbeitet, die den Einsatz und die Arbeitsbedingungen an Bildschirmgeräten regeln sollen. Wahrscheinlich wird die zulässige Arbeitszeit an den Geräten beschränkt. Außerdem wird man wohl den Sicherheitsabstand festlegen, der bei der Arbeit an Terminals einzuhalten ist. Die ständige Arbeit an Bildschirmgeräten kann zu Augenübermüdung, RÜCKENSCHMERZEN und Sehnenbeschwerden in Armen und Händen führen.

Was kann man selbst tun? Man sollte sich erkundigen, ob das Gerät, an dem man arbeitet, nur niedrige elektromagnetische Strahlen aussendet. Der Abstand zu den Terminals der Mitarbeiter sollte mindestens 1 m betragen. Stuhl und Bildschirm müssen in Höhe und Position individuell auf den Benutzer eingestellt werden können. Bei Spiegelungen auf dem Bildschirm helfen blendfreie Beleuchtungen und aufsteckbare Schutzfilter. Der Bildschirm sollte niemals direkt vor dem Fenster, sondern im rechten Winkel dazu aufgestellt werden. Grundsätzlich sollte man die Bildschirmarbeit nach 1 Stunde für mindestens 10 Minuten unterbrechen.

GEFÄHRLICHE SUBSTANZEN Die Arbeit mit Säuren und anderen chemischen Reizstoffen kann eine Reihe von Krankheiten auslösen – von EKZEMEN bis zum Hautkrebs. Das Einatmen von chemischen Dämpfen oder von Asbest-, Kohle-, Sand- und Ziegelstaub führt zu ASTHMA, ALLERGIEN und Lungenerkrankungen. Häufiger Kontakt mit bestimmten petrochemischen Produkten (aus Rohöl), Farbstoffen, Röntgenstrahlen, radioaktivem Material und Chemikalien, wie sie in Farben, Klebern und Kunststoffen enthalten sind, erhöht das Risiko, an Leukämie oder anderen Krebsarten zu erkranken. In anderen Industriezweigen sind die Arbeitnehmer durch

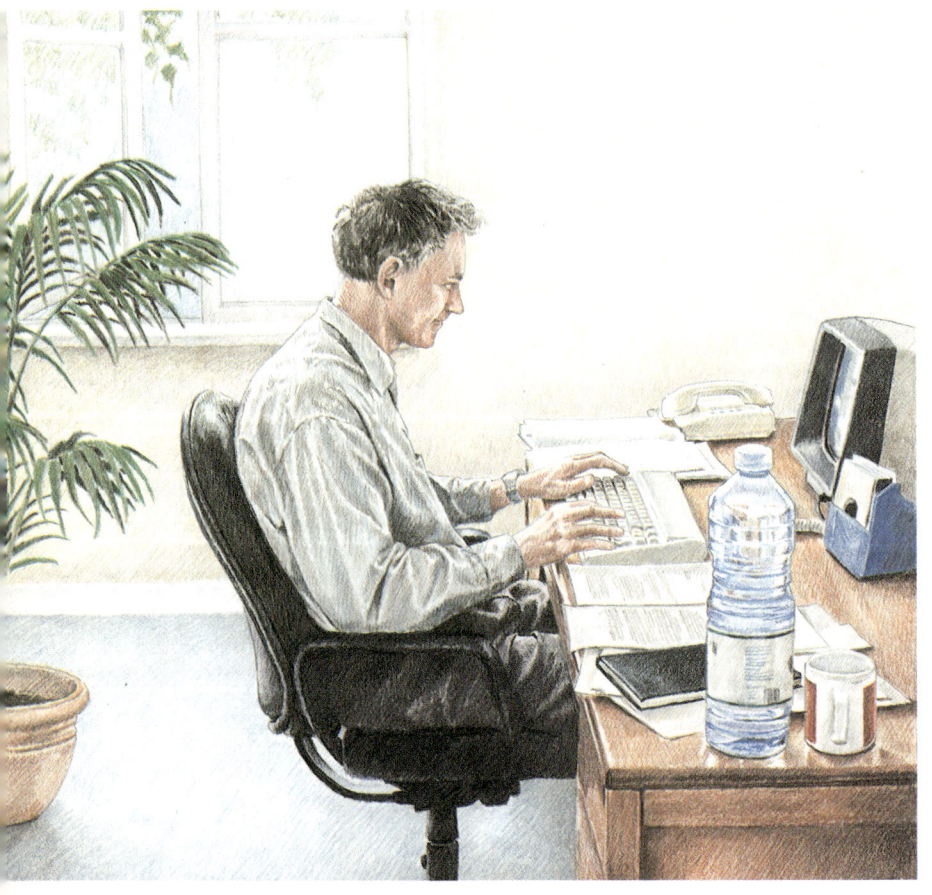

Ein idealer Arbeitsplatz: Ausreichend Tageslicht sorgt für eine gute Beleuchtung; Stuhl und Schreibtisch haben die richtige Höhe für eine gute Körperhaltung; der Benutzer sitzt außerhalb des elektromagnetischen Feldes seines Bildschirmgeräts.

Schwermetalle wie Blei, Kadmium und Quecksilber gefährdet. Sie lagern sich im Körper ein und schädigen Gehirn und Nervensystem.

Was kann man selbst tun? Wer den Kontakt mit schädlichen Substanzen nicht reduzieren oder ganz meiden kann, sollte darauf achten, daß diese Stoffe entsprechend den festgelegten Vorschriften und Sicherheitsbestimmungen gehandhabt werden. Schutzkleidung, falls nötig auch Gesichtsmaske und Handschuhe, verringern die Gesundheitsrisiken.

Bei ständigem Kontakt mit gesundheitsgefährdenden Substanzen sollte man regelmäßig einen Arzt aufsuchen und das Blut kontrollieren lassen. Wer mit radioaktivem Material zu tun hat, muß sein Strahlenmeßgerät häufig überprüfen lassen, um sicherzugehen, daß er nicht mehr als die zugelassene Strahlendosis aufnimmt.

Lärmbelästigung

Unsere Umwelt wird immer lauter. In den Städten leiden die Menschen unter dem Lärm von Autos, Zügen und Flugzeugen. Aber auch auf dem Land stören Autobahnen und Landwirtschaftsmaschinen Ruhe und Frieden. Lärm wird in Dezibel, abgekürzt dB, gemessen. Der Geräuschpegel, den das Ohr wahrnimmt, wird in dB(A) angegeben. Jedes andauernde Geräusch über 80 dB(A) kann eine Schädigung des Gehörs hervorrufen, die von Ohrenklingen über Schwerhörigkeit bis zu Taubheit reicht. Schwere und Dauer der Schäden hängen davon ab, wie lange man dem Lärm ausgesetzt war. 4 Stunden anhaltender Krach um 93 dB(A) verursachen ebenso Hörschäden wie ein paar Sekunden Lärm von 110 dB(A).

Viele Geräusche, denen man täglich ausgesetzt ist, bewegen sich im Bereich einer Gesundheitsschädigung: Zündplättchen in einer Spielzeugpistole haben einen Lärmpegel bis zu 170 dB(A), ein schreiendes Baby erreicht bis zu 117 dB(A), ein Popkonzert 110 dB(A), ein Küchenmixer bis zu 100 dB(A). Manche jungen Menschen sind nach einem Abend in der Diskothek zeitweilig schwerhörig; Arbeiter in der Schwerindustrie oder auf dem Bau können durch den Lärm an ihrem Arbeitsplatz bleibende Hörschäden erleiden.

Lärm gefährdet aber nicht nur das Gehör. Er löst auch instinktive Körperreaktionen wie Muskelanspannungen, erhöhten Herzschlag und schnelleres Atmen aus. Eine länger anhaltende Lärmbelastung führt zu MÜDIGKEIT, STRESS, hohem BLUTDRUCK, KOPFSCHMERZEN, Magengeschwüren, SCHLAFSTÖRUNGEN und sogar HERZKRANKHEITEN.

Was kann man selbst tun? Durch Schallisolierungen an Böden, Wänden und Dächern sowie durch massive Türen und Doppelfenster kann man im eigenen Haus oder in der Wohnung den Lärmpegel dämpfen. Hecken und Bäume schützen gegen Straßenlärm. Teppiche, Vorhänge, Brücken und Kissen schlucken ebenfalls den Schall. Bei der Arbeit mit lauten Werkzeugen oder Maschinen sollte man unbedingt Ohrenschützer tragen.

Lärm wird in Dezibel (dB) gemessen. Mit Hilfe der dB(A)-Skala registriert man die akustische Wahrnehmung in den Ohren. Jedes andauernde Geräusch über 80 dB(A) kann das Gehör schädigen. Die Dezibelskala steigt logarithmisch an: 40 dB(A) sind 10mal lauter, 50 dB(A) bereits 100mal lauter als 30 dB(A).

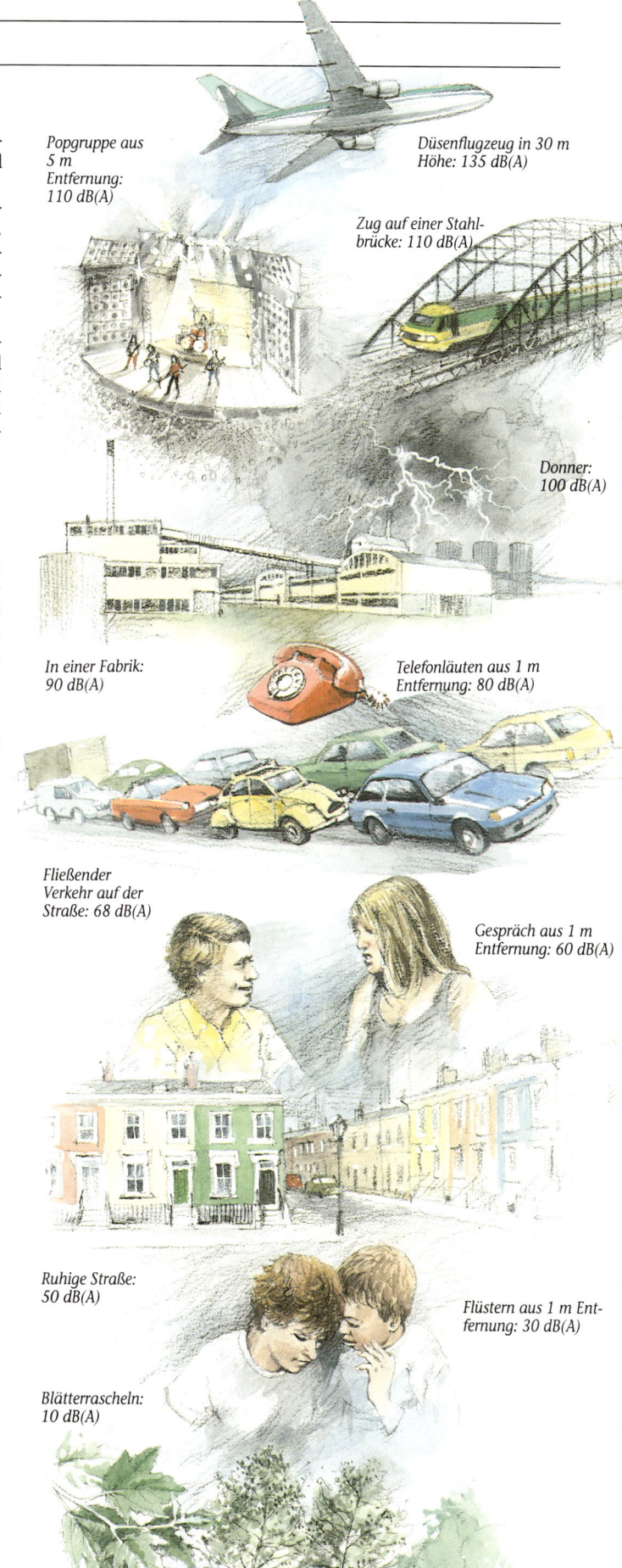

Popgruppe aus 5 m Entfernung: 110 dB(A)

Düsenflugzeug in 30 m Höhe: 135 dB(A)

Zug auf einer Stahlbrücke: 110 dB(A)

Donner: 100 dB(A)

In einer Fabrik: 90 dB(A)

Telefonläuten aus 1 m Entfernung: 80 dB(A)

Fließender Verkehr auf der Straße: 68 dB(A)

Gespräch aus 1 m Entfernung: 60 dB(A)

Ruhige Straße: 50 dB(A)

Flüstern aus 1 m Entfernung: 30 dB(A)

Blätterrascheln: 10 dB(A)

GINSENG

Seit über 5000 Jahren werden in China und Korea die Heilkräfte der Ginsengwurzel genutzt. Der botanische Name dieser asiatischen Art, *Panax ginseng*, leitet sich von griechisch *panacea*, allheilend, ab. Dennoch hilft Ginseng nicht bei jeder Krankheit, sondern wird vor allem als Ergänzungsmittel und als allgemeines Stärkungsmittel betrachtet.

Wildwachsender Ginseng kommt heute nur noch sehr selten vor, für pharmazeutische Zwecke wird er deshalb kultiviert. Man gräbt die Wurzel vorsichtig aus, entfernt die äußeren Ranken und wäscht sie. Manche Exemplare werden nach einem Geheimrezept mit Dampf behandelt, wonach sie rot und beinahe durchsichtig erscheinen. Der nicht unter Dampf behandelte Weiße Ginseng behält seine gelbliche, undurchsichtige Färbung. Er wird über Monate hinweg langsam getrocknet und dabei konserviert.

Ginseng enthält so viele verschiedene Wirkstoffe, daß nicht immer klar ist, welche Substanzen für welche Wirkungen verantwortlich sind. Neben verschiedenen Glykosiden, Pflanzensubstanzen, die sich abspalten und Zucker bilden, und hormonartigen Saponinen enthält Ginseng u. a. ätherische Öle, die Vitamine B_1 und B_2 sowie Mineralstoffe wie Zink, Kupfer, Magnesium, Calcium und Eisen. Bei der experimentellen und klinischen Prüfung sowohl der Einzelsubstanzen als auch des Gesamtextrakts aus der Wurzel zeigte sich eine sogenannte adaptogene, d. h. zugleich beruhigende und stimulierende Wirkung auf das Zentral- und auf das vegetative Nervensystem sowie auf Herz und Gefäße. Neben Kreislauf und BLUTDRUCK werden auch Atmung und Blutbildung günstig beeinflußt.

Wann hilft diese Therapie?

▶Dem Ginseng werden eine Reihe positiver Wirkungen zugeschrieben: Er soll bei KOPFSCHMERZEN, MÜDIGKEIT, ERSCHÖPFUNG und GEDÄCHTNISSCHWUND helfen und den Alterungsprozeß verlangsamen (siehe ALTER). Als ergänzendes Mittel wird er bei der Behandlung von HERZKRANKHEITEN, ZUCKERKRANKHEIT, Tuberkulose, NIERENBESCHWERDEN, SEELISCHEN STÖRUNGEN und KREISLAUFSTÖRUNGEN gegeben. Die angebliche potenzsteigernde Eigenschaft des Ginsengs (siehe APHRODISIAKA) geht wohl eher auf seine allgemein stärkende Wirkung zurück. Als Königin unter den Stärkungsmitteln erhöht die Ginsengwurzel die körperliche und geistige Leistungsfähigkeit und ist

Ginseng ist in Reformhäusern und Apotheken erhältlich. Es gibt ihn als Wurzel zum Kauen, als Tabletten oder Kapseln sowie als Pulver und Extrakt für einen Absud oder Tee.

daher auch oft in Aufbaupräparaten, sogenannten Roborantien, und Multivitaminpräparaten enthalten.

Die Heilwirkung des Ginsengs hängt von seiner Herkunft ab. Neben dem asiatischen Ginseng gibt es auch den amerikanischen Ginseng *(Panax quinquefolium)*, der jedoch als weniger anregend als die asiatischen Arten gilt. Sibirischer Ginseng *(Eleutherococcus senticosus)* ist von den Saponinen her etwas anders strukturiert, was sich vor allem günstig auf die Blutzirkulation und die Gefäße auswirken soll, hat sonst aber ähnliche Eigenschaften wie der asiatische Ginseng.

Die Dosierung hängt vom Allgemeinzustand des einzelnen ab. Will man Ginseng als allgemeines Stärkungsmittel zur Verbesserung des körperlichen und geistigen Wohlbefindens einnehmen, so gilt als Faustregel: 1 Monat lang täglich 60 mg der pulverisierten Wurzel in Form von Tabletten, Kapseln, als Absud oder Tee.

Warnung Trotz seiner Unbedenklichkeit kann die Einnahme von Ginseng Nebenwirkungen wie Kopfschmerzen, Reizbarkeit und ähnliche Befindlichkeitsstörungen hervorrufen. Bei akuten Entzündungen oder BRONCHITIS sollte man Ginseng nicht einnehmen.

Standpunkt der Schulmedizin

Die Qualitäten des Ginsengs als allgemeines Stärkungs- und Anregungsmittel werden von der Schulmedizin weitgehend anerkannt.

GLUTENUNVER-TRÄGLICHKEIT

Säuglinge und Kinder vor dem 3. Lebensjahr sind am häufigsten von dieser relativ seltenen Erkrankung der Dünndarmschleimhaut betroffen. Die Symptome sind DURCHFALL mit weichem, voluminösem und faulig riechendem Stuhl und manchmal ein durch BLÄHUNGEN aufgetriebener Bauch. Das Kind wird durch Unterernährung allmählich immer schwächer.

Die Ursache liegt im Unvermögen des Organismus, Gluten aufzunehmen, ein Eiweiß, das sich in fast allen Getreidesorten und den Produkten daraus befindet. Weshalb es zu dieser Verdauungsstörung kommt, ist noch ungeklärt; vermutet wird ein Enzymmangel in der Dünndarmschleimhaut oder eine allergische Reaktion (siehe ALLERGIEN). Die Krankheit ist erblich und tritt oft nach einer Darminfektion auf.

Manchmal erkranken auch Erwachsene nach dem 30. Lebensjahr an Glutenunverträglichkeit, doch stellt sich dann oft heraus

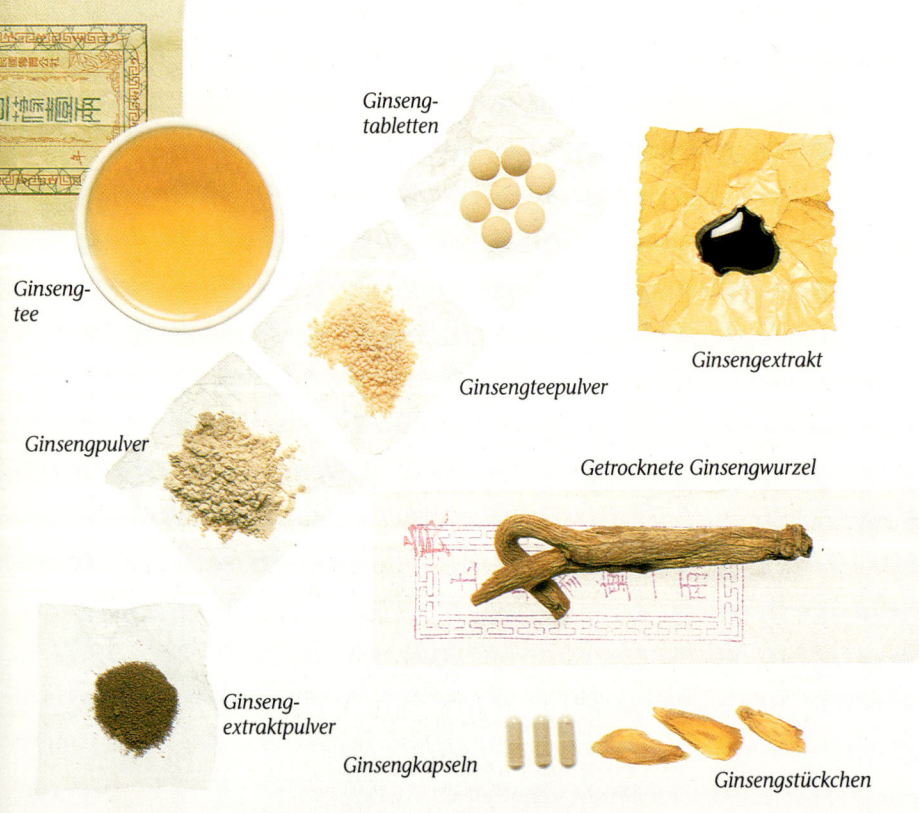

Ginseng-
tabletten

Ginseng-
tee

Ginsengextrakt

Ginsengteepulver

Ginsengpulver

Getrocknete Ginsengwurzel

Ginseng-
extraktpulver

Ginsengkapseln

Ginsengstückchen

Glutenunverträglichkeit: Was tun, was lassen?

● Brot, Kuchen, Kekse und alle Speisen, die mit Mehl zubereitet oder eingedickt wurden, vom Speiseplan streichen, ebenso Fleisch oder Fisch in Teig oder Panade.

● Bei Tiefkühlkost und Fertiggerichten auf der Zutatenliste nachlesen, ob Mehl als Verdickungsmittel verwendet wurde.

● Frisches Gemüse, Kartoffeln und andere Knollengemüse, getrocknete Bohnen, Obst, Nüsse, Eier, Schinken, Fleisch und Fisch, Käse, Butter, Honig und Marmelade sind erlaubt.

● Reis ist glutenfrei und darf gegessen werden.

daß sie schon in leichter Form als Kind darunter gelitten hatten. Betroffene müssen – oft ein Leben lang – eine streng glutenfreie Diät einhalten. Streicht man sämtliche Weizen-, Roggen-, Gerste- und Haferprodukte vom Speiseplan, erholen sich die Patienten meist innerhalb einiger Wochen.

Was der Heilpraktiker rät

Ziel der Behandlung ist es, die nützlichen Mikroorganismen im Darm und das IMMUNSYSTEM zu stärken. Ferner wird der Heilpraktiker zusammen mit dem Patienten oder den Eltern betroffener Kinder eine detaillierte Liste über Lebensweise, Ernährung und gesundheitliche Probleme zusammenstellen. Zusätzlich zu einer glutenfreien Diät können besänftigende Kräuter und entzündungshemmende Pflanzen wie Kamille, Majoran und Fenchel empfohlen werden.

Standpunkt der Schulmedizin

Vor einer gezielten Behandlung müssen Tests durchgeführt werden. Langzeitpatienten erhalten Vitamin- und Mineralstoffpräparate, um Ernährungsmängel auszugleichen. Bei manchen Kindern vergeht die Glutenunverträglichkeit, so daß sie zu einer normalen Ernährung zurückkehren können.

GRAUER STAR

Diese Augenkrankheit, bei der es zu einer Trübung der Linse und Verschlechterung der Sehfähigkeit kommt, tritt gewöhnlich im Alter auf, da mit fortschreitenden Jahren die Blutversorgung der Linsen nachläßt. In vielen Fällen ist ein Auge stärker betroffen als

das andere. Die Sehprobleme sind jedoch meist nur gering. Wenn das Augenlicht aber stärker eingeschränkt ist, sollte man einen Augenarzt aufsuchen.

Was der Heilpraktiker rät

Die Naturheilkunde zielt vor allem auf eine Verbesserung des Stoffwechsels ab. Wichtig ist auch, die besonders im Alter zunehmende Cholesterinablagerung in den Gefäßen zu verringern.

PFLANZENHEILKUNDE Stoffwechselanregende Pflanzen wirken allgemein entschlackend und können dazu beitragen, daß sich der graue Star langsamer entwickelt. In erster Linie kommen Wermut und die Mariendistel für die Leber in Frage, aber auch Gelbwurzel und Schöllkraut.

HOMÖOPATHIE Je nach individueller Konstitution kann unterstützend *Secale cornutum* gegeben werden, aber auch *Phosphorus, Aurum, Atropinum sulfuricum, Belladonna* und *Gelsemium*.

Standpunkt der Schulmedizin

Wenn das Sehvermögen des besseren Auges so nachgelassen hat, daß Schwierigkeiten bei der Orientierung auftreten, kann eine Operation helfen. Dabei wird eine Plastiklinse ins Auge implantiert.

GRIPPE

Grippe ist eine VIRUSINFEKTION, die vor allem im Winter epidemisch auftritt. Da zahlreiche und immer wieder neue Viren als Erreger in Frage kommen, ist eine dauerhafte Immunität trotz Schutzimpfungen nicht möglich. Auch wenn die Anfangssymptome einer Grippe denen einer ERKÄLTUNG ähneln, muß man beide Krankheiten deutlich voneinander unterscheiden. Zu den Grippesymptomen gehören hohes FIEBER, verbunden mit Schüttelfrost und Schwitzen, KOPFSCHMERZEN, Gliederschmerzen, Schwäche, Appetitlosigkeit, HUSTEN und Schmerzen hinter dem Brustbein. Der akute Krankheitszustand dauert etwa eine Woche; auch wenn die Symptome abgeklungen sind, fühlt man sich häufig noch eine Zeitlang schwach.

Was kann man selbst tun?

▶Trotz vorbeugender Maßnahmen wie der Stärkung der Abwehrkräfte kann man sich bei Grippeepidemien leicht anstecken. In den ersten Tagen sollte man möglichst nur Flüssigkeit zu sich nehmen. Bei Gliederschmerzen und Frösteln kann man vor dem Schlafengehen ein heißes Bad nehmen,

dem man eventuell 2 EL Bittersalz hinzufügt. Solange man Fieber hat, trinkt man Holunderblütentee und/oder Obstsäfte und macht kalte Wadenwickel. Bei kalten WICKELN und KOMPRESSEN ist es wichtig, daß man sich immer sofort in ein dickes Tuch oder eine Decke einhüllt, damit einem warm wird und man zu schwitzen anfängt. Man kann auch höhere Dosen Vitamin C einnehmen.

Was der Heilpraktiker rät

PFLANZENHEILKUNDE Im Anfangsstadium einer Grippe kann man Schüttelfrost mit heißem Ingwer-, Zimt- oder sogar Cayennepfeffertee entgegenwirken. Der Tee wärmt und fördert die Durchblutung. Bei Fieber trinkt man Holunderblütentee und -saft, der das Schwitzen anregt und dadurch die Temperatur reguliert.

Weitere Tees, die bei Grippe lindernd wirken, sind Lindenblüten- und Hagebuttentee. Als Saft eignen sich rote Bete, Wacholder und schwarze Johannisbeere. Um die Abwehr zu stärken, kann eine Stoßtherapie mit Sonnenhut *(Echinacea)* empfehlenswert sein. Dabei nimmt man 3–4 Tage lang alle 2–3 Stunden 10–20 Tropfen eines entsprechenden Fertigpräparats.

Da die Grippeerreger Viren sind, können Antibiotika nicht helfen. Der Heilpraktiker wird sich aber die Tatsache zunutze machen, daß auch Pflanzen ein Immunsystem haben, das sie gegen Viren schützt. Hilfreich sind die wasserlöslichen Gerb- und Rindenstoffe (wie sie in China- und Weidenrinde enthalten sind) sowie ätherische Öle. Versuche haben gezeigt, daß ätherische Öle (siehe AROMATHERAPIE) einen hemmenden Einfluß auf Viren haben. Daraus ergibt sich die günstige Wirkung dieser Öle bei Grippeerkrankungen.

HOMÖOPATHIE *Aconitum* wird in der ersten heftigen Fieberphase gegeben. Wenn der Patient bereits stark schwitzt, hilft *Belladonna*. Ferner können folgende Mittel verschrieben werden: *Baptisia* bei Erschöpfung, Magenbeschwerden, Benommenheit und wenn der Patient ein gerötetes Gesicht hat und sich wie zerschlagen fühlt; *Eupatorium perfoliatum* bei Gliederschmerzen, entzündeten Augen und wenn jede Bewegung anstrengt; *Gelsemium* bei hämmernden Kopfschmerzen sowie Druck auf den Augen.

BIOCHEMISCHE SALZE Im Anfangsstadium wird bei Fieber stündlich abwechselnd *Natrium sulfuricum* und *Ferrum phosphoricum* empfohlen. Wenn man sich elend fühlt, gelben Auswurf hat und am liebsten an die frische Luft gehen möchte, wechselt man zwischen *Kalium sulfuricum* und *Ferrum phosphoricum*. Befindet man sich bereits auf dem Weg der Besserung, kann man *Calcium phosphoricum* einnehmen.

Alternative Heilmittel gegen Grippe

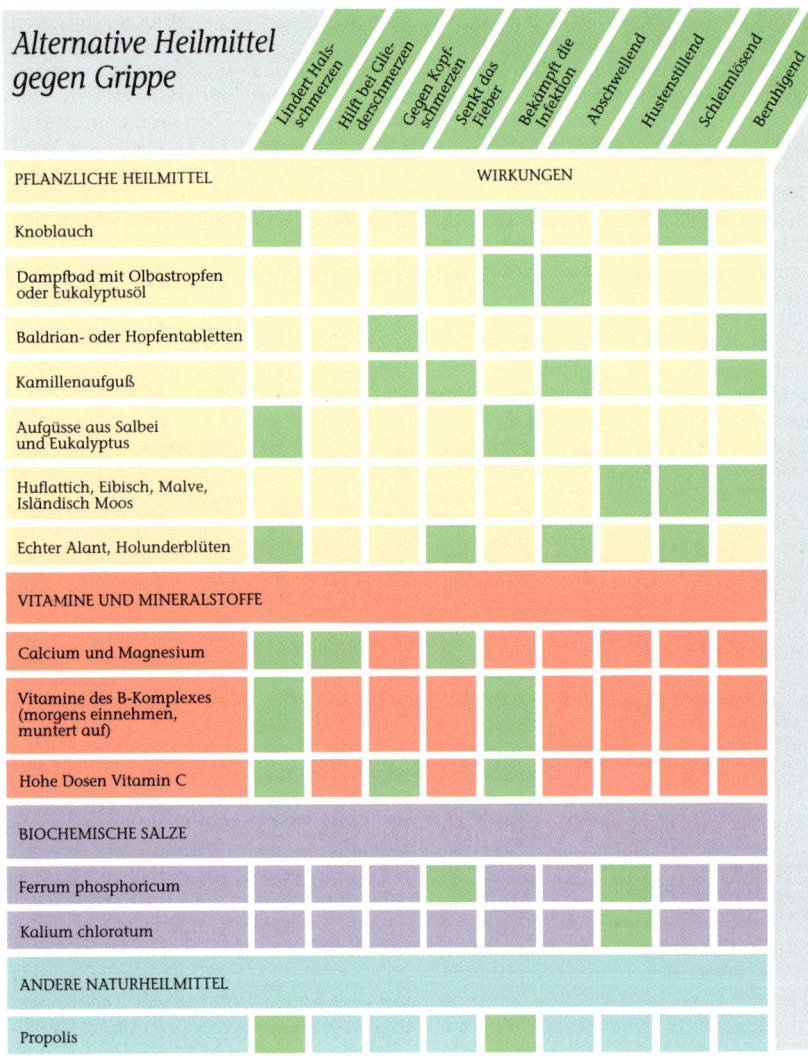

PFLANZLICHE HEILMITTEL	Lindert Halsschmerzen	Hilft bei Gliederschmerzen	Gegen Kopfschmerzen	Senkt das Fieber	Bekämpft die Infektion	Abschwellend	Hustenstillend	Schleimlösend	Beruhigend
Knoblauch	■			■	■			■	
Dampfbad mit Olbastropfen oder Eukalyptusöl					■	■			
Baldrian- oder Hopfentabletten									■
Kamillenaufguß			■		■				
Aufgüsse aus Salbei und Eukalyptus	■				■				
Huflattich, Eibisch, Malve, Isländisch Moos							■	■	
Echter Alant, Holunderblüten	■			■	■				
VITAMINE UND MINERALSTOFFE									
Calcium und Magnesium	■	■	■	■	■				
Vitamine des B-Komplexes (morgens einnehmen, muntert auf)	■	■	■	■	■	■	■	■	
Hohe Dosen Vitamin C	■	■	■	■	■	■	■	■	■
BIOCHEMISCHE SALZE									
Ferrum phosphoricum				■	■		■		
Kalium chloratum							■	■	
ANDERE NATURHEILMITTEL									
Propolis	■			■	■				

WIRKUNGEN

Zu Beginn einer Grippe leidet man vor allem an Schüttelfrost und Gliederschmerzen; Fieber und Husten dauern meist mehrere Tage an. Wenn man Bettruhe hält und die richtigen Mittel einnimmt, kann man eine Ausbreitung des Virus vermeiden und das Risiko verringern, daß Komplikationen auftreten.

Standpunkt der Schulmedizin

Junge Menschen werden in den meisten Fällen auch ohne ärztliche Behandlung mit einer Grippe fertig, wenn sie einige Tage Bettruhe halten, viel trinken und bei Bedarf Schmerzmittel einnehmen. Antibiotika sind gegen Grippeviren wirkungslos. Trotzdem werden sie von vielen Ärzten gegen bakterielle Sekundärinfektionen wie BRONCHITIS oder LUNGENENTZÜNDUNG verschrieben. Bei älteren oder schwachen Menschen kann man mit

Die Tabelle enthält eine Auswahl an naturheilkundlichen Mitteln, die gegen eine Grippe helfen können, und gibt die jeweils spezifischen Wirkungen an. Knoblauch beispielsweise lindert Halsschmerzen, senkt das Fieber, bekämpft die Infektion und wirkt schleimlösend.

Antibiotika Komplikationen vorbeugen, die lebensgefährlich sein können.

Jedes Jahr im Herbst werden Schutzimpfungen angeboten. Die Immunisierung kann für Risikogruppen – ältere Menschen, Zuckerkranke sowie Lungen- oder Herzkranke – angebracht sein. Allerdings schützt die Impfung nur gegen spezifische Grippeviren, nicht gegen normale Erkältungen. Bei einer Infektion mit anderen Viren als denen, gegen die geimpft wurde, kann es geimpften Patienten besonders schlecht gehen.

GURGELN

Nicht nur Spülungen in der vorderen Mundhöhle mit einem Zusatz unterschiedlicher Tinkturen wie z. B. Salbei können bei der Bekämpfung von KATARRHEN und Entzündungen hilfreich sein, sondern auch das tiefer ansetzende Gurgeln, das auf Rachen und Hals wirkt. Seit man Mandeln nicht mehr so häufig entfernt, weil man erkannt hat, daß das lymphatische Gewebe der Rachenmandeln eine wichtige Abwehrschranke bildet, durch die eindringende Keime abgehalten und unschädlich gemacht werden, hat das Gurgeln wieder eine größere Bedeutung bekommen. Es unterstützt die Arbeit der Mandeln, und bei beginnenden Halsschmerzen (siehe HALS- UND NASENBESCHWERDEN) sollte man diese Maßnahme sofort anwenden.

Man kann zunächst mit Kochsalzlösungen gurgeln. Wenn man die Blaufärbung nicht scheut, ist auch eine Kaliumpermanganatlösung recht wirkungsvoll. Gute Erfolge erzielt man ebenfalls mit Myrrhen-, Kamillen-, Eibisch- und Salbeitinktur, die man dem Gurgelwasser zusetzt. Ein Spritzer Heilpflanzenöl und ätherische Öle (siehe AROMATHERAPIE) wirken desinfizierend.

GÜRTELROSE

Erreger dieses schmerzhaften Bläschenausschlags ist das Virus, das bei Kindern WINDPOCKEN erzeugt. Es überlebt jahrelang inaktiv in einer Nervenwurzel, ehe es schließlich reaktiviert wird. Gürtelrose oder *Herpes zoster* bricht dann in einem Bereich aus, der durch diesen Nerv versorgt wird. Zur Reaktivierung kommt es manchmal durch den Kontakt mit einem Windpockenpatienten, doch kann die Gürtelrose auch durch starken seelischen STRESS ausgelöst werden.

Gürtelrose beginnt mit starken Schmerzen ohne ersichtlichen Grund auf einer Körperseite – normalerweise Brust oder Rücken. Nach einigen Tagen entsteht dort der charakteristische gürtelförmige Ausschlag mit flüssigkeitsgefüllten Bläschen, die platzen und eintrocknen. Sie heilen innerhalb von 2–3 Wochen ab; oft bleiben allerdings an verschorften Hautstellen Narben zurück. Die Schmerzen können jedoch noch monate-manchmal sogar jahrelang andauern.

Warnung Bei Verdacht auf Gürtelrose sollte man sich sofort in Behandlung begeben. Das gilt vor allem dann, wenn der Ausschlag auf der Stirn in der Nähe der Augen ausbricht. Wenn in diesem Fall die Behandlung zu spät erfolgt, besteht die Gefahr, daß durch eine Narbenbildung auf der Hornhaut das Augenlicht geschädigt wird.

Was der Heilpraktiker rät

Um die allgemein schlechte Verfassung bei Gürtelrose zu bessern, zielt die Behandlung auf eine Wiederherstellung der Vitalkräfte ab. Heilpraktiker raten zu einer hochdosierten Zufuhr von Vitaminen des B-Komplexes. Zusätzlich kann täglich 1 g der essentiellen Aminosäure L-Lysin verschrieben werden. Da die oft lang anhaltenden Nachschmerzen psychisch belasten, muß man auch diesen Bereich berücksichtigen. Pflanzen wie Johanniskraut wirken entspannend und nervenberuhigend.

HOMÖOPATHIE Im Frühstadium kann die Ausbreitung der Gürtelrose mit homöopathischen Mitteln zum Stillstand gebracht werden. Wenn der Bläschenausschlag schon begonnen hat, nimmt man *Rhus toxicodendron*. Bei Brennen und Stechen auf der Haut empfiehlt sich *Apis*, gegen die Schmerzen gibt man *Mezereum*. Wenn Bewegungen als unangenehm empfunden werden und der Patient über Appetitlosigkeit klagt, kann *Ranunculus* helfen.

AKUPUNKTUR Nach dem Abklingen des Ausschlags kann man die neuralgischen Schmerzen bekämpfen, indem man Punkte auf dem Magen-, Dickdarm- und Dünndarmmeridian sowie auf dem Lenkergefäß stimuliert. Auch Schmerzpunkte in der Nähe des Ausschlags werden behandelt.

AROMATHERAPIE Wenn die Behandlung wirksam sein soll, muß sie einsetzen, sobald sich die ersten Symptome zeigen. Der schmerzende Hautbereich wird mit je 3 Tropfen Geranien-, Salbei- und Thymianöl, die in 20 ml Trägeröl aufgelöst werden, eingerieben. Sehr berührungsempfindliche Haut wird nur behutsam mit dem Öl betupft. Man kann die ätherischen Öle auch in ein kleines Glas mit Wasser geben und auf die Haut träufeln oder eine damit getränkte KOMPRESSE auflegen.

NEURALTHERAPIE Um die Schmerzreflexbogen zu durchbrechen, kann man sowohl im Segment, wo sich die Gürtelrose befindet, als auch um die betroffenen Stellen Quaddeln setzen. Manche Heilpraktiker unterspritzen den Bläschenausschlag selbst mit einem Lokalanästhetikum (z. B. PROKAIN). Ebenso kann eine tiefere Neuraltherapie, die auf die Wurzeln der befallenen Nerven abzielt, helfen.

Standpunkt der Schulmedizin

Wird die Gürtelrose früh diagnostiziert und innerhalb von 24 Stunden nach Auftreten des Ausschlags mit der Behandlung begonnen, kann man mit antiviralen Medikamenten den Krankheitsverlauf abkürzen. In manchen Fällen werden starke Schmerzmittel verschrieben.

HAARAUSFALL

Wenn neues Haar nicht schnell genug nachwächst, um den normalen täglichen Haarausfall zu ersetzen, dünnt das Haar zunehmend aus, bis das Wachstum an bestimmten Stellen der Kopfhaut sogar ganz aufhört.

Die Glatzenbildung beim Mann ist meist erblich bedingt und hängt mit der Produktion des männlichen Geschlechtshormons Testosteron zusammen. Faktoren wie STRESS, Vitaminmangel oder schlechte Durchblutung können hinzukommen. Frauen bekommen nur in Ausnahmefällen eine Glatze. Allerdings kann nach den WECHSELJAHREN ein verstärkter Haarausfall auftreten.

Vorübergehender Haarausfall (siehe HAARPROBLEME) bei beiden Geschlechtern kann durch BLUTARMUT, eine Schilddrüsenstörung, Kopfhauterkrankungen, Infektionskrankheiten, SCHWANGERSCHAFT, hormonale Verhütungsmittel und Medikamente wie Steroide oder Antibiotika verursacht werden.

Was kann man selbst tun?

▶ Um die Haarstruktur und die Beschaffenheit der Kopfhaut zu verbessern, kann man warmes Mandelöl einmassieren, das mindestens 1 Stunde einwirken sollte, bevor man es mit einem milden Shampoo wieder auswäscht. Man kann auch Pferdemark als Haarkur verwenden.

Was der Heilpraktiker rät

PFLANZENHEILKUNDE Um Kopfhaut und Haarboden anzuregen, kann der Heilpraktiker Haarwässer aus Brennessel, Birkenblättern und Klettenwurzel empfehlen. Man kann ein solches Haarwasser auch selbst herstellen, indem man $1/10$ Lavendelöl, Kalmusöl und Enzianwurzeltinktur mit $9/10$ Rosmarinspiritus mischt.

HOMÖOPATHIE *Lycopodium* wird gegen vorzeitige Glatzenbildung und auch bei frühzeitigem Ergrauen eingesetzt. Bei Haarverlust durch hormonelle Veränderungen nach einer Entbindung oder in den Wechseljahren kann man es mit *Sepia* versuchen. *Thallium sulfuricum* kann bei Haarausfall, der mit hartnäckigen Nervenentzündungen verbunden ist, helfen.

AROMATHERAPIE Man mischt je 5 Tropfen Salbei- und Zedernöl mit 30 ml gereinigtem Spiritus und massiert täglich einen Spritzer davon in die Kopfhaut ein. Man reibt dabei mit den Fingern so fest, daß man spürt, wie sich die Haut über dem Schädel bewegt.

BIOCHEMISCHE SALZE *Calcium fluoraticum, Kalium sulfuricum, Natrium chloratum* und *Silicea* können helfen.

Standpunkt der Schulmedizin

Ärzte raten bei Haarausfall zu Vitaminergänzungen und Haarwässern; beides hilft jedoch nicht bei erblich bedingter Glatzenbildung. Wer unter seinem Aussehen leidet, kann eine Haartransplantation in Erwägung ziehen oder ein Toupet tragen. Steckt eine Krankheit hinter dem Haarausfall, wird die richtige medizinische Behandlung Abhilfe schaffen.

HAARDIAGNOSE

Die Haardiagnose enthüllt, ob im Körper ein schädliches Ungleichgewicht an MINERALSTOFFEN besteht. Dazu wird eine Haarsträhne – am besten vom Nackenhaar, das am schnellsten wächst – im Labor untersucht.

Haar ist aus dem Eiweißstoff Keratin aufgebaut, der einen großen Anteil Schwefel enthält. Experten vermuten, daß sich der Schwefel mit Mineralstoffen verbindet und diese sich in den Haaren ablagern. Wenn sich giftige Mineralstoffe wie Aluminium, Arsen, Blei und Quecksilber im Körper anreichern, kann es zu Verhaltensstörungen kommen. Aber auch ein Mineralstoffungleichgewicht kann eine Reihe von Beschwerden, z. B. ALLERGIEN, DEPRESSIONEN, VERDAUUNGSSTÖRUNGEN, HYPERAKTIVITÄT und MÜDIGKEIT, auslösen.

Haaranalytiker können nach eigenen Angaben einen Mangel oder Überschuß an Mineralstoffen feststellen, indem sie die Haarproben für 36 Stunden in eine chemische Lösung legen und sie dann spektralanalytisch in einem komplizierten elektronischen Verfahren untersuchen. Dabei stellt sich möglicherweise heraus, welche schädlichen Mineralstoffe der Körper z. B. durch Haarfärbemittel, Dauerwellenlotionen, Shampoos und Haarsprays sowie durch die Luftverschmutzung aufgenommen hat. Als schädlich können sich auch Mineralstoffe erweisen, die man über Kochgeschirr aus Aluminium aufnimmt. Die Testergebnisse werden in Form von Tabellen ausgedruckt und vom Labor ausgewertet.

Standpunkt der Schulmedizin

Ärzte hegen beträchtliche Zweifel an der Methode und den Ergebnissen von Haardiagnosen. Manche Mediziner nehmen die Analysen jedoch als Grundlage, um ihre Patienten in Fragen der Ernährung, der Arbeits- und Freizeitgestaltung zu beraten. Diese Bereiche können erhebliche Auswirkungen auf den Mineralstoffhaushalt des Körpers haben, der für die Gesundheit eine wichtige Rolle spielt.

HAARPFLEGE

Die natürliche Beschaffenheit der Haarpracht jedes einzelnen hängt von vier vererbbaren Faktoren ab: Dichte, Struktur, Form und Farbe. Den Zustand der Haare bestimmt man jedoch bis zu einem gewissen Grad selbst – durch die allgemeine gesundheitliche Verfassung, durch die Wahl von Shampoos und anderen Haarpflegemitteln sowie durch schonende oder strapazierende Behandlung mit Kamm, Bürste, Lockenwicklern und kosmetischen Chemikalien.

Haut und Haar weisen Gemeinsamkeiten auf: Von allen zellulären Elementen des Körpers entwickeln sie sich am schnellsten. Das Haar wächst durchschnittlich um 13 mm pro Monat – in der Nacht stärker als am Tag und im Sommer schneller als im Winter. Gesundes Haar ist weich und glänzend, weil es mit einer dünnen Talgschicht überzogen ist. Diese natürliche ölige Substanz wird von den Talgdrüsen in der Kopfhaut abgesondert, die an der Wurzel jedes einzelnen Haares sitzen. Der Talg hält die äußere Schicht der Kopfhaut geschmeidig, trägt dazu bei, daß die Feuchtigkeit der Haut nicht durch Verdunstung verlorengeht, fettet das Haar und verhindert, daß sich schädliche Bakterien auf der Kopfhaut ansiedeln.

Das Haar ist leicht gesund zu erhalten, vorausgesetzt, man leidet nicht unter HAARPROBLEMEN. Man braucht nur auf eine saubere Kopfhaut zu achten und sich um eine ausgewogene und angemessene Ernährung zu bemühen (siehe ERNÄHRUNG UND GESUNDHEIT). Für das Haarewaschen gibt es keine verbindlichen Regeln. Jeder muß selbst entscheiden, wann er es für nötig hält. Bei besonders fettigem Haar und einer entsprechend hohen Talgproduktion muß das Haar öfter – manchmal sogar täglich – gewaschen werden. Bei trockenem Haar empfiehlt sich vor jeder Haarwäsche eine Kopfhautmassage mit Olivenöl (siehe Kasten rechts oben).

Durch falsche Pflege kann man sein Haar auf Dauer Schaden erleiden. Wer seine Haare oft wäscht, sollte ein mildes, seifenfreies Shampoo benutzen. Lockenwickler, Plastikbürsten, spitze Metallkämme und Gummibänder schädigen Haare und Haarwurzeln. Auch straff gebundene Frisuren wie ein Pferdeschwanz, heftiges Bürsten und häufige kräftige Massagen überbeanspruchen das Haar und können zu Haarausfall führen. Elektrische Lockenstäbe, starke Sonnenbestrahlung, heißes Fönen sowie gechlortes oder Meerwasser trocknen Haar und Kopfhaut aus. Vor allem Dauerwellen und häufiges Bleichen oder Färben strapazieren das Haar übermäßig.

Warnung Haarfärbemittel sollte man vor der Anwendung testen, indem man eine kleine Menge davon auf die Kopfhaut hinter dem Ohr tupft. Wenn sich dort innerhalb von 48 Stunden Zeichen einer Hautreizung einstellen, ist von der Verwendung des Produkts abzuraten. Die Anweisungen auf der Packung sind immer genau einzuhalten.

Bei wiederholtem Bleichen mit Wasserstoffsuperoxid-Präparaten können die Haare struppig, trocken und spröde werden; außerdem spalten sich die Spitzen. Manchmal werden sie auch dünn oder brechen ab. Das Y-förmige Spalten der Haarspitzen beruht auf einem Mangel an Talg. Je weiter die Spitzen von der Kopfhaut entfernt sind, um so trockener werden sie. Allerdings kann sich fettiges Haar ebenfalls spalten. Häufig teilt sich das Haar auch in der Mitte und bricht dann ab.

Um diesen Haarspliß zu vermeiden, sollte man die Spitzen alle 4–6 Wochen schneiden lassen. Ausgefranste Haarspitzen, die sich hartnäckig immer wieder bilden, können kurzzeitig mit einem Haarkonditionierer behandelt werden; man sollte dieses Pflegeprodukt aber immer nur auf die Spitzen auftragen.

Ergrauen Die Haarfarbe ist durch das Verhältnis zweier Pigmente im Haar festgelegt – braunschwarz und rotgelb. Wenn man älter wird, werden während des Wachstums der Haare weniger Pigmente in den Haarschäften abgelagert. Die Haare erscheinen dann grau. Der Prozeß beginnt normalerweise an den Schläfen und breitet sich allmählich über den ganzen Kopf aus. In welcher Zeit und in welchem Ausmaß die Haare ergrauen, hängt jedoch stark von der erblichen Veranlagung ab.

Haarausfall Er ist bis zu einem gewissen Grad ganz normal; ein Haar fällt aus, weil sich darunter ein neues gebildet hat. Übermäßiger HAARAUSFALL kann durch bestimmte Krankheiten (siehe HAARPROBLEME) verursacht werden. Frauen verlieren manchmal vorübergehend Haare aufgrund von hormonellen Veränderungen, z. B. nach einer Entbindung oder nachdem sie die Antibabypille abgesetzt haben. Ebenso können einige Mittel gegen KREBS, sogenannte Zytostatika, den Haarausfall hervorrufen, doch wächst das Haar in diesem Fall mit der Zeit wieder nach. Während der WECHSELJAHRE beginnt sich bei Frauen das Haar häufig zu lichten und wird dann auch nicht mehr durch neues Haar ersetzt.

Um übermäßigen Haarausfall zu vermeiden, sollte man auf scharfe Kämme oder Bürsten, die die Haare ausreißen, verzichten. Nasses Haar darf nicht heftig gekämmt, gebürstet oder trockengerubbelt werden. Beim Fönen sollte man 15 cm Abstand zum Kopf halten, wobei man möglichst die niedrigste oder höchstens die mittlere Wärmestufe wählt.

Olivenöl – Balsam für trockenes Haar

Man gibt 2 EL Olivenöl in eine Tasse und erwärmt das Öl im Wasserbad auf Körpertemperatur, bevor man es vorsichtig, aber gründlich mit den Fingerspitzen in die Kopfhaut einmassiert. Dann taucht man ein Handtuch in heißes Wasser, wringt es aus und legt es um den Kopf. Sobald das Handtuch abgekühlt ist, wiederholt man den Vorgang noch 2- oder 3mal. Anschließend werden die Haare gewaschen.

Bei ungewöhnlich trockenem Haar, bei dem dieses natürliche Mittel nicht hilft, kann ein ernsteres Haarproblem die Ursache sein. In diesem Fall kann der Heilpraktiker oder auch ein Spezialist für Haar- und Kopfhauterkrankungen helfen.

Schuppen Bei leichter Schuppenbildung halbiert man eine Zitrone und reibt mit den beiden Hälften die Kopfhaut ein. Nach einer Einwirkungszeit von 10 Minuten wäscht man die Haare.

HAARPROBLEME

Bis auf Handflächen, Fußsohlen, Finger- und Zehenspitzen, den Nabel und Teile der Genitalien bedecken Haare den ganzen menschlichen Körper. Sie schützen vor Wärmeverlust, indem sie Luft einschließen und so eine Isolationsschicht bilden. Haare werden ständig neu gebildet: Wimpern und Achselhaare haben die kürzeste Lebenszeit (etwa 4 Monate), die Kopfhaare halten sich am längsten (etwa 4 Jahre). Da keine Nervenenden in den Haaren verlaufen, schmerzt das Abschneiden nicht.

Der Zustand der Haare und der Kopfhaut spiegelt das Allgemeinbefinden von Körper und Seele wider. Fast jede Krankheit oder auch emotionaler STRESS können das Haar leblos und stumpf machen. Bei BLUTARMUT, Vitaminmangel (siehe VITAMINE) und Schilddrüsenunterfunktion (siehe SCHILDDRÜSENERKRANKUNGEN) fallen oftmals Haare aus.

HAARAUSFALL, der mit dem Zurückweichen der Stirnhaargrenze und dem Ausdünnen des Kopfwirbels beginnt, ist bei vielen Männern ein ebenso normaler Vorgang wie das lichter werdende Haar älterer Frauen. Den meisten Frauen gehen 2 oder 3 Monate nach einer Entbindung die Haare stärker aus, doch der Zustand bessert sich normalerweise rasch wieder.

Kreisrunder Haarausfall an einer oder an

mehreren Stellen des Kopfes kann Männer wie Frauen und auch Kinder treffen. Er tritt plötzlich und im allgemeinen vorübergehend auf – manchmal bei übermäßigem Streß. Die Ursache ist nach wie vor unbekannt. Das Haar wächst normalerweise nach, allerdings kann sich dabei die Farbe verändern.

Haarausfall ist oft eine Nebenwirkung zytostatischer Medikamente und der Chemotherapie bei KREBS; er kann aber auch Spätfolge früherer Erkrankungen sein. SCHUPPEN, Plättchen abgestorbener Kopfhaut, sind anlagemäßig bedingt und hängen mit einer gesteigerten Absonderung der Talgdrüsen zusammen. Schwerere Fälle gehen manchmal auf ein spezielles, sogenanntes seborrhoisches EKZEM zurück.

Das Haar kann auch von Läusen befallen werden, die dort ihre Eier – die Nissen – ablegen. Zur Übertragung kommt es durch Kontaktinfektion.

Was kann man selbst tun?

▶ Glanzloses, strähniges Haar spült man regelmäßig mit einer Lösung aus 600 ml Wasser und je 5 Tropfen Zitronen-, Rosmarin- und Lavendelöl.

Bei lichter werdendem Haar kann man je 3 Tropfen Rosmarin- und Ylang-Ylang-Öl in Wodka oder hochprozentigem Alkohol lösen und mit 1 EL Orangenblütenwasser verdünnen. Ein paar Tropfen davon werden täglich etwa 2 Minuten lang vorsichtig in die Kopfhaut einmassiert.

Schuppen behandelt man mit einer Mixtur aus 3 Tropfen Zedernholz- und je 2 Tropfen Rosmarin- und Zitronenöl, das in 1 EL eines Trägeröls oder einer Trägerlotion aufgelöst wird. Man trägt ein wenig davon auf die Kopfhaut auf und läßt sie 2 Stunden oder auch über Nacht einwirken. Anschließend wird das Haar gewaschen und gründlich gespült (siehe HAARPFLEGE).

Was der Heilpraktiker rät

Naturheilkundler betrachten den Zustand der Haare als eine Art Frühwarnsystem für nachlassende Vitalität und schwache Gesundheit; Haar- und Kopfhautprobleme sind für sie Anzeichen eines gestörten Gleichgewichts im Körper, das man entsprechend behandeln sollte. Mehr BEWEGUNG und eine gesunde Kost (siehe ERNÄHRUNG UND GESUNDHEIT) können darüber hinaus dazu beitragen, das Haar gesund und schön zu erhalten. Bei Haarproblemen ist eine individuelle Beratung immer angezeigt.

PFLANZENHEILKUNDE Eine leichte Massage der Kopfhaut regt die Blutzirkulation an. Geeignet sind Haarwässer aus Brennessel, Birkenblättern und Klettenwur-

zel. Zur Anregung der Haarfollikel und zur Wachstumsförderung des Haars kann man auch ein paar Tropfen Rosmarinöl in die Kopfhaut einmassieren; anschließend wird das Haar ausgespült. Ebenso kann man das Haar nach der Kopfwäsche mit einem starken Aufguß aus Brennesseln spülen. Bei juckender Kopfhaut oder bei Schuppen empfehlen sich Aufgüsse aus Rosmarin, Thymian, Lavendel oder Wacholder, die zur Reinigung und aseptischen Behandlung in Haar und Kopfhaut einmassiert werden (siehe auch HAARPFLEGE).

Standpunkt der Schulmedizin

Bei Glatzenbildung verschreiben manche Ärzte Minoxidil-Lösung. Wird das Mittel mindestens 4 Monate lang täglich in die Kopfhaut eingerieben, kann der Haarausfall gebremst werden. Nach Abbruch der Behandlung läßt die Besserung allerdings wieder nach. Das Mittel hilft nicht gegen Haarausfall bei Frauen.

Fällt das Haar an einzelnen Stellen aus, werden manchmal Cremes oder Steroidinjektionen verordnet. Mit einem Steroidhaarwasser hat man gute Erfahrungen bei seborrhoischem Ekzem gemacht.

Für Kopfläuse gibt es wirksame medizinische Mittel, die man in die Kopfhaut einreibt, 12 Stunden einwirken läßt und anschließend mit Wasser wieder auswäscht. Häufig muß die ganze Familie oder eine komplette Schulklasse gleichzeitig behandelt werden.

HALS- UND NASEN- BESCHWERDEN

Ein entzündeter Hals und eine verstopfte Nase können vielerlei Ursachen haben. Bei ERKÄLTUNGEN, KEHLKOPFENTZÜNDUNG und MANDELENTZÜNDUNG liegen bakterielle oder Virusinfektionen vor. Dagegen ist HEUSCHNUPFEN eine jahreszeitlich bedingte allergische Reaktion auf bestimmte Gräser- und Blütenpollen.

Eine Kehlkopfentzündung ruft häufig eine vorübergehende Heiserkeit hervor. Chronische Heiserkeit dagegen kann durch POLYPEN oder Stimmbandknötchen verursacht werden und tritt vor allem dann auf, wenn die Stimmbänder überbeansprucht wurden.

NASENBLUTEN ist meist die Folge einer Verletzung oder Infektion, es kann aber auch durch hohen BLUTDRUCK hervorgerufen werden. Oft läßt sich aber keine genaue Ursache feststellen.

Was kann man selbst tun?

▶ Wer unter einer verstopften Nase, KATARRH oder häufigen Halsentzündungen leidet, sollte Milchprodukte und Zucker meiden und statt dessen mehr frisches Obst und Gemüse essen. Bei chronischem Katarrh oder Infektionen hilft Vitamin C. Im akuten Fall nimmt man 1 g pro Tag, als Langzeitbehandlung die halbe Dosis.

Bei Katarrh und verstopfter Nase bringt es Erleichterung, wenn man je 4 Tropfen Eukalyptus- und Kajeputöl sowie 2 Tropfen Pfefferminzöl auf ein Papiertaschentuch träufelt und den Duft tief durch die Nase einatmet. Man kann auch eine Dampfinhalation machen. Bei laufender Nase gibt man je 3 Tropfen Eukalyptus-, Zypressen- und Zitronenöl auf ein Papiertaschentuch und atmet den Duft ein.

Warnung Diese Anwendungen sind nicht für Asthmatiker geeignet!

Bei Halsschmerzen gibt man 3 Tropfen Eukalyptusöl, 1 Tropfen Teebaumöl und 2 Tropfen Sandelholzöl in 1 Glas Wasser und gurgelt damit.

Was der Heilpraktiker rät

PFLANZENHEILKUNDE Meist sind Hals- und Nasenbeschwerden die Folge einer ERKÄLTUNG, weshalb man z. B. mit Sonnenhut (*Echinacea*) vor allem die Abwehr zu stärken versucht. Dampfbäder mit Kamille wirken lindernd und heilend bis in die Bronchien hinein. Nasenöle und -salben mit Eukalyptus, Salbei, Pinie und Thuja lassen die Schleimhäute abschwellen und verhindern, daß die Nase austrocknet und Borken bildet. Bei Halsweh empfehlen sich Tinkturen aus Salbei, Thymian oder Myrrhe zum Gurgeln.

HOMÖOPATHIE Bei ständig verstopfter Nase kann man es mit *Luffa* versuchen. Bei eitrigem Schnupfen kann *Hepar sulfuris* helfen. Bei dünnflüssigem Nasenschleim gibt man *Silicea*, bei gelbem, grünem, blutigem Schleim *Hydrastis*. Bei Halsweh, das durch Kälte gebessert wird, kann *Causticum* oder *Aconitum* verordnet werden.

Standpunkt der Schulmedizin

Die meisten Hals- und Nasenbeschwerden klingen von allein ab. Bei einer bakteriellen Infektion werden zwar manchmal Antibiotika zur Beschleunigung des Heilungsprozesses verschrieben, aber viele Ärzte empfehlen Ruhe, Hausmittel sowie INHALATIONEN sowie Nasensprays. Ernsthaftere oder chronische Beschwerden müssen allerdings medizinisch behandelt werden. Bei ständig wiederkehrender Mandelentzündung, geschwollenen Polypen oder Nasenwucherungen kann ein operativer Eingriff nötig sein.

HÄMORRHOIDEN

Wenn sich die Mastdarmvenen zu bis zu kirschkerngroßen Knoten erweitern, spricht man von Hämorrhoiden. Sie können im After bleiben oder durch den Druck beim Stuhlgang austreten und rufen JUCKREIZ, Schmerzen und häufig anale Blutungen hervor.

Äußere Hämorrhoiden bilden sich meist nach 1–2 Wochen zurück. Übrig bleiben oft Hautlappen, die ebenfalls zu Reizungen und Jucken führen. Manchmal verwandelt sich eine Hämorrhoide durch einen Blutpfropf oder Thrombus in eine harte, außerordentlich schmerzhafte Geschwulst. Hämorrhoiden werden meist durch ballaststoffarme Ernährung, zuwenig BEWEGUNG und VERSTOPFUNG begünstigt.

Was kann man selbst tun?

▶ Um den Stuhl weicher zu machen, sollte man reichlich BALLASTSTOFFE, z. B. Leinsamen oder Weizenkleie, zu sich nehmen. Durch eine gute Haltung und ausreichende Bewegung wird der Druck auf den Mastdarm verringert. Zusätzlich kann man die Durchblutung durch heiße und kalte Packungen anregen, wodurch auch die Beschwerden gelindert werden.

Was der Heilpraktiker rät

PFLANZENHEILKUNDE Bei Hämorrhoiden werden Salben oder Zäpfchen aus Roßkastanie oder Hamamelis empfohlen. Bei Blutungen kann ein milder Abführtee aus Wasserpfeffer helfen.

HOMÖOPATHIE Bei begleitendem Splitterschmerz kann *Acidum nitricum* gegeben werden. Venenstauungen ins Becken – besonders bei Schwangerschaft – sprechen gut auf *Collinsania* an. Wenn der Stuhl wie Glasscherben schmerzt, verordnet man *Aesculus*, bei Pflockgefühl *Anarcadium*. Auch *Nux vomica* und *Lycopodium* können helfen.

AROMATHERAPIE Lindernd wirken die ätherischen Öle von Zypresse, Kamille, Wacholder, Weihrauch oder Myrrhe. Für ein 5–10minütiges Sitzbad morgens und abends gibt man je 2 Tropfen von zwei der genannten Öle plus 1 Tropfen Pfefferminzöl in eine halbvolle Waschschüssel mit Wasser. Anschließend trägt man eine Mischung aus 20 ml Pflanzenöl mit 10 Tropfen eines dieser Öle auf.

Standpunkt der Schulmedizin

Bei analen Blutungen muß der Arzt feststellen, ob eine ernstere Ursache dahintersteckt. Auch bei chronischer Verstopfung oder DURCHFALL ist medizinischer Rat einzu-

holen. Durch eine ballaststoffreiche Ernährung und ausreichende Flüssigkeitszufuhr vermeidet man Verstopfung, die häufig für Hämorrhoiden verantwortlich ist. Juckreiz und Schmerzen werden durch heiße Bäder gemildert; außerdem kann der Arzt Cortisonsalben und -zäpfchen verschreiben. Beim Stuhlgang sollte auf alle Fälle das Pressen vermieden werden. Statt Toilettenpapier kann man feuchte Tüchlein verwenden. Wenn Hämorrhoiden nicht vergehen oder immer wiederkehren, können sie unter lokaler Betäubung chirurgisch entfernt werden.

HANDAUFLEGEN

Seit Urzeiten glauben Menschen daran, daß Krankheiten durch Handauflegen geheilt werden können. Auch das frühe Christentum kannte das Handauflegen, durch das mit Hilfe des Heiligen Geistes die Kraft Gottes auf den Kranken übertragen wurde. Das Handauflegen wird noch heute von Heilern praktiziert und ist ein wesentlicher Bestandteil der GEISTHEILUNG. Erklärungsversuche gehen davon aus, daß beim Handauflegen magnetische Energie von den Händen des Heilers in kranke Bezirke und Organe überfließt und zur Heilung und Linderung von Schmerzen beiträgt, die oft auf einem Energiemangel beruhen.

HANDPFLEGE

In vielen Berufen, auch dem der Hausfrau, sind die Hände die am stärksten beanspruchten Körperteile – und häufig zugleich die am meisten vernachlässigten. Dabei verdienten sie mehr Aufmerksamkeit.

Der Handrücken hat eine weiche Haut, feine Härchen sowie Talg- und Schweißdrüsen. Auf den Handflächen dagegen ist die Haut härter, Haare oder Talgdrüsen finden sich hier nicht, nur eine Vielzahl von Schweißdrüsen, die bei Hitze oder bei STRESS in Aktion treten, so daß die Handflächen naß vor Schweiß werden.

Die sichtbaren Teile der Fingernägel, die Nagelplatten, bestehen aus langsam wachsendem Keratin. Die Nägel wachsen während des gesamten Lebens, wenn auch nicht immer gleich schnell. Für seine Entwicklung von der Wurzel bis zur Spitze braucht ein Nagel rund 16–20 Wochen.

Was kann man selbst tun?

Bei Nagelproblemen Manchmal lösen sich die obersten Nagelschichten und blättern ab, oder die Nägel splittern, weil sie mit

Die Maniküre zu Hause

Man braucht dazu Watte, Sandblattfeilen, ein sogenanntes Pferdefüßchen mit einer stumpfen Spitze und einem Gummi am anderen Ende, Nagel- oder Nagelhautcreme, einen mit weichem Leder bezogenen Nagelpolierer sowie eventuell einen ölhaltigen Nagellackentferner.

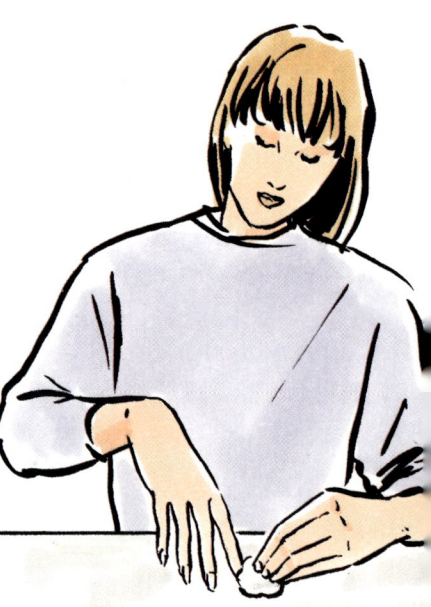

1 *Nagellackreste gründlich entfernen, indem man etwas Watte mit Nagellackentferner tränkt, sie kurz auf den Nagel drückt und dann den Lack vorsichtig abreibt.*

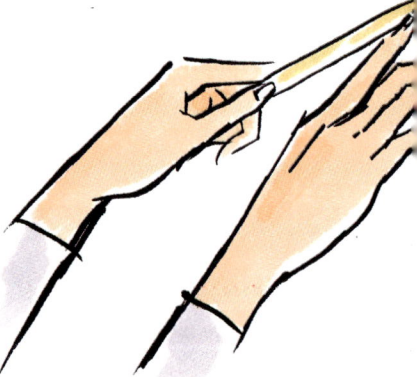

2 *Die Nägel mit der feinen Seite der Sandblattfeile von der Seite zur Mitte hin zurechtfeilen. Die Seiten nicht zu stark abfeilen, damit die Nägel nicht an Festigkeit verlieren.*

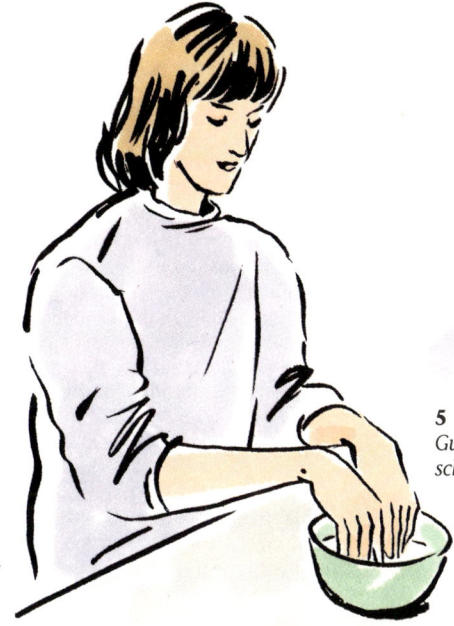

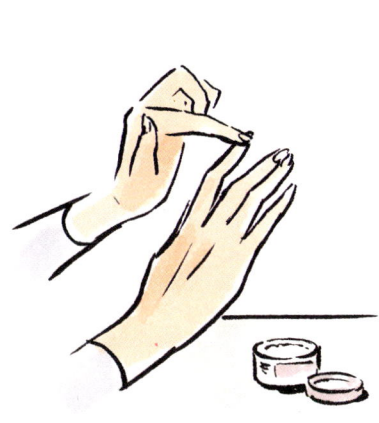

3 Nagel- oder Nagelhautcreme auf die Nägel auftragen, einmassieren und 2 Minuten einwirken lassen.

4 Die Nägel 2 Minuten in warmem Seifenwasser einweichen und dann gründlich abtrocknen.

5 Die Nagelhäute vorsichtig mit dem Gummiende des Pferdefüßchens zurückschieben.

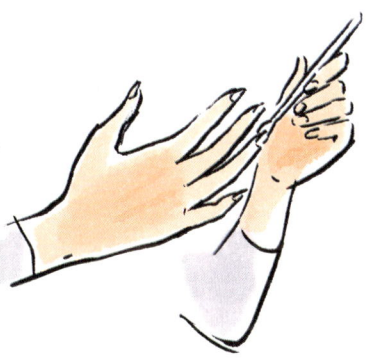

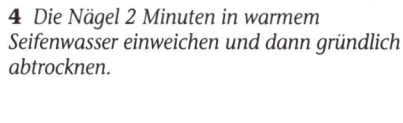

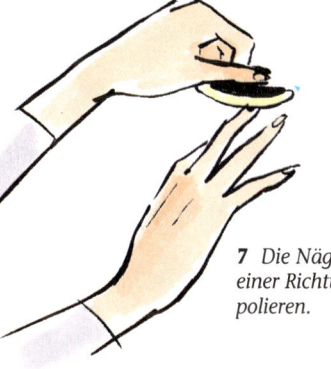

6 Etwas Watte um die Spitze des Pferdefüßchens wickeln, in das Seifenwasser tauchen und damit den Schmutz unter den Nagelrändern entfernen. Wenn man keinen farbigen Nagellack aufträgt, kann man mit einem Nagelweißstift unter den Nagelrändern entlangfahren.

7 Die Nägel in einer Richtung polieren.

8 Die Hände eincremen. Mit den Nägeln über ein Stück Stoff streichen, um rauhe Stellen zu entdecken, die man mit der Sandblattfeile glättet.

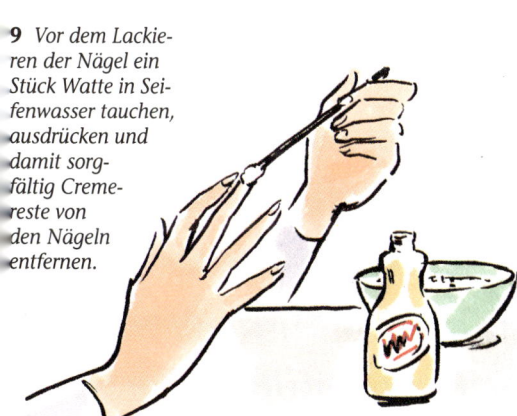

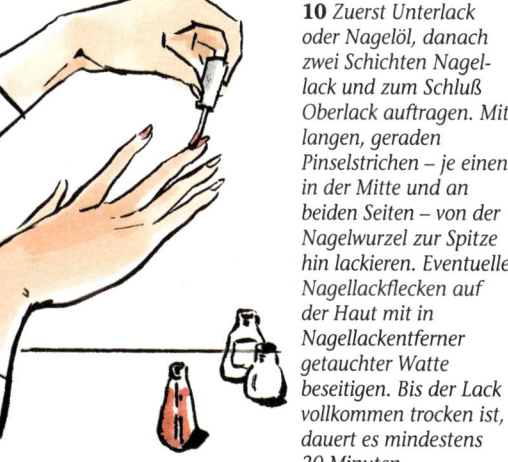

9 Vor dem Lackieren der Nägel ein Stück Watte in Seifenwasser tauchen, ausdrücken und damit sorgfältig Cremereste von den Nägeln entfernen.

10 Zuerst Unterlack oder Nagelöl, danach zwei Schichten Nagellack und zum Schluß Oberlack auftragen. Mit langen, geraden Pinselstrichen – je einen in der Mitte und an beiden Seiten – von der Nagelwurzel zur Spitze hin lackieren. Eventuelle Nagellackflecken auf der Haut mit in Nagellackentferner getauchter Watte beseitigen. Bis der Lack vollkommen trocken ist, dauert es mindestens 20 Minuten.

135

Handpflege: Was tun, was lassen?

- Alkalireiche Seifen mit einem pH-Wert über 7,5 meiden.
- Für Arbeiten, bei denen die Hände mit Wasser in Berührung kommen, baumwollgefütterte Gummihandschuhe tragen. Bei Gummiallergie zieht man Plastikhandschuhe an. Vorher die Hände eincremen.
- Bei trockenen Arbeiten, die die Hände beanspruchen, Baumwollhandschuhe tragen.
- Die Nägel täglich in warmer Seifenlauge mit einer weichen Bürste reinigen.
- Mindestens 1mal in der Woche den Nägeln eine Maniküre gönnen.
- Die Nägel so oft wie möglich in einer Richtung polieren.
- Vor und nach dem Lackieren der Nägel ein Nagelöl auftragen.
- Vor dem Schlafengehen regelmäßig eine milde Pflegecreme in die Hände einmassieren.
- Nach dem Waschen die Hände immer gründlich abtrocknen und eincremen.
- Auf eine gesunde, ausgewogene Kost mit viel Calcium, Vitamin B1 und Eisen achten.
- Die Hände nicht zu starker Hitze oder Kälte aussetzen und vor Sonne und Trockenheit schützen.
- Bei Verdacht auf eine Allergie parfumfreie Cremes und Lotionen mit Lanolin verwenden.
- Nicht an den Nägeln kauen.
- Die Nagelhaut nicht abzupfen oder zu stark zurückschieben.
- Die Nagelhaut nie selbst abschneiden; sollte es notwendig sein, zum Fachmann gehen.
- Die Nägel vor dem Schneiden in warmem Wasser einweichen, damit sie biegsam sind und nicht splittern.
- Nur einen ölhaltigen Nagellackentferner benutzen, der kein Aceton enthält.
- Keinen Grund- und Decklack verwenden, der Formaldehyd enthält; er trocknet die Nägel zu sehr aus.

Reinigungs- und Lösungsmitteln oder anderen scharfen Substanzen in Berührung gekommen sind. Auch die Benutzung einer falschen Nagelfeile für die Nagelpflege kann schuld daran sein. Eine proteinarme Ernährung führt ebenfalls zu Mangelerscheinungen in den Nägeln. Aber selbst ohne solche Beeinträchtigungen können die Nägel im Alter zu splittern beginnen. Am be-

sten hält man sie immer kurz, reibt jede Nacht eine Nagelcreme oder ein Öl in die Nagelwurzeln und achtet auf eine eiweiß- und vitaminreiche Ernährung. Auch 1 TL Gelatine pro Tag hilft, gesunde Nägel zu behalten.

Trockene oder brüchige Nägel kann man täglich 30 Minuten lang in warmes Olivenöl tauchen. Kleinere Furchen oder Rillen in den Nägeln schließt man am besten mit einem Rillenfüller. Tiefere Rillen oder Furchen können von einer Verletzung herrühren oder von einer Zyste in der Nähe der Nagelhaut. Möglicherweise splittern die Rillen sogar, und es kommt zu einer Infektion. Bei einer Entzündung oder Schwellung sollte man auf jeden Fall einen Arzt oder Heilpraktiker aufsuchen.

Wenn die Hände ständig mit Wasser in Berührung kommen, können sich sogenannte Niednägel bilden – dabei reißen die Nageloberhäutchen ein, und in dem Riß kann eine Infektion entstehen. Solche Niednägel sollte man vorsichtig mit der Schere abschneiden und dann eine antiseptische Creme auftragen. Man kann Niednägeln vorbeugen, indem man die Hände regelmäßig vor dem Schlafengehen eincremt.

Ein heftiger Schlag oder Druck kann eine Blutung unter dem Nagel hervorrufen; er verfärbt sich dann schwarz. Geringere Verletzungen wachsen mit der Zeit heraus. Wenn der Nagel allerdings abfällt, sehr schmerzt oder die Blutung nicht aufhört, muß man sich in ärztliche Behandlung begeben.

Bei trockener Haut Ein gutes Mittel gegen trockene Hände kann man sich selbst herstellen: Man läßt 3 EL Leinsamen über Nacht in 600 ml warmem Wasser aufquellen. Dann kocht man die Masse auf und passiert sie durch ein Sieb. Das so erhaltene Gel vermischt man mit 600 ml Essig und 60–90 g Glycerin. Diese Flüssigkeit kocht man erneut auf, nimmt sie dann vom Herd und schlägt sie 1 Minute lang mit einem Schneebesen. Anschließend füllt man die Mixtur ab und bewahrt sie an einem kühlen Ort auf. Bei Bedarf nimmt man eine kleine Menge und reibt die Hände damit ein. Eine unparfümierte Handcreme erfüllt den gleichen Zweck, während eine parfümierte die Reizung der Haut noch verstärken kann. Sehr trockene Hände sollte man eine halbe Stunde lang in warmem Olivenöl baden oder über Nacht mit Sonnenblumenöl einreiben (siehe Rissige Haut).

Bei Raucherfingern Gelb verfärbte Hautstellen an den Fingern, wie sie bei Rauchern üblich sind, kann man mit einer halben Zitrone beseitigen. Der Saft sollte 1 Minute einwirken, dann spült man ihn gründlich ab, trocknet sich sorgfältig die Hände und massiert eine Handcreme in die Haut.

Standpunkt der Schulmedizin

Aufgesprungene Haut an den Händen kann unter ungünstigen Umständen zu Ekzemen führen. In diesem Fall oder bei einer allergischen Reaktion sollte man sich in ärztliche Behandlung begeben. Manchmal bildet sich an der Seite eines Nagels ein kleiner schmerzhafter Abszeß, ein sogenanntes Nagelgeschwür. Das kann passieren, wenn die Hände lange Zeit im Wasser waren. Auch hier sollte man einen Arzt konsultieren, der möglicherweise Antibiotika verschreibt. Kinder und Heranwachsende neigen zu Warzen an den Händen, die durch ein Virus hervorgerufen werden. Wenn sie nicht von selbst weggehen, sollte man ebenfalls einen Arzt aufsuchen.

Sogenannte Altersflecken auf den Handrücken kann man mit milden Bleichcremes behandeln, die es in Drogerien gibt. Tauchen diese braunen Flecken in jüngeren Jahren auf, sollte man unverzüglich einen Arzt aufsuchen, da sie in seltenen Fällen bösartig sein können.

Bei stark schwitzenden Handflächen sollte man auf anregende Getränke wie Tee und Kaffee verzichten. Der Arzt kann auch eine Creme oder Lotion verschreiben, um die Schweißbildung zu verringern. In manchen Fällen sind sogar Beruhigungsmittel angebracht.

HAUTKRANKHEITEN

Die Haut ist ein lebenswichtiges Organ, das vor äußeren Einflüssen schützt, als Sinnesorgan wirkt sowie die Temperatur und den Wassergehalt des Körpers reguliert. Hautkrankheiten können direkt von der Haut ausgehen, z. B. Akne, Ekzeme, Pickel und Mitesser, Gürtelrose, Herpes simplex und Eiterflechten, oder sie entstehen infolge anderer Erkrankungen wie Schuppenflechte, Allergien oder Windpocken. Manchmal ist die Haut auch von bösartigen Gewebeveränderungen (siehe Krebs), Durchblutungsstörungen oder Geschwüren betroffen.

HAUTPILZ

Hautpilz kann überall am Körper auftreten, bevorzugt macht er sich jedoch an feuchtwarmen Stellen wie den Achselhöhlen, in der Leiste sowie an der Unterseite der Brüste und an den Füßen breit.

Pilzkrankheiten, die sogenannten Mykosen, verbreiten sich besonders stark, seit durch Antibiotika, die Bakterien abtöten, das Gleichgewicht von Bakterien und Pilzen gestört wird. Um dieses Gleichgewicht wiederherzustellen, ist eine gründliche Langzeitbehandlung der Pilzerkrankung wichtig. Pilzinfektionen können auch nach innen gehen, die Schleimhäute, das Blut und somit alle Organe befallen.

HAYSCHE TRENNKOST

Der amerikanische Arzt William Howard Hay (1866–1940) entwickelte eine Diät, bei der Kohlenhydrate (Stärke und Zucker) und Proteine (Eiweiß) konsequent voneinander getrennt gegessen werden. Die Haysche Trennkost basiert auf der Erkenntnis, daß Eiweiß die Magensäureproduktion anregt. Diese Säure aber stört die Verdauung der Kohlenhydrate, die ein basisches Milieu brauchen.

Zwar enthalten viele Nahrungsmittel sowohl Eiweiß als auch Kohlenhydrate, doch meist überwiegt entweder das eine oder das andere. Ausnahmen sind Hülsenfrüchte und Erdnüsse, die aus der Hayschen Trennkost verbannt wurden. Vegetarier reihen sie allerdings heute unter die eiweißhaltigen Nahrungsmittel ein.

Zur Eiweißgruppe der Hayschen Trennkost zählen Fleisch, Geflügel, Wild, Fisch (einschließlich Schaltieren), Eier, Käse, Joghurt, Milch und saure Früchte wie Äpfel, Aprikosen (frisch und getrocknet), Stachelbeeren, Orangen, Birnen und Pflaumen. Die Kohlenhydratgruppe umfaßt Vollkornprodukte, Reis, Kartoffeln und süße Früchte wie reife Bananen, Datteln, Feigen, Korinthen, Rosinen und Sultaninen. Eine dritte Gruppe neutraler Lebensmittel läßt sich mit jedem Nahrungsmittel der beiden anderen Gruppen kombinieren. Darunter fallen: Nüsse (mit Ausnahme von Erdnüssen), Butter und andere tierische Fette, Pflanzenöle, Eigelb,

Haysche Trennkost: Was tun, was lassen?

● Keine Kohlenhydrate in einer Mahlzeit mit Proteinen.
● Mehr Gemüse, Salate und Obst, weniger Eiweiß, Stärke und Fette.
● Keine verfeinerten oder denaturierten Nahrungsmittel wie Weißmehl, weißen Zucker, Margarine.
● Zwischen zwei Mahlzeiten, die aus den unterschiedlichen Gruppen bestehen, sollen 4 Stunden liegen.

Ein neues Lebensgefühl

1942 verließ der britische Schauspieler Sir John Mills das Militär wegen eines schmerzhaften und kräftezehrenden Geschwürs am Zwölffingerdarm. Strenge Bettruhe im Krankenhaus und die übliche Schonkost aus Kartoffeln und Milchpuddings brachten keine Besserung. Sein Zustand verschlechterte sich sogar, und die Verdauung kam beinahe zum Stillstand.

Bergauf ging es erst, als ihm seine Schwester die Haysche Trennkost vorschlug. Die erste Mahlzeit nach seinen neuen Ernährungsregeln bestand aus einem kleinen Minutensteak, einem großen Salat und einem Glas Rotwein. Mills blieb bei dieser Ernährungsweise, machte Karriere auf der Bühne sowie in Film und Fernsehen und führte ein aktives und erfülltes Leben bis ins hohe Alter von über 80 Jahren.

Gemüse (außer Grünkohl und Schwarzwurzeln) sowie Salate und Kräuter.

Mäßiger Alkoholkonsum ist erlaubt: trockener Wein und saurer Apfelwein zu Proteinmahlzeiten, Bier zu Kohlenhydratmahlzeiten.

Standpunkt der Schulmedizin

Jede ausgewogene und maßvoll verzehrte Kost, wie Hay sie empfahl, fördert die Gesundheit. Man wird nicht dick und vermeidet dadurch auch die mit Übergewicht in Zusammenhang stehenden HERZKRANKHEITEN sowie andere Erkrankungen. Die Haysche Trennkost kann Menschen helfen, die an VERDAUUNGSSTÖRUNGEN, Magen- und Zwölffingerdarmgeschwüren (siehe GESCHWÜRE) oder an VERSTOPFUNG leiden.

HEILBÄDER

Seit langem werden Heilbäder nicht nur wegen ihrer entspannenden und gesundheitsfördernden Wirkungen geschätzt, sondern auch gezielt angewendet, um Krankheiten zu behandeln. Heilbäder verbessern die Herz- und Kreislauffunktionen, die Atmung und die Lungentätigkeit. Ferner wirken sich Heilbäder positiv auf die peripheren Blutgefäße (die Blutgefäße in Armen und Beinen) aus und führen in den kleinsten Äderchen, den Kapillaren, zu einem erhöhten Flüssigkeitsaustausch. Auch die Nierentätigkeit sowie die Hormonproduktion (siehe MOORSCHLAMM) werden günstig beeinflußt.

Außer kalten oder hypothermen Bädern gibt es Überwärmungs- oder hypertherme Bäder (siehe ÜBERWÄRMUNGSTHERAPIE). Sehr gut wirken die immer häufiger verordneten Bewegungsbäder, bei denen zwei Heilfaktoren, der thermische Reiz und die BEWEGUNG, kombiniert werden. Kohlensäurebäder helfen bei leicht bis mittelschwer erhöhtem BLUTDRUCK und wirken günstig bei arteriellen Verschlußkrankheiten, funktionellen Durchblutungsstörungen und chronischen-venösen Stauungen.

Schwefelbäder sind bei HAUTKRANKHEITEN angezeigt und können das IMMUNSYSTEM günstig beeinflussen. Radonbäder, die ortsgebunden sind (z. B. Bad Kreuznach, Bad Münster am Stein, Bad Steben), werden bei entzündlichen sowie degenerativen GELENKBESCHWERDEN eingesetzt.

Sonnenbäder können bei einigen Hautkrankheiten, etwa bei AKNE, helfen. Kräuterbäder, vor allem Hand- und Fußbäder, sind ein wichtiger Teil der PFLANZENHEILKUNDE und verbinden die Heilwirkung der Pflanzen mit der des Wassers. Mineralstoffreiches und MEERWASSER werden ebenfalls für therapeutische Zwecke eingesetzt. Mit Schlammbädern und Schlammpackungen aus besonders mineralstoffhaltigen Erdsorten (siehe FANGO) werden Hautkrankheiten, GESCHWÜRE, ARTHRITIS und RHEUMA behandelt.

HEILERDE

Heilerde, feingesiebte, pulverisierte und sterilisierte Tonerde, ist ein uraltes Mittel der Volksmedizin, das sowohl äußerlich wie innerlich angewendet werden kann. Die Wirkung beruht auf der starken Bindungsfähigkeit ihrer verschiedenen Inhaltsstoffe.

Innerlich hilft Heilerde bei Magen- und Darmstörungen, besonders bei SAUREM MAGEN, aber auch bei DURCHFALL und VERSTOPFUNG. Die Heilerde saugt alle vorwiegend sauren Giftstoffe auf und hilft dadurch, Entzündungen ausheilen zu lassen. Man nimmt 1–2 TL ein und trinkt reichlich Wasser nach.

Äußerlich wendet man Heilerde bei AKNE sowie PICKELN UND MITESSERN an. Man rührt einige Eßlöffel Heilerde mit etwas Wasser und ein wenig Honig an und trägt den Brei als Maske auf. Nach 30 Minuten Einwirkungszeit löst man die Maske mit warmem Wasser ab. Bei Entzündungen und Schwellungen macht man Wickel mit Heilerde. Da die Heilerde der Haut nicht nur Gift- und Entzündungsstoffe, sondern auch Fett entzieht, sollte man sie äußerlich nicht zu oft über lange Zeit anwenden und sich bei einer Dauertherapie mit 2 Wickeln oder Masken pro Woche begnügen. Ansonsten ist Heilerde nebenwirkungsfrei.

137

HEILPRAKTIKER

Die Naturheilkunde gründet insbesondere auf den geistig-philosophischen Quellen Rousseaus *(Zurück zur Natur)*, auf großen Naturheilkundigen des 19. Jh. wie Pfarrer Sebastian Kneipp (siehe WASSERHEILKUNDE), Vinzenz Prießnitz (siehe PRIESSNITZ-WICKEL), Arnold Rikli (siehe LICHTTHERAPIE) und Johann Schroth (siehe SCHROTH-KUR), auf der Wiederbelebung der Säftelehre (Humoralpathologie) des Hippokrates durch Christoph Wilhelm Hufeland und nicht zuletzt auf der HOMÖOPATHIE Hahnemanns. Mit der Zeit fanden sich Naturheilkundige verschiedener Richtungen unter dem Oberbegriff Heilpraktiker zusammen.

Was ist ein Heilpraktiker?

In Deutschland ist außer dem Arzt nur der Heilpraktiker zur selbständigen Ausübung der Heilkunde berechtigt. Es gibt hier rund 7000 niedergelassene Heilpraktiker mit jährlich etwa 20 Millionen Patientenkontakten.

Heilpraktiker werden nur entsprechend dem Heilpraktikergesetz (HPG) zur Berufsausübung zugelassen. Obgleich der Ausbildungsgang nicht gesetzlich geregelt ist, muß der Heilpraktiker eine gründliche und angemessene Ausbildung absolvieren, um seinen Heilberuf verantwortungsvoll ausüben zu können. An die Sorgfaltspflicht des Heilpraktikers werden die gleichen Maßstäbe wie an die des Arztes angelegt.

In der Ausübung der Heilkunde unterliegt der Heilpraktiker jedoch einigen Beschränkungen. Nicht erlaubt sind ihm die Behandlung meldepflichtiger Krankheiten nach dem Bundesseuchengesetz, die Behandlung von Geschlechtskrankheiten und Krankheiten der Geschlechtsorgane, die Verwendung von Betäubungsmitteln und von Arzneimitteln, die der ärztlichen Verschreibungspflicht unterliegen, sowie Geburtshilfe, Leichenschau und Ausübung der Zahnheilkunde.

Da dem Heilpraktiker eine hohe Sorgfaltspflicht auferlegt ist und er in Eigenverantwortlichkeit arbeitet, muß er seine Grenzen genau kennen und wissen, wann er einen Patienten zum Spezialisten oder an eine Klinik weiterverweisen muß. Auf diese Bedingungen wird auch bei den Zulassungsüberprüfungen das Hauptaugenmerk gerichtet.

Besuch beim Heilpraktiker

Die Naturheilkunde betrachtet den kranken Menschen in seiner Ganzheit, d. h., der Heilpraktiker berücksichtigt auch das soziale Umfeld und das gefühlsmäßige und seelische Befinden eines Patienten. Dementsprechend betrachtet er Krankheit nicht als eine isolierte, von der Gesamtpersönlichkeit losgelöste Erscheinung und kommt nicht nur zu einem Einzelbefund, sondern widmet sich dem Allgemeinbefinden des Patienten. Ihn interessiert gerade der bei unterschiedlichen Persönlichkeiten individuelle Verlauf gleicher Krankheiten, und er bezieht aus diesen Unterschieden wichtige Hinweise darauf, welche Therapie im jeweiligen Einzelfall am sinnvollsten sein kann.

Grundsätzlich ist das Verhältnis zwischen Heilpraktiker und Patient von Gleichberechtigung geprägt. Hier kommt nicht der unwissende Kranke zum allwissenden Heilkundigen und überläßt ihm seinen Körper. Vielmehr soll der Patient seine Krankheit in ihrer Bedeutung für ihn selbst verstehen und eigenverantwortlich mit den Ratschlägen seines Heilpraktikers umgehen können.

Das Hauptaugenmerk des Heilpraktikers ist darauf gerichtet, durch natürliche Heilmaßnahmen die Selbstheilungskräfte des Patienten zu unterstützen und zu fördern, wenn nötig in Gang zu setzen und zu beschleunigen, sie aber auf keinen Fall zu unterdrücken und zu blockieren. Welche Therapie der Heilpraktiker im einzelnen vorschlägt, hängt vom jeweiligen Fall ab, aber auch davon, welchen Diagnosemethoden und Therapien er sich verstärkt widmet.

Die Naturheilkunde verfügt über ein so breites Spektrum an Therapiemöglichkeiten, daß ein Heilpraktiker allein nicht die ganze Palette abdecken kann. In der Regel vertrauen sich die Patienten ihrem jeweiligen Heilpraktiker an und überlassen ihm die Entscheidung, welche Therapie für sie die beste ist. Es kann aber auch vorkommen, daß jemand eine spezielle Therapie wünscht, von der er gehört hat oder weil er schon eine Reihe anderer Maßnahmen vergeblich ausprobiert hat. In diesem Fall sollte man sich vorher erkundigen, ob der Heilpraktiker, den man aufsuchen möchte, diese spezielle Therapie auch ausübt.

Grundsätzlich kann man sagen, daß das beste Auswahlkriterium für einen Heilpraktiker sein Ruf ist. Am besten hört man sich im Bekannten- und Freundeskreis um und fragt nach, wer welche Erfahrungen mit einem Heilpraktiker gemacht hat. Auch die Berufsverbände der Heilpraktiker können hilfreiche Informationen geben.

HEILWÄSSER

Heilwässer unterliegen im Gegensatz zu MINERALWASSER nicht der Mineral- und Tafelwasserverordnung, sondern dem Arzneimittelgesetz. Der entscheidende Unterschied zu Mineralwässern besteht darin, daß Heilwässer eine spezielle Mineralstoffzusammensetzung und daher durch klinische Untersuchungen belegte krankheitsheilende, -lindernde oder -verhütende Eigenschaften besitzen. Zur Ausleitung von Schadstoffen aus dem Organismus sind Heilwässer wegen ihres hohen Mineralstoffgehalts ebensowenig geeignet wie Mineralwässer.

Da es sich bei Heilwässern um Heilmittel mit einer sanften therapeutischen Wirkung handelt, sind sie nicht für den Dauerkonsum geeignet, etwa nach dem Motto: „Viel hilft viel." Vielmehr müssen sie aufgrund ihrer spezifischen Zusammensetzung immer gezielt angewandt werden. Eisenhaltige Wässer sind z. B. besonders bei BLUTARMUT geeignet, andere wiederum helfen vor allem bei Stoffwechselstörungen oder bei Magen-, Leber- und Gallenleiden. Oft haben KURORTE Quellen, aus denen Heilwässer sprudeln, und sind je nach Zusammensetzung dieser Wässer auf ganz bestimmte Krankheiten und Leiden spezialisiert.

HERDSANIERUNG

Unter einem Herd versteht man ein Störfeld im Körper, das Krankheiten auslösen und unterhalten kann, deren Symptome scheinbar keinen Zusammenhang mit dem an einer ganz anderen Körperstelle befindlichen Herd aufweisen. Manchmal macht sich eine Herdinfektion jedoch nur durch unklare Allgemeinsymptome wie NERVOSITÄT, Mattigkeit oder KOPFSCHMERZEN bemerkbar.

Chronische Eiterherde, häufig an den Zahnwurzeln, aber auch an den Mandeln und in den Nebenhöhlen, können HERZKRANKHEITEN, NIERENBESCHWERDEN und RHEUMA hervorrufen. Ebenso kann eine chronische BLINDDARMENTZÜNDUNG, die nur diffuse Schmerzen im Nabelbereich verursacht, oder eine vereiterte Gallenblase einen Krankheitsherd darstellen, der Fernkrankheiten auslöst.

Krankheitserreger wie Bakterien wandern manchmal vom Herd direkt über die Blutbahn in andere Körperregionen und verursachen dort ein Krankheitsgeschehen. Oder die Giftstoffe aus dem Stoffwechsel der Bakterien lösen über die Nervenbahnen die Fernstörungen aus. Herde können auch die energetische oder hormonelle Steuerung des Organismus negativ beeinflussen und dadurch Krankheiten begünstigen.

Bei Krankheiten, deren Ursachen man sich zunächst nicht erklären kann, lohnt sich eine Herdsuche und, wenn der Herd gefunden wurde, eine Herdsanierung. Im Bereich der Zähne geht das oft nicht ohne radikale Eingriffe. Eine wirkungsvolle Maßnahme, um Herde aufzuspüren und auszuschalten, ist die NEURALTHERAPIE. Auch eine Entgiftung durch NOSODEN kann helfen.

HERPES SIMPLEX

Herpesbläschen entstehen meist an den Lippen und werden durch das Herpes-simplex-Virus ausgelöst. Dieses weitverbreitete, ansteckende Virus kann auch andere Hautpartien sowie die Genitalien befallen. Die Infektion erfolgt meist in der Kindheit und kann manchmal mit FIEBER, Übelkeit und Bläschenausschlag einhergehen. Das Virus bleibt oft jahrelang im Körper, ohne Symptome auszulösen. Die Erkrankung kann jedoch jederzeit durch Fieber, STRESS, Kälte, SONNENBRAND und verringerte Widerstandskraft ausbrechen und tritt bei Frauen häufig während der Menstruation auf.

Warnung Entwickeln sich Herpesbläschen am Auge, sollte man sofort einen Arzt oder Heilpraktiker aufsuchen.

Was kann man selbst tun?

▶ Um den oft immer wiederkehrenden Ausbrüchen der Infektion vorzubeugen, empfiehlt sich eine VOLLWERTKOST. Die Heilung der Herpesbläschen an den Lippen kann man fördern, indem man direkt auf die Bläschen eine Mischung aus Zitronensaft und Wasser zu gleichen Teilen aufträgt.

Herpes simplex: Was tun, was lassen?

● Engen Hautkontakt, z. B. Küssen, so lange vermeiden, bis die Bläschen eingetrocknet sind.
● Handtuch, Waschlappen oder andere Utensilien, die mit den Herpesbläschen in Berührung gekommen sein können, nicht mit anderen teilen.
● Die Bläschen nicht unnötig berühren, damit sich die Infektion nicht weiter ausbreiten kann. Ansonsten stets die Hände waschen.

Was der Heilpraktiker rät

PFLANZENHEILKUNDE Allgemein abwehrsteigernde Mittel mit Sonnenhut (*Echinacea*) tragen dazu bei, daß die Infektion nicht so oft wiederkehrt. Frischer Melissenextrakt (als Fertigarzneimittel) läßt die Bläschen schneller abheilen und verlängert gleichfalls die herpesfreien Intervalle. Ätherische Pflanzenöle haben häufig eine virushemmende Wirkung, speziell Wacholderöl, aber auch Zimtöl.

HOMÖOPATHIE *Rhus toxicodendron* oder *Natrium muriaticum*, morgens und abends eingenommen, können helfen, ebenso *Thuja occidentalis*.

Standpunkt der Schulmedizin

Ärzte können Cremes und Lotionen verschreiben, die die Symptome lindern und zur Heilung beitragen. Manchmal sind auch virusbekämpfende Medikamente nötig, um den Verlauf der Infektion abzukürzen. Hat sich jedoch mit dem Virus infiziert, ist ein Wiederauftreten der Herpesbläschen jederzeit möglich. Wenn das Auge befallen ist, helfen antivirale Tropfen und Salben.

HERZKLOPFEN

Normalerweise spürt man seinen Herzschlag nur nach körperlicher Anstrengung – etwa wenn man zum Bus gerannt oder eine Treppe schnell hinaufgelaufen ist – oder bei ANGST. Bei Herzklopfen in anderen Fällen liegt möglicherweise eine HERZKRANKHEIT vor. Im wesentlichen werden drei verschiedene Arten von Herzklopfen unterschieden: gesteigerter Herzschlag, unregelmäßiger Herzschlag und Herzrhythmusstörungen.

Gesteigerter Herzschlag oder Tachykardie kann bei Schilddrüsenüberfunktion auftreten (siehe SCHILDDRÜSENERKRANKUNGEN). Kurze Anfälle bezeichnet man als paroxysmale Tachykardie. Besonders betroffen davon sind ängstliche Menschen, deren Körper viel Adrenalin erzeugt. Auch Koffein kann eine Steigerung der Herzfrequenz auslösen.

Unregelmäßiger Herzschlag (und unregelmäßiger Puls) sind bei alten Menschen recht häufig. Er kann aber auch durch ALKOHOLISMUS, Schilddrüsenerkrankungen sowie durch Herzklappenfehler oder mangelhafte Blutversorgung ausgelöst werden. Unter Herzrhythmusstörungen leidet jeder Mensch von Zeit zu Zeit. Auf einen zusätzlichen Herzschlag folgt eine Pause und dann erst der normale Herzschlag. Man hat das Empfinden, daß ein Herzschlag ausgefallen ist. Sehr viele zusätzliche Herzschläge können bei Angst auftreten, sie können aber auch Symptome einer Herzkrankheit sein.

Was der Heilpraktiker rät

Wenn keine Herzkrankheit vorliegt, wird der Heilpraktiker in erster Linie zu einer gesunden Lebensweise raten. Dazu gehören der Verzicht auf Genußgifte, vor allem auf das RAUCHEN, eine ausgewogene VOLLWERTKOST, ausreichend BEWEGUNG und Entspannungsübungen. Herzkräftigende Pflanzen wie Weißdorn, Maiglöckchen oder beruhigende Mittel aus Hopfen, Hafer, Baldrian und Johanniskraut können die Bemühungen unterstützen. Bei Bedarf kann Besenginster, ein mildes pflanzliches Antiarrhythmikum, verordnet werden.

Standpunkt der Schulmedizin

In den meisten Fällen bessern sich Herzklopfen und unregelmäßiger Herzschlag, wenn man den Konsum von koffeinhaltigen Getränken und Alkohol einschränkt. Bei Verdacht auf andere Ursachen mißt der Arzt Puls und BLUTDRUCK des Patienten. Zur Feststellung einer etwaigen Herzkrankheit muß ein Elektrokardiogramm (EKG) gemacht werden. Eine Schilddrüsenerkrankung läßt sich durch eine Blutuntersuchung erkennen. Medikamente wie Betablocker u. a. helfen bei krankhaftem Herzklopfen.

HERZ-KRANKHEITEN

Das Herz ist ein äußerst leistungsfähiges Organ, das das Blut durch den ganzen Körper pumpt. Jede Minute schlägt es ungefähr 70mal. Wenn der Sauerstoffbedarf des Körpers steigt, etwa durch körperliche Anstrengung, kann es seine Leistung enorm steigern. Durch Herz-Kreislauf-Erkrankungen verringert sich die Leistungsfähigkeit des Herzens, im schlimmsten Fall hört es ganz auf zu arbeiten. Dann besteht höchste Lebensgefahr.

Die Fettsubstanz Cholesterin schlägt sich schon im frühen Erwachsenenalter an den Wänden der Arterien nieder. Im Lauf der Zeit können die Cholesterinablagerungen die Herzkranzgefäße (Koronararterien), die den Herzmuskel mit Blut versorgen, verhärten und verengen, daß das Herz krank wird.

Eine partielle Gefäßverengung kann zu ANGINA PECTORIS führen. Schlimmer ist es, wenn sich ein Blutpropfen plötzlich in einer Koronararterie festsetzt und sie völlig verschließt. Ein Teil des Herzens bleibt dann ohne Sauerstoffversorgung; es kommt zu einem Herzinfarkt, oder das Herz hört ganz auf zu schlagen.

Im Alter läßt die Leistung des Herzens nach. Dann droht Herzversagen (Herzschwäche) oder ein Herzblock, bei dem das Herz sehr langsam schlägt, manchmal nur noch 30–40mal in der Minute. Die Frequenz steigt auch bei Anstrengung nicht an, so daß der Betroffene sehr leicht ermüdet. Mit fortschreitendem Alter können auch die Herzklappen schwächer werden, was häufig auf rheumatisches Fieber oder eine Infektionskrankheit zurückgeht. Die typischen Symptome sind Atemnot und WASSERRETENTION, die sich dadurch bemerkbar macht, daß die Fußgelenke gegen Abend hin anschwellen.

Herzmuskelerkrankungen führen zu allgemeiner Schwäche und zu einer Vergrößerung des Herzens. Sie können verschiedene

Ursachen haben und in jedem Lebensalter auftreten.

Warnung Wenn Verdacht auf eine Herzkrankheit besteht, sollte man sich immer in Behandlung begeben.

Was kann man selbst tun?

▶ AUTOGENES TRAINING hilft nicht nur, hohen BLUTDRUCK und den Cholesterinspiegel zu senken, sondern kann auch dazu beitragen, den Herzschlag zu stabilisieren und die Durchblutung zu fördern. Auf diese Weise können der Kreislauf gestärkt und die Herztätigkeit reguliert werden.

Was der Heilpraktiker rät

Heilpraktiker plädieren bei Herzbeschwerden für eine orthodoxe Behandlung. Um Herzkrankheiten vorzubeugen, empfehlen sie jedoch eine Diät, bei der vor allem tierische Fette (siehe FETTARME KOST) sowie Zucker und Salz (siehe SALZARME KOST) reduziert und verstärkt frisches Obst und Gemüse sowie Vollkornprodukte in den Speiseplan aufgenommen werden sollten. Regelmäßige BEWEGUNG kann helfen, Herz und Lungen fit zu halten. Ferner sollte man sich Zeit für ENTSPANNUNGS- UND ATEMÜBUNGEN nehmen und gegen STRESS mit YOGA ankämpfen.

PFLANZENHEILKUNDE Dem Herzen kann man mit einer ganzen Reihe pflanzlicher Mittel auf die Sprünge helfen. Fingerhut und Strophanthin darf der Heilpraktiker nur in homöopathischer Verdünnung verordnen; diese Mittel unterliegen ansonsten der ärztlichen Verschreibungspflicht. Pflanzen, die zur Stärkung des Herzens beitragen können, sind Weißdorn, Maiglöckchen, Meerzwiebel, Oleander, Adonisröschen, Besenginster und Mistel.

Standpunkt der Schulmedizin

Um Herzkrankheiten vorzubeugen, empfiehlt die Schulmedizin regelmäßiges Körpertraining, maßvolles Essen und den Verzicht auf das RAUCHEN. Bei Angina pectoris steht dem Arzt eine Vielzahl von Arzneimitteln zur Verfügung. Notfalls gibt es noch die Möglichkeit einer Bypassoperation.

Einen akuten Herzinfarkt behandelt man heute meist mit sogenannten Arterienputzmitteln wie Streptokinase, die einen Herzmuskelschaden so gering wie möglich halten sollen.

Bei einem Herzblock raten Ärzte normalerweise zu einem batteriebetriebenen Herzschrittmacher, der unter die Haut der Brustwand eingepflanzt wird. Mit schwachen elektrischen Reizen stimuliert er das Herz zu einem regelmäßigen Rhythmus und der richtigen Schlagfrequenz.

HEUBLUMEN

Für eine Heublumenpackung, den sogenannten Heusack, werden die getrockneten Blütenbestandteile verschiedener Gräser verwendet. Man kann den Heusack anwendungsbereit in der Apotheke kaufen, man kann ihn aber auch leicht selbst herstellen. Man näht sich ein etwa 30 × 30 cm großes Leinensäckchen, füllt 250 g Heublumen (aus der Apotheke) hinein, näht das Säckchen zu, legt es in eine Schüssel, übergießt es mit kochendem Wasser und läßt es etwa 10 Minuten ziehen.

Die Packung soll so heiß, wie man es verträgt (etwa 42 °C), aufgelegt werden und 30–40 Minuten liegenbleiben. Die kreislaufaktive, kampferähnliche Substanz der Cumaringlykoside, die, innerlich angewendet, giftig wirkt, fördert bei äußerlicher Anwendung die Durchblutung der Haut.

Wann hilft diese Therapie?

▶ Bei allen rheumatischen Erkrankungen (siehe RHEUMA), bei Schmerzen der Gelenke, Muskeln und Sehnen, auch nach Unfällen und Operationen und bei HEXENSCHUSS wirkt der Heusack lindernd und heilend. Bei akuten Nervenentzündungen muß man mit Hitze vorsichtig sein, bei chronischen Neuralgien dagegen darf der Heusack angewendet werden. Die lokale Erwärmung fördert die Durchblutung, erhöht den Gewebestoffwechsel und setzt den Muskeltonus herab, wodurch das Bindegewebe elastischer wird. Ferner werden durch die Packung auch lokal Wirkstoffe über die Haut aufgenommen.

Heublumenbäder fördern die Durchblutung und den Stoffwechsel. Sie können vor allem für Rheumakranke eine wahre Wohltat sein.

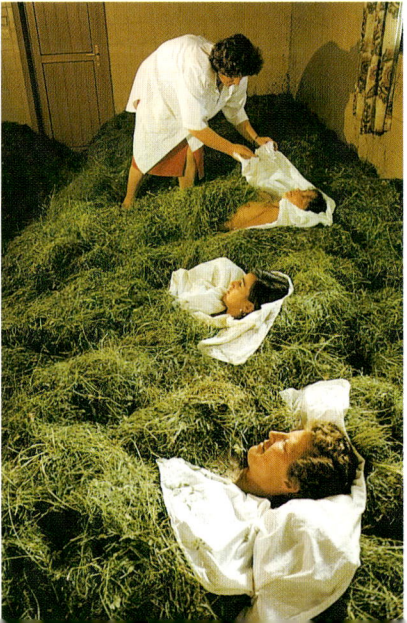

HEUSCHNUPFEN

Wenn im Frühjahr und Sommer die Pollen von Gräsern, Blumen und Bäumen fliegen, leiden viele Menschen unter einer laufenden und juckenden Nase, verstopften Nebenhöhlen, NIESEN, roten, brennenden und tränenden Augen und oft auch unter einem rauhen, entzündeten Hals. Manchmal kommt noch ASTHMA hinzu. Ursache ist meistens eine Pollenallergie, durch die die Zellen veranlaßt werden, Histamine und andere chemische Stoffe freizusetzen. Doch Heuschnupfen kann nicht nur eine allergische Reaktion auf Pollen, sondern auch auf Hausstaub, Milben, Tierhaare, Vogelfedern, Schimmelpilze u. a. sein (siehe ALLERGIEN).

Was kann man selbst tun?

▶ Bei Heuschnupfen sollte man den Verzehr von Milch und Milchprodukten, ebenso von raffinierten Kohlenhydraten und Zucker einschränken. Diese Nahrungsmittel sind besonders schleimanregend, und bei Empfindlichkeit gegenüber Milcherzeugnissen kann sich die Reaktion auf die Pollen noch verschlimmern. Hohe Dosen Vitamin C – etwa 1–2 g täglich – haben einen ähnlichen Effekt wie Antihistamine. Ein altes Mittel der Volksmedizin ist es, im Winter und Frühjahr kleine Stücke Bienenwaben zu kauen. Bierhefetabletten, vorschriftsmäßig eingenommen, können ebenfalls nützlich sein. Empfehlenswert ist auch, jeden Morgen 1 TL Apfelessig auf ein halbes Glas Wasser zu trinken.

Was der Heilpraktiker rät

HOMÖOPATHIE *Sabadilla* eignet sich bei juckender, verstopfter Nase und häufigen Niesanfällen. *Cyclamen* kann helfen, wenn das Nasensekret teils wäßrig, teils schleimig ist. *Acidum formicicum* dient als Umstimmungsmittel und wirkt am besten zusammen mit einer Darmsanierung und einer SYMBIOSELENKUNG. *Luffa* kann ebenfalls helfen. Der Homöopath kann aber auch eine spezielle Behandlung im Winter anbieten, so daß die Anfälligkeit für Heuschnupfen im Frühjahr und Sommer geringer wird.

AKUPUNKTUR Eine Akupunkturbehandlung ist in der akuten Phase sehr wirkungsvoll und kann Linderung für eine Saison bringen.

HYPNOSETHERAPIE Der Patient wird in einen entspannten Zustand versetzt und dann in den entsprechenden Atemtechniken unterwiesen. Unter Hypnose erhält er Anregungen, die er im Bedarfsfall wirkungsvoll einsetzen kann. In manchen Fällen kann die Hypnosetherapie auch vorbeugend gegen

Heuschnupfen eingesetzt werden; obwohl die Hauttests weiterhin positiv bleiben, kann sie durchaus erfolgreich ein Ausbrechen des Heuschnupfens verhindern.

Standpunkt der Schulmedizin

Ärzte verschreiben ihren Patienten während der Heuschnupfensaison oft Antihistaminika. Da diese Mittel müde machen, sollte man nicht Auto fahren oder eine Maschine bedienen, solange man sie einnimmt. Durch die regelmäßige Anwendung cromoglycinhaltiger Augentropfen, Nasensprays oder Inhalierpräparate können allergische Reaktionen verhindert oder abgeschwächt werden. Cortisoninhalationen und cortisonhaltige Nasensprays lindern die Entzündung und Schwellung der empfindlichen Schleimhäute der Lungen und Nasengänge. In ernsten Fällen oder für kritische Momente wie eine wichtige Prüfung können Cortisontabletten oder eine Cortisoninjektion mit Langzeitwirkung die Symptome deutlich verringern. Cortison ist jedoch nicht für eine Dauertherapie geeignet, da es auf lange Sicht Nebenwirkungen wie Knochenschwund und Blutergüsse hervorruft. Durch eine allmähliche Desensibilisierung des Patienten kann die Überempfindlichkeitsreaktion des Körpers abgebaut werden.

HEXENSCHUSS

Bei Hexenschuß treten im Bereich der Lendenwirbelsäule plötzlich heftige Kreuzschmerzen auf, die so stark sein können, daß der Betroffene nur noch gekrümmt gehen kann. Als Ursachen kommen Zerrungen der Rückenmuskeln oder Bänder in Frage, ein BANDSCHEIBENVORFALL oder eine Wirbelverschiebung. Oftmals werden die Beschwerden durch Bücken oder Heben ausgelöst und verstärken sich beim Husten oder Niesen. Ähnliche Symptome treten auch bei ISCHIAS auf.

Was der Heilpraktiker rät

AKUPRESSUR Der entsprechende Akupressurpunkt liegt in der Mitte der Kniekehle.

Warnung Bei KRAMPFADERN darf dieser Punkt nicht behandelt werden.

AKUPUNKTUR Zusätzlich zu den Schmerzpunkten werden auch der Gallenblasenmeridian, der Blasenmeridian und der Dickdarmmeridian behandelt. Auch OHRAKUPUNKTUR und MOXABEHANDLUNG können helfen.

CHIROPRAKTIK Die Behandlung zielt darauf ab, die Krämpfe in den kleinen Rückenmuskeln zu verringern und die Be-

weglichkeit der Wirbelsäule zu vergrößern, indem die Wirbelgelenke wieder in eine richtige Stellung zueinander gebracht werden. Bestimmte Übungen können schmerzlindernd wirken: Man legt sich auf den Rücken und zieht langsam die Knie an die Brust; die Arme sind dabei um die Beine gelegt.

FUSSREFLEXZONENMASSAGE Es werden die Reflexzonen des Lendenwirbelbereichs massiert.

MASSAGE Bevor die Schmerzen akut werden, wird im Lendenwirbelbereich eine tiefe Streich- und Reibemassage durchgeführt. Dabei werden die Bewegungen nach oben ausgedehnt, um den Kreislauf generell anzuregen. Darauf folgt eine Knetmassage, wobei vor allem die Muskeln seitlich an der Taille und am oberen Teil des Gesäßes geknetet und gerollt werden. Anschließend wird eine Reibemassage rechts und links der Wirbelsäule vorgenommen. Wenn die Schmerzen schließlich nachlassen, stärkt man die betroffenen Muskeln mit einer Massage des ganzen Rückens.

NEURALTHERAPIE Entweder kann über dem Schmerzgebiet gequaddelt oder mit einer tiefen Injektion an den Nerven eine spontane Schmerzfreiheit erzielt werden.

WASSERHEILKUNDE Bei starken Schmerzen werden Eispackungen, aber auch heiße Packungen empfohlen. Außerdem verordnen Heilpraktiker häufig Unterwasserduschen und Übungen im hydrotherapeutischen Becken.

Standpunkt der Schulmedizin

Die meisten Ärzte empfehlen bei Hexenschuß Bettruhe. Manchmal verschreibt der Arzt Schmerzmittel, im akuten Fall gelegentlich auch ein Mittel zur Muskelentspannung. Mit regelmäßiger BEWEGUNG und guter Haltung erhält man sich die Muskelkraft und die natürliche Krümmung der Wirbelsäule. Einige Schulmediziner greifen außerdem auf alternative Behandlungsweisen wie die AKUPUNKTUR zurück.

HOMÖOPATHIE

Die Homöopathie betrachtet den Menschen in seiner Ganzheit. Krankheit ist unter diesem Blickwinkel ein Zeichen von Disharmonie oder einem inneren Ungleichgewicht. Demzufolge behandeln Homöopathen nicht einfach bestimmte Symptome, sondern beschäftigen sich auch mit den Faktoren, die sie auslösen.

Die speziellen homöopathischen Arzneimittel, die die körpereigenen Heilkräfte anregen sollen, sind starke Verdünnungen

Die Anfänge der Homöopathie

Die Ursprünge der Homöopathie reichen in das Jahr 1810 zurück. Damals stellte der deutsche Arzt Samuel Hahnemann zum erstenmal sein neues Heilprinzip als Alternative zur Schulmedizin vor. Hahnemann kritisierte den zu jener Zeit üblichen Aderlaß und das Abführen. In seinen Augen schwächten solche Behandlungsweisen den Patienten mehr als die Krankheit selbst. Mit seiner Therapie sollten dagegen auf sanfte Art die Selbstheilungskräfte des Körpers angeregt werden.

Es war das Malariamittel Chinarinde, das Hahnemann auf die Idee seiner Therapieform brachte. Das Mittel erzeugt bei einem gesunden Menschen die gleichen Symptome – Kopfschmerzen und Fieber – wie die Krankheit selbst. Er schloß aus dieser Beobachtung, daß die Symptome die körpereigenen Maßnahmen sind, sich gegen die Krankheit zur Wehr zu setzen. Demnach würden Heilmittel, die die gleichen Symptome wie die Krankheit erzeugen, den Heilvorgang unterstützen. Hahnemanns Theorie war im Prinzip die Wiederentdeckung eines uralten medizinischen Grundsatzes, der bereits im 5. Jh. v. Chr. von dem griechischen Arzt Hippokrates formuliert worden war: Ähnliches wird durch Ähnliches geheilt. Um den Gegensatz zur herkömmlichen Medizin, der ALLOPATHIE (griechisch *allos*, anders), zu verdeutlichen, bei der die Symptome einer Krankheit unterdrückt oder vorbeugend behandelt werden, nannte Hahnemann sein Heilprinzip Homöopathie (griechisch *homoios*, ähnlich).

Hahnemann nahm an, daß sich mit der Verdünnung – der Potenzierung – von Arzneimitteln deren Wirkung steigere. Viele Jahre lang erprobte er an sich, seiner Familie und Freunden die Potenzen der verschiedensten natürlichen Substanzen. Dabei behielt er immer den ganzen Menschen im Auge, denn seine Heilmittel sollten das natürliche seelische, geistige und körperliche Gleichgewicht wiederherstellen.

Um 1900 flaute das Interesse an der Homöopathie etwas ab. Heute dagegen nimmt die Zahl ihrer Anhänger deutlich zu. Das liegt einmal an dem wachsenden Mißtrauen gegen herkömmliche Arzneimittel und ihre Nebenwirkungen, zum anderen an dem allgemeinen Trend zur Naturheilkunde.

natürlicher Substanzen. Unverdünnt würden sie bei einem gesunden Menschen Symptome der Krankheit hervorrufen, gegen die sie wirken sollen. Diese Symptome aber sind aus homöopathischer Sicht eine Abwehrreaktion des Körpers. Je ähnlicher also die Reaktionen auf ein Mittel den Symptomen einer Krankheit sind, um so mehr unterstützt es die Heilvorgänge.

Die Arzneimittel werden nach einem ganz bestimmten Verfahren zubereitet, wobei sie mit jeder Verdünnung (Potenzierung; siehe Kasten S. 143) an Wirkungskraft gewinnen. Jedes Medikament wird von Testpersonen überprüft. Sie nehmen gering potenzierte Substanzen ein und notieren detailliert alle auftretenden Symptome. Auch Schlaf- und Ernährungsgewohnheiten, Stimmungen und zwischenmenschliche Beziehungen werden in die Beobachtungen mit einbezogen.

Durch diese Arzneimittelprüfungen ergibt sich ein sogenanntes Arzneimittelbild, nach dem die Homöopathika verordnet werden. Homöopathische Mittel verursachen selten andere Symptome als die bereits bestehenden. Allerdings können sich diese zunächst verstärken; man spricht dann von einer Erstverschlimmerung. Im allgemeinen geht diese Phase bald vorüber und leitet eine Besserung des Zustands ein.

Entscheidend sind für den klassischen Homöopathen in erster Linie die geistigen und seelischen Symptome des Patienten, die seine Leistungsfähigkeit am stärksten beeinflussen. Die Beschwerden werden nach ihrer Bedeutung eingestuft. Ungewöhnlichen Symptomen wird dabei ein größeres Gewicht beigemessen. Kommt beispielsweise ein Patient mit einem Hautausschlag zum Homöopathen, ist es durchaus möglich, daß dieser dem seelischen Befinden, grundsätzlichen Problemen wie etwa SCHLAFLOSIGKEIT und auffälligen Symptomen, etwa einem Kribbeln in der linken Körperhälfte, mehr Aufmerksamkeit schenkt als dem offensichtlichen Hautausschlag.

Wann hilft die Homöopathie?

▶ Die Homöopathie betont die Einzigartigkeit jedes Menschen. Die individuelle Verfassung läßt die Anfälligkeit für bestimmte Beschwerden erkennen. Homöopathische Heilmittel müssen sowohl auf die Symptome wie auf die Persönlichkeit des Patienten abgestimmt sein. Eine ERKÄLTUNG wird beispielsweise bei einem fröhlichen, extravertierten und übergewichtigen Patienten anders behandelt als bei einem dünnen, nervösen und kontaktarmen Menschen. Andererseits kann

Homöopathische Heilmittel und ihre Anwendungsbereiche

Aconitum (Sturm- oder Eisenhut): ERKÄLTUNGEN und FRIEREN, vor allem wenn sie von einem Gefühl der Trockenheit und von Durst begleitet sind; trockener Grippehusten (siehe HUSTEN), der von Unruhe und Angstgefühlen (siehe ANGST) begleitet ist und abends schlimmer wird.

Allium cepa (Küchenzwiebel): Erkältungsbeschwerden wie NIESEN, laufende Nase und KOPFSCHMERZEN; HEUSCHNUPFEN.

Antimonium crudum (Schwefelspießglanz): MAGENBESCHWERDEN, Gastritis, bei Völlegefühl, ÜBELKEIT UND ERBRECHEN, DURCHFALL; Widerwillen gegen Speisen; dicker, weißer Zungenbelag.

Arnica montana (Bergwohlverleih): VERSTAUCHUNGEN, PRELLUNGEN, Quetschungen, Blutergüsse, Muskelentzündungen; Zahnweh; NASENBLUTEN.

Arsenicum album (Anhydrid der arsenigen Säure): DURCHFALL und Erbrechen nach LEBENSMITTELVERGIFTUNG; Erkältungssymptome wie FIEBER, Halsschmerzen (siehe HALS- UND NASENBESCHWERDEN), Durst, Schlafstörungen; Ruhelosigkeit, Beklemmungen, Panikanfälle, ANGST und DEPRESSIONEN.

Belladonna (Tollkirsche): pochende KOPFSCHMERZEN, vor allem, wenn sie bei Licht schlimmer werden; Ohrenschmerzen; FIEBER; Fieber und Reizungen bei zahnenden Säuglingen; zweites Mittel nach *Aconitum*, wenn der Schweiß kommt.

Calcium carbonicum (Calciumcarbonat): VERDAUUNGSSTÖRUNGEN, VERSTOPFUNG, FETTLEIBIGKEIT; EKZEM; ARTHRITIS; MENSTRUATIONSBESCHWERDEN.

Chamomilla (Feldkamille): Bei zahnenden Säuglingen zur Beruhigung.

Drosera rotundifolia (Sonnentau): Schmerzhafte und erschöpfende Hustenanfälle, trockener HUSTEN mit Kratzen im Hals.

Dulcamara (Bittersüßer Nachtschatten): KATARRH mit Vereiterung der Schleimhäute sowie Gelenkrheuma (siehe RHEUMA), das durch Kälte und Nässe hervorgerufen wird.

Eupatorium perfoliatum (Wasserhanf): Winterliche ERKÄLTUNGEN mit schmerzenden Knochen.

Euphrasia officinalis (Augentrost): KATARRH der oberen Luftwege; Augenentzündungen.

Gelsemium sempervirens (Wilder Jasmin): ANGST und PHOBIEN, vor allem wenn sie von Zittern und Harndrang begleitet sind; Trägheit und Schläfrigkeit, umgekehrt auch Erregung, NERVOSITÄT, SCHLAFLOSIGKEIT und Selbstzweifel; KOPFSCHMERZEN, die sich nach Erbrechen, Schlafen oder Wasserlassen bessern und bei hellem Licht verschlimmern; SCHWINDEL, Abgeschlagenheit, Ohrenschmerzen, Doppeltsehen; Sommererkältungen (siehe ERKÄLTUNGEN); KATARRH, Halsentzündung (siehe HALS- UND NASENBESCHWERDEN), trockener HUSTEN; MENSTRUATIONSBESCHWERDEN.

Glonoinum (Nitroglyzerin): SCHWINDEL und KOPFSCHMERZEN, die durch starke Hitze oder Kälte ausgelöst werden; Hitzewallungen während der WECHSELJAHRE; beim Ausbleiben der Regelblutung.

Hepar sulfuris (Kalkschwefelleber): NASENNEBENHÖHLENERKRANKUNGEN; BINDEHAUTENTZÜNDUNG; GESCHWÜRE; MANDELENTZÜNDUNG und -vereiterung; GRIPPE; Reizbarkeit aufgrund von Beklemmungen, Berührungsempfindlichkeit, innere Ruhelosigkeit.

Hypericum perforatum (Johanniskraut): Funktionelle (nicht endogene) DEPRESSIONEN; Neuralgien, Nervenquetschungen (siehe NERVENSCHMERZEN).

Ipecacuanha (Brechwurzel): Keuchhustenartige Anfälle mit Schleimrasseln (siehe KEUCHHUSTEN); Brechneigung (siehe ÜBELKEIT UND ERBRECHEN); ASTHMA; RÜCKENSCHMERZEN; schwacher Puls.

Lachesis (Gift der lanzenförmigen Viper): Septische Prozesse; FURUNKEL und Abszesse; NASENNEBENHÖHLENERKRANKUNGEN; KOPFSCHMERZEN, Muskelschmerzen.

Ledum palustre (Sumpfporst): Steife Gelenke; ERKÄLTUNGEN; RHEUMA, das bei Wärme schlimmer und durch kalte Güsse besser wird.

Lycopodium clavatum (Bärlappsamen): Chronische Leberleiden, venöse Stauungen durch Leberleiden, GALLENSTEINE, Nierensteine (siehe NIERENBESCHWERDEN); Gastritis, die schlimmer durch Wärme und Ruhe und besser durch Kälte und Bewegung wird.

Nux vomica (Brechnuß): VERDAUUNGSSTÖRUNGEN, VERSTOPFUNG, HÄMORRHOIDEN; GRIPPE und ERKÄLTUNGEN mit verstopfter Nase und Halsschmerzen; MIGRÄNE (in Verbindung mit Übelkeit).

Pulsatilla (Küchenschelle): Dysmenorrhö (siehe MENSTRUATIONSBESCHWERDEN), UNFRUCHTBARKEIT, WECHSELJAHRE; KATARRH und HEUSCHNUPFEN; Muskel- und Gelenkrheuma (siehe RHEUMA), Stauungen und KRAMPFADERN, die in Ruhe und bei Wärme schlimmer werden und sich bei Kälte und Bewegung bessern.

Rhus toxicodendron (Giftsumach): RHEUMA, ARTHRITIS, RÜCKENSCHMERZEN, ISCHIAS, VERSTAUCHUNGEN; NERVOSITÄT, Reizbarkeit und DEPRESSIONEN.

Die Herstellung homöopathischer Heilmittel

Homöopathische Arzneien werden aus pflanzlichen, mineralischen und tierischen Substanzen hergestellt. Der Ausgangsstoff wird dabei zuerst mit Alkohol angereichert, um die aktiven Bestandteile zu gewinnen. Diese sogenannte Urtinktur wird dann stufenweise – in Zehner- und Hunderterschritten – immer weiter verdünnt und dabei jedesmal kräftig geschüttelt.

Durch das Schütteln wird die Mischung potenziert und ihre therapeutische Wirksamkeit erhöht, indem Energie übertragen wird. Das bedeutet, daß homöopathische Heilmittel mit jeder Verdünnung energetisch stärker werden. In hohen Potenzen ist die ursprüngliche Substanz nur noch in Spuren vorhanden – ab D_{23} gar nicht mehr –, der Energiegehalt des Mittels jedoch sehr hoch. Für die Bereitung der kleinen homöopathischen Kugeln (Globuli) werden Milchzuckerkügelchen in der entsprechenden homöopathischen Potenz getränkt.

Die Dezimal- bzw. Zentesimalpotenzen werden auf den Arzneimitteln angegeben.

Homöopathische Potenzen

Die Dezimalskala
$D_1 = 1:10^1 = 1/10$
$D_2 = 1:10^2 = 1/100$
$D_6 = 1:10^6 = 1/1000000$
usw.

Die Zentesimalskala
$C_1 = 1:100^1 = 1/100$
$C_2 = 1:100^2 = 1/10000$
$C_3 = 1:100^3 = 1/1000000$ bis zu
$C_6 = 1:100^6 = 1/1000000000000$

Eine D_3-Potenz wird aus einer 1:10-Verdünnung der Urtinktur bereitet, indem man sie noch 2mal im gleichen Verhältnis verdünnt und schüttelt. Ein typisches homöopathisches Heilmittel für leichte Beschwerden hat etwa eine D_6-Potenz, die hohen Potenzen von D_{200} und mehr nimmt man hingegen bei ernsteren Erkrankungen und seelischen Störungen. Der Homöopath muß bei der Wahl des geeigneten Heilmittels für jeden Patienten immer auch die jeweils angemessene Potenz bestimmen.

Im Verlauf einer homöopathischen Behandlung sollen sich die Symptome verändern: Sie wandern sozusagen von wichtigeren zu weniger wichtigen Organen bzw. von innen nach außen. So können z. B. Herzbeschwerden verschwinden und Hautausschläge folgen. Die Symptome lassen in der umgekehrten Reihenfolge ihres Auftretens nach: Die aktuellen Beschwerden vergehen zuerst. Manche Symptome verstärken sich kurzfristig vor einer Besserung, und bisweilen treten erneut frühere Beschwerden auf, ehe die endgültige Heilung erfolgt.

Standpunkt der Schulmedizin

Daß die Wirksamkeit eines Heilmittels mit dem Grad seiner Verdünnung ansteigen soll, bedeutet eine Umkehrung aller konventionellen medizinischen Vorstellungen. Eine Vielzahl homöopathischer Heilmittel sind derartig hoch potenziert, daß sie – wenn überhaupt – nur sehr wenige Moleküle des Ausgangsstoffes enthalten.

Für die Homöopathen aber gewinnt ein Medikament seine Heilkraft erst durch das Potenzieren. Dabei hinterläßt die Ausgangssubstanz in der Verdünnung eine Imprägnierung, die auch dann noch wirkt, wenn von der Substanz selbst keine Spur mehr nachweisbar ist.

Viele Ärzte schreiben die Wirksamkeit homöopathischer Heilmittel dem sogenannten Placeboeffekt (siehe PLACEBO) zu: Die Arzneien wirken nicht aufgrund ihrer Inhaltsstoffe, sondern deshalb, weil der Patient daran glaubt. Dagegen spricht allerdings, daß Homöopathie bei Tieren und Kindern besonders gut wirkt. Es gibt auch wissenschaftliche Versuche, die jenseits des Placeboeffekts eine Wirksamkeit homöopathischer Heilmittel nachweisen. Allerdings gehen die Meinungen über die Aussagekraft dieser Versuche weit auseinander.

das gleiche Mittel bei verschiedenen Patienten gegen unterschiedliche Krankheiten verschrieben werden.

Haupteinsatzgebiete homöopathischer Arzneimittel sind akute Erkrankungen wie Hautausschläge oder Infekte, innere Erkrankungen oder Funktionsstörungen von Organen, besonders aber auch chronische Erkrankungen, wie z. B. RHEUMA.

Besuch beim Homöopathen

Der Homöopath beschränkt sich in seiner Diagnose nicht nur auf die aktuellen Beschwerden eines Patienten. Er wird vielmehr auch sein Verhalten und sein Erscheinungsbild mit einbeziehen, seine Stimmungen, seine geistige Verfassung, seine Sorgen und Ängste, seine Beklemmungen, persönlichen Lebensumstände, emotionalen Reaktionen, Befürchtungen und Ansichten. Er wird sich ein genaues Bild von den Beschwerden seines Patienten machen und dazu gezielte Fragen stellen. Klagt ein Patient z. B. über Rheuma, können die Fragen wie folgt lauten: Wo genau sitzen die Schmerzen? Werden sie nachts schlimmer, oder bessern sie sich? Hat das Wetter Auswirkungen auf die Beschwerden? Werden die Schmerzen durch Bewegung gelindert oder verstärkt? Leidet der Patient zusätzlich unter Verdauungsstörungen? Zeigen sich häufiger Hautausschläge? Diese Analyse nach homöopathischen Grundsätzen kann bis zu 2 Stunden dauern.

In den meisten Fällen verordnet der Homöopath eine bestimmte Dosis eines Arzneimittels und wartet dann die Wirkung ab, ehe er mit der Behandlung fortfährt. Jede Veränderung gilt als Zeichen dafür, daß die Arznei die Selbstheilungskräfte aktiviert hat. Eine weitere medikamentöse Behandlung erübrigt sich dann. Bei leichteren akuten Beschwerden wie KOPFSCHMERZEN sollte das Medikament unmittelbar wirken. Patienten mit chronischen Leiden müssen über viele Monate hinweg beobachtet werden. Läßt die Besserung mit der Zeit nach oder treten neue Beschwerden auf, verändert man die Dosierung oder wählt andere Mittel.

Manche Homöopathen verordnen nicht nur ein ganz bestimmtes Mittel in einer gezielt gewählten Potenz, sondern wenden sogenannte Komplexmittel an, Mischungen mehrerer homöopathischer Heilmittel in verschiedenen Potenzen. Das geschieht vor allem dann, wenn der Homöopath das passende Einzelmittel nicht mit ausreichender Genauigkeit herausfinden kann. In diesem Fall kann es angebracht sein, zwei oder auch drei verschiedene Arzneien zu geben, von denen dann eine den Beschwerdenkreis am ehesten trifft. Manche Patienten zeigen auch ein ausgesprochen breitgefächertes Symptomenbild, so daß ein einziges Mittel bei ihnen nicht ausreichen würde.

HONIG

Bereits die Steinzeitmenschen wußten Honig zum Süßen und als Nahrungsmittel zu schätzen. Den zähflüssigen Saft produzieren Bienen aus dem Nektar der Blüten. Für nur 500 g Honig wird der Nektar von 1,5 Mio. Blumen benötigt. Die Sammelbienen bringen den Nektar, eine Mischung aus Zucker und Wasser, zusammen mit den Pollen in den Bienenstock. Dort fügen die Stockbienen Enzyme hinzu, die den Wassergehalt auf weniger als 20 % sinken lassen und die größeren Zuckermoleküle aufspalten. Der Honig wird dann in den Waben versiegelt und später an die Larven verfüttert oder als Winternahrung verwendet (siehe GELEE ROYALE).

Honig ist sehr bekömmlich und kann vom Organismus gut verarbeitet werden. Die kleineren Zuckermoleküle Glucose und Fructose werden im Verdauungstrakt sofort absorbiert. Aus diesem Grund gilt Honig als wertvoller Energiespender. Außer Zucker (etwa 75 %) und Wasser sind im Honig in geringen Mengen auch Calcium, Eisen, Magnesium, Kalium, Natrium, Schwefel, Phosphor und Eiweiß enthalten.

Honig war lange Zeit ein volkstümliches Heilmittel. Bis ins Mittelalter hinein behandelte man Wunden, Verbrennungen und Hautleiden damit. Als Stärkungsmittel verabreichte man Honig bei BLUTARMUT, NIERENBESCHWERDEN und KREISLAUFSTÖRUNGEN. Seine lindernde Wirkung ist allgemein bekannt. Bei Halsschmerzen (siehe HALS- UND NASENBESCHWERDEN) hilft 1 Glas warme Milch mit 1 TL Honig, bei den ersten Anzeichen einer GRIPPE gibt man noch einen Schuß Cognac hinzu. Als Schlaftrunk verrührt man 2 TL Honig und den Saft einer halben Zitrone mit heißem Wasser. Für die Haut ist Honig ein glättendes, belebendes Schönheitsmittel. Man trägt ihn als Maske auf Gesicht und Hände auf, läßt ihn 15 Minuten einwirken und entfernt ihn dann mit einem feuchten Tuch.

Auch bei HEUSCHNUPFEN bringt Honig Erleichterung. Allerdings entfaltet er hier seine Wirksamkeit nur, wenn er aus der Gegend stammt, in der man lebt, so daß man mit dem Honig gleichzeitig die heimische Pollenmischung aufnimmt. Ißt man diesen Honig den ganzen Winter über und im Frühjahr, kann man gegen den Pollenflug im Frühling und Sommer unempfindlicher werden. Man kann auch kleine Wabenstücke kauen, die ebenfalls reich an Pollen sind.

Standpunkt der Schulmedizin

Honig ist als energiereiches Nahrungsmittel anerkannt. Bestimmte therapeutische Eigenschaften des Honigs und seine angebliche Wirkung als Jungbrunnen sind allerdings nicht bewiesen.

HÜFTLEIDEN

Das Hüftgelenk ist ein Kugelgelenk, bei dem der Kopf des Oberschenkelknochens in der schüsselförmigen Gelenkpfanne des Beckens sitzt. Durch KNOCHENBRÜCHE, ARTHRITIS oder Verschleißerscheinungen bei älteren Menschen kann der Gelenkkopf geschädigt werden. Die Oberflächen von Knochen und Gelenk verändern sich dabei, Bewegungseinschränkung und Schmerzen sind die Folgen.

Schmerzen in der Hüfte können aufgrund der gemeinsamen Nervenbahnen auch durch ein Rücken- oder Knieleiden ausgelöst werden. Oft läßt sich nur durch eine Röntgenuntersuchung die genaue Ursache der Schmerzen feststellen.

Was der Heilpraktiker rät

PFLANZENHEILKUNDE Im Frühjahr empfiehlt sich eine 6wöchige Entschlackungskur mit Löwenzahnsaft, -tee und -salat. Im Herbst kann man eine Wacholderbeerenkur machen. Auch Brennessel entschlackt und kann so die Gelenkschmerzen lindern. Wirksam sind ferner Birke, Klette und Bohne (Bohnenschalentee). Innerlich und äußerlich als Salbe hilft die Teufelskralle. Empfehlenswert sind auch Heublumensäckchen (siehe HEUBLUMEN) sowie Einreibungen mit Kalmus-, Wacholder- und Rosmarinöl in Spiritus.

HOMÖOPATHIE Es gibt eine ganze Reihe homöopathischer Kombinationsmittel, die nach einer Erstverschlimmerung eine spürbare Linderung bei Hüftbeschwerden bringen.

AKUPUNKTUR Eine Akupunkturbehandlung schlägt im allgemeinen bei Hüftleiden gut an. Behandelt werden die Punkte entlang des Gallenblasenmeridians. Auch eine MOXABEHANDLUNG kann helfen.

CHIROPRAKTIK Der Chiropraktiker lindert die Beschwerden, indem er mit dem Patienten daran arbeitet, die Beweglichkeit des Hüftgelenks zu erhalten und allgemein den Muskeltonus zu verbessern. Eventuell empfiehlt er eine Gewichtsabnahme und rät zu Sportarten wie Schwimmen, Radfahren oder Rudern, bei denen die Hüfte wenig belastet, aber bewegt wird. Eventuelle Fehlstellungen der Gelenke durch Verschleiß und die Formveränderung der Gelenkflächen kann er soweit wie möglich in ein richtiges Verhältnis zueinander bringen.

MASSAGE Nach Verletzungen und Operationen am Hüftgelenk werden Massagen verordnet. Dabei lösen sich Muskelverspannungen und -verhärtungen, und das steife oder verschlissene Gelenk wird wieder beweglicher.

NEURALTHERAPIE Quaddeln über dem Hüftgelenk oder tiefe Gelenkinjektionen mit Lokalanästhetika oder homöopathischen Reiz- und Umstimmungsmitteln wie Ameisen-, Bienen- oder Schlangengift können die Schmerzen beheben.

SONSTIGE THERAPIEN Ausleitende und entgiftende Maßnahmen wie SCHRÖPFEN und BAUNSCHEIDTIEREN können helfen.

Standpunkt der Schulmedizin

Bei Hüftleiden kann der Arzt entzündungshemmende Schmerzmittel verschreiben, um die Symptome zu lindern. Allerdings können diese Mittel Nebenwirkungen haben. Bei gleichbleibend starken Schmerzen kann das geschädigte Gelenk chirurgisch durch ein künstliches Hüftgelenk ersetzt werden.

HÜHNERAUGEN

Hühneraugen sind fast immer auf nicht passendes Schuhwerk zurückzuführen. Durch das Tragen bequemer Schuhe, die weder drücken noch reiben, kann man den verhornten Zehenschwielen vorbeugen. Da die Hornhautkegel der Hühneraugen tief sitzen, schmerzen sie stark, wenn sie auf die Knochenhaut drücken. Manchmal entzünden sie sich auch oder vereitern. Wenn sie sich nicht von selbst zurückbilden, sollte man sie von einem Fußpfleger entfernen lassen.

Warnung Nie versuchen, an Hühneraugen selbst herumzuschneiden, da Infektionsgefahr besteht.

Was kann man selbst tun?

▶ Tägliches Füßewaschen sollte selbstverständlich sein. Die Hornhautflächen sollte man regelmäßig mit einem Bimsstein entfernen. Man kann auch jeden Morgen und Abend 5–10 Minuten lang ein Fußbad in einer kleinen Wanne mit heißem Wasser nehmen, in dem 120 g Salz gelöst sind.

Zum Erweichen der Hornhaut streicht man die Hühneraugen mit frischem Zitronensaft ein oder zerdrückt eine Knoblauchzehe auf dem Gazestreifen eines Pflasters und klebt es über das Hühnerauge. Man kann aber auch ein 5–10minütiges Fußbad in einer Mischung aus $1/3$ Essig und $2/3$ warmem Wasser nehmen.

Standpunkt der Schulmedizin

Ein Fußpfleger kann Hühneraugen mit einer scharfen, sterilisierten Klinge abtragen. Eventuell wird er spezielle Hühneraugenpflaster und Salicylsäuresalbe oder -tinktur empfehlen.

HUMANISTISCHE PSYCHOLOGIE

Kein Mensch gleicht dem anderen, und jeder ist für seine Handlungen und sein Verhalten letztendlich selbst verantwortlich – ungeachtet seiner genetischen Anlagen, seines familiären Hintergrunds, seiner gesellschaftlichen Stellung und Lebensumstände. Dies ist im wesentlichen die philosophische Grund-

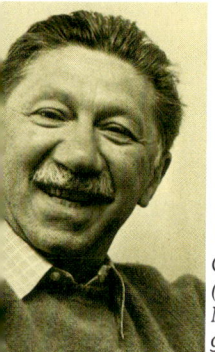
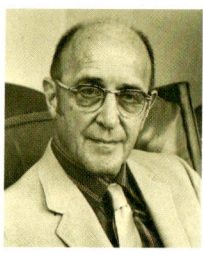

Carl Rogers (1902–87) (oben) und Abraham Maslow (1908–70) begründeten die humanistische Psychologie.

idee der humanistischen Psychologie. Ihre Vertreter lehnen Theorien ab, nach denen das menschliche Verhalten hauptsächlich durch unbewußte Ängste und Wünsche, Kindheitserfahrungen, durch sozialen Druck und Umweltzwänge bestimmt wird.

Als Hauptantriebskraft hinter dem Verhalten des einzelnen steht nach Ansicht der humanistischen Psychologen das Bedürfnis nach persönlicher Entwicklung und Selbstverwirklichung. Die humanistische PSYCHOTHERAPIE will dem Menschen helfen, dieses Ziel zu erreichen. Im Gegensatz zu vielen anderen psychologischen Richtungen, die nur bestimmte Verhaltensweisen betrachten – und dazu noch weitgehend im klinischen Umfeld –, konzentriert sich die humanistische Psychologie auf das Gesamtempfinden und das Lebensgefühl der Menschen. Der Psychologe spricht daher meistens von seinen Klienten und nicht von Patienten. Bei der Analyse der Gesellschaft geht es der humanistischen Psychologie vor allem um die Auswirkungen auf das Individuum und um seine Reaktionen auf sozialen Druck.

Die verschiedenen Therapieansätze innerhalb der humanistischen Psychologie konzentrieren sich auf aktuelle persönliche Probleme und die Empfindungen, die ein Mensch sich selbst und den Geschehnissen entgegenbringt. Es geht nicht darum, objektive Erklärungen für menschliches Verhalten zu finden, und es werden auch keine tiefgreifenden Kindheitserlebnisse oder inneren Motive ans Licht geholt. Statt dessen versucht man, dem Klienten zu helfen, sich selbst besser zu erkennen, seine Kommunikationsfähigkeit zu fördern und eine positive Lebenseinstellung zu gewinnen.

Humanistische Psychologen haben durchaus verschiedene theoretische Hintergründe. Allen gemeinsam ist jedoch die Überzeugung, daß der Mensch frei ist, sein Leben selbst zu bestimmen. Die Ansätze der Psychoanalyse und des Behaviorismus halten sie für entmenschlichend, da sie den Menschen als hilfloses Opfer innerer Instinkte und äußerer Umstände darstellen.

Die beiden bedeutendsten Wortführer der humanistischen Psychologie waren die Amerikaner Carl Rogers und Abraham Maslow. Rogers entwickelte die sogenannte klientenzentrierte Therapie. Der Therapeut hilft dabei dem Klienten – ohne ihn in eine bestimmte Richtung zu lenken –, selbständig Entscheidungen zu treffen, etwa eine Situation eigenständig einzuschätzen und zu meistern. Rogers ging davon aus, daß Probleme dann entstehen, wenn ein Mensch den Bezug zu seinem wahren Selbst verliert. Das geschieht (vor allem in der Kindheit) dadurch, daß Zuneigung und Anerkennung von anderen (meist Eltern) an Bedingungen geknüpft werden: „Wenn du nicht brav bist, habe ich dich nicht lieb." Menschen, die versuchen, diesen Forderungen gerecht zu werden, fühlen sich nach Rogers immer mehr als Versager. Sie können ihre wahren Gefühle gar nicht mehr zulassen; die Folge sind tiefgreifende seelische Probleme. Erst wenn es gelingt, die Abhängigkeit von der Beurteilung durch andere zu verringern und das Selbstwertgefühl wiederaufzubauen, wird der Mensch in der Lage sein, die Verantwortung für sein Leben zu übernehmen. Der Therapeut macht dem Klienten klar, daß das kein blanker Egoismus ist, im Gegenteil: Ein Mensch mit Selbstvertrauen kann sich anderen besser zuwenden und ist fähig zum Aufbau von Beziehungen (siehe SELBSTERFAHRUNGSGRUPPEN).

Abraham Maslow untersuchte die Eigenschaften und Merkmale, aufgrund deren manche Menschen reifer sowie erfolgreicher sind und ein erfüllteres Leben führen als andere. Er stellte eine Liste der menschlichen Bedürfnisse auf. Sie begann mit den biologischen Notwendigkeiten wie Nahrung und Wärme, enthielt die seelischen Bedürfnisse nach Liebe und Sicherheit und endete mit dem Wunsch nach persönlicher Entwicklung und Selbstverwirklichung. Erfüllung, so schloß er, hängt davon ab, diesen Bedürfnissen gerecht zu werden und die verschiedenen Aspekte der eigenen Persönlichkeit harmonisch zu verbinden.

Anhand einer Studie über erfolgreiche Persönlichkeiten entwarf Maslow das Bild eines Menschen, der sich selbst verwirklicht. Er definierte dessen Eigenschaften und dazugehörige Verhaltensmuster. In seiner optimistischen Einschätzung der menschlichen Natur war er der Ansicht, daß soziales Verhalten und Kooperationsbereitschaft angeboren seien. Destruktives und unsoziales Verhalten träten nur dann auf, wenn die Erfüllung der elementaren Bedürfnisse zu kurz käme.

Ziel der humanistischen Psychologie ist es, den Menschen zu helfen, die mit der Gestaltung ihres Lebens unzufrieden sind. Man ermutigt diese Menschen zu Veränderungen, die die Lebensumstände verbessern. Der Therapeut trachtet immer danach, eine Vorstellung davon zu bekommen, wie sich der Klient selbst einschätzt: Vertraut er beispielsweise auf seine Fähigkeiten, oder zweifelt er an ihnen? Er versucht, dieses Selbstbildnis mit der Wunschvorstellung, die der jeweilige Mensch von sich hat, und seinem tatsächlichen Verhalten im Leben in Einklang zu bringen. Die auftretenden Diskrepanzen zwischen dem eigenen Empfinden und der Wirkung auf andere werden besprochen. So kann ein Mensch z. B. nach wie vor unter mangelndem Selbstvertrauen leiden, obwohl er beruflich sehr erfolgreich ist. Ein anderer wiederum hält sich für hilfsbereit, seine Mitmenschen aber empfinden ihn als aufdringlich. In der Therapie wird der Klient ermutigt, seine wahren Gedanken und Gefühle mitzuteilen und anderen nichts vorzumachen. Auf diese Weise entwickelt er eine gesunde Persönlichkeit.

Wann hilft diese Therapie?

▶ Die Klienten humanistischer Psychotherapeuten sind zumeist Menschen mit emotionalen Problemen. Sie wollen über ihre Schwierigkeiten sprechen, ohne ihre Kindheitserfahrungen wieder aufrollen zu müssen. Erfolgversprechend ist die Therapie, wenn jemand lernen will, situationsgerechter zu reagieren und mit dem Alltag und den zwischenmenschlichen Beziehungen besser zurechtzukommen. Auch wer mehr aus seinem Leben machen möchte oder seine Ziele aus den Augen verloren hat, kann bei einem humanistischen Psychotherapeuten Hilfe finden.

Besuch beim Therapeuten

Die Atmosphäre einer therapeutischen Sitzung ist ungezwungen und entspannt. Therapeut und Klient sitzen sich bequem gegenüber. Der Therapeut ist meist bereit, einen Klienten so oft zu empfangen, wie dieser es wünscht. Vor einer endgültigen Entscheidung für eine Therapie vereinbart man oft 1–2 Probesitzungen. Man kann auch einen Vertrag über eine bestimmte Anzahl von Sitzungen schließen.

Bei der ersten Sitzung erkundigt sich der Therapeut nach den Gründen und Problemen, die den Klienten zu ihm geführt haben. Im allgemeinen wird er ihn darauf hinweisen, daß er für jede eintretende Veränderung während der Therapie selbst die Verantwortung trägt. Der Therapeut sieht seine Aufgabe darin, nur unterstützend einzugreifen und eine Art Resonanzboden zu bilden.

In den folgenden Sitzungen wird es darum gehen, ein Klima des Vertrauens aufzubauen, das es dem Klienten ermöglicht, seine Ängste und Komplexe zu erkennen, die aus einer fehlerhaften Selbsteinschätzung resultieren können. Mit der Zeit wachsen dann sein Selbstwertgefühl, seine Bereitschaft für neue Erfahrungen, sein Selbstvertrauen und der Mut zur Entwicklung seiner eigenen Persönlichkeit.

Standpunkt der Schulmedizin

Ärzte und Psychiater stimmen mit den humanistischen Psychologen darin überein, daß der Glaube an die Eigenverantwortlichkeit jedes Menschen zu einem gesunden Selbstbewußtsein führen kann. In der Tat berichten viele Klienten, daß sie nach der Therapie ihr Leben besser meistern konnten.

In den letzten Jahren hat sich allerdings die Psychotherapie generell etwas von der Tiefenanalyse der Kindheitstraumata entfernt. Der humanistische Ansatz steht nun allgemein mehr im Vordergrund. Dennoch ist er nicht unproblematisch. Einige humanistische Psychologen vertreten beispielsweise kompromißlos die Ansicht, daß hinter dem Gefühl des Gefangenseins in schlechten Lebensumständen eine Entscheidungsunwilligkeit steht. Diese Unfähigkeit, Dinge zu ändern, beruht ihrer Ansicht nach lediglich auf der fehlenden Bereitschaft, der Wahrheit ins Auge zu sehen. Bei manchen Menschen kann eine solche Einschätzung dazu führen, daß sie sich als Versager fühlen, wenn sie keine Veränderungen erzielen können.

HUSTEN

Die beste Methode, Husten zu behandeln, besteht darin, seine Ursache zu beseitigen, und nicht darin, ihn zu unterdrücken. Husten hilft, angesammelten Schleim und eingeatmeten Staub aus der Lunge, den Bronchien oder der Luftröhre zu entfernen. Husten kann durch eine Infektion ausgelöst werden oder durch Reizstoffe wie Tabakrauch oder Staub. Husten und Heiserkeit können Symptome einer KEHLKOPFENTZÜNDUNG sein, bei Kindern sind sie oft die ersten Anzeichen von PSEUDOKRUPP. Hustenanfälle mit starken Atembeschwerden bei Kindern lassen auf KEUCHHUSTEN schließen.

Warnung Bei anhaltendem Husten, der länger als 2 oder 3 Wochen andauert, oder wenn Husten von Fieber, Brustschmerzen und gar von Blutauswurf begleitet ist, sollte man den Arzt oder Heilpraktiker aufsuchen.

Was kann man selbst tun?

▶ Bei Husten im Anfangsstadium können Dampfinhalationen mit ätherischen Ölen die Symptome lindern und helfen, Schleim abzuhusten. Man gibt 2–3 Tropfen Eukalyp-

tus-, Thymian-, Zypressen- oder Sandelholzöl in eine Schüssel mit heißem Wasser, beugt den Kopf darüber und atmet die Dämpfe etwa 10 Minuten lang ein. Das sollte man 2–3mal täglich tun, bis der Husten nachläßt. Bei Halsschmerzen, die durch trockenen Husten verursacht werden, gibt man 3 Tropfen dieser Öle in ein halbes Glas warmes Wasser und gurgelt damit. Heißer Zitronensaft mit 1 TL Honig hilft ebenfalls. Als schleimlösende Kompresse legt man ein Handtuch, das man in einer Mischung aus 3 Teilen heißem Wasser und 1 Teil Apfelessig getränkt hat, um Hals und Brust. Eine erhöhte Zufuhr von Vitamin C stärkt die Abwehrkräfte.

Was der Heilpraktiker rät

PFLANZENHEILKUNDE Zu den Pflanzen, die schleimlösend wirken, gehört Eibisch. Stockrose und Malve sind ebenfalls gute Hustenmittel, und als besonders wirksam gilt Huflattich, den man jedoch nicht über längere Zeit anwenden sollte. Auch Spitzwegerich, Isländisches Moos, Brechwurzel und Primel können den Husten lindern. Das wohlriechende Veilchen ist ein traditionelles Hustenmittel, ebenso Lungenkraut, Anis und Echter Alant. Sonnentau, Efeu und Pestwurz wirken krampflösend. Inhalationen mit den ätherischen Ölen von Kamille, Thymian und Quendel bringen spürbare Erleichterung. Und Eukalyptusöl, mit dem man die Brust einreibt, wirkt ebenfalls schleimlösend und abheilend.

AKUPUNKTUR Die Akupunktur geht davon aus, daß Husten durch ein Ungleichgewicht des Energiestroms zur Lunge ausgelöst wird. Zur Behandlung werden Akupunkturnadeln in Punkte auf dem Lungenmeridian in den Armen eingestochen. Es können auch Punkte auf dem Meridian ei-

nes anderen Organs behandelt werden, das einen verwandten Rhythmus im 24-Stunden-Zyklus des Körpers hat – z. B. auf dem Blasenmeridian.

BIOCHEMISCHE SALZE Bei trockenem Husten mit Fieber wird *Ferrum phosphoricum* empfohlen, bei Husten mit dickem weißem Schleim *Kalium chloratum,* bei Husten mit gelbem Schleim, der nachts schlimmer wird, *Kalium sulphuricum* und bei krampfartigem schmerzhaftem Husten *Magnesium phosphoricum.* Normalerweise nimmt man die Tabletten 3–4mal täglich ein, bei chronischem Husten alle 30 Minuten.

Standpunkt der Schulmedizin

Wenn Husten nicht Symptom einer ernsteren Erkrankung ist, wird der Arzt vermutlich Ruhe und Wärme empfehlen und ein Hustenmittel verschreiben. Diese Medikamente setzen sich meist aus Substanzen wie Codein (zur Unterdrückung des Hustens) und/oder schleimlösenden Wirkstoffen zusammen.

HYPERAKTIVITÄT

Oft ist ein außergewöhnlich lebhaftes Kind nur ein Zappelphilipp oder ein Energiebündel. Bei manchen hyperaktiven Kindern kann sich die Ungebärdigkeit aber auch in Aggression und Gewalttätigkeit entladen. Wenn einem solchen Kind nicht geholfen wird, bekommt es möglicherweise ernsthafte

Der Zappelphilipp im Struwwelpeter ist ein typisches Beispiel für ein hyperaktives Kind. Früher versuchte man solche ungebärdigen Kinder mit strenger Hand zu erziehen. Heute weiß man, daß Hyperaktivität ein Leiden ist.

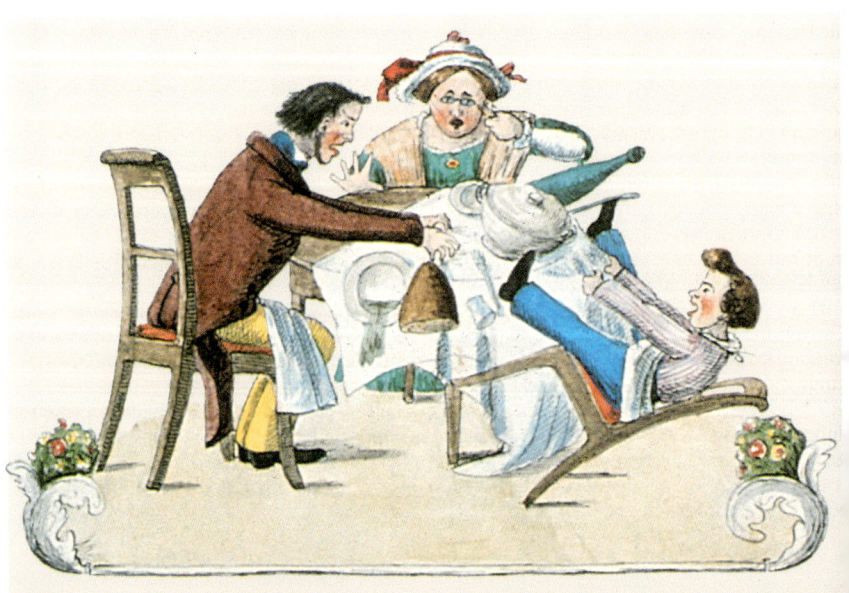

Schwierigkeiten in der Schule und auch später im Leben. Das hyperaktive Kind ist ständig in Bewegung, kann sich nicht mit einer Sache beschäftigen, weint und schreit sehr viel, schläft nicht und zeigt kaum Furcht, weswegen es sich selbst und andere in Gefahr bringen kann. Es ist oft durstig und hat eine ungleichmäßige Temperatur.

Die Erziehung eines hyperaktiven Kindes ist meist überaus anstrengend, vor allem wenn die Eltern kaum zum Schlafen kommen und nur auf wenig Verständnis bei Freunden, Lehrern und Ärzten stoßen. Etwa 2–5 % der Kinder leiden unter Hyperaktivität, davon 10mal soviel Jungen wie Mädchen. Als Ursache vermutet man eine allergische Reaktion (siehe ALLERGIEN) auf bestimmte Nahrungsmittel und Chemikalien.

Zu den problematischen Nahrungsmitteln gehören Milchprodukte, Zucker, Weizenerzeugnisse und Zitrusfrüchte. Als Auslöser der Hyperaktivität gelten manchmal auch die aspirinähnlichen Salicylate, die als eine Art natürliche Konservierungsstoffe in den meisten Früchten (auch in Äpfeln und Trauben), in Erbsen, Trockenobst, Mandeln, Essig und alkoholischen Getränken enthalten sind, und vor allem LEBENSMITTELZUSÄTZE wie Tartrazin (E 102), das als Farbstoff in vielen Nahrungsmitteln vorkommt. Weiter auf der Negativliste stehen Metalle wie Cadmium (in Zigarettenrauch), Aluminium, Kupfer, Quecksilber (das in Zahnfüllungen aus Amalgam enthalten ist), Haushaltschemikalien, Deodorants, Parfums, Fluor, Autoauspuffgase und Chlor (als Wasserzusatz). Ein Mangel an Magnesium, Mangan, Zink, Vitamin B6 oder Fettsäuren kann bei Hyperaktivität ebenfalls eine Rolle spielen.

Was der Heilpraktiker rät

Viele Heilpraktiker sehen in einer Lebensmittelunverträglichkeit die Hauptursache für Hyperaktivität. Als besonders problematisch betrachten sie bestimmte Lebensmittelzusätze. Sie verordnen deshalb eine spezielle Diät, die durch Mineralstoff- und Vitamingaben ergänzt wird. Auch andere Nahrungsergänzungen sowie Nachtkerzenöl können hilfreich sein. Manchmal genügt aber schon eine Umstellung auf gesunde VOLLWERTKOST.

Um die richtige Diät zu finden, versucht man mit Hilfe einer Auslaßdiät, den auslösenden Allergenen auf die Spur zu kommen. Vorher müssen alle anderen möglichen Auslösefaktoren beachtet und ausgeschaltet werden. Diese ganze Prozedur kann ziemlich lange dauern, und das Kind reagiert womöglich mit Wutanfällen; trotzdem sollte man durchhalten und bei der Ernährungsumstellung des Kindes sorgsam vorgehen.

Neben den unzuträglichen Lebensmitteln oder Lebensmittelzusätzen muß jeglicher Kontakt mit toxischen Metallen vermieden werden. Häufig empfiehlt der Heilpraktiker auch eine homöopathische Behandlung.

TANZTHERAPIE Dabei erhält das Kind die Möglichkeit, sich austoben zu können. Der Therapeut bewegt sich harmonisch mit ihm. Sobald sich eine vertrauensvollere Beziehung entwickelt, wird das Kind ermutigt, neue Ausdrucksformen zu entdecken. Es lernt, seine Energie produktiver und konzentrierter einzusetzen.

Standpunkt der Schulmedizin

In den letzten 20 Jahren hat Hyperaktivität bei Kindern in starkem Maß zugenommen. Ärzte sind der Ansicht, daß allergische Reaktionen, z. B. auf Farbstoffe in Süßigkeiten, eine wesentliche Rolle spielen. Daneben können auch familiäre Probleme Hyperaktivität fördern. Der Arzt wird empfehlen, den Zuckerkonsum stark einzuschränken, und zieht eventuell einen Kinderpsychologen hinzu.

HYPER-VENTILATION

In Augenblicken nervöser Anspannung, bei Lampenfieber oder ANGST spürt man meistens, daß das Herz zu klopfen anfängt und der Atem schwerer und schneller geht – so als wäre man gerade einem Bus hinterhergelaufen. Die Ursache für Hyperventilation oder gesteigerte Lungenbelüftung ist eine Abnahme des Kohlendioxidgehalts im Lungenkreislauf.

Dieser Zustand an sich ist zwar harmlos, er kann aber SCHWINDEL, OHNMACHT und Benommenheit hervorrufen. Der Betroffene empfindet Schmerzen oder Enge im Brustkorb; die Finger und Zehen, manchmal auch die Lippen fangen an zu kribbeln oder werden taub. Hinzu kommen zwanghaftes Gähnen und Stöhnen.

Seltsamerweise kann sich Hyperventilation auch in Kurzatmigkeit äußern. Die meisten Betroffenen versuchen dann, schneller zu atmen, was aber die Situation nur noch schlimmer macht. Im Extremfall kann Hyperventilation zu einem Kollaps führen. Da Schmerzen und Engegefühl in der Brust auch für ANGINA PECTORIS symptomatisch sind, werden die Betroffenen manchmal mit Verdacht auf Herzbeschwerden ins Krankenhaus gebracht.

Wenn die ersten Anzeichen von Hyperventilation auftreten, sollte man tief durchatmen. Man füllt die Lungen dabei ganz mit Luft und atmet anschließend so lang wie möglich aus.

Was der Heilpraktiker rät

BIOFEEDBACK Fachleute sind der Meinung, daß der Patient mit Hilfe von Biofeedback-Geräten erkennen kann, ob er richtig atmet. Damit können die Ausdehnung der Brust und die Zwerchfellbewegung aufgezeigt sowie die Kohlendioxidwerte kontrolliert werden. Anhand dieser genauen Informationen vermag der Patient seine Atemtechnik, den Atemrhythmus und Gasaustausch zu korrigieren. Möglicherweise kann er das Problem mit ein paar einfachen Atemübungen in den Griff bekommen.

YOGA Die Patienten lernen, sich vollkommen zu entspannen und gleichmäßig und ruhig zu atmen. Die Zwerchfellatmung wird über die unteren Rippen aktiviert. Das Ziel ist ein langsamerer Atemrhythmus mit kleinen Entspannungspausen zwischen Ein- und Ausatmen.

Standpunkt der Schulmedizin

Zunächst wird der Arzt den Patienten auf etwaige ernsthafte Störungen hin untersuchen. Vielleicht läßt er ihn in eine Papiertüte ein- und ausatmen, wodurch das Kohlendioxid in den Blutkreislauf zurückgeführt wird. (Niemals eine Plastiktüte verwenden, da Erstickungsgefahr besteht!) Möglicherweise überweist er ihn auch an einen Atemtherapeuten, damit er richtig zu atmen lernt.

HYPERVITAMINI-SIERUNG

Der amerikanische Biochemiker Linus Pauling hat als erster hohe Vitamingaben zur Stärkung der Gesundheit in den Blickpunkt des öffentlichen Interesses gerückt. Im Rahmen seiner Untersuchungen zur Funktionsweise des Gedächtnisses hatte Pauling auch die Rolle der Vitamine durchleuchtet. Er gelangte dabei zu dem Ergebnis, daß man mit hohen Dosen Vitamin C Erkältungskrankheiten abwehren kann. Von den Ärzten wurde seine These verworfen, aber viele Menschen folgten seinen Empfehlungen – mit Erfolg.

Pauling forschte auf dem Gebiet der VITAMINE und MINERALSTOFFE weiter und kam zu der Erkenntnis, daß man zur Erhaltung und Wiedergewinnung der Gesundheit lediglich den individuellen Vitamin- und Mineralstoffbedarf herausfinden müsse. Er nannte sein neues Gesundheitskonzept ORTHOMOLEKULARE MEDIZIN (nach griechisch ortho, richtig).

Pauling war der Meinung, daß der Mensch mit Hilfe der orthomolekularen Medizin 20 zusätzliche Lebensjahre bei guter Gesundheit gewinnen könne. Er proklamierte die Einnahme hoher Vitamin-C-Dosen nicht nur zur Abwehr gewöhnlicher Erkältungskrankheiten, sondern vor allem auch als Krebstherapie (siehe KREBS). Durch die Vitamine sollte das IMMUNSYSTEM so gestärkt werden, daß das Gewebe im Umkreis eines Tumors besonders widerstandsfähig würde und den bösartigen Zellen keine Chance zur weiteren Ausbreitung ließe.

Im Mittelpunkt der inzwischen allgemein als Hypervitaminisierung bekannten Behandlungsweise steht die Annahme, daß die von Schulmedizinern empfohlenen Dosen für die tägliche Vitamin- und Mineralstoffzufuhr nur eine sehr grobe Richtlinie bilden. Die individuellen Bedürfnisse können davon enorm abweichen. Manche Menschen benötigen 10mal höhere Dosen als die empfohlenen, andere sogar noch wesentlich mehr.

Die Einnahme von Vitamin C als Vorbeugung gegen VIRUSINFEKTIONEN wird heute auch von der Schulmedizin befürwortet. Ebenso werden bei AKNE, BLUTARMUT, DIABETES, hohem Cholesterinspiegel, ALKOHOLISMUS und PRÄMENSTRUELLEM SYNDROM Mineralstoffe und Vitamine verordnet. In allen Fällen liegen die empfohlenen Einnahmemengen aber wesentlich unter den Dosen, die Pauling für richtig hielt.

Wann hilft diese Therapie?

▶ Eine Hypervitaminisierung wird vor allem dann empfohlen, wenn bestimmte Krankheiten oder medikamentöse Behandlungen die Absorptionsfähigkeit des Körpers von Vitaminen und Mineralstoffen verändern. Chemotherapie und Bestrahlungen bei Krebspatienten verdreifachen beispielsweise den Bedarf an Vitamin B und C. Ihnen verabreicht man komplexe Vitaminkombinationen zur Nachsorge.

Die Vitamine B und C sollen in Fällen von Schizophrenie und bei DEPRESSIONEN das biochemische Gleichgewicht im Gehirn wiederherstellen. Auch bei HYPERAKTIVITÄT und Drogenabhängigkeit (siehe SUCHTKRANKHEITEN) hat sich die Hypervitaminisierung bewährt.

Besuch beim Heilpraktiker

Hohe Vitamin- und Mineralstoffdosen sollte man grundsätzlich nur auf Anweisung des Arztes oder Heilpraktikers einnehmen. Ihre komplexen Wechselwirkungen sind für einen Laien nicht zu erkennen. Manche Vitamine, z. B. Vitamin A, können darüber hinaus starke Nebenwirkungen haben, wenn sie überdosiert werden.

Der wichtigste Teil der Behandlung ist allerdings die detaillierte Ausarbeitung des individuellen Bedarfs eines Patienten. Das benötigt eine gewisse Zeit und schließt u. U. auch einen Hauttest oder eine HAARDIAGNOSE mit ein. Erst danach kann entschieden werden, welches der hochdosierten Präparate geeignet ist. Da selbst harmlos anmutende Vitaminmengen unangenehme und sogar gefährliche Nebenwirkungen haben können, wird der Heilpraktiker den Behandlungsverlauf genauestens überwachen.

Standpunkt der Schulmedizin

Trotz der vielen Einzelerfolge der Hypervitaminisierung reagiert die Schulmedizin zurückhaltend. Zu vieles liegt noch im dunkeln. Man hat bislang kaum Kontrollversuche mit geeigneten Testgruppen durchgeführt, um die Wirkung von Vitaminen und Mineralstoffen – einzeln oder kombiniert – im Vergleich zu anderen Behandlungsmethoden nachzuweisen.

Mittlerweile geben mögliche Schäden aufgrund von sehr hohen Dosierungen Anlaß zur Besorgnis. So können hohe Vitamin-D-Gaben beispielsweise innerhalb kürzester Zeit zu Muskelschwäche, Knochenschmerzen, erhöhtem Blutdruck, Herzrhythmusstörungen und einer Verschlechterung der Nierenfunktion führen. Große Mengen Vitamin A, über lange Zeit eingenommen, können bei Erwachsenen Gelenkbeschwerden, rissige Haut, Blutarmut und Gedächtnisschwund hervorrufen, bei Kindern kann es zu ernsthaften Sehstörungen und schmerzhaften Schwellungen über den Knochen kommen. Man vermutet auch, daß zuviel Vitamin A Mißbildungen bei Ungeborenen verursacht.

Wünschenswert wäre aber eine bessere Information der Bevölkerung über den täglichen Vitamin- und Mineralstoffbedarf, über die entsprechenden Nahrungsmittel sowie deren vitaminerhaltende Zubereitung und Aufbewahrung.

HYPNOSE-THERAPIE

Irgendwo in dem Bereich zwischen Wachen und Schlafen liegt der Bewußtseinszustand, den Hypnosetherapeuten für ihr Heilverfahren nutzen. Der tranceähnliche Zustand, den der Therapeut hervorruft, gleicht etwa dem Schlafwandeln oder Tagträumen.

Im Hypnosezustand nimmt der Hypnotisierte kaum andere Umweltreize auf als die Suggestionen des Therapeuten. Die Selbstheilungskräfte von Körper, Geist und Seele werden durch diese Suggestionen aktiviert. Sie können dazu beitragen, chronische Schmerzzustände positiv zu beeinflussen, und können bei vegetativen oder seelischen Störungen stabilisierend wirken. Als psychotherapeutisches Verfahren wird Hypnose auch eingesetzt, um frühkindliche Erlebnisse, die zu Neurosen führten, aufzudecken.

Den Ausdruck Hypnose (von griechisch *hypnos*, Schlaf) für den künstlich erzeugten Trancezustand prägte 1843 der schottische Chirurg James Braid. Er hatte bei einigen Operationen Mesmers Heilmagnetismus (siehe Kasten unten) angewandt. Etwa zur gleichen Zeit setzten andere Mediziner die Hypnose als schmerzstillende Therapie ein oder schalteten das Schmerzempfinden ihrer Patienten statt mit Äther, Chloroform oder anderen schnellen und zuverlässigen Mitteln durch Hypnose aus. Sie setzten sich damit über die gängige medizinische Meinung hinweg, die Mesmers Theorien und Praktiken verworfen hatte.

Heute wendet man die Hypnose vielfach an, um bestimmte körperliche und seelische Leiden zu heilen. Körper und Geist erlangen in der Hypnose Ruhe und Gelöstheit. Veränderungen, die bei vollem Bewußtsein nicht möglich sind, können in diesem Sonderzu-

Mesmers Heilmagnetismus

Die wechselvolle Geschichte der modernen Hypnose setzt mit dem österreichischen Arzt Franz Anton Mesmer (1734–1815) ein. Untersuchungen des Magnetismus führten ihn zu der Annahme, daß eine geheimnisvolle Kraft, die magnetischer Natur sein sollte, auf den Gesundheitszustand eines Menschen einwirken könne. Tatsächlich gelang es Mesmer, einige Beschwerden zum Verschwinden zu bringen, indem er einen Magneten über dem Körper des Patienten bewegte und diesen in einen tranceähnlichen Zustand versetzte. In Wien wurde er durch seine Erfolge mit dem sogenannten *Magnetismus animalis* als Modearzt berühmt. Nach einigen Mißerfolgen verlor er allerdings die Anerkennung der Universität Wien und ging daraufhin nach Paris, wo er auch bald wieder im Mittelpunkt eines Kreises von einflußreichen Bewunderern stand.

Mesmers Heilmethoden, so erfolgreich sie nach Aussagen seiner Anhänger waren, konnten einer exakten wissenschaftlichen Prüfung nicht standhalten. So wurde er schließlich als Scharlatan abgestempelt, und seine Behandlungsmethoden gerieten in Vergessenheit.

stand des Bewußtseins vollzogen werden. Natürlich schwingt der Hypnosetherapeut keinen Zauberstab und unterwirft den Patienten auch nicht seinem Einfluß. Vielmehr arbeitet er mit dem Patienten gemeinsam daran, dessen jeweiliges Problem zu lösen.

Wann hilft diese Therapie?

▶ Die Hypnosetherapie hat sich bei HAUTKRANKHEITEN, MIGRÄNE, Magengeschwüren (siehe GESCHWÜRE) und anderen Beschwerden, die durch ANGST und STRESS verursacht werden, sowie bei HYSTERIE bewährt. ASTHMA, SCHLAFLOSIGKEIT und PHOBIEN (z. B. Höhen-, Flug- und Prüfungsangst) wurden ebenfalls erfolgreich mit Hypnose behandelt. Schmerzen können gelindert, Entbindungen erleichtert werden. Durch das erneute Erleben und Bewältigen vergangener und verdrängter Ereignisse gewinnt der Patient mehr Selbstvertrauen, und häufig können durch eine Hypnosetherapie auch familiäre oder partnerschaftliche Schwierigkeiten gelöst werden. Hypnose kann ferner helfen, sich das RAUCHEN abzugewöhnen oder andere SUCHTKRANKHEITEN in den Griff zu bekommen.

Besuch beim Heilpraktiker

Ein Heilpraktiker, der mit der Hypnosetherapie arbeitet, muß vor allem über eine entsprechende fachliche Qualifikation verfügen. Fast genauso wichtig aber sind seine Persönlichkeit und sein Charakter. Der Patient muß großes Vertrauen zu ihm haben, damit es ihm möglich ist, auch heikle Lebensbereiche anzusprechen.

Der Ablauf einer Hypnosebehandlung ist keinen festen Regeln unterworfen. In der ersten Sitzung macht sich der Heilpraktiker meist ein genaues Bild über die jeweiligen Probleme seines Patienten. Dazu gehören der bisherige Verlauf der Fallgeschichte, frühere und gegenwärtige Behandlungen sowie andere Faktoren, die möglicherweise eine Rolle spielen. Der Heilpraktiker erklärt den Verlauf der Hypnosesitzungen und bespricht die Zielsetzung. Wahrscheinlich wird er erst einmal testen, wie der Patient auf die Hypnose anspricht.

Während der Hypnose sitzt der Patient bequem in einem Sessel oder liegt auf einer Couch. Um ihn in Trance zu versetzen, wiederholt der Heilpraktiker mit leiser Stimme Sätze wie „Sie sind müde. Ihre Augenlider werden langsam schwer". Der Patient kann dabei auf einen Gegenstand blicken, z. B. auf eine Lichtquelle oder ein sich langsam drehendes Rad, was den Wunsch, die Augen zu schließen, verstärkt. Man hat dabei das Empfinden, als würde man allmählich in den Schlaf hinübergleiten. In diesem Zustand können dem Patienten seine positiven

Hypnose und Flugangst

Frau K. war eine hochbegabte Musikerin, die am Beginn einer beachtlichen Laufbahn stand. Viele Angebote kamen aus dem Ausland, doch da sie unter einer panischen Angst vor dem Fliegen litt, sagte sie alle diese Einladungen ab. Es sah so aus, als müsse sie wegen ihrer Flugangst auf eine internationale Karriere verzichten.

In ihrer Verzweiflung wandte sich die junge Frau an einen Hypnosetherapeuten. Als dieser sie das erstemal in Trance versetzte, sollte sie sich vorstellen, wie sie in der Absicht, eine Flugreise zu unternehmen, zum Flughafen fuhr. Bei der nächsten Sitzung wurde ihr suggeriert, daß sie den Flughafen betrat, sich eincheckte und in ein Flugzeug stieg. Bei der dritten Hypnose bestand die Suggestion darin, daß sie einen Kurzflug unternahm. Und in der vierten und fünften Sitzung sah sie sich in eine fremde Stadt und wieder zurückfliegen. Alle Sitzungen wurden auf ein Band aufgenommen, das sich Frau K. zu Hause anhören konnte.

Als sie kurz darauf von ihrem ersten Konzert im Ausland zurückkehrte, verkündete sie überglücklich: „Das einzige, was mich gestört hat, waren die langen Wartezeiten auf dem Flugplatz!" Mittlerweile ist sie eine berühmte Musikerin und genießt die häufigen Reisen. Die Angst vorm Fliegen gehört der Vergangenheit an.

Fähigkeiten nahegebracht werden. Der Heilpraktiker zeigt auf, wie man Probleme aus einem anderen Blickwinkel sehen kann, und macht vergangene und zukünftige Verhaltensmuster bewußt. Eine solche Sitzung kann zwischen 30 und 60 Minuten dauern.

Hin und wieder kann man vom Trancezustand in einen natürlichen Schlaf fallen. Dies bedeutet nichts anderes, als daß man müde ist und Schlaf braucht. Man muß auch keine Angst haben, daß man aus der Hypnose nicht mehr erwacht.

Der Heilpraktiker wird dem Patienten empfehlen, in der Zeit zwischen den einzelnen Sitzungen und nach Ende einer erfolgreichen Behandlung die Selbsthypnose zu versuchen (siehe AUTOSUGGESTION).

Standpunkt der Schulmedizin

Viele Ärzte bezweifeln nach wie vor die wissenschaftliche Haltbarkeit der Heilhypnose. Andere wiederum haben sich darin ausbilden lassen und setzen die Hypnose ge-

zielt ein. Heilhypnose hat nichts mit dem Hypnotisieren auf Jahrmärkten zu tun, und ein Hypnotiseur ist noch lange kein Heilhypnosetherapeut.

Versuche haben gezeigt, daß sich die Körperreaktionen unter Hypnose nicht von denen unterscheiden, die man in der entsprechenden realen Situation hätte. Ein Patient, der beispielsweise in Trance einen traumatischen Unfall noch einmal durchlebt, weist denselben Pulsschlag und dieselbe Gehirnaktivität auf wie beim tatsächlichen Geschehen. Patienten, die unter Hypnose in ihre früheste Kindheit zurückversetzt werden, weisen einen Körperreflex auf, der nur für Säuglinge in den ersten 6 Lebensmonaten typisch ist. Streicht man an ihrer Fußsohle entlang, drehen sich die Zehen nach oben.

Trotz der Zweifel an der Wirksamkeit der Hypnosetherapie wird dennoch anerkannt, daß sie beispielsweise eine nichtmedikamentöse Schmerzlinderung erzielen, viele psychosomatische Krankheiten (siehe PSYCHOSOMATIK) heilen und positive Wirkung bei Beschwerden haben kann, die durch Streß und Angst verursacht werden.

HYSTERIE

Hysterie ist eine wesentlich ernsthaftere und tiefer sitzende Störung, als es die leichtfertige Verwendung des Wortes im allgemeinen Sprachgebrauch vermuten läßt. Die Ursache sind meist ungelöste Konflikte aus den Entwicklungsjahren. Empfindliche Menschen können auf STRESS mit hysterischen Anfällen reagieren, um damit einer schwierigen Situation aus dem Weg zu gehen oder von ihrem angenommenen Unvermögen abzulenken.

Die Symptome werden tief empfunden und nicht etwa nur vorgespielt. Das Unterbewußtsein hat die individuellen Ängste in körperliche Symptome umgewandelt. Diese äußern sich in verschiedenen Formen, von unkontrolliertem Schreien und Umsichschlagen bis zum Verlust der Sehfähigkeit, Gedächtnisschwund und Lähmungserscheinungen an einzelnen Gliedern. So hilflos der Patient anderen Menschen bei einem solchen Ausbruch auch erscheinen mag, er hat für sich das Gefühl, etwas erreicht zu haben. Er befreit sich aus einer Situation, die ihn überfordert.

Was der Heilpraktiker rät

PFLANZENHEILKUNDE Die Pflanzenheilkunde kennt eine ganze Reihe von Mitteln, die individuell auf sogenannte hysterische Konstellationen abgestimmt werden können. Beruhigende Pflanzen haben bei einer Dauertherapie den Vorteil, daß sie nebenwirkungsfrei sind und einen milden Ausgleich zum Ziel haben. Pflanzliche Nervenberuhigungsmittel, aber auch Johanniskraut und Wolfsfuß können helfen, wenn eine Überfunktion der Schilddrüse (siehe SCHILDDRÜSENERKRANKUNGEN) Ursache der hysterischen Anfälle ist.

HOMÖOPATHIE Bei Hysterie lohnen sich eine ausführliche Befunderhebung und Arzneifindung nach den Regeln der Homöopathie, um das Simile, das einzig richtige Mittel, zu finden.

YOGA Im Mittelpunkt stehen Entspannung und natürliche Atmung, um das überaktive, gereizte Nervensystem zu beruhigen. Eine gleichmäßige Atmung ist von größter Bedeutung, um Verspannungen zu lösen. Hysterische Anfälle von längerer Dauer bessern sich durch eine Kombination von YOGA und MEDITATION.

Die Yogaphilosophie kann neue Erfahrungen bringen und eine veränderte Lebenseinstellung eröffnen, wodurch die ursprünglichen Konflikte gelöst werden können.

Standpunkt der Schulmedizin

Hysterie kann man nur dann erfolgreich behandeln, wenn der Patient die Ursachen seiner Ängste erkennt. Eine Behandlung der akuten Symptome hilft lediglich vorübergehend. Solange man das Problem nicht an der Wurzel packen kann, werden die Anfälle immer wiederkehren. Wichtig ist jedoch eine gründliche ärztliche Untersuchung, damit nicht Symptome einer körperlichen Erkrankung irrtümlich für Anzeichen einer Hysterie gehalten werden.

Beruhigungsmittel verschaffen für eine gewisse Zeit Erleichterung; die PSYCHOTHERAPIE dagegen versucht der Persönlichkeitsstörung auf den Grund zu gehen. In vielen Fällen von Hysterie hat sich auch die HYPNOSETHERAPIE bewährt. Voraussetzung ist natürlich ein qualifizierter Hypnosetherapeut. Die Patienten werden dabei an den Ursprung ihrer Ängste zurückgeführt, und sie bekommen die Möglichkeit, lange unterdrückten Gefühlen freien Lauf zu lassen. Die Symptome verschwinden von allein, wenn sich der Patient von seinen uneingestandenen Ängsten befreit hat.

Dem hysterischen Anfall eines Menschen sollte man stets mit Gelassenheit begegnen und versuchen, einen beruhigenden Einfluß auszuüben. Gleichzeitig sollte man praktische Schritte unternehmen, um die den Anfall auslösende Situation in den Griff zu bekommen.

Warnung Einen Betroffenen niemals schlagen; durch den Schock kann er seelischen Schaden erleiden.

IMMUNSYSTEM

Der Körper verfügt über ein Abwehrsystem, das gegen eindringende Bakterien, Viren, Pilze und Parasiten ankämpft. Es identifiziert bereits bekannte Feinde und versucht, neue Angreifer auszuschalten. Siehe DIE STREITKRÄFTE DES KÖRPERS, S. 154.

IMPOTENZ

Das Selbstwertgefühl eines Mannes ist sehr eng mit der Fähigkeit verknüpft, eine Erektion zu haben. Zum einen liegt das an der vorherrschenden Auffassung, daß der Mann die Initiative beim Geschlechtsverkehr zu ergreifen hat. Zum andern ist ein Mann nur dann in der Lage, den Geschlechtsverkehr zu vollziehen, wenn er so stark erregt ist, daß sein Penis erigiert. Und noch ein drittes Moment kommt hinzu: Für eine Fortpflanzung auf natürlichem Weg muß ein Mann die Erektion bis zur Ejakulation aufrechterhalten können.

Bei beiden Geschlechtern fließt im Zustand sexueller Erregung vermehrt Blut in das Becken und in die Geschlechtsorgane. Beim Mann wird das Blut in das Bindegewebe des Penis gepumpt, so daß dieses anschwillt und fest wird und sich der Penis dadurch aufrichtet. Dieser Vorgang hängt von mehreren Faktoren ab: von einem komplexen Geflecht von Blutgefäßen im Penis und im Becken sowie von den Nerven, die diese Blutgefäße steuern, vom Gehirn, das dafür verantwortlich ist, daß Hormone in der richtigen Zusammensetzung und Abfolge freigesetzt werden, und nicht zuletzt von der Befindlichkeit des Mannes, der erotisch eingestimmt und innerlich zum Geschlechtsverkehr bereit sein muß.

Wenn bei diesem komplizierten Zusammenspiel vieler Faktoren nur einer ausfällt, kann die Erektion ganz ausbleiben oder im entscheidenden Augenblick nachlassen. Kein Wunder, daß sowohl STRESS als auch verschiedene Krankheiten oder psychische Probleme zu Impotenz führen können (siehe SEXUELLE PROBLEME). Ebenso können bestimmte Medikamente, z. B. Beruhigungsmittel, Antihistamine (gegen ALLERGIEN) und Betablocker (gegen hohen BLUTDRUCK), eine Erektion beeinträchtigen oder verhindern.

Was kann man selbst tun?

▶ Viele Empfehlungen, die unter dem Stichwort SEXUELLE PROBLEME gegeben werden, gelten auch hier. Damit der Körper nach einer Phase der Impotenz seine sexuelle Empfänglichkeit wiedererlangen kann, sollte man

mit den wiedereinsetzenden Erektionen zunächst sehr behutsam umgehen und nicht gleich versuchen, den Penis wieder einzuführen. Vielmehr sollte man die Erektionen kommen und gehen lassen, wie es der jeweiligen sexuellen Erregung entspricht.

Welche Therapie kann helfen?

AUTOGENES TRAINING Wie bei anderen sexuellen Störungen kann autogenes Training auch bei Impotenz helfen. Oft genügen bereits die Standardübungen, in manchen Fällen müssen die Übungen durch individuell abgestimmte Formeln erweitert werden. Meist wird das autogene Training als Ergänzung zu einer konventionellen Behandlung eingesetzt.

VERHALTENSTHERAPIE Bei der Behandlung von Impotenz geht es darum, die Angst vor dem Geschlechtsverkehr und den damit verbundenen Leistungsdruck so weit wie möglich abzubauen. Eine Verhaltenstherapie legt daher den Schwerpunkt zunächst auf einen körperlichen Kontakt ohne direkten Geschlechtsverkehr, um die angenehmen Empfindungen zu verstärken, die Küsse, Umarmungen, Massagen und Vorspiel hervorrufen. Wenn dann eine Erektion zustande kommt und anhält, wird der sexuelle Kontakt allmählich intimer gestaltet, bis schließlich der Geschlechtsverkehr wieder möglich ist.

Standpunkt der Schulmedizin

Eine Behandlung richtet sich danach, ob die Impotenz physische oder psychische Ursachen hat. Treffen beide Ursachen zu, muß man klären, wie sie zusammenwirken.

In den letzten Jahren wurden chirurgische Methoden entwickelt, die eine fehlende Erektion beheben sollen. So setzt man beispielsweise flexible Schienen ein oder befestigt außen am Penis aufblasbare Geräte oder Vakuumsysteme, die die Blutzufuhr anregen und eine Erektion verursachen.

Es gibt auch spezielle Medikamente, die in den Penis injiziert werden, um die Muskeln zu entspannen und die Blutzufuhr zu vermehren. Wichtig ist aber in jedem Fall, den Teufelskreis der Angst zu durchbrechen, der auf Dauer zu einem vollständigen Verlust der Erektionsfähigkeit führen kann.

INHALATIONEN

Heilpraktiker und Ärzte empfehlen gleichermaßen, Wasserdampf zu inhalieren (einzuatmen), um bei KATARRH die Atemwege zu befreien und die Symptome zu lindern. Durch Beigaben von ätherischen Ölen oder be-

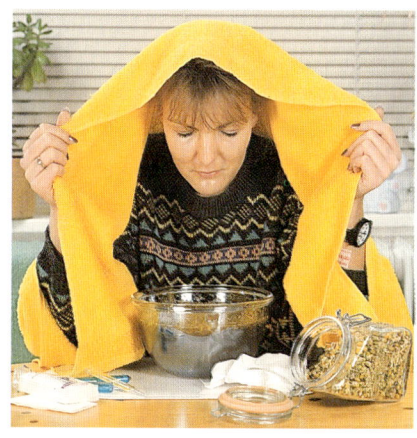

Inhalieren kann man auch zu Hause. Man sollte nur darauf achten, daß das Wasser nicht zu heiß ist, da man sich sonst an dem Dampf verbrühen kann.

stimmten Medikamenten, die Eukalyptus oder Menthol enthalten, wird die Wirkung des Wasserdampfes verstärkt.

Inhalationen kann man auch zu Hause machen. Dazu füllt man eine Schüssel mit heißem Wasser, beugt sich darüber, bedeckt Kopf und Schüssel mit einem Handtuch, damit der Dampf nicht entweichen kann, und atmet tief ein und aus.

INKONTINENZ

Die Unfähigkeit, den Harn oder Stuhl zurückzuhalten, kann den Betroffenen in große Verlegenheit bringen. Inkontinenz bedarf in jedem Fall der Behandlung.

Harninkontinenz bei Kindern beruht häufig auf psychischen Problemen (siehe auch BETTNÄSSEN). Bei Frauen kann ein ORGANVORFALL oder eine Scheidensenkung die Ursache sein. Bei Männern sind es oft PROSTATABESCHWERDEN, die das Leiden auslösen. Und bei beiden Geschlechtern kann ein Schlaganfall im Zentrum jener Nerven, die die Blase kontrollieren, zu Inkontinenz führen.

Die häufigste Ursache für Stuhlinkontinenz ist VERSTOPFUNG. Durch festen Stuhl kann der Darm derart blockiert werden, daß nur noch flüssiger Stuhl abgehen kann.

Was kann man selbst tun?

▶ Heiße und kalte Sitzbäder oder abwechselnd heiße und kalte Kompressen auf Unterleib und Rücken regen in diesem Bereich Kreislauf und Muskeltonus an. Auch Beckenübungen (siehe SCHWANGERSCHAFT) können manchmal helfen, die Kontrolle über die Schließmuskeln wiederzuerlangen.

Was der Heilpraktiker rät

PFLANZENHEILKUNDE Bei Harninkontinenz kann Johanniskrauttee helfen. Bei Stuhlinkontinenz wird der Heilpraktiker versuchen, die Verdauung so zu regeln, daß sich Verstopfung und Durchfall nicht abwechseln, sondern sich in möglichst gleichbleibend geformter Stuhl ergibt, den man auch besser kontrollieren kann. Eine wichtige Rolle spielt dabei eine ausreichende Menge an BALLASTSTOFFEN in der Nahrung, aber es gibt auch eine Reihe von Pflanzen, die für eine optimale Aufschlüsselung der Nahrung und so für eine günstige Stuhlbeschaffenheit sorgen.

HOMÖOPATHIE *Causticum* wirkt auf die vegetative Funktion von Blase und Mastdarm und kann z. B. bei Husten mit unwillkürlichem Harnabgang helfen. Bei einer Schwäche des Blasenmuskels, besonders wenn Verkrampfungen vorliegen, kann man es auch mit *Plantago major* versuchen.

Standpunkt der Schulmedizin

Blasen- und Darminkontinenz müssen, vor allem bei alten Menschen, sorgfältig untersucht und fachgerecht behandelt, gegebenenfalls auch operiert werden.

INSEKTENSTICHE

Bienen und Wespen stechen, um sich zu wehren; Mücken dagegen beißen (auch wenn man gewöhnlich von einem Mückenstich spricht) und verletzen die Haut ihres Opfers, um aus dieser Hautöffnung Blut zu saugen. Ob Biß oder Stich – in jedem Fall dringen dabei giftige Eiweißstoffe in die Haut ein. Die betroffene Stelle rötet sich, schmerzt und juckt.

Während ein Mückenstich zunächst meist unbemerkt bleibt, weil der Juckreiz erst nach einiger Zeit einsetzt, schmerzt ein Wespenoder Bienenstich sofort. Dieser Schmerz hält 3–6 Stunden an, der folgende Juckreiz dagegen kann 2–3 Tage dauern. Im Gegensatz zu Wespen, die nach dem Stich ihren Stachel wieder aus der Haut herausziehen, bleibt beim Stich der Biene der Stachel zusammen mit dem Giftbeutel in der Haut zurück.

Warnung Im allgemeinen sind Insektenstiche nicht weiter gefährlich. In seltenen Fällen kann es jedoch zu einer allergischen Reaktion, zu einem sogenannten anaphylaktischen Schock, kommen. Dabei sinkt der Blutdruck rapide ab, man wird benommen und u. U. sogar bewußtlos, der Puls wird schwach und rast, der Betroffene gerät in Atemnot, und um die Einstichstelle entwickelt sich eine starke Schwellung, der ähn-

liche Schwellungen an anderen Körperstellen folgen. Tritt eines dieser Symptome auf, sollte man sofort einen Arzt rufen.

Was kann man selbst tun?

▶ Bei einem Bienenstich sollte man zunächst den Stachel aus der Haut entfernen, indem man ihn mit dem Fingernagel entgegengesetzt zur Einstichrichtung herausdrückt. Dabei muß man darauf achten, daß man den Giftbeutel nicht zerstört.

Mit Eiswürfeln oder kaltem Wasser kann man die Einstichstelle kühlen. Ein paar Tropfen Zitronensaft im Wasser helfen, die Schwellung in Grenzen zu halten. Die gleiche Wirkung hat Essig, den man auf die betroffene Stelle tupft. Eine rohe Zwiebelscheibe, die man auf den Stich legt, lindert den Schmerz. Besänftigend wirken auch zerstoßene Ringelblumen- oder Wegerichblätter.

Was der Heilpraktiker rät

PFLANZENHEILKUNDE Arnika und Kamille wirken entzündungshemmend und -lindernd, ebenso Ringelblumensalbe. Oft schwellen nach einem Insektenstich auch die Lymphknoten an; sie behandelt man äußerlich mit Lymphsalbe, die u. a. Schierling, Herbstzeitlose, Digitalis, Bilsenkraut und Podophyllum enthalten kann.

HOMÖOPATHIE *Acidum formicicum* kann bei allergischen Reaktionen helfen. Bei Stichen, die brennen, gerötet, heiß und stark geschwollen sind, gibt man *Apis mellifica*.

Standpunkt der Schulmedizin

Einen anaphylaktischen Schock behandelt man mit einer Adrenalin- und einer anschließenden Antihistamininjektion. Ist der Patient bewußtlos, sind begleitende Erste-Hilfe-Maßnahmen notwendig.

Ansonsten empfehlen Ärzte meist Kamillenlotion oder ein antihistaminhaltiges Gel, um den Juckreiz und die Entzündung zu lindern. Wenn jemand auf Insektenstiche sehr empfindlich reagiert, kann der Arzt auch Antibiotika, Antihistamintabletten oder schmerzstillende Mittel verschreiben.

ISCHIAS

Als Ischias bezeichnet man einen Schmerz, der vom Rücken ausgeht, sich über die Hinterseite des Oberschenkels in die Wade zieht und bis in den Fuß ausstrahlen kann. Der Schmerz kann ganz plötzlich auftreten, z. B. nach einer Körperdrehung oder wenn man etwas Schweres hochgehoben hat, und er verstärkt sich beim Bücken sowie beim Husten und Niesen. Auslösendes Moment des Leidens ist eine Verschiebung der Gelenke zwischen den Rückenwirbeln. In schweren Fällen, wenn der Schmerz in beide Beine zieht, sollte man abklären lassen, ob nicht ein BANDSCHEIBENVORFALL vorliegt.

Was der Heilpraktiker rät

AKUPRESSUR Man drückt auf der Außenseite des Beins, gut eine Handbreit vom obersten Punkt des Knöchels, zwischen Schien- und Wadenbein nach innen.

AKUPUNKTUR Man behandelt vor allem Punkte auf dem Blasenmeridian. Möglich ist auch eine MOXABEHANDLUNG.

CHIROPRAKTIK Ischiasbeschwerden verringern sich oft durch eine Streckung der Lendenwirbelsäule und eine Entspannung der verkrampften Muskulatur in diesem Bereich. Leichte Übungen, die die Beweglichkeit der Gelenke im unteren Rücken verbessern, können ebenfalls helfen.

NEURALTHERAPIE Quaddeln über dem Kreuzbein und seitlich der Lendenwirbelsäule können lindernd wirken. Eine andere Möglichkeit ist eine tiefe neuraltherapeutische Injektion an den Ischiasnerv.

WASSERHEILKUNDE In schweren Fällen legt man eine Eispackung auf das untere Ende des Rückens. Eine heiße Packung empfiehlt sich bei leichteren, aber schon länger währenden Schmerzen. Hilfreich sind auch Unterwassermassagen sowie bestimmte gymnastische Übungen im hydrotherapeutischen Becken.

ANDERE THERAPIEN BAUNSCHEIDTIEREN und SCHRÖPFEN über dem Kreuzbein und der Lendenwirbelsäule können die Ausheilung der Entzündung des Ischiasnervs fördern.

Standpunkt der Schulmedizin

Ärzte empfehlen bei Ischias oft Bettruhe auf einer harten Matratze oder einem Brett unter der Matratze. Eine Röntgenuntersuchung kann genauen Aufschluß darüber geben, wo die Wirbel auf die Bandscheibe drücken. In schwereren Fällen veranlaßt der Arzt eventuell eine Computertomographie, um die Verschiebung der Bandscheibe exakt lokalisieren zu können.

Normalerweise schrumpft der hervorstehende Teil der Bandscheibe mit der Zeit, so daß der Schmerz verschwindet. Schrumpft der Bandscheibenknorpel nicht, muß er operativ entfernt werden. Dabei verwendet man häufig Laserinstrumente, um einen größeren Eingriff zu vermeiden. Viele Ärzte beherrschen heute aber auch naturheilkundliche Behandlungsmethoden wie CHIROPRAKTIK oder AKUPUNKTUR, mit denen verschobene Wirbelgelenke behandelt werden können.

JAPANISCHES HEILPFLANZEN-ÖL

Die Japaner kennen die Heilkraft des Minzöls seit mehr als 2000 Jahren. Es kann bei zahlreichen Beschwerden lindernd wirken.

Erkältungskrankheiten Man gibt in eine Schüssel mit heißem Wasser 1 Tropfen Heilpflanzenöl und inhaliert den Dampf (siehe INHALATIONEN).

Kreislaufprobleme Man kann einige Tropfen auf die Zunge nehmen, um den Kreislauf anzuregen, oder man gibt ein Tröpfchen auf den Handrücken und zieht den anregenden Duft über die Nase ein.

Kleine Wunden Heilpflanzenöl desinfiziert und fördert den Heilprozeß.

Rheuma- und Gelenkschmerzen Sie werden gelindert, wenn man ein wenig Öl in die schmerzenden Hautareale einmassiert.

Kopfschmerzen 1 Tropfen Heilpflanzenöl, auf den Schläfen und der Stirn verrieben, kann sogar bei migräneartigen Kopfschmerzen helfen.

JET-LAG

Nach einer Flugreise, bei der man einige der insgesamt 24 Zeitzonen überquert hat, fühlt man sich normalerweise müde und abgespannt: Man leidet unter einem Jet-lag. Der natürliche 24-Stunden-Zyklus des Körpers ist gestört, was dazu führt, daß man zu völlig „falschen" Tageszeiten das Bedürfnis nach Schlaf hat.

Die Schwierigkeit bei der Erforschung des Jet-lags ist, daß jeder Mensch anders auf eine Zeitverschiebung reagiert. Man hat jedoch herausgefunden, daß manche Menschen die Zeitumstellung besser verkraften, wenn man ihnen Melatonin gibt, ein Hormon, das der Körper während des Schlafs produziert.

Zum Jet-lag trägt nach Meinung der Wissenschaftler auch bei, daß nach einem Langstreckenflug im Körper mehr freie Radikale, d. h. toxische chemische Stoffe, nachweisbar sind. Als Ursache nimmt man den niedrigen Kabinendruck (im allgemeinen entspricht er dem Luftdruck in einer Höhe von 3000 m) und die verstärkte Radioaktivität in großen Höhen an. Aus einer Studie der Universität von Toronto geht hervor, daß man die Zahl der freien Radikale durch sportliche Aktivität (siehe SPORT UND TRAINING) reduzieren kann. Dabei produziert der Körper nämlich bestimmte Enzyme, die den unerwünschten chemischen Stoffen entgegenwirken.

Um den Jet-lag weitgehend zu vermeiden, sollte man während des Flugs nur leichte vitaminreiche Kost zu sich nehmen, soviel wie möglich schlafen und sich auch am Tag nach der Ankunft noch viel Ruhe gönnen. Zusätzliche Vitamingaben können ebenfalls hilfreich sein. Ferner hat man beobachtet, daß sich Flugpersonal und Passagiere, die mit AUTOGENEM TRAINING Erfahrung haben, während des Flugs besser entspannen und daher den Jet-lag leichter überwinden.

Standpunkt der Schulmedizin

Ärzte empfehlen, während des Flugs große Mengen alkoholfreier Getränke zu sich zu nehmen und damit zu verhindern, daß der Körper austrocknet. Auf Alkohol sollte man ganz verzichten, denn er entzieht dem Körper nicht nur Wasser, sondern wirkt unter den niedrigen Druckverhältnissen auch viel stärker. Wenn möglich, sollte man abends (Ortszeit) am Bestimmungsort ankommen. Dann nimmt man ein leichtes Beruhigungsmittel und geht früh zu Bett.

JOD

Bei Jod denkt man zunächst meist an Jodtinktur und daran, wie es brennt und beißt, wenn sie nach einer Verletzung zur Desinfektion auf die Wunde getupft wird. Doch Jod ist eines der lebenswichtigen Spurenelemente, das zu den sogenannten Halogenen gehört und das der Körper nicht – wie etwa die Hormone – selbst herstellen kann, sondern mit der Nahrung aufnehmen muß.

Zwar braucht der Mensch täglich nur eine winzige Menge dieses Spurenelements, nämlich $^1/_{150\,000\,000}$ g, dennoch sind viele Menschen mit Jod unterversorgt. Dieser Jodmangel kann zu einer Unterfunktion der Schilddrüse führen (siehe SCHILDDRÜSENERKRANKUNGEN).

Einem Jodmangel kann man vorbeugen, indem man wenigstens einmal pro Woche Seefisch ißt. Da Jod in anderen Nahrungsmitteln so gut wie nicht vorkommt, empfiehlt es sich, die Speisen mit Meersalz zu würzen oder zumindest zu jodiertem Speisesalz zu greifen.

JOGGING

Jogging ist heute die Sportart, die die meisten Menschen ausüben, um sich körperlich fit zu halten. Dabei läuft man maximal 20–30 Minuten in einer so ruhigen Geschwindigkeit, daß man sich nebenbei noch unterhalten kann. Gerät man außer Atem, läuft man zu schnell. Jogging gilt außerdem als Sportart mit verhältnismäßig geringem Verletzungsrisiko, vor allem wenn man auf weichen Gras- oder Sandwegen läuft.

Joggingschuhe sollten einerseits flexibel sein, so daß sie einen federnden Schritt zulassen, andererseits müssen sie dem Fuß aber auch genügend Halt bieten. Ferner sollten sie eine gut gepolsterte Innensohle haben, die die Wucht des Aufpralls bei jedem Schritt abfängt und das Fußgewölbe unterstützt. Am besten läßt man sich beim Kauf von einem Fachmann in einem Sportgeschäft beraten. Ganz wichtig ist, daß die Schuhe genau passen. Zwischen großer Zehe und Schuhspitze muß etwa eine Daumenbreite Platz sein, damit man die Zehen frei bewegen kann. Bevor man die Schuhe zum Joggen trägt, muß man sie einlaufen, um Blasen zu vermeiden.

Dehnübungen vor dem Joggen

Geradlinige Bewegungen ausführen und nur so weit dehnen, daß es nicht weh tut. In der Dehnung halten und wieder entspannen, nach einer Pause die Übung wiederholen.

Die Socken sollten aus Baumwolle sein, um den Schweiß aufsaugen zu können. Auch bei Socken sollte man darauf achten, daß sie gut sitzen und keine Falten werfen. Ein T-Shirt aus Baumwolle oder Baumwollmischgewebe und kurze Hosen sind bei warmem Wetter die ideale Bekleidung; bei kalter Witterung zieht man einen bequemen Trainingsanzug an.

Vor dem Joggen muß man sich mindestens 5 Minuten lang mit Beuge- und Dehnübungen aufwärmen (siehe Abb. unten), um Herz und Lungen auf die bevorstehende Belastung vorzubereiten und um die Muskeln geschmeidig zu machen.

Treten während des Joggens Schmerzen, Kurzatmigkeit, Unwohlsein, Schwächegefühl oder Erschöpfung auf, darf man diese Signale auf keinen Fall ignorieren. Vielmehr sollte man sofort das Tempo verlangsamen

oder stehenbleiben. Andernfalls verschlimmert sich der Zustand nur, und man holt sich leicht eine Verletzung.

Jogging birgt keine ernsthaften Gesundheitsrisiken, wie etwa Herzattacken, sondern gehört eher zu den ungefährlichen Sportarten. Wer jedoch älter als 35 Jahre, in einer schlechten körperlichen Verfassung ist oder auch nur jahrelang keinerlei Sport getrieben hat, sollte zunächst seinen Arzt oder Heilpraktiker fragen.

JOGHURT

Seinen gesundheitlichen Wert verdankt Joghurt den spezifischen Milchsäurebakterien, die in ihm enthalten sind. Sie wandeln Milch in Joghurt um, indem sie eine Säure bilden, die die Milch teilweise gerinnen läßt und die gleichzeitig verhindert, daß sich andere schädliche Bakterien ausbreiten. Wenn man Joghurt mit lebenden Kulturen ißt, stärkt man die Darmflora, die natürlichen im Darm lebenden Bakterien, die ihrerseits eine wichtige Rolle bei der Bekämpfung von Infektionen spielen.

Die meisten Joghurts werden mit lebenden Kulturen verkauft, die allerdings durch die Kühlung lahmgelegt werden. Wenn Joghurt warm wird, werden die Bakterien wieder aktiv und entwickeln einen scharfen sauren Geruch. Wurde der Joghurt jedoch durch Wärmebehandlung, durch Pasteurisieren, Sterilisieren oder Ultrahocherhitzen, haltbar gemacht, so sind alle Joghurtbakterien abgetötet.

Joghurt liefert Eiweiß, Milchzucker, Calcium und andere Mineralstoffe sowie Vitamine der Gruppen A und B.

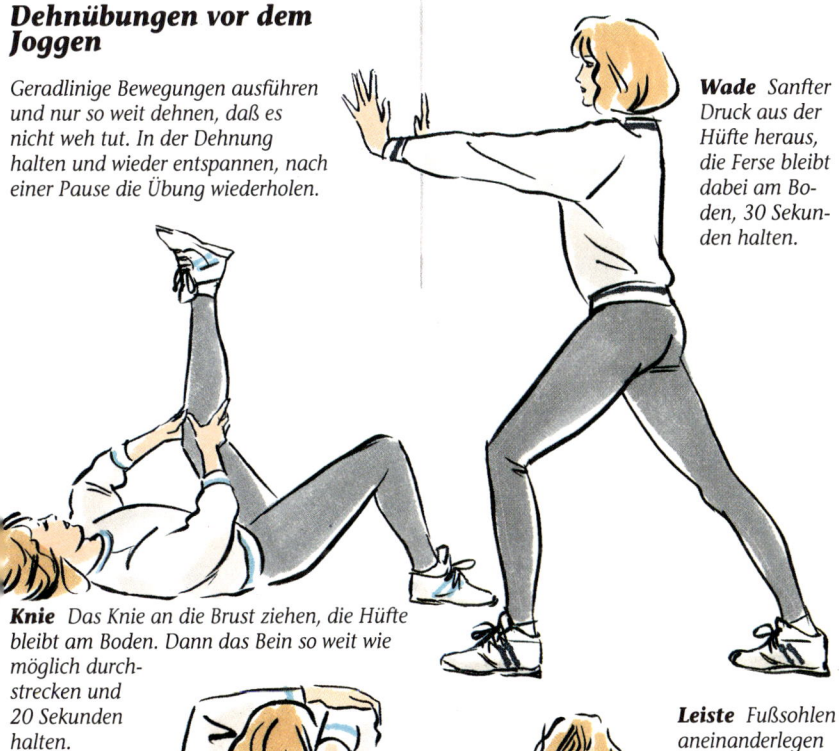

Knie *Das Knie an die Brust ziehen, die Hüfte bleibt am Boden. Dann das Bein so weit wie möglich durchstrecken und 20 Sekunden halten.*

Schulter *Den Arm mit der Hand vorsichtig nach hinten drücken, dabei den Rücken nicht durchdrücken, sondern rund machen; 15 Sekunden halten.*

Wade *Sanfter Druck aus der Hüfte heraus, die Ferse bleibt dabei am Boden, 30 Sekunden halten.*

Leiste *Fußsohlen aneinanderlegen und die Knie mit den Ellbogen nach unten drücken, 30 Sekunden halten.*

Joghurt selbstgemacht

Man gibt 1/2 l Milch in einen Topf, bringt sie langsam zum Kochen und läßt sie wieder auf etwa 37 °C abkühlen. Dann rührt man 1 EL Joghurt mit lebenden Kulturen in die Milch, füllt die Mischung in eine saubere Vakuumflasche und läßt sie mit verschlossenem Deckel 6–8 Stunden stehen. Man kann die Mischung auch in eine flache Schüssel geben, die man erst in ein Leinentuch und dann in ein dickes Handtuch einschlägt und 6–8 Stunden an einen warmen, belüfteten Ort stellt.

Im Kühlschrank hält sich selbstgemachter Joghurt bis zu 6 Tage. Den letzten Eßlöffel verwendet man dann zum Ansetzen der nächsten Portion.

Die Streit-kräfte des Körpers

In der Umwelt des Menschen wimmelt es geradezu von krankheitserregenden Keimen, die seinen Körper ununterbrochen attackieren. Diese Vielzahl von Angreifern abzuwehren ist Aufgabe des Immunsystems, das sich schon im Mutterleib auf diesen nie endenden Abwehrkampf vorbereitet. Sobald dann die ersten unbekannten Eindringlinge angreifen, schickt es chemische Kuriere los, die den Abwehrkräften bestimmte Marschbefehle übermitteln und den Kampf organisieren sollen. Ist der Feind schließlich zurückgeschlagen, bleiben die Verteidigungstruppen gleichsam auf Posten stehen, um auf künftige Attacken der nunmehr bekannten Eindringlinge sofort reagieren zu können.

Die weitaus häufigsten Krankheitserreger, die in den Körper eindringen und sich in ihm zu vermehren versuchen, sind Viren und Bakterien, die eine Vielzahl von Infektionskrankheiten auslösen, angefangen bei ERKÄLTUNGEN und GRIPPE bis hin zu GÜRTELROSE, LUNGENENTZÜNDUNG und KINDERLÄHMUNG. Ebenfalls zu den Krankheitserregern gehören verschiedene Pilze, wie z. B. *Candida albicans*, der Erreger des SOORS, oder Protozoen, d. h. Einzeller, wie das Malaria verursachende *Plasmodium*.

An vorderster Front gegen die krankheitserregenden Eindringlinge stehen die Haut und die Schleimhäute. Sie bilden eine Hürde, an der bereits viele Erreger scheitern. Gelingt es ihnen jedoch, diese Barriere zu überwinden, so stoßen sie schon bald auf ein sehr komplexes Abwehrsystem. Das sorgt dafür, daß der Mensch gegen die meisten Infektionskrankheiten gefeit, d. h. immun ist, so daß diese selbst dann nicht ausbrechen, wenn die Erreger in den Körper eingedrungen sind.

Immunität – die Fähigkeit, Krankheitserreger abzuwehren – erwirbt man auf zwei Wegen. Eine erste Abwehrfähigkeit übernimmt man bereits vor der Geburt von der Mutter oder gewinnt sie später über die Muttermilch. Diese passiv er-

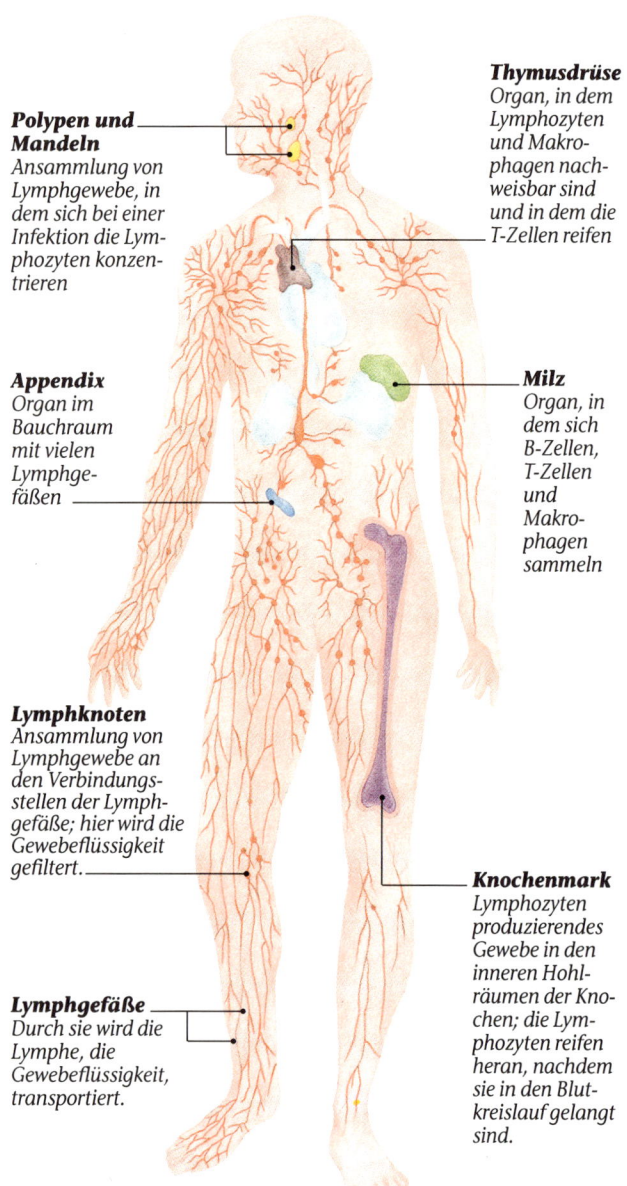

Polypen und Mandeln
Ansammlung von Lymphgewebe, in dem sich bei einer Infektion die Lymphozyten konzentrieren

Thymusdrüse
Organ, in dem Lymphozyten und Makrophagen nachweisbar sind und in dem die T-Zellen reifen

Appendix
Organ im Bauchraum mit vielen Lymphgefäßen

Milz
Organ, in dem sich B-Zellen, T-Zellen und Makrophagen sammeln

Lymphknoten
Ansammlung von Lymphgewebe an den Verbindungsstellen der Lymphgefäße; hier wird die Gewebeflüssigkeit gefiltert.

Knochenmark
Lymphozyten produzierendes Gewebe in den inneren Hohlräumen der Knochen; die Lymphozyten reifen heran, nachdem sie in den Blutkreislauf gelangt sind.

Lymphgefäße
Durch sie wird die Lymphe, die Gewebeflüssigkeit, transportiert.

Das lymphatische Netzwerk – das Leitungssystem des Körpers

Das lymphatische System ist ein Netzwerk von Gefäßen, das sich über den ganzen Körper erstreckt. Es transportiert die Lymphe, Gewebeflüssigkeit, die farblos ist und nur weiße, keine roten Blutkörperchen enthält. Klappen sorgen dafür, daß die Lymphe nur in eine Richtung, von den Extremitäten weg, fließen kann. Die krankheitsabwehrenden weißen Blutkörperchen, auch Lymphozyten genannt, werden im Knochenmark gebildet, um sich dann in anderen Organen des lymphatischen Systems, z. B. in der Thymusdrüse oder in der Milz, zu entwickeln und heranzureifen. Mandeln, Polypen und andere Organe bestehen aus Lymphgewebe; ihre genaue Funktion ist allerdings immer noch unklar.

worbene Immunität schützt den Säugling, bis er eine eigene, wesentlich wirkungsvollere Abwehrfähigkeit entwickelt hat. Das ist dann die zweite Form der Immunität, die man als aktiv erworbene bezeichnet, weil sie erst aus der Abwehrreaktion auf ein bislang unbekanntes Virus oder Bakterium entstanden ist. Hat der Körper den Kampf gegen einen Eindringling gewonnen, bleibt er in Zukunft diesem Krankheitserreger gegenüber immun, d. h., wenn das gleiche Virus oder Bakterium erneut angreift, wird es sofort als Feind erkannt und unverzüglich vernichtet.

Die Fähigkeit, sich an frühere Angreifer (oder Krankheitserreger) zu erinnern, ist eine der entscheidenden Eigenschaften des Immunsystems. Eine zweite ist die Vielseitigkeit seiner Abwehrstrategien.

Wenn ein Säugling z. B. gegen MASERN oder KEUCHHUSTEN geimpft wird, verabreicht man ihm eine geringe Dosis bereits abgetöteter oder zumindest stark geschwächter Erreger. Der Körper erkennt sie als fremde Substanz, als sogenanntes Antigen, und entwickelt eine spezielle Abwehrstrategie gegen diesen Eindringling. Kommt das Kind dann später mit lebenden Masernviren oder Keuchhustenbazillen in Berührung, liegen jeweils entsprechende Abwehrpläne bereits vor. Doch die Immunität gegen Masern oder Keuchhusten schützt z. B. nicht gegen KINDERLÄHMUNG. Ob durch Impfung oder direkten Kontakt mit dem Erreger – wiederum muß das Immunsystem ein spezielles Abwehrprogramm entwickeln. Auf diese Weise entsteht im Lauf des Lebens eine Fülle an Abwehrplänen, die jeweils auf einen bestimmten Erreger zugeschnitten sind.

An vorderster Front

Ein gut eingespieltes Immunsystem sorgt also dafür, daß Krankheitserreger und die Giftstoffe, die sie bei ihren Attacken erzeugen, neutralisiert oder zerstört werden. Die organische Grundlage der körpereigenen Abwehr ist das weit-

Wie Antikörper, Lymphozyten und Makrophagen Eindringlinge vernichten

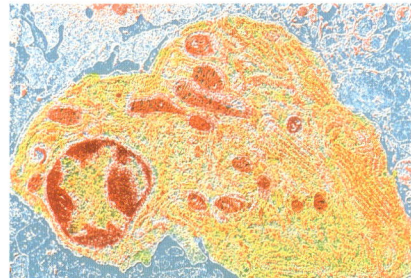

Die Abbildung oben zeigt einen B-Lymphozyten. Die roten Parallelstreifen (rechts im Bild) gehören zu dem Membransystem, in dem die Antikörper gebildet werden.

Die Computergrafik (rechts) zeigt einen Antikörper-Antigen-Komplex. Die Antigene sind rot dargestellt, die Antikörper blau. Zum Teil (grün) sind die Antigene bereits von den Antikörpern erkannt.

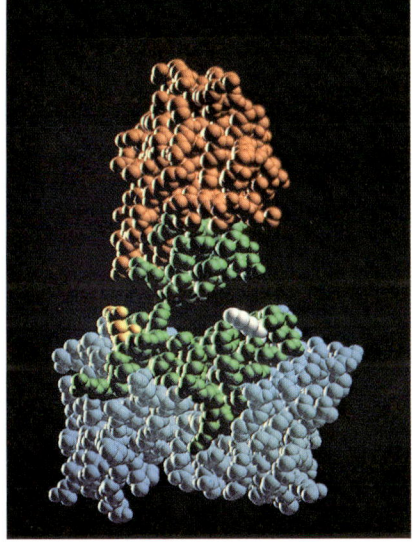

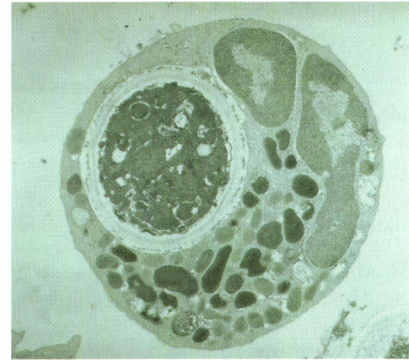

Ein Makrophage verschlingt eine Hefezelle (großes Oval), eine Art Pilz. Makrophagen kommen im Bindegewebe, in der Leber, im Zentralnervensystem und im lymphatischen System vor. Den Vorgang, bei dem sie eindringende Zellen zerstören, nennt man Phagozytose.

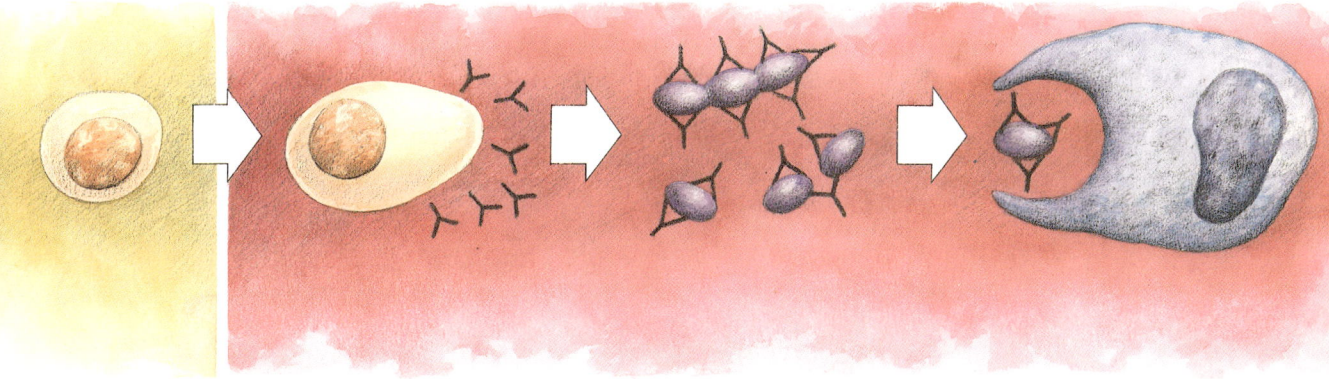

1 *Eine B-Zelle entdeckt eindringende Bakterien und produziert speziell darauf abgestimmte Antikörper.*

2 *Die auf diese Antigene (Bakterien) spezialisierten Antikörper werden in den Blutkreislauf entlassen.*

3 *Die Antikörper heften sich an die Bakterien und markieren sie so für die Makrophagen.*

4 *Die Makrophagen, weiße Freßzellen, verschlingen und verdauen die gekennzeichneten Bakterien.*

verzweigte lymphatische System, zu dem u. a. Milz, Thymusdrüse, Mandeln und Knochenmark gehören. Durch ein Geflecht aus Blut- und Lymphgefäßen, das sich durch den ganzen Körper zieht, wird die klare Gewebeflüssigkeit, die Lymphe, aus dem Gewebe in den Blutkreislauf transportiert (siehe Abb. S. 154). Die eigentliche Arbeit bei der Abwehr von Krankheitserregern verrichten besondere Zellen: die Lymphozyten, weiße Blutkörperchen, die im Knochenmark gebildet werden und sowohl in der Lymphe als auch im Blut vorhanden sind, sowie die Antikörper, komplexe Eiweißmoleküle, die von verschiedenen Lymphozytenarten produziert werden und im Blut zirkulieren.

Antikörper haben eine Y-förmige Struktur, wobei die beiden Schenkel so gestaltet sind, daß sich Antikörper damit an Antigene, eingedrungene Mikroorganismen oder deren Giftstoffe, anlagern und sie neutralisieren können. Doch damit ist der Kampf noch nicht beendet: Freßzellen, sogenannte Makrophagen, halten ständig nach mit Antikörpern bedeckten Antigenen Ausschau, und sobald sie ein solches Gebilde entdeckt haben, verschlingen und zerstören sie es. Die Antikörper markieren also den Eindringling und stellen auf diese Weise sicher, daß er von den Makrophagen gefressen wird.

Die Antikörper wirken aber auch noch auf andere Weise. Wenn sie sich an eine fremde Zelle hängen, lösen sie eine sogenannte Komplementreaktion aus, d. h., es werden bestimmte Proteine aktiviert, die die fremde Zelle aufbrechen und sie dadurch töten. Außerdem scheinen diese Proteine auch daran beteiligt zu sein, die Freßzellen auf das Schlachtfeld zu rufen.

Die Produktion von Antikörpern wird von zwei Arten von Lymphozyten gesteuert: den B- und den T-Lymphozyten.

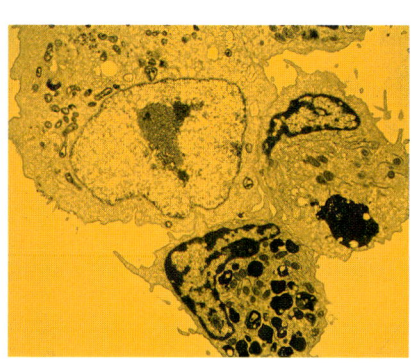

Eine zytotoxische T-Zelle greift eine virusinfizierte Körperzelle (große Zelle oben) an. Diese T-Lymphozytenart vermag Antigene auf der Oberfläche von infizierten Zellen zu erkennen, heftet sich dann direkt an die äußere Zellmembran und zerstört die Zelle durch einen Vorgang, den man Lysis nennt. Dabei wird die äußere Zellmembran aufgebrochen, wodurch sich der Zellinhalt auflöst. Zusammen mit der Zelle wird auch der Eindringling vernichtet.

Die B-Lymphozyten oder B-Zellen, die direkt aus dem Knochenmark ins Blut gelangen, erkennen als erste ein fremdes Antigen im Körper und erzeugen auch die erste Antikörperreaktion. Wenn nun der gleiche Mikroorganismus erneut angreift, reifen umgehend bestimmte B-Zellen, die sich auf dieses Antigen spezialisiert haben, heran und produzieren große Mengen der entsprechenden Antikörper.

Allerdings arbeiten die B-Lymphozyten nicht selbständig. Vielmehr werden sie ihrerseits von der zweiten Lymphozytenart, den T-Lymphozyten oder T-Zellen, gesteuert. Auch diese Lymphozyten stammen ursprünglich aus dem Knochenmark, reifen aber erst in der Thymusdrüse zu T-Zellen heran. Je nach Funktion unterscheidet man verschiedene Typen von T-Lymphozyten: die Helferzellen, die die B-Lymphozyten aktivieren, und die Suppressorzellen, die die Bildung von B-Zellen unterdrücken und sie gleichsam wieder „abschalten" (siehe Abb. S. 157). Das Gleichgewicht zwischen Helfer- und Suppressorzellen ist demnach von wesentlicher Bedeutung für eine gut funktionierende Abwehr.

Neben den Helfer- und Suppressorzellen gibt es noch eine weitere Art von T-Zellen, sogenannte Killerzellen, die eindringende Organismen oder körpereigene, aber z. B. durch Viren infizierte Zellen direkt zerstören. Diese Killerzellen treten als zytotoxische T-Zellen und natürliche Killerzellen auf. Die zytotoxischen (zellvergiftenden) Zellen können wie die B-Zellen lernen, auf bestimmte Antigene zu reagieren. Während das jeweilige Antigen die B-Zellen zur Produktion von speziellen Antikörpern veranlaßt, hängt sich die zytotoxische T-Zelle an das Antigen auf der Oberfläche einer infizierten Zelle und zerstört die Außenwände dieser Zelle, so daß sie stirbt. Die natürlichen Killerzellen dagegen müs-

Eine Killerzelle verfolgt den Feind

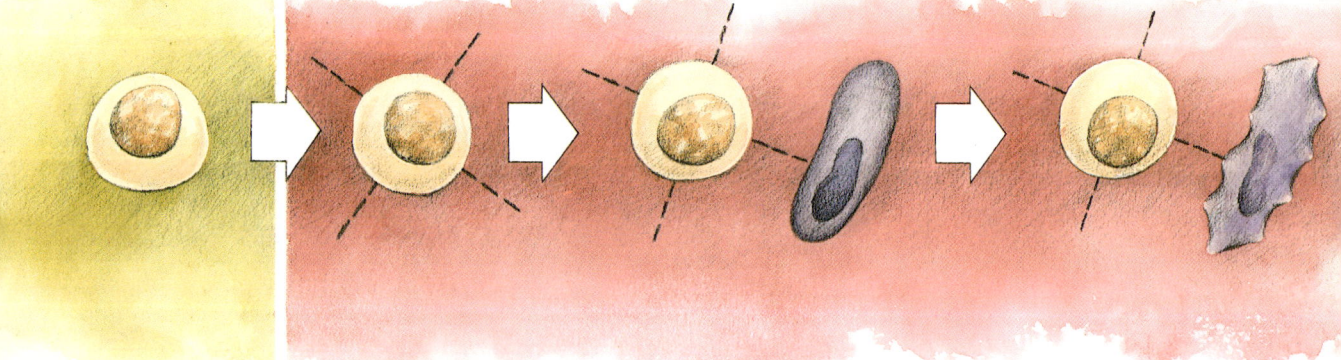

1 Als Reaktion auf ein eindringendes Antigen oder auf eine infizierte Körperzelle wird eine zytotoxische oder Killerzelle aktiviert.

2 Diese aktivierte Killerzelle wird in die Blutbahn geschleust, um den Eindringling anzusteuern.

3 Nun greift die Killerzelle das anvisierte Antigen bzw. die infizierte Körperzelle an, indem sie sich an den Fremdling anheftet.

4 Die Zellwand des Eindringlings wird durch die Killerzelle aufgebrochen und das krankheitsauslösende Antigen zerstört.

sen nicht erst auf bestimmte Antigene programmiert werden, sie erkennen und greifen Fremdstoffe auch dann an, wenn sie ihnen bislang unbekannt sind. Diese natürlichen Killerzellen können u. a. auch bestimmte Krebszellen – leider nicht alle – als Fremdkörper identifizieren und vernichten.

Warum die Lymphknoten anschwellen

B- und T-Zellen sowie Makrophagen, die miteinander das zelluläre Abwehrsystem des Körpers bilden, kommen in besonders hohen Konzentrationen in der Thymusdrüse und in der Milz vor. Sie überwachen unablässig die Zusammensetzung der Gewebeflüssigkeit, die durch das lymphatische System fließt und an den Lymphknoten, den Verbindungsstellen im Netzwerk der Lymphgefäße, gefiltert wird. Wird irgendwo ein körperfremder Stoff festgestellt, sammeln sich reife Lymphozyten in hoher Anzahl in den Lymphknoten und wandern von dort aus in den Blutkreislauf, um gegen den Eindringling vorzugehen. Diese Ansammlung von Lymphozyten ist der Grund, warum bei Infektionskrankheiten häufig die Lymphknoten am Hals, in den Achselhöhlen oder in den Leisten anschwellen.

Man weiß erst seit kurzem, auf welche Weise der Körper die zelluläre Abwehr durch chemische Botenstoffe koordiniert. So stoßen die T-Helferzellen eine chemische Substanz, ein bestimmtes Interleukin, aus und regen dadurch die B-Zellen zur Antikörperbildung an. Andere Interleukine wiederum stimulieren die zytotoxischen sowie die natürlichen Killerzellen und lassen sie aktiv werden. Aber auch der Rückzug wird durch chemische Botenstoffe geregelt, so etwa, wenn die Suppressorzellen die B-Lymphozyten „abschalten" und wieder ruhigstellen. Ebenso produzieren die Makrophagen, wenn sie auf fremde Zellen treffen, eine bestimmte Substanz, die die in der Nähe befindlichen T-Zellen aktiviert. Wieder andere chemische Botenstoffe fungieren als SOS-Signale: Sie lösen eine sofortige Zusammenziehung von Lymphozyten an einem Infektionsherd aus.

Chemische Signale scheinen auch eine Verbindung zwischen Immunsystem und Gehirn aufrechtzuerhalten, wobei die Signale offensichtlich in beide Richtungen gehen: Einerseits verfolgt das Gehirn den Zustand des Immunsystems und reagiert auf mögliche Veränderungen, andererseits wirkt sich die geistige Verfassung auf die Widerstandskraft gegen Krankheiten aus – eine Tatsache, für die zahlreiche Indizien sprechen. Ärzten und Heilpraktikern ist aus praktischer Erfahrung schon lange bekannt, daß eine positive Einstellung des Patienten dem Gesundungsprozeß förderlich sein kann. Dies gilt nicht nur für die gängigen Infektionskrankheiten, sondern beispielsweise auch bei KREBS.

Die Stärkung der Abwehrkräfte

Da die Gesundheit eines Menschen wesentlich von einem gut funktionierenden Immunsystem abhängt, ist es für jeden sehr wichtig zu wissen, wie man die körpereigenen Abwehrkräfte stärken kann. Abgesehen von Licht, Luft, Wasser und ausreichender Bewegung, spielt vor allem eine gesunde, ausgewogene Ernährung eine entscheidende Rolle. Über die

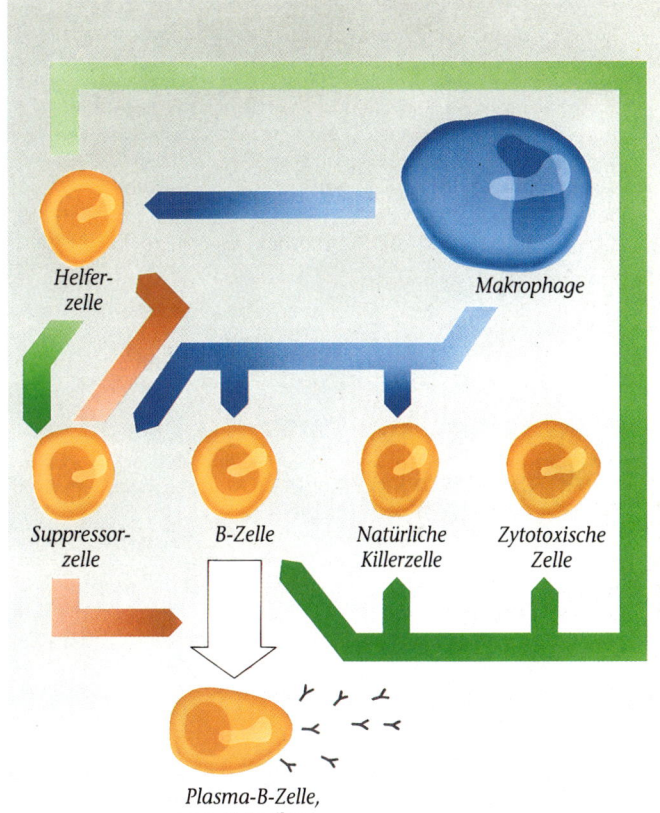

Helferzelle

Makrophage

Suppressorzelle

B-Zelle

Natürliche Killerzelle

Zytotoxische Zelle

Plasma-B-Zelle, erzeugt Antikörper

Chemische Botenstoffe

Die verschiedenen Zellarten des Immunsystems stehen über ein System chemischer Botenstoffe miteinander in Verbindung und beeinflussen sich gegenseitig. Zu den wichtigsten Botenstoffen gehören die Interleukine; durch sie aktivieren die Helferzellen andere Lymphozytenarten (grüne Pfeile). Ein anderer Botenstoff geht von den Suppressorzellen aus (rote Pfeile), die damit den Helferzellen und den B-Lymphozyten (B-Zellen) den Rückzug anzeigen. Auf ähnliche Weise signalisieren die Makrophagen, daß sie Hilfe benötigen (blaue Pfeile).

Zweckmäßigkeit zusätzlicher Gaben von Mineralstoffen und Vitaminen gehen die Meinungen der Fachleute jedoch auseinander.

Heilpraktiker raten darüber hinaus zu entgiftenden Maßnahmen und verordnen Tees zur Blutreinigung, die entweder die Ausscheidung über Nieren und Darm anregen oder schweißtreibend über die Haut wirken.

Eine Pflanze, die das Abwehrsystem anregt, ist Sonnenhut (*Echinacea*); sie ist in zahlreichen Fertigarzneimitteln enthalten, mit denen man zumindest einmal jährlich, und zwar zu Beginn der kalten Jahreszeit, seine Abwehrkräfte stärken kann, um etwa einer infektiösen Erkältungskrankheit vorzubeugen.

Neuere Forschungsergebnisse – wie auch die allgemeine Erfahrung – bestätigen ferner, daß die Vermeidung von STRESS sowie eine positive geistige Einstellung das Abwehrsystem ebenfalls stärken können.

JUCKREIZ

Eine Begleiterscheinung vieler HAUTKRANKHEITEN ist ein heftiger Juckreiz. Doch es sind nicht immer Hautkrankheiten, die ein chronisches Jucken und Kratzen hervorrufen, dahinter können sich auch psychische Probleme verbergen, und bei Gelbsuchtkranken wird ein Juckreiz dadurch ausgelöst, daß zuviel Galle ins Blut gelangt. HÄMORRHOIDEN und WÜRMER wiederum können einen Juckreiz am After hervorrufen. Ferner kann ein starkes Jucken der Kopfhaut ein Zeichen dafür sein, daß sie von Läusen und deren Nissen befallen ist (siehe HAARPROBLEME).

Was der Heilpraktiker rät

PFLANZENHEILKUNDE Die Behandlung eines Juckreizes richtet sich nach den Ursachen, die in erster Linie bekämpft werden müssen. Doch lokal angewandte Öle oder Salben können den Juckreiz lindern. Da trockene Haut das Leiden verstärkt, viele Hautkrankheiten aber mit ebendieser Trockenheit Hand in Hand gehen, kann süßes Mandelöl, Avocado- oder Weizenkeimöl die Beschwerden abschwächen.

Standpunkt der Schulmedizin

Wenn man länger als 3 oder 4 Tage unter einem Juckreiz leidet, sollte man einen Arzt aufsuchen, der die Ursache feststellen und behandeln kann. Eine Hydrocortisoncreme oder -salbe kann die Symptome lindern, doch sollte man diese Mittel nur anwenden, wenn eine Hautkrankheit einwandfrei festgestellt wurde. Antihistamintabletten können ebenfalls die Beschwerden mildern, haben aber unangenehme Nebenwirkungen (so können sie z.B. schläfrig machen).

Sind Würmer die Ursache für analen Juckreiz oder Läuse und Nissen der Grund für Kopfhautjucken, müssen sich alle Mitglieder einer Familie bzw. eines Haushalts gleichzeitig einer Behandlung unterziehen, um zu vermeiden, daß sich der eine beim anderen wieder ansteckt. Bei analem Juckreiz hilft, täglich zu baden oder zu duschen sowie weiche Papiertücher anstelle von hartem Toilettenpapier zu verwenden.

KÄLTETHERAPIE

Jeder kennt die Szene aus der Sportberichterstattung im Fernsehen: Ein Fußballspieler, der sich nach einem Foul des Gegners gerade noch vor Schmerzen auf dem Rasen krümmte, wird durch eine Eiskompresse wieder auf die Beine gebracht.

Da akute Entzündungen, Quetschungen und PRELLUNGEN immer Hitze entwickeln, hat der Mensch von alters her die betroffenen Partien zur Schmerzlinderung gekühlt. Inzwischen ist die Kältetherapie oder Kryotherapie (von griechisch *kryos*, Kälte) aus der Medizin nicht mehr wegzudenken.

Kälte bewirkt, daß sich die Blutgefäße zusammenziehen, wodurch die Durchblutung des Gewebes herabgesetzt wird und der BLUTDRUCK ansteigt. Anschließend weiten sich die Blutgefäße wieder, was man an der Rötung der Haut deutlich erkennt, und der Blutdruck sinkt. Die Folgen sind eine Belebung des Stoffwechsels und eine Art Betäubungseffekt; die Entzündungsreaktion wird herab- und die Schmerzschwelle der Nerven heraufgesetzt. Außerdem werden die Nebennieren angeregt, Cortison zu produzieren, das entzündungshemmende Eigenschaften hat.

Wann hilft diese Therapie?

▶ Die Kältetherapie wird vor allem bei entzündlichen Reaktionen wie akuten rheumatischen Gelenkentzündungen, TENNISARM, Schleimbeutel- und Sehnenscheidenentzündung erfolgreich angewendet.

Was kann man selbst tun?

▶ Man nimmt einige Eiswürfel aus dem Tiefkühlfach, zerkleinert sie, packt sie in einen Plastikbeutel und legt ihn auf die schmerzende Stelle. Um Hautschäden und einen zu starken Wärmeentzug zu vermeiden, wird die Auflage nach etwa 15 Minuten wieder entfernt. Erst wenn Haut und Muskulatur wieder durchwärmt sind, kann man die Anwendung wiederholen. Wenn man die Kältekompresse in ein Tuch einschlägt, kann man den Kältereiz etwas abmildern. Man kann auch Eiswürfel in eine kleine Wanne mit kaltem Wasser geben und die betroffene Stelle untertauchen. Dieser Kältereiz sollte jedoch nach maximal 30 Sekunden für die gleiche Zeit unterbrochen werden. Fertige Kältekissen, die sich besonders gut an den Körper anschmiegen, gibt es in der Apotheke. Man legt sie vor der Anwendung nur für einige Zeit ins Tiefkühlfach.

KAMILLE

Kaum eine andere Pflanze hat in der Heilkunde eine solche Berühmtheit erlangt wie die Kamille. Sie ist dank ihrer entzündungshemmenden, krampflösenden, darmgasvermindernden und wundheilungsfördernden Eigenschaften sehr vielseitig und wird äußerlich und innerlich angewendet.

Bei Entzündungen der Mundschleimhaut oder des Zahnfleisches (siehe ZÄHNE UND ZAHNFLEISCH) helfen Mundspülungen mit Kamille. Bei Halsentzündung bringt eine Kamillentinktur zum Gurgeln Erleichterung. Inhalationen mit Kamille haben sich bei Infektionen des Nasen-Rachen-Raums und der Bronchien (siehe HALS- UND NASENBESCHWERDEN) bewährt. Kamillentee hilft bei MAGENBESCHWERDEN und Gastritis und kann auch für eine Rollkur angewendet werden. Kamillenauflagen und Kamillensalbe, die ausgesprochen reizarm ist, können Wundinfektionen und Entzündungen lindern und heilen. Bei Hämorrhoidalschmerzen (siehe HÄMORRHOIDEN) empfiehlt man Kamillenzäpfchen. Kamillenbäder wirken positiv bei schlecht heilenden Wunden und stillen den Juckreiz bei EKZEMEN. Und das ätherische Öl der Kamille wirkt erfrischend und entspannend.

Die Kamille ist ein altbewährtes Hausmittel, das bei vielen Beschwerden lindernd und heilend wirken kann. Man sollte stets die ganze Pflanze verarbeiten.

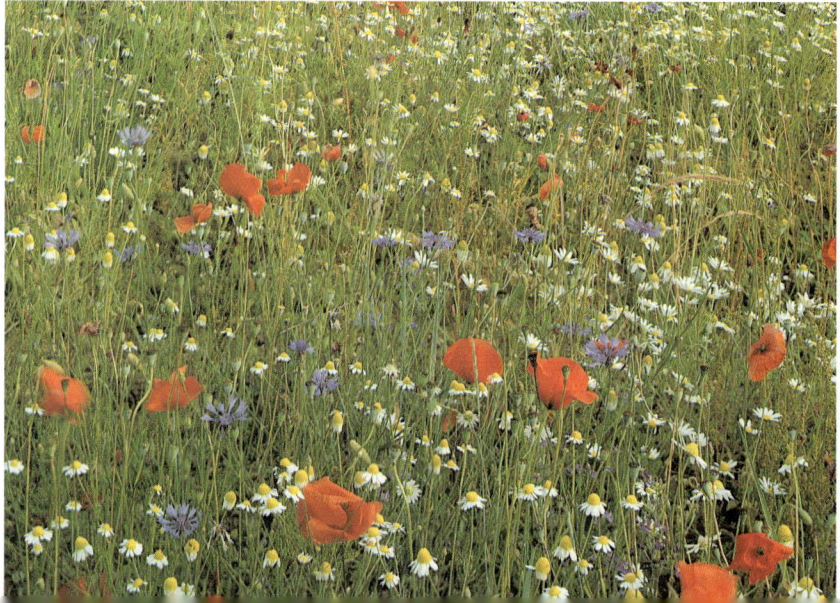

KARPALTUNNEL-SYNDROM

Gewebe, das sich in einem Hohlraum im Handgelenk, dem sogenannten Karpaltunnel, befindet, kann anschwellen und auf den Medianusnerv (Unterarmnerv) drücken. Dies führt zum schmerzhaften Karpaltunnelsyndrom, bei dem es zu Taubheitsgefühl, Kribbeln und Schmerzen im Zeige- und Mittelfinger der betroffenen Hand sowie zu einer Daumenschwäche kommt. Frauen im mittleren Alter und Schwangere sind am häufigsten davon betroffen, vor allem wenn sie ihre Finger stark beanspruchen. Oft ist das Leiden nachts am schlimmsten, wenn sich der Schmerz und das Kribbeln über den ganzen Unterarm ausbreiten und den Schlaf stören. Manchmal hilft es schon, den betroffenen Arm seitlich aus dem Bett hängen zu lassen. In anderen Fällen muß das Gelenk geschient werden.

Bleibt das Karpaltunnelsyndrom unbehandelt, verschlimmert sich die Krankheit im Lauf der Monate und Jahre.

Was der Heilpraktiker rät

Für das Karpaltunnelsyndrom ist entweder Flüssigkeitsdruck auf den Medianusnerv im Karpaltunnel verantwortlich oder eine Entzündung des Gewebes, aus dem der Tunnel selbst besteht. Im ersten Fall kann Vitamin B$_6$ helfen, die örtliche Schwellung zum Abklingen zu bringen.

Auch Eispackungen, die man 2mal täglich für 10 Minuten auflegt, können Erleichterung bringen. In manchen Fällen kann jedoch nur eine Operation helfen.

Standpunkt der Schulmedizin

Der Arzt verschreibt in der Regel Schmerzmittel. Verursacht das Karpaltunnelsyndrom besonders starke Beschwerden, kann durch Cortisonspritzen ins Handgelenk die Schwellung zum Abklingen gebracht werden. In schweren Fällen muß durch eine Operation der Nerv vom Druck befreit werden.

KATARRH

Jede Entzündung oder Reizung der Schleimhäute, die Hals, Nase und Lunge auskleiden, kann einen Katarrh verursachen: Die Schleimhaut wird rot und schwillt an, und es wird übermäßig viel Schleim produziert. Eine gewisse Menge von dünnflüssigem Schleim ist notwendig, um die Schleimhäute zu schützen und gleichsam zu ölen. Doch zu viel oder zu zäher Schleim kann zu einer verstopften oder ständig laufenden Nase führen sowie HUSTEN und Ohrenschmerzen verursachen. Wenn die Symptome länger als einige Tage anhalten und der Nasenschleim gelb oder grün ist, kann eine Infektion die Ursache sein. Auch ERKÄLTUNGEN, NASENNEBENHÖHLENERKRANKUNGEN oder ALLERGIEN können einen Katarrh hervorrufen.

Was kann man selbst tun?

▶ Bei Katarrh sollte man auf VOLLWERTKOST mit reichlich frischem Obst, Salaten, Gemüse, Fisch, Nüssen, Honig und Vollkorngetreide umsteigen. Wichtig ist eine ausreichende Flüssigkeitszufuhr durch MINERALWASSER oder frische Säfte. Auch KNOBLAUCH soll helfen. Nahrungsmittel, die die Schleimbildung fördern, z. B. Milch und Milchprodukte, sowie Produkte, die weißes Mehl, weißen Zucker oder LEBENSMITTELZUSÄTZE enthalten, sollte man meiden. Viel BEWEGUNG an der frischen Luft und ausreichender Schlaf können ebenfalls die Symptome lindern.

Erleichterung können folgende Maßnahmen bringen: Man gibt den Saft einer halben Zitrone und 1 Tasse warmes Wasser in eine Schüssel und zieht die Flüssigkeit sanft durch die Nasenlöcher hoch. Möglicherweise muß man niesen und prusten, doch dadurch wird die Nase vom Schleim befreit. Diese Behandlung kann mehrmals täglich wiederholt werden.

Die ätherischen Öle von Basilikum, Eukalyptus, Schwarzem Pfeffer, Ysop, Lavendel, Zitrone, Majoran, Pfefferminze, Thymian oder Zedernholz kann man für ein Voll- oder Gesichtsdampfbad nehmen. Man kann auch je 1 Tropfen Eukalyptus-, Zitronen- und Zedernholzöl in 1 Tasse warmes Wasser geben, umrühren und damit gurgeln.

Was der Heilpraktiker rät

Um den Körper von Giftstoffen zu reinigen und VERSTOPFUNG zu beseitigen, die in der Naturheilkunde häufig mit Katarrh in Verbindung gebracht wird, legt man das Hauptaugenmerk der Behandlung auf die Ernährung. Um verdächtige Allergene – vor allem Milch und Milchprodukte – aufzuspüren, können Allergietests durchgeführt werden. Wenn nötig, wird der Heilpraktiker eine spezielle Diät ausarbeiten. In manchen Fällen verordnet er auch Nahrungsergänzungen. Als unterstützende Anfangsmaßnahmen kommen FASTEN oder eine Rohkostdiät (siehe ROHKOST) in Frage.

PFLANZENHEILKUNDE Wichtig bei Katarrhen ist es, den Schleim zu lösen und die Schweißdrüsen anzuregen. Hierzu dienen Tees aus Eibisch, Stockrose, Malve, Huflattich, Königskerze, Spitzwegerich, Isländi-

schem Moos u. a. Holunderblütensaft wirkt stark schweißtreibend. Man kann je nach Geschmack HONIG oder Zitronensaft hinzufügen; beides ist auch gut für die Schleimhäute. Die Abwehr stärken kann Sonnenhut (*Echinacea*).

HOMÖOPATHIE Homöopathen empfehlen *Natrium chloratum* bei Schleim, der die Konsistenz von Eiweiß hat und zum Niesen reizt. *Kalium bichromicum* hilft bei zähem gelbem oder weißem Schleim, *Hydrastis*, wenn die Nase ständig läuft und die Ohren verstopft sind. *Pulsatilla* soll bei Erkältungssymptomen wie KOPFSCHMERZEN und bei dickem, gelblichweißem Schleim helfen. *Euphrasia* gibt man bei einer Erkältung mit tränenden Augen und laufender Nase.

AKUPRESSUR Es werden Punkte am Hinterkopf, an beiden Seiten der Nase und an den Hautlappen zwischen Daumen und Zeigefinger behandelt.

AKUPUNKTUR Meist werden Punkte auf dem Dickdarm-, dem Magen- und dem Lungenmeridian akupunktiert.

FUSSREFLEXZONENMASSAGE Man massiert die Reflexzonen der Nase und der Nebenhöhlen sowie Zonen, die dem Kopf zugeordnet sind.

MASSAGE Gesichtsmassage kann helfen, den Schleim aus den Nebenhöhlen abfließen zu lassen. Bei verschleimten Bronchien wird der obere Rücken massiert. Auch Vibrationspetrissage (Zupfen) über den Schultermuskeln und Vibrationsreibung über dem unteren Ende des Brustbeins können schleimlösend wirken.

WASSERHEILKUNDE Senffußbäder, heiße und kalte KOMPRESSEN, Abreibungen und kalte Sitzbäder können zu einer Besserung des Katarrhs beitragen. Nasenduschen und Gurgeln mit einer Lösung aus 1 TL Salz in 1 Glas warmem Wasser sollen ebenfalls lindernd wirken.

Standpunkt der Schulmedizin

Liegt dem Katarrh eine bakterielle Infektion zugrunde, verordnen Ärzte in der Regel Antibiotika. Nasentropfen können die Symptome eines Schnupfens lindern.

KATER

Übermäßiger Alkoholgenuß am Abend endet für gewöhnlich mit einem Kater am nächsten Morgen. Er ist die Folge einer Dehydrierung (eines Flüssigkeitsverlustes), die Symptome wie ÜBELKEIT UND ERBRECHEN, Durst, MÜDIGKEIT und KOPFSCHMERZEN hervorruft.

Die Symptome eines Katers verstärken sich oft noch durch Substanzen, die sich insbesondere bei der Gärung von Rotwein,

Weinbrand und manchen Biersorten bilden, sowie durch verschiedene chemische Zusätze in Alkoholika. Sie reizen die Magenschleimhaut. Und RAUCHEN verschlimmert einen Kater noch zusätzlich.

Was kann man selbst tun?

▶ Um einem Kater vorzubeugen, sollte man für eine gute Unterlage im Magen sorgen. Keinesfalls auf nüchternen Magen Alkohol trinken! Außerdem sollte man zwischendurch eine Kleinigkeit essen, um die Alkoholaufnahme zu verlangsamen, immer wieder an die frische Luft gehen und auf Nikotin verzichten. Die beste Art, einen Kater zu vermeiden, ist jedoch, nur mäßig Alkohol zu trinken.

Hat sich dennoch ein Kater eingestellt, sollte man den Flüssigkeitsverlust mit großen Mengen MINERALWASSER ausgleichen. Eine leichte Kost kann den durch Alkohol verbrauchten Blutzucker wieder ersetzen und damit Folgen wie Schwächegefühl, Benommenheit und Zittern lindern. Ein Spaziergang an frischer Luft trägt ebenfalls dazu bei, daß der Kopf wieder klarer wird.

Heilpraktiker empfehlen, den ganzen Tag über Pfefferminz-, Melissen-, Kamillen- oder Schafgarbentee zu trinken, um Magen und Leber wieder zu beruhigen. Den Kater mit schwarzem Kaffee vertreiben zu wollen ist sicher der falsche Weg. Kaffee wirkt wie Alkohol harntreibend, erhöht also den Flüssigkeitsverlust noch; die Katersymptome verstärken sich dann noch mehr, und der unangenehme Zustand wird verlängert.

Ein altes Hausmittel ist die sogenannte Prärieauster: Man mixt 1 rohes Ei mit etwas Worcestersoße oder Essig und trinkt den Katerkiller in einem Zug. HONIG ist gleichfalls ein bewährtes Mittel. Man nimmt 12 TL voll – pur oder in etwas warmem Wasser aufgelöst – zu sich. Der Honig trägt dazu bei, den Blutzuckerverlust auszugleichen. Außerdem enthält er Kalium, das ebenfalls die Katersymptome lindert.

Was der Heilpraktiker rät

HOMÖOPATHIE *Nux vomica* gilt als gutes Katermittel. Es wirkt gegen Kopfschmerzen, Übelkeit und Schwäche.

Standpunkt der Schulmedizin

Obwohl es keine ärztlichen Bedenken gegen naturheilkundliche Katermittel gibt, hält die Schulmedizin Zeit für die beste Medizin. Wenn man die Möglichkeit dazu hat, sollte man im Bett bleiben, sich warm halten und eventuell eine Kopfschmerztablette einnehmen.

KEHLKOPF-ENTZÜNDUNG

Eine Kehlkopfentzündung oder Laryngitis äußert sich in erster Linie durch Heiserkeit und Stimmverlust. Weitere Symptome sind Halsschmerzen oder Brennen und Kitzeln im Rachen. Bei der akuten Form ist die Ursache meist eine Infektion der oberen Luftwege, doch geht diese Entzündung bald wieder vorbei. Die chronische Kehlkopfentzündung dagegen dauert wesentlich länger und tritt immer wieder auf. Sie äußert sich mit Räusper- und Hustenzwang (siehe HUSTEN) und ist vor allem auf ständig wiederkehrende KATARRHE, dauernde Reizung der Atemwege durch Chemikalien, Staub und Nikotin, Überbeanspruchung der Stimmbänder durch Singen oder Schreien und häufig auch auf STRESS und Überanstrengung zurückzuführen.

Was der Heilpraktiker rät

PFLANZENHEILKUNDE Gurgeln mit Salbei und/oder Thymian bringt meist rasche Erleichterung. Am wirksamsten sind diese Pflanzen als Tinktur. Um die Widerstandskraft zu stärken, kann man Knoblauchkapseln (siehe KNOBLAUCH) einnehmen. Auch Sonnenhut (*Echinacea*) sowie Vitamin-C-Gaben zur Stärkung des IMMUNSYSTEMS haben sich bewährt.

HOMÖOPATHIE Bei rauhem Husten und trockenem, angeschwollenem Rachen gibt man *Drosera*. Gegen trockenen, harten Husten und Stimmverlust hilft *Phosphorus*. *Ammonium bromatum* hilft bei Brennen und Kitzeln im Rachen sowie bei Reizhusten und Heiserkeit nach langem Sprechen.

AKUPRESSUR Es werden zwei Punkte behandelt: An der äußeren, unteren Ecke des Daumennagels drückt man nach oben und innen; am Ende der Hautfalte zwischen Daumen und Zeigefinger preßt man gegen den Fingerknochen.

Standpunkt der Schulmedizin

Bei einer akuten Kehlkopfentzündung empfiehlt der Arzt, die Stimme zu schonen und viel zu trinken. Eventuell verordnet er Schmerzmittel; Antibiotika werden nur dann verschrieben, wenn sich die Infektion auf die Lungen ausdehnt (siehe BRONCHITIS).

Patienten mit chronischer Kehlkopfentzündung wird nahegelegt, Staub und Reizstoffe zu meiden und vor allem auf das RAUCHEN zu verzichten. Die Stimmbänder dürfen nicht beansprucht werden – in der Regel heißt das Sprechverbot. Wenn die Heiserkeit länger als 3 Wochen andauert, muß ein Spezialist für Hals-, Nasen- und Ohrenerkrankungen abklären, ob möglicherweise eine ernstere Erkrankung dahintersteckt. So können sich z. B. im Rachen gutartige Polypen oder Knötchen an den Stimmbändern gebildet haben, die gegebenenfalls entfernt werden müssen.

KEUCHHUSTEN

Die Erreger dieser Kinderkrankheit sind Bakterien, die durch Tröpfcheninfektion übertragen werden. Wenn Keuchhusten in Kindergärten oder Kinderkliniken ausbricht, kann er epidemisch werden.

Nach einer Inkubationszeit von 7–14 Tagen beginnt die Erkrankung mit leichtem Fieber, begleitet von HUSTEN, Schnupfen und Appetitlosigkeit. Nach etwa 2 Wochen verschlimmert sich der Husten – besonders nachts –, und nach einem Hustenanfall kommt es zu dem charakteristischen pfeifenden und keuchenden Geräusch beim Einatmen. Das Kind hustet dickflüssigen Schleim ab, und häufig muß es sich erbrechen. Diese Phase dauert etwa 2–3 Wochen, danach hat das Kind noch etwa 2–4 Wochen leichten Husten.

Ist die Krankheit voll ausgebrochen, besteht etwa 21 Tage lang Ansteckungsgefahr. Hat das Kind die Krankheit einmal überstanden, ist es lebenslang dagegen immun. Um einer Keuchhustenerkrankung vorzu-

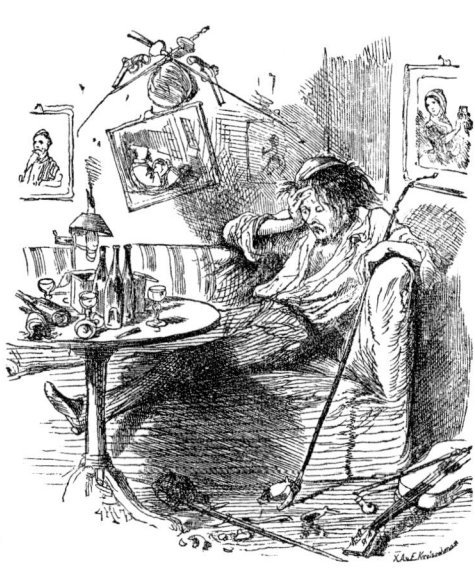

Und so faß er eine Leiche
Eines Morgens da.

So mancher wacht nach einem feucht-fröhlichen Abend am nächsten Morgen mit einem handfesten Kater auf.

beugen, kann man das Kind dagegen impfen lassen.

Warnung Bei ersten Anzeichen von Keuchhusten sollten Eltern unverzüglich einen Arzt einschalten. Die Gefahr, daß Komplikationen wie Dehydrierung (Flüssigkeitsverlust) durch Erbrechen, LUNGENENTZÜNDUNG und Gehirnentzündung auftreten, ist hoch. Besonders für Säuglinge ist Keuchhusten sehr gefährlich.

Was der Heilpraktiker rät

Das Kind sollte viel trinken, vor allem wenn es sich häufig erbricht. Milch und Milchprodukte, die die Schleimbildung erhöhen, sollte man vom Speiseplan des Kindes streichen und ihm auch keine großen Mahlzeiten zumuten. Manchmal verschreibt der Heilpraktiker Vitamin C; die jeweilige Dosis hängt vom Alter des Kindes ab.

PFLANZENHEILKUNDE Schleimlösende Mittel wie Eibisch, Königskerze, Thymian und Echter Alant erleichtern das Husten. Wenn nötig, gibt der Heilpraktiker auch krampflösende Mittel aus Sonnentau, Mannstreu, Efeu und Pestwurz.

HOMÖOPATHIE Bei Hustenanfällen, die nachts schlimmer werden und mit Brechreiz und Erstickungszuständen einhergehen, gibt man *Drosera*. Bei häufigem Erbrechen hilft *Ipecacuanha*. Hat das Kind einen roten, heißen Kopf und werden die Hustenanfälle nicht nur nachts, sondern schon beim Hinlegen heftiger, verabreicht man stündlich *Belladonna*, bis sich der Zustand bessert. Ein wichtiges Keuchhustenmittel ist auch *Mephitis putorius*, vor allem wenn das Kind unruhig ist, ein geschwollenes Gesicht hat und über Nacken- und KOPFSCHMERZEN klagt.

Standpunkt der Schulmedizin

Trotz eventueller Nebenwirkungen empfiehlt sich eine Schutzimpfung gegen Keuchhusten. Sie ist in jedem Fall weniger gefährlich als die Krankheit selbst. Die Keuchhustenimpfung wird heute häufig mit der Impfungen gegen Diphtherie, Tetanus und Kinderlähmung kombiniert. Wenn das Kind Fieber hat oder sich krank fühlt, sollte die Impfung allerdings nicht vorgenommen werden. Bei kleineren Beschwerden ohne Fieber bestehen jedoch keine Bedenken.

Bei Keuchhusten wird der Arzt Antibiotika verschreiben. Wenn sie rechtzeitig eingenommen werden, können sie den Krankheitsverlauf abschwächen. Häufig wird der Arzt auch ein Hustenmittel verordnen. Auf keinen Fall sollte man in der Umgebung des Kindes rauchen. Ist der Zustand des Kindes sehr schlecht, kann eine Einweisung ins Krankenhaus notwendig werden.

KINDERLÄHMUNG

Kinderlähmung oder Poliomyelitis wird durch ein Virus verursacht, das Gehirn und Rückenmark angreift. Die Erkrankung durchläuft im Vollbild drei Stadien, kann aber auch schon in den ersten beiden Stadien enden. Im ersten Stadium treten Symptome wie bei einer GRIPPE auf. Selbst wenn der Patient die Erkrankung schon in diesem Anfangsstadium überwindet, ist er in Zukunft gegen eine erneute Infektion immun.

Im zweiten Stadium weitet sich die Infektion zu einer Hirnhautentzündung oder Meningitis aus. Die Symptome sind FIEBER, starke KOPFSCHMERZEN, Schläfrigkeit und ein steifer Nacken.

Die dritte Phase durchleidet nur etwa 0,1 % der Infizierten. Es kommt zu Lähmungen der Bewegungsorgane und im schlimmsten Fall des Atem- und Kreislaufzentrums. Ist die Kinderlähmung voll ausgebrochen, dauert sie häufig Monate oder Jahre. Man kann nur die Symptome zu lindern versuchen. In schweren Fällen muß der Patient ins Krankenhaus eingewiesen und bei einer Lähmung der Atemmuskulatur künstlich beatmet werden.

Kinderlähmung tritt normalerweise epidemisch auf. In Europa ist sie durch vorbeugende Schutzimpfungen drastisch zurückgegangen. In Entwicklungsländern und in Gebieten mit schlechten hygienischen Verhältnissen dagegen kommt sie noch relativ häufig vor. Da das Virus über den Kot ausgeschieden wird, erfolgt die Ansteckung meist über Abwässer, verseuchtes Trinkwasser oder mangelnde Körperhygiene.

Warnung Bei Verdacht auf Kinderlähmung muß sofort ein Arzt aufgesucht werden. Die Erkrankung ist meldepflichtig.

Was der Heilpraktiker rät

Zur seelisch-geistigen Unterstützung eignen sich Entspannungstechniken wie YOGA und T'AI-CHI. Das Senkrechthalten der Wirbelsäule und der ruhige Fluß aller Energien beim T'ai-Chi entspannen vor allem die Gelenke. Auch die Atemübungen des T'ai-Chi wirken sich wohltuend aus. Konzentration und Meditation beim Yoga führen ebenfalls zu einer Harmonisierung von Körper und Geist. Unter Anleitung eines erfahrenen Therapeuten kann man mit diesen Techniken ermutigende Ergebnisse erzielen.

WASSERHEILKUNDE Strahlduschen oder Bäder regen die Durchblutung in den unteren Gliedmaßen an. Anschließend kann man spezielle Übungen in einem Hydrotherapiebecken durchführen.

Standpunkt der Schulmedizin

Dank umfangreicher Impfprogramme ist die Kinderlähmung in Europa und Nordamerika eine ausgesprochen seltene Krankheit geworden. Bei Reisen in tropische Länder läßt sich das Infektionsrisiko durch entsprechende hygienische Vorsichtsmaßnahmen sowie durch vorbeugende Impfungen reduzieren. Die Schluckimpfung wird für alle Kleinkinder empfohlen. Eine Auffrischungsimpfung sollte im 10. Lebensjahr erfolgen.

Gegen Kinderlähmung gibt es kein spezifisches Heilmittel. Ärzte empfehlen Ruhe, fachmännische Betreuung und im Bedarfsfall künstliche Beatmung. Die Lähmungen gehen nur sehr langsam und nicht vollständig zurück. Durch Physiotherapie und Bewegungshilfen kann der Betroffene aber oft ein weitgehend normales Leben führen.

KINESIOLOGIE

Wohl jeder kennt den Reflextest, bei dem der Arzt leicht auf eine Stelle unterhalb der Kniescheibe schlägt. Sind die Reflexe in Ordnung, zuckt das Bein unwillkürlich nach oben. 1964 entwickelte der amerikanische Arzt und Chiropraktiker George Goodheart ein Diagnose- und Behandlungssystem, das auf dieser und ähnlichen Reaktionen beruht. Die Bezeichnung Kinesiologie, unter der es bekannt wurde, leitet sich von dem griechischen Wort *kinesis*, Bewegung, ab.

Die Kinesiologie geht davon aus, daß jede Muskelgruppe eine Entsprechung zu anderen Körperteilen hat, zu Organen, Drüsen, Knochen, zum Verdauungssystem und zum Kreislauf. Wenn die Muskeln richtig funktionieren, ist der ganze Körper gesund. Indem der Kinesiologe die Reaktion der Muskeln auf einen leichten manuellen Druck testet, kann er den körperlichen Gesamtzustand eines Patienten erkennen, ein Ungleichgewicht im Energiehaushalt und Mängel bei der Ernährung aufdecken sowie körperliche Probleme lokalisieren.

Wenn der Kinesiologe die Schwachstellen seines Patienten herausgefunden hat, versucht er, sie durch eine leichte Fingerspitzenmassage auf bestimmten Druckpunkten an Körper oder Schädel zu revitalisieren. Die meisten dieser Punkte befinden sich nicht direkt bei den entsprechenden Muskeln, sondern an jeweils weit entfernten Stellen. Die Therapie beruht auf der Annahme, daß die Funktionsfähigkeit der Muskeln von der ausreichenden Versorgung mit Blut und Lymphe (einer Körperflüssigkeit, die Giftstoffe abtransportiert und das Gewebe entwässert) abhängig ist. Die Stimulierung der entspre-

Die Entwicklung der Kinesiologie

Der Chiropraktiker George Goodheart gilt als Begründer der Kinesiologie. Als er einem Patienten mit starken Schmerzen im Bein den Muskel massierte, der an der Außenseite des Beins von der Hüfte bis zum Knie verläuft und von der sogenannten *fascia lata* – einer Muskelhülle – umgeben ist, ließen die Beschwerden nach.

Goodheart stellte fest, daß der Muskel gekräftigt worden war; bei anderen Muskeln blieb die Massage jedoch erfolglos. Er erinnerte sich an die Forschungen des Osteopathen Frank Chapman um die Jahrhundertwende, mit denen dieser nachgewiesen hatte, daß die Massage bestimmter Druckpunkte den Lymphfluß in verschiedenen Körperteilen verbessert.

Goodheart verglich diese Druckpunkte mit den Muskelpartien, denen sie zugeordnet waren. Dabei fand er heraus, daß nur der Druckpunkt für die *fascia lata* direkt über dem betroffenen Muskel liegt. Nahezu alle anderen Punkte befinden sich an jeweils entfernteren Körperstellen.

Anfang der 30er Jahre hatte der amerikanische Osteopath Terence J. Bennett erkannt, daß die Blutzufuhr verschiedener Organe durch eine leichte Berührung von Druckpunkten am Schädel verbessert werden kann. Bennett verwendete eine Art beweglichen Röntgenapparat, um die Veränderungen im Körper nach der Berührung dieser Punkte zu überprüfen. Goodheart kam zu dem Ergebnis, daß sekundenlanges Berühren dieser Punkte mit den Fingerspitzen auch bestimmte Muskeln kräftigt, und stellte fest, daß über 16 verschiedene Druckpunkte alle wesentlichen Muskelgruppen erreicht werden können.

Goodheart fand es erstaunlich, daß eine leichte Berührung innerhalb kurzer Zeit einen Muskel kräftigen konnte, und begann, sich mit AKUPUNKTUR zu beschäftigen. Diese Heilmethode kennt ebenfalls bestimmte Punkte am Körper, die auf unsichtbaren Kanälen, den MERIDIANEN, liegen. Goodheart zog den Schluß, daß diese Meridiane gemeinsame Energiekanäle für Organe wie für Muskeln sein müssen.

chenden Druckpunkte verstärkt den Blutfluß zu den betroffenen Muskeln und wirkt harmonisierend auf das lymphatische System.

Des weiteren geht die Kinesiologie davon aus, daß im Körper eine unsichtbare Energie, ähnlich dem elektrischen Strom, vorhanden ist. Sie verläuft durch Schaltkreise, die die Körperfunktionen kontrollieren. Es gibt einen Magenkreislauf, einen Bauchspeicheldrüsenkreislauf usw. Unter STRESS oder bei Krankheiten brennt in diesen Energiekreisläufen sozusagen die Sicherung durch. Man fühlt sich schwach, da mehr Energie verbraucht als erzeugt wird.

Mit Hilfe der Muskeltests werden die Energiekreisläufe überprüft. Anschließend wird der Kinesiologe versuchen, ein eventuell vorhandenes Ungleichgewicht im Energiefluß zu beseitigen.

Die Kinesiologie wird auch als vorbeugende Maßnahme angewendet, da sich ein Ungleichgewicht, das über Jahre hinweg besteht, zu einem ernsten Gesundheitsproblem auswachsen kann.

Wann hilft diese Therapie?

► Als besonders hilfreich hat sich die Kinesiologie bei ALLERGIEN und bei Nahrungsmittelüberempfindlichkeiten erwiesen. Der Körper erkennt Nährstoffe und Chemikalien sofort und reagiert darauf. Diese Reaktionen wirken sich u. a. direkt auf die Muskelfunktionen aus. Bedingen bestimmte Nahrungsmittel eine unmittelbare Muskelschwäche, gilt das als Indiz für eine Allergie. Einen Muskeltest, um festzustellen, ob bestimmte Lebensmittel allergische Reaktionen hervorrufen, kann man zu Hause mit einem Partner durchführen (siehe S. 163).

Auch einen Vitamin- oder Mineralstoffmangel sowie VERDAUUNGSSTÖRUNGEN kann man mit Hilfe der Kinesiologie genau bestimmen. Energiemangel, häufiges Kränkeln und eine allgemeine ERSCHÖPFUNG verstärken sich, wenn die Bewegung der Körperflüssigkeiten stagniert. Die Kinesiologie geht gegen diese Beschwerden an, indem sie das lymphatische System ins Gleichgewicht bringt und den Blutfluß anregt.

Bei RÜCKENSCHMERZEN und NACKENSCHMERZEN werden Techniken angewendet, die das Muskelgleichgewicht wiederherstellen. Dabei besteht keine Gefahr, daß Bänder überdehnt oder Gelenke gelockert werden. Einige Methoden können erlernt und zu Hause geübt werden. So soll etwa die Massage des inneren Oberschenkels schwache Muskeln kräftigen, die Rückenschmerzen verursachen oder verstärken. Auch bei PHOBIEN und ANGST kann die Kinesiologie helfen. Gegen Angst wird beispielsweise empfohlen, leicht auf den Knochen unter den Augen auf Höhe der Pupille zu klopfen.

Der Muskeltest

Ein schwacher Schultermuskel kann auf Probleme verweisen, die mit der Lunge zusammenhängen. Beim Test dieses Muskels (links) sollte man in der Lage sein, dem beständigen, sanften Druck auf den Unterarm standzuhalten, ohne nachzugeben.

Schwache Bauchmuskeln stehen mit Rückenschmerzen in Zusammenhang. Wenn sie getestet werden (unten), sollte man dem Druck auf den Brustkorb widerstehen können.

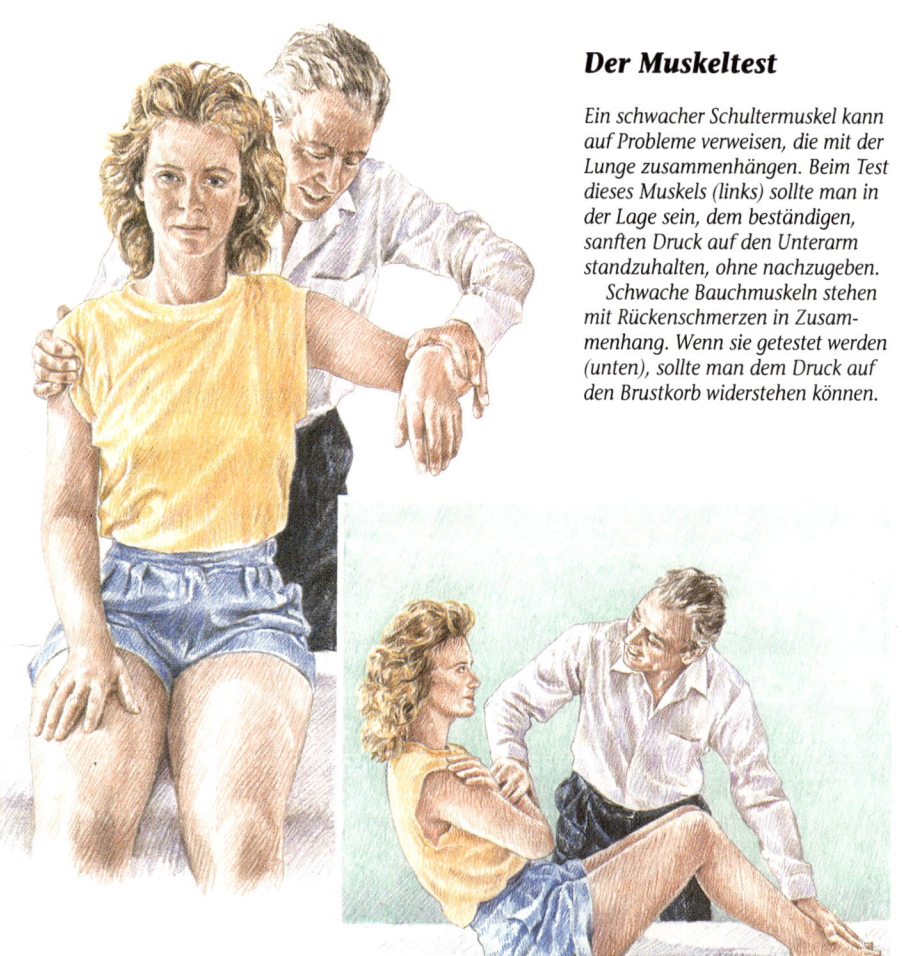

Selbsthilfetest bei Nahrungsmittelallergie

Die Kinesiologie bedient sich häufig eines einfachen Tests, um eine Nahrungsmittelallergie festzustellen. Getestet wird der große Brustmuskel, der *pectoralis major*, der neben der Achselhöhle zu spüren ist.

Man kann den Test auch zu Hause mit einem Partner durchführen.

Muskeltest

1. Man steht aufrecht und streckt den linken Arm nach vorn. Der Ellbogen ist nach außen gedreht, Finger und Daumen hängen hinab.
2. Der Partner legt zwei Finger der rechten Hand auf das vorgestreckte linke Handgelenk und die linke Hand auf die rechte Schulter seines Gegenübers.
3. Nun drückt der Partner das Handgelenk nach unten, während man gleichzeitig nach oben drückt. Normal atmen. Der feste, aber dennoch sanfte Druck soll so lange dauern, wie man braucht, um „eintausend, zweitausend und aus" zu sagen.

Konnte man dem Druck widerstehen und fühlte sich der Muskel dabei nicht schwammig, sondern fest angespannt an, kann man den Allergietest durchführen. Hat sich der Arm unter dem Druck jedoch nach unten bewegt, ist dieser Muskel für den Allergietest nicht geeignet. In diesem Fall sollte man den Test mit dem anderen Arm oder mit einem anderen Muskel versuchen. Man kann z. B. den Arm mit nach außen gedrehtem Handgelenk seitlich am Körper halten. Der Partner versucht gegen den Widerstand der Testperson den Arm vom Körper wegzuziehen. Wenn man wiederum nachgeben muß, sollte man einen Kinesiologen aufsuchen.

Allergietest

1. Man nimmt die gleiche Haltung wie beim Muskeltest ein.
2. Dann steckt man sich ein Stück des verdächtigen Nahrungsmittels, z. B. Käse, unter die Zunge oder zwischen die Lippen.
3. Der Partner legt Zeige- und Mittelfinger seiner linken Hand auf die weiche Stelle direkt unter dem rechten Ohr seines Gegenübers. Gleichzeitig übt er mit der rechten Hand auf das Handgelenk Druck nach unten aus. Wie beim Muskeltest versucht man, dem Druck zu widerstehen.

Ist das möglich und der Muskel bleibt dabei fest, reagiert man auf das betreffende Nahrungsmittel offenbar nicht allergisch. Fühlt sich der Muskel hingegen schwach an oder bewegt sich der Arm, sollte man dieses Nahrungsmittel vom Speiseplan streichen.

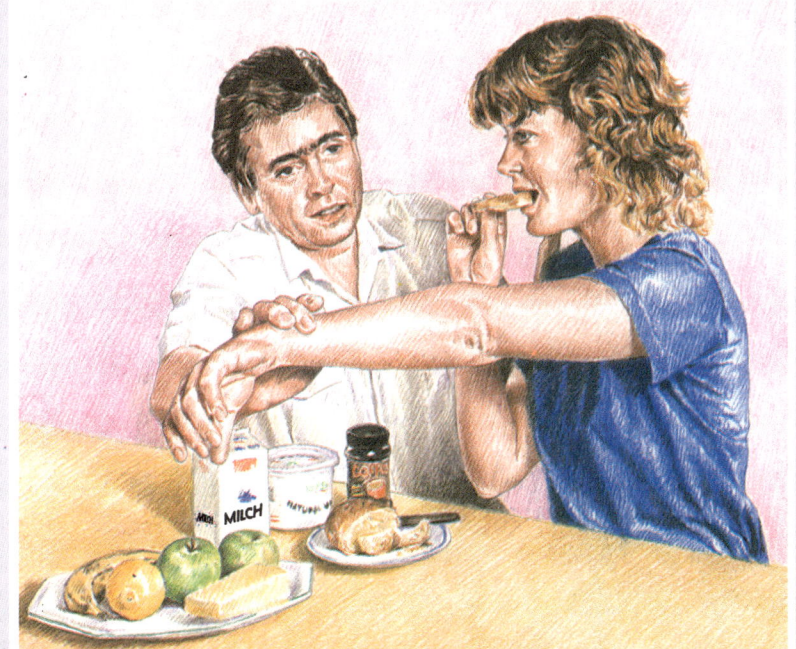

Bei einer Nahrungsmittelallergie kann man dem Druck auf das Handgelenk nicht standhalten, wenn man einen Bissen des mutmaßlichen Allergens im Mund hat.

Neben Heilpraktikern und Homöopathen wenden auch manche Osteopathen, Chiropraktiker und Physiotherapeuten die Kinesiologie an, um Beschwerden an Knochen, Muskeln oder Bändern zu behandeln. Bei SEELISCHEN STÖRUNGEN kann man sich an einen Psychotherapeuten mit Kinesiologieerfahrung wenden.

Besuch beim Heilpraktiker

Der Heilpraktiker läßt sich zunächst den bisherigen Krankheitsverlauf berichten. Dann werden die wesentlichen Muskelgruppen systematisch getestet – ein völlig schmerzloses Verfahren. Der Patient wird angewiesen, Arm oder Bein in einer bestimmten Stellung zu halten. Ein paar Sekunden lang übt der Heilpraktiker dann einen leichten Druck auf die Muskeln aus, um die Fähigkeit des Patienten zu einem gleichmäßigen Gegendruck festzustellen. Kann der Muskel diesen normalen Gegendruck nicht aufbringen, wird der Heilpraktiker versuchen, durch eine Reihe von Berührungstests die Ursache dafür herauszufinden.

Weitere Tests bringen dann Klarheit, welche Druckpunkte behandelt werden müssen. Einige dieser Punkte reagieren bei Berührung schmerzhaft oder empfindlich. Das liegt an den Giftstoffen, die sich im Gewebe abgelagert haben und nun die Nervenimpulse zwischen Gehirn und Muskeln stören, was sich wiederum negativ auf die Muskelfunktion auswirkt. Das Schmerzempfinden kann durchaus 1–2 Tage anhalten – so lange, bis das Gift abgebaut ist. Andererseits sollte man bereits unmittelbar nach der Behandlung eine deutliche Verbesserung der wesentlichen Beschwerden und des Allgemeinzustands verspüren.

Standpunkt der Schulmedizin

Als Therapie ist die Kinesiologie bislang noch zu wenig wissenschaftlich untersucht, als daß die Schulmedizin sie ernsthaft in Betracht ziehen würde.

KIRLIAN-FOTOGRAFIE

Die Kirlian-Fotografie wurde nach dem russischen Ehepaar Semjon und Valentina Kirlian benannt. Sie stellten erstmals Bilder von der menschlichen Aura her (siehe AURATHERAPIE), die seelische und körperliche Leiden erkennen lassen, noch bevor diese sich in äußeren Symptomen manifestieren.

Seit Jahrhunderten beschäftigen sich Mystiker, Geistheiler und Menschen, die sich als

Medium verstehen, mit der Aura, jener diffus strahlenden Lichthülle, die Menschen, Tiere, Pflanzen und andere belebte oder unbelebte Dinge umgibt. In der Aura, so heißt es, spiegele sich der Gesundheitszustand eines Menschen wider, und ihre Helligkeit und Farben könne man medizinisch interpretieren. Vor diesem Hintergrund hat sich die Kirlian-Fotografie oder Auraprint-Hochfrequenzfotografie entwickelt. Damit wird das Interferenzmuster aufgezeichnet, das entsteht, wenn der elektrische Hochfrequenzstrahl auf das elektromagnetische Feld der Aura trifft.

Die Kirlian-Fotografie ist einem Zufall zu verdanken. Als Semjon Kirlian im Jahr 1939 Maschinen in einem Labor reparierte, entlud sich ein Funke, Kirlian sah ein kurzes Aufblitzen und erhielt einen elektrischen Schlag. Er stellte sich die Frage, was wohl passieren würde, wenn er ein lichtempfindliches Papier zwischen seine Hand und einen elektrischen Funken halten und im Augenblick der Entladung eine Fotografie machen würde.

Kirlian führte diesen Versuch durch. Auf dem entwickelten Film sah man, daß seine Fingerspitzen von strahlenden Lichtstreifen umgeben waren. Das war der Beginn einer 40jährigen Beschäftigung mit diesem speziellen Verfahren der Fotografie.

Das Ehepaar Kirlian begann seine Forschungen damit, daß es ein krankes und ein gesundes Blatt der gleichen Pflanze zwischen eine fotografische Platte und eine Elektrode legte. Lichtquellen wurden dabei nicht verwendet. Nach der Entwicklung des Films zeigte sich um das gesunde Blatt ein leuchtender Lichtschein, während das kranke Blatt nur eine schwache Aura aufwies. Bei einem weiteren Experiment wurde ein Blatt fotografiert, von dem ein Stück abgeschnitten war. Auf der Fotografie konnte man schwach die Umrisse des fehlenden Teils erkennen. Dieses sogenannte Phantombildphänomen ist vergleichbar mit den Erfahrungen vieler Arm- oder Beinamputierter, die Phantomschmerzen in dem fehlenden Körperglied verspüren.

Vor einer Versammlung von Wissenschaftlern und Ärzten fotografierte Kirlian auch die eigene Hand. Seine Ausrüstung bestand aus einer elektrischen Spule, die eine Hochspannungsladung auf eine Aluminiumplatte abgab. Auf dem Aluminium lagen eine Glasplatte und ein lichtempfindlicher Film. Um den Film gegen das Salz des Hautschweißes zu schützen, war er mit einer durchsichtigen Plastikfolie bedeckt. Für die Aufnahme legte Kirlian seine Hand ein paar Sekunden lang fest auf die Platte. Zu seiner Bestürzung sah die Aura um seine Fingerspitzen jedoch verschwommen und trübe aus, die Farben waren glanzlos und diffus. Daraufhin fotografierte er die Hand seiner Frau, und ihre Aura kam auf der Aufnahme

Kirlian-Fotografie des Menstruationszyklus

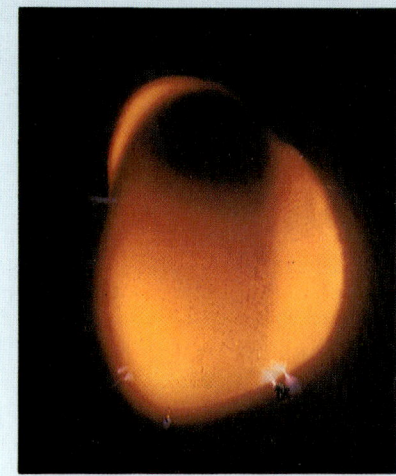

3. Tag

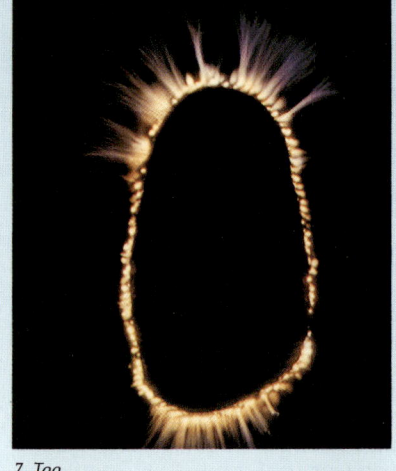

7. Tag

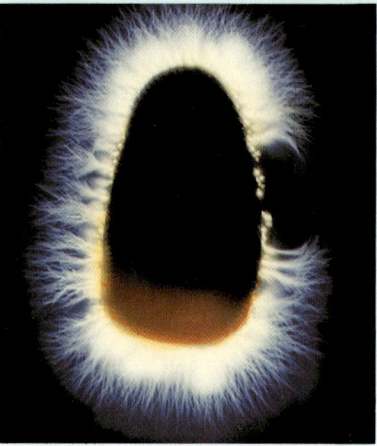

12. Tag

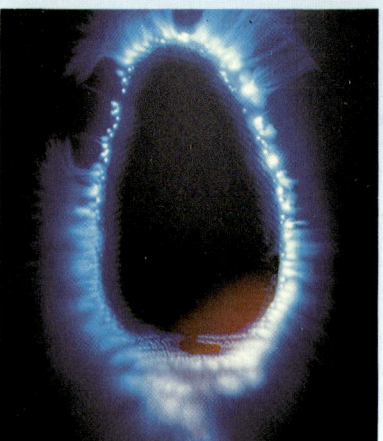

21. Tag

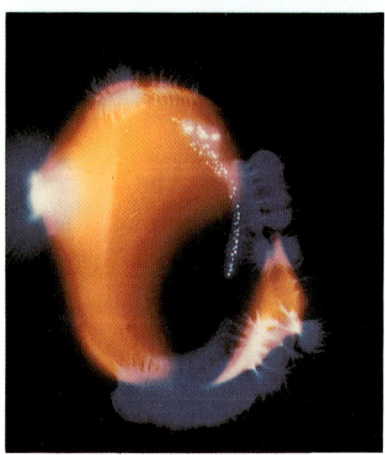

3. Tag.

Diese Aufnahmen zeigen die Veränderungen der Aura der Fingerkuppen im Verlauf eines Menstruationszyklus. Der Farbenwechsel entspricht den hormonellen Veränderungen während des Zyklus: Rotgelb kennzeichnet das follikelstimulierende Hormon (FSH), das bewirkt, daß die Eizelle in den Eierstöcken heranreift. An der blauen Farbe erkennt man den Einfluß des luteinisierenden Hormons (LH), das für den Eisprung sorgt. Weiß repräsentiert das Östrogen, das die Funktion der weiblichen Geschlechtsorgane unterstützt. Am 3. Tag des Zyklus ist die Menstruation im Gang. Am 7. Tag kann man eine verstärkte hormonelle Aktivität erkennen, die am 12. Tag, kurz vor dem Eisprung, ihren Höhepunkt erreicht. Am 21. Tag ist der Prozeß abgeklungen, und am 3. Tag hat bereits ein neuer Zyklus eingesetzt.

klar und deutlich heraus. Nur ein paar Stunden später brach bei Semjon Kirlian eine schwere Grippe aus, während seine Frau gesund blieb.

Dieses Beispiel zeigt, daß man mit Hilfe der Kirlian-Fotografie Erkrankungen bereits in einem Frühstadium – noch bevor sich die ersten Symptome zeigen – erkennen und entsprechende Vorbeugungsmaßnahmen ergreifen kann. Erst Anfang der 60er Jahre veröffentlichte das Ehepaar Kirlian die Ergebnisse seiner Forschungen und fand von diesem Zeitpunkt an nicht nur in seiner Heimat, sondern auch in den USA zahlreiche Anhänger, die sich für diese Methode engagierten. Befürworter der Kirlian-Fotografie gehen sogar so weit zu behaupten, daß sich auf diese Weise der Beginn einer Krebserkrankung feststellen lasse.

Bei einer Diagnose mit Hilfe der Kirlian-Fotografie werden die Farben und Muster der Aura untersucht, die Auskunft über den Gesundheitszustand eines Menschen geben. Eine gleichmäßige Aura verweist auf eine ausgeglichene, gesunde Verfassung. Ein nervöser oder kranker Mensch dagegen besitzt eine ungleichmäßige Aura. Eine Krankheit läßt sich anhand der feineren Zeichen in der Aura feststellen, so daß man rechtzeitig die notwendigen Maßnahmen einleiten kann.

Kritiker geben zu bedenken, daß zahlreiche unbestimmbare Faktoren die Größe, Dichte und Farbe der fotografierten Aura beeinflussen. So kann beispielsweise der unterschiedlich starke Druck einer Hand oder eines Fußes auf die Fotoplatte ein verzerrtes Bild ergeben. Dieselbe Auswirkung haben Alkohol, bestimmte Nahrungsmittel und Medikamente wie Schmerz- oder Beruhigungsmittel. Auch Schweiß beeinträchtigt den elektromagnetischen Energiefluß.

Skeptiker weisen zudem darauf hin, daß sich Fehler oder Abweichungen im fotografischen Apparat sowie Veränderungen der Raumtemperatur auf das Bild der Aura auswirken. Dem ist entgegenzuhalten, daß die modernen Apparate gegen Druckunterschiede und Schweiß unempfindlich sind. Alkohol- und Medikamenteneinnahme lassen sich auf dem Bild feststellen und fließen somit nicht in die Auswertung der Fotos mit ein. Die heutigen Apparate arbeiten störungsfrei; während der Aufnahmen werden Temperatur und Luftfeuchtigkeit laufend überprüft.

Standpunkt der Schulmedizin

Die Schulmedizin ist nicht davon überzeugt, daß man mit Hilfe der Kirlian-Fotografie die menschliche Aura – vorausgesetzt, es gibt sie überhaupt – sichtbar machen kann und bezweifelt deshalb den diagnostischen Wert dieser Methode.

KLANGTHERAPIE

In vielen alten Kulturen wurde die Kraft der Klänge als heilsam angesehen. Und auch moderne Klangtherapeuten behaupten, bestimmte Krankheiten heilen zu können, indem sie Schallwellen auf die betroffenen Körperstellen richten.

Die Wirkungen bestimmter Klänge und Geräusche sind im täglichen Leben zu beobachten. Die Gesänge der Fans vor einem Fußballspiel bringen Emotionen zum Wallen und stärken das Gruppengefühl. Der Lärm von Tieffliegern und des Straßenverkehrs löst ANGST, Ärger und Verspannungen

Die spirituelle Kraft der Klänge

Die Kraft des Klangs wird in spirituellen und mystischen Übungen überall in der Welt seit langem genutzt. Die meditativen Klangübungen des Orients sind Tausende von Jahren alt, und viele finden sich noch heute im Buddhismus und im Islam wieder. Sprechgesänge sowie rhythmisches Atmen und Bewegen werden in den östlichen Religionen als Mittel auf dem Weg zur Persönlichkeitsentwicklung und spirituellen Erleuchtung praktiziert.

Auch in den westlichen Religionen spielt der Klang eine wichtige Rolle. Durch das Intonieren von Litaneien, Gebetsgesängen und Chorälen kommen die Menschen mit der spirituellen Seite des Lebens in Berührung.

Noch ist nicht ganz geklärt, wie der Klang den menschlichen Geist beeinflußt. Man vermutet, daß gewisse Schwingungen und rhythmische Atemtechniken die elektrischen Gehirnströme verändern und dadurch entspannend und bewußtseinserweiternd wirken.

Einen weiteren Hinweis lieferte das Werk des Schweizer Wissenschaftlers und Arztes Hans Jenny, der ein sogenanntes Tonoskop entwickelte. Damit kann jeder Ton in ein dreidimensionales Bild umgewandelt werden. Ein O, durch die menschliche Stimme wiedergegeben, stellt sich als eine perfekte Kugel dar. Möglicherweise ist das auch die Grundlage des *Om* oder *Aum*, eines der bekanntesten MANTRAS, das in vielen östlichen Meditationsübungen angestimmt wird. *Om* steht für „alles, was ist" und entspricht dem christlichen und jüdischen Amen und dem islamischen Amin.

aus. Die Musikberieselung in Supermärkten soll das Einkaufen zum Vergnügen machen und die Kundschaft zum Verweilen und Kaufen animieren.

Schallwellen bringen das Trommelfell im Ohr zum Schwingen. Diese Vibrationen werden in Nervenimpulse umgewandelt und an das Gehirn weitergeleitet, das sie als die Töne registriert, die wir hören. Die Schallwellen treffen aber auch auf andere Körperteile. Obwohl diese nicht der akustischen Wahrnehmung dienen, führen die Schwingungen bei ihnen dennoch dazu, daß sie sich in winzigem Ausmaß zusammenziehen und wieder ausdehnen.

Die Klangtherapie beruht nun auf der Annahme, daß die Organe und Zellen des Körpers in ganz bestimmter Weise auf die verschiedenen Klangmuster reagieren. Jeder Körperteil hat dabei eine natürliche Resonanz und empfindet die Töne als angenehm, mit denen er im Gleichklang schwingt. Dissonante Schwingungen dagegen können sich schädlich auswirken. Da Beschwerden und Krankheiten die Schwingungsfrequenz der Organe und Zellen beeinträchtigen, versucht die Klangtherapie, die natürlichen Schwingungsfrequenzen wiederherzustellen und zu stärken, indem sie harmonische Schallwellen auf die betroffenen Stellen richtet. Der französische Klangtherapeut Fabien Maman, ein Musiker, geht noch einen Schritt weiter: Er behauptet, daß sorgfältig ausgewählte Schallwellen kranke Zellen angreifen und gesunde Zellen kräftigen könnten. Auf diese Weise könne man bestimmte Krankheiten heilen.

Klang kann aber noch auf andere Art therapeutisch genutzt werden. Eine bedeutende Rolle spielt er etwa in der MUSIKTHERAPIE und TANZTHERAPIE. Manche Therapeuten verändern über Singen und Sprechgesänge die Atemtechnik von Patienten. Ähnlich wie bei YOGA und MEDITATION werden auf diese Weise die körpereigenen Heilkräfte angeregt und die Entspannung gefördert. In Gruppen oder paarweise praktiziert, bringen solche Übungen die Menschen einander näher und vertiefen das Gemeinschaftsgefühl.

Wann hilft diese Therapie?

▶ In Mitteleuropa gibt es bislang nur wenige Heilpraktiker, die mit der Klangtherapie arbeiten. Anders dagegen in Großbritannien: Hier wird die Klangtherapie mit elektronisch erzeugten Schallwellen derzeit in den orthopädischen Abteilungen einiger Krankenhäuser auf ihre Heilwirkung bei KNOCHENBRÜCHEN untersucht. Die Therapie soll ferner bei Bindegewebsentzündung, RHEUMA, ARTHRITIS, RÜCKENSCHMERZEN, Muskelzerrungen und VERSTAUCHUNGEN helfen. Möglicherweise hat sie auch einen positiven Effekt bei NER-

VENSCHMERZEN, MIGRÄNE und NASENNEBEN-HÖHLENERKRANKUNGEN.

Eine präoperative Behandlung mit Schallwellen soll Hüftgelenksoperationen, bei denen ein künstliches Gelenk eingesetzt wird, positiv unterstützen. Auch die Schmerzen eines BANDSCHEIBENVORFALLS sollen sich mit dieser Therapie so weit reduzieren lassen, daß eine manipulative Behandlung vorgenommen werden kann.

Rhythmisches Singen und Sprechen soll vor allem jenen Menschen helfen, die unter STRESS und den daraus resultierenden Beschwerden leiden.

Besuch beim Heilpraktiker

Die bekannteste Form der Klangtherapie ist die Behandlung mit elektronisch erzeugten Wellensignalen, die zu Heilzwecken auf bestimmte Körperteile gerichtet werden. Der Therapie sollte immer eine gründliche Diagnose vorausgehen. Der Heilpraktiker benutzt ein Gerät, das Wellen verschiedener Frequenzen erzeugt. Sein Gespür und seine Erfahrung helfen ihm, die richtige Frequenz zur Heilung des Patienten einzusetzen.

Mit einem kleinen Handapparat werden die Wellen auf die betroffene Stelle gerichtet. Zur besseren Übertragung der Wellen wird vorher auf die Haut ein Gel aufgetragen. Der Apparat ist so eingestellt, daß die Wellen genau auf den Krankheitsherd treffen, ohne dabei gesundes Gewebe zu beeinträchtigen. Während der Behandlung hört man möglicherweise einen Ton oder spürt Vibrationen. Das ist aber nur dann der Fall, wenn die Frequenzen in einem Bereich liegen, der vom Menschen erfaßt werden kann.

Bei anderen Formen der Klangtherapie lernen Patienten in Gruppen- oder Einzelsitzungen, heilende Töne mit ihrer eigenen Stimme zu erzeugen. Man muß dazu nicht singen können oder musikalische Kenntnisse besitzen. Die Töne werden normalerweise nur angestimmt oder gesummt.

Standpunkt der Schulmedizin

Die Grundprinzipien der Klangtherapie stimmen mit den Erkenntnissen der modernen Physik überein, die besagen, daß sich jede Materie in einem Schwingungszustand befindet. Diese Schwingungen bewegen sich jedoch meist nur in einer subatomaren Größenordnung. Ärzte können zwar Herzschädigungen an den gestörten elektrischen Frequenzen, die das Herz aussendet, erkennen, doch gilt das nicht unbedingt auch für andere Organe. Und eine Krankheit mit Hilfe von Schallwellen diagnostizieren zu können bedeutet außerdem noch lange nicht, daß man sie auf gleiche Weise heilen kann.

Die moderne Medizin akzeptiert zwar, daß Klänge eine beruhigende und entspannende Wirkung ausüben können. Darüber hinausgehende Heilerfolge, von denen die Anhänger der Klangtherapie reden, lassen sich jedoch wissenschaftlich nicht belegen. Siehe auch ULTRASCHALL.

KLAUSTRO-PHOBIE

Eine der verbreitetsten PHOBIEN ist die Klaustrophobie – die übersteigerte ANGST vor Menschenansammlungen und vor dem Aufenthalt in kleinen, geschlossenen Räumen, wie z. B. einem Fahrstuhl. Fühlt sich der Betroffene eingeschlossen, treten Symptome wie Anspannung, HYPERVENTILATION, rasender Puls und Schweißausbrüche auf. Da Menschen, die unter Klaustrophobie leiden, den angsterzeugenden Situationen um jeden Preis aus dem Weg zu gehen versuchen, ist ein normales Leben weitgehend unmöglich. Die krankhafte Raumangst ist häufig Ausdruck einer tieferen seelischen Störung, die dem Betroffenen nicht bewußt ist und deren Ursprünge bis in die Kindheit zurückreichen können. Neben STRESS kann aber auch eine erblich bedingte Störung die Ursache sein.

Was der Heilpraktiker rät

Da übersteigerte Angstzustände auch mit einer Nahrungsmittelallergie (siehe ALLERGIEN) in Zusammenhang gebracht werden, wird der Heilpraktiker erst einmal eine VOLLWERTKOST mit hohem Anteil an ROHKOST empfehlen. Ferner kann er mit Hilfe der Muskeltests der KINESIOLOGIE versuchen, den möglichen Allergenen auf die Spur zu kommen.

HOMÖOPATHIE Die Homöopathie, die sich intensiv mit Gemütssymptomen auseinandersetzt, hat eine ganze Reihe von Mitteln parat, die sich mit dem Phänomen Angst befassen. Anhand der Vorgeschichte des Patienten wird der Homöopath die individuell entsprechende Mittel auswählen. Bei Angst vor geschlossenen Räumen kann etwa *Calcium carbonicum* gegeben werden, bei Angst vor Menschenansammlungen *Ambra*.

AKUPRESSUR Der Akupressurpunkt, der behandelt wird, befindet sich in der Hautfalte der Hand zwischen Daumen und Zeigefinger.

BACH-BLÜTENTHERAPIE Gauklerblume kann helfen, wenn die Angst klar definiert ist, Espe dagegen bei vager Besorgnis. Gelbes Sonnenröschen hilft, wenn sich die Angst zur Panik steigert. Bei einem akuten Anfall sind die Notfalltropfen ein Mittel, das rasch helfen kann.

FUSSREFLEXZONENMASSAGE Sie kann eine allgemein entspannende Wirkung haben, die vor allem bei streßbedingten Angstzuständen wichtig ist.

HYPNOSETHERAPIE Bevor der Hypnosetherapeut seinen Patienten in Trance versetzt, wird er das Problem mit ihm besprechen. Während der Hypnose schlägt er Veränderungen vor, die das persönliche Verhalten und die Reaktion auf die Umgebung beeinflussen. Das Unterbewußtsein wird sich später daran erinnern. Unter Hypnose wird man darüber hinaus schrittweise mit angstauslösenden Situationen konfrontiert. Gerade bei Phobien hat sich die Hypnosetherapie bewährt.

Hypnosetherapeuten empfehlen ihren Patienten oft, in der Zeit zwischen den Sitzungen Entspannungstechniken wie das AUTOGENE TRAINING zu Hause zu praktizieren. Diese Übungen befreien von Streß und können dadurch übersteigerte Reaktionen abmildern.

Standpunkt der Schulmedizin

Bei der Klaustrophobie ist die Vorgeschichte des Patienten von größter Bedeutung, denn es gilt herauszufinden, wodurch das Problem ausgelöst wurde. Die kurzzeitige Verordnung von Beruhigungsmitteln soll Entspannung verschaffen, die Symptome lindern und es dem Betroffenen ermöglichen, mit den Angstzuständen besser zurechtzukommen.

Ärzte empfehlen u. U. auch eine VERHALTENSTHERAPIE. Dabei lernt der Betroffene, sich Schritt für Schritt an die angstauslösenden Situationen zu gewöhnen und sie zu meistern. Die Verhaltenstherapie kann durch eine Psychotherapie ergänzt werden.

KLIMAREIZE

Eine der Voraussetzungen für das Überleben des Menschen ist seine Anpassungsfähigkeit an wechselnde Umstände, u. a. auch an Schwankungen äußerer Einflüsse wie Klima, Wetter, Temperatur, Sonnenstrahlung, Feuchtigkeit, Trockenheit und alle anderen Faktoren der Umgebung, denen der Organismus ausgesetzt ist.

Es ist wichtig, daß Organismus und Psyche diese unterschiedlichen Reize verkraften, und nur ein geübtes System wird dadurch nicht aus dem Gleichgewicht geworfen. Insofern stellen Klimareize und ihre Verarbeitung ein wichtiges Gesundheitstraining dar.

Die klimatischen Faktoren, denen man in unterschiedlichen Landschaften ausgesetzt ist, sind größer, als man im Zeitalter der schnellen Ortswechsel und hohen Mobilität

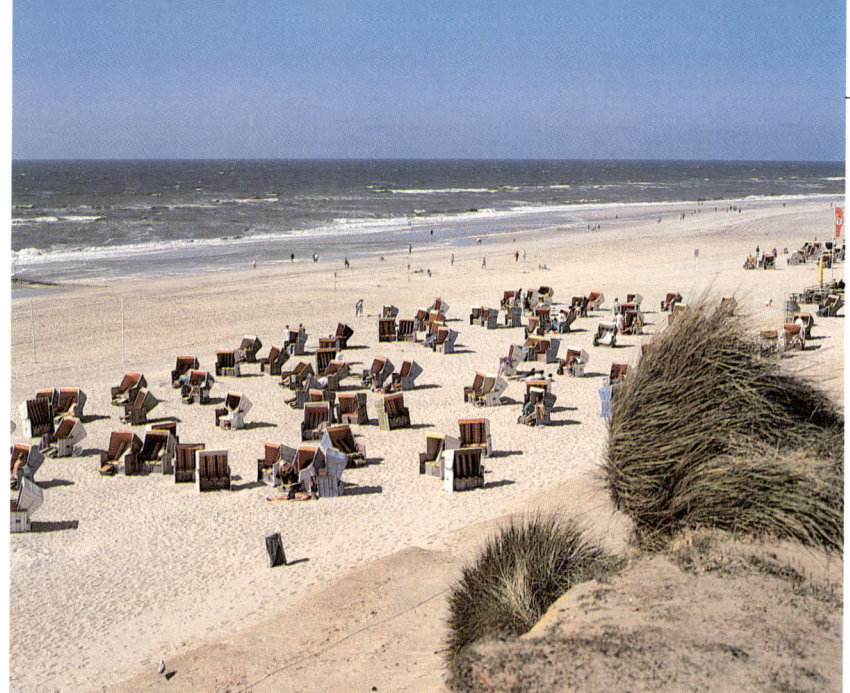

Im Strandkorb kann man, vor dem oft kräftigen Wind geschützt, die frische Seeluft genießen.

glauben möchte. Es ist ein gewaltiger Unterschied, ob man seinen Urlaub im Hochgebirge oder an der Nordsee verbringt.

Verläßt man seine gewohnte Umgebung für eine bestimmte Zeit, wird durch die Klimareize, die auf den Organismus einwirken, das Zusammenspiel aller Funktionen herausgefordert und umgestimmt. Der Körper reagiert auf diese Umstellung zunächst mit schlechtem Schlaf, Verdauungsstörungen und Müdigkeit. Hat er sich nach einiger Zeit an die neuen Bedingungen gewöhnt, geben sich diese Erscheinungen wieder.

Bei einer Reihe von Krankheiten werden Kuren in heilklimatischen KURORTEN verordnet, deren jeweiligem Klima die unterschiedlichsten therapeutischen Wirkungen zugeschrieben werden.

Meeresküstenklima Am Meer stellen Strahlung und Winde starke Reize dar, während die reine Luft und die abgeschwächten Temperaturunterschiede zwischen Tag und Nacht einen schwachen Reiz auf den Organismus ausüben.

Mittelgebirgsklima Wer aus dem Tiefland kommt, wird den verminderten Sauerstoffdruck ab 400–700 m als Reiz spüren, ebenso die größere Schwankung zwischen den Tag- und Nachttemperaturen. Die Windstärke ist durch den Wald abgemildert.

Hochgebirgsklima Mit zunehmender Höhe nimmt der Luftdruck stark ab, ebenso die Temperatur. Die gesamte Strahlung (auch die UV-Strahlung) nimmt dagegen um etwa 20 % zu. Die Luftverunreinigung verringert sich in dieser Höhe ebenfalls – dadurch enthält die Luft auch weniger Allergene, was für Allergiker (siehe ALLERGIEN)

wichtig ist. Dieser Klimareiz ist für Menschen, die aus dem Mittelgebirge oder aus dem Tiefland kommen, stark zu spüren. Ein starkes Reizklima wie das Hochgebirgsklima ist bei chronischer BRONCHITIS, Gefäßerkrankungen und HAUTKRANKHEITEN angezeigt.

Um den Organismus mit Klimareizen zu konfrontieren, ist es sicher nicht ratsam, sein ganzes Leben lang denselben Urlaubsort aufzusuchen. Durch die unterschiedlichsten Landschaften hindurchzurasen, wie heute oft üblich, ist aber ebensowenig heilsam. In diesem Fall läßt man dem Organismus keine Zeit, auf die Klimareize zu reagieren. Die immer neuen Reize im raschen Wechsel führen zu einer Reizüberflutung und dadurch zu STRESS.

Um Klimareize zu Heilzwecken therapeutisch zu nutzen, gibt es verschiedene Anwendungen:

Freiluftliegekur Warm eingepackt, liegt man mindestens 2 Stunden windgeschützt im Freien. Man kann auch nachts im Freien schlafen. Die Freiluftliegekur ist vor allem bei Lungenproblemen angezeigt.

Luftbäder Man setzt sich möglichst unbekleidet der frischen Luft aus. Sobald man wiederholt fröstelt, sollte man das Luftbad abbrechen. Luftbäder beeinflussen die Wärmeregulation der Haut mit ihrem Nerven- und Gefäßsystem. Geeignet sind sie bei niedrigem BLUTDRUCK und auch bei Weichteilrheuma (siehe RHEUMA).

Terrainkur Diese Verbindung von Klimareiz und Bewegung ist eine gezielte und überwachte Bewegungstherapie im Freien. Sie ist bei Herz- und Kreislaufproblemen sinnvoll.

Heliotherapie Gezielte Sonnenbäder regen die Abwehrkräfte des Organismus, das Nervensystem und den Stoffwechsel an und waren früher vor allem bei Hautkrankheiten wie AKNE und SCHUPPENFLECHTE sowie bei SEELI-

SCHEN STÖRUNGEN angezeigt. Heute sind sie durch die Verminderung der Ozonschicht und die dadurch erhöhte ultraviolette Strahlung nicht ungefährlich und dürfen nur nach Anweisung des Heilpraktikers oder Arztes durchgeführt werden.

KLINISCHE ÖKOLOGIE

Die grundlegende These der klinischen Ökologie, daß die Umwelt den Menschen krank machen kann, ist alles andere als neu. Schon der Vater der Medizin, der griechische Arzt Hippokrates, der im 5. Jh. v. Chr. lebte, kannte Reaktionen des Körpers auf bestimmte Speisen. Nahrungsmittel sind die Umweltfaktoren, die am häufigsten Krankheiten auslösen. Doch auch SCHÄDLINGS-BEKÄMPFUNGSMITTEL, Pflanzenschutzmittel, Staub, Blütenstaub, Benzin- und Dieseldämpfe, Reinigungsmittel und viele andere natürliche wie künstlich hergestellte Substanzen können eine Überempfindlichkeitsreaktion auslösen. Und für viele Ärzte steht fest, daß eine Überempfindlichkeit des Körpers gegenüber bestimmten Stoffen Krankheiten verursachen kann, auch wenn es sich dabei nicht um eine echte Allergie (siehe ALLERGIEN) handelt. Das Problem für die Mediziner liegt darin, daß mit keinem konventionellen Allergietest umweltbedingte Krankheiten diagnostiziert werden können.

Die Forschung auf diesem Gebiet geht sehr langsam voran. Bisherige Untersuchungen lassen jedoch darauf schließen, daß hinter Nahrungsmittel- und Chemikalienüberempfindlichkeiten eine Störung des IMMUNSYSTEMS steckt. Menschen mit einer echten Allergie besitzen ungewöhnlich viel Bluteiweiß Immunglobulin E (IgE), das normalerweise nur in Spuren vorkommt. Bei Patienten, die unter Nahrungsmittel- und Chemikalienüberempfindlichkeiten leiden, ist das gleichmäßig verteilte und in größeren Mengen vorkommende Immunglobulin G (IgG) erhöht. Offenbar befinden sich die IgG-Moleküle in bestimmten Körperteilen und verursachen Entzündungen. Je nachdem, wo sie sich befinden, treten unterschiedliche Symptome auf. In der Nasenschleimhaut können sie zu einer ständig laufenden Nase und Niesreiz führen. Im Darm können sie chronischen DURCHFALL verursachen, und befinden sie sich im Gehirn, kann es zu Migräneanfällen (siehe MIGRÄNE) kommen.

Die Mechanismen, die die Überempfindlichkeitsreaktionen auslösen, sind unterschiedlicher Natur. Magen- und Darmschleimhäute können vor allem durch Weizenmehl und Weizenmehlprodukte, Kleie

167

oder scharf gewürzte Speisen gereizt werden. Das ist insbesondere dann der Fall, wenn die Schleimhäute nicht gesund sind. Ein Enzymmangel kann dazu führen, daß man ein bestimmtes Nahrungsmittel nicht verträgt. Produziert der Körper beispielsweise nicht genügend Lactase, kann der Organismus Milch nicht verdauen, sie wirkt dann wie ein Gift. Bei manchen Menschen löst eine psychische Reaktion auf Nahrungsmittel eine Überreaktion des Immunsystems aus. Bei anderen führt das Verlangen des Körpers nach bestimmten Stoffen, etwa dem Tyramin in der Schokolade oder dem Koffein im Kaffee, zu einem Mechanismus, der beinahe mit der Drogensucht zu vergleichen ist. Auch eine gestörte Darmflora kann zu Überempfindlichkeitsreaktionen führen. Möglicherweise ist das Bakterienungleichgewicht durch die Einnahme von Antibiotika entstanden, die nicht nur für den Menschen schädliche, sondern auch viele nützliche Organismen vernichten.

Bei einer festgestellten Überempfindlichkeit versucht der klinische Ökologe durch verschiedene Tests, die Nahrungsmittel oder chemischen Stoffe zu identifizieren, die den Patienten krank machen. Meist sind es gerade die Nahrungsmittel, die die Patienten am häufigsten zu sich nehmen, die zu einer Überempfindlichkeitsreaktion führen. Manche klinischen Ökologen meinen, daß durch eine einseitige Ernährung mit den immer gleichen Speisen jedes Nahrungsmittel zum Allergen werden kann. Bei chemischen Stoffen ist es ähnlich: Auch hier sind meist die Substanzen, mit denen man am häufigsten in Berührung kommt, für die Überempfindlichkeitsreaktion verantwortlich.

Wann hilft diese Therapie?

▶ Zahlreiche Symptome können darauf hinweisen, daß ein Umweltfaktor eine Überreaktion des Immunsystems verursacht. Oft lösen jedoch die gleichen Stoffe bei verschiedenen Betroffenen völlig unterschiedliche Symptome aus. Weizen kann z. B. bei einem Menschen, der dagegen überempfindlich ist, zu Migräne führen, bei einem anderen dagegen DICKDARMENTZÜNDUNG verursachen. Bei Kindern können die Symptome einer Überempfindlichkeitsreaktion z. B. HYPERAKTIVITÄT, SCHLAFSTÖRUNGEN, Magenreizungen, GLUTENUNVERTRÄGLICHKEIT, EKZEME, ASTHMA und Migräne sein. Bei Erwachsenen treten u. a. KOPFSCHMERZEN, VERDAUUNGSSTÖRUNGEN, nächtliches SCHWITZEN, HERZKLOPFEN, RHEUMA, SCHLAFLOSIGKEIT, MÜDIGKEIT und BLASENBESCHWERDEN auf.

Wer wiederholt ohne sichtlich erkennbare Ursache unter einem oder mehreren dieser Symptome leidet, kann möglicherweise durch die klinische Ökologie die Ursache seines Problems aufspüren. Nach einer langwierigen Virusinfektion wie dem PFEIFFERSCHEN DRÜSENFIEBER oder einer GRIPPE verstärkt sich die Überempfindlichkeit; auch in diesem Fall kann geholfen werden. Am besten fragt man seinen Arzt oder Heilpraktiker nach einem Kollegen, der sich mit klinischer Ökologie befaßt.

Besuch beim klinischen Ökologen

Als erstes wird der klinische Ökologe versuchen, das Nahrungsmittel oder die chemische Substanz zu identifizieren, die die Überempfindlichkeitsreaktion auslöst. Dazu benötigt er möglichst viele Informationen über die Ernährungsweise seines Patienten, über Lebensgewohnheiten, Schadstoffkontakte am Arbeitsplatz usw., damit er eine Liste der verdächtigen Stoffe zusammenstellen kann. Diese Liste kann sehr lang sein, und es ist manchmal außerordentlich schwierig, die sinnvollste Reihenfolge festzulegen, in der die Stoffe getestet werden sollen. Häufig sind es mehrere Substanzen, die eine Überempfindlichkeitsreaktion auslösen, seltener nur eine.

Der klinische Ökologe kann verschiedene Testverfahren anwenden:

AUSLASSDIÄT Um die Überempfindlichkeitsreaktion deutlich erkennbar zu machen, die sich im Alltag oft nur vage andeutet, darf der Patient mindestens 5 Tage lang nur Flüssigkeit zu sich nehmen (normalerweise während eines Krankenhausaufenthaltes). Die verdächtigen Stoffe werden dann einzeln nach und nach gegeben. Durch das Fasten befindet sich der Patient in einem klinisch hyperempfindlichen Zustand, so daß er gewöhnlich innerhalb von wenigen Minuten sehr heftig auf den Auslöser der Überempfindlichkeit reagiert.

Eine ähnliche, jedoch weniger drastische Methode besteht darin, 5 Tage lang Diät einzuhalten, die höchstwahrscheinlich keinerlei negative Reaktionen auslöst. Dann werden die verdächtigen Nahrungsmittel wiederum nach und nach in den Speiseplan einbezogen. Zuerst werden die Speisen aufgenommen, die weniger häufig gegessen werden, wobei die erste Mahlzeit aus nur einem Nahrungsmittel besteht. Tritt innerhalb von 10 Minuten keine negative Reaktion wie Migräne, Schwitzen oder andere Symptome auf, kann die nächste Mahlzeit aus zwei Nahrungsmitteln bestehen. Sobald das zweite Nahrungsmittel für unbedenklich erklärt wurde, kann ein drittes hinzukommen usw. Zuletzt werden die Nahrungsmittel aufgenommen, die man sehr häufig ißt, wie Weizenmehlprodukte, Milch und Milchprodukte, Hefe und Zucker.

ELEKTROAKUPUNKTUR Bei dieser Testmethode wird eine kleine Elektrode eingesetzt, um einen Strom niedriger Spannung auf einen Akupunkturpunkt des Patienten zu richten – gewöhnlich im Nagelbettwinkel eines Fingers. Der Strom wird am Akupunkturpunkt abgelesen. Dann wird eine Ampulle, die den verdächtigen Stoff enthält, in den Stromkreis integriert. Reagiert der Patient empfindlich darauf, verändert sich das Meßergebnis. Diese Methode soll sehr zuverlässig sein.

INTRAKUTANTEST Bei dieser Testmethode werden Extrakte der verdächtigen Stoffe unter die Haut gespritzt. Im Fall einer Überempfindlichkeit treten an den Einstichstellen dicke Quaddeln auf, die von roten Höfen umgeben sind, und die Haut juckt. Statt einer Injektion kann die Haut nach Aufbringen eines Tropfens der Lösung auch minimal eingestochen (Pricktest) oder eingeritzt (Scratchtest) werden. Der Intrakutantest ist nicht ganz ungefährlich, da bei unsachgemäßer Anwendung ein anaphylaktischer Schock auftreten kann, der u. U. lebensgefährlich ist.

KINESIOLOGIE Die Kinesiologie geht davon aus, daß jede Muskelgruppe eine Entsprechung zu anderen Körperteilen hat, zu Organen, Drüsen, Knochen, zum Verdauungssystem und zum Kreislauf. Wenn die Muskeln richtig funktionieren, ist der ganze Körper gesund. Eine weitere Theorie der Kinesiologie besagt, daß im Körper eine unsichtbare Energie vorhanden ist. Sie verläuft durch Schaltkreise, die die Körperfunktionen kontrollieren. Es gibt einen Magenkreislauf, einen Bauchspeicheldrüsenkreislauf usw. Bei bestimmten Krankheiten oder auch unter dem Einfluß von STRESS brennt in diesen Energiekreisläufen sozusagen die Sicherung durch.

Um die Muskelreaktionen zu testen, wird ein Nahrungsmittel oder eine chemische Substanz, auf die der Patient vermutlich empfindlich reagiert, in dessen Hand oder unter die Zunge gegeben. Ändert sich seine Muskelkraft – infolge der Veränderung des Elektromagnetfeldes des Körpers –, geht man von einer Überempfindlichkeitsreaktion aus. Dieser Test gilt ebenfalls als sehr zuverlässig.

SUBLINGUALTROPFEN Die Nahrungsaufnahme beschränkt sich 5 Tage lang ausschließlich auf Flüssigkeitszufuhr. Dann wird ein Tropfen eines Extrakts der verdächtigen Substanz unter die Zunge gegeben. Besteht eine Überempfindlichkeit, zeigen sich innerhalb von wenigen Minuten die entsprechenden Symptome. Diese Methode kann sowohl bei Nahrungsmittelüberempfindlichkeit wie auch bei Chemikalienunverträglichkeit angewendet werden. Da die notwendigen Untersuchungen sehr zeitaufwendig sind, ist dieser Test recht teuer.

Die grundlegende Behandlung von Überempfindlichkeits- und Unverträglichkeitsreaktionen besteht darin, die Substanzen zu meiden, die die Beschwerden hervorrufen. Da jedoch viele Menschen auf mehrere, oft eine ganze Reihe von Stoffen empfindlich reagieren, kann gerade das Meiden bestimmter Nahrungsmittel zu schweren Mangelerscheinungen führen. In diesem Fall muß der Patient gegenüber den betreffenden Stoffen desensibilisiert werden.

Standpunkt der Schulmedizin

Überempfindlichkeiten auf Nahrungsmittel und chemische Stoffe müssen nicht immer zu ernsthaften Krankheitsbildern führen. Es gibt echte Nahrungsmittelallergien, doch bei vielen Patienten zeigen sich keine allergischen Reaktionen bei der Durchführung eines Allergietests. So bildet sich beispielsweise nicht sofort eine rote Quaddel auf der Haut, wenn eine verdächtige Substanz unter die Haut eines vermutlichen Allergikers gespritzt wird. Oft wird eine Neurose oder Streß als die wahrscheinliche Ursache für die Symptome überempfindlicher Patienten angesehen. Die Testmethoden der klinischen Ökologie werden nicht von allen Ärzten anerkannt.

Trotz unterschiedlicher Standpunkte besteht jedoch kein Zweifel daran, daß Überempfindlichkeiten, die keine Allergien im medizinischen Sinne sind, einen Menschen so stark beeinträchtigen können, daß sie behandlungsbedürftig sind.

KLISTIERE

Klistiere sind heute ein wenig aus der Mode gekommen – zu Unrecht, denn sie sind ein gutes Mittel, der Darmträgheit ganz ohne Nebenwirkungen, wie sie Medikamente haben, zu Leibe zu rücken.

Der ganze Darmtrakt wird durch ein Klistier nicht nur besser durchblutet und in seiner unmittelbaren Tätigkeit angeregt, sondern vor allem gründlich gereinigt. Auf diese Weise können besonders bei Infektionskrankheiten die körpereigenen Abwehrkräfte gesteigert werden.

Klistiere kann man leicht selbst durchführen. Die dazu nötige Klistierbirne, Klistierspritze oder den Einlaufirrigator bekommt man zusammen mit einer genauen Bedienungsanleitung in der Apotheke. Die Menge eines Klistiers zur gründlichen Darmreinigung kann von Fall zu Fall verschieden sein. Man kann mit einem fast 40 °C heißen Klistier beginnen und dann langsam auf 20–25 °C heruntergehen. Als Entzündungshemmer kann KAMILLE zugesetzt werden.

Warnung Klistiere sind nicht für die Daueranwendung gedacht, da sie die Darmschleimhaut reizen können.

Wann hilft diese Therapie?

▶ Vor jeder Entschlackungs- oder Fastenkur (siehe FASTEN) sollte ein Klistier durchgeführt werden, weil die Darmsäuberung zu Beginn verhindert, daß Restgiftstoffe, die der Organismus vermehrt im Darm zurückhält, das Ziel der Entschlackung von vornherein zunichte machen. Einläufe sind gerade bei Bettlägerigkeit häufig nötig, weil sich durch das lange Liegen die Stoffwechselfunktionen verlangsamen und es dadurch zu VERSTOPFUNG kommt.

KNEIPP-THERAPIE

Bis die Wasserkuren des Pfarrers Sebastian Kneipp (1821–97) ihren Siegeszug um die Welt antraten, war es ein langer Weg. Dabei war er keineswegs der Erfinder von Wasseranwendungen zu Heilzwecken, denn Wasser als heilendes Element war schon im Altertum bekannt.

Vor Kneipp hatten sich in Deutschland der Arzt Siegmund Hahn und sein Sohn Johann einen Namen als „Wasserhähne" gemacht, waren aber schnell wieder in Vergessenheit geraten. Auch der Bauer Vinzenz Prießnitz (siehe PRIESSNITZ-WICKEL) hatte schon rund 100 Jahre vor Kneipp mit Wasser geheilt.

Heute ist die Kneippkur, die von ihrem Entdecker am eigenen Leib erprobt wurde, aus der modernen Heilkunde nicht mehr wegzudenken. Sebastian Kneipp war als junger Mann schwer an Tuberkulose erkrankt, als ihm ein Büchlein von Dr. Johann Hahn in die Hände fiel. Davon angeregt, badete Kneipp mitten im Winter in der eiskalten Donau, setzte diese Wasserkur mit der Gießkanne fort und gesundete.

Kneipp wirkte hauptsächlich in Wörishofen, wo er später auch Pfarrer wurde. Von dort aus verbreitete sich sein Ruf als Wasserdoktor. Er wurde auch als Cholerakaplan berühmt, weil er mit seinen Wasseranwendungen 40 Menschen vor der Cholera rettete. Pfarrhof und Klostergarten wurden schließlich zu regelrechten Badeanstalten, die u. a. auch so prominente Patienten wie Erzherzog Joseph von Österreich-Ungarn aufsuchten.

Die Kneippkuren wurden zur Kneipp-Physiotherapie weiterentwickelt und bestehen neben BEWEGUNG und PFLANZENHEILKUNDE noch aus folgenden drei Elementen:
WASSER- UND BÄDERBEHANDLUNG
Sie ist eine unspezifisch wirksame thermi-

Ein kaltes Armbad, unterwegs auf einer Wanderung genommen, erfrischt und entspricht einem Armguß bei der Kneippschen Physiotherapie.

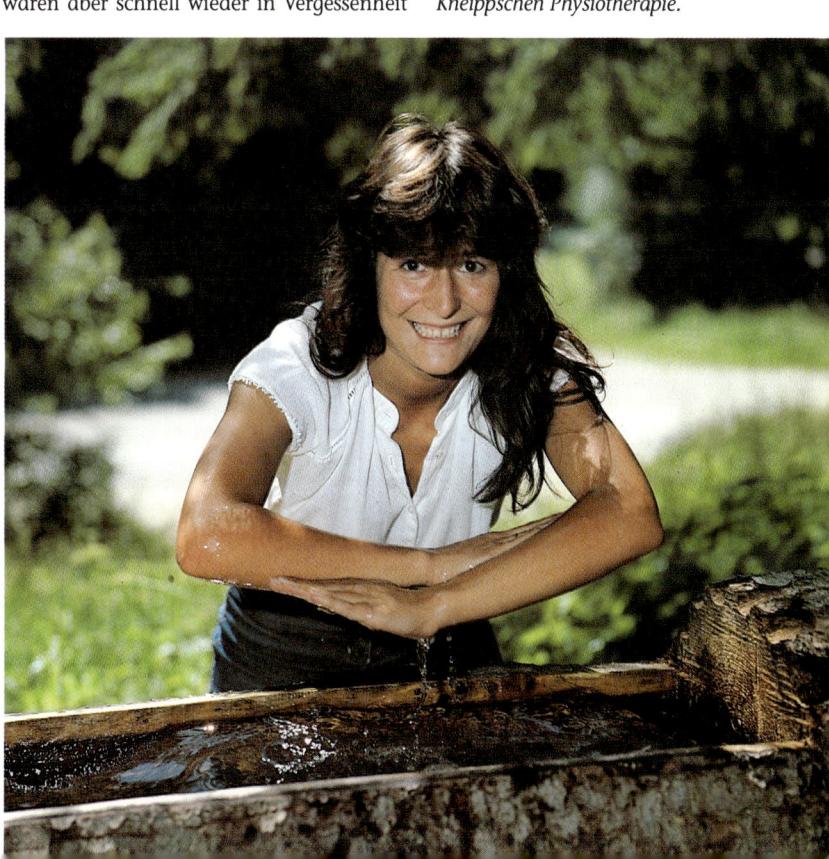

sche Reiztherapie mit einem Spektrum abgestufter Reizstärken und umfaßt Waschungen, Güsse und Bäder.

Waschungen Oberkörperwaschungen zur Abhärtung sind bei Infektionen der oberen Luftwege angezeigt, Unterkörperwaschungen bei KREISLAUFSTÖRUNGEN, HÄMORRHOIDEN und Lymphstauungen, Ganzkörperwaschungen oder auch Beinwaschungen bei KRAMPFADERN und Ödemneigung.

Güsse Sie werden entweder wie früher mit einem Gefäß durchgeführt, oder man bedient sich eines dicken Schlauches, aus dem das kalte Wasser reichlich und ohne Druck strömt. Das Wasser soll weich wie ein Mantel über den Körper fließen. Man beginnt immer an den äußersten Punkten des Körpers und geht von da aus zur Körpermitte. Der Guß ist ein gutes Abhärtungsmittel und hilft bei niedrigem BLUTDRUCK, Durchblutungsstörungen und venösen Stauungen. Man kann die Güsse auch lokal, z. B. als Knie-, Schenkel-, Arm-, Nacken- oder Gesichtsguß, anwenden.

Bäder Hierzu zählen Voll- und Teilbäder, kalte und warme sowie an- und absteigende wechselwarme Bäder. Bei KRAMPFADERN und Venenstauungen sollte man nur kalte Bäder nehmen, z. B. ein kaltes Fußbad. Gut ist in diesem Fall auch das Wassertreten, das man allerdings nie mit kalten Füßen beginnen sollte. Ein 10–15minütiges warmes Fußbad mit 36–38 °C hilft gegen kalte Füße und bei einer beginnenden Infektion. Ein kaltes Armbad wirkt einer beschleunigten Herzfrequenz entgegen, ein innerhalb von 15 Minuten von 35 auf 39 °C ansteigendes Armbad hilft bei ASTHMA, BRONCHITIS und ANGINA PECTORIS. Das Gesichtsbad kann sich bei Kreislaufstörungen bewähren. Sehr wirkungsvoll sind Sitzbäder, kalt 10 Sekunden bei Hämorrhoiden, warm 15 Minuten bei Kreuzbeschwerden und Reizblase, ansteigend bei allgemeinen Verkrampfungen im Unterleib. Natürlich sind Vollbäder mit Badezusätzen zur Linderung verschiedenster Beschwerden sehr gut, z. B. Bäder mit Eichenrinde bei EKZEMEN oder mit Thymian zur Schleimlösung. Weitere Möglichkeiten sind Druckstrahlmassagen, WICKEL und Packungen (siehe KOMPRESSEN).

ERNÄHRUNGSTHERAPIE Die Grundlage der Ernährungstherapie nach Kneipp ist eine gesunde VOLLWERTKOST. Die Energiemenge sollte so berechnet werden, daß man ein normales Körpergewicht halten kann.

ORDNUNGSTHERAPIE Dieser Begriff, der aus der Heilkunde des klassischen Altertums stammt, spielt in der gesamten Naturheilkunde eine zentrale Rolle. Es geht dabei um Ordnungsbeziehungen zwischen geistig-seelischem und körperlichem Bereich, bezogen auf die Regulationssysteme des Organismus und den chronobiologi-

schen Lebensrhythmus des Menschen. Im Mittelpunkt stehen die Lösung psychischer Konflikte und das Gleichgewicht von Verstand und Gefühl, damit sich nicht Störungen in diesem Bereich zu großen gesundheitlichen Problemen auswachsen. Man soll sein Leben in allen Bereichen ordnen, um Harmonie als Quelle der Gesundheit zu erreichen. Das bedeutet, daß man störende Faktoren ändert und aktiv angeht und gleichzeitig Einsicht in schicksalhafte Unabänderlichkeiten gewinnt.

Alles in allem ist die Kneipp-Therapie eine naturheilkundliche Ganzheitstherapie im besten Sinn. Die Vielzahl der Kneippkurorte (siehe KURORTE) und -vereine, die es heute in Deutschland und Österreich gibt, legt ein beredtes Zeugnis vom Erfolg und von der Bedeutung ab, die die Kneipp-Therapie mit ihren natürlichen Mitteln für die Gesundung und die Gesunderhaltung gewonnen hat.

KNOBLAUCH

Knoblauch ist zweifellos das beliebteste Heilmittel im Arzneischrank der Pflanzen- und Naturheilkundigen. Seine therapeutische Wirkung ist bereits seit rund 5000 Jahren bekannt. Und sogar viele Schulmediziner erkennen Knoblauch als eine der vielseitigsten und wirksamsten Heilpflanzen im Kräutergarten der Natur an.

Der Knoblauch ist im Lauf der Zeit mit vielen Namen belegt worden. Seine botanische Bezeichnung lautet *Allium sativum*, der Volksmund nennt ihn die Medizin des armen Mannes, und die alten Griechen sprachen von der stinkenden Rose, wenn sie Knoblauch meinten. Wissenschaftlich gehört er zur selben Pflanzengattung wie die Zwiebel, der Lauch oder der Schnittlauch.

Knoblauch wird auf vielfältige Art verwendet und soll gegen eine lange Liste von Krankheiten hilfreich sein. Man empfiehlt ihn als Öl, gekocht in Suppen oder als Saft, er kann roh gegessen oder zerdrückt auf schmerzende Körperteile gelegt werden. In der Apotheke ist er auch in Form von Tabletten oder Kapseln erhältlich. Die Indikationen reichen von AKNE und INSEKTENSTICHEN über ASTHMA, KEUCHHUSTEN, BRONCHITIS und Tuberkulose bis zu hohem BLUTDRUCK, verschiedenen MAGEN- und DARMBESCHWERDEN, VERDAUUNGSSTÖRUNGEN, NIERENBESCHWERDEN, ARTHRITIS, RHEUMA, Verspannungen, Zahnweh, WARZEN und WÜRMERN.

Neben den Vitaminen A, B_1, B_2 und C enthält Knoblauch auch verschiedene natürliche Antibiotika sowie blutgerinnungshemmende und cholesterinbindende Stoffe. Dem Knoblauch werden viele wohltuende Wirkungen zugeschrieben: Er vernichtet schädli-

che Bakterien in den Eingeweiden, ohne die natürliche Darmflora anzugreifen, und wirkt sogar bei Bakterien, gegen die die herkömmlichen Antibiotika machtlos sind; er baut Cholesterin ab, eine Fettsubstanz, die sich an den Wänden der Arterien anlagert und das Risiko von ANGINA PECTORIS und anderen HERZKRANKHEITEN erhöht; außerdem hat er offenbar auch eine sanft blutdrucksenkende Wirkung.

Ferner stärkt Knoblauch die Abwehrkraft bei VIRUSINFEKTIONEN und gilt darüber hinaus

Knoblauch als Hausmittel

Knoblauch kann in vielen Fällen angewendet werden, um Krankheiten vorzubeugen oder die Heilung zu beschleunigen. Im folgenden sind einige der häufigsten Alltagsbeschwerden aufgelistet, denen man mit Knoblauch als Hausmittel entgegenwirken kann.

Erkältungen und Bronchitis Knoblauchsirup ist ein traditionelles Hausmittel, das folgendermaßen hergestellt wird: Man gießt 500 ml kochendes Wasser über 50 g feingehackten Knoblauch und läßt alles 10 Stunden lang in einem geschlossenen Behälter stehen. Danach mischt man die Flüssigkeit mit Honig, bis eine sirupartige Masse entsteht. Davon nimmt man 3mal täglich 1 TL ein.

Um einer Erkältung vorzubeugen, kann man 3mal täglich 1 Knoblauchkapsel einnehmen. Auf diese Weise stärkt man die Abwehrkräfte des IMMUNSYSTEMS.

Übelkeit und Durchfall Besonders bei Reisen ins Ausland empfiehlt es sich, 2mal täglich 1 Knoblauchkapsel einzunehmen, um sich vor Magen- und Darmbeschwerden zu schützen, die durch den Klimawechsel und die andere Ernährung hervorgerufen werden können.

Halsentzündung und Stimmverlust Täglich 3 Knoblauchzehen essen lindert die Beschwerden.

Durchblutungsstörungen Täglich 1–3 Knoblauchkapseln können die Durchblutung fördern.

Vielen Menschen ist der Knoblauchgeruch im Atem unangenehm. Wenn man Kapseln einnimmt, die sich erst im Magen oder Darm auflösen, macht er sich jedoch weit weniger bemerkbar. Ißt man rohen Knoblauch, kann man das aufdringliche Aroma reduzieren, indem man anschließend frische Petersilie kaut.

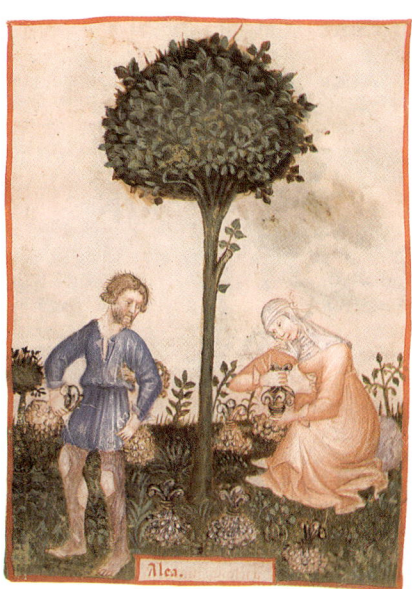

Ein Kräuterbuch aus dem Jahr 1385 zeigt, wie man damals Knoblauch erntete. Das uralte Hausmittel diente schon unter den Pharaonen in Ägypten als Nahrungs- und Heilmittel. Als man den Sklaven, die die Große Pyramide von Gise bauten, die Knoblauchrationen kürzen wollte, traten sie angeblich in den ersten Streik der Geschichte.

als ein gutes Mittel, um den typischen Winterleiden wie ERKÄLTUNGEN, Schüttelfrost, GRIPPE, KATARRH, SCHNUPFEN, NASENNEBENHÖH-LENERKRANKUNGEN und Bronchialbeschwerden vorzubeugen.

KNOCHEN-BRÜCHE

Ein Knochenbruch ist meist die Folge eines Unfalls. Je dünner oder poröser die Knochen sind, desto gefährdeter sind sie. Einen besonderen Risikofaktor stellt die OSTEOPOROSE dar, unter der vor allem ältere Frauen nach den WECHSELJAHREN leiden. Ist ein Knochen in mehrere Teile zerbrochen, spricht man von einer Splitterfraktur. Ein komplizierter Bruch ist von einer offenen Fleischwunde über der Bruchstelle begleitet. In diesem Fall besteht die Gefahr einer Infektion.

Was der Heilpraktiker rät

PFLANZENHEILKUNDE Beinwell wird seit langem ergänzend zur konventionellen Behandlung von Knochenbrüchen verwendet. Als Salbe hilft die Pflanze, zerstörtes Gewebe schneller heilen zu lassen.

MAGNETFELDTHERAPIE Pulsierende Magnetfelder können die Knochenbildung an der Bruchstelle anregen und damit die Heilung deutlich beschleunigen.

SCHALLWELLENTHERAPIE Bei dieser Therapie wird die Bruchstelle mit einem Schallwellengerät behandelt. Die Anwendung kann auch in einem Warmwasserbecken erfolgen, durch das Schallwellen geschickt werden.

Standpunkt der Schulmedizin

Bei einem Knochenbruch besteht die Erste Hilfe darin, das gebrochene Glied ruhigzustellen, um eine weitergehende Schädigung zu vermeiden und die Schmerzen zu lindern. Danach muß der Betroffene sofort in ein Krankenhaus gebracht werden, wo man mit Hilfe von Röntgenaufnahmen das Ausmaß der Fraktur feststellen und die notwendige Behandlung einleiten kann.

KOHLAUFLAGEN

Kohlauflagen sind ein bewährtes Mittel der Volksmedizin, und noch heute versetzt ihre Heilwirkung so manchen in Erstaunen. Man kann nicht nur Hautausschläge, äußerliche Entzündungen, Venengeschwüre und offene Beine damit behandeln, sondern auch RHEUMA lindern, vor allem wenn die Beschwerden mit Schwellungen und Wasseransammlungen in den Gelenken einhergehen.

Für Heilzwecke am besten geeignet sind die äußeren grünen Blätter des Weißkohls. Wichtig ist, daß sie gesund und nicht braun, welk oder angefressen sind. Man walzt sie ein wenig mit einem Nudelholz, um den Saft herauszupressen, und legt sie dann gleich auf. Zum besseren Halt kann man ein Leinentuch oder Handtuch darumschlagen. Normalerweise werden die Blätter 30 Minuten auf der betroffenen Körperstelle belassen und dann erneuert. Man kann aber auch abends mehrere Blätter auf die schmerzende Stelle schichten, ein Tuch darumwickeln und damit ins Bett gehen. Meist ist bereits am Morgen eine Linderung eingetreten.

KOLIK

So manche Eltern erleben schlaflose Nächte, weil ihr Baby laut und ausdauernd schreit. Oft ist der Grund dafür eine Kolik – Anfälle krampfartiger Bauchschmerzen –, die bei Flaschenfütterung in der Regel durch die Milch ausgelöst wird.

Stillkinder leiden seltener an Koliken – vorausgesetzt, die Mutter trinkt nicht zuviel

Milch. Im allgemeinen gibt sich das Problem, wenn das Kind etwa 3 Monate alt ist. Andernfalls sollte man den Kinderarzt zu Rate ziehen, insbesondere wenn das Baby auch noch unter DURCHFALL und Erbrechen leidet oder wenn sich Blut im Stuhl befindet.

Bei Schulkindern kann eine Kolik manchmal durch ANGST oder Aufregung vor einem bevorstehenden Ereignis ausgelöst werden. Auch Schul- und Prüfungsangst können zu einer Kolik führen.

Bei Erwachsenen haben Koliken meist andere Ursachen als bei Kindern und Jugendlichen. Sie können durch GALLENSTEINE und Nierensteine (siehe NIERENBESCHWERDEN) ausgelöst werden. Auch wenn der Darm versucht, vergiftete Nahrung (siehe LEBENSMITTELVERGIFTUNG) auszuscheiden, kommt es zu Koliken. Die Symptome werden übereinstimmend als anschwellende und abklingende Schmerzen beschrieben, so als würde eine Faust im Unterleib geballt und geöffnet. Durch Angst vor den Schmerzen können sich die Krämpfe verstärken.

Was kann man selbst tun?

▶ Koliken bei Babys können durch stündlich 1 TL lauwarmen Kräutertee, z. B. Pfefferminz- oder Fencheltee, gelindert werden. Auch die stillende Mutter kann diese Tees trinken. Erwachsene sollten bei einer Kolik 3mal täglich 1 Tasse davon trinken.

Gewürztee kann ebenfalls helfen: Man übergießt je 1 TL Anis-, Kümmel- und Fenchelsamen in 1 Tasse mit kochendem Wasser und läßt den Tee abgedeckt 10 Minuten lang ziehen. Dann gießt man ihn durch ein Sieb und trinkt ihn, solange er heiß ist.

Heftige Krämpfe bei Babys können mit 1 Tropfen Fenchelöl, den man mit $1/2$ TL Honig vermischt, gelindert werden. Man kann auch 2 Tropfen Fenchelöl mit $1/2$ TL einer Trägerlotion vermischen und damit den Bauch des Babys um den Nabel herum sanft im Uhrzeigersinn massieren. Die ätherischen Öle von Kampfer, Zimt, Wacholder, Lavendel und Patschuli sollen bei Erwachsenen die Schmerzen lindern und allgemein die Verdauung unterstützen.

Standpunkt der Schulmedizin

Gegen Koliken bei Kindern wird der Arzt eine krampflösende Arznei verschreiben, um die betroffenen Organe zu entspannen. Diese Mittel helfen schnell und sind frei von Nebenwirkungen.

Erwachsene brauchen u. U. zusätzlich ein Schmerzmittel. Außerdem wird der Arzt dem Patienten raten, schwere Speisen und Alkohol zu meiden, während einer Kolik nicht zu essen und nur in kleinen Schlucken Wasser zu trinken, bis der Anfall vorbei ist.

KOMPRESSEN

Eine Kompresse besteht aus einem Leinentuch, das mehrfach gefaltet, in Wasser getaucht, ausgewrungen und feucht auf den Körper aufgelegt wird. Darüber kommt ein trockenes Leinentuch und als Abschluß ein Wolltuch. Je nach Bedarf können Kompressen mit unterschiedlichem Druck aufgelegt werden, sie können kalt, warm oder heiß sein und in ihrer Wirkung durch verschiedene Pflanzentinkturen oder ätherische Öle verstärkt werden.

Soll bei einer akuten Entzündung die Hitze entzogen werden, legt man eine kalte Kompresse auf. Sie muß oft gewechselt werden, weil sie sich durch die erhöhte Hauttemperatur relativ schnell erwärmt. Eventuell kann man auch eine Eiskompresse (siehe KÄLTE-THERAPIE) machen.

Warme Kompressen sind durchblutungsfördernd und wirken auf diese Weise entkrampfend und entspannend. Sie können Spannungskopfschmerzen ebenso lindern wie Verkrampfungen der Muskulatur oder Beschwerden im Bauchraum.

KONSTITUTION UND DISPOSITION

Unter Konstitution versteht man die Summe der individuellen körperlichen und seelischen Merkmale und Eigenschaften eines Menschen. In der Naturheilkunde geht man schon seit langem davon aus, daß dieses Persönlichkeitsbild eines Menschen mit der Disposition oder Empfänglichkeit für bestimmte Erkrankungen zusammenhängt. Die Art der Verbindung liegt jedoch nur selten klar auf der Hand. Die alte Ansicht von den Persönlichkeitstypen, denen bestimmte Krankheitsbilder entsprechen, ist heute einer mehr ganzheitlichen Auffassung gewichen.

Die einem Menschen eigenen Verhaltens-, Gedanken- und Gefühlsmuster machen seine Persönlichkeit aus. Der eine sucht beispielsweise die Gesellschaft seiner Mitmenschen, der andere ist lieber allein. Manche Menschen können Krisensituationen gut bewältigen, andere wiederum brechen unter Druck zusammen. Den erstgenannten wird eine umgängliche, nach außen gerichtete Persönlichkeit zugeschrieben, während die Einzelgänger als zurückgezogen und introvertiert gelten. Es gibt emotional stabile Menschen, denen die eher unausgeglichenen oder leicht neurotischen Charaktere gegenüberstehen.

Das Verhalten eines Menschen hängt offensichtlich von vielen Faktoren ab. Sieht man sich aber im Freundes- oder Familienkreis um, so wird man feststellen, daß jeder Mensch immer wieder auf eine für ihn charakteristische Weise reagiert. Einige Psychologen sind der Ansicht, daß konstante Persönlichkeitsmerkmale genetisch, also in den Erbanlagen, festgelegt sind. Emotionale Stabilität oder Instabilität könnte beispielsweise vom sympathischen Nervensystem abhängen – dem Teil des Nervensystems, das u. a. BLUTDRUCK, Herzschlag und Atmung steuert.

Andere dagegen vertreten die Meinung, daß man nicht mit fest umrissenen Persönlichkeitsstrukturen auf die Welt kommt. Vielmehr entwickeln sich diese Strukturen erst mit dem Heranwachsen und werden von den Menschen und den Situationen, mit denen man konfrontiert wird, beeinflußt. Heutzutage gehen die meisten Psychologen davon aus, daß sowohl die angeborenen wie auch die erworbenen Faktoren bei der Entwicklung der individuellen Persönlichkeit eine Rolle spielen.

An der seelischen Verfassung läßt sich die Auswirkung der Persönlichkeit am klarsten erkennen. Ein extravertierter, geselliger Mensch ist in der Regel glücklicher als jemand mit einem ruhigen, verschlossenen Wesen. Wer emotional unausgeglichen ist, regt sich schneller auf und leidet häufiger unter mangelndem Selbstwertgefühl sowie unter starken DEPRESSIONEN als seine seelisch stabileren Mitmenschen.

Allerdings sind die Verbindungen zwischen Persönlichkeit und seelisch-geistiger Gesundheit gar nicht so überraschend. Unausgeglichenheit und Depressionen überschneiden sich nämlich bis zu einem gewissen Grad, und dieselben Dinge können den einen aufregen und den andern depressiv machen.

Die Verbindung zwischen Seele und Körper

Wissenschaftler auf dem Gebiet der PSYCHOSOMATIK beschäftigen sich mit organischen Krankheiten, deren Ursachen durch seelische Faktoren beeinflußt werden. In den letzten Jahren sind Herzspezialisten immer mehr zu der Überzeugung gelangt, daß neben den körperlichen Risikofaktoren wie hohem BLUTDRUCK oder erhöhtem Cholesterinspiegel auch eine bestimmte Persönlichkeitsstruktur zu HERZKRANKHEITEN führen kann. Ehrgeizige, aggressive und überaktive Menschen müssen demnach mit einem doppelt so hohen Herzinfarktrisiko leben wie gelassenere Menschen, die alles etwas leichter nehmen.

Eine ähnliche Verbindung zwischen Persönlichkeitsprofil und Krankheit wurde auch

bei KREBS – eine der häufigsten Todesursachen in der westlichen Welt – gefunden. Krankenschwestern auf Krebsstationen beschreiben ihre Patienten häufig als sehr nette Menschen, die Rücksicht auf andere nehmen und keine heftigen Gefühlsregungen zeigen, vor allem keine Wut. Dies führte zu der Annahme, daß Krebs zumindest teilweise durch unterdrückte Wut ausgelöst wird. Obwohl es dafür keine Beweise gibt, haben britische Krebsspezialisten herausgefunden, daß Frauen nach einer Brustamputation länger überlebten, wenn sie einen gewissen Kampfgeist entwickelten und ihr Leben nicht von der Krankheit dominieren ließen. Patientinnen, die sich hilf- und hoffnungslos in ihr Schicksal ergaben, starben in der Regel früher. Ähnliches wurde auch bei amerikanischen Patienten nach Hautkrebsoperationen festgestellt. Der Nachweis solcher Zusammenhänge ist aus zwei Gründen schwer zu erbringen. Zum einen hat Krebs kein eindeutiges, sondern ein sehr vielschichtiges Krankheitsbild: Die unterschiedlichen Persönlichkeitsmuster dürften sich entsprechend differenziert auswirken. Zum anderen spielen bei Krebs auch viele Umweltfaktoren wie Ernährung oder Umgang mit krebserregenden Substanzen eine wesentliche Rolle. Manchmal sind die äußeren Einflüsse so gravierend, daß sie die persönlichen Faktoren bei weitem übertreffen.

Auch bei anderen Leiden sieht die Psychosomatik eine Verbindung zwischen Persönlichkeit und Krankheit, wenn auch weniger direkt. So wird die Persönlichkeit als ein Faktor gesehen, der die generelle Widerstandskraft gegenüber Krankheiten verstärken oder verringern kann. Symptome wie KOPFSCHMERZEN, HERZKLOPFEN oder Sodbrennen zeigen nur die Schwachstellen des Körpers auf.

Wie die Persönlichkeit den Körper beeinflußt

In den USA hat man anläßlich der Auflösung eines großen Unternehmens die Persönlichkeitsmerkmale und die Krankheitsmuster von Mitgliedern des mittleren Managements untersucht. Dabei wurde der sogenannte robuste Persönlichkeitstyp entdeckt. Dazu zählen die Menschen, die davon überzeugt sind, einen gewissen Einfluß auf ihre Umgebung ausüben zu können. Sie können ihre Aufgaben verantwortlich bewältigen und begrüßen Veränderungen wegen der neuen Möglichkeiten, die sich aus ihnen ergeben. Menschen mit dieser robusten Persönlichkeit zeigen eine geringere Anfälligkeit für Krankheiten als andere mit einer weniger zähen Konstitution. Die Untersuchung kam zu dem Ergebnis, daß eine robuste Persönlichkeit ein wirksamer Schutzschild gegen Krankheiten ist.

Die Persönlichkeit eines Menschen scheint sich in zweierlei Hinsicht auf die körperliche Gesundheit auszuwirken. Einen direkten Einfluß hat zum einen das Verhalten. Die Art und Weise, wie man seine Gefühle ausdrückt, beeinflußt beispielsweise die Ausschüttung von Hormonen, die auf das IMMUNSYSTEM einwirken. Sehr depressive Patienten haben wahrscheinlich ein weniger wirksames Immunsystem.

Ein zweites Bindeglied zwischen Krankheit und Persönlichkeit sind die Sichtweise, die man von der Welt hat, und die entsprechenden Reaktionen darauf. Wer etwa schwierige Lebenslagen akzeptiert und versucht, sie zum Besseren zu wenden, wird auch Gesundheitsprobleme rechtzeitig erkennen und sich früh genug behandeln lassen. Wer jedoch dazu neigt, unangenehme Situationen zu ignorieren, wird ebenso über Krankheitssymptome hinwegsehen. Solche Menschen begeben sich oft erst in Behandlung, wenn es gar nicht mehr anders geht. Und manchmal ist es dann bereits zu spät.

KOPFSCHMERZEN

Kopfschmerzen sind eine der häufigsten Alltagsbeschwerden und haben vielfältige Ursachen. Meistens werden sie durch Muskelverspannungen im Nackenbereich, vor allem bei großer Konzentration oder in Streßphasen (siehe STRESS), ausgelöst. Sie sind ein typisches Katersymptom (siehe KATER) und können Vorboten einer nahenden ERKÄLTUNG oder GRIPPE sein. Viele Frauen leiden kurz vor oder während der Menstruation (siehe MENSTRUATIONSBESCHWERDEN) unter Kopfschmerzen. Übermüdete Augen führen entgegen landläufiger Meinung nur selten zu Kopfschmerzen, anders ist es bei Astigmatismus (siehe SEHSTÖRUNGEN). Die starken Kopfschmerzen bei MIGRÄNE treten anfallartig auf, oft nur auf einer Seite des Kopfes, zuweilen in Verbindung mit einem Taubheitsgefühl in einer Gesichts- oder Körperhälfte. Nach einer Kopfverletzung (Gehirnerschütterung) stellen sich meist auch Kopfschmerzen ein. Sie können aber ebenso ein Symptom für eine NASENNEBENHÖHLENERKRANKUNG sein oder bei Problemen mit den Kiefermuskeln hervorgerufen werden, die wiederum durch ZÄHNEKNIRSCHEN entstehen können.

Ein plötzlicher starker Kopfschmerz, den man wie einen Schlag auf den Hinterkopf empfindet und der nicht selten Bewußtlosigkeit nach sich zieht, kann durch eine Blutung unterhalb des Gehirns – eine sogenannte subarachnoidale Hämorrhagie – verursacht werden. Eine Gehirnhautentzündung löst Kopfschmerzen aus, die durch helles Licht noch verstärkt und von FIEBER und

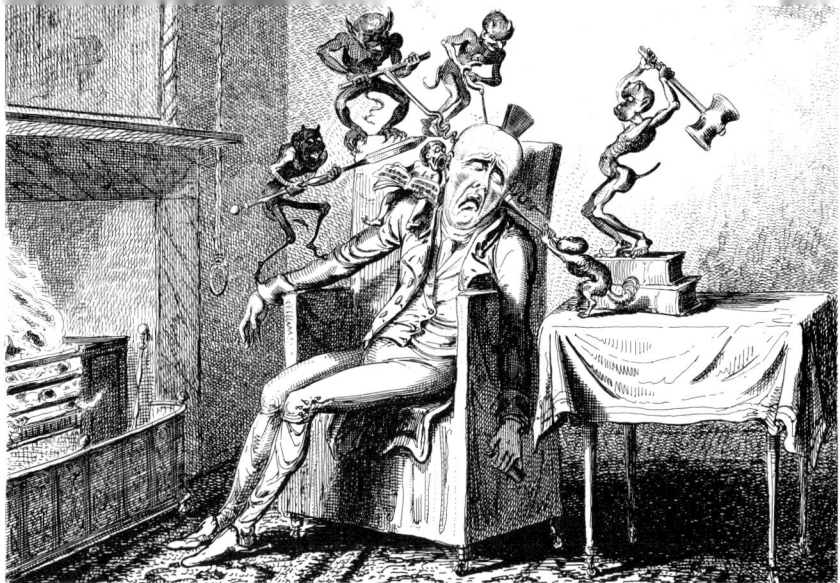

Diese Karikatur aus dem Jahr 1835 veranschaulicht die Qualen, die Kopfschmerzen bereiten können: Man hat das Gefühl, von kleinen Dämonen gefoltert zu werden.

einem steifen Hals begleitet werden. Kopfschmerzen bei einem Gehirntumor sind morgens oder wenn man sich hinlegt am schlimmsten. Sie können mit Übelkeit und geistiger Verwirrung einhergehen. Diese drei letztgenannten ernsten Ursachen liegen jedoch nur in seltenen Fällen den Kopfschmerzen zugrunde.

Warnung Hartnäckige Kopfschmerzen, die immer wiederkehren, sollten als Warnsignal verstanden werden. In diesem Fall sollte man einen Arzt oder Heilpraktiker aufsuchen, um die genaue Ursache abklären zu lassen.

Was der Heilpraktiker rät

Die Ursache von Kopfschmerzen ist nicht immer leicht festzustellen. Der Heilpraktiker wird daher zunächst versuchen, Anhaltspunkte in der Lebensweise seines Patienten zu finden. Die Ernährung kann ein Auslöser sein, zumal bei Migräneanfällen. Vor allem Käse, Schokolade, Alkohol oder Kaffee können Kopfschmerzen hervorrufen, doch muß dies im Einzelfall getestet werden.

Wird das Kopfweh durch Streß ausgelöst, muß man versuchen, die Muskelverspannungen zu lösen. Das kann durch eine schrittweise Muskelentspannung geschehen, wobei zuerst alle Muskeln angespannt und gleich darauf entspannt werden. Man beginnt mit den Zehen und arbeitet sich langsam nach oben. Dies ist eine gute Methode, um sich der An- und Entspannung seiner Muskeln bewußt zu werden. Besondere Aufmerksamkeit kommt den Schulter-, Hals-, Kiefer- und Gesichtsmuskeln zu. Auch AUTOGENES TRAINING oder MEDITATION kann zur Entspannung empfohlen werden.

PFLANZENHEILKUNDE Kräutertees und Pflanzenextrakte helfen gegen Kopfschmerzen, die z. B. aus dem Magen-Darm-Bereich herrühren.

HOMÖOPATHIE Mit einer individuellen Mittelfindung bekommt man Kopfschmerzen, besonders Migräne, meist gut in

den Griff. Aber auch eine Verordnung nach Symptomen lohnt sich; so hilft z. B. *Nux vomica* gegen Kopfschmerzen, die durch einen Kater verursacht werden.

AKUPRESSUR Es werden Schmerzpunkte am Kopf, ferner Punkte am Hinterkopf und am Übergang vom Hals zum Kopf gedrückt. Auch ein Druck in die Schläfengruben kann lindern.

AKUPUNKTUR Kopfschmerzen werden als Folge einer Energieblockade oder Energieüberfülle in den Yang-Bahnen des Kopfes angesehen. Wem konventionelle Behandlungsmethoden nicht helfen, kann u. U. auf Akupunktur sehr gut ansprechen. Je nach Art des Schmerzes werden Punkte auf dem Gallenblasen-, dem Dickdarm-, dem Magen- oder dem Blasenmeridian akupunktiert, außerdem Punkte auf dem Dünndarmmeridian und dem Lenkergefäß.

CHIROPRAKTIK Die Ursache vieler Kopfschmerzen sind Muskelverspannungen, die von schlechter Haltung herrühren. Chiropraktiker versuchen daher, die verspannten Muskeln an der Schädelbasis zu lockern und die Beweglichkeit der Halswirbel zu verbessern. Eventuell werden Verschiebungen der Halswirbel korrigiert.

MASSAGE Besonders bei Kopfschmerzen, die am Hinterkopf beginnen, kann eine Massage Erleichterung bringen.

Standpunkt der Schulmedizin

Um die Ursache von Kopfschmerzen behandeln zu können, muß der Arzt eine Diagnose stellen. Konventionelle Schmerzmittel sind bei der Behandlung von Spannungskopfschmerzen von begrenztem Wert und sollten nicht über einen längeren Zeitraum hinweg eingenommen werden, da sie unangenehme Nebenwirkungen haben können.

KRAMPFADERN

Krampfadern, erweiterte, verlängerte oder knotige Venen, sind oft sehr schmerzhaft. Meist sind die äußeren Beinvenen betroffen, doch Krampfadern bilden sich auch im Enddarm (siehe HÄMORRHOIDEN) und bei Frauen während der SCHWANGERSCHAFT zuweilen rund um die Schamlippen.

Die Hauptursache von Krampfadern sind Blutstauungen, die durch Organe hervorgerufen werden, die auf umliegende Blutgefäße drücken. Der Blutstau stört die Funktion der Venenklappen, die den Blutrückfluß zum Herzen regeln. Die Folgen sind ein verstärkter Druck und eine Erweiterung der Venen.

Krampfadern bilden sich oft schon in der Jugend, besonders häufig treten sie jedoch während der Schwangerschaft auf. Solange sie klein sind, rufen sie keine nennenswerten Symptome hervor. Erst bei größerer Ausdehnung verursachen sie – insbesondere nach längerem Stehen – Schmerzen, Schweregefühl in den Beinen und manchmal geschwollene Knöchel. Gefährdet sind vor allem Menschen, die, wie etwa Verkäuferinnen, eine überwiegend stehende Tätigkeit ausüben. Übergewicht kann die Neigung zu Krampfadern ebenfalls fördern.

Krampfadern können sich entzünden, was zu Schmerzen und einer Rötung des betroffenen Bereichs führt. Manchmal bilden sich Blutpfropfen, die als harte Knoten in den Venen fühlbar sind. Wenn die Durchblutung ernsthaft gestört ist, können sich Stauungsekzeme bzw. GESCHWÜRE entwickeln, es kommt zu dem sogenannten offenen Bein.

Was kann man selbst tun?

▶ Nützlich sind heiße und kalte BÄDER oder Beingüsse. Beingymnastik und viel BEWEGUNG im Freien fördert die Entleerung der Venen. Längeres Stehen sollte vermieden werden, und sooft es geht, sollte man die Beine hochlegen, vor allem nachts. Bei FETTLEIBIGKEIT sollte das Übergewicht reduziert werden (siehe REDUKTIONSDIÄT).

Was der Heilpraktiker rät

PFLANZENHEILKUNDE An erster Stelle der Behandlung von Krampfadern steht Roßkastanie mit ihrem Wirkstoff Aescin. Man kann die Pflanze als Tee trinken, sie ist aber auch in vielen Venen-Fertigpräparaten und Salben enthalten. Weitere Pflanzen, die als Venenmittel in Frage kommen und bei Krampfadern helfen können, sind Steinklee, Raute, Goldrute und Ginkgo.
SONSTIGE THERAPIEN Eine wirkungsvolle Maßnahme bei Krampfadern ist

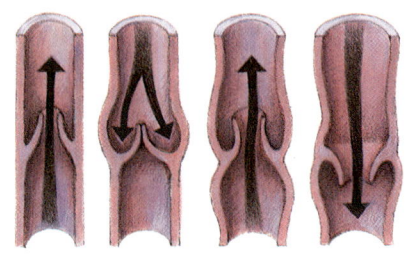

Die Klappe in einer gesunden Vene (links) verhindert, daß das Blut zurückfließt. Die geschädigte Klappe in einer Krampfader (rechts) dagegen kann diese Aufgabe nicht mehr erfüllen.

eine Behandlung mit BLUTEGELN. Sie saugen zum einen das gestaute Blut ab und sondern zum andern auch Hirudin ab, einen Stoff, der die Verklumpungen des gestauten Bluts auflöst.

Auch die OZONTHERAPIE hat sich bei Krampfadern und venösen Stauungen bewährt.

Standpunkt der Schulmedizin

Geschädigte Blutgefäße können nicht wiederhergestellt werden. Ärzte empfehlen bei Krampfadern zur besseren Durchblutung regelmäßige Bewegung und das Tragen von Stützstrümpfen und -strumpfhosen. Längeres Stehen oder Sitzen mit übergeschlagenen Beinen sollte man vermeiden. Eine ballaststoffreiche Ernährung (siehe BALLASTSTOFFE) verhindert VERSTOPFUNG und somit Blutstauungen in der Beckengegend, wo der Enddarm auf die Blutgefäße drückt.

Die Injektion einer chemischen Substanz in die betroffenen Venen läßt sie schrumpfen oder sich schließen. In schweren Fällen kann eine operative Entfernung von Krampfadern notwendig werden. Wurden die Venen durch Einspritzung blockiert oder ganz herausgenommen, wird das Blut durch andere Venen fließen, die sich aber unter dem nunmehr stärkeren Druck mit der Zeit ebenfalls zu Krampfadern entwickeln können.

KRANKENKASSEN

Im Gegensatz zu den privaten Krankenversicherungen bezeichnet der Begriff Krankenkasse die gesetzliche Krankenversicherung, die vor über 100 Jahren als Bestandteil des sozialen Sicherungsnetzes gegründet wurde. Sie basiert auf dem Gedanken, daß die Solidargemeinschaft Krankheitskosten übernimmt, die der einzelne, den das Schicksal einer Krankheit ereilt, nicht allein tragen kann.

Die Krankenkassen erstatten prinzipiell alle Leistungen, die von den Ärzten für nötig befunden und verordnet werden. Diese Leistungen umfassen medizinische Untersuchungen, Medikamente, Überweisungen an den Spezialisten oder eine Klinik, Heilmaßnahmen wie etwa MASSAGEN und die Verordnung eines Kuraufenthalts in einem der anerkannten KURORTE, wo die Krankenkasse eventuell ein eigenes Kurheim unterhält.

Allerdings bezieht sich die Kassenerstattung lediglich auf wissenschaftlich allgemein anerkannte medizinische Verfahren. Und was wissenschaftlich anerkannt ist und in den Erstattungskatalog aufgenommen wird, bestimmt ein Gremium aus Vertretern der Kassenärztlichen Vereinigung und der Krankenkassen. Da viele Verfahren der Naturheilkunde nicht wissenschaftlich anerkannt sind, können derartige Leistungen auch nicht auf Krankenschein in Anspruch genommen werden.

Was erstattet wird, unterliegt jedoch einem steten Wandel. Und hier geht der Trend einerseits stärker in Richtung Naturheilverfahren, andererseits werden durch das Gesundheitsreformgesetz mit seiner sogenannten Negativliste für nicht erstattungsfähige Arzneimittel wieder eine ganze Reihe von Naturheilmitteln aus der Erstattung ausgeschlossen. Viele Verfahren werden in letzter Zeit vermehrt anerkannt, so z. B. die CHIROPRAKTIK, die früher als okkultes Verfahren galt und heute als Chirotherapie Eingang in die Schulmedizin gefunden hat. Damit ist sie auch erstattungsfähig geworden. Seit einiger Zeit diskutiert man über die Erstattungsmöglichkeit der AKUPUNKTUR. HOMÖOPATHIE und PFLANZENHEILKUNDE sind ab 1993 Bestandteil der Approbationsordnung der Ärzte und werden dadurch generell anerkannt werden. Arzneimittel, die im Rahmen dieser Therapien verordnet werden, sind dann, sofern sie nicht durch die Negativliste ausgeschlossen sind, erstattungsfähig.

Heilpraktikerleistungen werden grundsätzlich nicht von den gesetzlichen Krankenkassen erstattet. Folglich muß man den Heilpraktiker aus der eigenen Tasche bezahlen. Wenn die Kassen Leistungen in Einzelfällen erstatten, handelt es sich um Kulanzregelungen ohne Rechtsanspruch.

Von den privaten Krankenversicherungen und der Beihilfe für Beamte und Angestellte des öffentlichen Dienstes jedoch werden die Leistungen der Heilpraktiker erstattet. Auch diese Institutionen hatten sich lange Zeit an der sogenannten Wissenschaftlichkeitsklausel orientiert. Sie lassen diese aber immer mehr fallen, weil ihre privaten Kunden vermehrt Behandlungen in Anspruch nehmen möchten, die aus dem naturheilkundlichen Bereich kommen und deren Nutzen heute zunehmend anerkannt wird.

KRÄUTERTEE

Lange bevor der schwarze Tee aus Indien und China bekannt wurde, trank man Kräutertees – wegen ihrer milden Heileigenschaften oder auch nur zur Erfrischung. Im Gegensatz zu schwarzem Tee enthält Kräutertee kein Koffein, das auf das zentrale Nervensystem einwirkt und zu nervösen Störungen und Magenreizungen führen kann.

Kräutertees sind in der Pflanzenheilkunde ein beliebtes Heilmittel gegen zahlreiche Alltagsbeschwerden. Die Palette der Heilwirkung verschiedener Pflanzen ist groß. Pfefferminztee hat sich z. B. vor allem bei VERDAUUNGSSTÖRUNGEN bewährt. Kamillentee wirkt schmerz-, entzündungs- und krampflindernd. Thymian hat eine antiseptische Wirkung und hilft u. a. bei Entzündungen der Atemwege. Das Angebot an fertigen Kräutertees ist groß, man kann sich jedoch leicht seinen eigenen Tee aus den verschiedenen Pflanzenbestandteilen zubereiten (siehe PFLANZENHEILKUNDE).

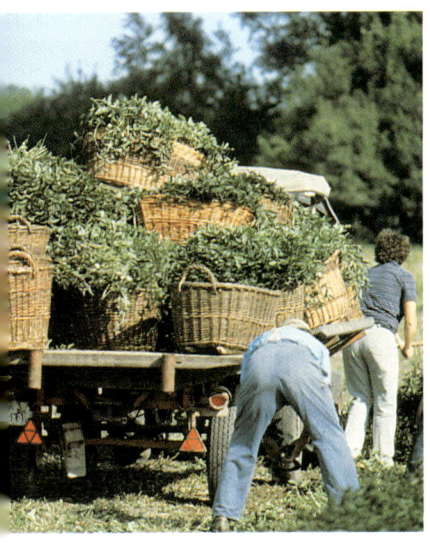

Die Pflanzen für die Kräutertees werden meist auf großen Flächen und nach biologischen Gesichtspunkten angebaut. Die Ernte ist oft mühevolle Handarbeit.

KREBS

Krebs ist neben den Herz- und Kreislauferkrankungen die häufigste Todesursache in den Industrienationen. Daher kommt der Krebsvorbeugung und der Krebsfrüherkennung eine immer größere Bedeutung zu. Siehe WENN KÖRPERZELLEN AUSSER KONTROLLE GERATEN, S. 178.

KREISLAUF-STÖRUNGEN

Als Kreislaufstörungen bezeichnet man eine Reihe von Beschwerden wie Blutdruckschwankungen, SCHWINDEL, Benommenheit, Schwarzwerden vor den Augen und Neigung zu OHNMACHT. Sie hängen meistens mit einer falschen Blutverteilung im Körper zusammen, oft aber auch mit einer ungesunden Lebensweise. Organische Ursachen an Herz und Gefäßen müssen nicht vorliegen. Chronische Kreislaufstörungen können jedoch zu HERZKRANKHEITEN führen.

Was der Heilpraktiker rät

Um Kreislaufstörungen vorzubeugen, wird eine ballaststoffreiche Kost (siehe BALLASTSTOFFE) mit viel frischem grünem Gemüse empfohlen. Regelmäßige BEWEGUNG bringt den Kreislauf in Schwung; Radfahren und Schwimmen sind in diesem Zusammenhang geeignete Sportarten. Übergewicht sollte reduziert werden (siehe REDUKTIONSDIÄT). Da Nikotin die Arterien schädigt und ein Nervengift ist, sollte man das RAUCHEN aufgeben. VITAMINE – vor allem Vitamin C und E – tragen dazu bei, Cholesterinablagerungen in den Gefäßen vorzubeugen, die zu Durchblutungsstörungen und schließlich zu Herz-Kreislaufbeschwerden führen (siehe ARTERIENVERKALKUNG).

PFLANZENHEILKUNDE Je nach Ursache der Kreislaufstörungen können verschiedene Mittel helfen. Häufig werden Weißdorn und Ginkgo empfohlen.

Standpunkt der Schulmedizin

Ärzte betrachten eine gesunde Ernährung, ausreichende Bewegung, die Vermeidung von Übergewicht und den Verzicht auf das Rauchen als entscheidende Faktoren, wenn man Kreislaufstörungen vorbeugen will.

KROPF

Ein Kropf ist eine Vergrößerung der Schilddrüse vorn am Hals und kann durch Jodmangel hervorgerufen werden. Dieser Stoff ist für die Produktion der Schilddrüsenhormone notwendig; wird dem Körper nicht genug JOD zugeführt, schwillt die Schilddrüse an, um die geringere Produktion auszugleichen (siehe SCHILDDRÜSENERKRANKUNGEN).

Der Kropf aufgrund von Jodmangel tritt heute nur noch selten auf, da fast überall jodiertes Tafelsalz erhältlich ist. In manchen Hochgebirgsregionen, wo das Trinkwasser

jodarm ist, kommt er allerdings noch öfter vor. Entzündungen und Geschwülste der Schilddrüse sind nur selten Ursache eines Kropfes.

Zur Kropfbildung kommt es vor allem bei der Basedowschen Krankheit, deren Ursache eine Überproduktion von Schilddrüsenhormonen ist. Dabei wird die gesamte Schilddrüse in ihrem Wachstum angeregt und produziert vermehrt Hormone. Neben einem Kropf sind vorstehende Augen, starkes Schwitzen, Unruhe, beschleunigter Herzschlag, Gewichtsabnahme trotz normalen Appetits und Durchfälle weitere Symptome. Bei einem durch die Basedowsche Krankheit hervorgerufenen Kropf muß häufig operiert werden. In manchen Fällen reicht aber auch eine medikamentöse Behandlung aus. Bei älteren Patienten und wenn der Kropf nicht zu groß ist, kann eine Radio-Jod-Therapie helfen. Dazu muß man eine Lösung trinken, die mit radioaktivem Jod angereichert ist. Das Jod wird in der Schilddrüse gespeichert, und die radioaktive Strahlung verhindert die Hormonproduktion.

KUNSTTHERAPIE

Oft bedeutet es für Menschen mit seelischen Problemen eine große Hilfe, wenn sie ihre verborgensten Gedanken und Gefühle bildlich zum Ausdruck bringen können. Statt ihnen Medikamente zu verabreichen, die die Symptome unterdrücken, werden bei der Kunsttherapie die Patienten ermutigt, ihre Emotionen und psychischen Konflikte durch Zeichnen und Malen mitzuteilen.

Oftmals kommen dabei Ängste und Bedürfnisse aus der Tiefe des Unterbewußtseins zum Vorschein, die nicht einmal dem Betroffenen selbst bewußt sind. Diesen verdrängten Gefühlen mit Hilfe von Farbe, Ton oder einem anderen künstlerischen Mittel eine sichtbare Gestalt zu verleihen kann der erste Schritt zur Heilung sein. Denn wenn man das Problem erkennt, besteht meist auch eine Möglichkeit, es zu überwinden.

Das erste Experiment mit Kunst als Therapieform fand rein zufällig zu Beginn des Zweiten Weltkriegs in England statt. Der Maler Adrian Hill, der sich in einem Sanatorium in Sussex von einer Tuberkulose erholte, vertrieb sich die Zeit auf kreative Weise mit seiner Kunst. Er begann, auch seinen Mitpatienten das Malen und Zeichnen nahezubringen, um sie von ihren Gedanken an Krankheiten und traumatische Kriegserlebnisse abzulenken. Zu seiner Überraschung stellte er fest, daß seine Leidensgenossen nicht nur von dieser Idee begeistert waren, sondern in ihren Bildern sogar ihre Sorgen und Ängste zum Ausdruck brachten

Symbolische Porträts

Die Teilnehmer an einer Kunsttherapie versuchen, sich gegenseitig zu charakterisieren. Dabei will man nicht den anderen so darstellen, wie er wirklich aussieht, sondern drückt in Formen, Farben und Bildern aus, welche Gefühle er bei einem auslöst.

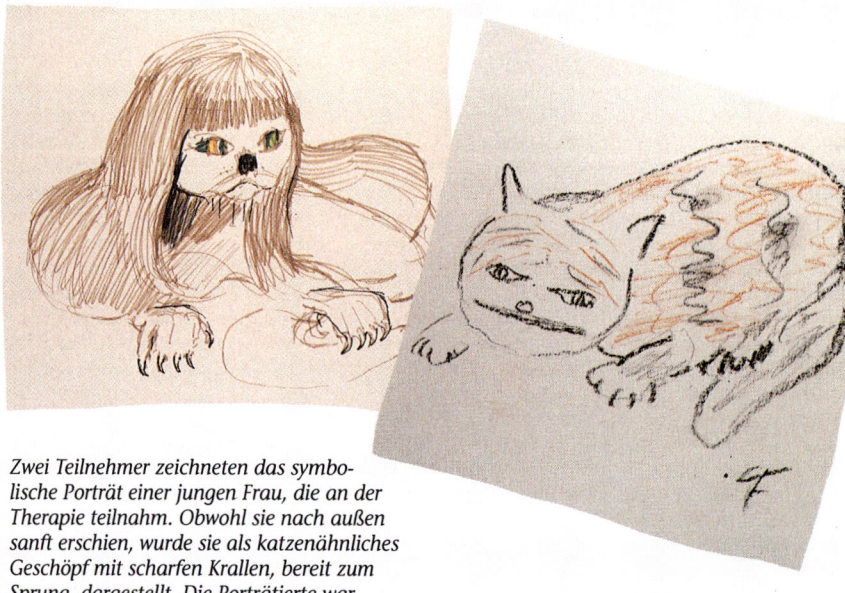

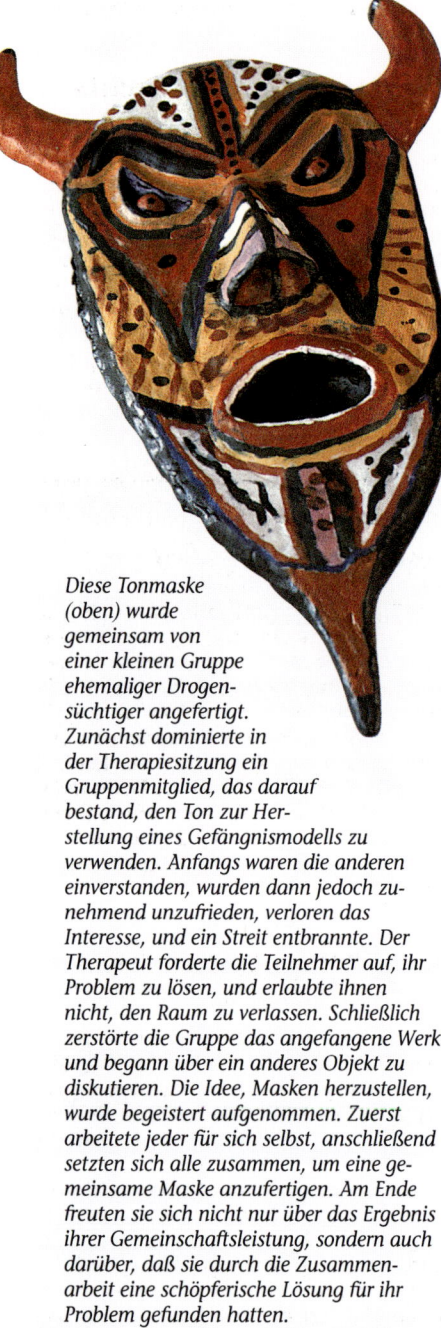

Diese Tonmaske (oben) wurde gemeinsam von einer kleinen Gruppe ehemaliger Drogensüchtiger angefertigt. Zunächst dominierte in der Therapiesitzung ein Gruppenmitglied, das darauf bestand, den Ton zur Herstellung eines Gefängnismodells zu verwenden. Anfangs waren die anderen einverstanden, wurden dann jedoch zunehmend unzufrieden, verloren das Interesse, und ein Streit entbrannte. Der Therapeut forderte die Teilnehmer auf, ihr Problem zu lösen, und erlaubte ihnen nicht, den Raum zu verlassen. Schließlich zerstörte die Gruppe das angefangene Werk und begann über ein anderes Objekt zu diskutieren. Die Idee, Masken herzustellen, wurde begeistert aufgenommen. Zuerst arbeitete jeder für sich selbst, anschließend setzten sich alle zusammen, um eine gemeinsame Maske anzufertigen. Am Ende freuten sie sich nicht nur über das Ergebnis ihrer Gemeinschaftsleistung, sondern auch darüber, daß sie durch die Zusammenarbeit eine schöpferische Lösung für ihr Problem gefunden hatten.

Zwei Teilnehmer zeichneten das symbolische Porträt einer jungen Frau, die an der Therapie teilnahm. Obwohl sie nach außen sanft erschien, wurde sie als katzenähnliches Geschöpf mit scharfen Krallen, bereit zum Sprung, dargestellt. Die Porträtierte war zunächst bestürzt darüber, erkannte jedoch nach längerem Nachdenken, daß sie ihre sanfte Erscheinung benutzte, um ihre natürliche Aggressivität zu unterdrücken.

Dadurch fühlte sie sich innerlich angespannt und verkrampft. Diese Erkenntnis konnte ihr helfen, ihre Aggressivität in kreative und positive Bahnen zu lenken.

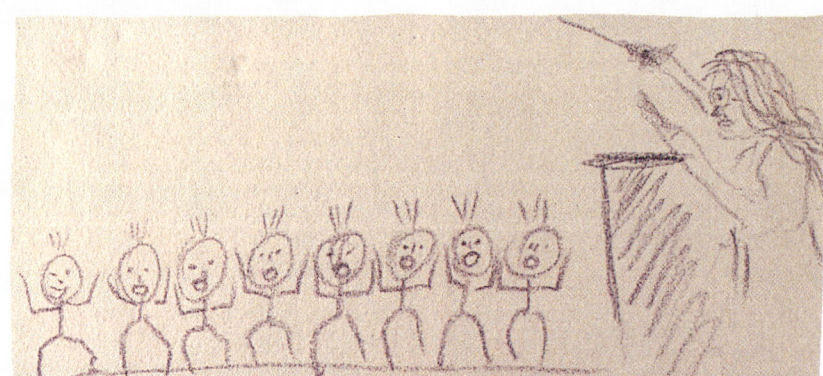

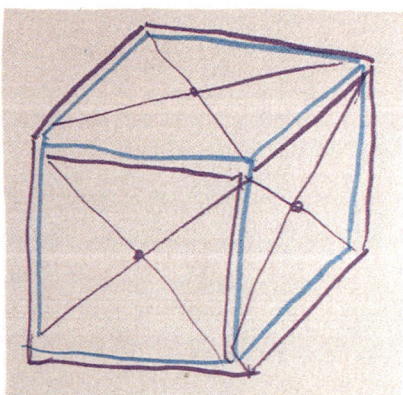

Ein männlicher Teilnehmer zeichnete die Therapeutin als grimmig dreinblickende Dirigentin der Gruppe (oben). Wie sich herausstellte, hatte er Angst vor einer Frau als Therapeutin gehabt, denn er fürchtete Frauen in Führungspositionen.

Ein Teilnehmer an der Therapie wurde von den anderen als verschlossene und verschnürte Schachtel gezeichnet (links). Er gab zu, daß er sich tatsächlich von seinen Mitmenschen abgeschnitten fühlte und unter seiner Unfähigkeit litt, ihnen offen gegenüberzutreten.

und oft die schrecklichen Szenen darstellten, deren Zeugen sie geworden waren und die sie offensichtlich belasteten.

Als eigentlicher Pionier der Kunsttherapie gilt der Schweizer Psychoanalytiker Carl Gustav Jung (1875–1961). Er setzte das Malen und Modellieren bei seinen Patienten gezielt ein, um ihnen zu helfen, unterbewußte Gefühle auszudrücken und emotionale Krisen zu bewältigen.

Die Kunsttherapie ist ein Bereich der PSYCHOTHERAPIE, in der die gestalterischen Therapien eine wichtige Rolle spielen: Hier wird aus Erlebtem Form. Die tiefenpsychologische Kunstbetrachtung versteht – analog zur Traumdeutung – ein Kunstwerk in seinem symbolischen Gehalt als Projektion unbewußter Konflikte und Motive. Neben der Kunsttherapie gibt es noch andere gestalterische Therapien, die mit Musik (MUSIKTHERAPIE), Tanz (TANZTHERAPIE) oder anderen künstlerischen Ausdrucksformen arbeiten, um Neurosen zu heilen und die Persönlichkeitsentwicklung zu fördern.

Wann hilft diese Therapie?

▶ Die Kunsttherapie ist für jeden interessant, der mehr über sich selbst erfahren möchte. Eine Hilfe ist sie vor allem bei seelischen Problemen, gerade wenn es dem Betroffenen schwerfällt, sich mit Worten auszudrücken. Kunsttherapie als Gruppentherapie ist besonders für jene Menschen empfehlenswert, die Probleme im Umgang mit anderen haben. Auch bei SUCHTKRANKHEITEN wie ALKOHOLISMUS oder Drogenabhängigkeit sowie bei MAGERSUCHT, BULIMIE oder anderen seelisch bedingten körperlichen Störungen, die die Kommunikationsfähigkeit beeinträchtigen, kann die Kunsttherapie helfen. Nach einem langen Aufenthalt im Krankenhaus oder nach einer Entziehungskur kann sie dem Betroffenen die Rückkehr in die Gemeinschaft erleichtern. Und Menschen mit geringem Selbstwertgefühl können mit Hilfe der Kunsttherapie lernen, sich besser mitzuteilen, und dadurch Selbstvertrauen und das Gefühl gewinnen, etwas geleistet zu haben.

Besuch beim Therapeuten

Bei schwerwiegenden emotionalen Störungen ist es für die Betroffenen oft deshalb so schwer, über ihre persönlichen Probleme zu sprechen, weil sehr tief sitzende Angstgefühle sie daran hindern oder weil sie gar nicht wissen, weshalb sie ängstlich oder unglücklich sind.

Die Therapeuten arbeiten mit großer Einfühlsamkeit und Geduld. Zu gegebener Zeit sind sie gute Zuhörer, die genau spüren, wann ein Patient das Bedürfnis hat, seine Probleme mitzuteilen. Andererseits verste-

hen sie aber auch, wie schwer es sein kann, seine innersten Gefühle darzulegen, vor allem wenn Verzweiflung und Verstörtheit die dominierenden Regungen sind.

Um erfolgreich an einer Kunsttherapie teilzunehmen, muß man nicht gut malen oder zeichnen können. Es kommt nicht im geringsten darauf an, eine künstlerische Ader zu besitzen. Das Malen von Bildern, Zeichen und Symbolen ist eine natürliche menschliche Fähigkeit, die Kinder ganz spontan und spielerisch ausüben. Im Erwachsenenleben hat diese Kreativität dann meist keinen Platz mehr. Kunsttherapeuten ermutigen ihre Patienten, ihren Sinn für Form und Farbe wiederzuentdecken und sie als Ausdrucksmöglichkeiten zu nutzen.

Dem Patienten werden verschiedene Materialien zur Verfügung gestellt, z. B. leicht zu handhabende Farben, Buntstifte, Kohlestifte, farbiges und weißes Papier, Ton, Knetmasse sowie alte Zeitungen und Zeitschriften zum Zusammenstellen von Collagen. Auch Holzreste, Schachteln, Plastikbecher und andere Utensilien, die man zur Herstellung von Skulpturen verwenden kann, werden bereitgestellt. Man kann diese Materialien verwenden, wie man möchte, um seine Ideen, Vorstellungen und Gefühle auszudrücken – der Gestaltungsfreudigkeit sind keine Grenzen gesetzt, und der Therapeut bietet seine Hilfe nur dann an, wenn er den Eindruck hat, man kommt nicht weiter.

Anfangs ist es für viele schwierig, spontan mit den ungewohnten Materialien in Gegenwart eines Fremden zu arbeiten. Doch wenn sie erst einmal beginnen, mit Farbe, Ton oder anderen Werkstoffen umzugehen, sind die meisten bald so in ihr Werk vertieft, daß sie Ängste und Hemmungen vergessen und sich frei ausdrücken.

Oft kommen bei diesen kreativen Arbeiten völlig unerwartete Ergebnisse heraus. Die Bilder oder Skulpturen wirken furchteinflößend oder sind sehr symbolträchtig, und selbst der Patient kann davon überrascht oder darüber schockiert sein. Auch wenn die ersten Versuche nichts weiter als nervöses Gekritzel und bunte Kleckse darstellen, wird der Therapeut stets darauf eingehen und den Patienten ermutigen, auf diese Weise weiter seinem Innenleben Ausdruck zu verleihen. Er wird jedoch nie eine allzu einfache Auslegung oder Beurteilung abgeben.

Die Kunsttherapie wird meist in Gruppen von 8–10 Personen durchgeführt, wobei jeder individuell für sich arbeitet. Die Patienten werden jedoch auch zu gegenseitiger Hilfe und zu Gemeinschaftsprojekten ermuntert. Indem sich die Teilnehmer kennenlernen, wachsen sie zu einer Art Familie zusammen und beginnen sich auch so zu verhalten, wie sie es in der eigenen Familie tun würden. In diesem Miteinander kommen oft

alte Konflikte, Ängste und bislang unausgesprochene Bedürfnisse zum Vorschein. Dann ist es Aufgabe des Therapeuten, seinen Patienten dabei zu helfen, sich durch ihre Gefühle hindurchzuarbeiten und der Lösung ihrer Probleme näher zu kommen. Nach Abschluß einer Kunsttherapie wird der Therapeut den Patienten ermutigen, sich auch weiterhin künstlerischer Ausdrucksmittel zu bedienen, um sich über sich selbst klarzuwerden, sich mitzuteilen und weiterzuentwickeln.

Standpunkt der Schulmedizin

Die Kunsttherapie gilt als alternative Therapie, da sie visuelle Kunst, wie Malerei und die Anfertigung von Collagen und Skulpturen, mit der Psychotherapie verbindet. Auch wenn diese Therapieform ungewöhnlich ist, akzeptieren Ärzte die Kunsttherapie doch als eine wirksame Behandlungsmethode bei seelischen Störungen. Vielen Patienten, bei denen die konventionellen Methoden der Psychiatrie und Psychotherapie versagt haben, konnte durch eine Kunsttherapie geholfen werden.

KUPFER-ARMBÄNDER

Das Tragen eines Kupferarmbandes gilt als traditionelles Hausmittel gegen Schmerzen bei ARTHRITIS und RHEUMA. Obwohl Ärzte dies als Ammenmärchen abtun, zeigte eine Studie in Australien Ende der 70er Jahre, daß drei von vier freiwilligen Testpersonen, die mindestens einen Monat lang ein Kupferarmband trugen, ein deutliches Nachlassen ihrer Beschwerden verspürten. Man nimmt an, daß Spuren des Kupfers die Haut durchdringen und einen möglichen Kupfermangel im Körper ausgleichen.

KURORTE

Kurorte sind solche Orte oder auch nur Ortsteile, die über besondere natürliche Heilmittel des Bodens, des Klimas oder des Meeres verfügen. Darüber hinaus müssen sie aber auch entsprechende Einrichtungen haben, die es erlauben, diese Heilmittel anzuwenden. Nennt ein Ort natürliche Heilmittel sein eigen, dann muß wissenschaftlich-amtlich festgestellt werden, welche Heilanzeigen und auch welche Gegenanzeigen vorliegen. Eine Kur in einem geeigneten Kurort kann ein wahrer Gesundbrunnen sein. Siehe DIE GESUNDHEIT FÖRDERN UND ERHALTEN, S.182.

Wenn Körperzellen außer Kontrolle geraten

Krebs ist der Oberbegriff für alle bösartigen Geschwülste oder Tumoren, denen ein ungehemmtes, zerstörerisches Zellwachstum und die Neigung gemeinsam ist, sich in andere Körpergebiete auszubreiten und sogenannte Metastasen zu bilden.

Bis heute ist nicht eindeutig geklärt, welche Ursachen die Entstehung von Krebs auslösen, doch geht man davon aus, daß dabei wohl immer mehrere schädliche Einflüsse zusammenwirken müssen. Neben einer Abwehrschwäche des Immunsystems scheinen die zunehmende Schadstoffbelastung der Umwelt, falsche Ernährung sowie seelische Einflüsse eine entscheidende Rolle zu spielen.

Der Erfolg einer konventionellen Krebstherapie hängt oft wesentlich von Faktoren ab, die außerhalb der Möglichkeiten von Krankenhäusern und Operationssälen liegen. Die Naturheilkunde konzentriert sich daher hauptsächlich darauf, die Selbstheilungskräfte des Körpers zu aktivieren und dem Patienten zu helfen, eine positive, lebensbejahende Einstellung zu finden.

Krebs ist ein angstbesetzter Begriff, der bei vielen Menschen Gedanken an Schmerz und Tod heraufbeschwört. Daher wird das Thema häufig verdrängt. Die Folgen sind ein Mangel an Information und Fehlmeinungen über diese Krankheit.

Ursachen, Behandlungsweisen und Heilungschancen sind je nach der Art des Krebses sehr unterschiedlich. RAUCHEN gilt als eine der Hauptursachen für die Entstehung von Lungenkrebs, zuviel ultraviolette Strahlung kann Hautkrebs auslösen, und bei Darmkrebs spielt die Ernährung eine entscheidende Rolle. Während die Heilungschancen bei Hautkrebs meist sehr hoch sind, überleben nur 7 % der Lungenkrebspatienten länger als 5 Jahre. Die Statistiken über die Heilungs- und Überlebenschancen können jedoch irreführend sein. Die Sterblichkeitsziffer sagt im allgemeinen nichts darüber aus, in welchem Stadium der Tumor festgestellt und eine Therapie begonnen wurde. Grundsätzlich kann man sagen, daß die Heilungsaussichten um so besser sind, je früher ein Krebs erkannt und behandelt wird.

Was ist Krebs?

Allen Krebsarten gemeinsam ist das ungeordnete, ungesteuerte Wachstum körpereigener Zellen. Die Körperzellen vermehren sich unaufhörlich – innerhalb von 6 Monaten erneuern sich fast 90% von ihnen. Das geschieht durch Zellteilung, wobei jede Hälfte einen vollständigen Chromosomensatz erhält (siehe Abb. unten), einen genetischen Code, der bestimmt, welche Art von Zelle sich entwickelt und welche Aufgabe sie hat. Bei der Zellteilung entstehen jedoch manchmal Mutationen, atypische Zellen, die nicht richtig codiert sind und sich dann unkontrolliert vermehren.

Einige Wissenschaftler gehen davon aus, daß die Entstehung atypischer Zellen nicht ungewöhnlich ist, daß diese

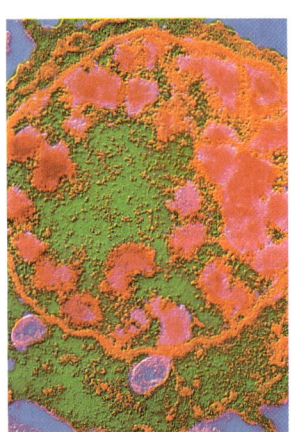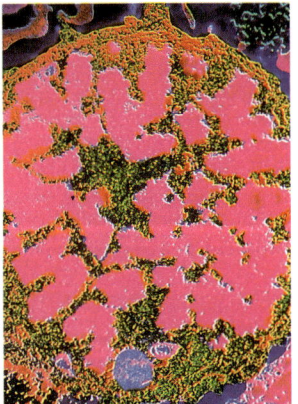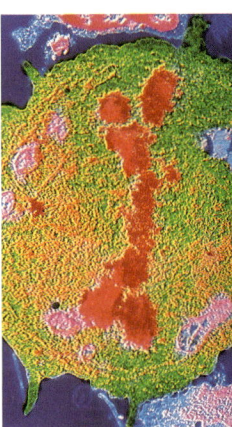

Die Teilung einer Körperzelle

Die Fotos zeigen die einzelnen Stufen einer normalen Zellteilung in der Vergrößerung.
1. *Vor der Zellteilung sind die Chromosomen (rosa), die im Zellkern liegen und die den genetischen Code tragen, von einer Hülle (orange) umgeben. Der Rest der Zelle besteht aus Zytoplasma (grün). Die Chromosomen –*

die jeweils aus zwei identischen Chromatiden bestehen – sind kürzer und dicker geworden.
2. *Die Hülle um den Zellkern hat sich aufgelöst, die Chromosomen wandern auf die Mittellinie, den sogenannten Äquator, zu.*
3. *Alle Chromosomen haben sich entlang des Äquators aufgereiht.*

aber im Normalfall vom Abwehrsystem des Körpers vernichtet werden. Ist das Abwehrsystem jedoch geschwächt oder wird es von mehr atypischen Zellen überschwemmt, als es zu bewältigen vermag, kann Krebs entstehen. Einige Zellmutationen vermehren sich schneller als andere: Krebs des Gebärmutterkörpers z. B. breitet sich langsam aus, während Gebärmutterhalskrebs schnell wächst. Die Krebszellen können auch abseits vom ursprünglichen Tumorherd Tochtergeschwülste, sogenannte Metastasen, bilden, wenn sie über die Blutbahnen verschleppt werden.

Die verschiedenen Krebsarten werden nach dem Herkunftsgewebe unterschieden: Die größte Gruppe bilden die Karzinome – Tumoren der äußeren und inneren Schleimhäute des Körpers wie Lungenkrebs, Magenkrebs oder Brustkrebs. Die zweite Gruppe, die Sarkome, befallen das Bindegewebe, z. B. der Muskeln und Knochen. Eigene Gruppen bilden u. a. die LEUKÄMIE (Blutkrebs), das Lymphom, das vom lymphatischen Gewebe der Lymphknoten, der Milz oder anderer Organe ausgeht, das Osteosarkom (Knochenkrebs), Hirntumoren und das Melanom, eine Hautkrebsart.

In den Industriestaaten sind Krebserkrankungen nach den Herz-Kreislauf-Erkrankungen die zweithäufigste Todesursache. Beide Geschlechter sind davon gleichermaßen betroffen, auch wenn die Krebsarten naturgemäß, aber ebenso aufgrund unterschiedlicher Lebensweise verschieden sind. Beim Mann steht Lungenkrebs an der Spitze, gefolgt von Magen- und Prostatakrebs. Frauen erkranken am häufigsten an Krebs der Geschlechtsorgane, dann folgen Magen- und Brustkrebs. Bei der geographischen Verteilung verschiedener Krebsarten zeigen sich große Unterschiede, die vor allem auf äußere Faktoren zurückzuführen sind. In Regionen mit hoher Sonneneinstrahlung ist die Hautkrebsrate sehr hoch. Magenkrebs ist in Ländern, in denen häufig geräucherte Nahrungsmittel auf den Tisch kommen, höher als anderswo.

Ursachen der Krebsentstehung

Bei bestimmten Krebsarten kann die Vererbung eine Rolle spielen. Die Wahrscheinlichkeit, an Brustkrebs zu erkranken, ist 4mal höher, wenn eine nahe Verwandte wie Mutter, Schwester oder Tante Brustkrebs hatte. Leichte Raucher, in deren Familie Lungenkrebs auftrat, erkranken 15mal häufiger an dieser Krebsart als leichte Raucher ohne familiäre Vorbelastung. Menschen mit heller Haut, roten oder blonden Haaren und blauen Augen haben ein höheres Hautkrebsrisiko als dunkelhäutige Typen. Auch bei manchen Leukämiearten gibt es eine familiäre Disposition. Bestimmte Krankheiten können eine Vorstufe zu Krebs darstellen, weil sie mit einer chronischen Reizung des Gewebes und daher mit einer Steigerung der Zellteilung einhergehen. Das gilt z. B. für Dickdarmpolypen, die zu Dickdarmkrebs führen können. Auch gutartige Pigmentmale wie Leberflecke können zu Hautkrebs entarten.

Als eine entscheidende Ursache für die Entstehung von Krebs werden heute Umweltfaktoren angesehen. Rauchen, das Einatmen von Asbestpartikeln, eine übermäßig fette Ernährung, Alkoholmißbrauch (siehe ALKOHOLISMUS), ultraviolette Strahlen, atomare Strahlung in der Atmosphäre, wie nach dem Reaktorunfall in Tschernobyl, oder Kontakt mit Chemikalien wie Benzpyren, das u. a. in Teer vorkommt – all dies erhöht das Krebsrisiko (siehe GESUNDHEITSRISIKEN). Auch in der Natur vorkommende Stoffe sind als Krebsauslöser, sogenannte Karzinogene oder Kanzerogene, bekannt. Einige Krebsrisiken kann man durch entsprechende Lebensweise vermeiden oder begrenzen. Wenn man sich für 1–2 Stunden in die Sonne legt, wird dies kaum Hautkrebs verursachen. Doch häufiges und ausgedehntes Sonnenbaden kann das Krebsrisiko deutlich erhöhen. Ab und zu ein Glas Wein oder Bier verursacht noch keinen Leberkrebs, aber Alkoholmißbrauch, vor allem in Verbindung mit starkem Rauchen, stellt eindeutig einen Risikofaktor dar.

Auch psychische Faktoren scheinen eine Rolle zu spielen. Menschen, die ihre Gefühle in sich hineinfressen, sind gefährdeter, an Krebs zu erkranken, als solche, die ihren Emotionen freien Lauf lassen. DEPRESSIONEN und seelischer STRESS scheinen eine Krebserkrankung ebenfalls zu begünstigen.

Was kann man selbst tun?

Da bei einer frühzeitigen Diagnose zahlreiche Krebsarten geheilt werden können, kommt den Vorsorgeuntersuchungen zur Krebsfrüherkennung große Bedeutung zu. Gerade die häufigsten Krebsarten bei Frauen, Brust- und Gebärmutterhalskrebs, können durch zuverlässige Untersuchungsverfahren im Frühstadium entdeckt und dann erfolgreich behandelt werden. Wird Brust-

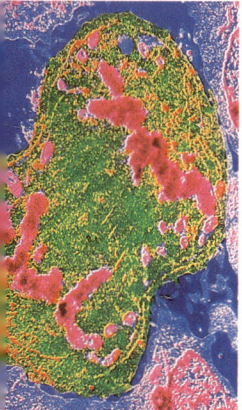
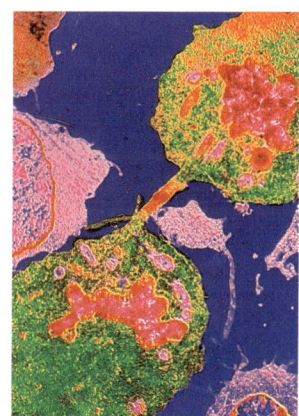
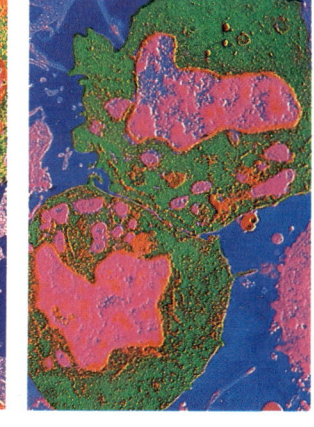

4. Die Teilung beginnt mit einer zunehmenden Einschnürung der Zelle. Die Chromatidenpaare haben sich getrennt, wobei sich die beiden Teile eines Paares in die entgegengesetzte Richtung bewegen. Es gibt nun zwei separate, doch identische Gruppen, von denen jede den gleichen genetischen Code trägt.
5. Nur noch ein dünner Zytoplasmafaden verbindet die beiden Teile der Zelle. Die Chromosomen in jedem Teil werden wieder länger, und es beginnt sich eine Hülle um jede Gruppe zu bilden.
6. In den nun vollständig ausgebildeten neuen Zellen befinden sich die Chromosomengruppen in Hüllen. Ehe die Teilung von neuem beginnt, verdoppeln sich die Chromosomen.

krebs rechtzeitig erkannt, lassen sich Radikaleingriffe meist vermeiden, so daß die Brust erhalten bleibt. Ein wichtiges Mittel zur Früherkennung von Brustkrebs ist die monatliche Selbstuntersuchung der Brust (siehe BRUSTBESCHWERDEN). Gleiches gilt auch im Fall der gerade bei jüngeren Männern häufig vorkommenden Hodentumoren. Die monatliche Selbstuntersuchung der Hoden (siehe Kasten S. 181) auf tastbare Unregelmäßigkeiten sollte für Männer selbstverständlich sein.

Seit Einführung der Darmspiegelung, die im Rahmen einer Krebsvorsorgeuntersuchung durchgeführt werden kann, konnte auch die Todesrate durch Mastdarmkrebs drastisch verringert werden.

Nicht zuletzt durch die ständig dünner werdende Ozonschicht der Atmosphäre hat die Zahl der Hautkrebserkrankungen in letzter Zeit stark zugenommen. Besonders gefährlich ist das maligne Melanom oder der schwarze Hautkrebs, wie er im Volksmund genannt wird. Gerade dafür anfällige Menschen mit heller Haut, hellen Haaren und Sommersprossen sollten regelmäßig die Haut auf Veränderungen untersuchen. Auffällig in diesem Zusammenhang sind Leberflecke, die nach langer Zeit plötzlich wieder zu wachsen anfangen, und vermeintliche Warzen, die zu bluten beginnen.

Jeder Krankenversicherte (siehe KRANKENKASSEN) hat Anspruch auf eine jährliche Krebsfrüherkennungsuntersuchung: Frauen in der Regel ab dem 20. und Männer ab dem 40. Lebensjahr.

Warnzeichen für Krebs

Die besten Chancen, Krebs zu heilen, bestehen dann, wenn er im Frühstadium entdeckt wird. Das Heimtückische am Krebs ist jedoch, daß er oft erst spät Symptome verursacht und diese Symptome auch auf andere Erkrankungen hinweisen können. Trotzdem sollte jeder, der die folgenden möglichen Anzeichen für Krebs bei sich feststellt, sofort einen Arzt aufsuchen:

● Ständiger HUSTEN, Blutauswurf beim Husten
● Länger andauernde Schluckbeschwerden
● Hautgeschwüre, die nicht heilen
● Blut im Urin oder Stuhl
● Veränderungen der Darmfunktion
● Knoten oder Dellen in der Brust
● Blutdurchsetzter vaginaler Ausfluß
● Vaginale Blutungen mitten im Zyklus, nach dem Geschlechtsverkehr oder nach den WECHSELJAHREN
● Kleine, derbe Knoten in oder unter der Haut
● Unerklärlicher Gewichtsverlust
● Ständige grundlose Müdigkeit

vor allem Dickdarm-, Brust- und Magenkrebs weniger häufig in Gesellschaften auftreten, deren Ernährung arm an Fett und Fleisch, aber reich an BALLASTSTOFFEN ist. Der positive Effekt der Ballaststoffe besteht vermutlich darin, daß sie die Passage von Abfallprodukten durch das Verdauungssystem beschleunigen, so daß krebserregende Stoffe nicht so lange im Körper bleiben.

Es gibt eine Fülle sogenannter Krebsdiäten und Ernährungsvorschriften, doch welche im Einzelfall angebracht ist, muß der Heilpraktiker entscheiden. Wichtig ist sicher die Sanierung des Darmmilieus durch SYMBIOSELENKUNG. Milchsaure Kost mit einem hohen Anteil an rechtsdrehender Milchsäure ist in jedem Fall richtig. Auch Saftkuren, z. B. mit Rote-Bete-Säften, können hilfreich sein. Auf keinen Fall darf man den Krebs nähren, indem man den Körper mit Stoffen versorgt, die das Krebsgeschwür für seine Energiegewinnung verwenden kann.

Eine HYPERVITAMINISIERUNG kann die Ernährungstherapie ergänzen. Selbst eine gesunde Ernährung kann nicht immer garantieren, daß Krebskranke ausreichend mit den notwendigen VITAMINEN und MINERALSTOFFEN versorgt werden, weil der Körper möglicherweise nicht in der Lage ist, diese Stoffe optimal aufzunehmen. Es werden daher weit höhere Dosen verordnet, als dies normalerweise der Fall ist, um zu gewährleisten, daß eine ausreichende Menge vom Körper absorbiert wird. So wird beispielsweise das 1000fache des täglichen Mindestbedarfs von 30 mg Vitamin C verordnet. Auch hohe Dosierungen der Vitamine A, B und E sowie der Mineralstoffe Selen, Zink, Calcium, Magnesium und Molybdän können in Frage kommen.

PSYCHOTHERAPIE Studien über Krebspatienten belegen auf überzeugende Weise, daß seelische Faktoren nicht nur eine Rolle bei der Krebsentstehung, sondern auch bei den Überlebenschancen spielen. Menschen, die positiv denken, von sich überzeugt sind, ein heiteres Gemüt haben und in der Lage sind, ihre Gefühle auszudrücken, scheinen weniger gefährdet zu sein, an Krebs zu erkranken. Und Krebspatienten, die die Diagnose nicht als Todesurteil verstehen, sondern gegen die Krankheit ankämpfen, haben eine deutlich höhere Chance, länger zu überleben, als jene, die sich diesem Schicksalsschlag hilflos ausgeliefert fühlen. Psychotherapien sollen Krebspatienten daher ganz allgemein helfen, ihren seelischen Zustand zu stabilisieren. Auch gesellschaftliche Unterstützung ist nötig, um Angst und Depressionen, die ohne Zweifel auftauchen, zu verringern.

Gedanken, Gefühle und Einstellungen – die ganze seelische und geistige Erlebniswelt beeinflußt den Körper, insbesondere das IMMUNSYSTEM. Immunologen sind der Meinung, daß einige Zellen im Immunsystem zu den natürlichen Killerzellen gehören, die spontan unterschiedliche Zielzellen, z. B. auch Krebszellen, zerstören. STRESS und Einsamkeit kön-

Was der Heilpraktiker rät

Die meisten alternativen Therapien zielen darauf ab, den Lebenswillen des Patienten zu stärken und die natürlichen Abwehrkräfte des Körpers zu steigern. Diese Abwehrkräfte sind es, die normalerweise die Entstehung von Krebs verhindern. Die Entwicklung atypischer Zellen, die den Krebs verursachen, gilt in der Naturheilkunde auch als ein Symptom dafür, daß das Gleichgewicht des Körpers gestört ist. Um dieses Gleichgewicht wiederherzustellen, konzentrieren sich einige Heilpraktiker vor allem auf die Ernährung. Andere wiederum legen mehr Gewicht auf die Psyche des Patienten.

ERNÄHRUNG Durch eine Ernährungsumstellung allein kann Krebs natürlich nicht geheilt werden. Eine Ernährungstherapie wird daher immer in Verbindung mit oder im Anschluß an eine konventionelle Krebstherapie erfolgen. Die verschiedenen Ansätze der Heilpraktiker haben einige Gemeinsamkeiten: Im Zentrum steht eine hauptsächlich VEGETARISCHE KOST, ein hoher Anteil an roher, naturbelassener Nahrung sowie ein geringer Zucker- und Salzkonsum. Um die Ausscheidung von Giftstoffen aus dem Körper zu unterstützen, kann der Heilpraktiker auch eine Fastenkur (siehe FASTEN) empfehlen.

Eingehende medizinische Erhebungen haben gezeigt, daß

nen diese natürliche Fähigkeit mindern, während eine positive Einstellung und der Glaube an das eigene Wohlbefinden die Aktivität der Killerzellen steigern. ENTSPANNUNGS- UND ATEMÜBUNGEN, MEDITATION, VISUALISATION und die HYPNOSETHERAPIE sind wichtige Mittel auf dem Weg zu einer positiven Lebenseinstellung. Am bekanntesten ist die Visualisationstechnik von Dr. Carl Simonton. Der Patient wird gebeten, sich vor seinem geistigen Auge eine Schlacht vorzustellen, in der mächtige Immunzellen schwache Krebszellen jagen und vernichten. Viele Patienten behaupten, daß sie sich nach dieser geistigen Übung besser fühlen.

Neben der Ernährungstherapie und der Psychotherapie sind alle Therapien angezeigt, die den Organismus entgiften, entspannen und das Immunsystem stärken. Eine Immunstimulation ist aber immer nur sinnvoll, wenn der Immunstatus – das Verhältnis von T-Lymphozyten und Suppressorzellen – in Ordnung ist. Sonst muß zuvor eine sogenannte Immunmodulation das Therapieziel sein.

PFLANZENHEILKUNDE Im Mittelpunkt der pflanzlichen Therapie steht die Mistel. Auch eine Stärkung des Immunsystems mit Sonnenhut (Echinacea) kann möglicherweise helfen. Zusätzlich kommen alle stoffwechselanregenden und entschlackenden Pflanzen in Frage, die Giftstoffe über Darm, Nieren, Haut und Schleimhaut ausleiten.

ENZYMTHERAPIE Einen festen Platz in der alternativen Krebsbehandlung hat die Enzymtherapie. Sogenannte proteolytische Enzyme können in Form von Tabletten, KLISTIEREN und Injektionen die Entwicklung der Krebserkrankung beeinflussen.

HERDSANIERUNG Chronische Entzündungen, z. B. eitrige Mandeln oder Zahnwurzeln, können Herde sein, die das Krankheitsgeschehen unterhalten. Solche Herde müssen unbedingt saniert werden.

ORGANOTHERAPIE Thymuskuren (siehe THYMUSBEHANDLUNG) können bei entsprechender Immunlage hilfreich sein. Daneben kommen auch andere Organotherapeutika in Frage, die aus Organen stammen, die dem vom Tumor befallenen Organ entsprechen oder aber funktionsunterstützend und -stärkend wirken.

Standpunkt der Schulmedizin

Die Schulmedizin bekämpft Krebserkrankungen weitgehend durch Operationen, bei denen der Tumor entfernt wird, sowie durch Bestrahlung und Chemotherapie, die Krebszellen abtöten und deren Vermehrung unterbinden.

Meist hatten die Krebszellen bis zu dem Moment, an dem ein Tumor groß genug ist, um festgestellt zu werden, bereits

Selbstuntersuchung der Hoden

Hodenkrebs kann fast immer geheilt werden, wenn er im Frühstadium erkannt und behandelt wird. Eine einfache monatliche Untersuchung, die sich leicht zu Hause durchführen läßt, dient der Früherkennung. Am besten untersucht man die Hoden nach einem warmen Bad, wenn die Haut entspannt ist:

Im Stehen einen Hoden sacht zwischen Daumen und Fingern rollen und auf Knoten, Schwellungen oder sonstige Veränderungen achten. Den anderen Hoden genauso abtasten. Die Hoden sollten glatt sein, etwa gleich schwer und nicht härter oder weicher als gewöhnlich. Wenn man die Untersuchung einige Male durchgeführt hat, wird man mit Größe und Form der Hoden schnell vertraut und kann mögliche Abweichungen erkennen.

Es ist normal, daß ein Hoden ein wenig größer als der andere ist. Der weiche Knoten, der an jedem Hoden oben in Richtung Rücken zu spüren ist, ist der Nebenhoden, der Samenträger der Hoden.

einige Jahre lang Zeit, sich zu vermehren. Das kann bedeuten, daß vielleicht schon andere Teile des Körpers vom Krebs befallen sind, so daß durch eine Operation nicht das gesamte Tumorgewebe entfernt werden kann. Dennoch ist eine chirurgische Behandlung notwendig, um eine örtliche Ausbreitung des Tumors zu begrenzen und um die Symptome zu lindern, die z. B. dadurch entstehen können, daß der Tumor durch seine Größe Blutgefäße blockiert oder Organfunktionen stört.

Die Radio- oder Strahlentherapie zielt darauf ab, Krebsgewebe zu zerstören, das nicht chirurgisch entfernt werden kann. Krebszellen reagieren im allgemeinen empfindlicher auf Bestrahlung als normale Körperzellen, dennoch treten häufig Nebenwirkungen auf. Wie erheblich diese sind, hängt zum Teil vom Gesamtzustand eines Patienten vor Beginn der Behandlung ab. Am häufigsten kommt es zu Müdigkeit und heftiger Übelkeit. Mit Hilfe von Medikamenten kann man beidem begegnen. Auch Depressionen sind eine häufige Begleiterscheinung der Radiotherapie. Heute beschäftigen viele Radiotherapiezentren Berater, die die Patienten während der Behandlung psychisch unterstützen.

Bei einigen Krebsarten ist die Chemotherapie mit Medikamenten die bevorzugte Behandlungsweise. Die Wirkung dieser zellwachstumshemmenden Präparate kann hervorragend sein. Noch vor 20 Jahren kam die Diagnose Leukämie fast ausnahmslos einem Todesurteil gleich. Heute dagegen können viele Patienten dank der Chemotherapie geheilt werden. In jüngster Zeit hat man außerdem Medikamente entwickelt, die fast ausschließlich Krebszellen angreifen. Dadurch können vor allem die oft unangenehmen Nebenwirkungen der Chemotherapie deutlich verringert werden.

Alternative Krebstherapien sind in der Schulmedizin umstritten. Sie können eine konventionelle Behandlung keinesfalls ersetzen, aber in vielen Fällen ergänzen. Patienten betonen z. B. immer wieder, daß eine Krebsdiät ihnen das Gefühl gibt, selbst einen aktiven Beitrag zu ihrer Heilung zu leisten. Eindeutige wissenschaftliche Beweise, daß diese Diäten tatsächlich helfen, gibt es jedoch nicht. Auch über den Wert hoher Vitamingaben gehen die Meinungen der Schulmediziner auseinander. Versuche konnten keine Steigerung der Überlebenschance bei Krebspatienten nachweisen. Dennoch werden sie z. B. bei einem erhöhten Risiko, an Magenkrebs zu erkranken, empfohlen.

Visualisation, Hypnosetherapie oder Meditation haben nach Meinung der Schulmediziner keinen Einfluß auf das Tumorwachstum. Andererseits erkennen jedoch auch Ärzte uneingeschränkt an, daß psychologische Unterstützung ein ganz wichtiger Faktor bei der Krebsbehandlung ist. Darauf hat sich vor allem die Psychoonkologie spezialisiert.

Die Gesundheit fördern und erhalten

Das Wort Kur ist abgeleitet vom lateinischen *cura*, das soviel wie Fürsorge bedeutet. Da eine ärztliche Behandlung auch die Fürsorge mit einschließt, ist jede Therapie im ursprünglichen Sinn immer auch eine „Kur". Heute wird dieser Begriff jedoch nur für eine ganz spezielle Therapieform verwendet, nämlich für eine Behandlung in einem Heilbad oder Kurort, die sich über einen gewissen Zeitraum erstreckt.

Die Kur unterscheidet sich grundsätzlich von der Behandlung in einer Klinik oder im Sprechzimmer des Arztes. Die chirurgische oder medikamentöse Behandlung zielt auf eine rasche Behebung von krankhaften Zuständen der Organe oder ihrer Funktionen ab. Die Wirkung soll sofort eintreten, sie soll von der gegebenen Dosis eines Medikaments abhängen und aufhören, sobald das Medikament aus dem Körper ausgeschieden ist.

Demgegenüber beruht die Kurbehandlung auf einem völlig anderen Prinzip, das etwa dem sportlichen Training vergleichbar ist. Beim Sport verbessert ein einziger 3000-m-Lauf nicht die Kondition, er führt eher zu einer Erschöpfung, und wahrscheinlich bekommt man außerdem einen gehörigen Muskelkater. Erst die regelmäßige Wiederholung des Lauftrainings bewirkt in 3–4 Wochen eine deutliche Verbesserung der Leistungsfähigkeit. Genauso kann z. B. ein einzelnes Moorbad keine bleibende Wirkung hervorrufen. Erst eine Reihe von Anwendungen führt zu einer Verbesserung der körperlichen Funktionen.

Die Funktionsverbesserungen während einer Kur schreiten nicht von Tag zu Tag fort, sie werden vielmehr durch Phasen mit schlechtem Befinden unterbrochen. Man nennt dies Bade- oder Kurreaktion, vergleichbar den Trainingskrisen beim Sport. Sie sollten freilich nicht dazu führen, daß man die Kur abbricht. Man muß durch diese Phasen einfach hindurch.

Die Kur basiert auf der Anwendung der natürlichen Heilmittel des jeweiligen Kurortes. Zugleich werden die medizinischen Gegebenheiten des Patienten und Gegenanzeigen berücksichtigt. Ein wesentlicher Zweck der Kurbehandlung ist eine gut dosierte und aufeinander abgestimmte Verabfol-

gung von Reizen, die dann eine Umstimmung der gestörten Körperfunktionen auslösen. Dadurch werden die körpereigenen Heilungskräfte belebt und angeregt.

Da man sich erst einmal auf die Situation und die Umstände der Kur umstellen muß, ist eine Kurdauer von mindestens 4 Wochen erforderlich. Der Effekt kann aber durchaus einige Jahre anhalten, so daß sich der zeitliche Aufwand lohnt.

Die Kur setzt immer die aktive Mitarbeit des Patienten voraus. Der Patient muß also bei Antritt der Kur kurfähig sein, d. h., er muß eine gewisse körperliche Belastbarkeit vorweisen, die Organsysteme, die angesprochen werden sollen, müssen ausreichend reaktionsfähig sein. Die mit der Kur erreichten Veränderungen der Verhaltensweisen des Patienten sollen nach der Kur möglichst beibehalten werden. Deshalb stellt die Gesundheitserziehung einen wichtigen Aspekt der

Wer bezahlt die Kur?

Wenn die Erwerbsfähigkeit eingeschränkt ist, stellt der Hausarzt einen Kurantrag entweder an die Landesversicherungsanstalt oder an die Bundesversicherungsanstalt für Angestellte (bei Rentenversicherten). Im Rahmen einer vertrauensärztlichen Untersuchung wird dann die Notwendigkeit einer Kur überprüft, und im Fall der Genehmigung werden die Kosten vom zuständigen Rentenversicherungsträger übernommen.

Beschäftigte des öffentlichen Dienstes erhalten nach den Beihilferichtlinien die Kosten für Sanatoriums- und offene Badekuren anteilig erstattet, wenn die Kur vom Amtsarzt und der Dienststelle genehmigt wurde.

Die Krankenkassen sind für alle diejenigen der Kostenträger, die nicht rentenversichert sind, etwa Hausfrauen und Rentner.

Nach wie vor können Kuren auch im Abstand von weniger als 3 Jahren bewilligt werden, allerdings nur in dringenden Fällen. Wer nicht älter als 63 Jahre ist, hat Anspruch auf eine Kur, wenn seine Erwerbsfähigkeit bedroht ist.

In Österreich

Die Kosten für eine Kur trägt entweder der Kurgast selbst oder eine österreichische Sozialversicherungsanstalt (Pensions- oder Krankenversicherungsanstalt). Es gibt auch eine Kostenteilung in Form sogenannter Kurkostenzuschüsse seitens der Versicherungsträger. Private Krankenversicherungen zahlen meist dann Zuschüsse, wenn diese auch von den Pflichtversicherungsanstalten gewährt werden.

Voraussetzung für alle Kuraufenthalte, für die Kostenübernahme oder Kostenzuschüsse erwartet werden, ist der vorhergehende Kurantrag an die zuständige Versicherungsanstalt und dessen Genehmigung. Meist erfolgt die Antragstellung durch den Hausarzt.

In der Schweiz

Kostenbeiträge für Badekuren gehören zu den Pflichtleistungen der Krankenkassen unter folgenden Bedingungen:

Eine Badekur muß vom Arzt verordnet werden und wird an einer von den Krankenkassen anerkannten Bäderklinik unter Leitung eines Arztes durchgeführt. Der Hausarzt wird in der Regel ein Gesuch um Erteilung der Kostengutsprache für die Behandlung in einer Bäderklinik einreichen.

Daß das Wasser aus bestimmten Quellen heilende Wirkung haben kann, entdeckte man in Europa erst im 19. Jh., und Orte, die das Glück hatten, über eine entsprechende Quelle zu verfügen, wurden bald bekannt und berühmt. Die Trinkkur, bei der man täglich eine bestimmte Menge des Quellwassers zu sich nehmen muß, ist nur eine Möglichkeit, die heilende Kraft des Wassers zu nutzen.

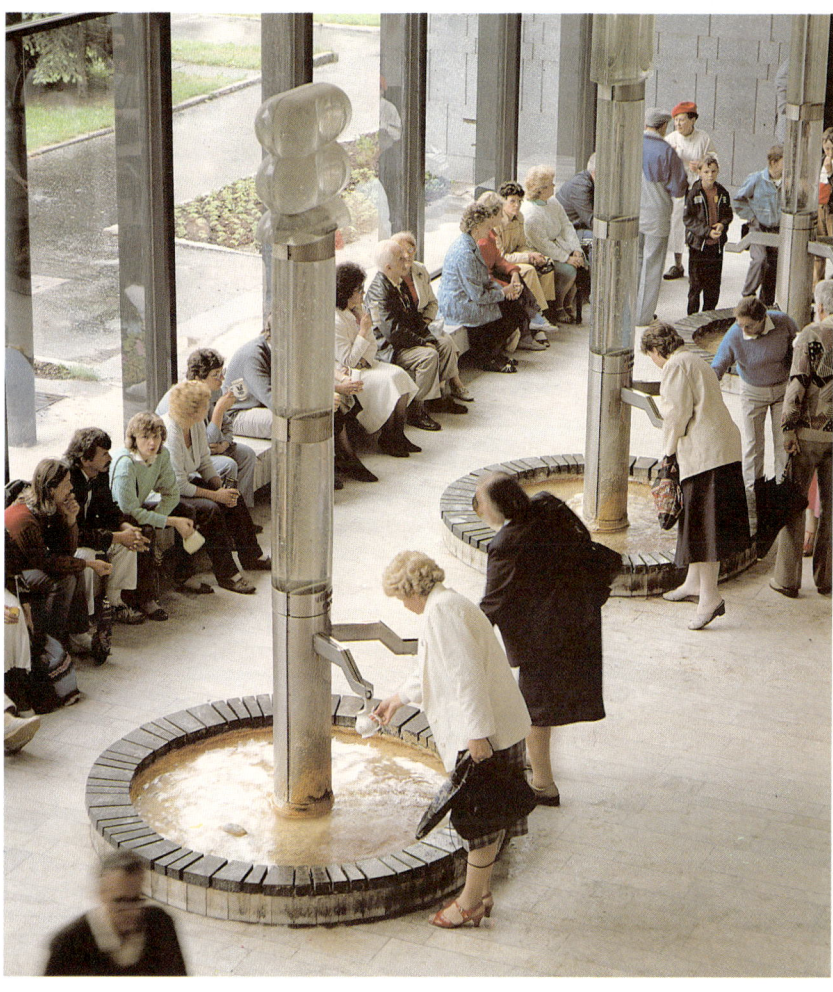

modernen Kur dar. Informations- und Übungsveranstaltungen in den Kurorten geben Anleitung zu einer gesundheitsbewußteren Lebensführung nach der Kur.

Wann hilft eine Kur?

Eine Kur in einem Kurort mit den jeweils entsprechenden Heilanzeigen wird am häufigsten bei chronischen Leiden wie RHEUMA, ZUCKERKRANKHEIT, ASTHMA u. a. empfohlen, um einer Verschlimmerung vorzubeugen und die Beschwerden zu lindern. Eine zweite große Gruppe sind die sogenannten Rehabilitationskuren, die dazu dienen, die Gesundheit eines Patienten nach einer schweren Krankheit, nach einer größeren Operation oder nach einem Unfall so wiederherzustellen, daß er einem Beruf nachgehen kann. Bewährt haben sich Kuren ferner als Heilmaßnahmen im Anschluß an eine akute Erkrankung, z. B. nach einem Herzinfarkt, sowie als Genesungs- oder Festigungskuren, die nach längerer Krankheit einen bereits erzielten Heilerfolg stützen sollen. Aber auch wer nur zusätzlich etwas zur Stärkung seiner Gesundheit tun will, kann eine Kur machen; allerdings wird eine solche Präventionskur von den Krankenkassen und Versicherungsanstalten nicht bezahlt.

Was geschieht in der Kur?

Eine Kur ist kein Vergnügungsurlaub; kuren heißt aktive Arbeit an der eigenen Gesundheit leisten. Darauf sollte man gefaßt sein, ehe man eine Kur antritt. Vorher wird man mit dem Hausarzt besprechen, ob eine Kur angebracht ist und welcher Art sie sein sollte. Dementsprechend wählt man den Kurort.

Der Fachbegriff für eine Kur, Balneotherapie (von griechisch *balneion*, Bad), ist etwas irreführend, denn es handelt sich keineswegs nur um eine Behandlung mit Bädern. Gemeint ist vielmehr eine Behandlung mit natürlichen Heilwirkstoffen der Erde. Das sind in erster Linie Heilquellen. Heilwässer eignen sich für Bäder, aber auch für Trinkkuren und Inhalationen; Heilerden können ebenfalls zu Vollbädern verwendet werden, ebensogut zu Packungen, ja, man kann sie gegebenenfalls auch verdünnt trinken. Heilgase können

in Bäder geleitet werden, ferner kann man sie inhalieren, wie etwa das Radon im Radonstollen. Eine Kur dauert im allgemeinen mindestens 4 Wochen, eine anschließende Nachkur von 7 Tagen tut meist sehr gut – man kann sich sozusagen von der Kur erholen, ehe man sich wieder in den Trubel des Berufslebens stürzt.

Ist man im Kurort angekommen und hat sich am ersten Tag ganz allgemein mit der neuen Umgebung vertraut gemacht sowie ausgekundschaftet, wo sich alle Einrichtungen befinden, dann führt der nächste Gang zum Kurarzt, der den Kurgast gründlich untersucht und dann die geeigneten Kuranwendungen verordnet.

Dazu gehören nicht nur die Anwendungen mit natürlichen Heilmitteln, sondern auch alle anderen zusätzlichen Maßnahmen. Es können z. B. MASSAGEN verordnet werden, oder dem Kurpatienten wird angeraten, tägliche Spaziergänge zu machen, mit Gymnastik oder Schwimmen etwas für seine körperliche Leistungsfähigkeit zu tun, kurz, es wird ein ganzes Kurprogramm entworfen. Meist hat der Patient dann einen vollgepackten Stundenplan und ist die ganze Woche hindurch von morgens bis abends beschäftigt. Aber auch wenn eine Kur anstrengend ist, so macht doch der Effekt alle Mühe wett.

Mineral- und Moorheilbäder in Deutschland

KURORT		KURMITTEL	HEILANZEIGEN BEI ERKRANKUNGEN FOLGENDER BEREICHE
5100	Aachen	Heilquellen	Stütz- und Bewegungsapparat, Haut, Frauenleiden
8403	Bad Abbach	Heilquelle, Moor	Stütz- und Bewegungsapparat, Nervensystem
8202	Bad Aibling	Moor	Stütz- und Bewegungsapparat, Nervensystem, Frauenleiden, Harnwege
8591	Bad Alexandersbad	Heilquelle, Moor	Herz und Gefäße, Stütz- und Bewegungsapparat
3548	Arolsen	Heilquelle	Magen, Darm, Leber und Gallenwege, Stoffwechsel, Stütz- und Bewegungsapparat
7570	Baden-Baden	Heilquellen	Stütz- und Bewegungsapparat, Herz und Gefäße, Nervensystem, Frauenleiden, Atemwege
7847	Badenweiler	Heilquelle	Stütz- und Bewegungsapparat, Nervensystem, Herz und Gefäße, Atemwege
8117	Bayersoien	Moor	Stütz- und Bewegungsapparat, Harnwege
2852	Bederkesa	Moor	Stütz- und Bewegungsapparat, Frauenleiden
7841	Bad Bellingen	Heilquellen	Stütz- und Bewegungsapparat, Nervensystem, Atemwege
4444	Bad Bentheim	Heilquellen, Moor	Stütz- und Bewegungsapparat, Frauenleiden, Haut
O-5302	Bad Berka	Heilquelle	Magen, Darm, Leber und Gallenwege, Stoffwechsel
5582	Bad Bertrich	Heilquelle	Magen, Darm, Leber und Gallenwege, Stoffwechsel, Stütz- und Bewegungsapparat
7444	Beuren	Heilquelle	Stütz- und Bewegungsapparat, Nervensystem
3118	Bad Bevensen	Heilquelle	Stütz- und Bewegungsapparat, Atemwege, Herz und Gefäße
8345	Bad Birnbach	Heilquelle	Stütz- und Bewegungsapparat
O-3720	Blankenburg	Moor	Stütz- und Bewegungsapparat, psychosomatische Störungen
3071	Blenhorst	Moor, Heilquelle	Stütz- und Bewegungsapparat, Frauenleiden
8733	Bad Bocklet	Heilquelle, Moor	Herz und Gefäße, Stütz- und Bewegungsapparat, Frauenleiden, Nervensystem
5485	Bad Bodendorf	Heilquelle	Stoffwechsel, Magen, Darm, Leber und Gallenwege, Herz und Gefäße
3452	Bodenwerder	Heilquelle	Stütz- und Bewegungsapparat, Erkrankungen im Kindesalter, Herz und Gefäße, Atemwege
7325	Bad Boll	Heilquellen, Fango	Stütz- und Bewegungsapparat, Herz und Gefäße, Haut
O-9932	Bad Brambach	Heilquelle	Stütz- und Bewegungsapparat, Herz und Gefäße, Haut, psychosomatische Störungen
2357	Bad Bramstedt	Moor, Heilquelle	Stütz- und Bewegungsapparat
5484	Bad Breisig	Heilquellen	Stütz- und Bewegungsapparat, Herz und Gefäße
8788	Bad Brückenau	Heilquellen, Moor	Harnwege, Herz und Gefäße, Frauenleiden, Stütz- und Bewegungsapparat, Stoffwechsel, Magen, Darm, Leber und Gallenwege
7952	Bad Buchau am Federsee	Moor, Heilquelle	Stütz- und Bewegungsapparat, Frauenleiden
2930	Dangast	Heilquelle	Stütz- und Bewegungsapparat, Frauenleiden, Atemwege, Herz und Gefäße
5568	Daun/Eifel	Heilquelle	Magen, Darm, Leber und Gallenwege, Stoffwechsel, Harnwege
7342	Bad Ditzenbach	Heilquellen	Herz und Gefäße, Stoffwechsel, Harnwege, Stütz- und Bewegungsapparat
O-2560	Bad Doberan	Moor	Stütz- und Bewegungsapparat
3490	Bad Driburg	Heilquellen, Moor	Stütz- und Bewegungsapparat, Herz und Gefäße, Magen, Darm, Leber und Gallenwege, Stoffwechsel, Frauenleiden, Harnwege
O-7282	Bad Düben	Moor	Stütz- und Bewegungsapparat
6702	Bad Dürkheim/Weinstraße	Heilquelle	Stütz- und Bewegungsapparat, Atemwege, Magen, Darm, Leber und Gallenwege
7737	Bad Dürrheim/Schwarzwald	Heilquellen	Atemwege, Herz und Gefäße, Stütz- und Bewegungsapparat, Augen, Erkrankungen im Kindesalter, Haut
6930	Eberbach am Neckar	Heilquellen	Stütz- und Bewegungsapparat, Atemwege, Magen, Darm, Leber und Gallenwege
3064	Bad Eilsen	Heilquelle, Schlamm	Stütz- und Bewegungsapparat, Atemwege, Herz und Gefäße, Nervensystem, Frauenleiden
O-9933	Bad Elster	Heilquelle, Moor	Stütz- und Bewegungsapparat, Herz und Gefäße, Frauenleiden, Harnwege, psychosomatische Störungen
5427	Bad Ems/Lahn	Heilquellen	Atemwege, Herz und Gefäße, Stütz- und Bewegungsapparat
3501	Emstal	Heilquelle	Stütz- und Bewegungsapparat, Nervensystem, Haut
8207	Bad Endorf	Heilquelle, Moor	Stütz- und Bewegungsapparat, Herz und Gefäße
4515	Bad Essen	Heilquelle	Stütz- und Bewegungsapparat, Nervensystem, Atemwege

KURORT		KURMITTEL	HEILANZEIGEN BEI ERKRANKUNGEN FOLGENDER BEREICHE
8201	Bad Feilnbach	Moor	Stütz- und Bewegungsapparat, Frauenleiden, Harnwege
O-4732	Bad Frankenhausen	Heilquelle	Atemwege
O-1310	Bad Freienwalde	Moor	Stütz- und Bewegungsapparat
8958	Füssen	Heilquelle, Moor	Stütz- und Bewegungsapparat, Frauenleiden
8397	Bad Füssing	Heilquellen	Stütz- und Bewegungsapparat, Nervensystem, Frauenleiden
3353	Bad Gandersheim	Heilquellen	Stütz- und Bewegungsapparat, Frauenleiden, Erkrankungen im Kindesalter, Atemwege
8425	Bad Gögging	Heilquellen, Moor	Stütz- und Bewegungsapparat, Frauenleiden, Haut, Herz und Gefäße
8394	Bad Griesbach im Rottal	Heilquellen	Stütz- und Bewegungsapparat
3362	Bad Grund (Harz)	Moor	Stütz- und Bewegungsapparat, Frauenleiden
3388	Bad Harzburg	Heilquellen	Herz und Gefäße, Atemwege, Stütz- und Bewegungsapparat, Frauenleiden, Erkrankungen im Kindesalter, Magen, Darm, Leber und Gallenwege, Stoffwechsel
8173	Bad Heilbrunn	Heilquelle, Moor	Herz und Gefäße, Nervensystem, Stütz- und Bewegungsapparat, Frauenleiden, Augen
6422	Herbstein	Heilquelle	Stütz- und Bewegungsapparat, Magen, Darm, Leber und Gallenwege, Harnwege
3490	Bad Hermannsborn	Heilquellen	Herz und Gefäße, Stütz- und Bewegungsapparat, Frauenleiden
7506	Bad Herrenalb	Heilquelle	Magen, Darm, Leber und Gallenwege, Stoffwechsel, Stütz- und Bewegungsapparat
6430	Bad Hersfeld	Heilquellen, Moor	Magen, Darm, Leber und Gallenwege, Stoffwechsel, Stütz- und Bewegungsapparat
2306	Holm	Heilquelle	Herz und Gefäße, Stütz- und Bewegungsapparat, Atemwege, Haut
4994	Holzhausen	Moor, Heilquelle	Stütz- und Bewegungsapparat, Frauenleiden, Magen, Darm, Leber und Gallenwege
6380	Bad Homburg v. d. Höhe	Heilquellen, Moor, Heilton	Magen, Darm, Leber und Gallenwege, Stoffwechsel, Herz und Gefäße, Stütz- und Bewegungsapparat, Haut
5462	Bad Hönningen	Heilquelle	Herz und Gefäße, Stütz- und Bewegungsapparat
7452	Bad Imnau	Heilquellen	Herz und Gefäße, Stoffwechsel
3522	Bad Karlshafen	Heilquellen	Atemwege, Stütz- und Bewegungsapparat, Erkrankungen im Kindesalter
8730	Bad Kissingen	Heilquellen, Moor	Magen, Darm, Leber und Gallenwege, Herz und Gefäße, Stoffwechsel, Stütz- und Bewegungsapparat, Frauenleiden
O-6532	Bad Klosterlausnitz	Moor	Stütz- und Bewegungsapparat, Frauenleiden
8112	Bad Kohlgrub	Moor	Stütz- und Bewegungsapparat, Frauenleiden, Harnwege
6123	Bad König	Heilquellen	Stoffwechsel, Stütz- und Bewegungsapparat
8742	Bad Königshofen	Heilquelle, Moor	Magen, Darm, Leber und Gallenwege, Stoffwechsel
O-4803	Bad Kösen	Heilquelle	Atemwege, Herz und Gefäße
6550	Bad Kreuznach	Heilquellen, Tonerde, Radonstollen	Stütz- und Bewegungsapparat, Frauenleiden, Haut, Atemwege, Erkrankungen im Kindesalter, Herz und Gefäße, Stoffwechsel
7812	Bad Krozingen	Heilquellen	Herz und Gefäße, Stütz- und Bewegungsapparat
8908	Krumbad	Tonschlamm	Stütz- und Bewegungsapparat
4518	Bad Laer	Heilquelle	Stütz- und Bewegungsapparat, Nervensystem, Herz und Gefäße, Frauenleiden, Erkrankungen im Kindesalter, Atemwege
5420	Lahnstein	Heilquelle	Herz und Gefäße, Stütz- und Bewegungsapparat, Magen, Darm, Leber und Gallenwege, Stoffwechsel, Harnwege
O-5820	Bad Langensalza	Heilquelle	Stütz- und Bewegungsapparat, Haut
O-7232	Bad Lausick	Heilquelle	Stütz- und Bewegungsapparat, Herz und Gefäße
O-6202	Bad Liebenstein	Heilquelle	Stütz- und Bewegungsapparat, Herz und Gefäße, psychosomatische Störungen
7263	Bad Liebenzell/ Schwarzwald	Heilquellen	Stütz- und Bewegungsapparat, Herz und Gefäße, Frauenleiden, Stoffwechsel
4792	Bad Lippspringe	Heilquellen	Magen, Darm, Leber und Gallenwege, Stoffwechsel, Atemwege
O-6850	Lobenstein	Moor	Stütz- und Bewegungsapparat
7140	Ludwigsburg-Hoheneck	Heilquelle	Stütz- und Bewegungsapparat, Frauenleiden, Atemwege

KURORT		KURMITTEL	HEILANZEIGEN BEI ERKRANKUNGEN FOLGENDER BEREICHE
2120	Lüneburg	Heilquelle, Moor	Stütz- und Bewegungsapparat, Frauenleiden, Atemwege, Herz und Gefäße, Erkrankungen im Kindesalter, Haut
4934	Bad Meinberg	Heilquellen, Moor	Stütz- und Bewegungsapparat, Herz und Gefäße, Nervensystem, Frauenleiden
4520	Melle	Heilquelle	Erkrankungen im Kindesalter, Stütz- und Bewegungsapparat, Magen, Darm, Leber und Gallenwege
6990	Bad Mergentheim	Heilquellen	Magen, Darm, Leber und Gallenwege, Stoffwechsel
3552	Bad Münder am Deister	Heilquellen	Magen, Darm, Leber und Gallenwege, Stütz- und Bewegungsapparat, Nervensystem, Atemwege, Frauenleiden, Erkrankungen im Kindesalter
6552	Bad Münster am Stein-Ebernburg	Heilquellen, Radon	Stütz- und Bewegungsapparat, Atemwege, Herz und Gefäße
8110	Murnau	Moor	Stütz- und Bewegungsapparat, Harnwege, Frauenleiden
O-7582	Bad Muskau	Heilquelle, Moor	Stütz- und Bewegungsapparat
6350	Bad Nauheim	Heilquellen	Herz und Gefäße, Stütz- und Bewegungsapparat, Haut, Atemwege
3052	Bad Nenndorf	Heilquellen, Schlamm, Schwefelgas	Stütz- und Bewegungsapparat, Atemwege, Haut, Frauenleiden
5483	Bad Neuenahr	Heilquellen, Fango	Stoffwechsel, Magen, Darm, Leber und Gallenwege, Harnwege, Herz und Gefäße, Stütz- und Bewegungsapparat, Haut
8740	Bad Neustadt/Saale	Heilquellen, Moor	Stütz- und Bewegungsapparat, Herz und Gefäße, Magen, Darm, Leber und Gallenwege, Stoffwechsel, Frauenleiden
7407	Bad Niedernau	Heilquelle	Herz und Gefäße, Stütz- und Bewegungsapparat
4970	Bad Oeynhausen	Heilquellen	Stütz- und Bewegungsapparat, Herz und Gefäße, Haut, Nervensystem, Frauenleiden
6482	Bad Orb/Spessart	Heilquellen, Moor	Herz und Gefäße, Stütz- und Bewegungsapparat, Frauenleiden, Atemwege, Erkrankungen im Kindesalter
7605	Bad Peterstal-Griesbach	Heilquellen, Moor	Herz und Gefäße, Nervensystem, Stütz- und Bewegungsapparat, Frauenleiden
3280	Bad Pyrmont	Heilquellen, Quellgas, Moor	Herz und Gefäße, Frauenleiden, Stütz- und Bewegungsapparat, Magen, Darm, Leber und Gallenwege, Atemwege, Erkrankungen im Kindesalter
4980	Randringhausen	Heilquellen, Moor	Stütz- und Bewegungsapparat, Frauenleiden, Haut
6920	Bad Rappenau	Heilquelle	Stütz- und Bewegungsapparat, Atemwege, Haut
8230	Bad Reichenhall	Heilquellen, Moor	Atemwege, Stütz- und Bewegungsapparat, Frauenleiden, Erkrankungen im Kindesalter, Haut
7624	Bad Rippoldsau	Heilquellen, Moor	Stütz- und Bewegungsapparat, Herz und Gefäße, Atemwege, Stoffwechsel
8634	Rodach b. Coburg	Heilquelle	Stütz- und Bewegungsapparat
7560	Bad Rotenfels	Heilquellen	Magen, Darm, Leber und Gallenwege, Atemwege, Stütz- und Bewegungsapparat
4202	Bad Rothenfelde (Teutoburger Wald)	Heilquellen	Herz und Gefäße, Atemwege, Stütz- und Bewegungsapparat, Augen, Frauenleiden, Erkrankungen im Kindesalter, Haut
4955	Rothenuffeln	Moor, Heilquelle	Stütz- und Bewegungsapparat, Frauenleiden
7880	Bad Säckingen	Heilquellen	Herz und Gefäße, Stütz- und Bewegungsapparat
3202	Bad Salzdetfurth	Moor, Heilquelle	Stütz- und Bewegungsapparat, Atemwege, Erkrankungen im Kindesalter, Frauenleiden, Haut
3320	Salzgitter-Bad	Heilquelle	Stütz- und Bewegungsapparat, Atemwege, Erkrankungen im Kindesalter, Frauenleiden, Haut
6478	Bad Salzhausen	Heilquellen	Stütz- und Bewegungsapparat, Herz und Gefäße, Nervensystem, Atemwege
5407	Bad Salzig	Heilquellen	Magen, Darm, Leber und Gallenwege, Stoffwechsel
6427	Bad Salzschlirf	Heilquellen, Moor	Stütz- und Bewegungsapparat, Herz und Gefäße, Frauenleiden
4902	Bad Salzuflen	Heilquellen	Herz und Gefäße, Atemwege, Stütz- und Bewegungsapparat, Frauenleiden, Nervensystem, Haut
O-6200	Bad Salzungen	Heilquelle	Atemwege, Haut, Stütz- und Bewegungsapparat, Herz und Gefäße, psychosomatische Störungen
2252	St. Peter-Ording	Heilquelle	Stütz- und Bewegungsapparat, Haut
4772	Bad Sassendorf	Moor, Heilquellen	Atemwege, Stütz- und Bewegungsapparat, Frauenleiden, Herz und Gefäße, Erkrankungen im Kindesalter
6229	Schlangenbad	Heilquellen, Moor	Stütz- und Bewegungsapparat

KURORT		KURMITTEL	HEILANZEIGEN BEI ERKRANKUNGEN FOLGENDER BEREICHE
O-4603	Bad Schmiedeberg	Moor	Stütz- und Bewegungsapparat, Frauenleiden
7525	Bad Schönborn	Heilquellen	Stütz- und Bewegungsapparat, Herz und Gefäße
O-3300	Schönebeck-Salzelmen	Heilquelle	Atemwege, Stütz- und Bewegungsapparat, Herz und Gefäße, Haut
7953	Bad Schussenried/ Oberschwaben	Moor	Stütz- und Bewegungsapparat, Frauenleiden
6208	Bad Schwalbach	Heilquellen, Moor	Herz und Gefäße, Frauenleiden, Stütz- und Bewegungsapparat
2407	Bad Schwartau	Heilquelle, Moor	Herz und Gefäße, Stütz- und Bewegungsapparat, Frauenleiden, Atemwege, Haut
7406	Bad Sebastiansweiler	Heilquelle	Stütz- und Bewegungsapparat, Haut
4973	Seebruch	Moor, Heilquelle	Stütz- und Bewegungsapparat, Frauenleiden
4973	Senkelteich	Moor, Heilquelle	Stütz- und Bewegungsapparat, Frauenleiden
6232	Bad Soden am Taunus	Heilquellen	Atemwege, Stütz- und Bewegungsapparat, Herz und Gefäße, Frauenleiden, Haut
6483	Bad Soden-Salmünster	Heilquellen	Herz und Gefäße, Stütz- und Bewegungsapparat, Erkrankungen im Kindesalter, Atemwege
3040	Soltau	Heilquelle	Stütz- und Bewegungsapparat, Frauenleiden, Atemwege, Herz und Gefäße, Erkrankungen im Kindesalter, Haut
3437	Bad Sooden-Allendorf/ Werra	Heilquelle	Atemwege, Stütz- und Bewegungsapparat, Erkrankungen im Kindesalter, Haut
8675	Bad Steben	Heilquellen, Moor	Herz und Gefäße, Stütz- und Bewegungsapparat, Frauenleiden
7000	Stuttgart-Berg	Heilquellen	Herz und Gefäße, Nervensystem, Stütz- und Bewegungsapparat
7000	Stuttgart-Bad Cannstatt	Heilquellen	Herz und Gefäße, Stütz- und Bewegungsapparat, Stoffwechsel, Atemwege, Nervensystem
O-4302	Bad Suderode	Heilquelle	Herz und Gefäße, Atemwege, Stütz- und Bewegungsapparat
O-5322	Bad Sulze	Heilquellen	Atemwege, Haut
O-2594	Bad Sülze	Heilquelle, Moor	Stütz- und Bewegungsapparat
7264	Bad Teinach	Heilquellen	Herz und Gefäße, Harnwege, Stütz- und Bewegungsapparat
8170	Bad Tölz	Heilquelle, Moor	Herz und Gefäße, Atemwege, Stütz- und Bewegungsapparat, Frauenleiden
5580	Traben-Trarbach-Bad Wildstein	Heilquelle	Stütz- und Bewegungsapparat, Harnwege
7347	Bad Überkingen	Heilquellen	Stoffwechsel, Magen, Darm, Leber und Gallenwege, Harnwege, Stütz- und Bewegungsapparat
7432	Bad Urach	Heilquelle	Stütz- und Bewegungsapparat
6368	Bad Vilbel	Heilquellen	Herz und Gefäße, Stütz- und Bewegungsapparat
4780	Bad Waldliesborn	Heilquellen	Herz und Gefäße, Stütz- und Bewegungsapparat, Frauenleiden
7967	Bad Waldsee/ Oberschwaben	Moor	Stütz- und Bewegungsapparat, Frauenleiden
4782	Bad Westernkotten	Heilquellen, Moor	Herz und Gefäße, Stütz- und Bewegungsapparat, Atemwege, Frauenleiden
6200	Wiesbaden	Heilquellen	Stütz- und Bewegungsapparat, Atemwege
8182	Bad Wiessee am Tegernsee	Heilquelle	Herz und Gefäße, Stütz- und Bewegungsapparat, Atemwege, Augen, Haut
7547	Wildbad im Schwarzwald	Heilquellen	Stütz- und Bewegungsapparat, Nervensystem
3590	Bad Wildungen	Heilquellen	Harnwege, Herz und Gefäße, Stoffwechsel
3590	Bad Wildungen-Reinhardshausen	Heilquellen	Harnwege, Herz und Gefäße, Stoffwechsel
O-2902	Bad Wilsnack	Moor	Stütz- und Bewegungsapparat
7107	Bad Wimpfen	Heilquelle	Stütz- und Bewegungsapparat, Atemwege, Haut
8532	Bad Windsheim	Heilquellen	Stütz- und Bewegungsapparat, Atemwege, Stoffwechsel
7954	Bad Wurzach/Allgäu	Moor	Stütz- und Bewegungsapparat, Frauenleiden
3584	Zwesten	Heilquelle	Magen, Darm, Leber und Gallenwege, Harnwege
2903	Bad Zwischenahn	Moor	Stütz- und Bewegungsapparat, Frauenleiden

Heilbäder und Kurorte in Österreich

ORT		HEILMITTEL	HEILANZEIGEN BEI ERKRANKUNGEN FOLGENDER BEREICHE
A-8623	Aflenz/St	Heilklima	Erholungsbedürftigkeit, Rekonvaleszenz, Herz und Kreislauf
A-8992	Altausee/St	Heilklima	Erholungsbedürftigkeit, Rekonvaleszenz, chronisch entzündliche Erkrankungen der Atemwege, Herz und Kreislauf
A-9330	Althofen/K	Tonschlamm und Humuston, Moorerde und Flachmoortorf	Rheuma, Verletzungsfolgen, Frauenleiden, Verdauungsapparat
A-5253	Aspach/O	Heilklima	Erholungsbedürftigkeit, Rekonvaleszenz
A-8990	Bad Aussee/K	Heilquellen	Leber, Gallenwege, Verdauungsapparat, Gicht und Rheuma, Frauenleiden, Kreislauf, katarrhalische Erkrankungen der Atemwege, Entwicklungsschwäche im Kindesalter, Verletzungsfolgen
A-2500	Baden bei Wien/N	Heilquellen, Heilklima	Stütz- und Bewegungsapparat, Verletzungsfolgen, Nervensystem, Lähmungen, Haut, Frauenleiden, Mundschleimhaut und Zahnfleisch, Verstopfung und Darm, Atemwegserkrankungen, Rekonvaleszenz, Herz und Kreislauf
A-5640	Badgastein/St	Heilquellen, radioaktiver Thermalstollen	Stütz- und Bewegungsapparat, Verletzungsfolgen, Gefäße, Störungen der Fertilität und Potenz, Stoffwechsel, Mundhöhle, Altersbeschwerden, Nervensystem
A-9530	Bad Bleiberg/K	Heilquelle, Heilstollen	Stütz- und Bewegungsapparat, Verletzungsfolgen, Kreislauf, Übermüdung und Erschöpfung, Frauenleiden, allergische Erkrankungen der Atemwege, chronisch-bronchitisches Syndrom
A-5724	Burgwies/ Stuhlfelden/S	Heilquelle	Rheuma, Nervensystem, Frauenleiden
A-9772	Dellach im Drautal/K	Heilklima	Rekonvaleszenz, vegetative Störungen, Erschöpfung
A-2405	Bad Deutsch-Altenburg/N	Heilquelle	Stütz- und Bewegungsapparat, Verletzungsfolgen, Nervensystem, Lähmungen, Haut, Frauenleiden
A-5422	Heilbad Dürnberg/S	Heilquellen	Stütz- und Bewegungsapparat, Durchblutung, Atemwege, Verdauungsapparat, Stoffwechsel
A-9323	Wildbad Einöd/St	Heilquellen	Magen und Darm, Harnwege, Herz und Gefäße, Erholungsbedürftigkeit, Rekonvaleszenz, Stütz- und Bewegungsapparat, Frauenleiden
A-9135	Eisenkappel-Vellach/K	Heilquellen, Heilklima	Herz und Kreislauf, Darm, Harnwege, Erholungsbedürftigkeit, Rekonvaleszenz, Herz und Kreislauf, vegetative Regulationsstörungen
A-9712	Fresach/K	Heilklima	Erholungsbedürftigkeit, Rekonvaleszenz, Herz und Kreislauf, Rheuma, Atemwege
A-4713	Gallspach/O	Heilklima	Erholungsbedürftigkeit, Rekonvaleszenz
A-8524	Bad Gams/St	Heilquellen	Eisenmangelanämien, Rekonvaleszenz
A-8344	Bad Gleichenberg/St	Heilquellen	Erkrankungen der Atemwege, Herz und Kreislauf, Harnwege, Magen, Darm, Rheuma, vegetative Erschöpfungszustände, Verletzungsfolgen
A-4810	Gmunden/O	Heilklima	Erholungsbedürftigkeit, Rekonvaleszenz
A-4663	Gmös/ Laakirchen/O	Moor	Rheuma, Nervensystem, Entzündungsreste der Gelenke und des Bauchraumes, Verletzungsfolgen
A-4822	Bad Goisern/O	Heilquelle, Heilklima	Stütz- und Bewegungsapparat, Verletzungsfolgen, Haut, Atemwege, Erholungsbedürftigkeit, Rekonvaleszenz
A-8962	Gröbming/St	Heilklima	Rekonvaleszenz, Erschöpfung, Atemwege, Herz und Kreislauf, Abhärtung
A-3972	Bad Großpertholz/N	Moor	Stütz- und Bewegungsapparat, Frauenleiden, Verletzungsfolgen
A-4540	Bad Hall/O	Heilquellen	Herz und Kreislauf, Augen, Folgezustände nach Schlaganfällen, Stütz- und Bewegungsapparat, Mundschleimhaut, Atemwege, Frauenleiden, Haut
A-3970	Moorbad Harbach/N	Moor	Rheuma, Frauenleiden, Verletzungs- und Operationsfolgen, Entzündungen im Brust- und Bauchraum
A-6323	Bad Häring/T	Heilquelle	Stütz- und Bewegungsapparat, Haut, Gicht, chronische Metallvergiftungen, Verdauungsapparat
A-5092	Hochmoos/St Martin bei Lofer/S	Moor	Stütz- und Bewegungsapparat, Frauenleiden, Durchblutung
A-5630	Bad Hofgastein/S	Heilquelle	Stütz- und Bewegungsapparat, Verletzungsfolgen, Gefäße, Störungen der Fertilität und Potenz, Stoffwechsel, Mundhöhle, Altersbeschwerden

ORT		HEILMITTEL	HEILANZEIGEN BEI ERKRANKUNGEN FOLGENDER BEREICHE
A-4820	Bad Ischl/O	Heilquellen, Heilklima	Atemwege, Verdauungsapparat, Herz und Kreislauf, Nervensystem, Bewegungsorgane, Frauenleiden, Erholungsbedürftigkeit, Rekonvaleszenz
A-6370	Kitzbühel/T	Moor	Rheuma, Ischias, Verletzungs- und Operationsfolgen, Bandscheiben, Entzündungsreste der Gelenke und des Bauchraumes, Frauenleiden
A-9546	Bad Kleinkirchheim/K	Heilquellen	Stütz- und Bewegungsapparat, Verletzungsfolgen, neurovegetative Dystonien, Übermüdung und Erschöpfung, Frauenleiden, Harnwege
A-3171	Kleinzell/ Salzerbad/N	Heilquelle	Magen, Darm, Stütz- und Bewegungsapparat, Frauenleiden, Atemwege
A-9640	Kötschach-Mauthen/K	Heilklima	Erholungsbedürftigkeit, Abhärtung, Rekonvaleszenz, Erschöpfungszustände, vegetative Regulationsstörungen, psychosomatische Störungen, Kreislauf, Atemwege, Schilddrüse
A-8301	Laßnitzhöhe/St	Heilklima	Erholungsbedürftigkeit, Rekonvaleszenz, Erschöpfung, Kreislauf, Atemwege
A-4190	Bad Leonfelden/O	Moor	Rheuma, Verletzungsfolgen, Frauenleiden, Entzündungsreste nichtspezifischer Art der Gelenke und des Brust- und Bauchraums
A-8282	Loipersdorf/St	Heilquelle, Heilerde	Rheuma, Nervensystem, Verdauungstrakt und Urogenitaltrakt, chronische Venenentzündungen
A-9822	Mallnitz/K	Heilklima	Erholungsbedürftigkeit, Abhärtung, Rekonvaleszenz, Erschöpfungszustände, psychosomatische Störungen, Kreislauf
A-5163	Mattsee/S	Moor	Stütz- und Bewegungsapparat, Verletzungsfolgen, Entzündungsreste im Brust- und Bauchraum, Frauenleiden
A-6230	Mehrn/Brixlegg/T	Heilquelle	Rheuma, Erholungsbedürftigkeit, Rekonvaleszenz, Stoffwechsel, Leber
A-9872	Millstatt/K	Heilklima	Erholungsbedürftigkeit, Rekonvaleszenz, Atemwege, Abhärtung, Kreislauf, Schilddrüse
A-8983	Bad Mitterndorf (Bad Heilbrunn)/St	Heilquellle, Moor, Heilklima	Rheuma, Rekonvaleszenz, Nachbehandlung nach Verletzungen und Operationen, Atemwege, Haut
A-2872	Mönichkirchen/N	Heilklima	Kreislauf, Schilddrüse, Erschöpfung, Rehabilitation
A-8762	Oberzeiring/St	Heilstollen	Atemwege
A-9821	Overvellach/K	Heilklima, Schroth-Kurort	Rekonvaleszenz, Erholungsbedürftigkeit, Atemwege
A-9210	Pörtschach am Wörther See/K	Heilklima	Erholungsbedürftigkeit, Rekonvaleszenz, Atemwege
A-2734	Puchberg am Schneeberg/N	Heilklima	Nervensystem, Kreislauf, Erschöpfung, Rehabilitation
A-8490	Bad Radkersburg/St	Heilquellen	Verdauungsapparat, Harnwege, Herz und Kreislauf, Stütz- und Bewegungsapparat, Neuralgien, nervöse Erschöpfungszustände
A-2651	Reichenau an der Rax/N	Heilklima	Nervensystem, Kreislauf, Überlastung, Rekonvaleszenz, Atemwege
A-6870	Reuthe/V	Moor, Heilquelle	Stütz- und Bewegungsapparat, Unfallfolgen, Erschöpfungszustände, Frauenleiden, Rekonvaleszenz
A-5020	Salzburg/S	Moor, Heilquellen	Frauenleiden, Stütz- und Bewegungsapparat, Verletzungs- und Operationsfolgen, Entzündungsreste im Brust- und Bauchraum
A-5112	St. Felex/Lamprechtshausen/S	Moor	Stütz- und Bewegungsapparat, Verletzungsfolgen, Entzündungsreste im Brust- und Bauchraum, Frauenleiden, Erholungsbedürftigkeit
A-9462	Bad St. Leonhard im Lavanttal/K	Heilquelle	Stütz- und Bewegungsapparat, Haut
A-9654	St. Lorenzen im Lesachtal/K	Heilquelle	Stütz- und Bewegungsapparat, Haut, Schwermetallvergiftungen
A-9412	St.-Margarethen-Thermalbad Weißenbach/K	Heilquelle	Herz und Kreislauf, Übermüdung und Erschöpfung, vegetative Dystonie, Stütz- und Bewegungsapparat, Verletzungsfolgen, Magen, Darm, Harnwege
A-8061	St. Radegund bei Graz/St	Heilklima	Vegetative Dystonie, Erschöpfung, Rekonvaleszenz, Herz und Kreislauf, Schilddrüse
A-5621	St. Veit/S	Heilklima	Atemwege, Herz und Kreislauf, Haut, Nervensystem
A-5360	St. Wolfgang im Salzkammergut/O	Heilklima	Erholungsbedürftigkeit, Rekonvaleszenz
A-7202	Bad Sauerbrunn/B	Heilquellen	Verdauungsapparat, Harnwege und Nieren, Stoffwechsel, Sexualfunktionen, Erholung, Rekonvaleszenz

Abkürzungen der Bundesländer: B = Burgenland · K = Kärnten · N = Niederösterreich · O = Oberösterreich · S = Salzburger Land · St = Steiermark · T = Tirol · V = Vorarlberg · W = Wien

ORT		HEILMITTEL	HEILANZEIGEN BEI ERKRANKUNGEN FOLGENDER BEREICHE
A-4701	Bad Schaller-bach/O	Heilquellen	Stütz- und Bewegungsapparat, chronische Schwermetallvergiftungen
A-2853	Bad Schönau/N	Heilquelle	Herz und Kreislauf, Nervensystem, Schilddrüse, Anämien, Haut, Lunge, Magen-Darm-Trakt, Harnwege
A-8542	Schwanberg/St	Moor	Stütz- und Bewegungsapparat, Frauenleiden, Verletzungsfolgen, Entzündungsreste im Brust- und Bauchraum, Haut
A-9871	Seeboden/K	Heilklima	Erholungsbedürftigkeit, Rekonvaleszenz, Herz und Kreislauf, Nervensystem
A-6100	Seefeld in Tirol/T	Heilquelle	Rheuma, Kreislauf, Nervensystem
A-2680	Semmering/N	Heilklima	Rehabilitation, Atemwege, Schilddrüse
A-5350	Strobl am Wolfgangsee/S	Moor	Stütz- und Bewegungsapparat, Frauenleiden, Haut, Nachbehandlung nach Verletzungen und Operationen
A-7431	Bad Tatzmanns-dorf/B	Heilquellen, Moor	Herz und Kreislauf, Erschöpfung, Rekonvaleszenz, Erholungsbedürftigkeit, Sexualfunktionen, Verdauungsapparat, Eisenmangelanämien, Nieren und Harnwege, Frauenleiden, Verletzungsfolgen, Rheuma
A-9852	Trebesing/K	Heilquelle	Herz und Kreislauf, Rekonvaleszenz, Magen, Darm, Harnwege
A-9220	Welden am Wörther See/K	Heilklima	Rekonvaleszenz, Atemwege, Erholungsbedürftigkeit
A-5400	Vigaun/S	Heilquelle	Stütz- und Bewegungsapparat, Wiederherstellung bei traumatischen Schäden, Übermüdung, Erschöpfung, Frauenleiden, Stoffwechsel, Verdauungsapparat
A-9500	Warmbad Villach/K	Heilquellen	Stütz- und Bewegungsapparat, Verletzungs- und Lähmungsfolgen, Kreislauf, Übermüdung und Erschöpfung, Frauenleiden
A-2540	Bad Vöslau/N	Heilquellen	Übermüdung und Erschöpfung, Stütz- und Bewegungsapparat, Kreislauf, Verletzungsfolgen, Harnwege
A-8271	Bad Waltersdorf/St	Heilquelle	Stütz- und Bewegungsapparat, Nervensystem, Erschöpfung
A-4731	Weinberg/Prambachkirchen/O	Heilquellen	Eisenmangelzustände, Erschöpfung, Rekonvaleszenz, Haut, Rheuma
A-9762	Weissensee/K	Heilklima	Erholungsbedürftigkeit, Rekonvaleszenz, Atemwege, Herz und Kreislauf, Nervensystem
A-3335	Weyer/O	Heilklima	Erholungsbedürftigkeit, Rekonvaleszenz
A-1107	Wien-Oberlaa/W	Heilquelle	Stütz- und Bewegungsapparat, Verletzungsfolgen, Haut, Kreislauf
A-4654	Bad Wimsbach-Neyelharting/O	Moor	Frauenleiden, Rheuma, Lokalbehandlung nichtspezifischer Entzündungsreste, Nervensystem, Verletzungsfolgen, Magen, Darm, Leber und Gallenwege
A-4580	Windischgarsten/O	Heilklima	Erholungsbedürftigkeit, Rekonvaleszenz
A-4902	Wolfsegg am Hausruck/O	Heilklima	Erholungsbedürftigkeit, Rekonvaleszenz
A-4283	Bad Zell/O	Heilquellen	Stütz- und Bewegungsapparat, Verletzungsfolgen, Zustände nach Lähmungen, Altersbeschwerden, Frauenleiden, Sterilität und Impotenz, Gefäße, Allergien
A-5700	Zell am See/S	Heilklima	Erholungsbedürftigkeit, Rekonvaleszenz

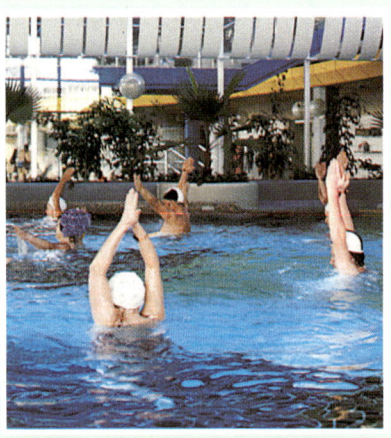

Bäder und Gymnastik in mineralhaltigem Wasser (links) können bei Erkrankungen des Stütz- und Bewegungsapparats lindernd wirken.

Eine Liegekur im Radonstollen (rechts) hilft vor allem gegen Atemwegserkrankungen wie Asthma und Heuschnupfen.

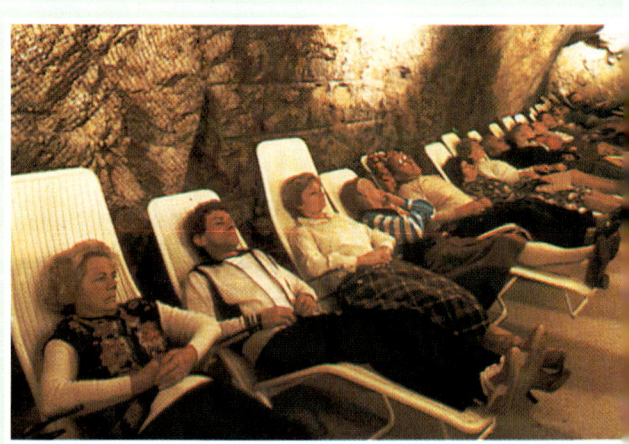

Heilklimatische Kurorte in Deutschland

HEILANZEIGEN: chronische Erkrankungen der Atemwege, Herz- und Gefäßerkrankungen, Hautkrankheiten, allgemeine Schwächezustände

ORT		KLIMATYP
3396	Altenau/Oberharz	Mittelgebirgsklima
8163	Bayrischzell	Hochgebirgsklima
8240	Berchtesgaden	Hochgebirgsklima
6748	Bad Bergzabern	Mittelgebirgsklima
3389	Braunlage/Harz	Mittelgebirgsklima
3392	Clausthal-Zellerfeld/Harz	Mittelgebirgsklima
5568	Daun/Eifel	Mittelgebirgsklima
7544	Dobel	Mittelgebirgsklima
7737	Bad Dürrheim/Schwarzwald	Mittelgebirgsklima
5427	Bad Ems/Lahn	Mittelgebirgsklima
7290	Freudenstadt/Schwarzwald	Mittelgebirgsklima
O-4304	Friedrichsbrunn	Mittelgebirgsklima
8100	Garmisch-Partenkirchen	Hochgebirgsklima
O-8302	Bad Gottleuba	Mittelgebirgsklima
3380	Hahnenklee/Oberharz	Mittelgebirgsklima
3388	Bad Harzburg	Mittelgebirgsklima
7506	Bad Herrenalb	Mittelgebirgsklima
8973	Hindelang	Hochgebirgsklima
7824	Hinterzarten/Schwarzwald	Mittelgebirgsklima
7821	Höchenschwand	Mittelgebirgsklima
3389	Hohegeiß/Hochharz	Mittelgebirgsklima
7972	Isny im Allgäu	Subalpines Klima
3500	Kassel-Wilhelmshöhe	Mittelgebirgsklima
7744	Königsfeld im Schwarzwald	Mittelgebirgsklima
6240	Königstein im Taunus	Mittelgebirgsklima
8185	Kreuth	Hochgebirgsklima
7825	Lenzkirch/Schwarzwald	Mittelgebirgsklima
6145	Lindenfels/Odenwald	Mittelgebirgsklima
O-1954	Lindow	Tieflandklima
4792	Bad Lippspringe	Mittelgebirgsklima
5562	Manderscheid/Vulkaneifel	Mittelgebirgsklima
6552	Bad Münster am Stein-Ebernburg	Mittelgebirgsklima
3450	Neuhaus im Solling	Mittelgebirgsklima
6696	Nonnweiler	Mittelgebirgsklima
5223	Nümbrecht	Mittelgebirgsklima
8974	Oberstaufen	Hochgebirgsklima
8980	Oberstdorf	Hochgebirgsklima
5455	Rengsdorf üb. Neuwied	Mittelgebirgsklima
O-1955	Rheinsberg	Tieflandklima
8183	Rottach-Egern am Tegernsee	Hochgebirgsklima
3423	Bad Sachsa/Südharz	Mittelgebirgsklima
3424	St. Andreasberg/Oberharz	Mittelgebirgsklima
7822	St. Blasien	Mittelgebirgsklima
8999	Scheidegg	Hochgebirgsklima
O-4301	Schielo	Mittelgebirgsklima
7826	Schluchsee	Mittelgebirgsklima
7542	Schömberg	Mittelgebirgsklima
7741	Schönwald/Schwarzwald	Mittelgebirgsklima
8959	Schwangau	Hochgebirgsklima
O-4302	Suderode	Mittelgebirgsklima
8180	Tegernsee	Hochgebirgsklima
O-2070	Templin	Tieflandklima
7820	Titisee-Neustadt	Mittelgebirgsklima
7865	Todtmoos/Schwarzwald	Mittelgebirgsklima
8170	Bad Tölz	Hochgebirgsklima
7740	Triberg im Schwarzwald	Mittelgebirgsklima
3542	Usseln	Mittelgebirgsklima
O-1292	Wandlitz	Tieflandklima
6649	Weiskirchen	Mittelgebirgsklima
3426	Wieda	Mittelgebirgsklima
3542	Willingen/Hochsauerland	Mittelgebirgsklima
5788	Winterberg/Hochsauerland	Mittelgebirgsklima

Seeheilbäder und Seebäder in Deutschland

HEILANZEIGEN: chronische Erkrankungen der Atemwege, Herz- und Gefäßerkrankungen, Hautkrankheiten, chronische Erkrankungen des Stütz- und Bewegungsapparats, Frauenleiden, Krankheiten im Kindesalter, allgemeine Schwächezustände

ORT		KLIMATYP
2985	Baltrum	Seeheilbad (Nordsee)
2972	Borkum	Seeheilbad (Nordsee)
2343	Brodersby-Schönhagen	Seebad (Ostsee)
2448	Burg auf Fehmarn	Seeheilbad (Ostsee)
2242	Büsum	Seeheilbad (Nordsee)
2893	Butjadingen	Seebad (Nordsee)
2944	Carolinensiel-Harlesiel	Seebad (Nordsee)
2190	Cuxhaven	Seeheilbad (Nordsee)
2435	Dahme	Seeheilbad (Ostsee)
2335	Damp	Seeheilbad (Ostsee)
2930	Dangast	Seebad (Nordsee)
2853	Dorum	Seebad (Nordsee)
2330	Eckernförde	Seebad (Ostsee)
2228	Friedrichskoog	Seebad (Nordsee)
2392	Glücksburg	Seeheilbad (Ostsee)
O-2553	Graal-Müritz	Seebad (Ostsee)
2433	Grömitz	Seeheilbad (Ostsee)
2443	Großenbrode	Seeheilbad (Ostsee)
2305	Heikendorf	Seebad (Ostsee)
O-2563	Heiligendamm	Seebad (Ostsee)
2447	Heiligenhafen	Seeheilbad (Ostsee)
2192	Helgoland	Seeheilbad (Nordsee)
O-2555	Heringsdorf	Seebad (Ostsee)
2322	Hohwacht	Seeheilbad (Ostsee)
2284	Hörnum auf Sylt	Seebad (Nordsee)
2949	Horumersiel-Schillig	Seeheilbad (Nordsee)
2983	Juist	Seeheilbad (Nordsee)
2285	Kampen auf Sylt	Seebad (Nordsee)
2426	Kellenhusen	Seeheilbad (Ostsee)
2304	Laboe	Seebad (Ostsee)
2941	Langeoog	Seeheilbad (Nordsee)
2282	List auf Sylt	Seebad (Nordsee)
2278	Nebel auf Amrum	Seebad (Nordsee)
2943	Neuharlingersiel	Seebad (Nordsee)

2430	Neustadt	Seebad (Ostsee)
2270	Nieblum auf Föhr	Seebad (Nordsee)
2278	Norddorf auf Amrum	Seeheilbad (Nordsee)
2980	Norden-Norddeich	Seebad (Nordsee)
2982	Norderney	Seeheilbad (Nordsee)
2251	Pellworm	Seebad (Nordsee)
2280	Rantum auf Sylt	Seebad (Nordsee)
2252	St. Peter-Ording	Seeheilbad (Nordsee)
2409	Scharbeutz-Haffkrug	Seeheilbad (Ostsee)
2306	Schönberg	Seebad (Ostsee)
2430	Sierksdorf	Seebad (Ostsee)
2941	Spiekeroog	Seeheilbad (Nordsee)
2408	Timmendorfer Strand/ Niendorf	Seeheilbad (Ostsee)
2400	Travemünde	Seeheilbad (Ostsee)
2270	Utersum auf Föhr	Seebad (Nordsee)
2946	Wangerooge	Seeheilbad (Nordsee)
2440	Weißenhäuser Strand	Seebad (Ostsee)
2283	Wenningstedt auf Sylt	Seeheilbad (Nordsee)
2280	Westerland auf Sylt	Seeheilbad (Nordsee)
2278	Wittdün auf Amrum	Seeheilbad (Nordsee)
2851	Wremen	Seebad (Nordsee)
2270	Wyk auf Föhr	Seeheilbad (Nordsee)
O-2238	Zinnowitz	Seebad (Ostsee)

Kneippheilbäder (H) und Kneippkurorte (K) in Deutschland

HEILANZEIGEN: Herz- und Gefäßerkrankungen, psychosomatische Störungen, Erkrankungen des Nervensystems, chronische Erkrankungen der Atemwege, Magen-, Darm-, Leber- und Gallenwegserkrankungen, Stoffwechselerkrankungen, Erkrankungen des Stütz- und Bewegungsapparats, postoperative Zustände, Abhärtung und allgemeine Leistungssteigerung

7960	Aulendorf (K)
O-8303	Berggießhübel (H)
6748	Bad Bergzabern (H)
5920	Bad Berleburg (H)
8582	Bad Berneck im Fichtelgebirge (H)
3118	Bad Bevensen (K)
6653	Blieskastel (K)
3123	Bodenteich (K)
5407	Boppard (H)
6277	Bad Camberg im Taunus (H)
5568	Daun/Eifel (K)
3551	Bad Endbach (H)
3032	Fallingbostel (H)
5948	Fredeburg (K)
7829	Friedenweiler (K)
8958	Füssen (K)
5372	Gemünd (K)
6412	Gersfeld/Rhön (H)
3554	Gladenbach (H)
O-8302	Bad Gottleuba (K)

6149	Gras-Ellenbach (H)
8944	Grönenbach/Allgäu (K)
4952	Hausberge an der Porta Westfalica (K)
4930	Hiddesen (K)
8973	Hindelang (K)
4505	Bad Iburg (H)
7744	Königsfeld im Schwarzwald (K)
5524	Kyllburg (K)
5988	Bad Laasphe (H)
3422	Bad Lauterberg im Harz (H)
2427	Malente-Gremsmühlen (H)
5562	Manderscheid/Vulkaneifel (K)
5439	Bad Marienberg/Westerwald (H)
2410	Mölln (H)
5358	Bad Münstereifel (H)
3579	Neukirchen/Knüllgebirge (K)
8974	Oberstaufen (K)
8980	Oberstdorf (K)
5787	Olsberg/Hochsauerland (K)
8942	Ottobeuren/Allgäu (K)
8967	Oy/Oberallgäu (K)
7605	Bad Peterstal-Griesbach (K)
8210	Prien am Chiemsee (K)
7760	Radolfzell-Mettnau (K)
7822	St. Blasien (K)
7595	Sasbachwalden (K)
8999	Scheidegg (K)
4938	Schieder (K)
7542	Schömberg (K)
7292	Schönmünzach-Schwarzenberg (K)
O-6213	Stadtlengsfeld (H)
O-6316	Stützerbach (H)
7770	Überlingen/Bodensee (H)
5414	Vallendar (K)
7730	Villingen-Schwenningen (K)
7808	Waldkirch im Breisgau (K)
7967	Bad Waldsee/Oberschwaben (K)
3391	Wildemann/Oberharz (K)
3542	Willingen/Hochsauerland (H)
8939	Bad Wörishofen (H)
4798	Wünnenberg (K)
3430	Ziegenhagen (K)

Kneippkuranstalten in Österreich

A-8623	Aflenz/St
A-8992	Altausee/St
A-9333	Althofen/K
A-5252	Aspach/O
A-5222	Auerbach/O
A-8990	Bad Aussee/St
A-2500	Baden bei Wien/N
A-6870	Bezau/V
A-9635	Dellach im Gailtal/K
A-5422	Heilbad Dürrnberg/S
A-6850	Dornbirn/V
A-6800	Feldkirch-Nofels/V

A-4101	Feldkirchen an der Donau/Bad Mühllacken/O
A-6263	Fügen/T
A-3571	Gars am Kamp/N
A-6793	Gaschurn/V
A-4810	Gmunden/O
A-3221	Gösing a. d. Mariazellerbahn/N
A-5622	Goldegg/S
A-3970	Moorbad Harbach/N
A-8230	Hartberg/St
A-5630	Bad Hofgastein/S
A-6440	Imst/T
A-6020	Innsbruck/T
A-4820	Bad Ischl/O
A-9010	Klagenfurt/K
A-9546	Bad Kleinkirchheim/K
A-3171	Kleinzell/Salzerbad/N
A-6842	Koblach/V
A-9640	Kötschach-Mauthen/K
A-3500	Krems/N
A-4362	Bad Kreuzen/O
A-6942	Krumbach/V
A-8301	Laßnitzhöhe/St
A-4190	Bad Leonfelden/O
A-6951	Lingenau/V

A- 8630	Mariazell/St
A-6290	Mayrhofen/T
A-9322	Micheldorf/Friesach/K
A-8993	Bad Mitterndorf/St
A-7123	Mönchhof/B
A-9210	Pörtschach am Wörther See/K
A-5412	Puch bei Hallein/S
A-2734	Puchberg am Schneeberg/N
A-3251	Purgstall/N
A-2651	Reichenau an der Rax/N
A-9633	Reisach i. G./K
A-6064	Rum b. Innsbruck/T
A-5020	Salzburg (Stadt)/S
A-4880	St. Georgen im Attergau/O
A-5340	St. Gilgen/S
A-3100	St. Pölten/N
A-4701	Bad Schallerbach/O
A-4780	Schärding/O
A-6780	Schruns/V
A-6100	Seefeld in Tirol/T
A-2680	Semmering/N
A-8271	Bad Waltersdorf/St
A-9622	Weißbirach/K
A-4902	Wolfsegg am Hausruck/O

Kurorte in der Schweiz

KURORT		HEILMITTEL	HEILANZEIGEN BEI ERKRANKUNGEN FOLGENDER BEREICHE
CH-7440	Andeer	Heilquelle	Stütz- und Bewegungsapparat
CH-5400	Baden bei Zürich	Heilquelle	Stütz- und Bewegungsapparat, Atemwege
CH-3984	Breiten	Heilquelle, Heilklima	Stütz- und Bewegungsapparat, Stoffwechsel, Frauenleiden, Herz und Kreislauf
CH-1890	Lavey-les-Bains	Heilquelle	Stütz- und Bewegungsapparat, Atemwege, Herz und Kreislauf
CH-3775	Lenk i. S.	Heilquelle	Stütz- und Bewegungsapparat, Atemwege, Haut, Zahnfleisch
CH-3954	Leukerbad	Heilquellen	Stütz- und Bewegungsapparat, Herz und Kreislauf
CH-4654	Lostorf-Bad	Heilquellen	Stütz- und Bewegungsapparat, Haut, Atemwege, Herz und Kreislauf, Zahnfleisch
CH-7310	Bad Ragaz/Valens	Heilquelle	Stütz- und Bewegungsapparat, Herz und Kreislauf
CH-4448	Ramsach-Bad	Heilquelle	Stütz- und Bewegungsapparat, Stoffwechsel, Herz und Kreislauf, Frauenleiden
CH-4310	Rheinfelden	Heilquellen	Stütz- und Bewegungsapparat, Atemwege, Herz und Kreislauf, Frauenleiden
CH-1913	Saillon	Heilquelle	Stütz- und Bewegungsapparat, Herz und Kreislauf
CH-7500	St. Moritz-Bad	Heilquelle, Moor, Heilklima, Kneippkurort	Stütz- und Bewegungsapparat, Herz und Kreislauf, Frauenleiden
CH-5116	Schinzbach-Bad	Heilquelle	Stütz- und Bewegungsapparat, Haut, Herz und Kreislauf
CH-1738	Schwefelberg-Bad	Heilquellen, Fango	Stütz- und Bewegungsapparat, Atemwege, Herz und Kreislauf, Haut, Stoffwechsel, Magen, Darm, Leber und Gallenwege, Frauenleiden
CH-7552	Bad Scuol-Tarasp-Vulpera	Heilquellen	Herz und Kreislauf, Stoffwechsel, Magen, Darm, Leber und Gallenwege, Harnwege
CH-7249	Serneus	Heilquelle, Heilklima	Rheumatische Erkrankungen
CH-6855	Stabio	Heilquellen	Stütz- und Bewegungsapparat, Haut
CH-7132	Vals	Heilquelle	Stütz- und Bewegungsapparat, Stoffwechsel, Herz und Kreislauf
CH-1400	Yverdon-les-Bains	Heilquelle	Stütz- und Bewegungsapparat, Atemwege
CH-8437	Zurzach	Heilquellen	Stütz- und Bewegungsapparat, Herz und Kreislauf, Stoffwechsel

LACHEN

Die Fähigkeit zu lachen ist dem Menschen angeboren. Bereits in grauer Vorzeit war das Lachen ein Zeichen, an dem zwei Menschen, die sich begegneten, sofort erkannten, ob der eine dem anderen wohlgesonnen war oder nicht. Zeigten sie sich nur die Zähne, so war dies ein Zeichen von Aggression und diente der Warnung. Verzogen sie dabei jedoch gleichzeitig das Gesicht und stießen eigenartig unartikulierte, rhythmische Geräusche aus, konnten sie sicher sein, daß das Gegenüber freundlich gesonnen war. Und noch heute gilt, daß gemeinsames Lachen die sozialen Bande zwischen den Menschen stärkt. Doch Lachen fördert nicht nur die zwischenmenschlichen Kontakte, es tut auch körperlich und seelisch gut.

Beim Lachen atmet man tiefer als gewöhnlich. Dadurch gelangt mehr Sauerstoff ins Blut, und der Kreislauf wird angeregt. Verstärkt wird dieser positive Effekt des Lachens noch durch einen erhöhten Herzschlag. Außerdem werden beim Lachen größere Mengen der Erregungshormone Adrenalin und Noradrenalin freigesetzt.

Lachen bewirkt aber auch eine plötzliche Energieentladung, auf die eine Phase der Entspannung folgt, in der die Muskulatur gelöster ist als vorher. Durch diesen Wechsel von Spannung und Entspannung ist man den körperlichen und seelischen Anforderungen des Alltags besser gewachsen. Und der Sinn für Humor hilft auch allgemein, emotionale Probleme und STRESS besser zu bewältigen.

Amerikanische Wissenschaftler beobachteten eine Gruppe von Männern von ihrer

Lachen ist die beste Medizin, behauptet der Volksmund und hat recht damit. Menschen, die lachen, sind entspannter und glücklicher.

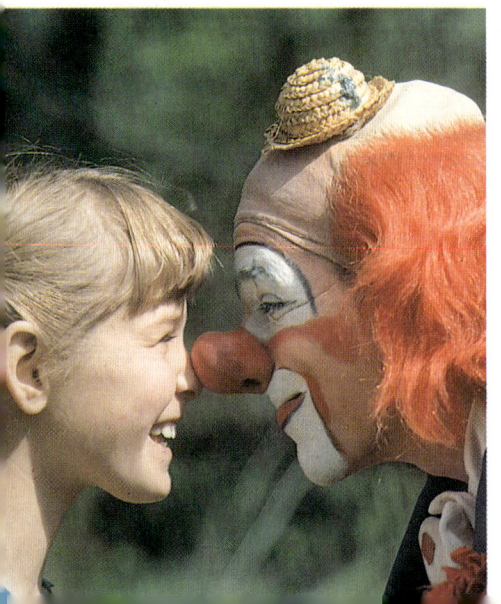

Kindheit an bis ins mittlere Alter. Dabei stellten sie fest, daß diejenigen, die schon als Jugendliche geistig ausgeglichen und humorvoll waren, im Alter über 40 vergleichsweise selten erkrankten. Wer dagegen schon in der Schulzeit unter emotionalen Problemen gelitten hatte, klagte auch später häufiger über körperliche Beschwerden. Aus diesen Beobachtungen schlossen die Forscher, daß eine ausgeglichene Geisteshaltung, die sich nicht zuletzt in einem gut entwickelten Sinn für Humor äußert, den körperlichen Alterungsprozeß verlangsamt.

In Großbritannien setzt ein Psychotherapeut das Lachen als Heilmethode bei psychosomatischen Störungen ein. Seine Erfolge haben sogar die britische staatliche Krankenversicherung überzeugt: Ihre Mitglieder bekommen die Kosten einer 45minütigen Lachtherapie ersetzt.

LÄRM-BELÄSTIGUNG

Der Lärmpegel in unserer Umwelt steigt ständig an. Lärm ist jedoch weitaus mehr als nur eine Belästigung. Ein hoher Lärmpegel und dauerhafte Lärmbelastung gehören nicht nur zu den häufigsten Ursachen von STRESS und den damit verbundenen Leiden, sondern gefährden auch das Hörvermögen. Siehe GESUNDHEITSRISIKEN.

LASERSTRAHLEN

Die Lasertechnik hat auch in der Medizin – und hier vor allem in der Chirurgie – Einzug gehalten. So ersetzt der Laser bei Operationen zum Teil das Skalpell, und in der Augenheilkunde wird mit Hilfe von Laserlicht die abgelöste Netzhaut an die Aderhaut angeschweißt.

In der Naturheilkunde findet diese hochmoderne Technik ebenfalls Anwendung, vor allem bei der AKUPUNKTUR. Dabei setzt man die energiereiche „Lichtnadel" anstelle der sonst üblichen Akupunkturnadeln aus Stahl, Gold oder Silber ein. Da man bei der Akupunktur weder schneiden noch schweißen will, benutzt man einen sogenannten Softlaser, dessen Energie so gering dosiert ist, daß er keinerlei Verletzungen am Gewebe verursacht. Studien ergaben, daß die therapeutische Wirkung des Laserstrahls der herkömmlicher Akupunkturnadeln durchaus entspricht, doch hat der Laserstrahl den Vorteil, daß der Einstich, den manche Patienten als unangenehm empfinden, vermieden werden kann.

LEBENSMITTEL-VERGIFTUNG

Die Symptome für eine Lebensmittelvergiftung sind Erbrechen, DURCHFALL und krampfartige Unterleibsschmerzen, die sich oft unmittelbar vor dem Durchfall verschlimmern. Manchmal treten auch FIEBER und Schweißausbrüche auf.

Verursacher sind in den meisten Fällen Mikroorganismen, die Entzündungen an den Magen- und Darmwänden hervorrufen. Aufgewärmtes oder nur halbgares Essen begünstigt das Wachstum von Bakterien wie Salmonellen oder Staphylokokken. Listeriabakterien kann man durch den Genuß von Weichkäse und Pasteten aufnehmen; gesunde Erwachsene erleiden durch sie meist keinen Schaden, ungeborene Kinder dagegen sind stark gefährdet. Verschiedene Bakterien in Fisch, Geflügel oder unpasteurisierter Milch können blutige Durchfälle auslösen.

Bei Erbrechen und Durchfall verliert man sehr viel Wasser. Dieser Wasserverlust ist die Hauptgefahr bei Lebensmittelvergiftungen, insbesondere für Kleinkinder und ältere Menschen. Auf jeden Fall muß ein Arzt hinzugezogen werden, wenn die Unterleibsschmerzen sehr stark sind, der Patient kaum mehr Urin lassen muß – ein Zeichen für starken Wasserentzug – oder die Symptome gravierender werden und andauern.

Was der Heilpraktiker rät

PFLANZENHEILKUNDE In leichten Fällen kann man versuchen, die Infektion mit 3–4 Knoblauchkapseln pro Tag zu bekämpfen. 3mal täglich 1 Tasse Kamillentee läßt die Entzündung ebenfalls abklingen. In tropischen Ländern können scharfe Gewürze wie Cayennepfeffer vor Lebensmittelvergiftungen schützen.

HOMÖOPATHIE Bei schwerem Durchfall, hervorgerufen durch verdorbene Lebensmittel – insbesondere Fleisch – und begleitet von Erbrechen, akuter Erschöpfung, Frösteln und Beklemmung, wird *Arsenicum album* empfohlen. Wenn sich nach dem Verzehr von schlechtem Fisch Blähungen einstellen, man sich feucht und kalt anfühlt, zusammenbricht oder nach Luft ringt, kann *Carbo vegetabilis* helfen. Bei Magenverstimmungen nach übermäßigem Obstgenuß, die von Schwäche und Koliken, von Erbrechen und schmerzlosem Durchfall begleitet sind, hilft *China*. *Phosphorus* ist angebracht bei Durchfall, Erbrechen und einem heftigen Verlangen nach eiskaltem Wasser, das man, sobald es sich im Magen erwärmt hat, wieder von sich gibt.

Lebensmittelvergiftung: Was tun, was lassen?

● Vor dem Umgang mit Lebensmitteln, vor dem Essen und nach dem Aufsuchen der Toilette immer sorgfältig die Hände waschen.

● Die Arbeitsflächen sauberhalten, Fleisch gut durchkochen oder -braten.

● Abfall in geschlossenen Behältern und streng getrennt von Nahrungsmitteln halten.

● Verletzungen an den Händen mit Pflaster abdecken, solange man kocht.

● Kochutensilien gründlich säubern und Reinigungsmittel sorgfältig abspülen.

● Tiefgekühlte Nahrungsmittel vor dem Zubereiten vollständig auftauen lassen.

● Bereits fertiges Essen, das man erneut warm machen will, bei hoher Temperatur noch einmal aufkochen.

● Die Küche gut belüften. Dunst durch eine Abzugshaube absaugen lassen.

● Nach dem Umgang mit rohem Fleisch die Hände waschen, bevor man andere Nahrungsmittel anfaßt.

● Gegartes Fleisch nicht mit rohem zusammenbringen, da dadurch Keime, die Verursacher von Lebensmittelvergiftungen sind, übertragen werden können.

● Heißes, gekochtes Essen nicht an einem warmen Ort aufbewahren; dadurch wird das Wachstum von Bakterien gefördert.

Standpunkt der Schulmedizin

Der Patient sollte Magen und Darm ausruhen lassen, indem er keine feste Nahrung zu sich nimmt und den Flüssigkeitsverlust regelmäßig durch kleine Mengen Wasser mit einer Prise Salz oder verdünnten Fruchtsaft ausgleicht. Mit zuckerhaltigen Getränken und Elektrolytlösungen aus der Apotheke kann der durch Erbrechen und Durchfall entstandene Verlust an Mineralstoffen ausgeglichen werden.

LEBENSMITTEL-ZUSÄTZE

Um Nahrungsmittel haltbarer zu machen, ihr Aussehen zu verbessern, ihre Zubereitung zu erleichtern oder ihren Geschmack zu verstärken, fügt man ihnen meist chemische Zusatzstoffe hinzu. Das Mißtrauen in der Be-

völkerung gegen diese Zusätze wächst, zumal weitgehend Unklarheit besteht, welche dieser Stoffe unbedenklich sind und welche die Gesundheit gefährden können. Siehe MACHT UNS DIE CHEMIE KRANK?, S. 196.

LEBER-ERKRANKUNGEN

Die Leber ist die größte Drüse des Körpers. Sie liegt im rechten Teil des Bauchraums und wiegt bei Erwachsenen 1,1 – 1,6 kg. Die Leber ist ein Organ, das viele verschiedene Funktionen erfüllt. Sie erzeugt Galle, die den Verdauungsprozeß fördert, nimmt Vitamine und Kohlenhydrate auf und hilft bei der Regulierung des Zuckergehalts im Blut. Sie lagert Fette ein und wandelt sie in Cholesterin um, sie produziert die chemischen Stoffe zur Blutgerinnung sowie die gerinnungshemmende Substanz Heparin und synthetisiert das Vitamin A, das sie zusammen mit den Vitaminen B12, D und K einlagert. Eine ihrer wichtigsten Aufgaben besteht darin, Giftstoffe und abgestorbene rote Blutkörperchen aus dem Blut zu beseitigen.

Zu den Lebererkrankungen gehört die Leberentzündung oder Hepatitis. Die infektiöse Leberentzündung oder Hepatitis A wird durch ein Virus verursacht und über Speisen und Getränke übertragen. Die Krankheit äußert sich in FIEBER, Mattigkeit und einer Gelbfärbung der Haut, der GELBSUCHT, die bis zu 3 Wochen dauern kann. Zwar treten bei dieser Krankheit nur selten Komplikationen auf, man sollte aber dennoch einen Arzt konsultieren.

Wesentlich ernsthafter ist eine Erkrankung an einer Serumhepatitis oder Hepatitis B, die ebenfalls ein Virus verursacht, das durch Geschlechtsverkehr, infiziertes Blut oder Blutprodukte sowie durch unsaubere Injektionsnadeln übertragen werden kann. Nach einer Inkubationszeit von 1– 6 Monaten treten plötzlich KOPFSCHMERZEN, Fieber, Schüttelfrost, allgemeine ERSCHÖPFUNG und Gelbsucht auf. In schweren Fällen kann die Krankheit tödlich verlaufen.

Bei der Leberzirrhose werden abgestorbene oder kranke Leberzellen durch vernarbtes Bindegewebe ersetzt. Eine Leberzirrhose kann die Folge einer Hepatitis sein, sie kann aber auch durch ALKOHOLISMUS, eine Verstopfung des großen Gallengangs durch GALLENSTEINE, durch Vergiftungen sowie Störungen des IMMUNSYSTEMS hervorgerufen werden. Und nicht zuletzt kann die Leber von KREBS befallen werden.

Warnung Bei Verdacht auf eine Lebererkrankung sollte man unbedingt einen Arzt oder Heilpraktiker aufsuchen.

Was der Heilpraktiker rät

Bei Lebererkrankungen wird der Heilpraktiker grundsätzlich zu einer strengen Leberdiät – ohne jegliches Fett – raten. Erlaubt sind Reis und leichter Kartoffelbrei. Dazu sollte man täglich 2– 3 Gläser frischen Gemüsesaft trinken. Kalte Packungen auf dem Unterleib und Körperübungen, beispielsweise YOGA, können die Leber stimulieren. In manchen Fällen können auch Multivitaminpräparate, Mineralstofftabletten oder Lecithingaben zur Senkung des Cholesterinspiegels angezeigt sein.

PFLANZENHEILKUNDE Pflanzen, die bisher hauptsächlich eingesetzt wurden, um die Produktion von Magensäure anzuregen, scheinen sich auch auf die Leber positiv auszuwirken. Dazu zählen insbesondere die Mariendistel sowie die Artischocke. Darüber hinaus begünstigen Wermutkraut, Gelbwurzel und Schöllkraut den Heilverlauf, indem sie zu einer Entstauung der Leber beitragen.

HOMÖOPATHIE Bei einer akuten Hepatitis sind *Phosphorus, Chelidonium, Taraxacum* und *Carduus marianus* angezeigt.

AKUPUNKTUR Behandelt werden verschiedene Punkte auf den Leber-, Gallenblasen-, Magen- und Milzmeridianen zur möglichen Stärkung der Leberfunktion.

BLUTEGEL Blutegel, die am rechten unteren Rippenbogen angesetzt werden, können bei Fettleber und Stauungen Erleichterung bringen.

FUSSREFLEXZONENMASSAGE Massiert werden die Reflexzonen, die der Leber, der Gallenblase, dem Dick- und Dünndarm, der Milz sowie dem lymphatischen System zugeordnet sind. Außerdem behandelt man die Bereiche, die dem Solarplexus entsprechen.

OZONTHERAPIE Bei allen Leberbelastungen hat sich die Ozontherapie bewährt.

Standpunkt der Schulmedizin

Patienten mit Hepatitis A wird vor allem Ruhe verordnet. Sie sollen wenig oder gar nichts essen – eventuell eine fettlose Diät halten – und viel Flüssigkeit zu sich nehmen. Auf Reisen in tropische oder subtropische Länder ist strengste Hygiene angezeigt. Eine Injektion von Gammaglobulin vor Reiseantritt bietet einen gewissen Schutz gegen Hepatitis A.

Corticosteroide können bei Hepatitis B entzündungsverringernd wirken. Durch Impfung, Einwegspritzen sowie durch die Verwendung von Kondomen kann man sich schützen.

Eine Leberzirrhose ist unheilbar. Man kann nur ein weiteres Fortschreiten der Krankheit verhindern, indem man die auslösenden Ursachen beseitigt.

Macht uns die Chemie krank?

Ein großer Teil der Lebensmittel enthält chemische Zusätze, die das Aussehen verbessern, die Haltbarkeit verlängern oder bestimmte Zubereitungsformen ermöglichen sollen. Doch die Zusatzstoffe geraten zunehmend in Mißkredit. Zwar gibt die Zutatenliste Auskunft darüber, welche Zusatzstoffe bei dem jeweiligen Artikel verwendet wurden, doch wer weiß schon so genau, was diese Stoffe bewirken, ob sie unbedenklich sind oder ob man sie besser meiden sollte.

Unter einem Lebensmittelzusatzstoff versteht man jeden Bestandteil, der nicht von Natur aus in dem jeweiligen Nahrungsmittel enthalten ist. Alle Zusatzstoffe müssen durch den Gesetzgeber zugelassen werden, ehe die Nahrungsmittelhersteller sie verwenden dürfen. Die vorschriftsmäßige Überprüfung der Testverfahren, die der Hersteller durchführen lassen muß, um Wirkungsweise und Unbedenklichkeit des Zusatzstoffes genau festzustellen, nimmt das Bundesgesundheitsamt vor, das einen Zusatzstoff u. a. nach folgenden Kriterien beurteilt: Der Zusatz muß notwendig, gesundheitlich unbedenklich sowie chemisch rein sein und darf den Nährwert der Erzeugnisse nicht nachteilig beeinflussen. Ferner darf nur die notwendige Mindestmenge beigemischt werden. Und als notwendig wird ein Zusatz nur dann eingestuft, wenn

das Lebensmittel sonst bis zum Verzehr nicht haltbar ist und wenn durch den Zusatz Aussehen und Geschmack verbessert oder das Lagern und Verpacken erleichtert werden. Befürwortet das Bundesgesundheitsamt die Verwendung eines Zusatzstoffes, gibt das Bundesgesundheitsministerium den Stoff nach einer weiteren Überprüfung frei.

Lebensmittelzusätze ermöglichen es, daß den Menschen das ganze Jahr über eine Vielzahl nahrhafter Lebensmittel zur Verfügung stehen. Ohne Zusatzstoffe wäre unsere Nahrung im Winter z. B. weniger abwechslungsreich. Auch Fertiggerichte wären ohne Zusatzstoffe nicht denkbar. Andererseits jedoch wächst das Mißtrauen gegenüber diesen chemischen Mitteln. Zwar bestreitet kaum jemand die Notwendigkeit von Konservierungsstoffen, um Milch- und Fleischzubereitungen frisch zu halten, oder von Antioxidantien, um Fette vor dem Ranzigwerden zu bewahren, doch halten viele Menschen Farbstoffe und Geschmacksverstärker für durchaus entbehrlich, selbst wenn dann Margarine weiß und Erdbeerjoghurt bräunlich aussehen würden.

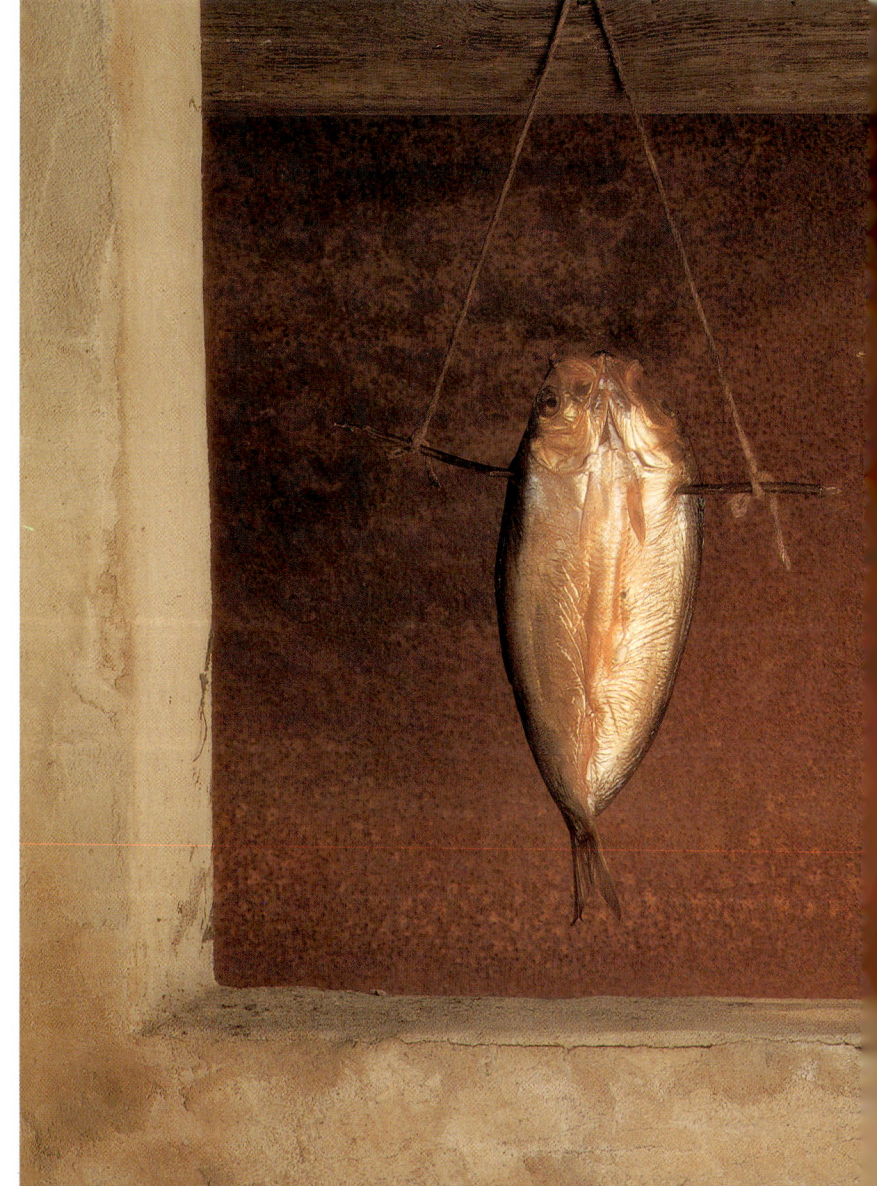

Obwohl Lebensmittelzusatzstoffe daraufhin überprüft werden, ob sie gesundheitlich unbedenklich sind, können manche Menschen empfindlich darauf reagieren. Diese Empfindlichkeit kann sich in Hautausschlägen und -entzündungen, EKZEMEN, Atemproblemen (einschließlich ASTHMA), MIGRÄNE, DARMBESCHWERDEN, HERZKLOPFEN und HYPERAKTIVITÄT bei Kindern äußern. Die auslösenden Faktoren für solche allergischen Reaktionen (siehe ALLERGIEN) sind allerdings derart komplex, daß bislang kaum eine klare Zuordnung möglich ist, und wenn, ist diese wissenschaftlich noch nicht erhärtet oder anerkannt. Der Gerechtigkeit halber muß man hinzufügen, daß wesentlich mehr Menschen überempfindlich oder allergisch auf nahrungsmitteleigene Inhaltsstoffe als auf chemische Zusatzstoffe reagieren. Milch, Eier, Weizen, Schaltiere, Nüsse, Orangen und Erdbeeren enthalten keine chemischen Zusatzstoffe, rufen aber dennoch bei vielen Menschen die oben genannten Reaktionen hervor.

Das scheinbar geringe Risiko, das mit den chemischen Zusatzstoffen verbunden ist, nehmen viele Lebensmittelhersteller und -händler in Kauf, um Nahrungsmittel appetitanregend aussehen zu lassen und um sie haltbarer zu machen. Andererseits ist das Aussehen häufig Gewohnheitssache, so daß man auf Farbstoffe weitgehend verzichten könnte. Und da heute Nahrungsmittel schnell verteilt und in den Supermärkten rasch umgeschlagen werden, außerdem strenge Vorschriften für die Nahrungsmittelproduktion und den Handel gelten, wäre es sicher einfach, die Vielzahl der Konservierungsstoffe zu verringern oder sie in schwächeren Konzentrationen zu verwenden. Dies wird jedoch nur dann geschehen, wenn die Verbraucher Druck ausüben und verstärkt zu den zwar etwas teureren, dafür aber zusatzfreien Produkten greifen.

Unbekannte Langzeitwirkungen

Kritiker der Lebensmittelzusätze bemängeln vor allem, daß trotz der Überprüfung durch das Bundesgesundheitsamt die Langzeitwirkung dieser Zusatzstoffe bisher weitgehend unerforscht ist. Auch über die möglichen Wechselwirkungen der genehmigten Stoffe ist derzeit nur wenig bekannt.

Manche Verbraucher gehen davon aus, daß Zusatzstoffe grundsätzlich schlecht sind, trotzdem verwenden aber auch sie beispielsweise Backpulver mit Natriumbicarbonat und Zitronen- oder Weinsäure zum Kuchenbacken. Andere Substanzen wiederum sind ein natürlicher und erwünschter Bestandteil von Lebensmitteln, so z. B. das Carotin in Möhren oder die Sorbinsäure in Äpfeln, Birnen und anderen Obstsorten. Werden jedoch Carotin als Farbstoff und Sorbinsäure als Konservierungsstoff Lebensmitteln zugesetzt, betrachtet man sie weit weniger wohlwollend.

Die Verwendung von natürlichen Extraktstoffen anstelle von synthetischen Substanzen berechtigt den Hersteller zwar zu der Bezeichnung „frei von künstlichen Zusätzen", verringert das Problem aber nicht. Denn wenn man auf eine bestimmte Substanz allergisch reagiert, macht es keinen Unterschied, ob diese von Natur aus in einem Nahrungsmittel enthalten ist oder erst von der Industrie zugesetzt wurde.

Menschen, die sich gesund ernähren wollen, ohne dabei gleich alle Errungenschaften der Nahrungsmittelchemie zu verteufeln, werden abwägen, ob das größere Risiko von Zusatzstoffen oder von Lebensmitteln ausgeht, die möglicherweise von Bakterien oder Schimmelpilzen befallen sind. Sie werden hauptsächlich zu Lebensmitteln greifen, die wenig behandelt wurden, und diese so frisch wie möglich verzehren. Außerdem werden sie Zusatzstoffe vermeiden, die im Verdacht stehen, bei empfindlichen Menschen allergische Reaktionen hervorzurufen. Um dem Verbraucher jedoch die freie Entscheidung zu lassen, welche Lebensmittelzusätze er akzeptieren will und welche nicht, müssen sämtliche Inhaltsstoffe eines Lebensmittels genau ausgewiesen werden.

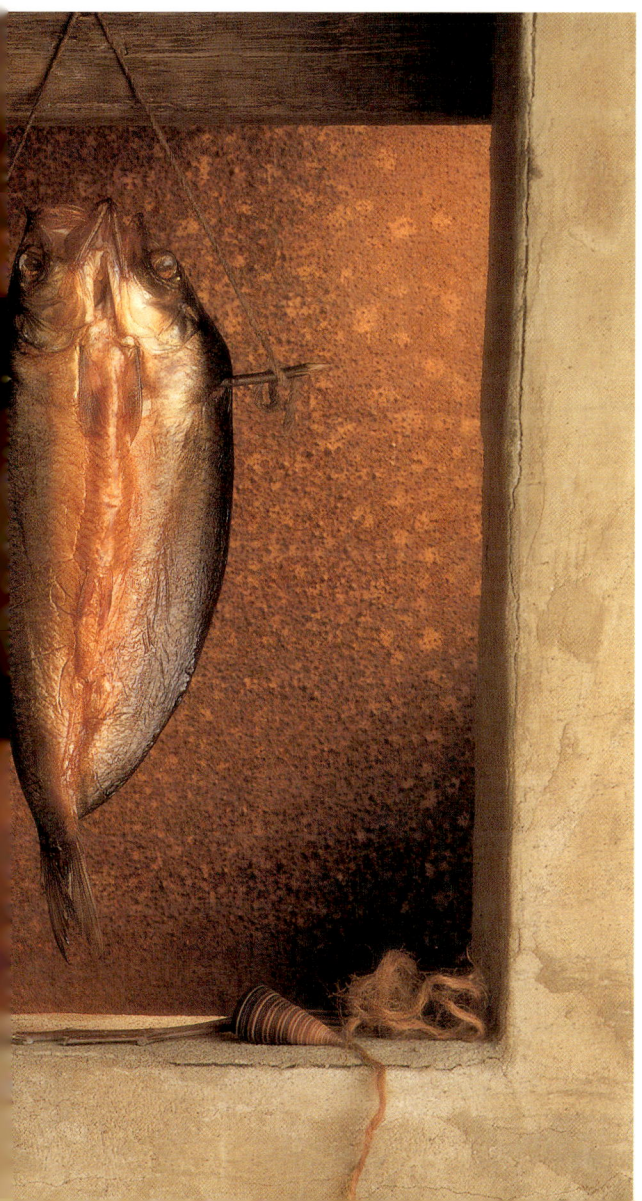

Die tiefe Orangefärbung von vielen Räucherfischen bedeutet nicht, daß der Fisch über einem Torf- oder Holzfeuer geräuchert wurde, sondern stammt von einem Zusatzstoff, der den Fisch farblich ansprechender machen soll. Ohne einen solchen Zusatzstoff, der bei empfindlichen Menschen u. U. Hautausschlag, Atemprobleme, Sehstörungen oder Hyperaktivität auslösen kann, ähneln Räucherfische den Heringsfischen links im Bild: Sie haben eine silbrige Haut und helles goldfarbenes Fleisch.

Identifizierung der Zusatzstoffe

Bei zusammengesetzten Lebensmitteln werden die Zutaten auf der Verpackung in absteigender Reihenfolge ihres mengenmäßigen Anteils angegeben. Da die Zusatzstoffe nur in kleinen Mengen enthalten sind, stehen sie am Ende der Liste. Sie sind in verschiedene Stoffgruppen unterteilt, und innerhalb dieser Gruppen erscheinen sie mit ihrer Codenummer, ihrem vollen chemischen Namen oder mit beidem. Die erlaubten Geschmacksstoffe werden nicht einzeln bezeichnet, sondern als solche nur in ihrer Gesamtmenge deklariert.

Viele der Codenummern beginnen mit einem E, was bedeutet, daß der Zusatz in allen Ländern der Europäischen Gemeinschaft (EG) genehmigt ist. Zusätze ohne E-Code dürfen nur in dem jeweiligen Land, in dem sie zugelassen wurden, verwendet werden, nicht aber in anderen Ländern der EG.

Lebensmittel enthalten oft auch Spuren von Stoffen, die nicht angegeben sind. Es handelt sich dabei nicht direkt um Inhaltsstoffe des jeweiligen Produktes, sondern um Zusätze, die einem oder mehreren Bestandteilen dieses Produktes schon vor der eigentlichen Herstellung beigemischt wurden – z. B. Enzyme als Zartmacher für Fleisch, das dann zu Pasteten und anderen Fleischprodukten verarbeitet wurde.

Von der Deklarierungsvorschrift ausgenommen sind Nahrungsmittel wie Milch oder Honig, die nur aus einer einzigen Gesamtsubstanz bestehen.

Wozu dienen Zusatzstoffe?

Es gibt 17 Gruppen von Zusatzstoffen, die entsprechend ihrer Funktion zusammengestellt sind. Ein Zusatzstoff kann in einem Produkt mehrere Aufgaben erfüllen, aufgeführt wird er aber nur in seiner hauptsächlichen Funktion, und das muß nicht unbedingt diejenige sein, für die er ursprünglich geprüft und genehmigt worden ist. Die einzelnen Gruppen sind: Säuren, Säureregulatoren, Trennmittel, Schaumregulatoren, Antioxidantien, künstliche Süßstoffe, Farbstoffe, Emulgatoren, Geschmacksverstärker, Geschmacksstoffe, Backhilfsmittel, Geliermittel, Oberflächenbehandlungsmittel, Konservierungsstoffe, Treibmittel, Stabilisatoren und Verdickungsmittel. Die Tabelle auf den Seiten 200–201 nennt die wichtigsten Zusatzstoffe und ihre jeweilige Funktion.

Die bedeutendste Gruppe der Zusatzstoffe sind die Konservierungsmittel. Die Lebensmittelhersteller tragen vor dem Gesetz die Verantwortung dafür, daß ihre Produkte bei Einhaltung der vorgeschriebenen Lagerbedingungen bis zum angegebenen Verfallsdatum unverdorben bleiben. Die mei-

sten, jedoch nicht alle Konservierungsstoffe werden synthetisch hergestellt. Sie verlangsamen das Wachstum von Bakterien und anderen Mikroorganismen, die die Nahrung verderben und Lebensmittelvergiftungen verursachen können.

In Form von Pökelsalz werden Nitrate und Nitrite (E 251–252) als Konservierungsstoffe in Fleisch und bestimmten Käsesorten wie Edamer und Gouda, nicht aber z. B. Parmesan verwendet. Sie schützen vor Botulismus, einer gefährlichen (und oftmals tödlichen) Lebensmittelvergiftung. Allerdings enthalten, bedingt durch eine intensive Düngung landwirtschaftlicher Nutzflächen, bestimmte Gemüsearten wie Möhren, Spinat und Salat sowie u. U. auch Trinkwasser manchmal größere Mengen von Nitraten als behandelte Lebensmittel. Bei empfindlichen Menschen können sie Übelkeit, KOPFSCHMERZEN und Schwindelanfälle (siehe SCHWINDEL) verursachen. An Versuchstieren hat man Reaktionen beobachtet, die zu KREBS führen könnten – jedoch nur in seltenen Fällen und nach Verabreichung von hohen Dosen, wie man sie normalerweise nicht zu sich nimmt. Da die größte Gifteinwirkung von Nitrit und nicht von Nitrat ausgeht, muß die durch bestimmte Bakterien ausgelöste Nitritbildung verhindert werden. Dies erreicht man, indem man beim Verzehr nitrathaltiger Lebensmittel gleichzeitig Vitamin C, etwa in Form von frisch gepreßten Säften, zu sich nimmt.

Benzoesäuren und Benzoate (E 210 bis E 219) sind Konservierungsstoffe, die bei hierfür anfälligen Personen HAUTKRANKHEITEN, HEUSCHNUPFEN und ASTHMA hervorrufen können. Schwefeldioxid und seine Verbindungen (E 220–227) können für Asthmatiker ebenfalls problematisch sein; sie werden außer Wein auch bestimmten Obst- und Gemüseerzeugnissen sowie Trockenobst und -gemüse zugesetzt. Besser verträglich sind sicher Nahrungsmittel, die mit Milchsäure (E 270) konserviert wurden. Milchsäure, die bei der Vergärung von Milchzucker entsteht, bildet das natürliche Konservierungsmittel in Joghurt, Sauerkraut, eingelegten Gurken u. a. und wird häufig in Kuchen und fertigen Fleischgerichten verwendet.

Die Oberflächenbehandlungsmittel Diphenyl, Orthophenylphenol und Thiabendazol (E 230–233) schützen Zitrusfrüchte vor Schimmelbefall. Vor allem Früchte, die zu Zitronat und Orangeat verarbeitet werden, sind mit diesen Konservierungsstoffen behandelt.

Etliche Zusätze sind bei der Herstellung der Nahrungsmittel von Nutzen. Schaumregulatoren etwa verhindern, daß Flüssigkeiten überkochen oder daß sich beim Abfüllen Schaum bildet. Feine Pulver – so auch Salz – enthalten Trennmittel, damit sie rieselfähig bleiben. Und Backhilfsmittel lassen Brotteig besser aufgehen.

Cellulose, gummiähnliche Pflanzenstoffe und Geliermittel

Schokoladen-rührkuchen

	100 g fertiger Kuchen	1 Portion/ 1 Stück* = 36 g
Energiewert:		
Kilojoule (kJ)	1845	667
Kilokalorien (kcal)	444	159
Nährwert:		
Eiweiß (g)	5	2
Kohlenhydrate (g)	55	20
Fett (g)	22	8

*Annahme: 18 Stück pro Kuchen

Zutaten:

Weizenmehl, Zucker, kakaohaltige Fettglasur, Weizenstärke, Schokolade, Backtriebmittel (E 450a; 500), Maltodextrin, Emulgator (E 475; E 472b, e), Magermilchpulver, Milchzucker, Milcheiweiß, natürliche und naturidentische Aromastoffe, Säuerungsmittel Zitronensäure.

Die Zusatzstoffe erscheinen bei den meisten behandelten Nahrungsmitteln am Ende der Zutatenliste. Es kann die volle chemische Bezeichnung, nur die Codenummer oder beides angegeben sein. Das E in der Codenummer bedeutet, daß der Stoff in allen EG-Ländern zugelassen ist.

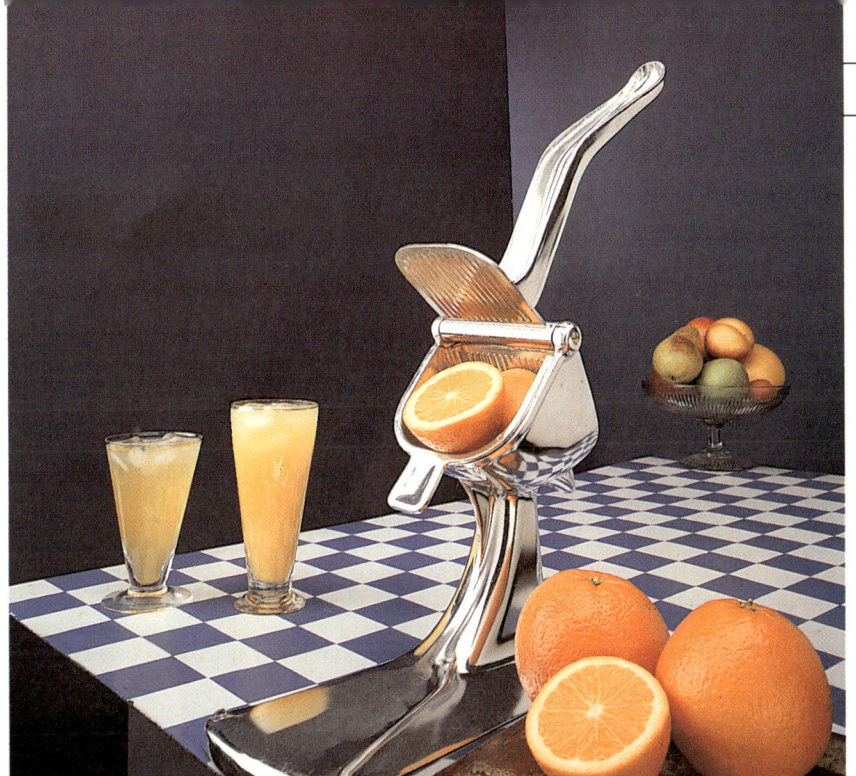

Fertigsäfte und -fruchtsaftgetränke können Farb-, Konservierungs-, Geschmacks- und künstliche Süßstoffe enthalten. Will man wirklich frischen und reinen Saft trinken, muß man ihn selbst auspressen.

Zusatzstoffe meiden

Wer Lebensmittelzusätzen mißtrauisch gegenübersteht und ihre möglichen Gefahren oder Langzeitwirkungen fürchtet, sollte versuchen, diese Stoffe zu meiden. Das bedeutet meist eine Änderung der Ernährungsgewohnheiten, nämlich mehr frische Kost statt vorbehandelter Nahrungsmittel. Dabei sollte man sich jedoch bewußt sein, daß unkonservierte Lebensmittel bakterienanfälliger sind. Will man keine LEBENSMITTELVERGIFTUNG riskieren, muß man sie sorgfältig aufbewahren und zubereiten.

Eine Ernährung mit frischen, unbehandelten Lebensmitteln kostet nicht unbedingt mehr Geld; allerdings benötigt sie mehr Zeit, denn man muß für frische Zutaten mit kürzerer Haltbarkeit öfter einkaufen gehen und außerdem den Aufwand für das Putzen von Frischgemüse und -obst einkalkulieren. Frisches, biologisch angebautes Gemüse ist zugegebenermaßen etwas teurer, aber auch Fertigprodukte haben ihren Preis. Und frischer Fisch und fettarmes Fleisch kosten sogar weniger als entsprechende Fertiggerichte, und man kann sie obendrein noch nach eigenem Geschmack zubereiten.

Abgesehen von frischer Ware, kann man sich auch zusatzfreie Obst- und Gemüsekonserven sowie Getreide und Kekse als Vorrat halten. Reis, Hülsenfrüchte und Nudeln sowie viele Käsesorten und Joghurts enthalten ebenfalls keine Zusätze. Ferner werden inzwischen auch schon Hamburger, Dosenfische und tiefgefrorene Gerichte ohne Zusatzstoffe angeboten.

Das wachsende Interesse an sogenannten Biolebensmitteln und ein zunehmendes Gesundheitsbewußtsein haben bewirkt, daß mehr und mehr Nahrungsmittelhersteller nach Alternativen zu den umstrittenen chemischen Zusatzstoffen suchen. Dadurch steht heute bereits eine größere Auswahl an akzeptablen Waren zur Verfügung. Der Handel hat sich ebenfalls auf die veränderten Bedürfnisse einer immer größer werdenden Zahl von Kunden eingestellt und bietet heute eine ganze Reihe von Produkten ohne chemische Konservierungs- oder Farbstoffe an.

Die Auflistung der Zutaten auf vorbehandelten Lebensmitteln ermöglicht ferner, gezielt bestimmte Zusatzstoffe zu umgehen. Man notiert sich am besten die Codenummern und Bezeichnungen der Substanzen, die man vermeiden will, und nimmt diese Liste mit zum Einkaufen. Es wird eine Zeit dauern, bis man die jeweils akzeptablen Waren beisammenhat. Bei jedem Besuch im Laden oder Supermarkt wird man sich vermutlich nur mit einer oder zwei Sorten von Lebensmitteln beschäftigen können. Doch die anfängliche Mühe zahlt sich bald aus.

---

sind nicht gefährlich. Sie geben den Nahrungsmitteln ein größeres Volumen und die Fähigkeit, mehr Luft oder Wasser aufzunehmen. Auf diese Weise erzielen sie eine ähnliche Wirkung wie die BALLASTSTOFFE im Essen.

Antioxidantien verhindern, daß Öle und Fette an der Luft ranzig und manche Früchte braun werden. E 320 Butylhydroxyanisol (BHA) und E 321 Butylhydroxytoluen (BHT) sind synthetische Antioxidantien, die man in vielen Frühstücksmüslis, in Streichkäse, Margarine, Eiscreme, Kaugummis und Limonaden findet. Bei Kindern können sie zur HYPERAKTIVITÄT führen. Man sollte eher Produkte mit dem Antioxidantium E 306 kaufen, denn dabei handelt es sich um einen natürlichen Extrakt aus Sojabohnen, Mais und anderen Getreiden, der reich an Vitamin E ist.

Einige der zugelassenen Farbstoffe können die Ursache für Hyperaktivität sein oder zu einer Reihe anderer Beschwerden wie Hautausschlag, SEHSTÖRUNGEN, Atemprobleme, ASTHMA und zu einer aspirinallergischen Reaktion führen. Die Asofarbstoffe, Derivate aus Steinkohlenteer, werden ebenfalls für viele körperliche Reaktionen verantwortlich gemacht. Der Hauptverdächtige unter ihnen ist der gelbe Farbstoff Tartrazin (E 102), der in Puddingpulver sowie in Frucht- und Kräuterlikören enthalten ist und in Zukunft stark eingeschränkt werden soll. Etwa die Hälfte aller genehmigten Farbstoffe sind natürliche Pflanzenextrakte: Grün aus Chlorophyll, Rot aus roten Beten und Gelb aus Carotin, Blattgelb und Kurkuma.

Emulgatoren und Stabilisatoren werden Nahrungsmitteln beigefügt, damit sich Öl und Wasser vermischen. Ohne sie würden sich Salatsoßen, Eiscreme, Margarine und viele Fertiggerichte in verschiedene Flüssigkeiten aufspalten und nicht wiederzuerkennen sein. Emulgatoren und Stabilisatoren sind üblicherweise natürliche Nahrungsmittelextrakte. Lecithin (E 322) aus Eigelb oder Sojabohnen gehört dazu. Johannisbrotkernmehl ist ein weiterer natürlicher Extraktstoff, der als Emulgator und Geliermittel Verwendung findet.

Zusatzstoffe und ihre möglichen Gefahren

Nur wenige Menschen reagieren auf Lebensmittelzusätze überempfindlich oder allergisch, die meisten verspüren keinerlei Folgen. Für denjenigen jedoch, der allergisch reagiert, ist es wichtig, die für ihn negativen Substanzen und damit die belastenden Asthmaanfälle oder fürchterlich juckenden Hautausschläge zu vermeiden. Andere wiederum leiden unter FIEBER, SEHSTÖRUNGEN, HEUSCHNUPFEN, MAGENBESCHWERDEN, Atemnot, Übelkeit, SCHWINDEL, KOPFSCHMERZEN und HERZKLOPFEN. Die Liste der Substanzen, die diese Reaktionen hervorrufen können, ist lang, und jeder Mensch reagiert möglicherweise auf einen anderen Stoff.

Häufig sind die Leidtragenden Menschen mit Stoffwechselstörungen – Unregelmäßigkeiten bei den chemischen und physikalischen Prozessen im Körper, die dafür sorgen, daß die einzelnen Bestandteile der Nahrung in Energie umgewandelt und komplexe Substanzen für die Gewebe- und Organbildung aufgebaut werden. Für solche Menschen sind selbst kleinste Mengen an chemischen Zusatzstoffen, die für die meisten anderen mit normalem Stoffwechsel kein Problem darstellen, unverträglich, oder sie reagieren allergisch darauf.

Bei denen, die empfindlich auf Zusatzstoffe in Lebensmitteln reagieren, unterscheidet man drei Hauptgruppen: Asthmatiker, bei denen Lebensmittelzusätze Anfälle auslösen können, Menschen mit einer Aspirinallergie, die mit Hautausschlag, Atemproblemen und anderen Symptomen reagieren, und hyperaktive Kinder. Inwieweit chemische Zusatzstoffe HYPERAKTIVITÄT hervorrufen, ist noch nicht völlig geklärt. Manche Ärzte glauben, daß sich dieses Verhalten eher bessert, wenn man die Ernährung des Kindes überwacht und umstellt und nicht nur Lebensmittelzusätze vermeidet.

In der folgenden Tabelle sind die Stoffe aufgeführt, die im Verdacht stehen, bei empfindlichen Menschen Beschwerden auszulösen, sowie die Lebensmittel, in denen sie üblicherweise vorkommen. Auf den Nahrungsmitteletiketten kann der Name des Stoffes und/oder die Codenummer stehen.

Die Symbole in der Aufstellung bezeichnen die Personengruppen, die durch bestimmte Lebensmittelzusätze besonders gefährdet sind:

■ – Hyperaktive Kinder
□ – Asthmatiker
☆ – Aspirinallergiker
○ – Menschen mit anderen Allergien oder Unverträglichkeiten
★ – Kleinkinder

ZUSATZSTOFF	FUNKTION UND ANWENDUNGSBEREICH
E 102 Tartrazin ■□☆	Gelber/orangener Farbstoff, häufig in Frucht- und Kräuterlikören enthalten
E 104 Chinolingelb ■	Grünlichgelber Farbstoff, besonders in Räucherfisch, Limonaden, Süßigkeiten, Puddings, Cremespeisen, süßen Suppen und Soßen sowie in kandierten Früchten enthalten
E 110 Gelborange ■☆	Gelber Farbstoff, in Lachsersatz, Süßigkeiten, Marzipan, Frucht- und Kräuterlikören sowie in Erdbeer-, Himbeer- und Kirschkonserven enthalten
E 120 Echtes Karmin ■	Roter Farbstoff, natürlich aus getrockneten Insekten und Eigelb gewonnen oder synthetisch hergestellt; in Lachsersatz, Limonaden, Süßigkeiten, Puddings, Cremespeisen, süßen Suppen und Soßen, kandierten Früchten sowie in Erdbeer-, Himbeer- und Kirschkonserven enthalten
E 122 Azorubin ■□☆	Purpurrötlicher Farbstoff; wie E 120 verwendet
E 123 Amaranth ■☆	Roter Farbstoff, in Süßigkeiten, Füllungen von Backwaren, Puddings, Cremespeisen, Gelees, Suppen und süßen Soßen, kandierten Früchten sowie Frucht- und Kräuterlikören enthalten
E 124 Cochenillerot A (Ponceau 4R) ■□☆	Roter Farbstoff; wie E 120 und zusätzlich für Konfitüren verwendet
E 127 Erythrosin ■	Roter Farbstoff, in kandierten Kirschen, Mischobstkonserven mit Kirschanteil sowie in Cocktailkirschen enthalten

ZUSATZSTOFF	FUNKTION UND ANWENDUNGSBEREICH
E 131 Patentblau V ■□☆○	Violettblauer Farbstoff, häufig in Lachsersatz, Limonaden, Süßigkeiten, Marzipan, Puddings sowie in Frucht- und Kräuterlikören enthalten
E 132 Indigotin ■□☆○	Blauer Farbstoff; wie E 131 verwendet
E 142 Brillantsäuregrün BS (Lisamingrün) ■	Grüner Farbstoff, in Limonaden, Süßigkeiten, Puddings, Cremespeisen, Gelees, süßen Suppen und Soßen sowie in kandierten Früchten enthalten
E 150 Zuckercouleur ■	Brauner Farbstoff für Lebensmittel allgemein, ausgenommen Brot und Kleingebäck sowie Lebensmittel, aus deren Verkehrsbezeichnung hervorgeht, daß sie mit Malz, Karamel, Kakao, Schokolade, Kaffee oder Tee hergestellt sind
E 151 Brillantschwarz BN ■	Schwarzer Farbstoff für Limonaden, Fischrogenerzeugnisse, Süßigkeiten, Puddings, Cremespeisen, Gelees, süße Suppen und Soßen sowie Frucht- und Kräuterliköre
E 153 Kohlenschwarz (Carbo medicinalis vegetabilis) ■○	Schwarzer Farbstoff, aus der Verkohlung von Pflanzen gewonnen; wird wie E 151 verwendet
E 200 – E 203 Sorbinsäure ○	Konservierungsstoff zur langsameren Entwicklung von Schimmel- und Hefepilzen; in Fischfertigprodukten, Mayonnaise, Gewürz- und Salatsoßen, Fleisch- und Kartoffelsalat, Margarine, Fruchtsäften, Limonaden, Trocken-

ZUSATZSTOFF	FUNKTION UND ANWENDUNGSBEREICH
	obst, Gurkenkonserven, Senf, Backwaren und Konfitüren enthalten
E 210–E 213 Benzoesäure ■□○	Konservierungsstoff, der natürlich in Tee und Himbeeren vorkommt; synthetisch hergestellt wird er für marinierten Fisch und Fischfertigprodukte, Mayonnaise, Salatsoßen, Fleisch- und Kartoffelsalat, Limonaden, eingemachtes Obst, Gurkenkonserven, Senf und Backwaren verwendet
E 214–E 219 PHB-Ester ■☆○	Konservierungsmittel für marinierten Fisch und Fischfertigprodukte, für Mayonnaise, Fleisch- und Kartoffelsalat und gelatinehaltige Überzugsmassen für Fleischerzeugnisse
E 222 Natriumhydrogensulfit ■	Konservierungsstoff in Wein, Trockenfrüchten, Orangeat und Zitronat, Obstgeliersaft und kandierten Früchten
E 223 Natriumdisulfit ■	Konservierungsstoff; wird wie E 222 verwendet
E 224 Kaliumdisulfit ■	Konservierungsstoff; wird wie E 222 verwendet.
E 226 Calciumsulfit ■	Konservierungsstoff; wird wie E 222 verwendet
E 228 Calciumhydrogensulfit ■	Konservierungsstoff; wird wie E 222 verwendet
E 251 Natriumnitrat ■○★	Konservierungsstoff, ist hauptsächlich in Anchosen aus Heringen oder Sprotten enthalten
E 252 Kaliumnitrat ■○★	Konservierungsstoff; wird wie E 251 verwendet
E 270 Milchsäure ★	Konservierungsstoff, wird hauptsächlich für Säuglingsmilch, Salatsoßen, Pralinen und alkoholfreie Getränke verwendet, ist aber allgemein für Lebensmittel zugelassen
E 300 L-Ascorbinsäure (Vitamin C)	Antioxidantium, wird hauptsächlich für Fruchterzeugnisse verwendet, ist aber allgemein für Lebensmittel zugelassen
E 310 Propylgallat E 311 Octylgallat E 312 Dodecylgallat ■□☆★	Antioxidantien für Fette und Öle, daher auch in gebratenen oder fritierten Nahrungsmitteln und Snacks, ferner in Instantsuppen und -bratensoßen, in Marzipan, Nougatmasse und Kaugummi enthalten
E 320 Butylhydroxyanisol (BHA) ■□○★	Antioxidantium; wird wie E 310–E 312 verwendet

ZUSATZSTOFF	FUNKTION UND ANWENDUNGSBEREICH
E 321 Butylhydroxytoluen (BHT) ■□☆○★	Antioxidantium, in Kaugummi enthalten
E 406 Agar-Agar ○	Dickungsmittel und Stabilisator, wird aus Meeresalgen gewonnen und ist für Lebensmittel allgemein zugelassen
E 407 Carrageen (Irisches Moos) ○	Dickungsmittel, Emulgator und Geliermittel aus Meeresalgen, wird hauptsächlich für Eiscreme, Gelees, gefrorene Biskuitdesserts, Sprühsahne, Kuchendekorationen und Frischkäse verwendet, ist aber für Lebensmittel allgemein zugelassen
E 413 Tragant ○	Dickungsmittel, Emulgator und Stabilisator, gewonnen aus dem Gummi in den Zweigen von bestimmten Astragalussträuchern; wird vorzugsweise für Käse, Sorbets und Salatsoßen verwendet, ist aber für Lebensmittel allgemein zugelassen
E 414 Gummi arabicum ○	Dickungsmittel, Emulgator und Stabilisator aus dem Gummi, das aus den Zweigen bestimmter Akazien austritt; wird für abgepackten Rahmkäse und für Tortenteigmischungen verwendet, ist aber für Lebensmittel allgemein zugelassen
E 421 Mannit (Mannazucker) ○	Strukturverbesserungsmittel und Süßstoff, gewonnen aus Meeresalgen und bestimmten Eschenarten; in Kaugummi sowie in Hart- und Weichkaramellen enthalten
508 Kaliumchlorid ○	Salzersatz und Geliermittel, ist für Lebensmittel allgemein zugelassen
E 621 Mononatriumglutamat E 622 Monokaliumglutamat ■□☆○★	Kochsalzersatz in diätetischen Lebensmitteln; wird meist aus Zuckerrüben gewonnen, kommt aber auch in Meeresalgen vor
E 623 Calciumglutamat ■□☆★	Wird wie E 621 und E 622 verwendet
627 Natriumguanylat 631 Natriuminosinat ■☆○★	Geschmacksverstärker, ist in pikanten Snacks, Fertigsuppen, Instantsoßen und vorgekochten Reisgerichten enthalten
925 Chlor ○	Wird als Bleichmittel in Weißmehl verwendet, daher in Brot, Kuchen und Keksen enthalten
926 Chlordioxid ○	Wird wie 925 und zur Wasserentkeimung verwendet

LEGASTHENIE

Kinder, die beim Lesenlernen Schwierigkeiten haben, Wörter und Buchstaben richtig zu erkennen, leiden unter Legasthenie, einer Lernstörung, die man früher irreführenderweise Wortblindheit nannte. Sie tritt bei etwa einem von zehn Kindern in unterschiedlich ausgeprägtem Maß auf, und jedes 25. Kind hat deutliche Probleme damit. Eine der Hauptursachen dieser Störung ist eine Fehlanordnung von Nervenzellen im Sprachzentrum des Gehirns.

Legasthenie macht sich bei den betroffenen Kindern meist erst nach der Einschulung bemerkbar, wenn nämlich ihre Lehrer feststellen, daß sie schlecht lesen und schreiben lernen. Es fällt den Kindern schwer, die verschiedenen Laute in den Wörtern zu unterscheiden und die Buchstaben zu erkennen. Oft haben die Kinder auch Probleme, sich bestimmte Reihenfolgen, wie z. B. die Wochentage oder die Monate des Jahres, zu merken.

Manchmal leidet das Kind gleichzeitig unter der Schwierigkeit, Zahlen zu erlernen und richtig wiederzugeben. Wenn ein legasthenisches Kind beispielsweise seine Adresse zu Papier bringt, schreibt es als Hausnummer 27 statt 72, wie es richtig wäre. Beide Lernstörungen lassen sich zumeist nicht vollstän-

Legasthenie – kein Mangel an Intelligenz

Daß manche Menschen Schwierigkeiten mit dem Lesen und Schreiben haben, ist nicht neu, doch daß diese Schwierigkeiten nicht auf einem Mangel an Intelligenz beruhen müssen, erkannte man erst gegen Ende des 19. Jh. Der amerikanische Psychologe William James beschrieb 1890 in seinem Buch *Grundsätze der Psychologie* erstmals das Phänomen der – wie er es nannte – wortblinden Kinder. Heute spricht man von Leseschwäche oder Legasthenie.

Es mag manchen Eltern ein Trost sein, daß selbst geniale Persönlichkeiten wie der Künstler und Wissenschaftler Leonardo da Vinci, der Bildhauer Auguste Rodin, der Erfinder Thomas Edison und Albert Einstein, der Vater der modernen Physik, unter Legasthenie gelitten haben sollen. Im Gegensatz zu früher gibt es heute jedoch zahlreiche Fördermaßnahmen für legasthenische Kinder sowie speziell ausgebildete Therapeuten, die den Kindern helfen können.

Legasthenie: Was tun, was lassen?

● Dem Kind viel vorlesen, auch wenn es schon älter ist.
● Stets Interesse an den Schulnoten und Hausaufgaben des Kindes zeigen und diese mit ihm durchgehen.
● Oft gibt es zu den Büchern, die im Deutschunterricht gelesen werden, Ton- oder Videokassetten, so daß das Kind gleichzeitig hören und lesen kann.
● Selbst die kleinste Leistung und jeden noch so gering erscheinenden Fortschritt des Kindes loben. Es benötigt alle nur denkbare Hilfe und Ermutigung.
● Einem Kind, das Schwierigkeiten hat, links und rechts zu unterscheiden, kann man Eselsbrücken bauen. So kann man z. B. die Klingel an seinem Fahrrad auf der rechten Seite anbringen und ihm einschärfen, immer auf der „Klingelseite" zu fahren.
● Das Kind niemals auslachen, wenn es etwas nicht kann. Mit Ermutigung erreicht man mehr.
● Wenn man einmal einen Therapeuten gefunden hat, sollte man diesem vertrauen und das Kind nicht zu weiteren Experten bringen. Dadurch wird es nur noch mehr verunsichert.

dig beheben, doch man kann viel tun, um es den Legasthenikern zu ermöglichen, mit ihrer Behinderung fertig zu werden (siehe Kasten oben).

Vermutet man bei einem Kind eine legasthenische Störung, sollte man zunächst sein Seh- und Hörvermögen sorgfältig prüfen lassen, denn es ist auch möglich, daß den Lernschwierigkeiten eine Schwäche dieser Sinnesorgane zugrunde liegt.

Was kann man selbst tun?

▶Eltern, die ein legasthenisches Kind haben, sollten sich zunächst mit dem Lehrer oder Schulleiter in Verbindung setzen. Er kann ihnen sicher einen Schulpsychologen oder einen geeigneten Therapeuten empfehlen.

Die jeweilige Lehrmethode hängt zu einem großen Teil davon ab, wie gravierend die Lernstörungen sind. Legastheniker benötigen sorgfältig ausgearbeitete Aufbauprogramme, die auf dem Erlernen von Wortstrukturen basieren.

Was der Heilpraktiker rät

HOMÖOPATHIE Manchmal steckt hinter einer Legasthenie ein ererbtes Problem. *Medorrhinum* kann helfen, wenn der Patient

das Gefühl hat, alles anzustarren, oder wenn die Legasthenie von nächtlichem BETTNÄSSEN begleitet wird. Ebenfalls günstig können sich *Agaricus* oder *Strammonium* auswirken.

Standpunkt der Schulmedizin

Der Hausarzt wird den Eltern eines legasthenischen Kindes alle in seiner Macht stehende Unterstützung anbieten und mit ihnen über mögliche Maßnahmen für eine gezielte Hilfe sprechen.

LEINSAMEN

Leinsamen, der Samen des Flachses, ist heute vor allem wegen seiner Wirkung gegen die häufigste aller Zivilisationskrankheiten, die Darmträgheit mit VERSTOPFUNG, allgemein bekannt. Dabei ist er im eigentlichen Sinn kein Abführmittel. Daß er bei diesem Problem hilfreich sein kann, liegt an seinem Ballaststoffgehalt (siehe BALLASTSTOFFE) und an seinem Anteil an Schleim, der den Stuhl aufweicht, geschmeidig und gleitfähig macht. Man sollte in diesem Fall geschroteten Leinsamen verwenden und ihn nicht quellen lassen. Außerdem sollte man nicht mehr als 1 gehäuften EL zu sich nehmen; bleibt die erhoffte Wirkung aus, muß man zu einem anderen Mittel greifen.

Der Schleimgehalt des Leinsamens wirkt aber auch noch bei anderen Beschwerden lindernd und heilend. Magenkranke können 1 gehäuften TL Leinsamen in $^1/_4$ l Wasser geben und über Nacht quellen lassen. Diese Zubereitung, morgens auf nüchternen Magen zu sich genommen, schützt die Magenschleimhaut und lindert Magenschmerzen.

Äußerlich verwendet man Leinsamenpäckchen für eine Wärmebehandlung, etwa bei Ohrenschmerzen.

Der Rückstand bei der Leinölgewinnung, der sogenannte Leinkuchen, enthält noch so viel Schleim, daß er als heiße Packung, z. B. bei FURUNKELN, genutzt werden kann.

LEUKÄMIE

Leukämie ist eine Krebsart, die die weißen Blutkörperchen befällt. Ohne Behandlung endet die Krankheit zumeist tödlich, mit ärztlicher Hilfe dagegen ist eine Heilung möglich. Man unterscheidet zwei Formen der Leukämie, je nachdem, welche Art der Blutkörperchen betroffen ist: lymphatische und myeloische Leukämie. Beide Arten können akut (rasche Entwicklung) oder chronisch (langsame Entwicklung und lange Dauer) auftreten.

Die häufigste Form der kindlichen Leukämie – sie beginnt meist im Alter zwischen 3 und 6 Jahren – ist die akute lymphatische Leukämie. Bei der Behandlung dieser Krankheit hat man inzwischen große Fortschritte erzielt. Die Symptome wie FIEBER, BLUTARMUT, KOPFSCHMERZEN und starkes NASENBLUTEN stellen sich innerhalb eines sehr kurzen Zeitraums ein. Bei Erwachsenen äußert sich die Leukämie in Fieber, Leistungsabbau, Appetitlosigkeit, Gewichtsverlust und Schwäche. Frauen haben manchmal sehr starke Menstruationsblutungen (siehe MENSTRUATIONSBESCHWERDEN). Eine chronische Leukämie kann, vor allem bei alten Menschen, recht harmlos verlaufen.

Bei Verdacht auf Leukämie muß man sofort einen Arzt konsultieren.

LICHTTHERAPIE

Die Bedeutung des Lichts für die Gesundheit war schon in der Antike bekannt, geriet aber dann weitgehend in Vergessenheit. Erst im vorigen Jahrhundert erkannte Arnold Rikli erneut die heilende Wirkung des Lichts und begründete die sogenannte Heliotherapie (von griechisch *helios,* Sonne). Da natürliches Sonnenlicht jedoch nicht immer zur Verfügung steht, greift man heute auch auf künstliche Lichtquellen zurück, wobei man die unterschiedlichen Farben, aus denen das natürliche Licht besteht, auch einzeln einsetzt.

Wann hilft diese Therapie?

Eichothermbestrahlung Diese Kombination aus Hellorange und Ultraviolett fördert den Stoffwechsel in Haut und Gewebe, was sich u. a. günstig auf Entgiftungs- und Ausscheidungsvorgänge auswirkt.

Farbpunktur Hierbei werden alle wichtigen Farben des Sonnenlichtspektrums einzeln und gezielt angewendet. Die Farbpunktur geht auf alte fernöstliche Heilverfahren zurück, die auf der Überzeugung basieren, daß jede Farbe ihre eigene, unverwechselbare Energie besitzt. Den Farben waren am Körper bestimmte Punkte (Chakras) zugeordnet, über die man damals mit Hilfe farbiger Edelsteine die entsprechende Energie in den Organismus hineinbrachte. Die in diesen Punkten umgewandelte Energie half, die Gesundheit zu stabilisieren oder Krankheiten zu überwinden.

Bei der Farbpunktur richtet man das durch entsprechende Filter erzeugte farbige Licht auf die zugehörigen Punkte. Die Auswahl der Farben und Punkte richtet sich nach dem jeweiligen Behandlungsziel (siehe FARBTHERAPIE).

Heilsonne Die Unisol-Heilsonne ist ein Lichtbogenbestrahlungsgerät mit Elektroden aus seltenen Erden. Das Licht erwärmt das Blut, was zu einer Abwehrsteigerung führt. Die Heilsonne wird bei Verkrampfungen und Durchblutungsstörungen sowie als Begleitmaßnahme zu anderen physiotherapeutischen Anwendungen eingesetzt.

Höhensonne Das energiereiche violette bis ultraviolette Licht der Höhensonne bräunt nicht nur, sondern vitalisiert auch und kann vor allem in den trüben Wintermonaten hilfreich sein. Allerdings ist vor häufigem oder gar regelmäßigem Gebrauch zu warnen.

Rotlicht Bei kalten Rheumaschmerzen, die mit Steifheit der Gelenke einhergehen, wärmt es auf, lockert und entkrampft. Auch bei ERKÄLTUNGEN und BRONCHITIS wirkt Rotlicht wohltuend.

LUFTIONISATION

Jeder kennt diesen Zustand vor einem drohenden Gewitter: Spannung liegt in der Luft und verursacht KOPFSCHMERZEN und Reizbarkeit. Wissenschaftler und Heilkundige haben dafür die gleiche Erklärung: Die Luft ist im wahrsten Sinn des Wortes geladen, sie ist voll von elektrisch positiv geladenen Teilchen, sogenannten Ionen.

Die meisten Luftpartikel sind elektrisch neutral. Die positive und negative Ladung von Teilchen wird in erster Linie durch die von der Sonne und aus dem Weltraum kommende Strahlung verursacht. Negative Ionen werden außerdem durch Blitze, Meereswellen und fließende Gewässer erzeugt.

Überwiegt die Zahl positiver Ionen in der Luft, leiden viele Menschen unter Reizbarkeit, Kopfschmerzen, DEPRESSIONEN und allgemeinem Unwohlsein. In Städten z. B. ist der Anteil positiver Ionen in der Luft sehr hoch, denn Staub, Luftverschmutzung durch Autoabgase, Heizanlagen und Industrie, synthetische Fasern und Elektrogeräte zerstören die negativen Ladungen. Entsprechend unangenehm und drückend empfindet man oft die Atmosphäre. Saubere Luft dagegen, wie man sie in den Bergen und am Meer antrifft, weist eine ausreichende Menge an negativen Ionen auf, und folglich fühlt man sich dort voller Schwung und Tatkraft.

Vor einem Gewitter leiden viele Menschen unter Nervosität, denn die Luft ist spannungsgeladen (unten links): Sie weist eine Überzahl an positiven Ionen auf, die Unwohlsein und Reizbarkeit auslösen. Wenn sich das Gewitter endlich entladen hat und die Blitze und der Gewittersturm den Anteil negativer Teilchen in der Luft wieder erhöht haben, fühlt man sich meist erfrischt und neu belebt. Fließende Gewässer wie der Bergbach unten sorgen ebenfalls dafür, daß die Atmosphäre reich an wohltuenden negativen Ionen ist.

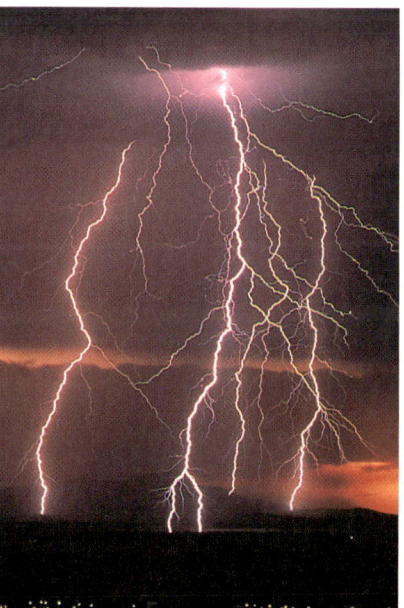

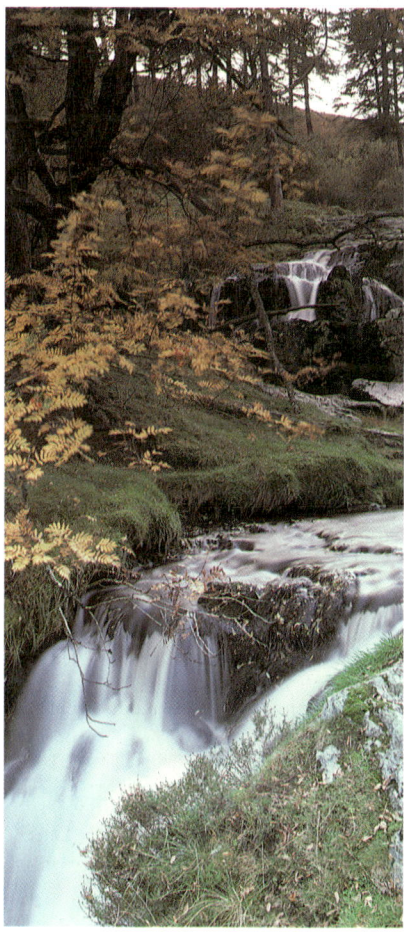

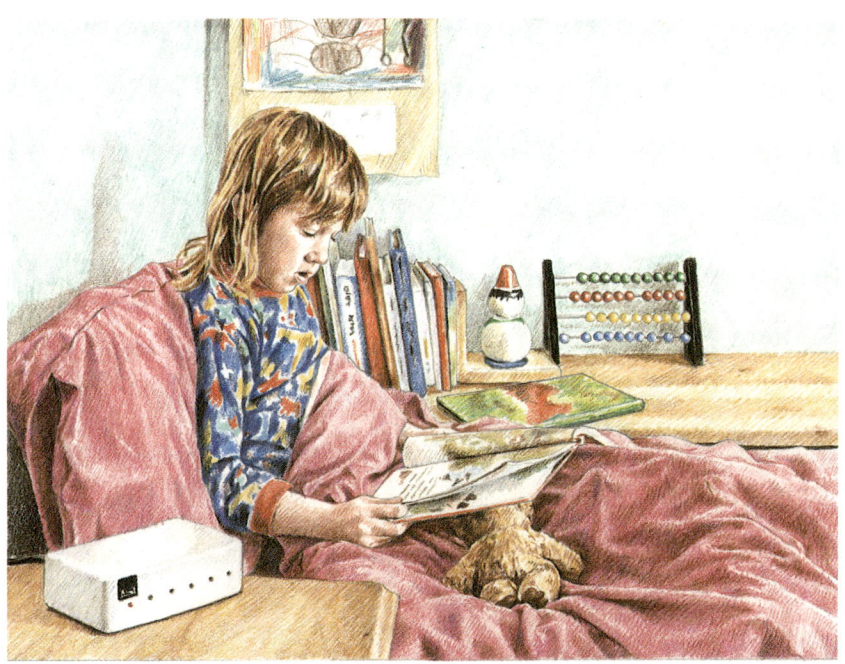

In der Wohnung kann man das Gleichgewicht von positiven und negativen Ionen durch einen Ionisator wirksam beeinflussen. Diese Geräte können vor allem Menschen mit Atem- und Lungenproblemen Erleichterung bringen.

Was kann man selbst tun?

▶ Wer in einer Umgebung mit wenig negativen Ionen lebt oder besonders wetterfühlig ist, findet häufig durch Ionisatoren Erleichterung. Diese kleinen elektrischen Geräte sind im Elektrofachhandel sowie in Apotheken erhältlich und erzeugen bei sparsamem Stromverbrauch negative Ionen. Man stellt sie am Bett oder am Arbeitsplatz auf, und zwar mindestens 50 cm von Wand und Boden entfernt, damit sich die Ionen ungehindert im Raum verteilen können. Ihre beste Wirkung entfalten die Geräte, die über eine Reichweite von 3–4 m verfügen, bei geschlossenen Türen und Fenstern. Außerdem sollte man Ionisatoren möglichst nicht am Fenster oder auf polierten Oberflächen aufstellen, da hier die Ionisierungsleistung der Geräte durch die statische Aufladung abnehmen kann.

Die Ionisatoren und ihre Umgebung müssen saubergehalten werden, da die Geräte Staub und die klebrigen Teerpartikel aus dem Tabakrauch anziehen. Beides beeinträchtigt ihre Leistungsfähigkeit. Weil sich auch Klimaanlagen, Zentralheizungen und elektrische Geräte negativ auf die Ionisierung auswirken, sollte man sie nur sparsam benutzen bzw. nach Gebrauch sofort ausschalten.

Wann hilft ein Ionisator?

▶ Die regelmäßige Anwendung eines Ionisators am Bett hat sich bei Erkrankungen der Atemwege wie ASTHMA, BRONCHITIS, HEUSCHNUPFEN und KATARRH als hilfreich erwiesen. Positive Wirkungen hat man auch bei DEPRESSIONEN, SCHLAFSTÖRUNGEN, MIGRÄNE und KOPFSCHMERZEN festgestellt.

Die Ionisierung wirkt außerdem vorbeugend gegen Krankheiten, denn sie reinigt die Luft von Bakterien und Verschmutzungen durch Tabakrauch, Pollen, Staub und kleine Fasern, die die Atmungsorgane reizen und ALLERGIEN verursachen. Allerdings sammeln sich die Schmutzpartikel dann verstärkt auf Möbeln und anderen Oberflächen an, die daher häufiger gereinigt werden müssen.

Eine billige und wirkungsvolle Alternative zum Ionisator ist übrigens eine einfache Dusche. Die beim Duschen freiwerdenden negativen Ionen sind mit ein Grund, warum sich die meisten Menschen danach erfrischt und belebt fühlen.

Standpunkt der Schulmedizin

Ionisatoren haben keine Nebenwirkungen und bergen keine Gefahren, und selbst Schulmediziner sind von ihren positiven Wirkungen überzeugt. Wissenschaftliche Untersuchungen haben gezeigt, daß der Einsatz von Ionisatoren vielen Menschen helfen kann, die unter ATEMWEGSERKRANKUNGEN, Hautallergien und Kopfschmerzen leiden. Außerdem wirkt eine an negativen Ionen reiche Luft stimulierend. Andererseits scheint unter dem Einfluß negativer Ionen der Gehalt an Serotonin im Blut und im Gehirn sowie in anderen Körpergeweben zu sinken, was sich beruhigend auf das Nervensystem auswirkt. Möglicherweise liegt darin der Grund, daß Ionisatoren dazu beitragen, Reizbarkeit und STRESS zu lindern.

LUNGEN-EMPHYSEM

Starke Raucher und Menschen, die ständig in verschmutzter Luft leben oder arbeiten, sind von dieser unaufhaltsam fortschreitenden und unheilbaren Krankheit bedroht. Aber auch Menschen, die an ASTHMA oder chronischer BRONCHITIS leiden, sind gefährdet. Beim Lungenemphysem dehnen sich Luftsäckchen in der Lunge aus und reißen. Dadurch verliert das Lungengewebe an Elastizität und wird in seiner Leistungsfähigkeit eingeschränkt, so daß sich der Blutfluß durch die Lunge verlangsamt. Die Folge davon ist, daß das Herz mehr arbeiten muß, um das Blut durch den Organismus zu pumpen. Diese ständige zusätzliche Anstrengung kann schließlich zu Herzversagen führen. Die auffälligsten Symptome, die auf ein Lungenemphysem hindeuten, sind Atemnot und eine Blaufärbung der Lippen.

Was der Heilpraktiker rät

PFLANZENHEILKUNDE Wer an einem Lungenemphysem erkrankt ist, sollte unbedingt erst seinen Heilpraktiker um Rat fragen, bevor er zu irgendwelchen Tees oder Salben greift. Möglicherweise empfiehlt der Heilpraktiker eine ähnliche Behandlung wie bei einer Bronchitis.

Da ein Lungenemphysem nicht geheilt werden kann, wird das Ziel der Behandlung hauptsächlich sein, die unangenehmen Symptome zu lindern, vor allem den außerordentlich hartnäckigen Husten, der in akuten Schüben auftritt. Hier wirkt Huflattich segensreich, denn sein Gehalt an Bitterstoffen sowie an Schleim verbinden sich auf ideale Weise. Huflattich kann sowohl das Husten erleichtern als auch als Tonikum kräftigend wirken.

AKUPUNKTUR In manchen Fällen kann eine Akupunktur helfen, dem Kranken das Atmen zu erleichtern und die Blutzirkulation in der Lunge zu verbessern. Allerdings darf die Krankheit noch nicht so weit fortgeschritten sein, daß die Überblähung der Lunge schon zu dem für Emphysemkranke typischen hochgezogenen Brustkorb geführt hat. Die Punkte, die behandelt werden, sind annähernd dieselben wie bei Asthma und

Bronchitis, beziehen sich also auf die Lungenfunktionen.

AROMATHERAPIE Die ätherischen Öle von Basilikum, Kajeput, Eukalyptus, Ysop und Thymian können eine atembefreiende Wirkung haben. Man verteilt das Öl am besten mit Hilfe eines Zerstäubers vor dem Zubettgehen im Schlafzimmer. Man kann es aber auch in eine Duftlampe geben oder auf ein Papiertaschentuch tropfen, das man neben das Kopfkissen legt.

CHIROPRAKTIK Manche Atembeschwerden werden durch Probleme mit der Wirbelsäule verstärkt oder lösen diese durch Verkrampfungen aus. Dadurch können die Nervenimpulse für die Lunge abgeschwächt werden. Chiropraktiker können in diesen Fällen helfen und die Atemnot etwas lindern, indem sie zumindest die zusätzlichen Belastungen durch Wirbelsäulenprobleme beseitigen.

Standpunkt der Schulmedizin

Patienten mit ernsthaften Atembeschwerden wird man meist Sauerstoff geben. Antibiotika verschreibt der Arzt, um Sekundärinfektionen, die bei Asthma und Bronchitis den Zustand noch verschlimmern, unter Kontrolle zu halten. In jedem Fall wird er dem Patienten raten, das RAUCHEN aufzugeben und soweit wie möglich verschmutzte Luft zu meiden. Je nach Zustand des Patienten kann er auch leichte Gymnastik an frischer Luft empfehlen.

LUNGEN-ENTZÜNDUNG

Ursache einer Lungenentzündung ist eine Infektion mit Bakterien oder Viren. Jede Form der Lungenentzündung bedeutet für den Kranken eine ernsthafte Gefahr und muß unbedingt behandelt werden.

Vor allem Kinder und Jugendliche erkranken leicht an einer Lungenentzündung. In den meisten Fällen ist nur ein Lungenlappen befallen. Die Krankheit schreitet rasch voran und geht mit hohem FIEBER, schneller Atmung und anhaltendem, trockenem HUSTEN einher. Normalerweise ist wenig Schleim vorhanden, dafür aber hustet der Patient eventuell Blut.

Sind beide Lungenflügel betroffen, hustet der Kranke große Mengen grünen oder gelben Schleims ab. Eine beidseitige Lungenentzündung entsteht meist durch RAUCHEN oder tritt als Komplikation bei anderen Infektionskrankheiten wie GRIPPE auf. Besonders gefährdet sind ältere, geschwächte oder bettlägerige Menschen. Für sie kann die

Krankheit tödlich sein. Aber auch Patienten mit KREBS sterben häufig an einer Lungenentzündung. Zuweilen gehört die Krankheit zum Erscheinungsbild von AIDS.

Warnung Bei Verdacht auf Lungenentzündung sollte man umgehend einen Arzt konsultieren.

Was der Heilpraktiker rät

Um den Körper zu entlasten, sollte der Patient einige Tage nur frische Obst- und Gemüsesäfte zu sich nehmen. Danach kann man den Speiseplan um Getreideprodukte und etwas eiweißhaltige Nahrung erweitern. Milchprodukte und Süßigkeiten sollte man meiden, um die Schleimproduktion zu verringern. Zur Stärkung des IMMUNSYSTEMS kann der Heilpraktiker hohe Dosen an Vitamin C verordnen.

PFLANZENHEILKUNDE Eine Lungenentzündung muß ärztlich behandelt werden. Ergänzend zu einer konventionellen Therapie kann der Heilpraktiker schleimlösende pflanzliche Mittel empfehlen. Auch fiebersenkende und entgiftende Präparate können zu einer schnelleren Heilung beitragen. Sonnenhut *(Echinacea)* hilft, die körpereigene Abwehr zu stärken. Auch die Bakterien und Viren hemmende Wirkung ätherischer Öle kann man sich zunutze machen.

HOMÖOPATHIE Homöopathische Mittel können eine konventionelle Therapie unterstützen. Bricht die Krankheit plötzlich bei kaltem, trockenem Wetter aus und fiebert der Patient, kann *Aconitum* hilfreich sein. *Bryonia* verschafft Linderung, wenn sich die Schmerzen in der Brust bei Bewegung verschlimmern.

Standpunkt der Schulmedizin

Bei einer bakteriellen Lungenentzündung wird der Arzt sofort lebensrettende Antibiotika verordnen. Kann der Kranke die Antibiotika in Form von Tabletten einnehmen, darf er meist zu Hause die Lungenentzündung auskurieren. Nur in seltenen Fällen ist eine intravenöse Tropfbehandlung im Krankenhaus vonnöten.

LYMPH-DRAINAGE

Die manuelle Lymphdrainage wird im allgemeinen der Massage zugeordnet. Das ist aber nur bedingt richtig, denn der Druck, der bei der Lymphdrainage ausgeübt wird, ist sehr viel geringer als bei allen anderen Massagearten und entspricht etwa dem eines Katzenpfötchens.

Entdeckt wurde die manuelle Lymphdrainage vor etwa 50 Jahren von dem dänischen Physiotherapeuten Emil Vodder. Ziel dieser Therapie ist nicht wie bei der Massage, die Durchblutung der Muskulatur zu verstärken, vielmehr soll der Lymphstrom gefördert oder bei einer Blockade wieder in Gang gesetzt werden. Dazu ist es meist notwendig, Stauungen in den jeweiligen Lymphknoten aufzulösen, damit diese wieder frei werden und die Lymphe, die ihnen durch die Drainage zugeführt werden soll, auch aufnehmen können.

Angeregt wird der Lymphstrom durch leichte pumpende und entleerende Kreisbewegungen der Fingerkuppen. Dadurch darf aber auf keinen Fall die Lymphflüssigkeit in ihrem normalen Verlauf gehindert oder gar gegen ihren Fluß im Gewebe verschoben werden.

Wann hilft diese Therapie?

▶Obwohl diese Therapieform noch recht jung ist, hat sich im Lauf der Zeit doch ein verhältnismäßig umfangreicher Katalog von Beschwerden herauskristallisiert, bei denen eine manuelle Lymphdrainage hilfreich sein kann. Hauptsächlich gehören dazu Lymphstauungen und die damit verbundenen ödematösen Abflußbehinderungen.

Bevorzugtes Anwendungsgebiet der Lymphdrainage sind leichte Lymphödeme, schmerzlose, nicht gerötete Schwellungen, die entstehen, wenn der Lymphfluß behindert ist und sich die Flüssigkeit im Gewebe ansammelt.

Flüssigkeitsansammlungen sind aber häufig auch die Folge von rheumatisch-degenerativen Erkrankungen in den Gelenkkapseln, Sehnen und Bändern. In diesen Fällen kann eine Lymphdrainage helfen, die Flüssigkeitsansammlung abzubauen.

Ferner kann man Blutergüsse, die durch Prellungen, Knochenbrüche oder Gelenkverletzungen hervorgerufen wurden, durch eine Lymphdrainage lindern. Und als ausgesprochen hilfreich hat sich diese Therapie bei KATARRHEN der oberen Atemwege erwiesen. Nicht angewendet werden sollte die Lymphdrainage jedoch bei akuten bakteriellen Entzündungen, bei ALLERGIEN, ASTHMA und EKZEMEN sowie bei Ödemen, die durch Herzkrankheiten verursacht sind.

Ein weiteres Schwerpunktgebiet ist die Nachsorge von Krebspatienten, die nach einer operativen Entfernung von Lymphknoten ebenfalls häufig zu Ödemen neigen. Es gibt allerdings auch Stimmen, die z. B. bei dem gefürchteten dicken Arm nach Brustkrebsoperationen vor einer Lymphdrainage warnen, weil die Gefahr besteht, daß Krebszellen verschleppt und aktiviert werden.

MAGEN-BESCHWERDEN

Der Magen ist ein sackartiges Organ im Oberbauch, in dem der chemische Prozeß der Verdauung beginnt. Bereitet der Magen Beschwerden, liegt meist eine VERDAUUNGS-STÖRUNG vor, die verschiedene Ursachen haben kann. Man hat sich etwa übergessen, leidet an VERSTOPFUNG, unter STRESS oder an einer DICKDARMENTZÜNDUNG. Weitere Symptome für eine Verdauungsstörung sind ÜBELKEIT UND ERBRECHEN sowie BLÄHUNGEN.

Wenn man zu schnell und zuviel ißt, treten oft Beschwerden im oberen Bauch auf, die sich sogar noch im Brustkorb bemerkbar machen können. Meist stößt man dann auch sauer auf und leidet zusätzlich unter Blähungen. Fettes Essen, Rauchen, übermäßiger Alkoholgenuß und zuviel koffeinhaltige Getränke können diese Beschwerden ebenfalls auslösen.

Manche Menschen leiden unter GE-SCHWÜREN, die häufig durch eine Überproduktion von Magensäure entstehen. Man unterscheidet zwischen Magen- und Zwölffingerdarmgeschwüren, die am Eingang des Dünndarms liegen.

Verdauungsstörungen können aber auch Anzeichen für GALLENSTEINE oder für Magenkrebs sein, der jedoch meist erst nach dem 40. Lebensjahr auftritt.

Was kann man selbst tun?

▶Hat man sich übergessen und bereitet der Magen aus diesem Grund Beschwerden, hilft oft ein 24stündiges FASTEN, bei dem man nur Flüssigkeit, z. B. Löwenzahnsaft oder KRÄUTERTEES, zu sich nimmt. Bei übersäuertem Magen und Entzündungen im Verdauungstrakt kann HEILERDE lindernd wirken. Bei Koliken oder Magenkrämpfen helfen warme Kompressen auf dem Bauch.

Warnung Bei anhaltenden Magenschmerzen sollte man sich unbedingt in Behandlung begeben.

Was der Heilpraktiker rät

PFLANZENHEILKUNDE Bei akuten Verdauungsstörungen wirken heißer Pfefferminz-, Kamillen- und Fencheltee lindernd. Je nach Ursache der Verdauungsstörungen kann der Heilpraktiker auch Pflanzen wie Löwenzahn, Ingwer, Gelbwurz, Ringelblume oder Mariendistel empfehlen.

AKUPRESSUR Der Punkt, den man als ersten behandelt, liegt vier Fingerbreit von der Spitze des inneren Fußknöchels entfernt neben dem Schienbeinknochen und wird nach innen gedrückt. Ein weiterer liegt drei Daumenbreit unterhalb der Kniescheibe in einer Höhlung an der Außenkante des Schienbeins.

AKUPUNKTUR Behandelt werden Punkte auf den Meridianen, die in Beziehung zu den Funktionskreisen von Magen und Darm stehen.

Standpunkt der Schulmedizin

Treten erstmals Magenbeschwerden auf, wenn man älter als 40 Jahre ist, sollte man umgehend einen Arzt aufsuchen. Aber auch jüngere Menschen sollten sich in Behandlung begeben, wenn sich die Darmtätigkeit verändert, sie plötzlich an Gewicht verlieren oder häufig Magenschmerzen haben. Der Arzt wird den Patienten eventuell zum Röntgen in ein Krankenhaus überweisen. Für diese Untersuchung muß der Patient Bariumbrei als Kontrastmittel schlucken. Bei einer Endoskopie werden der Magen und der Darmeingang mit einer kleinen Sonde untersucht, die über die Speiseröhre in den Magen eingeführt wird. Ist eine Überproduktion von Magensäure die Ursache der Beschwerden, kann der Arzt ein entsprechendes Medikament verschreiben. Magenbeschwerden und Verdauungsstörungen können sich übrigens durch die Einnahme von Schmerzmitteln verstärken.

MAGERSUCHT

Die Magersucht gehört zu den Krankheiten, die in den letzten Jahren verstärkt in das Bewußtsein der Öffentlichkeit gerückt sind. Manche Fachleute sehen einen Zusammenhang zwischen der Magersucht und dem heutigen Schönheitsideal, das einen schlanken Körper fordert.

Um diesem Schönheitsideal zu entsprechen, kasteien sich Frauen mit häufig ungesunden Diäten, und oft sind es gerade diese radikalen Schlankheitskuren, die eine Magersucht auslösen. Die Opfer werden geradezu schlankheitssüchtig und versuchen mit allen Mitteln ihren Körper ihren Vorstellungen entsprechend zu verändern.

Vor allem junge Mädchen leiden unter dem Gefühl, ihren Körper nicht mehr kontrollieren zu können, wenn sie ihre erste Periode haben und eine fraulichere Figur bekommen. Durch das Hungern wollen sie gleichsam die Uhr zurückdrehen: Der Körper entwickelt sich zurück, die Periode setzt aus, sie erregen Sorge und Aufmerksamkeit und genießen das Gefühl, etwas Besonderes zu sein.

Doch nicht nur junge Mädchen leiden unter der Magersucht. Junge Frauen um die 20 sind ebenso gefährdet, und zunehmend erkranken auch jüngere, meist sehr ehrgeizige Männer an Magersucht.

Fast immer hat die Magersucht psychische Ursachen. Man kann sie geradezu als Nahrungsphobie (siehe PHOBIEN) bezeichnen: Der Kranke hat eine panische Angst vor dem Essen. Magersüchtige haben nämlich durchaus Appetit, doch sie ignorieren den Hunger. Oder sie überessen sich und zwingen sich anschließend zum Erbrechen, nehmen Abführmittel oder entwässernde Medikamente (siehe auch BULIMIE). Manche wiederum versuchen, durch verstärktes Hungern oder übermäßigen Sport das Zuviel an Essen wieder auszugleichen.

Mit der Zeit treten eine Reihe von Beschwerden auf, die aber ertragen werden, um den vermeintlichen Erfolg – den schlanken Körper – nicht zu gefährden. Magersüchtige leiden häufig unter DEPRESSIONEN, ANGST, SCHLAFLOSIGKEIT, BLUTARMUT, UNFRUCHT-

Trotz des offenkundigen Gewichtsverlustes halten sich Magersüchtige für dicker, als sie in Wirklichkeit sind. Entscheidend für den Erfolg einer Behandlung ist, daß der Patient Rat und Hilfe akzeptiert.

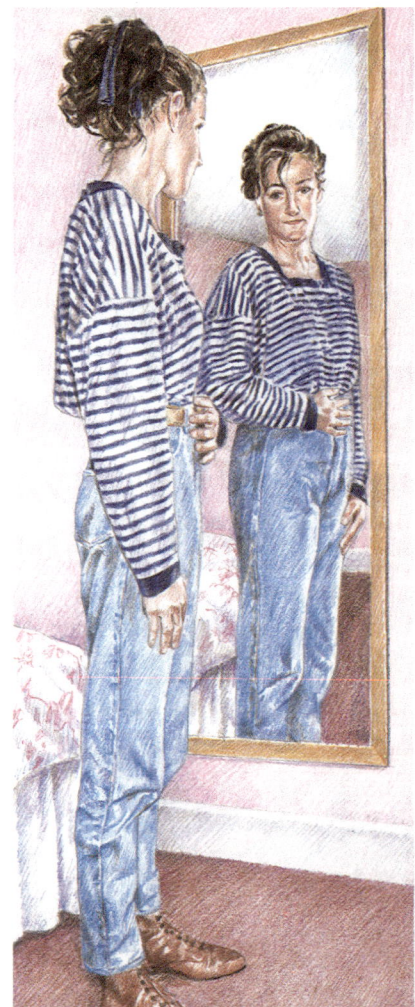

BARKEIT, sexueller Unlust, beeinträchtigtem Denkvermögen, VERSTOPFUNG, Schweißausbrüchen, verlangsamtem Puls, niedrigem BLUTDRUCK und niedriger Körpertemperatur. Außerdem verändern sich Farbe und Beschaffenheit der Haare, der Fingernägel und der Haut.

Schließlich treten chronische Krankheiten auf, und wenn die Magersucht nicht behandelt wird, kann der Betroffene an Unterernährung, Hypothermie (Wärmeverlust) oder Entwässerung sterben.

Da der Gewichtsverlust offenkundig ist, versuchen die Familienangehörigen oft, den Magersüchtigen zum Essen zu zwingen. Die Folge ist meist, daß sich die Krankheit noch verstärkt. Bei Magersucht kann nur ein Fachmann helfen.

Was der Heilpraktiker rät

Der Heilpraktiker wird in jedem Fall zu einer konventionellen Behandlung raten. Meist ist ein Krankenhausaufenthalt für den Magersüchtigen unumgänglich. Alternative Therapien können jedoch helfen, den Gesundungsprozeß zu unterstützen. So kann der Heilpraktiker z. B. Nahrungsergänzungen wie Multivitaminpräparate und MINERALSTOFFE verordnen, die dazu beitragen, den geschwächten Körper wieder aufzubauen. Ferner kann er dem Kranken Ratschläge für eine gesunde VOLLWERTKOST mit viel frisch gepreßten Obst- und Gemüsesäften geben.

AKUPUNKTUR Sie soll helfen, STRESS zu mindern, die Energie wieder ins Gleichgewicht zu bringen und ein subjektives Wohlgefühl zu fördern.

BACH-BLÜTENTHERAPIE Heidekraut wird empfohlen, wenn der Patient die Nahrung ablehnt, um auf diese Weise Aufmerksamkeit zu erregen. Rotbuche wird empfohlen, wenn eine emotionale Unfähigkeit vorliegt, Nahrung (oder Liebe) anzunehmen. Heckenrose soll helfen, wenn der Patient kollabiert. Bei jugendlichen Patienten können auch Waldtrespe und Walnuß eingesetzt werden.

HYPNOSETHERAPIE Der Therapeut wird mit dem Patienten über dessen Probleme sprechen und sich bemühen, ein vertrauensvolles Verhältnis zu schaffen, damit der Betroffene empfänglich wird für die Hypnose und für das, was ihm der Hypnosetherapeut suggeriert, um eine Veränderung des Verhaltens zu erreichen. Der Hypnosetherapeut wird vor allem versuchen, dem Patienten eine positive Einstellung zum Essen zu vermitteln.

KUNSTTHERAPIE Diese Therapie bietet dem Patienten ein Ventil für seine aufgestauten oder unterdrückten Gefühle. Das Gespräch über das Werk, das der Patient anfertigt, gibt dem Therapeuten Hinweise auf den emotionalen Zustand des Kranken und läßt erkennen, welche Fortschritte bereits erzielt wurden. Manche Patienten malen z. B. anfangs bewußt Bilder, von denen sie annehmen, daß sie dem Therapeuten gefallen. Erst später lassen sie zu, daß sich ihr innerer Aufruhr auch in ihren Kunstwerken ausdrückt.

TANZTHERAPIE Sie kann helfen, Gefühle bewußtzumachen und auszudrücken. Diese Therapie hat sich besonders bei Jugendlichen bewährt, die in sich zurückgezogen und unsicher sind. Die Tanztherapie kann sie ermutigen und ihnen helfen, eine eigene Identität zu finden.

Standpunkt der Schulmedizin

Der erste, entscheidende Schritt bei der Behandlung eines Magersüchtigen besteht darin, ihn dazu zu bewegen, seine Krankheit als solche zu erkennen und medizinische Hilfe anzunehmen.

Viele Magersüchtige zwingen sich dazu, nach dem Essen zu erbrechen. Deswegen müssen diese Patienten ständig durch das Pflegepersonal im Krankenhaus beaufsichtigt werden. Man wird versuchen, den Patienten zu ermutigen, ein bestimmtes Zielgewicht zu erreichen.

Wenn der Magersüchtige aus dem Krankenhaus entlassen wird, empfiehlt sich eine psychotherapeutische Behandlung, um einen Rückfall zu verhindern. Der Psychotherapeut wird versuchen, den psychischen Ursachen der Magersucht auf die Spur zu kommen, und dem Patienten helfen, sie zu verarbeiten und eine positivere Lebenseinstellung zu finden.

MAGNETISMUS

Der Schweizer Abt und Priester Mermet brachte in den 20er Jahren die alte Kunst der Wünschelrutengänger in die Heilkunde ein und nannte seine Technik Radiästhesie, Strahlenwahrnehmung.

Unter Radiästhesie versteht man die Fähigkeit, feinste elektromagnetische Schwingungen wahrzunehmen. Diese Fähigkeit haben Rutengänger, die zugleich Antenne und Sender für die aufzuspürenden Schwingungen sind. Grundsätzlich ist die Technik des Rutengehens erlernbar, allerdings sind manche Menschen offensichtlich begabter dafür als andere.

Zwar arbeiten nicht viele Heilpraktiker mit der Rute, diese aber um so erfolgreicher. Sie spüren im Innern des Menschen krankhafte Schwingungen auf, die frühe Anzeichen energetischer Störungen sein können und möglicherweise auf kommende Erkrankungen hinweisen. Auch das oft belächelte Pendeln ist ein Phänomen, das vermutlich mit elektromagnetischen Schwingungen zusammenhängt.

Heute werden magnetische Behandlungen in sogenannten pulsierenden Magnetfeldern durchgeführt. Zunächst wurden sie nur in der Knochenheilkunde angewendet, weil sie die Kallusbildung anregen können und so zu einer schnelleren Heilung z.B. nach KNOCHENBRÜCHEN führen. Inzwischen hat man aber ihre heilsame energetische Wirkung auch bei anderen Krankheiten schätzengelernt. Man weiß heute, daß durch die Magnetfelder Sauerstofftransport und -umsatz ansteigen. Dadurch werden Heilvorgänge günstig beeinflußt. Man wendet deshalb diese Behandlungsmethode bevorzugt bei chronischen Gelenkproblemen an.

Auch die aus Japan stammenden Magnetpflaster, die in Apotheken erhältlich sind, erfreuen sich immer größerer Beliebtheit. Sie werden je nach Therapieziel auf bestimmte Akupunkturpunkte aufgeklebt, um dort ihre magnetische Energie gezielt abzugeben, und können so die Energielage des Organismus günstig beeinflussen.

Standpunkt der Schulmedizin

Obwohl die Auffassung, daß den körperlichen Funktionen auch energetische Vorgänge zugrunde liegen, zunehmend anerkannt wird, stehen Schulmediziner der Radiästhesie äußerst skeptisch gegenüber und raten zur Vorsicht.

MAKROBIOTIK

Ziel dieser fernöstlichen Ernährungsweise ist es, ein Gleichgewicht zwischen den Kräften YIN UND YANG herzustellen und dadurch dem Menschen zu helfen, ein Leben in körperlicher Gesundheit und seelischer Harmonie zu führen. Siehe ESSEN ALS WEG ZU INNERER HARMONIE UND GESUNDHEIT, S. 216.

MANDEL-ENTZÜNDUNG

Eine infektiöse Entzündung der Mandeln, der eiförmigen Gewebeanhäufungen im hinteren Teil des Gaumens rechts und links des Zäpfchens, tritt überwiegend bei Kindern auf. Meist ist der Hals mitbetroffen, und der Kranke hat Halsschmerzen, FIEBER und trockenen HUSTEN, manchmal auch KOPFSCHMERZEN und MAGENBESCHWERDEN. Außerdem können die Lymphdrüsen am Hals schwellen.

Auslöser ist meist ein Virus, gegen das Kinder noch nicht resistent sind. Eine Mandelentzündung kann aber auch von bestimmten Bakterien, sogenannten Streptokokken, hervorgerufen werden. Wird diese bakterielle Mandelentzündung von einem Ausschlag begleitet, der sich zunächst am Hals und auf der Brust ausbreitet, spricht man von Scharlach.

Unabhängig von der Ursache tritt eine Mandelentzündung immer ohne vorherige Warnsignale auf. Das Schlimmste ist meist nach 48 Stunden überstanden. Gelegentlich kann sich bei einer Mandelentzündung ein Abszeß hinter einer der Mandeln bilden. Die Schmerzen sind auf der betroffenen Seite des Halses stärker, strahlen u. U. bis ins Ohr aus, und man hat Schwierigkeiten, zu schlucken und zu sprechen.

Halten die Symptome einer Mandelentzündung länger als 3 Tage an oder hustet der Kranke grünen oder gelben Schleim aus, sollte er unbedingt einen Arzt oder Heilpraktiker aufsuchen.

Was kann man selbst tun?

▶ Bei einer Mandelentzündung sollte man viel Flüssigkeit in Form von kalten Fruchtsäften zu sich nehmen. Ein kalter Umschlag um den Hals läßt die Entzündung zurückgehen. Um die Halsschmerzen zu lindern, kann man mit Kamillen-, Salbei- oder Thymiantinktur gurgeln.

Was der Heilpraktiker rät

PFLANZENHEILKUNDE Eine immer wiederkehrende Entzündung der Mandeln deutet auf ein geschwächtes IMMUNSYSTEM hin. Daher wird der Heilpraktiker Sonnenhut *(Echinacea)* verordnen, um die Abwehrkräfte des Körpers zu stärken. Bei Fieber wird er entgiftende und schweißtreibende Pflanzen wie Joborandi, Holunder, Lindenblüten und Salbei empfehlen.

HOMÖOPATHIE Bei hellroten, entzündeten Mandeln und Schluckbeschwerden gibt man *Belladonna*. *Mercurius* kann bei dunkelrotem, geschwollenem Hals, Mundgeruch und heftigem Durst helfen, vor allem wenn sich die Symptome beim Sprechen und in der Nacht verschlimmern und eine Vereiterung zu befürchten ist. Bei Fieber gibt man zu Beginn auch *Aconitum*. Sind die Mandeln vereitert, kann man es mit *Hepar sulfuris* oder *Myristica* versuchen.

Standpunkt der Schulmedizin

Bei einer bakteriellen Mandelentzündung, die von hohem Fieber begleitet ist, wird der Arzt Antibiotika verschreiben. Bei einer Virusinfektion jedoch können sie nicht

helfen. Ist der Patient fieberfrei und fühlt sich auch sonst wohl – was recht oft der Fall ist –, wird der Arzt etwas zum Gurgeln verordnen.

Für die Behandlung zu Hause empfehlen die Ärzte, viel zu trinken. Appetitlosigkeit ist kein Grund zur Besorgnis. Ein Schmerzmittel kann die Symptome lindern, und auf dem Höhepunkt der Krankheit sollte man im Bett bleiben.

Hat sich ein Mandelabszeß gebildet, kann ein chirurgischer Eingriff notwendig sein, bei dem der Hals-Nasen-Ohren-Arzt den Abszeß unter örtlicher Betäubung aufschneidet. Wenn der Eiter abläuft, tritt umgehend eine spürbare Erleichterung ein. Gegen die Infektion und das Fieber helfen auch in diesem Fall Antibiotika.

MANISCH-DE-PRESSIVE LEIDEN

Jeder Mensch kennt Stimmungsschwankungen, den Wechsel zwischen Hochgefühl und Niedergeschlagenheit. Bei manisch-depressiv Kranken wechselt die Gemütsverfassung jedoch sehr stark mit extremem Hochgefühl (Manie) zu tiefster Niedergeschlagenheit (DEPRESSION).

Zu den Symptomen der Manie gehören übersteigertes Selbstwertgefühl, Redseligkeit, Zügellosigkeit, HYPERAKTIVITÄT und die Fähigkeit, nahezu ohne Schlaf auszukommen. Verwandte und Freunde des Kranken ertragen das manische Verhalten eine kurze Zeit recht gut, doch je länger es dauert, um so stärker erschöpft es sie. In der Phase der Depression dagegen sind die Kranken zurückgezogen und introvertiert, leiden unter mangelndem Selbstvertrauen und quälen sich mit Selbstvorwürfen. Manchmal tragen sie sich sogar mit Selbstmordgedanken. Manische und depressive Phasen können rasch aufeinanderfolgen, sie können aber auch jeweils längere Zeit andauern. Meist ist nicht vorherzusehen, wann die Stimmung wieder umschlägt.

Manche Kranken verfallen nur in eine der extremen Stimmungen, sie sind entweder manisch oder depressiv und verhalten sich sonst unauffällig. Oft ähneln die Symptome des manisch-depressiven Leidens dem Krankheitsbild der SCHIZOPHRENIE.

Was der Heilpraktiker rät

Da psychische Unausgeglichenheit und Depressionen zum Teil auch körperliche Ursachen haben können, zielen die Empfehlungen des Heilpraktikers u. a. darauf ab, das Zentralnervensystem mit mehr Energie

zu versorgen. Auf Alkohol, starken schwarzen Tee, Kaffee und Zucker muß man meist ganz verzichten, und auch LEBENSMITTELZUSÄTZE sollte man soweit wie möglich meiden.

HOMÖOPATHIE Ein Homöopath kann Mittel verordnen, die sowohl für den manischen als auch für den depressiven Zustand geeignet sind. Die Behandlung richtet sich nach der individuellen Situation und Persönlichkeit des Kranken. In leichteren Fällen kann *Calcium carbonicum*, *Argentum nitricum* oder *Aurum*, eventuell auch *Pulsatilla* helfen.

AROMATHERAPIE Man mischt 1 Tropfen Thymianöl und 2 Tropfen Muskatellersalbeiöl mit 1 TL einer Trägerlotion und träufelt alle 2 Stunden ein wenig davon auf den Handrücken, um den Duft zu inhalieren. Auf diese Weise sollen extreme Gefühlsschwankungen ausgeglichen werden. Die gleiche Wirkung erreicht man, wenn man insgesamt 6–8 Tropfen Basilikum-, Bergamott- und Sandelholz- oder Patschuliöl dem Badewasser zusetzt oder diese Mischung auf ein Tuch träufelt und inhaliert.

BACH-BLÜTENTHERAPIE Während der manischen Phase empfiehlt sich Einjähriger Knäuel bei allgemeiner Instabilität, Introvertiertheit und Gefühlslosigkeit. Eisenkraut kann bei übersteigertem Enthusiasmus, Fanatismus (vor allem bei religiöser Manie) und bei Selbstüberforderung lindernd wirken. Bei Ungeduld mit der Langsamkeit anderer kann man es mit Springkraut versuchen. Kastanienknospe mildert innere Unruhe und soll helfen, die ständigen Stimmungsschwankungen unter Kontrolle zu bekommen. Stechginster ist angebracht, wenn der Kranke daran verzweifelt, daß keine Veränderung eintritt. Während des depressiven Zustands können alle Mittel helfen, die auch bei DEPRESSIONEN empfohlen werden.

BIOCHEMISCHE SALZE *Kalium phosphoricum* hilft, den nervösen STRESS zu überwinden, der mit dem manisch-depressiven Leiden einhergeht.

Standpunkt der Schulmedizin

Wird ein manisch-depressives Leiden nicht behandelt, kann es sich so sehr verschlimmern, daß der Betroffene Schwierigkeiten mit dem Gesetz bekommt oder gegen seinen Willen in eine psychiatrische Klinik eingeliefert wird. Ein Arzt wird die manischen Schübe mit Beruhigungsmitteln zu dämpfen und die Depressionen mit Antidepressiva zu lindern versuchen. Die medikamentöse Behandlung stützt sich in erster Linie auf Lithiumcarbonat, das bei täglicher Einnahme stimmungsregulierend wirkt und die extremen manisch-depressiven Schwankungen mildert. Für die richtige Dosierung des Lithiums sind regelmäßige Blutuntersuchungen unerläßlich, denn zu hohe Gaben verursachen Schläfrigkeit, Zittern, Sehstörungen oder Durchfall.

Ferner kann der Arzt die Angehörigen des Kranken beraten und ihnen Wege zeigen, wie sie mit den Anforderungen fertig werden können, die Manisch-Depressive durch ihre manchmal irrationalen Ansprüche und durch ihr sonstiges auffälliges Verhalten an die Umgebung stellen.

MANTRA

Im Hinduismus bedeutet Mantra heilige Silben oder Wörter, die im Gebet oder als beschwörende Formeln zur Anrufung der Götter gesungen oder gemurmelt werden. Ähnliche Formeln, die laut oder in Gedanken ständig wiederholt werden, benutzt man, um den Geist für die MEDITATION zu klären. Auch im YOGA werden sie eingesetzt.

MASERN

Masern gehören zu den weltweit auftretenden Infektionskrankheiten, und in den Entwicklungsländern sind sie sogar eine der häufigsten Todesursachen. Das Virus, das die Krankheit verursacht, wird durch direkten Kontakt übertragen. Nach einer Inkubationszeit von 8–15 Tagen bekommt der Kranke FIEBER, einen trockenen HUSTEN und entzündete Augen, und kurz darauf tritt der charakteristische, rosabräunliche Ausschlag am ganzen Körper auf. Bereits 1–2 Tage vorher zeigen sich auf der Innenseite der Wangen weiße Punkte, die sogenannten Koplikschen Flecken.

Bei Kindern ist die Krankheit nach 10 Tagen im allgemeinen abgeklungen. Bei Erwachsenen dagegen kann sie bis zu 4 Wochen dauern. Bei ihnen kommen häufig auch Komplikationen wie eine Mittelohrentzündung, eine LUNGENENTZÜNDUNG oder in seltenen Fällen eine Gehirnentzündung hinzu.

Was kann man selbst tun?

▶ Um die Symptome zu lindern, macht man einen Aufguß von Schafgarbe oder Holunderblüten und trinkt heiß alle 3–4 Stunden 1 Tasse davon. Bei Ruhelosigkeit und Schmerzen kann man dem Aufguß noch Kamille hinzufügen.

Gegen den Juckreiz hilft ein kühler Lavendelaufguß, mit dem man die Haut abtupft. Statt eines Lavendelaufgusses kann man aber auch eine Lösung aus 1 TL destillierter Hamamelis auf 300 ml Wasser verwenden.

Was der Heilpraktiker rät

Der Patient sollte auf Milchprodukte verzichten, da sie die Schleimproduktion fördern, und viel Obst- und Gemüsesaft trinken, um den Flüssigkeitsverlust auszugleichen. Zur Stärkung der Widerstandskräfte kann der Heilpraktiker eventuell zusätzliche Vitamin-C-Gaben verordnen.

HOMÖOPATHIE Bei trockenem hohem Fieber wird der Homöopath zunächst *Aconitum* empfehlen. Später, wenn der Kranke schwitzt, einen hochroten Kopf hat und unter Pulsationen im ganzen Körper leidet, kann *Belladonna* helfen. Es können auch *Bryonia, Drosera* und *Ferrum phosphoricum* verordnet werden.

Standpunkt der Schulmedizin

Es gibt kein Heilmittel gegen Masern. Lediglich bei den Folgeerkrankungen wie Mittelohr- und Lungenentzündung können Antibiotika helfen. Man kann sich jedoch gegen Masern impfen lassen. Die Impfung beugt in 95 % der Fälle einer Erkrankung vor, hat allerdings Nebenwirkungen, die den Symptomen von Masern ähneln. Dennoch sind die Risiken bei einer Impfung wesentlich geringer als bei einer Infektion.

Um Komplikationen bei Masern zu vermeiden, sollte man auf jeden Fall einen Arzt aufsuchen. Er verordnet dem Patienten Ruhe und empfiehlt, viel zu trinken. Gegen das Fieber und die Beschwerden kann er ein Schmerzmittel verschreiben.

MASSAGE

Die Massage ist eine der ältesten und bekanntesten Heilmethoden. Im Orient wird sie seit mindestens 5000 Jahren angewandt, und auch die Heilkundigen im antiken Griechenland hatten schon große Erfahrung darin, steife und schmerzende Gelenke durch eine Massage wieder zu lockern. Bereits Hippokrates, der Vater der Medizin, schrieb im 5. Jh. v. Chr.: „Die beste Heilmethode ist täglich ein wohlriechendes Bad und eine Ölmassage."

Im 19. Jh. entdeckte man die wohltuende Wirkung der Massage wieder und übte sie in unterschiedlichen Formen aus, wobei jedoch auch immer Öl verwendet wurde. Entscheidende Anstöße gab der schwedische Turner Per Henrik Ling, der die Prinzipien der heute als Schwedische Massage bekannten Technik ausarbeitete. Auf der Grundlage der überlieferten Massagemethoden entwickelte er eine Heilmassage mit Übungen für Muskeln und Gelenke.

Anfang der 70er Jahre unseres Jahrhun-

derts war es dann der amerikanische Massagetherapeut George Downing, der noch einen Schritt weiterging und die Massage zu einer ganzheitlichen Therapie erhob, bei der nicht nur körperliche Gesichtspunkte eine Rolle spielen, sondern auch die geistigen und emotionalen Wesenszüge eines Menschen berücksichtigt werden. Downing bezog in seine Massagelehre nämlich auch die Grundgedanken und Techniken zweier anderer bekannter Massagetherapien mit ein: die Reflexzonenmassage (siehe FUSSREFLEXZONENMASSAGE) und das SHIATSU.

Das erklärte Ziel der therapeutischen Massage ist heute, die Gesundheit zu erhalten und wiederzuerlangen. Sie soll einerseits körperlich und geistig entspannend, andererseits anregend und kräftigend wirken.

Die Ganzkörpermassage

Der Raum ist warm und ruhig, die Beleuchtung gedämpft. Der Patient liegt entspannt auf dem Massagetisch und hat ein Kissen unter dem Kopf. Außerdem liegt ein großes Handtuch bereit, mit dem man ihn zudecken kann. Bevor der Masseur mit der Behandlung beginnt, gibt er ein angenehm duftendes Öl auf seine Hände.

Eine Gesichtsmassage ist die ideale Einleitung für eine Ganzkörpermassage. Anstelle des Massageöls gibt es spezielle Präparate für das Gesicht, man kann aber auch eine Gesichtscreme verwenden.

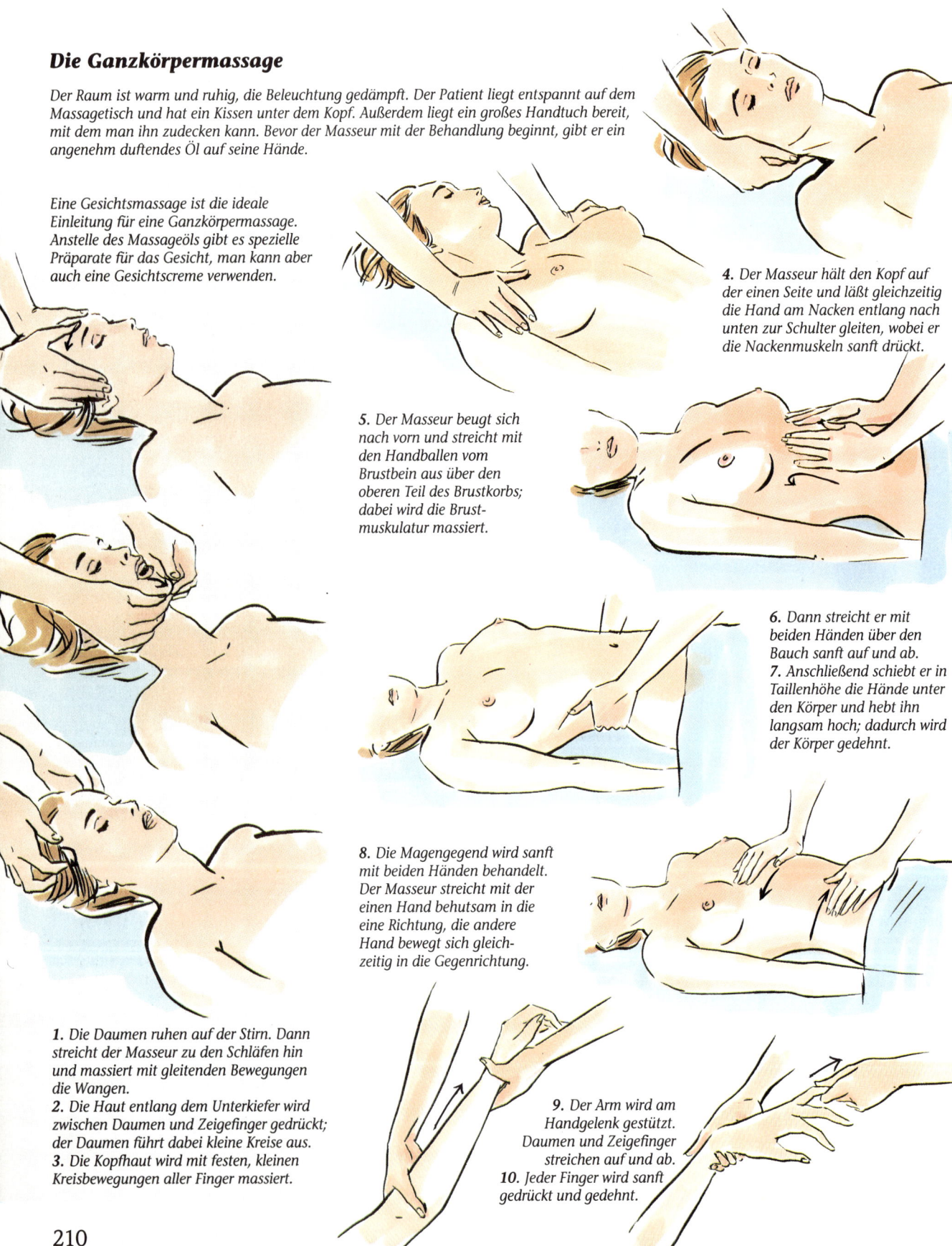

4. Der Masseur hält den Kopf auf der einen Seite und läßt gleichzeitig die Hand am Nacken entlang nach unten zur Schulter gleiten, wobei er die Nackenmuskeln sanft drückt.

5. Der Masseur beugt sich nach vorn und streicht mit den Handballen vom Brustbein aus über den oberen Teil des Brustkorbs; dabei wird die Brustmuskulatur massiert.

6. Dann streicht er mit beiden Händen über den Bauch sanft auf und ab.
7. Anschließend schiebt er in Taillenhöhe die Hände unter den Körper und hebt ihn langsam hoch; dadurch wird der Körper gedehnt.

8. Die Magengegend wird sanft mit beiden Händen behandelt. Der Masseur streicht mit der einen Hand behutsam in die eine Richtung, die andere Hand bewegt sich gleichzeitig in die Gegenrichtung.

1. Die Daumen ruhen auf der Stirn. Dann streicht der Masseur zu den Schläfen hin und massiert mit gleitenden Bewegungen die Wangen.
2. Die Haut entlang dem Unterkiefer wird zwischen Daumen und Zeigefinger gedrückt; der Daumen führt dabei kleine Kreise aus.
3. Die Kopfhaut wird mit festen, kleinen Kreisbewegungen aller Finger massiert.

9. Der Arm wird am Handgelenk gestützt. Daumen und Zeigefinger streichen auf und ab.
10. Jeder Finger wird sanft gedrückt und gedehnt.

210

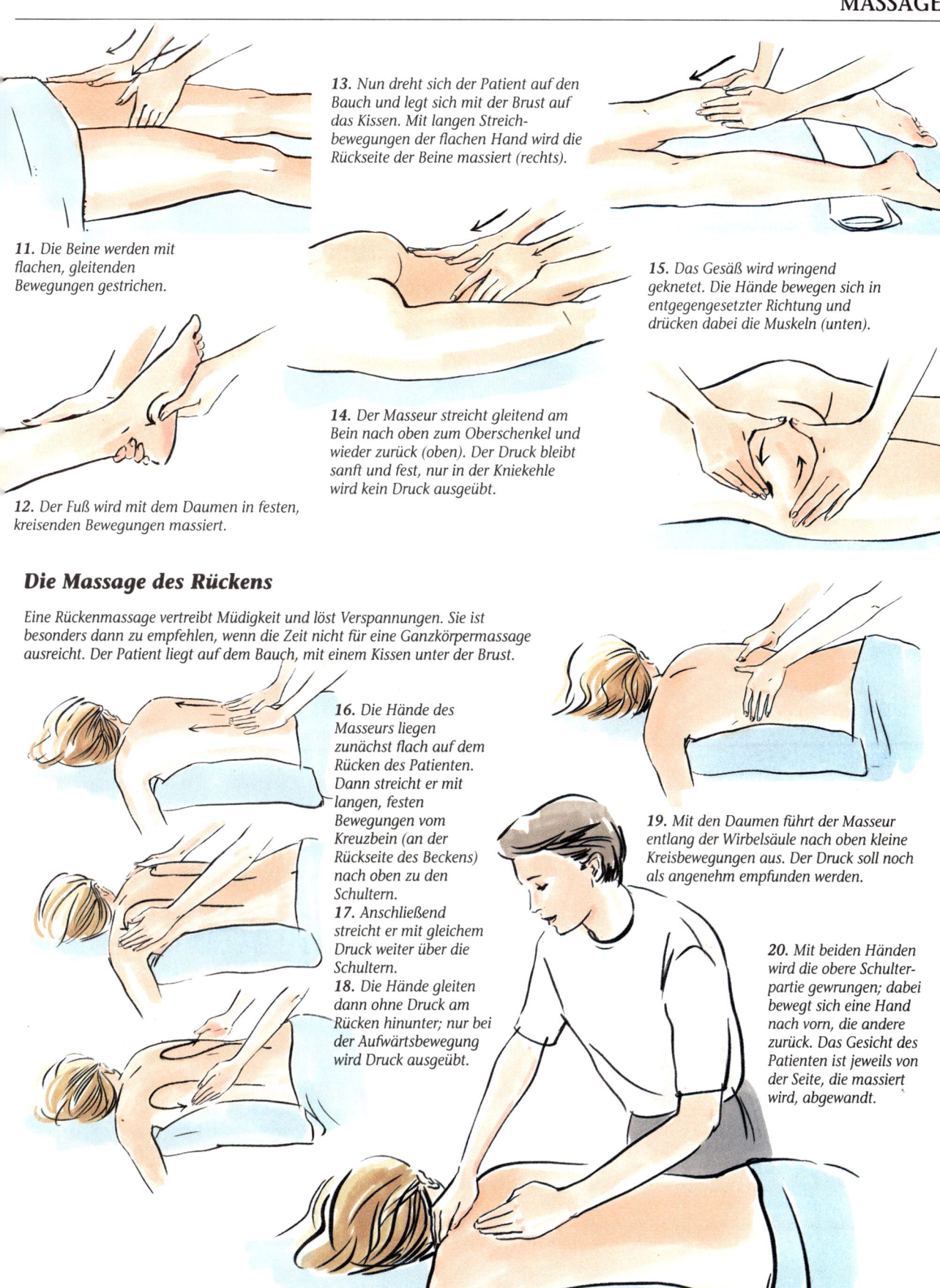

11. Die Beine werden mit flachen, gleitenden Bewegungen gestrichen.

12. Der Fuß wird mit dem Daumen in festen, kreisenden Bewegungen massiert.

13. Nun dreht sich der Patient auf den Bauch und legt sich mit der Brust auf das Kissen. Mit langen Streichbewegungen der flachen Hand wird die Rückseite der Beine massiert (rechts).

14. Der Masseur streicht gleitend am Bein nach oben zum Oberschenkel und wieder zurück (oben). Der Druck bleibt sanft und fest, nur in der Kniekehle wird kein Druck ausgeübt.

15. Das Gesäß wird wringend geknetet. Die Hände bewegen sich in entgegengesetzter Richtung und drücken dabei die Muskeln (unten).

Die Massage des Rückens

Eine Rückenmassage vertreibt Müdigkeit und löst Verspannungen. Sie ist besonders dann zu empfehlen, wenn die Zeit nicht für eine Ganzkörpermassage ausreicht. Der Patient liegt auf dem Bauch, mit einem Kissen unter der Brust.

16. Die Hände des Masseurs liegen zunächst flach auf dem Rücken des Patienten. Dann streicht er mit langen, festen Bewegungen vom Kreuzbein (an der Rückseite des Beckens) nach oben zu den Schultern.
17. Anschließend streicht er mit gleichem Druck weiter über die Schultern.
18. Die Hände gleiten dann ohne Druck am Rücken hinunter; nur bei der Aufwärtsbewegung wird Druck ausgeübt.

19. Mit den Daumen führt der Masseur entlang der Wirbelsäule nach oben kleine Kreisbewegungen aus. Der Druck soll noch als angenehm empfunden werden.

20. Mit beiden Händen wird die obere Schulterpartie gewrungen; dabei bewegt sich eine Hand nach vorn, die andere zurück. Das Gesicht des Patienten ist jeweils von der Seite, die massiert wird, abgewandt.

Die vier wichtigsten Massagegriffe

Die Massage wird in einem warmen, ruhigen Raum durchgeführt. Der Patient liegt auf einem festen, bequemen Untergrund. Unter den Oberkörper wird, wie abgebildet, ein Kissen gelegt, um Brustkorb und Magen vor unangenehmem Druck zu schützen. Unter die Knöchel kommt ein kleines Kissen oder ein zusammengerolltes Handtuch, damit die Beine nicht unnötig angespannt sind.

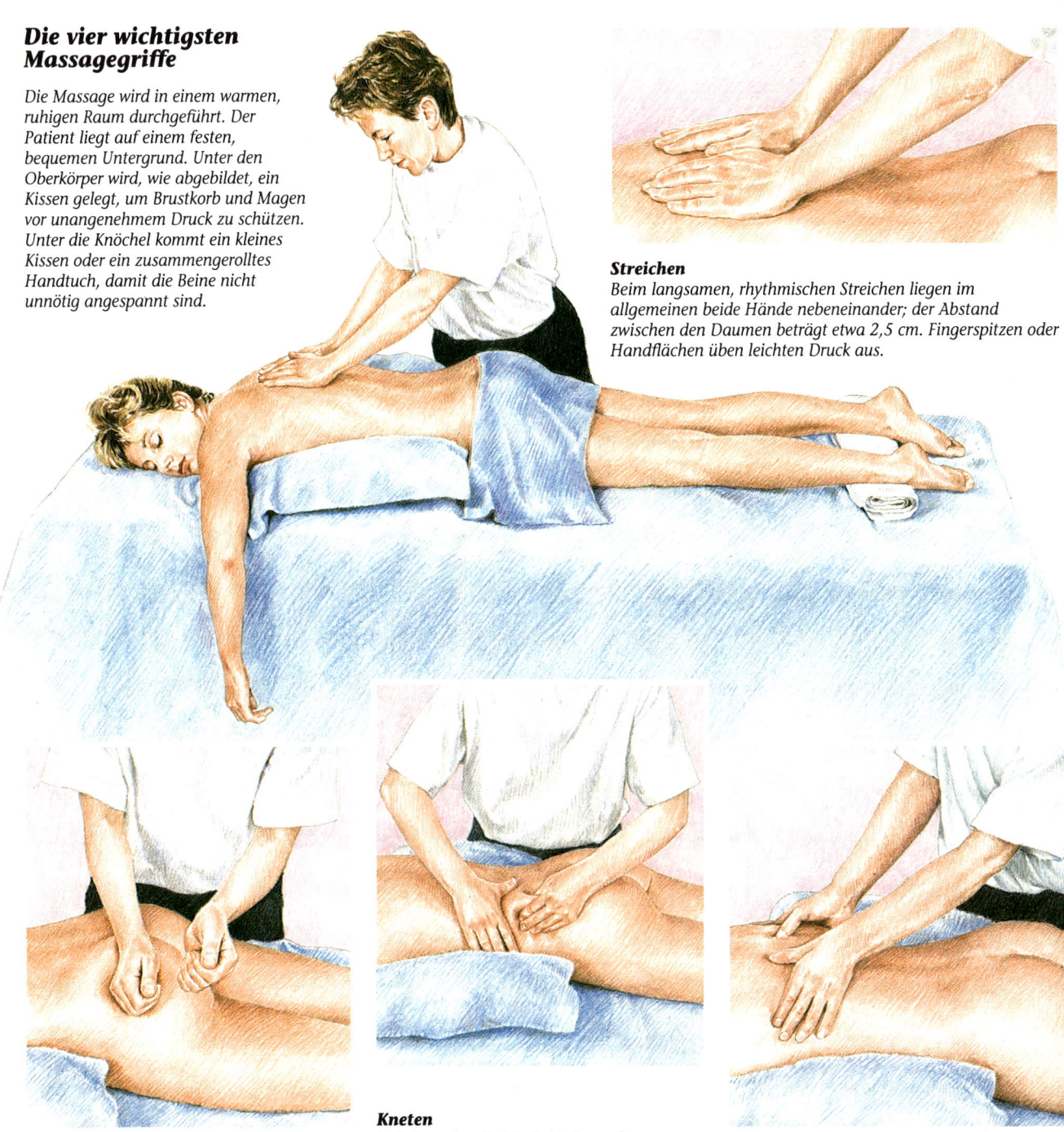

Streichen
Beim langsamen, rhythmischen Streichen liegen im allgemeinen beide Hände nebeneinander; der Abstand zwischen den Daumen beträgt etwa 2,5 cm. Fingerspitzen oder Handflächen üben leichten Druck aus.

Klopfen
Diese kurzen, schnellen, rhythmischen Bewegungen werden mit den Handkanten am Rücken oder anderen muskulösen Körperteilen wie Oberschenkeln, Taille, Gesäß und Schultern ausgeführt. Sie ähneln leichten Karateschlägen und sind zwar kräftig, aber doch so sanft, daß sie keine Schmerzen verursachen.

Kneten
Dabei werden die Muskelstränge eines bestimmten Bereichs gepackt und geknetet oder gerollt. Dieser Griff regt den Kreislauf an und lockert harte, verspannte Muskeln. Außerdem wird damit die Milchsäure, die sich bei großer Anstrengung in den Muskeln absetzt, abgeleitet. Die Konzentration von Milchsäure ist eine häufige Ursache für Krämpfe und – bei ungewohnter sportlicher Betätigung – für Muskelkater.

Reiben
Dabei werden mit einem oder mehreren Fingern, den Ballen oder Daumenkuppen kleine, kreisende Bewegungen ausgeführt. Durch den Druck wird der Kreislauf angeregt, und die Gelenke werden beweglicher. Ohne ärztliche Zustimmung sollte diese Technik nicht bei Blutergüssen, Verletzungen oder entzündeten Stellen angewendet werden.

Wann hilft diese Therapie?

▶ Besonders erfolgreich ist die Massage immer dann, wenn es darum geht, Verspannungen zu lösen und die körperlichen und geistigen Anstrengungen des Alltagslebens auszugleichen. Eine Massage kann bei KREISLAUFSTÖRUNGEN und HERZKRANKHEITEN ebenso wie bei hohem BLUTDRUCK, KOPFSCHMERZEN, HYPERAKTIVITÄT und SCHLAFLOSIGKEIT helfen. Sie stärkt die Muskulatur sowie das Kreislauf- und das Nervensystem und bewirkt, daß der Körper Nahrungsenergie besser umsetzt und Abfallprodukte schneller ausscheidet.

Am besten hat sich Massage bei RÜCKEN- und NACKENSCHMERZEN bewährt. In diesem Bereich treten die meisten Verspannungen auf. Wenn sich Sportler und Tänzer massieren lassen, wollen sie allerdings weniger Verspannungen entgegenwirken, vielmehr wollen sie sich geschmeidig halten und versuchen, mit der Massage einem Steifwerden vorzubeugen. Die Massage löst nämlich die chemischen Giftstoffe, die sich bei großen körperlichen Anstrengungen in den Muskeln ablagern. Über diese physischen Effekte hinaus wirkt eine Massage auch im seelisch-emotionalen Bereich beruhigend und besänftigend.

Ferner kann eine Massage helfen, Schmerzen zu lindern. Heute massiert man auch Krebspatienten, um die Beschwerden, die mit der Krankheit und mit der oft anstrengenden Behandlung verbunden sind, zu erleichtern. Ebenso werden bettlägerige Patienten regelmäßig massiert, um die Durchblutung der Muskeln anzuregen. Und nicht zuletzt wirkt sich die Massage positiv auf die Genesung von Patienten aus, die einen Herzanfall erlitten haben.

Warnung Nicht zu empfehlen ist eine Massage bei Venenentzündungen, Thrombosen, KRAMPFADERN sowie bei FIEBER.

Besuch beim Masseur

Da eine Behandlung durch einen unqualifizierten Masseur mehr schadet als nützt, sollte man den Arzt oder Heilpraktiker fragen, wen er empfehlen kann. Meist muß man den Masseur in dessen Praxis aufsuchen; nur wenige machen heute noch Hausbesuche. Die Behandlung ist jedoch in jedem Fall die gleiche: Der Patient zieht sich aus und legt sich auf einen Massagetisch oder auf den Boden. Je nachdem, ob er eine Teilkörper- oder eine Ganzkörpermassage bekommt, dauert die Behandlung zwischen 20 und 60 Minuten.

In der klassischen Massage gibt es vier Grundgriffe: Streichen, Reiben, Klopfen und Kneten (siehe Abb. auf der gegenüberliegenden Seite). Diese Techniken können einzeln und kombiniert angewandt werden, um bestimmte Problembereiche zu behandeln oder den ganzen Körper durchzuarbeiten. Am Ende einer Behandlung sollten sich die Schmerzen gelegt oder zumindest entscheidend gebessert haben, und der Patient sollte sich körperlich und geistig entspannt und ruhig fühlen.

Standpunkt der Schulmedizin

Auch wenn man mit Massage nicht gezielt bestimmte Krankheiten heilen kann, schätzen viele Ärzte ihre unumstrittenen Wirkungen als ergänzende Maßnahme zu einer konventionellen Therapie und empfehlen sie bei einer Vielzahl von körperlichen und psychosomatischen Beschwerden.

MAYR-KUR

Der österreichische Arzt Franz Xaver Mayr (1875–1965) ging davon aus, daß viele gesundheitliche Probleme dadurch entstehen, daß der Darm krank ist. Deswegen entwickelte er eine Kur, bei der der kranke Darm praktisch nicht mehr arbeiten muß und sich erholen kann, weil die hauptsächliche Verdauungsarbeit vom Speichel geleistet wird.

Wenn man sehr hastig ißt und nicht ausreichend kaut, kann der Speichel die Nahrung nicht mehr durchfeuchten, aufschlüsseln und für den anschließenden Verdauungsvorgang vorbereiten. Folge ist, daß die Verdauung in Unordnung gerät und mit der Zeit die Speicheldrüsen verkümmern.

Bei der Mayr-Kur lernt man, wieder ganz bewußt zu kauen. Die Kur beginnt mit einem Fastentag. Anschließend besteht die Nahrung ausschließlich aus trockenen Brötchen und Milch. Zu jeder Mahlzeit schneidet man ein 2 Tage altes Brötchen in ganz kleine Würfel, die man einzeln in den Mund nimmt und dann bewußt ungefähr 50mal gründlich kaut, bis man nur noch einen flüssigen Brei im Mund hat. Nun nimmt man 1 TL Milch dazu und kaut noch einmal weiter, bevor man alles hinunterschluckt. Diesen Vorgang wiederholt man in aller Gründlichkeit mit jedem Brötchenwürfel. Nach etwa 30 Minuten hat man das Gefühl, vollkommen satt zu sein.

Zu Beginn der Mayr-Kur muß man unbedingt darauf achten, daß der Darm leer ist. Deswegen sollte man während der ersten Tage etwas Bittersalz zum Abführen nehmen. Zusätzlich kann man den Darm mit Hilfe eines KLISTIERS reinigen. Die Darmerholung, das Ziel der Mayr-Kur, können Darmmassagen und feuchtwarme Leberwickel unterstützen. Man sollte diese Kur nicht unbedingt zu Hause durchführen, sondern dafür ein Spezialsanatorium aufsuchen.

MEDIKAMENTEN-GEFÄHRDUNGEN

Seit Urzeiten sucht der Mensch nach Mitteln, mit denen er Krankheiten heilen und Beschwerden lindern kann. Und schon sehr früh hat man die heilende Kraft mancher Pflanzen entdeckt (siehe PFLANZENHEILKUNDE), die man frisch, getrocknet, gekocht oder zerstoßen verwendete und zu Salben, Tinkturen und Heiltränken verarbeitete. Die Ägypter glaubten, ein Allheilmittel gefunden zu haben: die goldene oder silberne Pille. Sie wickelten die pflanzlichen Substanzen in dünn ausgewalztes Gold oder Silber. Sie ahnten nicht, daß diese Pillen gar keine oder nur eine sehr geringe Wirkung hatten, denn gerade die Metallhülle verhinderte, daß die heilenden Substanzen vom Verdauungstrakt aufgenommen werden konnten.

Im Zeitalter der Renaissance erlebten die Naturwissenschaften einen enormen Aufschwung. Das Sortiment der Arzneimittel wurde immer größer, und die Kenntnisse der Heilkundigen erweiterten sich um das Wissen aus der arabischen und der asiatischen Welt. Dennoch änderte sich an der Darreichungsform der Medizin zunächst nichts, und weiterhin mußten die Kranken meist sehr übelschmeckende Tränklein zu sich nehmen.

Eine Wende trat erst ein, als französische Apotheker 1834 die Gelatinekapsel erfanden. Dies war gleichsam die Geburtsstunde der modernen Medikamentenherstellung, denn nun konnten auch noch so widerlich schmeckende Mittel problemlos eingenommen werden. Hinzu kam, daß die Wirkung der Mittel länger anhielt, da sich die Gelatine nur langsam auflöste und daher die heilenden Substanzen im Darm nur allmählich freigesetzt wurden. Bald wollte niemand mehr die herkömmlichen Elixiere schlucken, und es begann jenes bis heute andauernde Zeitalter, in dem Vertreter von Arzneimittelherstellern die Ärzte in ihren Praxen besuchen und zu überzeugen versuchen, daß das Medikament ihrer Firma gegen eine bestimmte Krankheit besser sei als alle anderen auf dem Markt erhältlichen Mittel.

Die versteckten Gefahren

Obwohl man heute weiß, daß eine Anzahl von Medikamenten unerwünschte, ja sogar gesundheitsschädigende NEBENWIRKUNGEN haben können, glauben viele Ärzte und Patienten, daß man eine Krankheit nur mit einem Arzneimittel erfolgreich behandeln kann. Doch hier lauern Gefahren.

Es gibt immer noch Ärzte, die „mit Kanonen auf Spatzen schießen" und zu viele Mittel in zu hohen Dosen verordnen. Als eine amerikanische Universitätsklinik 50 000 Rezepte überprüfte, stellte sich heraus, daß eines von acht eine übermäßige Medikation enthielt: Es wurden sowohl zu viele Medikamente verschrieben als auch eine zu häufige Einnahme empfohlen, in den schlimmsten Fällen traf sogar beides zu.

Da die Handschrift von Ärzten oftmals nur schwer leserlich ist, kann es vorkommen, daß den Arzthelferinnen Fehler beim Abschreiben unterlaufen, wenn sich der Patient nur ein neues Rezept für ein bestimmtes Mittel holen möchte. Durch die Einführung von Computern in den Arztpraxen können derartige Fehler zwar auf ein Minimum beschränkt werden, doch kann es immer noch passieren, daß einer Person das falsche Medikament verschrieben wird. Zur eigenen Sicherheit sollte man daher grundsätzlich prüfen, ob man wirklich dasselbe Medikament wie vorher bekommen hat.

Manche Patienten lassen sich Medikamente verschreiben, lösen das Rezept aber in der Apotheke nicht ein. Andere Patienten wiederum holen sich zwar die verordneten Mittel, nehmen sie aber nicht. Und noch häufiger geschieht es, daß Patienten ihre Medikamente nicht, wie empfohlen, aufbrauchen, weil es ihnen schon wieder besser geht und sie daher glauben, bereits geheilt zu sein. Solche Verhaltensweisen führen dazu, daß Medikamente im Mülleimer landen, und das kostet die Krankenkassen Milliarden.

Manche Patienten, vor allem ältere Menschen, verstehen die Anweisungen auf den Rezepten oder ihren Arzt falsch und nehmen ein Medikament weiterhin, obwohl ihnen inzwischen schon andere Mittel verschrieben wurden. Viele meinen auch, sie müßten sich nicht an die angegebenen Dosierungen halten. Sie nehmen die Mittel nach dem Motto: „Viel hilft viel" und begeben sich dadurch oft in große Gefahren, vor allem bei hochwirksamen Arzneien.

Medikamente werden eingehend getestet, ehe sie auf den Markt kommen. Dennoch kann es in seltenen Ausnahmefällen vorkommen, daß die Tests nicht alle schädlichen Nebenwirkungen zutage gebracht haben. Das kann tragische Folgen haben. Ein Beispiel, das traurige Berühmtheit erlangte, ist das Beruhigungsmittel Thalidomid (Contergan), das zu Schäden am ungeborenen Kind führen kann, wenn es in einem bestimmten Stadium der Schwangerschaft eingenommen wird.

Manche Medikamente wiederum können schädliche Nebenwirkungen haben, wenn man sie in Verbindung mit anderen Arzneimitteln nimmt. Grundsätzlich ist jeder Arzt aufgefordert, das Bundesgesundheitsamt umgehend über Nebenwirkungen, die er bei einem bestimmten Arzneimittel festgestellt hat, zu unterrichten.

Gelegentlich steht der Arzt auch vor der schweren Wahl zwischen Gefahr und Nutzen eines Medikaments. Er muß in diesem Fall das Risiko der Nebenwirkungen gegen den Nutzen, den es z. B. bei schweren Infektionskrankheiten bringen kann, abwägen und versuchen, die Auswirkungen so gering wie möglich zu halten.

Grundsätzlich kann man nur jedem empfehlen, den Beipackzettel eines Medikaments genau zu lesen und die Angaben zur Dosierung einzuhalten. Hat man Zweifel, ob das Mittel wirklich geeignet ist, sollte man sich nicht scheuen, erneut mit dem Arzt darüber zu sprechen.

MEDITATION

Drängende Probleme, folgenreiche Entscheidungen oder einschneidende Veränderungen des bisherigen Lebens rufen bei vielen Menschen ein Gefühl der Niedergeschlagenheit und Hilflosigkeit hervor. Sie leiden unter Anspannung und ANGST, die oftmals die eigentliche Krise überdauern. Diese Gefühle können lähmen und rauben Energie. SCHLAFLOSIGKEIT, erhöhter BLUTDRUCK und andere körperliche Beschwerden sind die Folge. Dieser Zustand ist nur schwer zu ertragen, und so suchen die Betroffenen bei ihrem Arzt Hilfe. Häufig verordnet er Beruhigungsmittel, Schlaftabletten und Antidepressiva.

Eine weitaus bessere Möglichkeit, sich von Sorgen und Spannungen zu befreien, bietet die Meditation. Ohne Medikamente finden Körper und Geist zur Ruhe, und man fühlt sich anschließend erfrischt und entspannt. Außerdem kann man sich diese Art der Regeneration so oft wie nötig leisten.

In Indien und weiten Teilen Asiens wird die Meditation seit Jahrtausenden als Weg zu spiritueller Erleuchtung praktiziert. Auch YOGA hat sich aus der Meditation entwickelt. In Europa war diese Form der Innenschau lange Zeit nur einer verschwindend geringen Zahl von Menschen bekannt, meist nur jenen, die sich mit dem Buddhismus oder anderen fernöstlichen Glaubensrichtungen beschäftigten. Erst in den 60er Jahren wurde diese Meditationsform auch im Westen populär. Fernöstliche Musik und Kultur übten auf Popmusiker und in der Folge auf sehr viele junge Menschen einen großen Reiz aus. Sie sahen darin eine neue Möglichkeit, zu sich selbst zu finden.

In anderen als den fernöstlichen Formen war die Meditation jedoch auch sehr viel früher schon in Europa bekannt. Sie wurde vor allem von den Angehörigen der verschiedenen christlichen Ordensgemeinschaften praktiziert. So findet man in den Exerzitien der Jesuiten und in den spirituellen Übungen ihres Ordensgründers, des heiligen Ignatius von Loyola, durchaus Elemente meditativer Techniken.

Menschen, die meditieren, halten die Meditation für eine unübertroffene Möglichkeit der Selbsthilfe. Man muß nur die ganze Kraft der Konzentration darauf richten, seine Gedanken unter Kontrolle zu bringen und den Körper zu beruhigen. Das klingt zunächst einfacher, als es ist, denn manchem fällt es ausgesprochen schwer, die ständigen Gedankenströme zu stoppen und sich von den Sorgen frei zu machen. Doch erfahrene Meditationslehrer kennen einfache Techniken, mit deren Hilfe es nahezu jedem gelingt, den völlig entspannten und gleichzeitig beherrschten meditativen Zustand des Bewußtseins zu erreichen.

Wann hilft diese Therapie?

▶Meditation verlangt Konzentration, Ausdauer und Zeit – etwa 10–20 Minuten täglich. Die meisten Menschen haben keine Schwierigkeiten, die Meditation zu erlernen, und die unmittelbaren positiven Auswirkungen des Meditierens lassen nicht lange auf sich warten: Der Pulsschlag verlangsamt sich, der Blutdruck sinkt. Viele Menschen verlieren nach den ersten Erfolgen die Geduld und hören mit dem Meditieren auf, doch die langfristig angestrebten Ziele erreicht man nur durch regelmäßiges Üben.

Wohl am meisten profitieren Menschen mit zu hohem Blutdruck von der Meditation. Oft können sie ihre Medikamente niedriger dosieren oder sogar ganz absetzen. Die körperlichen Überreaktionen auf den Alltagsstreß verschwinden, und der Blutdruck bleibt niedrig, solange sie die Praxis der täglichen Meditation beibehalten. Verstärkt wird die Wirkung noch durch zusätzliche ENTSPANNUNGS- UND ATEMÜBUNGEN.

Apparate, die elektrische Muskelimpulse aufzeichnen, zeigen, daß während der Meditation die Muskelspannung nahezu gegen Null geht. Die Folge dieser Entspannung ist, daß chronische Schmerzen und verletzungsbedingte Beschwerden verschwinden. Denn viele Schmerzen werden durch Verspannungen verursacht oder zumindest verstärkt.

Meditation wirkt sich erfahrungsgemäß auch auf den Kreislauf positiv aus. Das hilft bei kleineren Beschwerden wie FROSTBEULEN, aber auch bei einem so ernsthaften Leiden wie der RAYNAUD-KRANKHEIT oder bei Verspannungskopfschmerzen, die durch eine ungenügende Durchblutung der Kopfhaut ausgelöst werden.

Die langsamere, tiefere Atmung und den reduzierten Sauerstoffverbrauch empfinden Menschen mit ATEMWEGSERKRANKUNGEN als Erleichterung. Das gilt vor allem für Asthmatiker, denen allein schon die Muskelentspannung Linderung verschafft.

Schmerzen, Atembeschwerden, Verspannungen und innere Unruhe sind die häufigsten Ursachen für SCHLAFSTÖRUNGEN. Wenn man mit einem Elektroenzephalographen die Gehirnströme während der Meditation mißt, erhält man Ergebnisse, die annähernd denen des Schlafzustandes entsprechen. Da die entspannende Wirkung auch nach der Meditation noch anhält, kann sie helfen, das scheinbar unlösbare Problem der SCHLAFLOSIGKEIT ohne Medikamente zu überwinden.

Besuch beim Meditationslehrer

Die traditionellen Meditationstechniken zielen darauf ab, den Geist von allen Alltagssorgen zu befreien, um so eine Bewußtseinserweiterung und die Erkenntnis höherer Realitäten zu ermöglichen. Diese Techniken kann man jedoch nur mit entsprechender Anleitung und Überwachung durch einen Lehrer erlernen. In der sogenannten Transzendentalen Meditation nimmt man eine besondere Körperhaltung ein und wiederholt ununterbrochen ein MANTRA, eine bestimmte Wort- oder Silbenfolge. Menschen, die sehr fest in den westlichen Traditionen verwurzelt sind, finden oft nur schwer Zugang zu diesen Meditationspraktiken. Ihnen kommen einfachere Formen der Meditation eher entgegen, die man auch selbst erlernen kann. Heilpraktiker, aber auch die Volkshochschulen bieten häufig Gruppenkurse an, in denen die Teilnehmer gemeinsam das Meditieren üben können und bei Schwierigkeiten Rat finden.

Eine Meditation läuft immer nach einem bestimmten Muster ab, gleichgültig, ob man in einer Gruppe oder allein zu Hause meditiert. Es mag Unterschiede im Detail geben, doch die Grundregeln ändern sich nicht. Es sollten etwa 30 Minuten zwischen der letzten Mahlzeit und der Meditation liegen. In dieser Zeit sollte man auch nichts mehr trinken. Zum Meditieren wählt man einen möglichst ruhigen Raum, in dem man nicht gestört wird. Manche Menschen legen sich mit geschlossenen Augen hin. Viele Lehrer empfehlen jedoch, sich aufrecht und bequem hinzusetzen, die Augen offenzuhalten und die Hände in den Schoß zu legen. Auf diese Art kann man sich entspannen und gleichzeitig wach und aufmerksam bleiben. Wenn man sich hinlegt und die Augen schließt, beginnen die Gedanken zu wandern, oder es besteht die Gefahr, daß man einfach einschläft.

Sorgen und Aufregungen sollte man während der Meditation aus seinem Denken verbannen. Am besten gelingt dies, indem man sich ein ruhiges, schönes Bild vor Au-

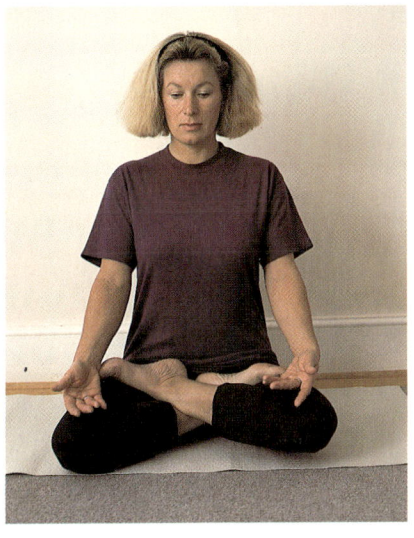

Der Lotossitz mit gekreuzten Beinen gilt als die ideale Haltung für eine Meditation. Wem diese Haltung jedoch zu unbequem ist, der kann auch normal sitzend meditieren.

gen holt oder sich etwas Angenehmes vorstellt. Die meisten Lehrer empfehlen, sich auf den eigenen Atem zu konzentrieren; man versucht bewußt zu fühlen, wie die Luft durch die Nasenlöcher eintritt, sich nach unten bewegt, die Lungen anfüllt und dann langsam wieder ausströmt. Dabei sollte man über das Zwerchfell atmen (siehe ENTSPANNUNGS- UND ATEMÜBUNGEN). Man zählt in Gedanken mit und atmet genauso lange aus wie ein. Dabei achtet man darauf, daß die ganze Luft ausgeatmet wird.

Wenn man sich an dieses Atemmuster gewöhnt hat, wird man schnell feststellen, wie sich schon bald wieder störende Gedanken einschleichen. Man geht dann dazu über, jeden Körperbereich bewußt zu entspannen. Im Atemrhythmus überprüft man, daß die Stirn nicht angespannt ist, die Zähne nicht aufeinanderbeißen, Schultern, Ellbogen, Knie, Waden und Füße ganz gelöst sind.

Man darf sich von den aufkommenden Gedanken nicht beeinflussen lassen. Man nimmt sie wahr, hält die Aufmerksamkeit aber weiter auf den gewählten Konzentrationspunkt gerichtet. Sobald Atmen und Entspannen leichtfallen, kann man sich auf einen Gegenstand konzentrieren – auf ein schönes Ornament oder auf das Bild oder die Vorstellung eines friedlichen Ortes, mit dessen Düften, Geräuschen und Atmosphäre man sich in Gedanken umgeben kann.

Einen meditativen Zustand kann man auch durch sanfte Musik erreichen. Kassetten mit spezieller Meditationsmusik gibt es inzwischen in fast allen Schallplattengeschäften zu kaufen. Genausogut kann man

aber auch nach eigenem Geschmack eine andere ruhige Musik auswählen.

Man sollte sich täglich mindestens 10 Minuten Zeit zum Meditieren nehmen. Je mehr Übung man hat, desto eher kann man sich nahezu überall durch eine Meditation entspannen – im Zug auf dem Weg zur Arbeit, am Schreibtisch oder während der Mittagspause. Am Ende jeder Meditation macht man leichte Lockerungsübungen und dehnt einige Minuten lang die Muskeln, bevor man aufsteht, damit der Blutdruck wieder in Schwung kommt und es einem beim Aufstehen nicht schwindelig wird.

Standpunkt der Schulmedizin

Vermutlich beruht der Erfolg der Meditation darauf, daß man sich nur auf eine einzige Sache konzentriert. Normalerweise neigt man dazu, an viele Dinge gleichzeitig zu denken und vieles gleichzeitig zu tun. Wenn der unablässige Strom von Informationen und Empfindungen eingedämmt und kanalisiert wird, verringern sich auch die entsprechenden körperlichen Reaktionen.

Untersuchungen haben gezeigt, daß die Meditation Atmung, Gehirntätigkeit, Blutdruck sowie Herz- und Pulsschlag positiv beeinflußt. Die beruhigende und ausgleichende Wirkung der Meditation lindert nicht nur momentane Beschwerden, sondern steigert darüber hinaus auch die physische und psychische Energie, so daß man künftige Aufgaben leichter bewältigt.

MEERWASSER

Die sogenannte Thalassotherapie ist ein Zweig der Hydrotherapie und nutzt die Heilkraft des Meerwassers und der Meeresalgen. Durch den Auftrieb des Meerwassers wird der Körper zum Teil getragen, so daß man weniger Kraft braucht, um sich zu bewegen. Daher lassen sich steife und kranke Gelenke im Meerwasser besser trainieren.

Meeresalgen oder Meeresalgenextrakte enthalten viele natürliche MINERALSTOFFE, VITAMINE und Spurenelemente und können als Badezusätze, KOMPRESSEN und Packungen hilfreich sein. Sie regen die Schweißproduktion an und fördern dadurch die Reinigung des Organismus von Abfallstoffen. Menschen mit einer Jodallergie sollten diese Mittel allerdings nicht anwenden.

Zur Linderung der Beschwerden bei RHEUMA und SCHUPPENFLECHTE wird oft eine Kur am Toten Meer in Israel empfohlen. Die starke Konzentration von Brom- und Magnesiumsalzen wirkt ausgleichend und heilend. Salz aus dem Toten Meer kann man auch als Badezusatz kaufen.

Essen als Weg zu innerer Harmonie und Gesundheit

Gegen Ende des 19. Jh. stellte der japanische Arzt Sagen Ishizuka fest, daß sich viele Störungen des Allgemeinbefindens durch eine bestimmte Diät beheben ließen. Diese Diät basierte in erster Linie auf Vollkornprodukten und Gemüse und verzichtete auf geschälten und gebleichten Reis sowie auf Erzeugnisse mit raffiniertem Zucker. Ishizukas Veröffentlichungen fielen zu Beginn unseres Jahrhunderts dem japanischen Schriftsteller George Oshawa in die Hände, der seine Ernährung nach diesen Richtlinien umstellte und dadurch seine Tuberkulose überwand. Auf der Grundlage von Ishizukas Methode entwickelte Oshawa in der Folgezeit ein umfassendes Ernährungssystem, das er Makrobiotik nannte. Er war überzeugt davon, daß die Menschen bei dieser Ernährungsweise wieder gesund werden und das Leben in seiner ganzen Fülle genießen könnten.

Grundgedanke der Makrobiotik (von griechisch *makros,* groß, und *bios,* Leben) ist die chinesische Vorstellung von YIN UND YANG, von den zwei sich gegenseitig ergänzenden und ausgleichenden Kräften, die in jedem Lebewesen auftreten. Yin steht für das empfangende Prinzip, die dunkle, weibliche Urkraft, Yang repräsentiert das schöpferische Prinzip, die lichte, männliche Urkraft. Jeder Mensch trägt die Elemente des Yin und Yang in einer besonderen Ausformung in sich, und ebenso auch jedes Nahrungsmittel. Die Makrobiotik will diese beiden Lebensprinzipien so in Einklang bringen, wie es dem jeweiligen Individuum entspricht.

Menschen mit Yin-Dominanz gelten als ruhig, entspannt, friedlich, kreativ und sozial. Menschen, bei denen das Yang-Prinzip überwiegt, sind eher aktiv, rege, energisch und präzise. Ein Gleichgewicht zwischen beiden Prinzipien aber ist die Voraussetzung für Gesundheit und innere Harmonie. Überwiegt eine der beiden Kräfte, wird der Mensch krank. Zuviel Yin macht lethargisch und verursacht DEPRESSIONEN und Konzentrationsschwierigkeiten, zuviel Yang hingegen ruft Verspannungen, Reizbarkeit und Ruhelosigkeit hervor.

Nach der makrobiotischen Ernährungslehre kann man dieses Ungleichgewicht und die daraus resultierenden Erkrankungen überwinden, indem man Nahrungsmittel zu sich nimmt, deren Yin- und Yang-Eigenschaften dem Wesen des Betreffenden entsprechen. Wer beispielsweise unter Energiemangel leidet, gleichzeitig aber einen sehr anstrengenden Beruf hat, der ein hohes Maß an Aktivität verlangt, sollte zu Nahrungsmitteln greifen, die hauptsächlich Yang-Komponenten enthalten. Dazu gehören u. a. Fisch, Bohneneintöpfe, Vollkornhaferbrei und Wurzelgemüse. Menschen, die unter STRESS stehen, aber dennoch stets ruhig und beherrscht bleiben müssen, sollten bevorzugt Nahrungsmittel zu sich nehmen, die wie Salate, gedämpftes Gemüse und frisches Obst in erster Linie Yin-Komponenten enthalten (siehe Tab. S. 219).

Die Ernährung sollte sich aber auch nach Temperatur und Klima richten. In der kalten, feuchten Jahreszeit wärmen und kräftigen Yang-Speisen, bei heißem Sommerwetter dagegen erfrischen Nahrungsmittel, die eher Yin-lastig sind. Speisen mit einer extremen Yin- oder Yang-Konzentration sollte man jedoch meiden. Dazu gehören Zucker, Gewürze und Alkohol (viel Yin) sowie Fleisch, Eier und Käse (viel Yang). Diese Nahrungsmittel stehen bei Makrobiotikern in dem Ruf, eine zu starke Wirkung auf den Organismus zu haben und daher Krankheiten zu verursachen.

Neben der Ernährung gehören zu einer makrobiotischen Lebensweise auch eine möglichst gesunde Umwelt und ausreichend BEWEGUNG. Bei der Wahl der sportlichen Betätigung gilt es ebenfalls, zwischen den beiden Kräften Yin und Yang zu unterscheiden und die entsprechende Form zu wählen. YOGA und T'AI-CHI beispielsweise sind Yin-bestimmt, Ausdauersportarten wie JOGGING oder Seilspringen dagegen sollen das Yang fördern.

Mit einer konsequenten makrobiotischen Lebensweise soll man fast alle Krankheiten vermeiden oder heilen können, und nachweislich konnten bereits Fälle von KREBS, ARTHRITIS, VERDAUUNGSSTÖRUNGEN und andere ernsthafte Erkrankungen durch Makrobiotik positiv beeinflußt werden. Doch Makrobiotik hilft nicht nur kranken Menschen. Jeder kann von ihren positiven Auswirkungen – gesteigerte Energie, gesundes Aussehen und größere Widerstandskraft gegen Krankheiten – profitieren.

Während der 60er und 70er Jahre wurden extreme Formen der Makrobiotik propagiert, bei denen man sich praktisch nur noch von Reis ernähren durfte. Diese einseitige und daher gefährliche Ernährung hat dem Ruf der Makrobiotik außerordentlich geschadet. Die hier vorgestellte Form der makrobiotischen Ernährungsweise ist wesentlich gemäßigter und entspricht den Anforderungen an eine gesunde, ausgewogene Kost.

Warnung Wer seine Ernährung auf Makrobiotik umstellen will, sollte einen entsprechenden Kochkurs besuchen. Schwangere Frauen, stillende Mütter, Kinder und kranke Menschen sollten grundsätzlich erst ihren Arzt oder Heilpraktiker fragen, bevor sie sich von einem Makrobiotikspezialisten beraten und einen individuellen Ernährungsplan ausarbeiten lassen.

Die makrobiotische Speisekammer

Die meisten makrobiotischen Nahrungsmittel kann man in jedem Supermarkt oder Lebensmittelgeschäft kaufen, manche wiederum bekommt man nur in einem Naturkostladen. Die folgenden Nahrungsmittel bilden den Grundstock einer makrobiotischen Ernährung:

Vollkorngetreide Ungeschälter Naturreis, Gerste, Hafer, Weizen, Buchweizen, Mais, Hirse, Roggen sowie Produkte aus diesen Getreidearten, z. B. Vollkornmehl, -brot und -teigwaren; Vollkornmüsli; Couscous. Diese Nahrungsmittel kann man immer vorrätig haben.

Gemüse Am besten verwendet man nur frisches, einheimisches Gemüse der jeweiligen Jahreszeit. Empfohlen wird eine Mischung aus Wurzel- und grünem Blattgemüse.

Obst Wie Gemüse sollte auch Obst immer frisch gekauft werden. Man ißt hauptsächlich einheimische Obstsorten und Trockenfrüchte.

Hülsenfrüchte Empfehlenswert sind vor allem Linsen, Kichererbsen und Bohnen.

Nüsse und Samen Man verwendet Erdnüsse, Mandeln, Haselnüsse, Walnüsse, getrocknete Kastanien, außerdem Sesamsamen, Sonnenblumen- und Kürbiskerne.

Öle Geeignet sind alle kaltgepreßten Pflanzenöle mit mehrfach oder einfach ungesättigten Fettsäuren.

Gewürze Man kann mit Meersalz, Ingwer, Senf, Tahini (einer Paste aus Sesamsamen), Apfelessig und Knoblauch, in Maßen auch mit Apfel- und Zitronensaft würzen.

Brotaufstrich Dazu eignen sich ungezuckerte Marmeladen, Tahini, Gerstenmalz, Erdnußbutter und andere Nußaufstriche.

Zwischenmahlzeiten Zu empfehlen sind Reiswaffeln, geröstete Nüsse und Samen sowie Rosinen.

Zum Süßen verwendet man Gerstenmalz oder ein Gemisch aus Mais- und Gerstenmalz, Reissirup und Fruchtsäfte.

Ein Arzt wird gesund

Im Januar 1987 erfuhr der englische Arzt Hugh Faulkner, daß er an Bauchspeicheldrüsenkrebs erkrankt war. Der Tumor hatte bereits die Größe eines Tennisballs und konnte nicht mehr operativ entfernt werden. Man führte allerdings eine Bypassoperation durch, damit die Geschwulst den Nahrungstransport aus dem Magen nicht blockieren konnte. Faulkner wußte, daß ihm weder Medikamente noch Bestrahlungen helfen würden und daß er wahrscheinlich nur noch ein paar Monate zu leben hatte.

Nach der Bypassoperation wurde Faulkner mit SHIATSU behandelt. Diese Form der Massage linderte seine Beschwerden und löste die Verspannungen. Die Shiatsutherapeutin empfahl ihm zur weiteren Genesung eine makrobiotische Ernährung.

Da ihm die Schulmedizin nicht mehr helfen konnte, beschloß Faulkner, dieser Empfehlung zu folgen. Er ließ sich beraten, las Bücher über Makrobiotik, besuchte Kochkurse und stellte sich vollständig auf eine makrobiotische Lebensweise um. 3 Jahre nach seiner Operation war der inzwischen 77jährige immer noch am Leben und fühlte sich besser und gesünder als je zuvor. Faulkner räumte zwar ein, daß es keinen wissenschaftlichen Nachweis für seine Heilung durch die Makrobiotik gab, doch die Computertomographie zeigte, daß der Tumor geschrumpft und sein Zentrum zerstört war – eine spontane Regression, die bei Bauchspeicheldrüsenkrebs nur sehr selten vorkommt.

Getränke Erlaubt sind alle Obst- und Gemüsesäfte, obergäriges Bier, biologisch angebauter Wein, Quellwasser und KRÄUTERTEES.

Einige spezielle, aus dem Fernen Osten stammende Produkte bekommt man nur in einem asiatischen Fachgeschäft:

Bancha-Tee Er wird aus den Zweigen des Bancha-Strauchs gewonnen und enthält keinerlei Koffein oder Tein, ist leicht alkalisch und wirkt beruhigend bei STRESS.

Brauner Reisessig Mit ihm würzt man vor allem Gemüsegerichte.

Kuzu Dieses Pflanzenpulver dient dazu, Soßen und Nachspeisen anzudicken. Sein Vorteil ist, daß es harmonisierend auf das Verdauungssystem wirkt.

Meeresalgen Damit kann man Geschmack und Nährwert nahezu aller pikanten Gerichte verbessern. Wakame und Dulse passen gut zu Suppen oder Salaten, Kombu würzt Bohnen, Arame oder Hiziki sollte man mit Gemüse probieren. Alle diese Algen sind reich an Calcium und Eisen.

Miso Dieses Gewürz für Suppen und Soßen wird aus fermentierten Sojabohnen gewonnen. Es verbessert das Blut und fördert die Verdauung.

Shoyu Die dunkle Sojasoße ist ein ideales Gewürz für Bohnen- und Gemüsegerichte.

Tempeh Diese gehaltvolle Sojabohnenpaste, die man gebacken oder in Eintöpfen ißt, enthält viel Eiweiß.

Tofu Der weiche weiße Sojabohnenquark enthält viel Calcium und Eiweiß. Man kann ihn schnell und einfach zubereiten, z. B. backen, dünsten, kochen oder grillen.

Umeboshi-Pflaumen Die salzigen, sauer eingelegten Pflaumen, die man Getreide- oder Gemüsegerichten hinzufügt, aber auch in den Bancha-Tee einrühren kann, sollen gegen KOPFSCHMERZEN, VERDAUUNGSSTÖRUNGEN, Magenverstimmung und Sodbrennen helfen.

Die richtigen Kochutensilien

In der makrobiotischen Küche sind die richtigen Kochutensilien genausowichtig wie die richtige Zusammensetzung der Zutaten. Töpfe, Pfannen und andere Geräte müssen sorgfältig ausgewählt werden. Viele Gegenstände sind in einem Haushalt meist ohnehin vorhanden. Zur Grundausrüstung einer makrobiotischen Küche gehören:

Töpfe und Pfannen Man sollte möglichst gußeisernes Kochgeschirr verwenden, weil es die Hitze besser verteilt. Wem es jedoch zu schwer ist, der kann auch Edelstahltöpfe nehmen. Ebenso kann man Emailtöpfe benutzen. Sie haben allerdings den Nachteil, daß das Email schnell angeschlagen ist und die Oberfläche durch rauhe Putzschwämme zerkratzt wird. Nicht verwenden sollte man Töpfe und Pfannen aus Kupfer und Aluminium, da Spuren der Metalle in die Nahrung übergehen können.

Feuerfestes Geschirr Für den Backofen eignet sich auch feuerfestes Geschirr aus Glas oder Keramik. Diese Materialien sind jedoch empfindlich und können durch plötzliche Temperaturschwankungen zerspringen. Man sollte feuerfestes Geschirr deshalb niemals unmittelbar aus dem Kühlschrank in den heißen Backofen stellen oder das noch heiße Geschirr mit kaltem Wasser übergießen.

Messer Man benötigt mindestens ein gutes Messer, besser sind natürlich mehrere in verschiedenen Größen. Die Schneiden sollten aus Fluß- oder Edelstahl sein und regelmäßig mit einem Schleifstein geschärft werden.

Schneidebrett Zum Gemüseschneiden braucht man ein großes Holzbrett. Man sollte es möglichst nicht mit Spülmittel und heißem Wasser säubern, sondern nach Gebrauch nur mit einem feuchten Lappen abwischen. Um das Holz zu pflegen, kann man ab und zu etwas Sesamöl auftragen.

Dampfkochtopf Um Geschmack, Struktur und Vitamine zu erhalten, sollte man Gemüse immer nur leicht dünsten. Ideal ist ein Dampfkochtopf, man kann aber auch einen zusammenklappbaren Dämpfeinsatz aus Edelstahl verwenden.

Gemüsebürste Gemüsebürsten mit Naturborsten bekommt man in fast allen Naturkostläden oder im Haushaltswarengeschäft. Mit ihnen lassen sich auf schonende Weise Sand und Erde von Wurzelgemüse entfernen.

Behälter und Schüsseln Nahrungsmittel wie Nüsse, Samen, Hülsenfrüchte, Reis, Getreide und Mehl bewahrt man in luftdicht schließenden Behältern aus natürlichen Materialien wie Glas oder Keramik auf.

Stößel und Mörser Man verwendet sie zum Mischen, Zerstampfen, Zerquetschen oder Mahlen, wenn man Nüsse und Samen pulverisieren oder Kräuter vermengen möchte.

Löffel, Schaber und Schöpfkellen Geräte aus Holz oder Bambus zerkratzen weder die Töpfe, noch beeinträchtigen sie den Geschmack der Speisen.

Koch- und Zubereitungsarten

Makrobiotische Köche sind überzeugt davon, daß sich die Art der Speisenzubereitung sowohl auf den Nährwert als auch auf die Yin- und Yang-Eigenschaften der Nahrungsmittel auswirkt. Ganz allgemein gilt: ROHKOST enthält mehr Yin-Komponenten als gekochte Nahrung. Die Yang-Qualitäten nehmen zu, je mehr Hitze man verwendet und je länger der Kochvorgang dauert. Die verschiedenen Nahrungsmittel werden daher auf unterschiedliche Art zubereitet und gegart:

Gemüse Gemüse darf in der makrobiotischen Küche nur

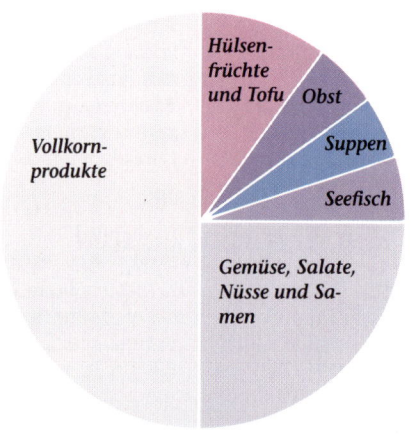

Eine ausgewogene Ernährung

Die schematische Darstellung zeigt das Verhältnis der verschiedenen Nahrungsmittel bei einer ausgewogenen makrobiotischen Ernährungsweise.

ganz frisch verwendet werden. Daher sollte man es nur in kleinen Mengen einkaufen und keinen großen Vorrat anlegen. Gemüse muß kühl und trocken gelagert werden, z. B. im Gemüsefach des Kühlschranks. Plastikverpackungen müssen entfernt werden, damit das Gemüse atmen kann.

Um die Vitamine zu erhalten, sollte man das Gemüse erst unmittelbar vor der Zubereitung waschen und die Erde mit einer Gemüsebürste entfernen. Danach ist Schälen meist überflüssig. Auf keinen Fall sollte man das Gemüse längere Zeit einweichen, da sonst die Vitamine ins Wasser übergehen. Zum Schneiden benutzt man ein scharfes Messer, mit dem man die Stücke sauber abtrennen kann.

Die oberen Teile der Pflanzen enthalten mehr Yin als die unteren. Deswegen schneidet man Gemüse längs oder diagonal, um ein ausgeglichenes Yin-Yang-Verhältnis zu bekommen.

Bei einem makrobiotischen Gericht wird das Gemüse häufig roh mit einer Soße oder einem pikanten Dip gegessen. Ansonsten wird es gedämpft, gekocht oder gedünstet. Grünes Blattgemüse ist bereits nach 1–2 Minuten gar, Wurzelgemüse braucht etwas länger. Wichtig ist, daß das Gemüse knackig bleibt und nicht seine Struktur verliert. Das Koch- oder Dämpfwasser kann man anschließend für Suppen, Eintöpfe oder Soßen weiterverwenden.

Getreide Getreidekörner kann man problemlos ein Jahr oder länger aufbewahren. Sobald das Getreide jedoch gemahlen oder zu Flocken zerquetscht ist, verliert es an Frische und Nährwert und hält nur wenige Monate. Aus diesem Grund kaufen Makrobiotiker kein fertiges Mehl, sondern mahlen das Korn lieber nach Bedarf mit einer kleinen Handmühle selbst.

Getreide und Getreideprodukte bewahrt man am besten in luftdichten Behältern an einem kühlen, dunklen Ort auf. Ganze Körner werden langsam und ausgiebig gekocht. Man nimmt nur gerade soviel Wasser, wie das Getreide aufsaugen kann (etwa 4 Teile Wasser auf 1 Teil Getreide). Das in der makrobiotischen Küche verwendete unpolierte Getreide muß wesentlich länger gekocht werden als poliertes. So dauert es z. B. 40–60 Minuten, bis ungeschälter Naturreis gar ist, während weißer Reis nur 15–20 Minuten benötigt.

Das Essen wird abwechslungsreicher, wenn man die Getreidegerichte vor dem Servieren mit gerösteten Nüssen oder Samen bestreut. Man kann auch eine Soße aus Miso, gedünsteten Zwiebeln und Wasser oder Brühe dazu reichen.

Hülsenfrüchte Bohnen, Erbsen und Linsen sind hochwertige Eiweißlieferanten. Trocken und dunkel in luftdichten Behältern aufbewahrt, halten sie sich mehrere Jahre. Man muß sie allerdings sorgfältig zubereiten, weil sie sonst schwer verdaulich sind.

Zunächst breitet man die getrockneten Hülsenfrüchte auf einem sauberen Geschirrtuch aus und liest Steine, Hülsen und zerbrochene Früchte heraus. Dann wäscht man sie gründlich und weicht sie 4–8 Stunden oder über Nacht in viel

Wasser ein. Vor dem Kochen gießt man das Einweichwasser ab und spült mit frischem Wasser nach. Danach werden die Hülsenfrüchte gekocht, wobei man wiederum 4 Teile Wasser auf 1 Teil Hülsenfrüchte gibt. Besser bekömmlich sind Hülsenfrüchte, wenn man einen Streifen Kombu oder Wakame hinzufügt. Nach dem Aufkochen schaltet man die Hitze zurück und läßt das Ganze 40–60 Minuten, eventuell auch länger, sanft köcheln. Wenn die Hülsenfrüchte weich sind, würzt man sie mit Sojasoße oder Meersalz und läßt sie ohne Deckel weiterkochen, bis das Wasser vollständig verdampft ist. Gibt man das Salz früher hinzu, werden die Schalen hart, und die Kochzeit verlängert sich dadurch.

Man kann Bohnen und andere Hülsenfrüchte auch gut backen. Dazu werden sie ebenfalls erst eingeweicht und dann 20 Minuten gekocht. Man gibt einen Streifen Kombu in eine Backform, schüttet die Bohnen samt dem Kochwasser darüber und läßt sie zugedeckt bei mittlerer Hitze (im Elektrobackofen bei 180 °C, im Gasofen auf Stufe 4) etwa 3–4 Stunden backen. Eventuell gießt man nach der Hälfte der Zeit noch etwas Wasser nach und fügt gewürfeltes Gemüse, Miso, Meersalz oder Sojasoße hinzu.

Fisch und Schaltiere Viele Makrobiotiker sind strenge Vegetarier. Man kann den Speisezettel aber durchaus auch mit kleinen Mengen Fisch oder Schaltieren bereichern. Der Anteil an der Gesamternährung sollte jedoch nicht mehr als 5 % betragen, was 2–3 kleinen Portionen pro Woche entspricht. Die Yang-Eigenschaften von Fisch und Schaltieren müssen durch Gemüse, Getreide oder Hülsenfrüchte ausgeglichen werden. Man sollte nur wirklich frische Meerestiere kaufen und sie möglichst noch am selben Tag verzehren.

Fisch wird im Ganzen oder gehäutet, filetiert und in etwas heißem – nicht rauchendem – Öl gebacken oder gebraten. Wenn man Brühe, Gemüse, Gewürze oder auch Früchte hinzugibt, erhält man eine wohlschmeckende Soße.

Yin und Yang in den Nahrungsmitteln

MÄSSIG YIN	MÄSSIG YANG
Obst	Vollkorngetreide und -mehl, brauner Reis, Vollkornbrot, Vollkornhaferbrei
Grünes Blattgemüse	Wurzelgemüse, z. B. Karotten, Kartoffeln, Pastinaken
Nüsse, Samen	Fisch, Schaltiere, Hüttenkäse
Tempeh	Bohnen, Erbsen, Linsen
Obst- und Gemüsesäfte	Salz
Marmelade (ohne Zucker)	Miso
Gerstenmalz	Shoyu, Sojasoße

Nahrungsmittel, die man wegen ihrer extremen Yin- und Yang-Eigenschaften vermeiden sollte:

YIN	YANG
Zucker, Süßigkeiten, Kuchen, starke Gewürze, Alkohol, Tee, Kaffee	Fleisch, Geflügel, harter, salziger Käse, Eier

Ein makrobiotisches Menü

Diese drei Rezepte zeigen beispielhaft, welche unterschiedlichen Geschmacksrichtungen und Zubereitungsarten der makrobiotische Speisezettel bietet. Ergänzt durch Reis und andere Getreidearten, erhält man eine leichte Mahlzeit, bei der die Yin- und Yang-Elemente ausgewogen sind. Die angegebenen Mengen reichen für 4 Personen.

Misosuppe
7,5–10 cm Wakame in Streifen
225 g in Stücke geschnittenes Gemüse (z. B. eine Mischung aus Karotten, Zwiebeln, Sellerie, Lauch, Blumenkohl u. a.)
1,5 EL Miso
Zitronensaft oder zerdrückter Ingwer zum Würzen
Gehackte Frühlingszwiebeln oder Petersilie zum Garnieren

Wakame ein paar Minuten in Wasser einweichen, herausnehmen und in Stücke schneiden. Das Einweichwasser nicht weggießen. Gut 1 l Wasser zum Kochen bringen, das Gemüse, Wakame und das Einweichwasser hinzugeben; alles weitere 5 Minuten sieden lassen. Danach die Hitze herunterschalten, das Miso in etwas Suppenflüssigkeit auflösen und in den Topf geben. Weitere 3–4 Minuten ohne Aufkochen sieden lassen, würzen, in Schalen gießen, garnieren und servieren.

Kichererbseneintopf mit Gemüse
175 g Kichererbsen (Trockengewicht)
15 cm Kombu
1 gehackte Zwiebel und 2 gehackte Karotten
1/4 TL Meersalz oder 1–2 TL Shoyu
Petersilie und Zitronenscheiben zum Garnieren

Die Kichererbsen mit Kombu kochen oder backen. Kurz bevor die Kichererbsen weich sind, das gehackte Gemüse und die Gewürze hinzufügen und weiterkochen lassen, bis das Wasser verdampft und alles gar ist. Den Eintopf mit Reis, Couscous, Teigwaren oder anderem Vollkorngetreide servieren, dazu gedämpftes, blanchiertes oder rohes Gemüse, wahlweise auch Salat.

Früchtekompott
Frisches Obst oder eingeweichte Trockenfrüchte, 2–3 Früchte pro Person, bei kleinen Früchten wie Beeren, Aprikosen oder Pflaumen auch mehr
So viel Wasser oder Apfelsaft, daß die Früchte bedeckt sind
3–4 EL Rosinen
1 Prise Meersalz
1 Prise gemahlener Zimt oder Ingwer
1 TL Pfeilwurzelmehl
Geröstete Mandeln und Zitronenscheiben zum Garnieren

Die Früchte entkernen und kleinschneiden und mit dem Wasser oder Apfelsaft und Salz in eine Pfanne geben. Leicht sieden lassen, bis das Obst weich ist: 5–10 Minuten für Frischobst, Trockenfrüchte brauchen je nach Einweichzeit länger. Zum Andicken das Pfeilwurzelmehl einrühren. Die Pfanne vom Herd nehmen, Zimt oder Ingwer hinzufügen und das Kompott in Portionsschälchen gießen. Mit Mandeln und Zitronenscheiben garnieren und kühl servieren.

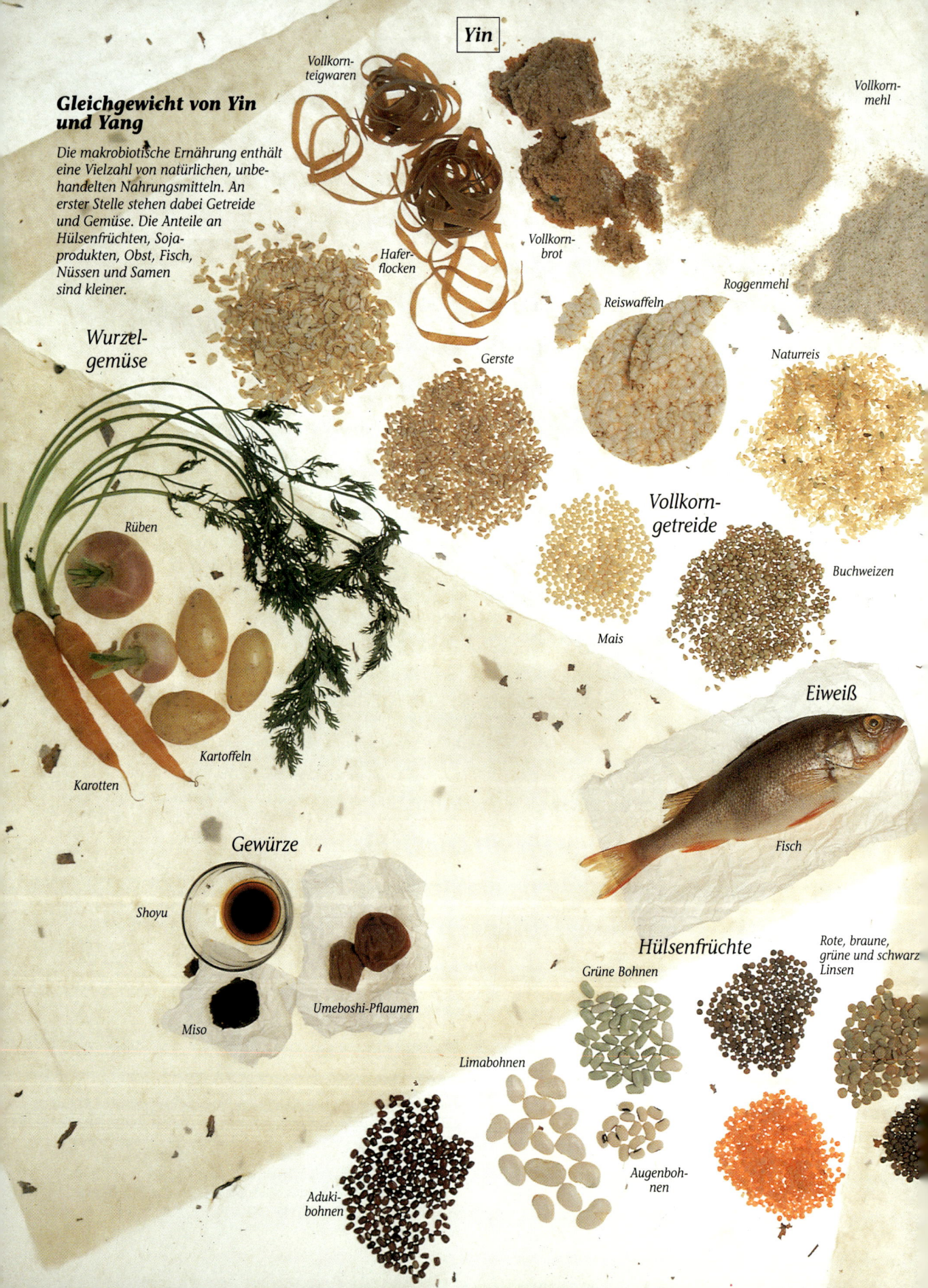

Yin

Vollkorn-teigwaren

Vollkorn-mehl

Gleichgewicht von Yin und Yang

Die makrobiotische Ernährung enthält eine Vielzahl von natürlichen, unbehandelten Nahrungsmitteln. An erster Stelle stehen dabei Getreide und Gemüse. Die Anteile an Hülsenfrüchten, Soja-produkten, Obst, Fisch, Nüssen und Samen sind kleiner.

Haferflocken

Vollkornbrot

Roggenmehl

Reiswaffeln

Gerste

Naturreis

Wurzelgemüse

Vollkorngetreide

Buchweizen

Mais

Rüben

Eiweiß

Kartoffeln

Karotten

Fisch

Gewürze

Shoyu

Umeboshi-Pflaumen

Hülsenfrüchte

Rote, braune, grüne und schwarz Linsen

Grüne Bohnen

Miso

Limabohnen

Augenbohnen

Adukibohnen

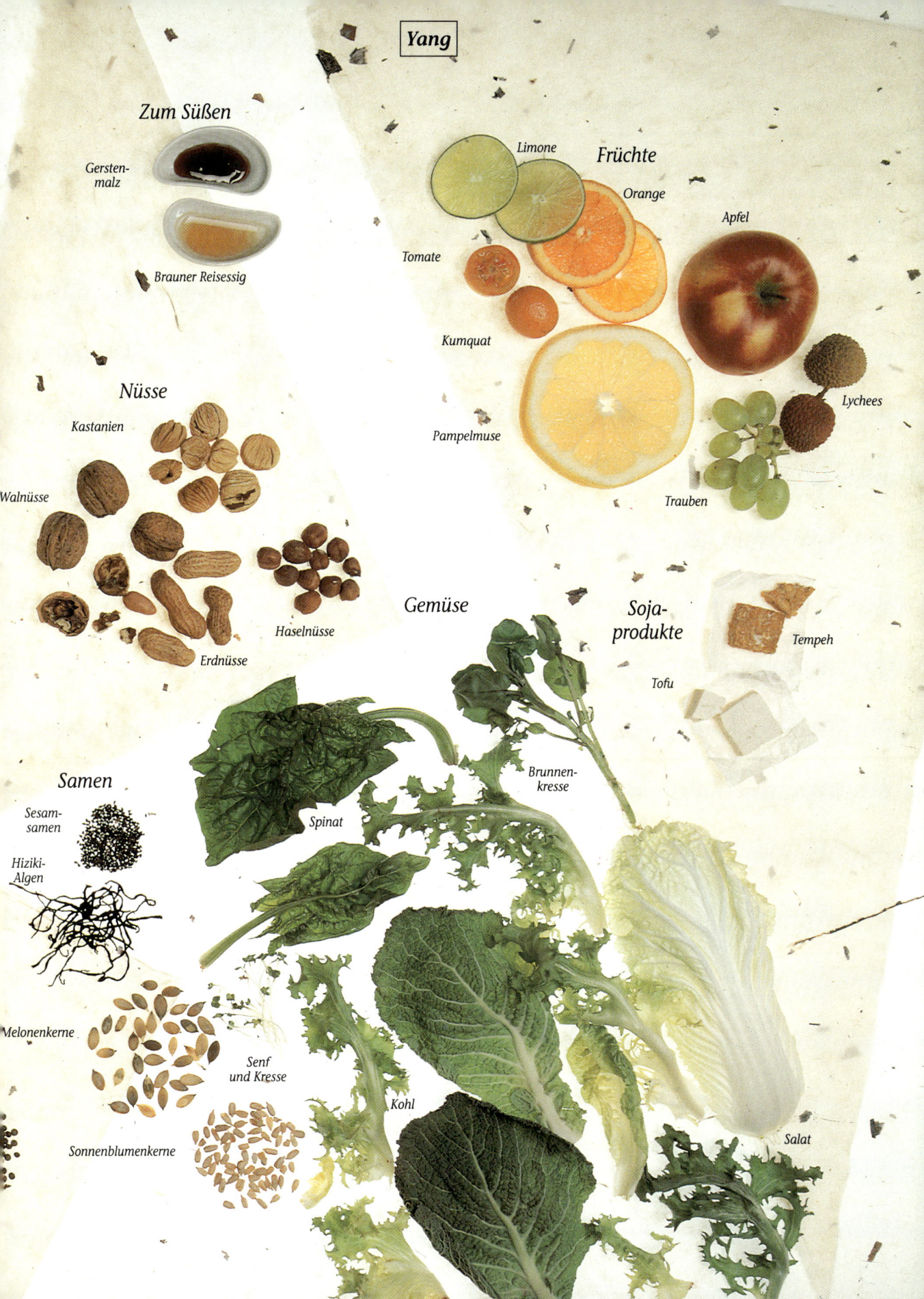

Yang

Zum Süßen

Gersten-
malz

Brauner Reisessig

Früchte

Limone

Orange

Apfel

Tomate

Kumquat

Pampelmuse

Lychees

Trauben

Nüsse

Kastanien

Walnüsse

Haselnüsse

Erdnüsse

Gemüse

**Soja-
produkte**

Tempeh

Tofu

Brunnen-
kresse

Samen

Sesam-
samen

Hiziki-
Algen

Spinat

Melonenkerne

Senf
und Kresse

Kohl

Salat

Sonnenblumenkerne

MENSTRUATIONS-BESCHWERDEN

Viele Frauen leiden während der Periode an Unterleibsschmerzen oder haben einen unregelmäßigen Zyklus. Häufiger als sonst kommt es während der Periode zu MIGRÄNE, andere wiederum klagen über das PRÄMENSTRUELLE SYNDROM. Diese Beschwerden sind zwar unangenehm, aber im allgemeinen nicht krankhaft, sondern das Ergebnis der natürlichen Hormonschwankungen.

Schmerzhafte Regelblutung (Dysmenorrhö) Darunter leiden vor allem jüngere Frauen. Zu Beginn der Periode haben sie krampfartige Unterleibsschmerzen, und häufig fühlen sie sich regelrecht krank. Diese Symptome vergehen nach 1–2 Tagen und sind nur in seltenen Fällen Anzeichen für eine Erkrankung. Die Ursache für diese Beschwerden ist zumeist ein sehr fester Muttermund (der Muskel am Ausgang der Gebärmutter). Nach der ersten SCHWANGERSCHAFT wird er weicher, so daß dann die Beschwerden meist verschwinden. Manchmal kann auch ein Intrauterinpessar die Schmerzen verursachen, und häufig kommt es zu den Beschwerden, wenn in einem Zyklus kein Eisprung stattfand.

Ausbleibende Regelblutung (Amenorrhö) Während der SCHWANGERSCHAFT und nach den WECHSELJAHREN ist das Ausbleiben der Blutung normal. In anderen Fällen kann es an der Einnahme der Antibabypille liegen oder eine Folge von MAGERSUCHT sein.

Starke Regelblutung (Menorrhagie) Bei manchen Frauen ist die Periode von Natur aus stärker als bei anderen. Ein ungewöhnlich großer Blutverlust kann aber auch durch die Verwendung eines Intrauterinpessars hervorgerufen werden. Häufig ist eine starke Blutung ein Anzeichen für kleine, gutartige Geschwülste in der Gebärmutter, die sogenannten Fibrome, oder für eine Infektion der Gebärmutter bzw. der Eileiter.

Was kann man selbst tun?

▶ Man kann für ausreichende BEWEGUNG und eine ausgewogene Ernährung sorgen. Darüber hinaus lindern Ruhe und Entspannung die Schmerzen. Auch ein heißes Bad oder eine Wärmflasche auf dem Unterleib können Erleichterung bringen.

Was der Heilpraktiker rät

Der Heilpraktiker wird allgemein zu einer gesunden Lebensweise raten und versuchen, den Allgemeinzustand zu verbessern. Meist verschwinden dann die Beschwerden von ganz allein.

Bei schmerzhaften Menstruationen wird er zu SPORT UND TRAINING und zu einer ballaststoffreichen Ernährung mit viel Obst und rohem Gemüse raten. Auf diese Weise beugt man zumindest einer VERSTOPFUNG vor, die die Beschwerden noch verstärkt. Entspannend wirken heiße und kalte KOMPRESSEN, die man abwechselnd auf den Unterleib und den unteren Rücken legt. Eine heiße Kompresse sollte 2–3 Minuten, eine kalte 30 Sekunden aufgelegt werden.

PFLANZENHEILKUNDE Bei Dysmenorrhö kann ein Tee aus Raute krampflösend wirken. Ebenso können Fuchssches Geiskraut, Besenginster und Hirtentäschelkraut die Beschwerden lindern.

Bei Amenorrhö kann man es mit Gartenraute versuchen, die man als Tee zusammen mit Gottesgnadenkraut und Fenchel trinkt.

AKUPUNKTUR Viele Menstruationsbeschwerden lassen sich durch Akupunktur lindern. Am häufigsten werden Punkte auf dem Konzeptionsgefäß sowie auf dem Magen-, Milz-, Blasen- und Nierenmeridian behandelt. Die besten Ergebnisse erzielt man, wenn man 1 Woche vor dem voraussichtlichen Menstruationsbeginn mit der Akupunktur anfängt.

AROMATHERAPIE Die ätherischen Öle der Römischen Kamille und der Echten Melisse wirken den meisten Menstruationsbeschwerden entgegen. Am besten mischt man jeweils mehrere Tropfen in einer Tropfflasche. Dann gibt man 15 Tropfen dieser Mischung in eine Trägerlotion und reibt damit den Unterleib ein.

Bei unregelmäßigen und schwachen Perioden kann man 2mal täglich den Unterleib mit Muskatellersalbei-, Fenchel- und Thymianöl einreiben.

Gegen Schmerzen zu Beginn der Periode wird eine Mischung aus Kajeput-, Salbei-, Anissamen-, Zypressen- und Majoranöl empfohlen. 10 Tage vor dem Einsetzen der Blutung beginnt man, 2mal täglich die Mischung auf den Unterleib und das Kreuz aufzutragen.

FUSSREFLEXZONENMASSAGE Bei Menstruationsbeschwerden werden die Reflexzonen massiert, die den Eierstöcken, den Eileitern und der Gebärmutter sowie der Hypophyse, der Schilddrüse, den Nebennieren und dem Solarplexus zugeordnet sind.

Standpunkt der Schulmedizin

Der Arzt wird nach Häufigkeit und Intensität der Perioden fragen und Gebärmutter und Eierstöcke durch die Vagina abtasten. Zur Krebsfrüherkennung kann er einen Muttermundabstrich machen, d. h. eine Zellprobe vom Muttermund entnehmen. Eventuell untersucht der Arzt auch das Blut und bestimmt den Hormongehalt.

Operativ kann der Muttermund durch eine Dilatation und Kürettage geweitet werden. Gleichzeitig entnimmt der Arzt dabei Proben von der Gebärmutterschleimhaut. Die Ergebnisse der Untersuchung können dazu beitragen, schmerzhafte und starke Perioden erfolgreich zu behandeln. Wenn nach den Wechseljahren Blutungen oder Schmerzen auftreten, muß dieser Eingriff in jedem Fall gemacht werden.

Häufig werden gegen die Unterleibsschmerzen schmerzstillende Mittel gegeben. Lang andauernde Blutungen und die Symptome des prämenstruellen Syndroms können durch Progesterontabletten oder -zäpfchen, eventuell auch durch die Einnahme der Antibabypille gelindert werden. Frauen, die keine Kinder mehr haben wollen, können entweder die Gebärmutter oder – als weniger schweren Eingriff – die Gebärmutterschleimhaut entfernen lassen.

MERIDIANE

Die chinesische Medizin basiert auf der Überzeugung, daß die Lebensenergie *Chi* im Körper durch zwölf Kanäle, die sogenannten Meridiane, fließt, die die Organe und Körperteile miteinander verbinden. Wenn der Energiefluß in den Meridianen blockiert ist, entsteht ein Energieungleichgewicht im Körper, und der Mensch wird krank. Um den Energiefluß wiederherzustellen, wendet man die AKUPUNKTUR, die AKUPRESSUR und SHIATSU an. Die FUSSREFLEXZONENMASSAGE geht ebenfalls von der Vorstellung aus, daß eine Verbindung zwischen den Massagepunkten an den Füßen und den entsprechenden Körperbereichen besteht.

MIASMENLEHRE

Samuel Hahnemann (1755–1843), der Begründer der Homöopathie, war überzeugt davon, daß eine Krankheit oftmals nur der sichtbare Ausdruck eines anderen, nicht direkt erkennbaren Leidens sei. Denn immer wieder stellte er fest, daß sich ein Patient zunächst zwar erholte, nach einiger Zeit aber erneut krank wurde. Daraus schloß Hahnemann, daß es eine tiefer sitzende Ursache für bestimmte Anfälligkeiten geben müsse. Diesen Zustand beschrieb er als miasmatisch, von griechisch *miasma*, Verschmutzung.

Hahnemann hielt beispielsweise HAUTKRANKHEITEN und Tuberkulose für miasmatisch bedingt. Daher versuchte er, bei seinen Patienten die Wurzeln der Krankheit herauszufinden und diese mit den entsprechenden homöopathischen Heilmitteln zu behandeln. Und um miasmatischen Krankheiten vorzubeugen, empfahl er, gesund zu leben, nicht zuviel zu rauchen und zu trinken, nicht zu üppig zu essen und keine Energie mit den damaligen Freizeitbeschäftigungen Spielen und Reiten zu verschwenden.

Einige Homöopathen vertreten auch heute noch die Auffassung, daß ANGST, DEPRESSIONEN, KREBS, MIGRÄNE und MAGENBESCHWERDEN Ausdruck miasmatischer Leiden sind. Andere hingegen lehnen die Miasmenlehre ab.

MIGRÄNE

Die Migräne gehört zu den häufigsten Leiden des Nervensystems. Typisch sind die immer wiederkehrenden KOPFSCHMERZEN, manchmal auch andere neurologische Symptome wie Taubheit, Kribbeln oder Schwäche in einer Körperseite.

Das erste Anzeichen für einen Migräneanfall ist häufig die sogenannte Aura. Der Betroffene hat SEHSTÖRUNGEN, es flimmert ihm vor den Augen, und er sieht helle Flecken oder Zickzacklinien. Diese Aura wird durch eine kurzzeitige Verengung der zum Gehirn führenden Blutgefäße ausgelöst. Etwa 10–30 Minuten später, wenn sich die fest zusammengezogenen Gefäße plötzlich wieder öffnen, fließt ein Schwall Blut ins Gehirn. Als Folge davon treten heftige, einseitige, klopfende bis stechende Kopfschmerzen auf, oft begleitet von Lichtüberempfindlichkeit und Übelkeit. Die Symptome können Stunden, manchmal aber auch einige Tage andauern.

Typisch für Migräne ist, daß die Anfälle häufig im Anschluß an eine Streßsituation

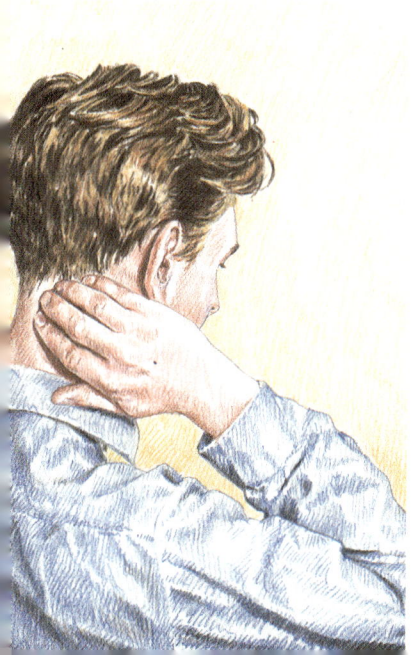

Oben am Nacken liegt einer der drei Akupressurpunkte, die man bei Migräne drückt. Die Schmerzen lassen meist nach, wenn man unterhalb des Schädels rechts und links der Wirbelsäule nach innen und oben drückt.

auftreten – etwa nach einer Prüfung oder einem wichtigen Gespräch. Auch die Empfindlichkeit gegenüber bestimmten Nahrungsmitteln kann eine entscheidende Rolle spielen (siehe ALLERGIEN, siehe LEBENSMITTELZUSÄTZE). Frauen sind während der Periode besonders anfällig für Migräne. Auch die Einnahme der Antibabypille kann, vor allem in der einnahmefreien Woche, Migräne verursachen.

Was der Heilpraktiker rät

HOMÖOPATHIE Der Homöopath muß je nach Einzelfall entscheiden, welche Mittel helfen können. Er kann *Iris versicolor* verschreiben, wenn der Patient Sehstörungen hat, bevor Kopfschmerzen und Erbrechen einsetzen; *Natrium muriaticum* wird bei klopfenden, qualvollen Kopfschmerzen gegeben und wenn sich eine Attacke durch Prickeln oder Taubwerden im Gesicht ankündigt. Bei rechtsseitigen Kopfschmerzen, die am Hinterkopf beginnen und sich zur rechten Schulter hin ausbreiten, gibt man *Sanguinaria*; *Spigelia* ist bei linksseitigen Kopfschmerzen angebracht, wenn sie sich durch Bücken oder Bewegen verschlimmern und wenn die Schmerzen im Herzrhythmus pulsieren. *Gelsemium* wird verordnet, wenn die Schmerzen vom Nacken her aufsteigen und bis in Schläfe und Auge ziehen. *Nux vomica* kann helfen, wenn der Migräneanfall von Erbrechen begleitet ist. Und *Cimicifuga* eignet sich, wenn die Migräneanfälle hormonell bedingt sind.

AKUPRESSUR Bei Migräne behandelt man drei verschiedene Punkte: An der Hand drückt man am Ende der Hautfalte zwischen Daumen und Zeigefinger gegen den ersten Fingerknochen; im Genick unterhalb des Schädels drückt man rechts und links der Wirbelsäule nach innen und oben (siehe Abb. links); an den Füßen drückt man zwischen der großen und der zweiten Zehe nach innen und oben in Richtung Fußmitte.

AKUPUNKTUR Migräne wird auf eine Blockade der Energie *Chi* in den Yang-Kanälen des Kopfes zurückgeführt. Die individuelle Behandlung hängt davon ab, wo der Schmerz auftritt, d.h., auf welchen MERIDIANEN am Kopf die Schmerzen liegen. Manchmal können auch vom Kopf weit entfernte Punkte behandelt werden. Eine MOXABEHANDLUNG kann ebenfalls helfen.

BIOFEEDBACK Durch die VISUALISATION einer angenehmen Umgebung soll sich der

Patient entspannen, damit sich der Blutkreislauf wieder normalisiert. Diese bewußte Entspannung kann man mit Hilfe eines Biofeedback-Geräts erlernen, das die Temperatur der Finger mißt und anzeigt, wenn sie wieder ansteigt. Mit etwas Übung soll man sogar einen sich ankündigenden Migräneanfall abwehren können.

FUSSREFLEXZONENMASSAGE Massiert werden die Reflexzonen, die dem Kopf, der Wirbelsäule, den Augen, den Nebenhöhlen, der Hypophyse, der Schilddrüse, den Keimdrüsen sowie dem Verdauungssystem, der Leber und dem Solarplexus zugeordnet sind.

MASSAGE Die Behandlung ist die gleiche wie bei KOPFSCHMERZEN.

NEURALTHERAPIE Quaddeln an der Kopfschwarte oder tiefe Injektionen an Nervenpunkten und Ganglien können von Migräne befreien.

Standpunkt der Schulmedizin

Bei heftigen, immer wiederkehrenden Kopfschmerzen sollte man den Arzt aufsuchen. Er wird versuchen, die Ursache der Beschwerden herauszufinden.

Gelingt es nicht, die Migräne im Frühstadium zu beeinflussen, legt man sich in einen dunklen Raum und nimmt ein Schmerzmittel. Auch gegen den Brechreiz kann der Arzt ein Medikament verordnen.

Frauen, bei denen während eines Migräneanfalls in einem Teil des Körpers Taubheitsgefühle, Kribbeln oder Schwäche auftreten, sollten ihren Arzt darüber informieren. Möglicherweise vertragen sie die Antibabypille nicht.

MILCHZUCKER-UNVERTRÄG-LICHKEIT

Die Unfähigkeit, Milchzucker (Lactose) zu absorbieren, äußert sich in wäßrigem Durchfall. Häufig tritt die Krankheit bei Säuglingen und Kleinkindern nach einer LEBENSMITTELVERGIFTUNG mit Durchfall und Erbrechen auf und dauert 2–3 Wochen. Nur in seltenen Fällen ist die Krankheit angeboren und unheilbar.

Was der Heilpraktiker rät

Wie bei jeder Nahrungsmittelunverträglichkeit muß der Heilpraktiker zunächst sicherstellen, daß das akute Problem auch tatsächlich auf eine Milchzuckerunverträglichkeit zurückzuführen ist. Erst dann wird er

223

eine strenge Diät verordnen, die frei von milchzuckerhaltigen Nahrungsmitteln ist. Außerdem kann er versuchen, die Verdauung generell zu verbessern.

Standpunkt der Schulmedizin

Um eine Milchzuckerunverträglichkeit festzustellen, untersucht der Arzt den Stuhl des Patienten auf Zucker. Verschlimmern sich die Beschwerden, wenn man Milch oder Milchprodukte zu sich nimmt, wird er emp- fehlen, diese Nahrungsmittel abzusetzen, bis sich der Lactoseabbau normalisiert hat. Einen Säugling kann man in der Zwischenzeit mit lactosefreier Sojamilch füttern. Erwachsene sollten bedenken, daß auch viele Arzneimittel sowie Konfekt und Backwaren Milchzucker enthalten.

Eine akute Milchzuckerunverträglichkeit nach einer Lebensmittelvergiftung geht im allgemeinen vorüber. Anschließend kann man wieder ohne Probleme Milch und Milchprodukte zu sich nehmen.

MINERALSTOFFE

Der menschliche Körper braucht etwa 25 verschiedene Mineralstoffe, chemische Elemente, die sich überwiegend in anorganischer (lebloser) Materie finden, die in Spuren aber auch in allen Organismen, in Pflanzen, Tieren und im menschlichen Körper vorhanden sind. Schon geringe Mengen genügen, um den menschlichen Organismus funktionsfähig zu halten. Eine Ernährung, die zu

Die wichtigsten Mineralstoffe, ihr Vorkommen und ihre Wirkungsweise

MINERALSTOFFE UND IHRE NATÜRLICHEN VORKOMMEN	EMPFOHLENE TAGESDOSIS UND WIRKUNGSWEISE	MANGELERSCHEINUNGEN
Calcium Milchprodukte, hartes Leitungswasser, Fisch, vor allem Sardinen und andere Fische, deren Gräten man mitessen kann, Brunnenkresse, Vollkornprodukte	500 mg; für schwangere und stillende Frauen 1200 mg; Wachstum und Gesunderhaltung von Knochen und Zähnen; verschiedene lebenswichtige Prozesse, darunter Nervenfunktionen, Muskelkontraktion und Blutgerinnung	Calciummangel ist äußerst selten. Die Aufnahme wird durch Vitamin D erleichtert. Bei Kindern kann ein Vitamin-D-Mangel zu Rachitis, bei Erwachsenen zu Knochenerweichung (im Prinzip die gleiche Krankheit) führen.
Eisen Rotes Fleisch, Nieren, Leber, Hülsenfrüchte, getrocknete Aprikosen und Feigen, Kakao, Vollkornprodukte, Frühstücksflocken, Nüsse, insbesondere Mandeln	10 mg für Männer, 12 mg für Frauen, 13 mg für Schwangere, 15 mg für stillende Mütter; Aufrechterhaltung der Blutfunktion, durch Hämoglobin Sauerstoff in das Gewebe zu transportieren und Kohlendioxid und andere Abfallprodukte auszuscheiden	BLUTARMUT, in extremen Fällen Schwächung des IMMUNSYSTEMS
Magnesium Die meisten Nahrungsmittel, vor allem aber grünes Gemüse, Vollkornprodukte, Milch, Eier, Fleisch, Nüsse, vor allem Erdnüsse, Hülsenfrüchte, Schaltiere	300 mg; für schwangere und stillende Frauen 450 mg; gesunde Knochen und Zähne; Aufrechterhaltung der Funktion von Muskeln, Nerven, Stoffwechselenzymen und den Vitaminen B_1 und B_{12}	Appetitlosigkeit; Übelkeit; Schwäche; ANGST; MUSKELKRÄMPFE und Zittern; SCHLAFLOSIGKEIT; schneller und unregelmäßiger Herzschlag; UNTERZUCKERUNG; PRÄMENSTRUELLES SYNDROM
Phosphor Nahezu alle Nahrungsmittel, vor allem Eiweißträger wie Fleisch, Milchprodukte und Hülsenfrüchte	800 mg; für schwangere und stillende Frauen 1200 mg; gesunde Knochen; Umwandlung und Speicherung von Energie in den Zellen; Muskelfunktionen; Funktion einiger Enzyme; Absorption einiger Nährstoffe im Darm	Appetitlosigkeit; Schwäche; Knochenschmerzen; steife Gelenke; Krankheiten des Zentralnervensystems; Atemstörungen. Zuviel Phosphor kann die Aufnahme von Calcium, Eisen, Magnesium und Zink verhindern.
Kalium Die meisten Nahrungsmittel, vor allem aber frisches Obst, Gemüse einschließlich Kartoffeln, Fleisch, Vollkornprodukte, Milch, Kaffee, Tee, Salzersatzstoffe	1875–5625 mg; reguliert den Flüssigkeitshaushalt des Körpers und hält das Säure-Basen-Gleichgewicht im Körper aufrecht; Funktion von Nerven und Muskeln	Erbrechen; BLÄHUNGEN; Muskelschwäche; Lähmung, Kribbeln; Appetitlosigkeit; niedriger BLUTDRUCK; Durst; in extremen Fällen Dämmerzustand, Koma. Zuviel Kalium kann bei bestimmten Herzkrankheiten gefährlich sein. Den Arzt fragen!
Natrium Kochsalz (Natriumchlorid), Backpulver, die meisten Nahrungsmittel, vor allem gepökeltes Fleisch, geräucherter Fisch, Milch, Fleisch- und Gemüsekonserven, Backwaren	2000 mg (5 g Kochsalz); Wirkungsweise wie Kalium	Treten nach starkem Flüssigkeitsverlust auf, der niedrigen BLUTDRUCK hervorruft. Ein Übermaß verursacht Ödeme, hohen BLUTDRUCK, HERZKRANKHEITEN, einige Nierenkrankheiten; bei Säuglingen Durchfall und Flüssigkeitsverlust.

Spurenelemente: Mineralstoffe in kleinen Mengen

SPURENELEMENTE UND IHRE NATÜRLICHEN VORKOMMEN	EMPFOHLENE TAGESDOSIS UND WIRKUNGSWEISE	MANGELERSCHEINUNGEN
Chrom Unraffinierte und unbearbeitete Nahrungsmittel, vor allem Vollkornmehl, Getreide und Getreideprodukte, frisches Obst, Nüsse, Leber, Nieren, Rindfleisch, Bierhefe	0,05–0,2 mg; Stoffwechsel sowie Fett- und Zuckerspeicherung; Funktion der Skelettmuskulatur; teilweise Steuerung des IMMUNSYSTEMS	Sehr selten; kann aber zu Reizbarkeit, Verwirrung, Schwäche und DEPRESSIONEN führen
Kobalt Fleisch, Leber, Nieren, Eier	Keine Richtwerte; wesentlicher Bestandteil von Vitamin B_{12}	Vitamin-B_{12}-Mangel verursacht perniziöse Anämie, Muskelschwäche, DARMBESCHWERDEN, NERVENSCHMERZEN.
Kupfer Die meisten Nahrungsmittel, vor allem Schaltiere (besonders Austern), Nüsse (Paranüsse), Kakao, Leber, Nieren, Bierhefe, Leitungswasser aus Kupferrohren	0,05–0,2 mg; Funktion vieler Enzyme; Bildung roter Blutkörperchen; Knochenwachstum	Sehr selten; kann zu einer Verringerung der weißen Blutkörperchen und Veränderung von Haarfarbe und -struktur führen (kein normales Ergrauen); DURCHFALL
Fluor Fluorisiertes Leitungswasser, Zahncremes, Tee, vor allem chinesischer Tee, Fisch (Sardinen und andere Fische, deren Gräten mitgegessen werden), Getreide, Fleisch	1 mg; wahrscheinlich wichtig für gesunde Knochen und Zähne	Karies; OSTEOPOROSE. Ein Übermaß führt zu Fluorose, zu einer Verfleckung und Entfärbung der Zähne; Verkalkung der Bänder; Verdichtung der Knochen in Wirbelsäule, Becken und Gliedmaßen.
Jod Jodiertes Tafelsalz, Meeresfrüchte einschließlich Algen (Seetang), Fleisch, Obst und Gemüse aus jodhaltigen Gegenden	0,14–0,15 mg; Produktion der Schilddrüsenhormone, die den Stoffwechsel und damit Wachstum und Entwicklung beeinflussen	KROPF; vermindert den Grundumsatz und verursacht dadurch Lethargie, MÜDIGKEIT und Gewichtszunahme; in der Schwangerschaft und nach der Geburt Kretinismus möglich
Mangan Viele Nahrungsmittel, vor allem Vollkornprodukte, Nüsse, Tee, Hülsenfrüchte, Avocados	2,5 mg; Steuerung des Wachstums; Funktion vieler Enzyme, Nerven und Muskeln; starke, gesunde Knochen	Wachstumshemmung; Knochendeformationen. Ein Übermaß kann Gehirnschädigungen zur Folge haben.
Molybdän Viele Nahrungsmittel, vor allem Buchweizen, Gerste, Hafer, Leber, Hülsenfrüchte	0,15–0,5 mg; Schutz gegen Karies; Eisenstoffwechsel; männliche Sexualfunktionen	Karies; IMPOTENZ; in extremen Fällen unregelmäßiger Herzschlag, Koma
Selen Unbehandelte Nahrungsmittel, vor allem Vollkornprodukte, Meeresfrüchte, Eigelb, Leber, Nieren, Bierhefe, Knoblauch	0,05–0,2 mg; gesunde Leberfunktion; zusammen mit Vitamin E ist Selen ein Antioxidans und entgiftet Elemente wie Cadmium, Blei und Quecksilber; Funktion der roten und weißen Blutkörperchen	Erkrankungen der Herzgefäße; möglicherweise plötzlicher Kindstod und einige Arten der BLUTARMUT
Schwefel Tierisches und pflanzliches Eiweiß (Fleisch, Milchprodukte, Hülsenfrüchte)	Keine Richtwerte; gesunde Haare, Nägel und Haut	
Zink Die meisten Nahrungsmittel, vor allem Leber und rotes Fleisch, Eigelb, Milchprodukte, Vollkornmehl, Getreide und Getreideprodukte, Meeresfrüchte, insbesondere Austern	15 mg; für Schwangere 20 mg, für stillende Mütter 25 mg; Funktion vieler Enzyme und entsprechend wichtig für Wachstum und Entwicklung; Freisetzen von Insulin (siehe ZUCKERKRANKHEIT) und Vitamin A; Fortpflanzung; Abheilen von Schnitten und Wunden	Langsame körperliche, geistige und sexuelle Entwicklung; UNFRUCHTBARKEIT; langsame Wundheilung

wenige dieser lebenswichtigen Mineralstoffe enthält, führt zu Mangelerkrankungen und im schlimmsten Fall zum Tod. Das gilt auch, wenn der Körper aus irgendeinem Grund die Mineralstoffe aus der Nahrung nicht aufnehmen oder verwerten kann.

Nicht alle Mineralstoffe kommen in gleicher Menge im Körper vor. Phosphor und Calcium sind beispielsweise in größeren Mengen als andere Mineralstoffe vorhanden. Bei einem gesunden Erwachsenen bestehen etwa 1,5 % des Körpergewichts aus Phosphor (etwa 1 kg bei 70 kg Körpergewicht). Der größte Teil davon ist in Knochen und Zähnen enthalten. Im Lauf von 3 Jahren muß der gesamte Phosphorgehalt erneuert werden. Etwa 2 % des Körpergewichts bestehen aus Calcium, das ebenfalls hauptsächlich in Knochen und Zähnen vorkommt.

Eisen macht zwar nur 0,006 % des Körpergewichts aus – das sind bei einem durchschnittlich schweren Erwachsenen etwa 4,2 g –, dennoch ist es lebenswichtig. Rund die Hälfte des Eisens ist im Hämoglobin der roten Blutkörperchen enthalten. Das Eisen ist Bestandteil des Pigments Häm, das den roten Blutkörperchen ihre Farbe verleiht. Zusammen mit dem Eiweiß Globin bildet der Farbstoff das Molekül Hämoglobin, das eine vorübergehende Verbindung mit Sauerstoff eingehen kann und ihn von den Lungen in das Körpergewebe transportiert. Dort verbindet sich das Hämoglobin mit Glucose und anderen Brennstoffen, um Energie für die lebenswichtigen Stoffwechselprozesse zu produzieren.

Der Mensch muß, um gesund zu bleiben, die einzelnen Mineralstoffe mit der Nahrung aufnehmen. Die jeweilige Menge ist unterschiedlich, und von manchen chemischen Elementen braucht er tatsächlich nur Spuren, weshalb man diese Mineralstoffe auch als Spurenelemente bezeichnet (siehe Tab. S. 225).

Der jeweilige Bedarf an Mineralstoffen ändert sich auch je nach Alter und Lebensumständen. Kinder brauchen im allgemeinen weniger Mineralstoffe als Erwachsene, doch vor allem während der Wachstumsphasen haben sie einen höheren Bedarf an Calcium. Frauen wiederum benötigen grundsätzlich mehr Eisen als Männer, und während der Schwangerschaft und in der Stillzeit liegt die erforderliche Tagesdosis sogar noch höher.

Einige Mineralstoffe können – im Übermaß eingenommen – unerwünschte Nebenwirkungen haben. Das gilt vor allem für Natrium, von dem man meist in Form von Kochsalz (Natriumchlorid) zuviel aufnimmt. Viele Ärzte sind der Ansicht, daß eine Überversorgung mit Natrium zu erhöhtem BLUTDRUCK führen kann. Diese Gefahr kann man vermeiden, indem man bei der Zubereitung von Speisen mit Salz nur sehr sparsam umgeht (siehe auch SALZARME KOST). Im allgemeinen kann man sagen, daß eine gesunde, ausgewogene Ernährung (siehe ERNÄHRUNG UND GESUNDHEIT) den Körper mit allen notwendigen Mineralstoffen ausreichend versorgt. Eine Ausnahme bildet lediglich Selen.

Wie der Körper die in den Nahrungsmitteln enthaltenen Mineralstoffe verwertet, hängt von verschiedenen Faktoren ab. Eine entscheidende Rolle spielt, in welcher Form man die Mineralstoffe zu sich nimmt. So kann der Körper beispielsweise das Eisen aus Fleisch wesentlich besser aufnehmen als aus grünem Gemüse. Ferner ist wichtig, die Mineralstofflieferanten mit anderen Nahrungsmitteln richtig zu kombinieren. So verstärkt z. B. das in frischem Obst und Gemüse enthaltene Vitamin C die Aufnahme von Eisen, während umgekehrt das Tein in schwarzem Tee eher hinderlich wirkt. Ebenso kann zuviel Kleie verhindern, daß u. a. Calcium und Zink in ausreichender Menge aufgenommen werden. Auch bei einem Mangel an Vitamin D kann der Körper Calcium nicht richtig verwerten.

Grundsätzlich gilt, daß raffinierte Lebensmittel einen großen Teil ihrer Mineralstoffe wie Kalium, Chrom und Selen verloren haben. Bei Auszugsmehlen z. B. ist von dem ursprünglichen Calcium- und Eisengehalt des Getreides nicht mehr viel vorhanden. Daher ist es in jedem Fall gesünder, zu Vollkornprodukten zu greifen.

Siehe auch BIOCHEMISCHE SALZE, siehe HYPERVITAMINISIERUNG.

MINERALWASSER

Schon frühe chinesische Schriften erwähnen, daß Wasser aus bestimmten Quellen verschiedene Krankheiten heilen kann. In Europa wurden Heilkuren mit bestimmten Wässern erst im 18. Jh. populär, als jeder, der es sich leisten konnte, zur Kur fuhr, um Krankheiten und Beschwerden wie GICHT und RHEUMA zu lindern.

Es dauerte nicht lange, und man begann, Quellwasser und natürliches Mineralwasser auch in Flaschen abzufüllen und zu verkaufen. Vor allem in den letzten 20–30 Jahren expandierte die Mineralwasserindustrie in bislang unbekanntem Ausmaß, was nicht zuletzt damit zusammenhängt, daß die Menschen dem normalen Leitungswasser zunehmend mißtrauisch gegenüberstehen.

Dabei muß natürliches Mineralwasser nicht unbedingt gesünder als gutes, sauberes Leitungswasser sein. Allerdings schmeckt das abgefüllte Wasser häufig einfach besser, vor allem nicht nach Chlor. Mit Eis und einer Zitronenscheibe getrunken, ist es eine erfrischende und gesunde Alternative zu vielen alkoholischen Getränken.

Die häufigsten Mineralstoffe im Mineralwasser sind Bicarbonate, Sulfate, Nitrate, Chloride, Calcium, Magnesium, Kalium und Natrium. Dabei liegen Calcium und Bicarbonate mit Abstand auf den ersten Plätzen. Nur einige wenige Mineralwässer enthalten auch Eisen und Jod.

Die Europäische Gemeinschaft (EG) hat strenge Vorschriften für die Bezeichnung „natürliches Mineralwasser" erlassen. Das Wasser muß aus einer offiziell anerkannten unterirdischen Quelle kommen. Es darf nicht chemisch aufbereitet und nur mechanisch gefiltert werden. Letzteres ist meist gar nicht notwendig, da das Wasser manchmal jahrelang durch natürliche Filter, nämlich durch Sand oder Kies, sickert. Außerdem muß natürliches Mineralwasser direkt an der Quelle abgefüllt werden.

Mineralwasser: Was tun, was lassen?

● Das Etikett stets aufmerksam lesen.
● Wenn man Zweifel an der Qualität des örtlichen Leitungswassers hat, sollte man ein bekanntes Markenmineralwasser kaufen. Für die Zubereitung von Säuglingsnahrung kocht man das Mineralwasser ab und läßt es abkühlen.
● Mineralwasser hat, wie jedes Wasser, eine leicht diuretische Wirkung. Je höher der Mineralgehalt, um so stärker ist auch der harntreibende Effekt.
● Wer sich salzarm ernähren muß, sollte mit Mineralwasser vorsichtig sein. Natriumchlorid gehört zu den häufigsten Mineralstoffen in Mineralwasser. Man sollte ein Wasser wählen, das weniger als 20 mg Natrium pro Liter hat.
● Säuglinge und Kinder sollten kein Wasser zu trinken bekommen, das mehr als 1,5 mg Fluor pro Liter enthält. Stark fluorhaltiges Wasser kann auf Dauer zu fleckigen und schlechten Zähnen führen.
● Bei einer Leitungswasserallergie ist Mineralwasser nicht notwendigerweise die bessere Lösung, denn auch in Mineralwasser können Chlorverbindungen und andere allergieauslösende Substanzen enthalten sein.
● Mineralwasser ist als Calciumlieferant kein ausreichender Ersatz für Milch. Selbst das calciumreichste Mineralwasser enthält nur 12 % des Calciumgehalts der Milch.

Die Zusammensetzung des Wassers muß in einer offiziell anerkannten Analyse bestimmt und auf dem Etikett verzeichnet werden; der Flascheninhalt darf nur minimal von den Angaben abweichen. Das Wasser muß frei von schädlichen Mikroorganismen und chemischen Verschmutzungen sein. Weder in der Werbung noch auf dem Etikett dürfen dem Wasser medizinische Eigenschaften zugeschrieben werden. Trotzdem findet man manchmal auf den Etiketten recht deutliche Anspielungen auf die Heilwirkung eines Wassers.

Natürliches Mineralwasser kommt entweder als sogenanntes stilles oder als sprudelndes Wasser auf den Markt. Die Sprudelbläschen entstehen durch natürliche oder später zugesetzte Kohlensäure. In der Zusammensetzung unterscheidet sich kohlensäurefreies Mineralwasser kaum von anderen, die Kohlensäure enthalten.

Allerdings gibt es auch für kohlensäurehaltige Wässer strenge Vorschriften. Bei natürlich prickelndem Mineralwasser muß der Flascheninhalt die gleiche Anzahl an Bläschen aufweisen wie die gleiche Menge des Wassers an der Quelle. Die Aufschrift „mit Quellkohlensäure versetzt" bedeutet, daß die Kohlensäure zwar aus derselben Quelle wie das Wasser stammt, aber erst später hinzugefügt wurde. Sehr stark kohlensäurehaltige Wässer können BLÄHUNGEN verursachen; ansonsten ist es jedoch Geschmackssache, welches Wasser man wählt.

Dieses Bild zeigt, wie in Karlsbad Ende des 19. Jh. Kurgäste von dem sogenannten Vridlo, dem Sprudel, trinken. Der Sprudel ist die berühmteste der 17 aktiven Heilquellen des Kurorts. Das alkalische, schwefelhaltige Wasser tritt mit einer Temperatur von 72 °C aus der Erde aus.

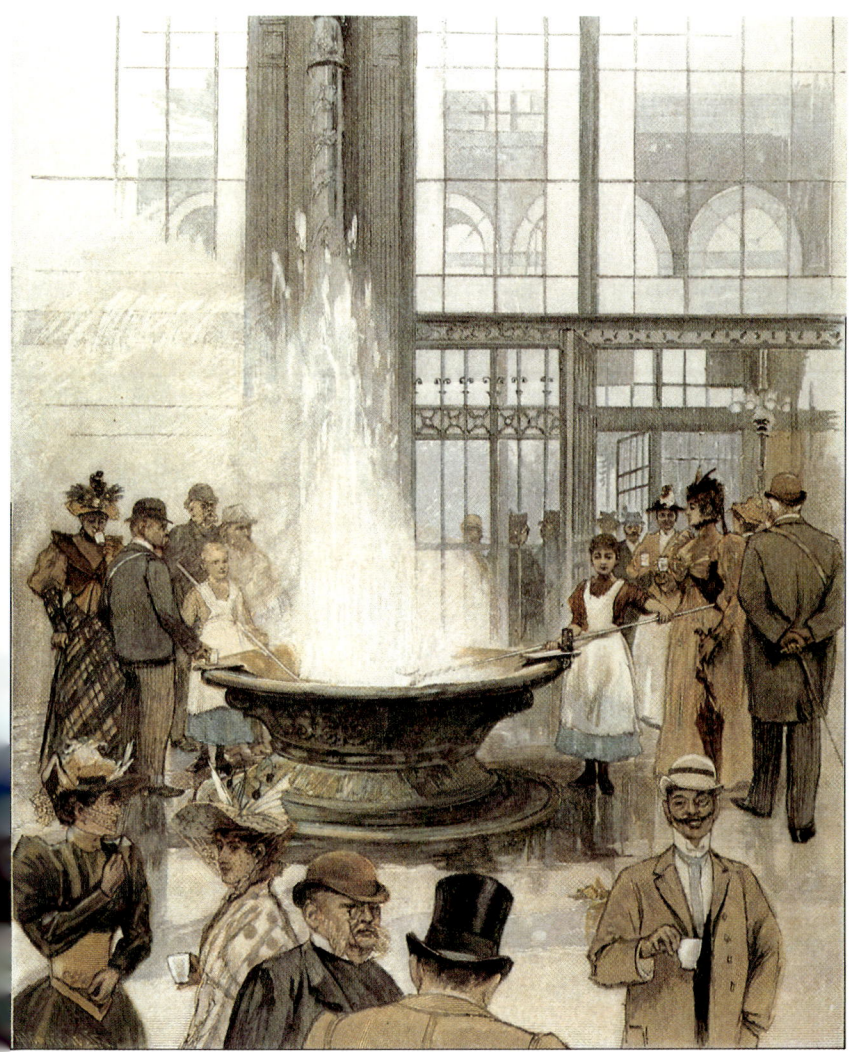

MOLKEKUREN

Wenn man geronnene Milch durch ein Sieb gießt, erhält man eine blaßgrüne Flüssigkeit, die sogenannte Molke. Sie enthält alle wichtigen Nährstoffe der Milch, nämlich VITAMINE, MINERALSTOFFE und Spurenelemente, ferner Milchzucker und hochwertiges Eiweiß, ist aber frei von belastenden Substanzen, die in vielen anderen Nahrungsmitteln enthalten sind. Außerdem ist sie nahezu fettfrei und enthält nur wenig Natrium.

Ihre Inhaltsstoffe machen Molke zu einem idealen Kurmittel. In den letzten Jahren sind Molkekuren geradezu in Mode gekommen, nachdem sie lange Zeit vergessen waren.

Frische Molke verdirbt schon nach wenigen Stunden. Die Molke, die man im Handel erhält, ist daher aufbereitet, so daß man sie problemlos einige Tage im Kühlschrank aufbewahren kann.

Eine Molkekur regt den Stoffwechsel an, entschlackt und spült giftige Abfallstoffe aus dem Körper aus. Daher kann eine Molkekur z. B. HAUTKRANKHEITEN heilen oder zumindest lindernd wirken. Ihre besondere Zusammensetzung macht Molke auch zu einem idealen Schlankheitsmittel, weil man keine Mangelerscheinungen fürchten muß.

MOORSCHLAMM

In Deutschland gibt es eine ganze Reihe von KURORTEN, die Behandlungen mit Moorschlamm anbieten. Vor allem in zwei großen Bereichen soll Moorschlamm nachhaltige Heilwirkung haben: bei rheumatischen Erkrankungen und bei Frauenleiden.

Viele Frauen, denen trotz konventioneller medizinischer Behandlung das Schicksal der UNFRUCHTBARKEIT zu drohen schien, haben nach einer Behandlung mit Moorschlamm Kinder bekommen. Die besondere Zusammensetzung des Moorschlamms erlaubt Bäder mit Temperaturen bis zu 45 °C. Diese Überwärmung führt zu einer verstärkten Durchblutung des Unterleibs. Darüber hinaus entdeckte man im Moorschlamm das weibliche Hormon Östrogen, das aus den im Moor enthaltenen Pflanzen stammt. Auch Gerbstoffe, Stickstoff und Mineralstoffe wie Eisensulfat und Schwefel sind im Moor reichlich enthalten.

Nicht weniger segensreich wirken sich Moorschlammbäder bei rheumatischen Erkrankungen aus. Die Schmerzen in Muskeln und Sehnen sowie die Beschwerden in Knochen und Gelenken werden nachhaltig gelindert. Auch bei dem sogenannten Weichteilrheumatismus hilft Moor.

Heute kann man Moorschlammpackun-

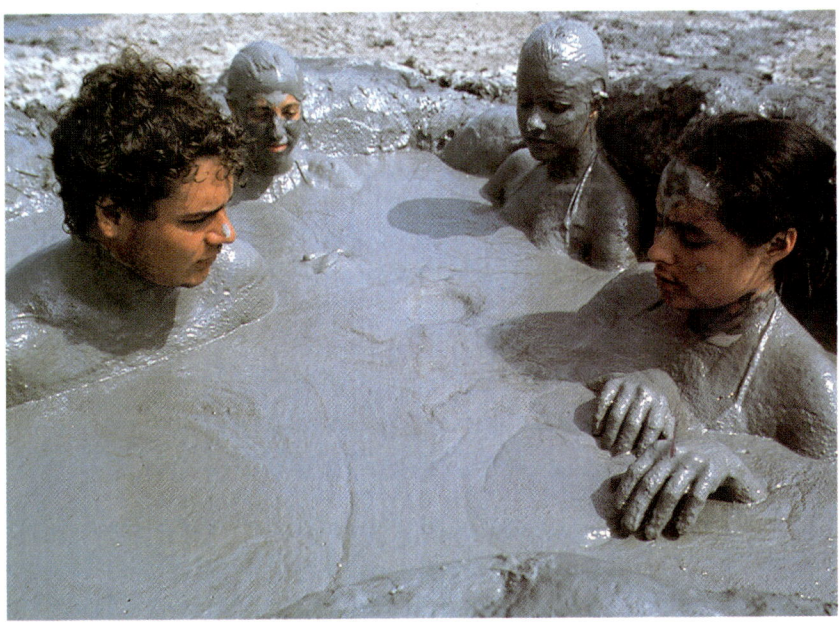

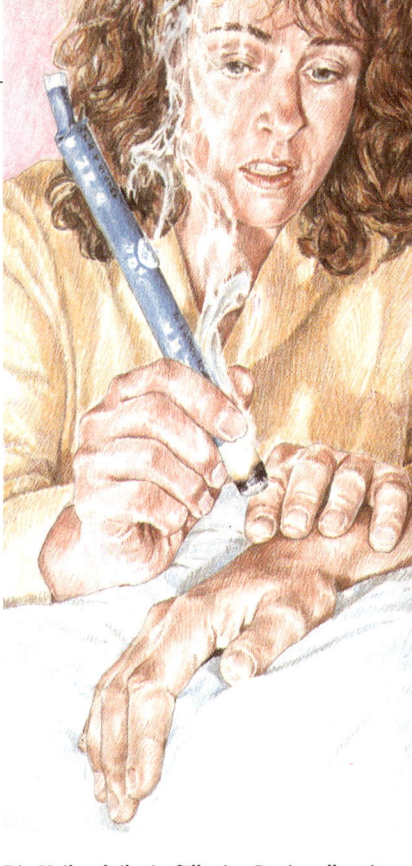

Hier baden Patienten in einer natürlichen Moorschlammquelle in Kolumbien. Moorschlamm gilt als ideales Heilmittel bei Frauenleiden und Rheuma.

gen in der Apotheke kaufen. Sie müssen lediglich erhitzt werden, bevor man sie zu Hause anwendet. In manchen Fällen kann Moorschlamm auch als Kältepackung helfen, und Trinkmoor empfiehlt man oft bei hartnäckigen Magengeschwüren.

Manchmal werden die Nadeln auch durch Pappscheiben gestochen, um die Haut vor der herunterfallenden heißen Asche zu schützen. Über die Nadeln dringt die sanfte Wärme in den Körper ein.

Eine andere Möglichkeit ist, die Moxawolle in eine 15 cm lange Papierröhre zu füllen und anzuzünden. Der Heilpraktiker hält die glühende Spitze in sicherem Abstand über den Akupunkturpunkt, solange es der Patient erträgt. Diese Behandlung kann, je nach Kondition des Patienten und nach Art der Erkrankung, öfter wiederholt werden.

Die Heilpraktikerin füllt eine Papierrolle mit Moxawolle und zündet sie an. Dann wird die glühende Spitze über den ausgewählten Akupunkturpunkt gehalten. Wenn dem Patienten die Hitze zu stark wird, nimmt die Heilpraktikerin die Spitze zurück.

MOXABEHANDLUNG

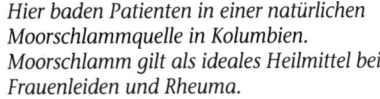

In der AKUPUNKTUR spielt neben dem Einstechen von Nadeln die Moxabehandlung eine wichtige Rolle. Durch die lokale Hitzeentwicklung wird im Körper der Energiefluß reguliert und angeregt. Die Moxabehandlung ist vor allem in Japan und China weit verbreitet und wird mit großem Erfolg eingesetzt, um Schmerzen nach Operationen oder bei chronischen Erkrankungen wie Arthrose (siehe ARTHRITIS) zu lindern.

Man kennt zwei unterschiedliche Arten der Moxabehandlung, doch für beide benötigt man die sogenannte Moxawolle. Man erhält sie, indem man entweder die Blätter des Gewöhnlichen Beifußes trocknet und kleinschneidet oder den feinen Flaum der Blätter trocknet.

Eine Behandlungsmethode besteht darin, daß zuerst die Akupunkturnadeln gesetzt und dann kleine Mengen Moxawolle auf die Nadeln gegeben und angezündet werden.

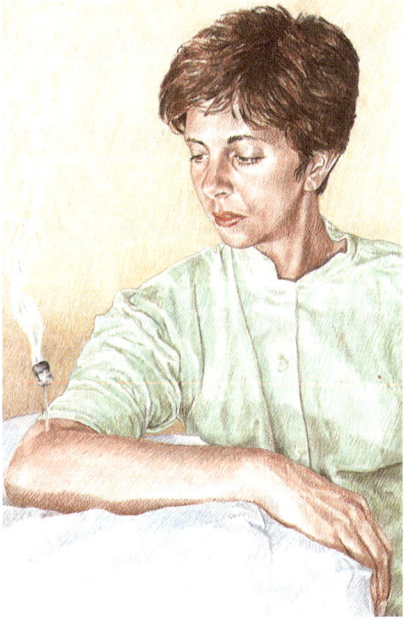

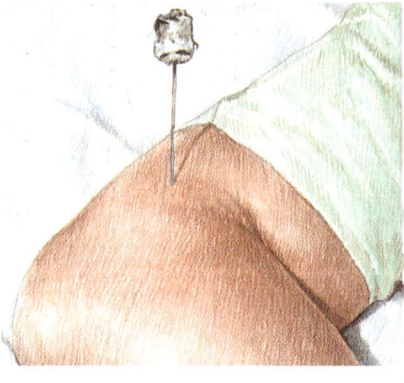

Bei einer anderen Behandlungsmethode wird zuerst die Akupunkturnadel in den ausgewählten Punkt gestochen. Dann setzt man einen kleinen Kegel Moxawolle oben auf die Nadel und zündet ihn an. Die leichte Wärme, die sich dabei entwickelt, überträgt sich durch die Nadel auf den Körper. Manchmal wird die Nadel durch eine Pappscheibe geführt, damit keine heiße Asche auf die Haut des Patienten fällt und möglicherweise Verbrennungen verursacht. Beide Methoden sollen den Energiestrom durch den Körper regulieren.

MÜDIGKEIT

Jeder kennt Zeiten, in denen er sich ständig müde und abgeschlagen fühlt. Die Lebensfreude ist verschwunden, man hat keine Energie mehr und ist schnell erschöpft. Morgens wacht man schon müde auf, und es fällt schwer, sich auf die täglichen Aufgaben zu konzentrieren. Man ist lustlos und mag sich nicht einmal mehr seinen Freunden oder Hobbys widmen. Und schon bei der geringsten Kleinigkeit reagiert man außerordentlich gereizt.

Bei manchen Menschen kann diese ERSCHÖPFUNG zu einem Dauerzustand werden, der alles in Mitleidenschaft zieht. Das geht so weit, daß die Betroffenen schließlich verzweifeln und u. U. sogar Selbstmordgedanken hegen. Chronische Müdigkeit gehört zu den häufigsten Klagen, mit denen Ärzte und Heilpraktiker sich beschäftigen müssen. Und sie gehört zu den Beschwerden, die nur sehr schwer zu behandeln sind.

Bei chronischer Müdigkeit können so viele verschiedene Faktoren eine Rolle spielen, daß am ehesten eine ganzheitliche Behandlung, bei der der körperliche, geistige und emotionale Zustand eines Patienten berücksichtigt werden, eine Besserung verspricht.

Die Ursachen der Müdigkeit

Um die Ursachen der Müdigkeit herauszufinden, wird der Arzt oder Heilpraktiker auch nach traumatischen Erlebnissen des Patienten in der jüngsten Vergangenheit fragen. Ein traumatisches Erlebnis kann z. B. der Tod eines Familienangehörigen, der Verlust des Arbeitsplatzes oder die Trennung von einem Partner sein. Ferner ist wichtig zu wissen, ob die Müdigkeit den Patienten anfallartig überkommt und ob sich ein Bezug zu bestimmten traumatischen Erlebnissen oder depressiven Phasen herstellen läßt.

Die Ursachen der Müdigkeit können aber auch physischer Natur sein. Daher wird der Patient Auskunft über seine Lebensweise und seine Ernährungsgewohnheiten geben müssen. Manchmal steckt hinter der Müdigkeit eine UNTERZUCKERUNG, in anderen Fällen ein Eisenmangel, der zu BLUTARMUT führt. Letzteres tritt häufig bei Frauen mit starken Monatsblutungen auf.

Ebenso kann chronische Müdigkeit mit dem PRÄMENSTRUELLEN SYNDROM oder mit den WECHSELJAHREN zusammenhängen. In beiden Fällen sind hormonelle Schwankungen die Ursache der Beschwerden.

Ein hormonelles Ungleichgewicht entsteht auch bei einer Unterfunktion der Schilddrüse, bei der zu wenig Schilddrüsenhormone produziert werden (siehe SCHILDDRÜSENERKRANKUNGEN), oder bei der seltenen Addisonschen Krankheit, bei der die Nebennieren nicht genügend Hormone ausschütten.

Chronische Müdigkeit ist ferner ein Symptom bei rheumatischer Gehirn- und Rückenmarksentzündung, deren Diagnose und Therapie gleichermaßen Schwierigkeiten bereiten. Die Patienten leiden bei dieser Krankheit an extremer Erschöpfung sowie an Muskel- und anderen Schmerzen, die vor allem nach körperlicher Anstrengung auftreten.

Ein nicht geringer Teil der Bevölkerung leidet unter HYPERVENTILATION, einer flachen, schnellen Brustatmung. Sie führt zu chemischen Veränderungen im Blut und kann chronische Müdigkeit nach sich ziehen. In diesem Fall läßt sich durch die richtige Therapie leicht Abhilfe schaffen. Die Patienten müssen lernen, langsamer und tiefer zu atmen (siehe ENTSPANNUNGS- UND ATEMÜBUNGEN).

In der Mehrzahl der Fälle ist die Hauptursache für ständige Müdigkeit jedoch kein physisches Leiden, sondern die Folge ungelöster persönlicher Probleme. Häufig machen sich die Betroffenen diese Probleme nicht klar, wollen sich nicht damit auseinandersetzen und flüchten sich buchstäblich in die Müdigkeit.

Manche Menschen stellen beispielsweise unrealistische Anforderungen an sich selbst, wobei es keine Rolle spielt, ob diese Anforderungen zu hoch oder zu niedrig sind. Solche Menschen werden häufig als neurotisch oder negativ affektiv beschrieben. Diesen Patienten kann meist mit einer ERKENNUNGSTHERAPIE geholfen werden, bei der sie lernen, positiv zu denken.

Unterdrückte Trauer kann sich ebenfalls in chronischer Müdigkeit ausdrücken. In solchen Fällen haben die Betroffenen einen Verlust nicht angemessen verarbeitet. Ein Verlust muß dabei nicht immer der Tod eines geliebten Menschen sein. Frauen können eine Brustamputation oder eine Fehlgeburt ebenso traumatisch erleben, und bei Männern kann es IMPOTENZ sein, die die Verlustgefühle hervorruft. Wieder andere werden nicht damit fertig, daß sie ihren Arbeitsplatz verloren haben oder aus der vertrauten Wohnung ausziehen müssen.

Unterdrückte Wut zeitigt häufig dieselben Folgen wie unterdrückte Trauer. Manche Menschen fühlen sich in einer unerträglichen Lebenssituation gefangen und können ihre Wut nicht ausleben. Diese Verdrängung verbraucht viel Energie, so daß nur noch wenig für andere Dinge übrigbleibt. Insbesondere Frauen neigen zu diesem Verhalten. Nicht selten fühlen sie sich in ihrer Ehe oder in einem Beruf eingesperrt, in dem ihre Fähigkeiten nicht gefragt sind oder der sie in anderer Weise nicht ausfüllt.

In solchen Situationen verlieren manche Frauen ihr Selbstvertrauen und neigen dann zu DEPRESSIONEN, die sich in Müdigkeit ausdrücken können. Sie beginnen, mit Tabletten dagegen anzukämpfen, und geraten so unvermittelt in eine Abhängigkeit. Mit einem Selbstsicherheitstraining kann vielen dieser Frauen geholfen werden. Auch die Mitarbeit in Frauengruppen kann hier sehr erfolgreich sein, denn dort können die Betroffenen über ihre Probleme und Gefühle sprechen und lernen, positiver über sich und ihre Situation zu denken.

Viele Menschen leiden heute unter Arbeitslosigkeit, Geldsorgen und beengten Wohnverhältnissen. Eine junge Familie ist vielleicht gezwungen, ihre Wohnung mit den Eltern zu teilen. Solche Situationen können für alle Beteiligten sehr belastend sein, und auch in diesem Fall flüchtet sich mancher in eine chronische Müdigkeit. Man braucht viel Fingerspitzengefühl und großes Einfühlungsvermögen, um in diesen Fällen zum Kern des Problems vorzustoßen.

Ebenso schwer ist es, Menschen zu helfen, die den Glauben an das Leben verloren haben oder keinen Sinn mehr darin finden können. Sie können körperlich völlig gesund sein, und dennoch fühlen sie eine tiefe Müdigkeit.

Ständige Müdigkeit zehrt an den Kräften; gleichzeitig erzeugt sie aber ein Gefühl von Unruhe, was den Zustand noch verschlimmert. Einen Weg aus diesem Teufelskreis zu finden erfordert sowohl vom Patienten als auch vom Arzt oder Heilpraktiker ein großes Maß an Geduld und Einsatzbereitschaft.

Was kann man selbst tun?

▶Man sollte unbedingt für ausreichenden und guten Schlaf sorgen (siehe SCHLAFSTÖRUNGEN, siehe SCHLAFLOSIGKEIT) und regelmäßig ENTSPANNUNGS- UND ATEMÜBUNGEN machen. Wichtig ist auch, daß man lernt, seine Gefühle auszudrücken, statt sie in sich zu vergraben. Viel BEWEGUNG oder SPORT UND TRAINING können der Müdigkeit ebenfalls entgegenwirken.

Ferner sollte man auf eine ausgewogene Ernährung (siehe ERNÄHRUNG UND GESUNDHEIT) achten. Leichte, eiweißreiche Zwischenmahlzeiten helfen, die ständige Müdigkeit zu bekämpfen. Vermeiden sollte man Zucker, und auf keinen Fall darf man versuchen, sich mit koffeinhaltigen Getränken aufzuputschen.

VITAMINE und MINERALSTOFFE wirken sich ebenfalls positiv aus. Besonders wichtig sind Eisen, Zink, Magnesium, Kalium, Vitamin C und Folsäure. Darüber hinaus sind fettarme Milchprodukte, Hefeextrakte, Weizenkeime, frisches und getrocknetes Obst, dunkelgrüne Blattgemüse und Sojaprodukte zu empfehlen. Eventuell kann man auch 4 Wochen lang ein handelsübliches Vitamin- und Mineralstoffpräparat einnehmen. Außerdem sollte man mittags auf schwerverdauliche Speisen verzichten und die letzte Mahlzeit abends mindestens 3 Stunden vor dem Schlafengehen einnehmen.

Bei manchen Menschen ist eine chronische Müdigkeit die Folge von Langeweile. Dies trifft vor allem auf diejenigen zu, die gerade eine sehr intensive, sie ganz ausfüllende Arbeit abgeschlossen haben. Sie sollten versuchen, neue Interessen und Hobbys zu finden oder eine Beschäftigung wiederaufzunehmen, die ihnen schon früher viel Freude bereitet hat.

Was der Heilpraktiker rät

Neben allgemeinen Ernährungsratschlägen kann der Heilpraktiker ein 5tägiges Saftfasten (siehe FASTEN) empfehlen, um den Körper zu entschlacken und von Müdigkeitsgiften zu befreien.

HOMÖOPATHIE Um das Herz- und Kreislaufsystem anzuregen, werden häufig *Crataegus*, *Aurum* oder *Calcium carbonicum* verordnet. Bei körperlicher Müdigkeit kann *Nux vomica*, *Lycopodium* oder auch *Chelidonium majus* helfen. Müdigkeit, die den Kopf schwer werden läßt, vertreibt man zuweilen mit *Conium maculatum*, *Cocculus* oder *Calcium phosphoricum*. Bei geistiger Müdigkeit kann man es mit *Arnica*, *Agaricus*, *Plumbum* oder *Barium* versuchen. Seelische Müdigkeit und Traurigkeit behandelt man häufig mit *Acidum phosphoricum*. Und nach einer Krank-

Müdigkeit ist eine natürliche Folge von Anstrengung, aber auch von Langeweile. Chronische Müdigkeit jedoch hat in den meisten Fällen psychische Ursachen.

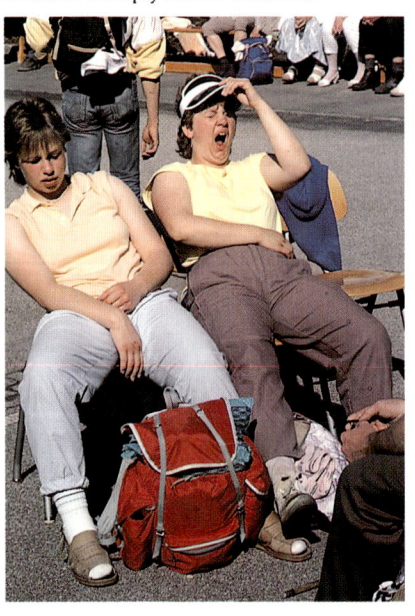

heit kann *China*, *Gelsemium* oder *Causticum* der Müdigkeit entgegenwirken.

AKUPRESSUR Man drückt einen Punkt, der unterhalb des Knies in einer Vertiefung am äußeren Schienbein liegt, nach innen. Ein zweiter Akupressurpunkt liegt in der Mitte der Handfläche – dort, wo der nach innen gekrümmte Mittelfinger die Hand berührt. Oder man drückt den sogenannten Totengräberpunkt am inneren Nagelbettwinkel des kleinen Fingers.

AKUPUNKTUR Müdigkeit wird häufig durch eine Funktionsstörung der inneren Organe hervorgerufen. Je nachdem, welches Organ betroffen ist, werden Punkte auf den entsprechenden MERIDIANEN behandelt. Auch eine MOXABEHANDLUNG ist oft recht erfolgreich.

AROMATHERAPIE Wenn die Müdigkeit körperliche Ursachen hat, verwendet man anregende ätherische Öle, z. B. schwarzen Pfeffer, Zitrone und Rosmarin. Man inhaliert den Duft entweder von einem Papiertaschentuch oder gibt 6–10 Tropfen ins Badewasser und bleibt 10 Minuten darin. Bei geistiger Erschöpfung nimmt man die Öle von Muskatellersalbei, Bohnenkraut und Rosmarin.

MASSAGE Bei Müdigkeit, die nur vorübergehend auftritt und keine physischen Ursachen hat oder die mit Erschöpfung und Muskelschwäche verbunden ist, wirkt eine Ganzkörpermassage belebend.

Standpunkt der Schulmedizin

Der Arzt wird zuerst feststellen, ob die Müdigkeit physische Ursachen hat, und dann diese entsprechend behandeln. Liegt kein körperliches Leiden vor, wird er dem Patienten zu einer Änderung seiner Lebensweise raten und darüber sprechen, wie er besser mit STRESS umgehen kann. Hat der Arzt den Eindruck, daß ein psychisches Problem die Ursache ist, kann er eine PSYCHOTHERAPIE empfehlen.

MULTIPLE SKLEROSE

Bei multipler Sklerose, kurz MS genannt, zerfallen langsam, aber unaufhaltsam die Nervenscheiden, die die Fasern der Zentralnerven umhüllen. Die betroffenen Nerven liegen bloß, vergleichbar einem elektrischen Kabel ohne Isolierung, und können nicht mehr richtig funktionieren. Trotz umfangreicher Forschungen ist die Ursache der Krankheit bislang unbekannt. Von 2000 Menschen ist einer von der Krankheit betroffen, die häufiger bei Frauen als bei Männern auftritt

und meist im Alter von etwa 30 Jahren beginnt. Die Symptome entwickeln sich im Verlauf von wenigen Stunden oder Tagen. Manchmal bleibt es bei einem einmaligen Anfall, häufiger jedoch kommt es über Jahre hinweg zu immer wiederkehrenden Schüben, die von mehr oder weniger langen Phasen der Erholung unterbrochen werden. Bei mehr als 40 % aller Fälle äußert sich die MS zunächst in Sehstörungen; die Patienten sehen verschwommen, undeutlich oder doppelt. Sie leiden unter zunehmender Schwäche, Taubheit in den Gliedern oder unter Koordinationsschwierigkeiten. Mit der Zeit werden sie immer unbeholfener, sprechen undeutlich und verlieren die Kontrolle über die Anus- und Blasenschließmuskulatur (siehe INKONTINENZ).

Was kann man selbst tun?

▶MS-Patienten müssen auf eine fettarme und ballaststoffreiche Ernährung achten. Zucker und alle zuckerhaltigen Eßwaren, z. B. Schokolade, sind verboten, ebenso koffeinhaltige Getränke. Statt dessen sollten sie mit Fruchtzucker süßen und schwachen Zitronentee, koffeinfreien Kaffee, KRÄUTERTEES sowie frische Obst- und Gemüsesäfte trinken. Vom Speiseplan gestrichen werden müssen auch Hülsenfrüchte, Brot und Teigwaren aus Weißmehl, Erdnüsse, gesalzene Nüsse sowie scharfe Gewürze. Mit dem RAUCHEN sollten sie ganz aufhören und ebenso verräucherte Räume meiden. Auch auf Alkohol sollten sie verzichten, vor allem wenn sie unter Gleichgewichtsstörungen leiden.

Was der Heilpraktiker rät

Multiple Sklerose kann man nicht heilen, man kann lediglich die Symptome mildern. Der Heilpraktiker wird daher individuelle Ernährungsratschläge geben, die darauf abzielen, das Nervensystem zu unterstützen. In dieser Hinsicht hat man in den letzten Jahren auch einige Erfolge mit Nachtkerzenölkapseln erzielt.

MASSAGE Massiert wird meist der ganze Körper. Besonders wichtig ist jedoch die Beinmassage, um den Muskeltonus aufrechtzuerhalten; eine Bauchmassage verhindert VERSTOPFUNG, vor allem bei Patienten, die sich nicht mehr gut bewegen können.

Im Anfangsstadium der Krankheit kann eine regelmäßige – möglichst tägliche – Massage helfen, die Muskeln und ihre Beweglichkeit zu stärken. In einem späteren Krankheitsstadium, wenn der Patient bereits bettlägerig ist, setzt man die Bein- und Bauchmassage fort, solange der Patient sie als wohltuend empfindet.

YOGA Die Zwerchfellatmung verstärkt die Energie, die durch das Nervensystem fließt, und stimuliert damit die Aktivität. Außerdem läßt sich durch Yoga die innere Anspannung des MS-Patienten abbauen. Ferner regen die Körperstellungen, verbunden mit einem ruhigen Geist und konzentriertem Atmen, den Patienten dazu an, die betroffenen Gliedmaßen in Bewegung zu halten.

Standpunkt der Schulmedizin

Der erste Schritt muß sein, eine genaue Diagnose zu stellen. Neben einer gründlichen neurologischen Untersuchung, bei der u. a. Hautsensibilität, Muskelkraft, Koordinationsvermögen und Reflexe geprüft werden, ordnet der Arzt möglicherweise auch eine Lumbalpunktion an. Dabei wird unter örtlicher Betäubung mit einer Kanüle Flüssigkeit aus dem Bereich der Lendenwirbelsäule entnommen und untersucht.

Die Behandlung umfaßt Steroidinjektionen, physiotherapeutische Maßnahmen zur Aufrechterhaltung der Körperfunktionen und eine Beschäftigungstherapie, die dem Patienten hilft, mit seiner Behinderung fertig zu werden.

MUMPS

Mumps erkennt man leicht an den Schwellungen vor den Ohren und über dem Kiefergelenk. Ursache ist die Vergrößerung der Ohrspeicheldrüsen, die zuerst auf der einen, 1–2 Tage später meist auch auf der anderen Seite des Kopfes auftritt. Ebenso können die Speicheldrüsen unter der Zunge und im Kiefer anschwellen. Die geschwollenen Drüsen und häufig auch die Ohren schmerzen, besonders beim Essen.

Mumps wird durch ein grippeähnliches Virus verursacht, das durch Tröpfcheninfektion übertragen wird. Meist tritt die Krankheit epidemieartig auf und befällt vor allem Kinder, die älter als 2 Jahre sind. Die Inkubationszeit beträgt 15–21 Tage, dann zeigen sich die ersten Symptome. Wenn erwachsene Männer an Mumps erkranken, kann es zu angeschwollenen und entzündeten Hoden und im schlimmsten Fall zu UNFRUCHTBARKEIT kommen. Ältere Mädchen leiden manchmal unter Bauchschmerzen, weil sich die Eierstöcke und die Bauchspeicheldrüse entzünden. In seltenen Fällen kann Mumps Gehirn- oder Hirnhautentzündung hervorrufen.

Was der Heilpraktiker rät

Da der Patient wegen der geschwollenen Drüsen nur mühsam essen und schlecht kauen kann, sollte man ihm vor allem flüssige Nahrung anbieten. Fruchtsäfte darf er wegen der Säure nur in Maßen trinken. Eventuell verordnet der Heilpraktiker ein Präparat zur Stärkung des IMMUNSYSTEMS. Kalte Umschläge lassen die Schwellungen zurückgehen.

PFLANZENHEILKUNDE Bei erhöhter Temperatur kann ein Aufguß aus Schafgarbe oder Holunderblüten das Schwitzen fördern. Ringelblume hilft, die Drüsen abschwellen zu lassen.

HOMÖOPATHIE Im frühen akuten Stadium, bei Schmerzen, Fieber, Ruhelosigkeit und Durst wird häufig *Aconitum* verordnet; wenn die Hoden betroffen sind, gibt man *Pulsatilla*. *Belladonna* kann bei Fieber und klopfenden Schmerzen vor allem auf der rechten Seite helfen.

BIOCHEMISCHE SALZE Solange der Patient Fieber hat, wechselt man stündlich zwischen *Ferrum phosphoricum* und *Kalium chloratum*. Gegen die Drüsenschwellungen und Schluckbeschwerden gibt man nur *Kalium chloratum*. Befindet sich der Patient auf dem Weg der Besserung, gibt man *Calcium phosphoricum*.

Standpunkt der Schulmedizin

Der Arzt empfiehlt für alle Säuglinge im 1. Lebensjahr eine kombinierte Schutzimpfung gegen Masern, Röteln und Mumps. Gegen Mumps gibt es keine spezielle Behandlung. Meist genügen ein paar Tage Bettruhe und eventuell ein leichtes Schmerzmittel. Bei starken Ohren- oder KOPFSCHMERZEN, steifem Hals oder schmerzenden und geschwollenen Hoden sollte man umgehend einen Arzt hinzuziehen.

MUNDBLÄSCHEN

Die schmerzhaften runden oder ovalen kleinen Geschwüre, meist grau mit gelbem Rand, bilden sich an den Innenseiten von Lippen und Wangen, an der Zunge oder an anderen Stellen der Mundhöhle. Diese sogenannten Aphthen, die meist ohne erkennbare Ursache auftreten, können die Folge von ERSCHÖPFUNG und STRESS sein, sie können aber auch auf Leberprobleme oder einen Eisenmangel hindeuten. Weitere Ursachen sind schlechtsitzende Zahnprothesen oder zu heftiges Zähneputzen; die dabei entstehenden Hautabschürfungen können sich zu Geschwüren entwickeln.

Ist HERPES SIMPLEX der Auslöser der Mundbläschen, ist der erste Anfall meist recht heftig und wird häufig von einer Halsentzündung begleitet. Die nachfolgenden Attacken verlaufen im allgemeinen nicht so schwer; es bilden sich weniger – und auch kleinere – Geschwüre.

Mundfäule ist eine Infektionskrankheit, die vor allem bei Kindern häufig ist. Dabei treten nicht nur Mundbläschen, sondern manchmal auch an Händen und Füßen kleine Pusteln auf.

Was kann man selbst tun?

▶Man kann alle 2 Stunden den Mund mit Myrrhen-, Salbei- oder Thymiantinktur spülen. Auch mit ätherischen Ölen kann man Mundspülungen machen: Man gibt dazu in 1 Tasse warmes Wasser 2–3 Tropfen Zitronen-, Salbei-, Kamillen- oder Fenchelöl. Meist klingen die Symptome dann innerhalb von 48 Stunden ab.

Was der Heilpraktiker rät

Heilpraktiker betrachten Mundentzündungen als Zeichen von Streß, falscher Ernährung und mangelnder Vitalität und empfehlen daher viel frisches Obst und Gemüse, obwohl einige Nahrungsmittel den Säuregehalt im Mund noch erhöhen. Gelegentlich ist ein Vitamin-B2-Mangel Ursache für die Beschwerden. In diesem Fall wird der Heilpraktiker zu einer Ernährung mit viel Gemüse, Weizenkeimen und Bierhefe raten. Außerdem kann er zusätzlich Vitamin C verordnen.

HOMÖOPATHIE Je nach Ursache kann *Sepia*, *Rhus toxicodendron* oder *Thuja* helfen, in manchen Fällen können auch *Lithium* und *Acidum nitricum* angezeigt sein.

Standpunkt der Schulmedizin

Die meisten Mundentzündungen heilen nach wenigen Tagen von allein wieder ab. Mundspülungen halten den Mund sauber und lindern die Beschwerden. Wenn die Symptome anhalten oder sehr heftig sind, sollte man einen Arzt aufsuchen. Er wird eine gründliche Diagnose stellen und z. B. lokal wirkende Steroide verschreiben.

Wenn man eine harte Schwellung im Mund spürt, die nicht innerhalb von 2 Wochen verschwindet, sollte man einen Arzt oder Zahnarzt konsultieren.

MUNDGERUCH

Dieses weitverbreitete, dem Betroffenen äußerst peinliche Symptom kann viele Gründe haben. Hat man scharf gewürzte Speisen, Zwiebeln oder Knoblauch gegessen, riecht man oft noch Stunden später aus dem Mund. Doch es gibt auch ernstere Ursachen: Anhaltender Mundgeruch wird häufig durch ZAHN- UND ZAHNFLEISCHBESCHWERDEN hervorgerufen oder durch Infektionen, z. B. SOOR.

Was der Heilpraktiker rät

PFLANZENHEILKUNDE Um den Mundgeruch zu vertreiben, kann man Petersilie kauen, Pfefferminztee trinken oder Chlorophylltabletten einnehmen.

HOMÖOPATHIE *Kalium phosphoricum* kann helfen, den bitteren Geschmack im Mund nach dem Aufwachen zu bekämpfen. Bei einem metallischen Geschmack kann man es mit *Mercurius* versuchen. In jedem Fall aber sollte die Ursache geklärt und behandelt werden.

Standpunkt der Schulmedizin

Tritt Mundgeruch nur gelegentlich auf, kann man Mundsprays und -wässer nehmen, die man in Drogerien und Apotheken erhält.

Wenn der schlechte Atem länger als 1–2 Wochen anhält, sollte man einen Arzt oder Zahnarzt aufsuchen, um den Grund feststellen zu lassen. Der Zahnarzt wird nicht nur Zähne und Zahnfleisch untersuchen und behandeln, sondern dem Betroffenen auch Hinweise geben, wie er die Zähne am besten pflegt. Eine gute Zahnpflege ist meist eine sehr wirksame Methode, um Mundgeruch vorzubeugen.

MUSIKTHERAPIE

Die Musik bietet ebenso wie die Sprache unerschöpfliche Möglichkeiten, Gefühle auszudrücken. Rhythmen und Harmonien, Klangmuster und Tonfolgen wirken unmittelbar auf die Sinne. Oft werden durch Musik gerade jene tiefen Gefühle angesprochen, die sich mit Worten nur schwer oder gar nicht umschreiben lassen. Bleiben diese Gefühle aber unausgesprochen und werden ständig unterdrückt, kann es zu psychischen, in manchen Fällen sogar zu körperlichen Beschwerden kommen.

Schon im Altertum kannte man die heilende Wirkung der Musik. Mit der Entwicklung der medizinischen Wissenschaften aber verlor die Musik als eine Form der Therapie immer mehr an Bedeutung. Erst in jüngster Zeit hat man erneut festgestellt, daß Musik bei bestimmten psychischen und körperlichen Beschwerden hilfreich sein kann.

Zwar reagiert jeder Mensch anders auf Musik, doch stets wird man tief im Innersten davon berührt. Selbst durch laienhaftes Musizieren kann man die gesamte Bandbreite der Gefühle von Ärger und Enttäuschung bis zu Heiterkeit und Freude ausdrücken.

Musiktherapeuten sind meist ausgebildete Musiker und greifen bei ihrer Arbeit auf die Ausdrucks- und Wirkungsmöglichkeiten

Musikalische Hilfe für ein autistisches Kind

Der 7jährige Michael leidet unter AUTISMUS. Er kann nicht sprechen, aber er kann mit seiner Stimme sehr viele verschiedene Geräusche erzeugen. Und er liebt Musik. Seit 3 Jahren nämlich macht er zusammen mit seiner Mutter eine Musiktherapie.

Jede Woche kommt der Therapeut ins Haus und bemüht sich, eine Beziehung zwischen Mutter und Sohn aufzubauen. Er ermutigt Michaels Mutter, dem Kind mit seinen eigenen Möglichkeiten zu begegnen. Sie wendet sich singend an Michael, sie ahmt seine Laute nach und fügt neue hinzu. Durch dieses gemeinsame musikalische Erleben bekommt der Junge das Gefühl, daß er Interesse weckt und am Familienleben teilhat.

„Diese Sitzungen haben uns gezeigt, wie wir einander begegnen und Kontakt aufnehmen können", berichtet Michaels Mutter. „Mit der Hilfe des Therapeuten konnte ich Michael helfen, sich zu öffnen. Dadurch habe ich eine vollkommen neue Beziehung zu ihm gewonnen. Diese gemeinsame Erfahrung ist etwas sehr Wertvolles für uns."

zurück, die sich durch die Musik eröffnen. Der Erfolg einer Therapie beruht in hohem Maß auf der Wechselbeziehung zwischen Therapeut und Patient. Das gemeinsame Musizieren soll den Patienten befähigen, verborgene und zuweilen völlig verschüttete Gefühle und Probleme an die Oberfläche steigen zu lassen.

Der Patient gibt die gemeinsam gesungenen oder gespielten Musikimprovisationen vor. Dabei spielt Können oder Nichtkönnen keine Rolle, denn es kommt nicht darauf an, ein Instrument oder die Stimme perfekt zu beherrschen, sondern nur darauf, das auszudrücken, was man gerade fühlt.

Doch die Musik ist nicht nur in psychotherapeutischer Hinsicht von Bedeutung. Man hat z. B. gute Erfolge mit körperbehinderten Menschen verzeichnet, die Bewegungs- oder Atemübungen machen sollten. Sie spielen meist lieber ein einfaches Instrument oder singen – mit dem gleichen Erfolg.

Wann hilft diese Therapie?

▶Die Musiktherapie wird in erster Linie bei geistigen und körperlichen Krankheiten und Behinderungen eingesetzt. Sie ist für Kinder in heil- und sonderpädagogischen Einrich-

tungen ebenso geeignet wie für ältere Menschen, die ständig betreut werden müssen.

Besondere Erfolge hat man mit der Musiktherapie bei der Bewältigung von STRESS erzielt. Auch Häftlinge reagieren meist sehr positiv auf musiktherapeutische Übungen.

Der Patient braucht keine musikalischen Vorkenntnisse. Oft sind es gerade die angeblich völlig unmusikalischen Menschen, die nie ein Musikinstrument spielen gelernt haben, bei denen man mit einer Musiktherapie die besten Erfolge erzielt.

Besuch beim Therapeuten

Der Inhalt der einzelnen Therapiesitzungen wird auf die individuellen Bedürfnisse des Patienten abgestimmt. Dennoch läuft eine derartige Therapie immer nach einem bestimmten Muster ab, gleichgültig wie alt der Patient ist und welche Probleme er hat. Der Therapeut beobachtet zunächst, wie der Betroffene auf Musik reagiert, und wird durch Fragen versuchen, mehr über die speziellen Bedürfnisse des Patienten zu erfahren, um dann dementsprechend das musikalische Therapieprogramm gestalten zu können. Gerade die ersten Sitzungen sind für den Therapeuten und den Patienten gleichermaßen wichtig, denn sie müssen sich gegenseitig kennenlernen und versuchen, ein vertrauensvolles Verhältnis zu schaffen.

Meist kann der Patient aus einer Vielzahl von Instrumenten eines auswählen und selbst entscheiden, ob er auf einem Klavier, Xylophon, Glockenspiel, Keyboard, einer Gitarre oder auf Trommeln spielen will. Auch der Therapeut wird sich ein Instrument aussuchen.

Für Menschen mit körperlichen Behinderungen bietet die Musik Anlaß, sich zu bewegen. Bei Leiden, die eher im emotionalen Bereich liegen, versucht der Therapeut, im Gespräch die musikalischen Vorlieben des Patienten herauszufinden und auf diese Weise einen Ansatzpunkt für die Therapie zu bekommen.

Liegen die Schwierigkeiten des Patienten darin, daß er nur mit Mühe sprechen und Gesprochenes verstehen kann, wird der Therapeut versuchen, den Kontakt direkt über die Musik herzustellen, indem er beispielsweise gemeinsam mit dem Patienten ein Instrument spielt oder sich mit ihm mit Hilfe von Trommeln gleichsam unterhält.

In jedem Fall aber wird der Therapeut den Patienten ermutigen, selbst die Initiative zu ergreifen und das musikalische Geschehen aktiv zu beeinflussen. Denn nur so hat der Patient die Möglichkeit, Gefühle auszudrücken, die er auf andere Art nie kundtun könnte. Auf diese Weise kann die Musiktherapie helfen, Selbstvertrauen aufzubauen und Konflikte zu bewältigen.

Standpunkt der Schulmedizin

Die musiktherapeutische Behandlung durch einen qualifizierten Fachmann gilt als außerordentlich erfolgreich. Untersuchungen haben gezeigt, daß sie gerade bei geistigen Behinderungen, verbunden mit sprachlichen Kommunikationsstörungen, sehr hilfreich ist. Auch Körperbehinderte können von einer Musiktherapie profitieren.

MUSKEL-KRÄMPFE

Meist treten diese äußerst schmerzhaften Krämpfe in den Beinen, Füßen und – bei Menschen, die viel mit der Hand schreiben – auch in den Händen auf. Die Muskeln ziehen sich plötzlich zusammen und verursachen starke Schmerzen, die mehrere Minuten andauern können. Vor allem Menschen, die ständig die gleichen Muskelpartien beanspruchen, leiden häufig darunter. Krämpfe können aber auch auftreten, wenn man in kaltem Wasser schwimmt. Andere Ursachen können ein schwacher Kreislauf (siehe KREISLAUFSTÖRUNGEN) oder ein Mineralstoffmangel (siehe MINERALSTOFFE) sein.

Was der Heilpraktiker rät

Der Heilpraktiker wird zunächst zu einer vitamin- und mineralstoffreichen Kost raten, die viel grünes Blattgemüse, Sojabohnen, Nüsse, Buttermilch und Joghurt sowie Vollkornprodukte enthält. Außerdem sollte man Samen wie Kürbiskerne, Sesam und Sonnenblumenkerne verwenden. Der Heilpraktiker kann aber auch eine weitgehend cholesterinfreie Diät (siehe FETTARME KOST) empfehlen, wenn die Krämpfe von einem schwachen Kreislauf ausgelöst werden, der wiederum ein Zeichen für verengte Gefäße sein kann (siehe ARTERIENVERKALKUNG).

Ist eine Mangelerscheinung die Ursache, wird der Heilpraktiker ergänzend Mineralstoffe, z. B. Eisen, und die Vitamine B, C und D verordnen. Treten die Krämpfe hauptsächlich nach sportlichen Aktivitäten oder in der Nacht auf, kann Vitamin E helfen. Wer bei der Arbeit oder beim Sport stark schwitzt, benötigt u. U. Salztabletten, die den Salzverlust beim Schwitzen ausgleichen.

Darüber hinaus wird der Heilpraktiker raten, sich ausreichend Zeit zum Entspannen und zum Bewegen zu nehmen, da die Krämpfe durch Anspannung und Verspannungen noch schmerzhafter werden. Manche von Muskelkrämpfen Geplagte behaupten, daß es ihnen auch geholfen habe, einen Magneten locker um die entsprechende Muskelpartie zu binden (siehe MAGNETISMUS).

PFLANZENHEILKUNDE Entkrampfend wirken insbesondere Kamille und Pfefferminze.

HOMÖOPATHIE Bei starken Krämpfen, insbesondere in den Fingern, Beinen und Zehen, nimmt man *Cuprum*. Auch *Zincum* kann krampflösend wirken. Ebenso können *Secale cornutum*, *Magnesium carbonicum* und *Magnesium phosphoricum* helfen. Wenn die Krämpfe tetanieähnlich sind, bringt vielleicht *Veratrum album* Erleichterung.

AROMATHERAPIE Man kann dem Badewasser je 3 Tropfen Basilikum- und Majoranöl sowie 1 Tropfen Zitronengrasöl zusetzen. Eine andere Möglichkeit ist, diese Öle

mit 20 ml einer Trägerlotion zu vermischen und die verkrampfte Stelle sofort damit einzureiben. Tritt der Krampf häufiger auf, reibt man die betroffene Partie regelmäßig 2mal täglich ein. Man hat mit einer regelmäßigen aromatherapeutischen Behandlung bei Krämpfen nachweislich gute Erfolge erzielt.

BIOCHEMISCHE SALZE *Magnesium phosphoricum* gilt als Muskel- und Nervennahrung und soll krampflösend wirken.

MASSAGE Behandelt werden sollte der gesamte Körperbereich, nicht nur der betroffene Muskel. Der Masseur wird sich zunächst darauf konzentrieren, die Muskeln durch

Erste Hilfe bei Krämpfen

Krämpfe können oft gelöst werden, indem man die verkrampften Muskeln zu strecken versucht.

Bei einem Oberschenkelkrampf sollte man sich hinsetzen, das Knie strecken und jemanden bitten, mit einer Hand die Ferse anzuheben und mit der anderen das Knie fest nach unten zu drücken.

Bei einem Krampf in der Hand sollte man vorsichtig versuchen, die Finger zu strecken, sie weit zu spreizen und dann die Fingerspitzen kräftig auf eine flache, feste Unterlage zu drücken.

Waden- oder Fußkrampf

Wenn man sich helfen lassen kann, sollte man sich hinlegen und den anderen bitten, das Knie und die Zehen zu strecken. Der Helfer sollte den Fuß unter dem Fußballen fassen und nach oben drücken. Wenn man allein ist, kann man sich hinstellen und das ganze Gewicht auf Ferse und Zehen verlagern.

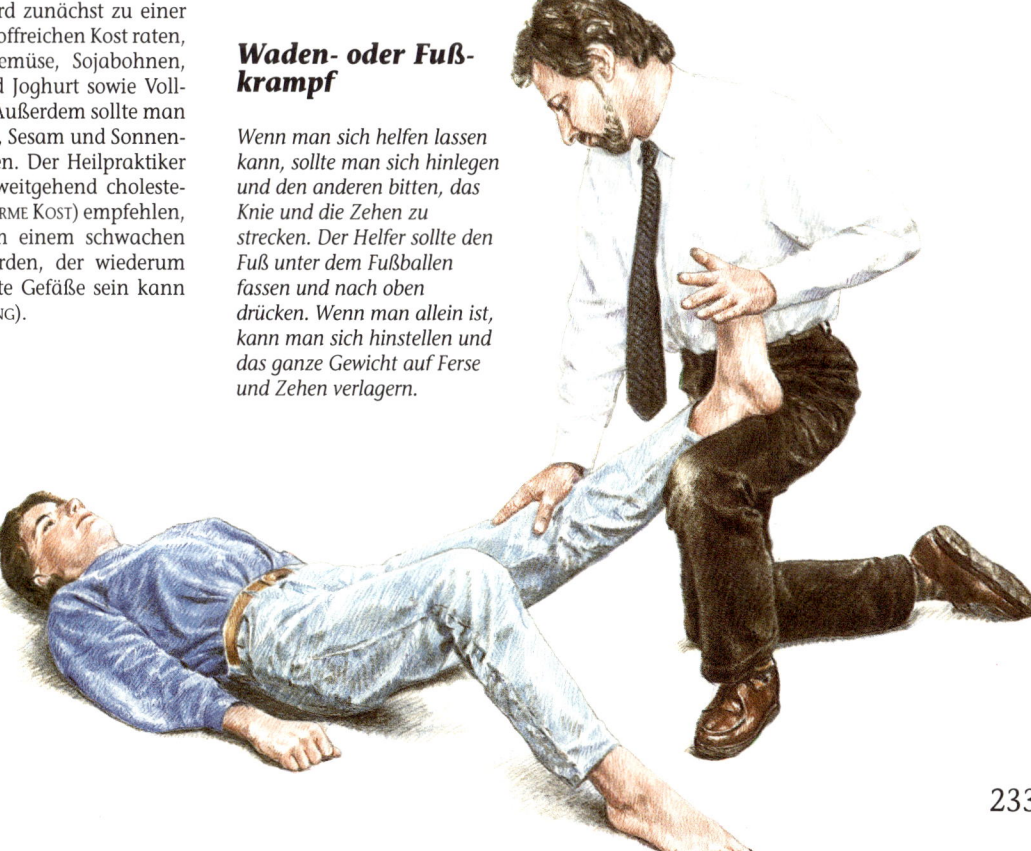

streichende und knetende Griffe zu strecken. Die anschließende Klopf-, Streich- und Tiefenmassage regt die Durchblutung in dem betroffenen Bereich an.

WASSERHEILKUNDE Senffußbäder können helfen, einen Krampf im Bein zu lösen. Und abwechselnd heiße und kalte Umschläge verbessern die Durchblutung der betroffenen Muskeln.

Standpunkt der Schulmedizin

Der Arzt empfiehlt bei überbeanspruchten Muskeln Ruhe. Ferner kann er Salztabletten verordnen, um den Salzverlust auszugleichen, der beim Schwitzen sowie bei Durchfall und Erbrechen entsteht und zu anhaltenden Krämpfen führen kann. Es gibt Fälle, in denen Ärzte die Ursache für Krämpfe nicht feststellen können. Dann verschreiben sie kleine Mengen Chinin, um die Symptome zu lindern. Im allgemeinen halten sie die naturheilkundlichen Empfehlungen für die Behandlung von Krämpfen für durchaus hilfreich.

MUSKEL-SCHWUND

Patienten, die an progressivem Muskelschwund leiden, kann man lediglich praktische Hilfe anbieten und sie psychisch unterstützen. Die Krankheit heilen kann weder die Naturheilkunde noch die Schulmedizin. Muskelschwund ist erblich und tritt in drei Hauptformen auf.

Die erste Form der Krankheit bricht bereits in der Kindheit aus, und zwar ausschließlich bei Jungen im Alter zwischen 4 und 10 Jahren. Sie beginnt mit einer Schwäche in den Beinen. Der Patient bekommt einen watschelnden Gang, hat Schwierigkeiten beim Treppensteigen und kann die Füße nur hochheben, wenn er die Hände zu Hilfe nimmt.

Bei der zweiten Form betrifft der Muskelschwund auch Gesicht, Schultern und Arme. An diesem Typus der Krankheit können Mädchen und Jungen gleichermaßen erkranken. Meist bricht das Leiden in der PUBERTÄT, manchmal auch noch danach aus.

Die dritte Form, die sogenannte Beckengürtelform, befällt beide Geschlechter zwischen 20 und 40 Jahren und zieht die Schultern oder die Hüften in Mitleidenschaft. Diese Form verläuft allerdings langsamer und weniger schwer als die beiden anderen Formen der Krankheit.

In manchen Fällen kommt es bei Muskelschwund zu einer Pseudohypertrophie der Muskeln, d.h., die Muskeln sind zwar vergrößert, aber schwach. Je älter der Patient bei Ausbruch der Krankheit ist, um so besser sind seine Aussichten, das Leiden in den Griff zu bekommen.

Was der Heilpraktiker rät

MASSAGE Am wohltuendsten empfindet der Patient eine kurze, aber kräftige Ganzkörpermassage. Ansonsten massiert man nur ein paar Minuten lang die betroffenen Glieder. Streich- und Knetbewegungen verstärken den Muskeltonus und verbessern die Durchblutung. Die physikalische Behandlung kann dazu beitragen, die Rückbildung der Muskeln so lange wie möglich hinauszuzögern, eine tatsächliche Besserung der Krankheit kann sie jedoch nicht bewirken.

WASSERHEILKUNDE Empfohlen werden Strahlduschen oder Wirbelbäder. Sie fördern und verbessern die Durchblutung in den betroffenen Gliedmaßen. Anschließend folgt ein spezielles Übungsprogramm im Hydrotherapiebecken, das für jeden Patienten individuell ausgearbeitet werden muß.

Standpunkt der Schulmedizin

Trotz intensiver medizinischer Forschungen gibt es nach wie vor kein Heilmittel gegen Muskelschwund. Unklar ist auch noch immer, ob Eltern, die an Muskelschwund leiden, die Krankheit zwangsläufig an ihre Kinder vererben.

Ob bestimmte Beschwerden tatsächlich durch Muskelschwund verursacht werden, läßt sich durch einen erhöhten Gehalt an Muskelenzymen oder -fermenten im Blut nachweisen. Eine andere Möglichkeit ist, eine Probe des Muskelgewebes zu entnehmen und diese zu untersuchen.

MÜSLI

Es war der Schweizer Arzt Max Bircher-Benner (1867–1939), der das Müsli weltweit bekannt machte. Er hatte festgestellt, daß das Müsli bei ausgesprochen gesunden und langlebigen Menschen in bestimmten Teilen der Schweiz zu den festen Bestandteilen der Ernährung gehörte. Dieses Müsli setzte sich im wesentlichen aus Weizen, Hafer oder Gerste, vermischt mit Nüssen, frischem Obst, Beeren, Honig und Milch, zusammen, wobei der Anteil der einzelnen Bestandteile nicht festgelegt war.

Bircher-Benner fühlte sich durch diese Entdeckung in seiner Überzeugung bestätigt, daß ROHKOST gesund und nahrhaft ist. In seiner Züricher Klinik entwickelte er ein eigenes, einfaches Rezept für ein Müsli, das aus einer Mischung aus Haferschrot, geriebenen Äpfeln oder Beeren und Milch bestand.

Heute kann man das fettarme, eiweiß- und ballaststoffreiche Bircher-Müsli fast überall als Fertigprodukt kaufen. Müsli „nach Schweizer Art" ist meist weich und enthält bis zu 20 % Salz, Milchzucker und Zucker. Sogenannte natürliche Müslis enthalten dagegen weder Salz noch Zucker. Außerdem gibt es noch regelrechte Feinkostmüslis, die einen höheren Anteil an Früchten und Nüssen sowie an gerösteten und mit Honig und Zucker kandierten Zutaten enthalten.

Eine Schale Müsli am Morgen ist ein gesundes Frühstück. Eine eigene Komposition ist dabei wesentlich billiger und besser, weil frischer, als ein Fertigprodukt. Je nach Saison kann man mit frischem Obst und Beeren für Abwechslung im Geschmack sorgen.

Zu einem Grundrezept gehören folgende Zutaten:
360 g gemischtes Getreide (Haferflocken oder -schrot, Roggen-, Gersten- oder Weizenflocken, Hirse)
240 g Trockenfrüchte (Sultaninen, Rosinen, kleingeschnittene Datteln oder Feigen, Äpfel, Bananen, Aprikosen, Ananas oder Pflaumen)
60 g Samen (Sonneblumen, Sesam, Kürbis)
30 g geriebene Nüsse (Mandeln, Para-, Hasel- und Walnüsse sowie Kokosnuß)

Die hier angegebenen Mengen reichen für durchschnittlich 8–10 Portionen. Man mischt die Zutaten und bewahrt sie in einem luftdichten Behälter auf. Nach Bedarf entnimmt man die benötigte Menge und fügt frisches Obst und Milch hinzu; Erwachsene sollten hauptsächlich fettarme Milch verwenden. Beim Kauf des Getreides sollte man darauf achten, daß es keine Zucker- oder Salzzusätze enthält. Den Ballaststoffgehalt (siehe BALLASTSTOFFE) kann man mit Hafer- oder Weizenkleie erhöhen. Gibt man dem Müsli Weizenkeime hinzu, wird es reicher an Vitamin B und E.

NACKEN-SCHMERZEN

Fast jeder hat schon einmal Nackenschmerzen gehabt. Die Ursachen dafür können harmlos sein, in manchen Fällen verbirgt sich dahinter aber auch ein schwerwiegenderes Problem. Bei anhaltenden Nackenschmerzen sollte man daher immer einen Arzt oder Heilpraktiker aufsuchen, um die genaue Ursache abklären zu lassen.

Der Hals ist der beweglichste Teil der Wirbelsäule. Er besteht aus sieben, durch Bänder miteinander verbundenen Wirbeln, zwischen denen sich Knorpelscheiben befinden. Erste Verschleißerscheinungen an den Wirbelknochen und -gelenken treten bereits im Alter von etwa 25 Jahren auf. Bei dieser sogenannten Zervikalspondylose verknöchern die Wirbelgelenke, und die Folge kann sein, daß der Nacken schmerzt und steif wird.

Bei einem Schleudertrauma, z. B. nach einem Auffahrunfall, werden die Bänder der Halswirbelsäule gezerrt und rufen Schmerzen hervor.

Ein eingeklemmter Nerv verursacht nicht nur Nackenschmerzen, sondern auch häufig Beschwerden in der Schulter oder im Arm. Verstärkt werden die Schmerzen noch durch Krämpfe in der Nackenmuskulatur.

Spannungskopfschmerzen können ebenfalls zu Nackenbeschwerden führen. Treten diese Symptome unvermittelt auf und verschlechtert sich gleichzeitig der allgemeine Gesundheitszustand des Patienten, kann auch eine Meningitis, eine Hirnhautentzündung, oder eine Gehirnblutung die Ursache der Schmerzen sein.

Was der Heilpraktiker rät

AKUPUNKTUR In den meisten Fällen kann man Nackenschmerzen und -steifheit durch Akupunktur lindern. Man sticht dabei in Punkte auf den Meridianen, die im Hals- und Nackenbereich verlaufen. Auch eine MOXABEHANDLUNG kann erfolgreich sein.

CHIROPRAKTIK Häufig ist eine schlechte Haltung die Ursache der Beschwerden. Mit Hilfe einfacher Übungen kann man den Hals beweglich halten und Nackenschmerzen vorbeugen. Man läßt im Sitzen zunächst das Kinn auf die Brust sinken, hebt dann langsam den Kopf und streckt ihn nach hinten. Als nächstes dreht man den Kopf so weit wie möglich nach links und anschließend nach rechts (weitere Übungen zeigen die Abb. rechts). Wenn nötig, kann der Chiropraktiker auch eine manuelle Korrektur vornehmen.

FUSSREFLEXZONENMASSAGE Massiert werden die Reflexzonen, die dem Nacken zugeordnet sind, sowie die Reflexzonen für die obere Wirbelsäule, die Seiten des Kopfes, die Schultern, die Arme und die Nebennieren.

MASSAGE Wenn die Schmerzen von den Nackenmuskeln oder -gelenken ausgehen und nicht von den Drüsen oder einer Krankheit herrühren, massiert man Nacken und Schultern mit kräftigen Streichbewegungen. Außerdem reibt man mit den Fingerkuppen entlang den Muskelsträngen an beiden Seiten der Halswirbelsäule. Die Halsvorderseite und die Gurgel werden von der Massage ausgespart.

Standpunkt der Schulmedizin

Eine Röntgenuntersuchung führt bei Nackenschmerzen oft nicht zu der erhofften Klärung der Ursachen. Häufig zeigt das Röntgenbild keine krankhaften Veränderungen, obwohl der Patient unter heftigen Schmerzen leidet. Umgekehrt ist bei Patienten über 25 Jahre zwar fast immer eine Spondylose zu erkennen, doch haben die Betroffenen u. U. keinerlei Beschwerden.

In den meisten Fällen empfiehlt der Arzt eine physiotherapeutische Behandlung, manuelles Strecken oder einen Streckverband. Bei starken Schmerzen kann er ein Schmerzmittel verschreiben, das allerdings nicht bei Beschwerden hilft, die durch Muskelkrämpfe hervorgerufen werden.

Viele Nackenbeschwerden lassen sich durch eine korrekte Körperhaltung (siehe ALEXANDER-METHODE) sowie richtiges Heben und Tragen von Lasten vermeiden. Außerdem sollte man den Nacken, z. B. beim Deckenstreichen, nicht überdehnen.

Übungen gegen Nackenschmerzen

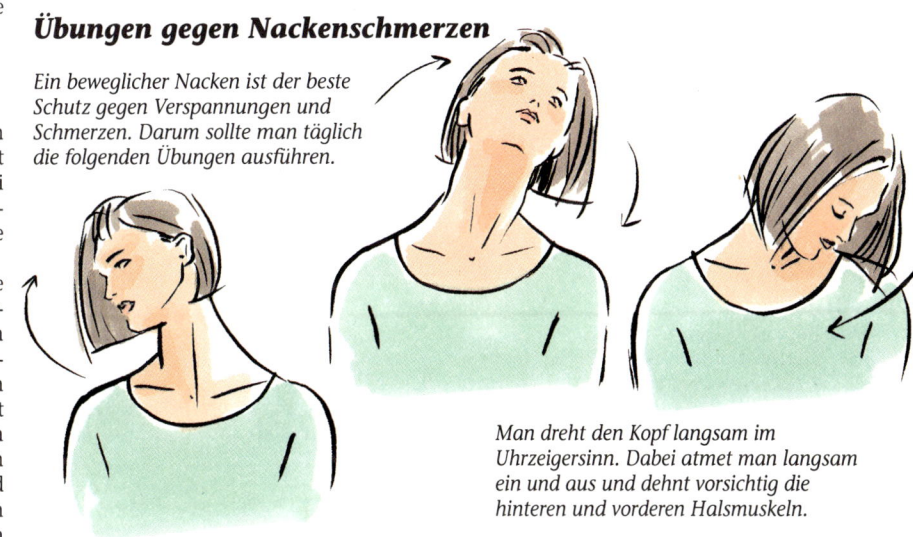

Ein beweglicher Nacken ist der beste Schutz gegen Verspannungen und Schmerzen. Darum sollte man täglich die folgenden Übungen ausführen.

Man dreht den Kopf langsam im Uhrzeigersinn. Dabei atmet man langsam ein und aus und dehnt vorsichtig die hinteren und vorderen Halsmuskeln.

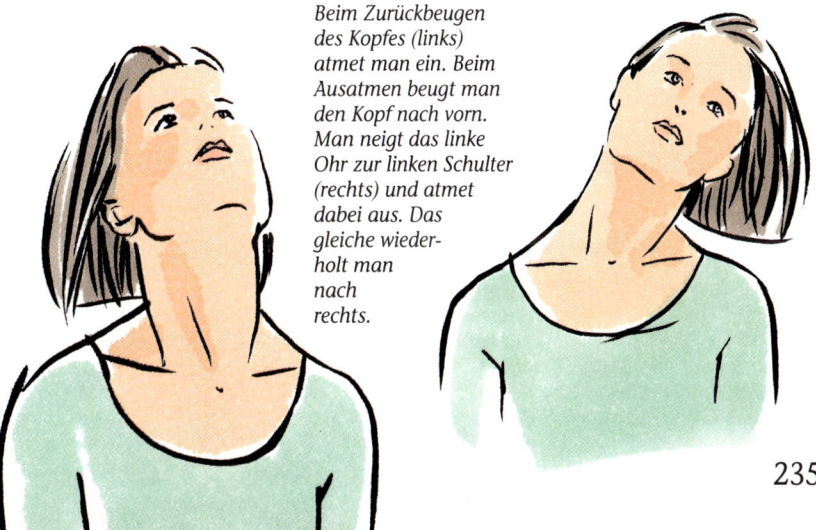

Beim Zurückbeugen des Kopfes (links) atmet man ein. Beim Ausatmen beugt man den Kopf nach vorn. Man neigt das linke Ohr zur linken Schulter (rechts) und atmet dabei aus. Das gleiche wiederholt man nach rechts.

NÄGEL

Die Nägel üben eine Schutzfunktion aus, und wie an Haut und Haaren kann man auch an ihnen den allgemeinen Gesundheitszustand eines Menschen erkennen.

Damit die Nägel stark und gesund bleiben, sollte man bei der Hausarbeit Gummihandschuhe tragen und die Hände nicht zu lange ins Wasser halten. Eine ausgewogene Ernährung (siehe ERNÄHRUNG UND GESUNDHEIT) und eine gezielte HANDPFLEGE tragen ebenfalls zu schönen Nägeln bei. Dennoch kann es zu speziellen Nagelproblemen kommen.

Nageldeformationen Dünne, löffelförmige Nägel sind häufig ein Zeichen für Eisenmangel (siehe BLUTARMUT). Bei ATEMWEGS-ERKRANKUNGEN oder HERZKRANKHEITEN neigen die Nägel dazu, klumpig zu werden oder um die Fingerspitzen herumzuwachsen. Einsenkungen in den Nägeln können bei SCHUPPENFLECHTE auftreten. Die Behandlung von Nageldeformationen ist oft nicht einfach.

Vier häufig auftretende Nagelprobleme

Löffelförmige Nägel lassen auf einen Eisenmangel schließen. Dem kann man durch die Ernährung entgegensteuern.

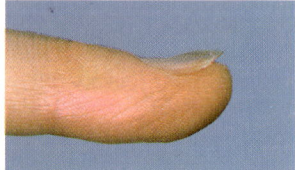

Die schmerzhaften Niednägel entstehen, wenn die Hände oft im Wasser sind. Gummihandschuhe beugen dem Übel vor.

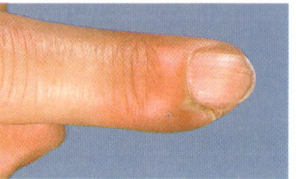

Durch Nagelhärter mit Formaldehyd heben sich die Nägel vom Nagelbett ab, so daß leicht Keime eindringen können.

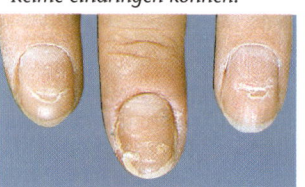

Weiße Flecken auf den Nägeln weisen in den meisten Fällen auf einen Mangel an Vitamin A oder Zink hin.

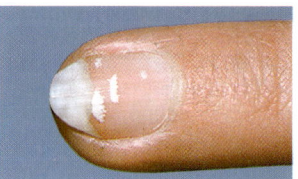

Abblättern, Splittern oder Abbrechen

In diesem Fall wurden die Nägel meist zu grob behandelt. Manchmal kann auch ein Mangel an ungesättigten Fettsäuren in der Nahrung die Ursache sein.

Normalerweise hilft es, wenn man täglich eine Feuchtigkeitscreme in die Nägel einmassiert und bei Garten- und Hausarbeiten Gummihandschuhe trägt. Man sollte die Nägel ziemlich kurz halten. Als Nagellackentferner sollte man ein Mittel auf Ölbasis verwenden.

Heilpraktiker betrachten gesplitterte oder brüchige Nägel als Zeichen für eine unzureichende Ernährung. Je nach Mangel, den eine genaue Untersuchung ergibt, können sie als Nahrungsergänzungen Calcium und die Vitamine A, B und D oder auch Multivitamin- und Mineralstoffpräparate sowie als homöopathisches Mittel Silicea verordnen.

Niednägel Wenn Hände häufig mit Wasser in Berührung kommen, löst sich die äußere Schicht der Nagelhaut ab. Dadurch entstehen die schmerzhaften Niednägel. Um eine Infektion zu vermeiden, schneidet man die abgestorbene Haut mit einer scharfen Nagelschere weg. Bei der Hausarbeit sollte man Gummihandschuhe tragen und vor dem Schlafengehen die Hände eincremen.

Lockere Nägel Ursache sind meist Nagelhärter mit Formaldehyd. Nägel, die sich vom Nagelbett ablösen und damit für eindringende Keime anfällig werden, sind aber oft auch die Folge von SCHUPPENFLECHTE und EKZEMEN. Man sollte die Nägel so kurz wie möglich halten und auf Nagelhärter mit Formaldehyd verzichten.

Nägelbeißen ANGST, NERVOSITÄT oder Unsicherheit führen oft dazu, daß man an den Nägeln beißt. In der Apotheke gibt es bitter schmeckende Mittel, die man auf die Nägel aufträgt, um sich dieses Verhalten abzugewöhnen. Eine andere Möglichkeit ist, sich mit Handarbeiten zu beschäftigen.

Sowohl eine PSYCHOTHERAPIE als auch eine HYPNOSETHERAPIE können helfen, das Übel an der Wurzel zu packen, denn mit diesen Therapien versucht man, die dem Nägelbeißen häufig zugrundeliegende Unsicherheit oder Angst zu bekämpfen.

Schwarz oder blaurot verfärbte Nägel

Eine dunkle Verfärbung unter dem Nagel ist ein Zeichen für eine Blutung nach einer Verletzung. Meistens wachsen sich diese Flecken aus. Bei einer sehr heftigen Blutung jedoch kann sich der Nagel lösen oder muß, wenn er stark schmerzt, operativ entfernt werden. Im Normalfall bildet sich der Nagel anschließend neu.

Blasse Nägel Sie deuten auf BLUTARMUT oder eine LEBERERKRANKUNG hin. Die Farbe normalisiert sich, sobald die zugrundeliegende Ursache behandelt worden ist.

Rote, entzündete Nagelhaut Sie wird durch eine Bakterien- oder PILZINFEKTION an der Nagelwurzel verursacht. Die Nagelhäute schwellen an, und manchmal können sich auch Bläschen bilden. Schließlich verändern die Nägel ihre Farbe und Form. Zink, Vitamin C und Vitamine des B-Komplexes können in manchen Fällen helfen, doch meist wird man einen Arzt aufsuchen müssen, der die Infektion mit Antibiotika oder mit pilzabtötenden Mitteln behandelt.

Homöopathen geben Belladonna, wenn die Haut an der Nagelwurzel rot ist, schmerzt und pocht. Bei akuter Empfindlichkeit und Eiter kann Hepar sulfuris helfen.

Rillen Querrillen im Nagel lassen auf einen Calcium- oder Zinkmangel schließen, sie können aber auch durch Krankheiten oder Verletzungen – z. B. durch ein zu festes Zurückschieben der Nagelhaut – entstehen. Die Rillen wachsen mit der Zeit heraus. Vorbeugend kann man die Nägel vor Verletzungen schützen und zusätzlich ein Multimineralstoffpräparat einnehmen.

Längsrillen entstehen manchmal im Alter oder durch Krankheiten und beruhen möglicherweise auf einem Vitamin- und Mineralstoffmangel. Entsprechende Nahrungsergänzungen können Abhilfe schaffen.

Weiße Flecken Sie weisen meist auf einen Mangel an Zink oder Vitamin A hin. Man sollte mehr Spinat, Vollkornprodukte und Sonnenblumenkerne essen oder zusätzlich Vitamin- und Mineralstoffpräparate einnehmen.

Weiße, weiche und bröckelige Nägel Ursache dafür sind PILZINFEKTIONEN. Die Nä-

gel können mit der Zeit dicker oder rillig werden. In diesem Fall sollte man unbedingt einen Arzt oder Heilpraktiker aufsuchen.

Homöopathen verordnen bei bröckeligen Nägeln und geröteten und geschwollenen Nagelwurzeln meist Thuja.

Bei langsam wachsenden Nägeln mit weißen Flecken nimmt man 4 Wochen lang 2mal täglich Silicea ein.

Gelbe Nägel Die Gelbfärbung kann durch RAUCHEN, Farbstoffe in Nagellacken oder Chlor in Schwimmbädern entstehen. Man reibt die Nägel sanft mit einem Nagelleder ab und taucht sie dann zum Entfärben in Zitronensaft oder pinselt sie damit ein. Wenn man die Nägel lackiert, sollte man sie stets mit einem Unterlack schützen.

NASENBLUTEN

Vor allem Jugendliche und Menschen mittleren Alters leiden gelegentlich an Nasenbluten. Die Blutung entsteht meistens in den Blutgefäßen, die an der Oberfläche der Nasenscheidewand liegen.

Nasenbluten kann durch ERKÄLTUNGEN, hohen BLUTDRUCK, NASENNEBENHÖHLENERKRANKUNGEN, Blutkrankheiten, Verletzungen, Nasebohren oder NIESEN verursacht werden. Manchmal tritt es jedoch auch ohne erkennbaren Grund auf.

Was kann man selbst tun?

▶ Meist kommt das Nasenbluten zum Stillstand, wenn sich der Betroffene aufrecht auf einen Stuhl setzt, den Kopf leicht nach vorn neigt, sich die Nasenlöcher zuhält und dabei durch den Mund atmet. Nach hinten in den Rachen abfließendes Blut wird möglichst ausgespuckt.

Was der Heilpraktiker rät

Bei anhaltendem oder immer wieder auftretendem Nasenbluten sollte man sich gründlich untersuchen lassen. Eine geschwollene Nase kann man mit kalten Kompressen behandeln. Wird das Nasenbluten durch einen schweren KATARRH oder durch verstopfte Nasennebenhöhlen verursacht, sollte man auf eine vitamin- und mineralstoffreiche Ernährung achten.

HOMÖOPATHIE Bei venösen Blutungen (dunkles Blut) hilft *Hamamelis*, bei arteriellen Blutungen (helles Blut) *Ipecacuanha* oder *Belladonna*. Kindern wird *Ferrum phosphoricum* oder *Arnica* verordnet.

Standpunkt der Schulmedizin

Bei anhaltendem Nasenbluten sollten vor allem ältere Menschen einen Arzt aufsuchen. Er kann die Nase mit einem Lokalanästhetikum betäuben und sie mit Mull verstopfen. Außerdem wird er nach der Ursache der Blutung forschen.

NASENNEBEN-HÖHLEN-ERKRANKUNGEN

Die Nebenhöhlen sind luftgefüllte, mit Schleimhaut ausgekleidete Räume im Gesichtsschädel. Normalerweise fließt von den Höhlen Schleim durch feine Kanäle zur Nase. Bei ERKÄLTUNGEN, aber auch bei HEUSCHNUPFEN sind die Kanäle jedoch häufig verstopft, so daß der Schleim aus den Nebenhöhlen nicht abfließen kann und dort eine Entzündung hervorruft.

ALLERGIEN, hervorgerufen durch Staub, Rauch oder andere Reizstoffe, können ebenfalls die Ursache für Nasennebenhöhlenerkrankungen sein.

Typische Symptome sind Schmerzen in der Stirn oder in den Wangen, die sich beim Vorbeugen, Hinlegen oder Husten verstärken. Häufig leidet der Betroffene auch unter KOPFSCHMERZEN. Aus der Nase kann grüner, gelber oder blutiger Schleim fließen, und das Nasenloch auf der entzündeten Seite ist verstopft. Bei einer bakteriellen Entzündung der Nebenhöhle ist der darüberliegende Knochen druckempfindlich, die Haut kann gerötet und geschwollen sein, und der Patient hat möglicherweise erhöhte Temperatur.

Warnung Hartnäckige oder häufig wiederkehrende Nebenhöhlenentzündungen können chronisch werden. Daher sollte man sie nicht auf die leichte Schulter nehmen und sich besser in Behandlung begeben.

Was kann man selbst tun?

▶ Am besten gibt man 1–2 Tropfen Eukalyptus- und/oder Pfefferminzöl zusammen mit der gleichen Menge Lavendel-, Bergamott-

oder Zitronenöl auf ein Papiertaschentuch und atmet den Duft tief ein. Man kann auch 6–8 Tropfen dieser Öle dem Badewasser zusetzen.

Da die Beschwerden nachts besonders unangenehm sind, kann man 15 Tropfen eines der genannten Öle mit 60 ml einer Trägerlotion vermischen und damit vor dem Schlafengehen den Wangenknochen von der Nase bis zur Schläfe einreiben.

Was der Heilpraktiker rät

PFLANZENHEILKUNDE Wohltuend und lindernd können Dampfinhalationen mit ätherischen Ölen wie Eukalyptus, Fichte, Lavendel oder Kamille wirken. Man kann aber auch Aufgüsse aus Holunderblüten, Ingwer oder Pfefferminze zubereiten. KNOBLAUCH kann helfen, einer Nebenhöhleninfektion vorzubeugen.

HOMÖOPATHIE Bei KATARRH mit gelber, fadenartiger Schleimabsonderung und stark verstopfter Nase kann *Kalium bichromicum* helfen. Wenn das Gesicht sehr empfindlich ist, der Patient fröstelt und gelber Schleim austritt, empfiehlt sich *Hepar sulfuris*. Wenn die Schmerzen wandern, die Symptome in geschlossenen Räumen schlimmer werden und gelber Schleim abgesondert wird, greift man zu *Pulsatilla*.

AKUPUNKTUR Behandelt werden Punkte auf dem Lenkergefäß sowie auf den Meridianen des Dickdarms und des Dünndarms. Ist eine Allergie die auslösende Ursache der Erkrankung, behandelt man Punkte auf dem Milzmeridian.

FUSSREFLEXZONENMASSAGE Massiert werden die Zonen, die den Nebenhöhlen, dem Kopf, der Nase, den Augen, den oberen Lymphknoten und dem Hals zugeordnet sind.

Standpunkt der Schulmedizin

Der Arzt kann abschwellende Mittel verordnen, die die Luftwege freimachen, so daß der Schleim abfließen kann. Bei Infektionen in den Nebenhöhlen wird er Antibiotika verschreiben.

NASENREFLEX-MASSAGE

Wie die Füße (siehe FUSSREFLEXZONENMASSAGE) weist auch die Nase Reflexzonen auf, die mit bestimmten Organen und Funktionen des Organismus in Verbindung stehen. Diese Reflexzonen liegen in den Nasenmuscheln im Innern der Nase und werden therapeutisch genutzt, indem man durch eine Nasenre-

flexmassage bestimmte Organe und Funktionen stimuliert.

Besonders günstig lassen sich durch eine Nasenreflexmassage erfahrungsgemäß Erkrankungen der Atemwege beeinflussen. Von HEUSCHNUPFEN und NASENNEBENHÖHLENERKRANKUNGEN bis zu ASTHMA, BRONCHITIS und LUNGENEMPHYSEM reicht die Palette der Anwendungsbereiche. Aber auch andere Organe können über die Nasenreflexzonen erreicht und angeregt werden.

Mit einem Wattestäbchen, das mit einem ätherischen Öl oder einem Ölgemisch getränkt ist, wird die entsprechende Reflexzone in einer der Nasenmuscheln mit einer kleinen Vibration, die besonders gut stimuliert, leicht massiert.

Da Patienten trotz gleicher Symptome auf die verschiedenen Reflextherapien unterschiedlich gut ansprechen, kann es u. U. lohnend sein, auch eine Nasenreflexmassage in Erwägung zu ziehen.

NATUR-HEILKUNDE

Mit den Menschen, die einen verstauchten Knöchel in einem Fluß kühlten, die einen verdorbenen Magen kurierten, indem sie eine Zeitlang nicht aßen, oder die feststellten, daß bestimmte Pflanzenblätter eine Wunde schneller heilen ließen, begann die Naturheilkunde.

Ziel der Naturheilkunde war und ist es, die natürlichen Heilungsprozesse des Körpers zu unterstützen – und das mit unterschiedlichen Methoden. Die fünf Säulen, auf denen die Naturheilkunde ruht, sind Licht, Luft, Wasser, Bewegung und Ernährung. Diese fünf Elemente tragen dazu bei, den Menschen gesund zu halten und die Selbstheilungskräfte des Körpers zu aktivieren. Ferner zählen heute PFLANZENHEILKUNDE, HOMÖOPATHIE, CHIROPRAKTIK, MASSAGE, AKUPUNKTUR, ENTSPANNUNGS- UND ATEMÜBUNGEN sowie YOGA zu den bevorzugten Heilmethoden.

Im Mittelpunkt der Naturheilkunde steht die Gesundheit, nicht Krankheit und Schmerzen. Daher geht es ihr auch nicht darum, nur Symptome zu unterdrücken oder zu beseitigen, vielmehr fragt sie nach der eigentlichen Ursache einer Krankheit und versucht, diese zu behandeln.

Krankheit bedeutet in den Augen der Naturheilkunde, daß das normale Gleichgewicht im Körper gestört ist. Ein Leiden, das durch Bakterien, Viren, Allergene (siehe ALLERGIEN) oder andere äußerliche Faktoren ausgelöst wird, ist lediglich eine Folge dieses gestörten Gleichgewichts. Daher betrachtet die Naturheilkunde die Krankheit als zweitran-

Die Entwicklung der Naturheilkunde

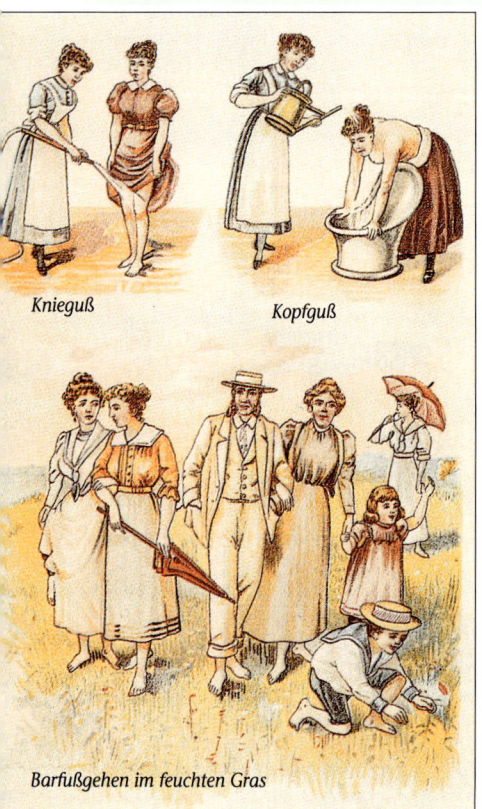

Kniehuß

Kopfguß

Barfußgehen im feuchten Gras

Die Ursprünge der Naturheilkunde reichen bis zu dem griechischen Arzt Hippokrates zurück. Er formulierte schon vor mehr als 2000 Jahren als oberstes Prinzip: „Nicht schaden!" und forderte, daß die Heilmethoden mit dem Körper in Einklang stehen und so natürlich wie möglich sein sollten.

Die Entwicklung der modernen Naturheilkunde begann in Deutschland im frühen 19. Jh. Hier wirkte u. a. Vinzenz Prießnitz (1799–1851), der an die „wundertätige" Heilkraft des Wassers glaubte und zu den Pionieren der heutigen Wasserheilkunde zählt. Gegen Ende des 19. Jh. griff der bayerische Pfarrer Sebastian Kneipp (siehe KNEIPP-THERAPIE) seine Gedanken auf, führte sie fort und erweiterte sie durch Ernährungsratschläge und die Pflanzenheilkunde, so daß er als der eigentliche Vater der Naturheilkunde gilt.

Deutschland ist heute in besonderer Weise „das Land der Naturheilkunde". Nirgends sonst hat dieses Heilverfahren so viele Anhänger wie hier, und es ist eines der wenigen Länder, die die Ausübung der Naturheilkunde durch den HEILPRAKTIKER gesetzlich geregelt haben.

Kalte Güsse aus der Kanne oder mit dem Schlauch und Barfußgehen im feuchten Gras gehörten zu den Wasseranwendungen von Sebastian Kneipp, der die Naturheilkunde weltweit bekannt machte.

Naturheilkunde zu Hause

Die Verordnungen eines Heilpraktikers beschränken sich nicht nur auf pflanzliche und homöopathische Heilmittel, sondern er verlangt immer auch von dem Patienten aktive Mitarbeit. Die meisten Anweisungen lassen sich gut zu Hause befolgen, wie z. B. eine Umstellung in der Ernährung oder eine spezielle DIÄT. In machen Fällen empfiehlt der Heilpraktiker zur Reinigung des Organismus und zur Erholung der Organe auch eine Fastenkur (siehe FASTEN).

Ferner kann er einfache hydrotherapeutische Ratschläge erteilen – z. B. heiße und kalte Fußbäder, um den BLUTDRUCK zu normalisieren, oder bei MANDELENTZÜNDUNG kalte Umschläge um den Hals. Gegen STRESS und seine Auswirkungen wird er ENTSPANNUNGS- UND ATEMÜBUNGEN, AUTOGENES TRAINING oder YOGA empfehlen.

Während der ersten Zeit einer solchen aktiven Mitarbeit wird der Heilpraktiker um regelmäßige Besuche bitten, um zu überprüfen, welche Auswirkungen diese Maßnahmen haben und ob sie noch erweitert oder modifiziert werden müssen. Später, wenn die Umstellung der Lebensweise selbstverständlich geworden ist, können die Abstände zwischen den einzelnen Besuchen größer werden.

gig; wichtiger ist ihrer Meinung nach, die Schwäche und die mangelnde Widerstandskraft des Patienten zu behandeln.

In der Naturheilkunde wird jeder Fall und jeder Mensch als einzigartig angesehen. Darum werden in eine naturheilkundliche Behandlung nicht nur der physische, sondern ebenso der psychische, emotionale und soziale Zustand eines Patienten mit einbezogen. Aus diesem Grund kann die Naturheilkunde die Schulmedizin auch in den Fällen positiv ergänzen und unterstützen, in denen eine Krankheit operativ oder mit drastischen konventionellen Mitteln behandelt werden muß.

Wann hilft diese Therapie?

▶ Heilpraktiker sind davon überzeugt, mit ihrer ganzheitlichen Methode jedem Menschen vom Kindes- bis zum Greisenalter bei vielen unterschiedlichen Krankheiten helfen zu können.

Besonders bei degenerativen Erkrankungen, die auf Abnützungserscheinungen beruhen, hat die Naturheilkunde große Erfolge

zu verzeichnen. Aber auch bei verschiedenen Entzündungsformen sowie bei ERKÄLTUNGEN, GRIPPE, DURCHFALL und Ausschlägen (siehe HAUTKRANKHEITEN) haben sich naturheilkundliche Verfahren als sehr wirkungsvoll erwiesen.

Bei diffusen Beschwerden ohne klare medizinische Ursache, z. B. bei unbegründeter Schwäche und Antriebslosigkeit, kommt man mit naturheilkundlichen Methoden meist weiter als mit konventionellen Mitteln. Und wie kaum ein anderes Verfahren können die Prinzipien und Methoden der Naturheilkunde helfen, Erkrankungen erfolgreich vorzubeugen.

Betonen muß man jedoch, daß die Erfolge der naturheilkundlichen Verfahren auch stark von den körpereigenen Heilkräften des Patienten und von bereits existierenden Schädigungen und Schwächen abhängen. Ein junger, vitaler Mensch wird beispielsweise eine BRONCHITIS sehr rasch überwinden. Ein älterer Patient mit schwacher Gesundheit dagegen wird möglicherweise länger brauchen, um sich von der gleichen Krankheit zu erholen.

Besuch beim Heilpraktiker

Da sich der Heilpraktiker nicht nur auf die Krankheit als solche konzentriert, sondern den ganzen Menschen im Auge hat, wird er sich nicht nur erkundigen, welche Beschwerden wann aufgetreten sind, sondern noch eine ganze Reihe weiterer Fragen stellen. Er wird nach Ernährungs- und Schlafgewohnheiten fragen, nach Problemen am Arbeitsplatz und in der Familie, nach Belastungen, die STRESS hervorrufen können, und danach, was man dagegen unternimmt, nach dem Freizeitverhalten und vielem anderen mehr.

Außerdem wird er Puls, Herz, Lunge und BLUTDRUCK überprüfen und eventuell auch die Wirbelsäule und andere Teile des Skelett- und Muskelsystems darauf untersuchen, ob sie frei beweglich sind.

Oft setzt der Heilpraktiker spezielle Diagnosemethoden wie die AUGENDIAGNOSE oder die HAARDIAGNOSE ein. Ferner kann er Blut- und Urinproben untersuchen.

In der naturheilkundlichen Diagnose geht es in erster Linie um das Erkennen der Krankheitsursachen und nicht so sehr um die Benennung einzelner Symptome. In der Praxis bedeutet das, daß neben der Diagnose und dem Befund auch die psychischen und emotionalen Bedingungen sowie die Lebensumstände eines Patienten mit in Betracht gezogen werden.

Viele Menschen fürchten sich davor, einer Krankheit ausgeliefert zu sein. Heilpraktiker möchten diese Angst nehmen, indem sie erklären, was die einzelnen Beschwerden aussagen. Plötzliche und ernste Symptome sind beispielsweise Anzeichen, daß der Körper mit einer bestimmten Krankheit fertig werden muß.

Diese Symptome sollten daher – außer bei Lebensgefahr – nicht unterdrückt werden. Bei der naturheilkundlichen Behandlung können sich manche Beschwerden sogar kurzzeitig noch verschlimmern, ein Vorgang, den man als Heilkrise bezeichnet, denn meist ist diese Verschlimmerung ein gutes Zeichen und leitet eine nachhaltige Besserung ein. In jedem Fall wird der Heilpraktiker darauf achten, daß durch die Verschlimmerung der Symptome die Energiereserven des Patienten nicht völlig verbraucht werden, so daß er kaum noch Kraft hat, die körpereigenen Heilkräfte zu mobilisieren und sich zu erholen.

Standpunkt der Schulmedizin

Die Schulmedizin hat die Naturheilkunde lange Zeit strikt abgelehnt und steht vielen ihrer Methoden auch weiterhin skeptisch gegenüber, weil ihre Wirksamkeit wissenschaftlich nicht bewiesen ist. Allerdings gab es auch immer Ärzte, die neben konventionellen auch naturheilkundliche Verfahren angewendet haben. Vor allem in den letzten Jahren haben sich die Fronten zunehmend aufgeweicht.

NATURKOSMETIK

Das beste Schönheitsmittel ist eine gute Gesundheit. Aber zusammen mit einer ausgewogenen Ernährung (siehe ERNÄHRUNG UND GESUNDHEIT), regelmäßiger BEWEGUNG, ausreichendem Nachtschlaf, einer befriedigenden Arbeit und einem glücklichen Familienleben können Kosmetika aus natürlichen Grundstoffen das Aussehen noch weiter verbessern.

Beim Kauf der angegebenen ätherischen Öle muß man darauf achten, daß sie rein sind und nicht synthetisch hergestellt oder verwässert wurden (siehe AROMATHERAPIE). Die festgesetzte Tropfenzahl sollte man immer exakt einhalten.

ALLERGIEN treten bei den hier empfohlenen Zubereitungen nur selten auf. Eine mögliche Überempfindlichkeit kann man jedoch ein-

Die Herstellung von Cold Cream

Mit einem Mixer oder Schneebesen verrührt man 1 EL Aloe-Vera-Gel mit 150 ml Mais-, Oliven- oder einem anderen Pflanzenöl. Dann läßt man im Wasserbad 1 EL weißes Bienenwachs und 2 EL wasserfreies Lanolin schmelzen und rührt langsam die Öl-Aloe-Vera-Mischung hinein. Danach nimmt man den Topf vom Herd und fügt 2 EL Rosen-, Lavendel- oder ein anderes Blütenwasser sowie 2–3 Tropfen eines beliebigen ätherischen Öls hinzu. Man rührt so lange, bis die Mischung erkaltet ist und fest wird, und füllt sie dann in einen Vorratsbehälter ab.

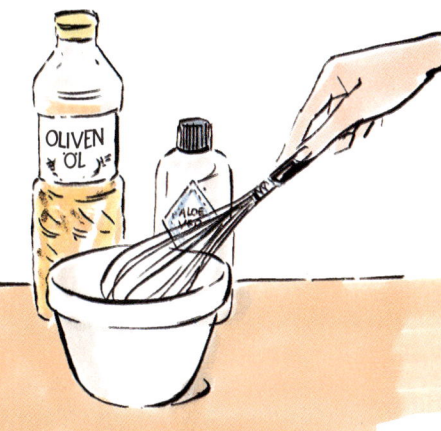

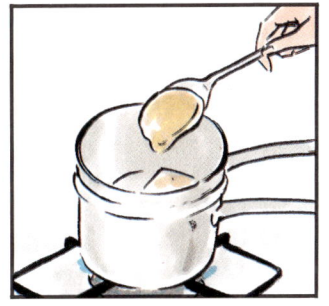
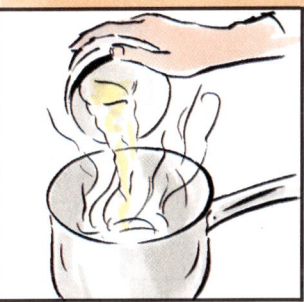
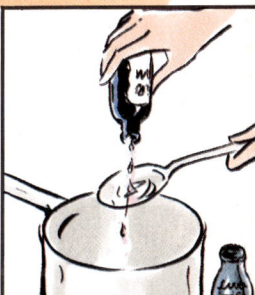

Gesichtsmasken

Aus gut 2 EL einer geeigneten trockenen Grundsubstanz und genügend Flüssigkeit stellt man eine dicke Paste her. Die Zutaten wählt man je nach Hauttyp aus (siehe S. 240). Bevor man die Maske aufträgt, wäscht man das Gesicht. Dann bedeckt man es einige Minuten mit einem warmen, feuchten Tuch, damit sich die Poren öffnen. Anschließend verteilt man die Paste auf Gesicht, Hals und Dekolleté; Augenpartie und Lippen werden ausgespart. Nach etwa 15–30 Minuten, wenn die Packung völlig getrocknet ist, wäscht man sie mit warmem Wasser ab.

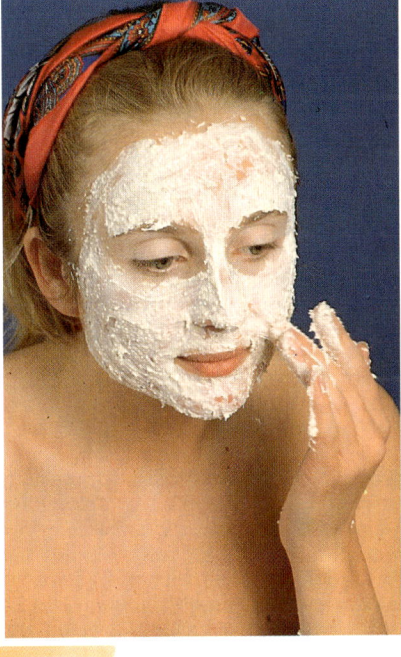

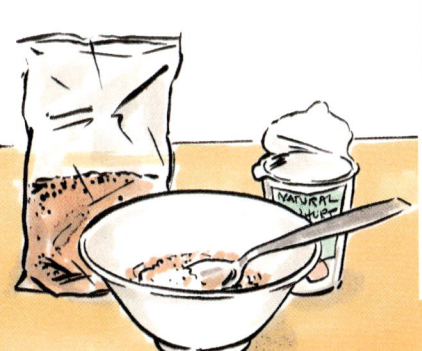

Natürliche Haarfarben aus Kräutern und Blüten

Alle diese Tönungen sollte man erst an einer Haarsträhne ausprobieren. Die Aufgüsse müssen regelmäßig als Spülung verwendet werden, damit die Wirkung nicht nachläßt. Bei den Pasten genügt es meist, sie 15–30 Minuten einwirken zu lassen und den Vorgang alle 4–6 Wochen zu wiederholen, um das nachwachsende Haar an den Wurzeln zu färben.

FÄRBEMITTEL	FARBWIRKUNG IM HAAR
Henna, mit heißem Wasser zur Paste verrührt	Gibt es in verschiedenen Farben, am gebräuchlichsten ist Rot
Henna, mit heißem Kamillenaufguß, Rotwein oder Zitronensaft zur Paste verrührt	Verstärkt Rottönung
Henna, mit heißem schwarzem Kaffee zur Paste verrührt	Tiefere Farbe
Starker Kamillenaufguß	Hellt blondes Haar auf
Kamille, mit Kaolinpulver zur Paste verrührt	Verleiht mittelbraunem Haar Glanz
Aufguß aus Ringelblume, Safranwurzeln oder -blüten	Verleiht weißem Haar eine rötlichblonde Tönung
Aufguß aus pulverisierter Walnußrinde oder Muscheln	Verstärkt dunklen Farbton (gut bei grauem Haar)
Rhabarberwurzelaufguß	Hellt jede Haarfarbe leicht auf
Salbeiaufguß	Verleiht grauem Haar eine Brauntönung
Salbeiaufguß mit schwarzem Tee	Intensiviert braune Haarfarbe

fach testen, indem man von jeder Creme und Lotion etwas auf die Innenseite des Unterarms tupft. Wenn sich bis zum nächsten Tag keine Reaktion zeigt, ist das Mittel unbedenklich. Alle Präparate sind nur zur äußeren Anwendung gedacht.

Warnung Da die selbstgemachten Präparate keine Konservierungsstoffe enthalten, verderben sie schneller als die im Handel erhältlichen Produkte. Daher sollte man alle Mittel an einem kühlen, trockenen Platz aufbewahren und zum Entnehmen und Auftragen immer einen Spatel verwenden.

Feuchtigkeitscreme Eine Feuchtigkeitscreme für normale Haut erhält man, indem man Glycerin und Rosenwasser zu gleichen Teilen miteinander mischt. Bei fettiger Haut verringert man den Glycerinanteil, bei trockener Haut erhöht man ihn.

Für ein Feuchtigkeitsgel löst man 1 TL gekörnte Gelatine in 150 ml heißem Wasser auf und mischt 1 TL Rosenöl sowie 3 TL Glycerin darunter. Wenn die Masse abkühlt, wird sie gelartig fest.

Gesichtsreinigungscreme Mit einem scharfen Küchenmesser oder einer Reibe raspelt man etwa 8 EL Bienenwachs, das man zusammen mit 450 ml flüssigem Paraffin im Wasserbad langsam erhitzt. Wenn das Wachs geschmolzen ist, läßt man das Gemisch auf etwa 50 °C abkühlen und vermengt es dann unter ständigem Rühren nach und nach mit 300 ml Wasser, das die

gleiche Temperatur haben sollte. Wenn die Creme fest zu werden beginnt, füllt man sie in einen Vorratsbehälter ab.

Cold Cream In Apotheken erhält man reines Aloe-Vera-Gel. Es verleiht dieser reinigenden, feuchtigkeitsspendenden Lotion eine angenehme Struktur. Wie man sie zubereitet, siehe Abb. S. 239.

Gesichtswasser Um ein erfrischendes Gesichtswasser herzustellen, gibt man 4 TL getrockneten – oder 8 TL frischen – Salbei in einen Behälter und gießt 150 ml Wodka darüber. Man verschließt das Gefäß fest und läßt es 1 Woche stehen. Dann gießt man die Flüssigkeit durch ein Sieb, das die Salbeiblätter zurückhält, gibt noch einmal die gleiche Menge getrockneter oder frischer Blätter hinzu und läßt alles wiederum 1 Woche stehen. Je nachdem, wie stark das Gesichtswasser sein soll, kann man diesen Vorgang noch ein weiteres Mal wiederholen. Zum Schluß gießt man die Flüssigkeit durch ein feines Sieb oder einen Kaffeefilter und füllt sie in eine saubere Flasche ab. Man fügt 4–5 Tropfen Benzoetinktur aus der Apotheke hinzu, verschraubt die Flasche und schüttelt den Inhalt gut durch.

Der Salbei, der in diesem Gesichtswasser enthalten ist, strafft die Haut, schließt die Poren und heilt kleine Entzündungen. Man verwendet diese anregende Lotion morgens und abends nach der Hautreinigung.

Ein milderes Gesichtswasser erhält man,

wenn man 1 Teil des Wodkas durch destilliertes Wasser ersetzt. Man kann auch eine weniger adstringierende Pflanze, z. B. Kamille, verwenden. Durch kräftigere Pflanzen, wie Schafgarbe oder Hamamelis (2–4 EL), wird die Mischung stärker.

Erfrischungsmaske Papayas enthalten Enzyme, die abgestorbene Hautzellen entfernen und das Gesicht erfrischen und reinigen. Man verteilt das Fruchtfleisch auf dem Gesicht, läßt es ein paar Minuten einwirken und wischt es dann ab. Anschließend spült man das Gesicht mit kühlem Wasser ab und trägt eine Feuchtigkeitscreme auf.

Gesichtsmasken Sie reinigen und beleben die Haut, beseitigen Unreinheiten und lassen entzündete Pickel abheilen. Wie man sie herstellt, siehe Abb. S. 239. Die trockenen und flüssigen Bestandteile mischt man je nach Hauttyp.

Als trockene Bestandteile eignen sich Hafermehl und gemahlene Mandeln für jeden Hauttyp. Weizenkeime und Bierhefe versorgen die Haut mit Nährstoffen. Kaolin beseitigt Unreinheiten und verbessert die Durchblutung. Bentonit glättet und heilt, Bleicherde nimmt überschüssigen Talg auf und belebt die Haut.

Als flüssige Maskenbestandteile eignen sich Hamamelis, geschlagenes Eiweiß, Joghurt, Zitronensaft sowie Aufgüsse aus Schafgarbe, Odermennig, Himbeerblättern oder Frauenmantel bei fettiger Haut. Wohltuend bei trockener Haut wirken Eigelb, Honig, Sauerrahm, zerdrückte Bananen oder Avocados, Rosenwasser, Mandelöl sowie Melonen- oder Karottensaft.

Um die Haut zu beleben und die Durchblutung zu fördern, kann man der Mischung einen Aufguß aus Rosmarin, Pfefferminze, Brennessel, Holunderblüten oder Eukalyptus beifügen. Gegen rauhe, trockene Haut helfen Aloe-Vera-Gel bzw. 1–2 EL Leinsamen, die man langsam in 150 ml Wasser erhitzt, bis die Masse dick wird.

Kräutershampoo Je nach Haartyp oder Haarproblem kann man bei selbstgemachten Shampoos die entsprechenden Kräuter wählen: Salbei kräftigt dunkles Haar; Kamille hellt blondes Haar auf und macht es weicher; Königskerze intensiviert helle Glanzlichter; Pfefferminze macht das Haar dichter und kräftiger in der Farbe; Klettenwurzel und Brennessel wirken der Schuppenbildung entgegen; Schafgarbe fördert das Wachstum und verhindert Haarausfall.

Man gibt 2 schwach gehäufte EL der jeweils gewünschten Kräuter, 1 TL reines Borax und 3 EL Seifenkrautblätter oder 3 EL getrocknete Seifenkrautwurzel in eine hitzebeständige Schüssel und übergießt alles mit 450 ml kochendem Wasser. Dann rührt man den Inhalt gut um, läßt die Mischung leicht bedeckt abkühlen und 1–2 Tage ruhen, wobei man sie regelmäßig umrührt. Danach schüttet man die Mischung durch ein Sieb, um die Kräuter zu entfernen. Nun ist das Kräutershampoo gebrauchsfertig. Bei diesem Rezept ersetzt das Seifenkraut die Seife oder die Detergenzien, die normalerweise in einem Shampoo enthalten sind.

Seifenshampoo Aus Olivenölseife läßt sich ein mildes, wirksames Shampoo bereiten, das sich besser ausspülen läßt als die meisten im Handel erhältlichen Produkte.

Für blondes Haar gibt man 8 EL getrocknete Kamillenblüten sowie 1 EL getrocknete Pfefferminze, 2 EL Rosmarin und 600 ml destilliertes Wasser in einen Topf. Bei dunklem Haar verwendet man statt Kamille Salbei. Man kocht die Mischung kurz auf, schaltet die Hitze herunter und läßt alles noch 10 Minuten köcheln. Danach schaltet man den Herd aus, deckt den Topf zu und läßt den Inhalt noch etwa 30 Minuten lang ziehen. Anschließend gießt man die Mischung durch ein Sieb in ein anderes Gefäß um, wobei man die zurückbleibenden Kräuter so stark wie möglich auspressen sollte.

Nun gibt man 60 g Olivenseifenflocken in einen Topf, fügt das Kräuterwasser hinzu und erhitzt alles auf kleiner Flamme, bis sich die Seife aufgelöst hat. Dabei muß man die Mischung ständig mit einem Holzlöffel umrühren. Wenn sie abgekühlt ist, verrührt man 3 Tropfen Pfefferminz- oder Eukalyptusöl mit 2 EL Wodka und fügt es der Seifenmischung bei. Man füllt alles in einen Behälter ab und läßt es noch 3–4 Tage an einem warmen Ort stehen, bevor man das Seifenshampoo verwendet.

Kräuterhaaröl Man mischt 12 EL geeignete Kräuter (siehe Rezept für Kräutershampoo) mit 300 ml Saflor-, Soja-, Erdnuß-, Mais- oder Sonnenblumenöl. Wen der Geruch nicht stört, der kann auch Olivenöl verwenden. Man erhitzt diese Mischung etwa 30 Minuten lang im Wasserbad und schüttet sie anschließend in ein Gefäß mit weitem Hals, über den man ein paar Schichten Mull oder Musselin deckt, die man mit einem Gummiband befestigt. Man läßt die Zubereitung etwa 1 Woche an einem warmen Ort stehen und rührt sie täglich um. Anschließend gießt man sie durch ein feines Sieb in ein sauberes, verschließbares Gefäß.

Dieses Kräuterhaaröl wendet man folgendermaßen an: Man entnimmt 5 EL – bei dickem, langem Haar 8 EL – , erwärmt das Öl ein wenig und reibt es gleichmäßig ins feuchte Haar ein. Dann bedeckt man das Haar mit einer Duschhaube und wickelt ein in heißes Wasser getauchtes Handtuch darüber. Wenn das Handtuch abgekühlt ist, taucht man es noch einmal in heißes Wasser, wringt es aus und wickelt es erneut um den Kopf. Diesen Vorgang wiederholt man, bis das Öl etwa 30 Minuten einwirken

konnte. Anschließend wäscht man das Haar 2mal gründlich durch.

Conditioner aus Ei und Öl Man verrührt 1 Ei mit 2 TL Zitronensaft und 1 TL Honig und erhitzt die Masse unter Rühren im Wasserbad, bis sie cremig wird. Nach dem Abkühlen rührt man mit dem Schneebesen langsam 4 EL Pflanzen- oder Kräuterhaaröl hinein und gibt noch 3 Tropfen Rosmarinöl dazu. Man verwendet diese Mischung wie das Haaröl, oder man erwärmt sie leicht und trägt sie etwa 15 Minuten vor dem Waschen auf das Haar auf.

Körperbehandlung mit Heilerde Man verrührt Heilerde mit Wasser zu einer Paste und fügt 2–3 Tropfen eines ätherischen Öls nach Belieben hinzu. Diese Mischung, die zur Reinigung der Haut dient und die Durchblutung fördert, trägt man auf den ganzen Körper auf und läßt sie 5–15 Minuten einwirken, je nachdem, wie empfindlich die Haut ist.

Abreibung vor dem Baden Um abgestorbene Hautzellen zu beseitigen und die Durchblutung anzuregen, reibt man den ganzen Körper mit feinem Meersalz ab. Man benötigt etwa 1 Handvoll Salz, das in kreisenden Bewegungen aufgetragen wird. Man spült das Salz mit kühlem Wasser ab und badet anschließend.

Schönheitsbäder Als Badezusatz eignen sich fast alle Kräuter (siehe PFLANZENHEILKUNDE). Zur Vorbereitung übergießt man 50 g Kräuter mit 0,5 l heißem Wasser und läßt sie 20–30 Minuten ziehen. Dann gießt man die Flüssigkeit durch ein Sieb und fügt sie dem Badewasser zu. Man kann die Kräuter auch in ein Musselinsäckchen geben, das man in das einlaufende heiße Wasser hängt. Eine Füllung reicht für 3–4 Bäder.

Bei trockener, juckender Haut gibt man 300 ml Apfelessig und 1–2 Tropfen Pfefferminzöl ins Badewasser. Gegen SOOR und andere Pilzinfektionen helfen Apfelessig oder Meersalz in 3%iger Verdünnung. Hafermehl- und Kleiebäder reinigen und glätten die Haut. Man bereitet sie auf dieselbe Art wie Kräuterbäder zu. Ein sehr nährstoffreiches Bad erhält man, indem man dem Wasser 60 g Milchpulver zusetzt. Und in einen Dufttraum kann man jedes Badewasser verwandeln, indem man ein paar Tropfen eines ätherischen Öls (siehe AROMATHERAPIE) hineingibt.

Natürliches Deodorant Wenn man die chemischen Sprüh- und Roll-on-Deodorants nicht verträgt, kann man es mit einem Alunitkristall probieren. Er wird etwas angefeuchtet und dann einige Sekunden unter den Achselhöhlen gerieben.

Wenn man viel chlorophyllhaltige Nahrungsmittel, also grünes Blattgemüse und Salate, ißt, wird man merken, daß ein Deodorant nicht unbedingt nötig ist.

NATURKOST

Wer Reform- oder Biokost kauft, erhofft sich davon meist eine Extraportion Gesundheit. Und manche Nahrungsmittel stehen geradezu in dem Ruf, ausgesprochen gesund zu sein. Dazu gehören Vollkornprodukte und Hülsenfrüchte, Nüsse und Samen, Trockenfrüchte und Honig, Naturjoghurts und Hüttenkäse. Ferner gibt es ein verwirrendes Angebot an Pillen und Tränklein, von denen man behauptet, daß sie die körperliche und geistige Gesundheit gleichermaßen stärken: VITAMINE, MINERALSTOFFE, Öle, GINSENG, GELEE ROYALE und Aminosäuren. Doch sind diese Spezialverpflegung und all die zusätzlichen Mittel wirklich für das Wohlbefinden unentbehrlich?

Wie gesund ist Naturkost?

Vollkornprodukte und Hülsenfrüchte Vollkornprodukte und Hülsenfrüchte sind zweifellos wertvolle Lebensmittel, die eine wesentliche Rolle in einer gesunden Ernährung spielen (siehe ERNÄHRUNG UND GESUNDHEIT). Sie haben in unterschiedlicher Menge und Zusammensetzung einen vergleichbaren Gehalt an Proteinen, Stärke, BALLASTSTOFFEN, Vitaminen und Mineralstoffen. Wer diese Nahrungsmittel in ausreichender Menge zu sich nimmt, kann davon ausgehen, daß er sich mit allen wesentlichen Nährstoffen versorgt. Am besten ißt man Getreide und Hülsenfrüchte zusammen, da sich die in ihnen enthaltenen Proteine durch die Kombination besser verwerten lassen.

Getrocknete Hülsenfrüchte enthalten mehr Proteine als die gleiche Menge Fleisch, nur kann man sie in diesem Zustand nicht essen. Man muß sie einweichen, waschen und verhältnismäßig lange kochen, was dazu führt, daß nicht nur die Giftstoffe verschwinden, die in den meisten Bohnen enthalten sind, sondern auch ihr Proteingehalt deutlich unter den von Fleisch sinkt. Aber sie liefern dann immer noch so viel Protein wie die entsprechende Menge Brot und sind daher ein wertvoller Eiweißlieferant.

Nüsse und Samen Nüsse enthalten wie Getreide und Hülsenfrüchte wertvolle Mengen an Proteinen, Ballaststoffen, Vitaminen (besonders Vitamine des B-Komplexes, Vitamin E und Folsäure) sowie an Mineralstoffen (u. a. Kalium, Calcium, Magnesium, Eisen und Zink). Die Samen von Sesam und Mohn ähneln in ihrem Nährstoffgehalt Nüssen, dienen aber hauptsächlich als Garnierung und weniger als Nahrungsmittel.

Nüsse und Samen enthalten Energie in Form von Fett. Daher sollte man sie nur in Maßen zu sich nehmen. Nüsse enthalten

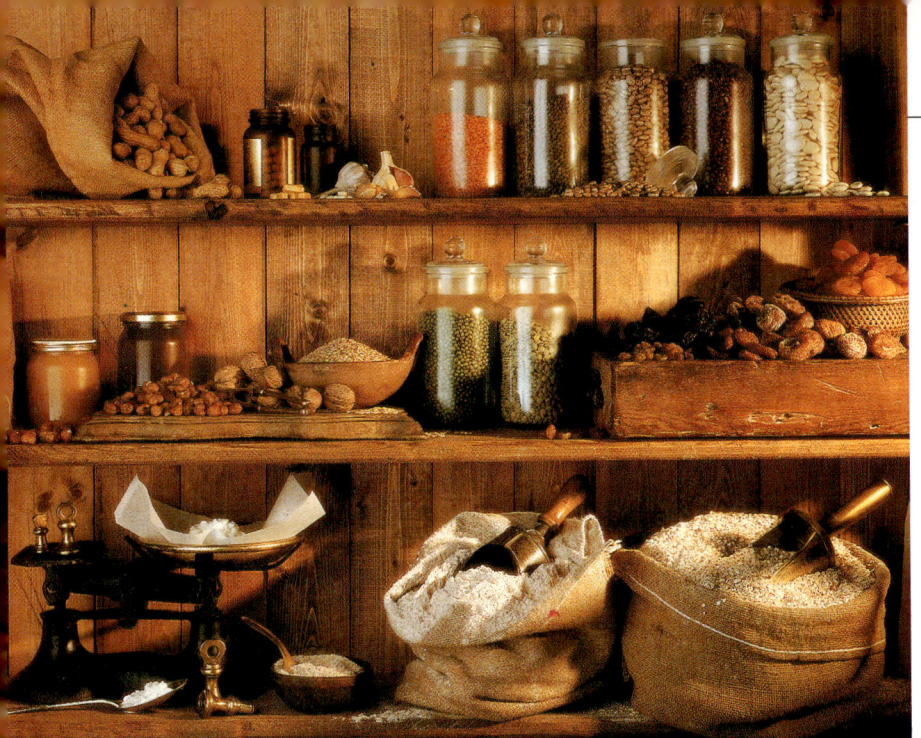

Hülsenfrüchte, Getreide, Trockenfrüchte und Nüsse gehören zu einer ausgewogenen Ernährung. Allerdings gilt auch hier, daß jedes Zuviel schädlich sein kann.

zwar mehr Nährstoffe als Getreide und Hülsenfrüchte, doch da man sie nur in kleineren Mengen konsumiert, wirkt sich das letztlich nicht nachteilig aus.

Trockenfrüchte und Honig Trockenfrüchte stehen mehr noch als frisches Obst in dem Ruf, gesund zu sein. Wenn man frische Früchte trocknet, verlieren sie nahezu ihren gesamten Wassergehalt, jedoch nur einen geringen Teil ihrer Nährstoffe. Trockenfrüchte sind daher konzentrierte Nahrungsmittel. Da man sie aber auch in kleineren Mengen als Frischobst verzehrt, ist ihr Nährstoffanteil etwa der gleiche. Als Mittel zum Süßen sind Trockenfrüchte dem Zucker oder Honig vorzuziehen. Allerdings hat Honig einige positive Eigenschaften, die ihn wertvoller als Zucker machen.

Joghurt und Hüttenkäse Beide enthalten Eiweiß, Vitamine (insbesondere des B-Komplexes) und Mineralstoffe (vor allem Kalium und Calcium) und wenig Fett – vorausgesetzt, man greift zu Joghurt aus Magermilch.

Braucht man Mittel zur Nahrungsergänzung?

Das wachsende Gesundheitsbewußtsein hat zu einem massiven Anstieg beim Verkauf von Nährstoffpräparaten geführt. Die Tatsache, daß sich die Menschen verstärkt um die Erhaltung ihrer Gesundheit bemühen, ist eine durchaus positive Entwicklung, doch führt sie in manchen Fällen zu einer neuen Form der „Pillensucht" und

nicht zu einer gesunden Lebensweise und Ernährung.

Die Frage ist, ob man überhaupt zusätzliche Vitamine einnehmen sollte, und wenn, ob man dann besser ein Einzel- oder ein Multivitaminpräparat wählt. Zu bedenken ist, daß aus einem der Gesundheit förderlichen Vitamin, das man normalerweise in kleinen Mengen zu sich nimmt, bei einer Überdosierung ein gefährliches Gift werden kann. Die Vitamine A und D wirken, im Übermaß genommen, gesundheitsschädigend, und zuviel Vitamin C kann Nierensteine hervorrufen. Mineralstoffe bergen ebenfalls Gefahren in sich. Eisen, im Übermaß aufgenommen, kann zu Darmentzündungen führen, und auch Selen ist in Überdosen schädlich.

Sogar Kleie, die Ballaststoffe liefert, hat ihre Risiken. Sie wird in Naturkostläden als konzentriertes, verfeinertes Produkt angeboten, von dem man leicht zuviel auf einmal nimmt. Ein Übermaß an Ballaststoffen aber behindert die Aufnahme von Eisen, Calcium, Zink und anderen wichtigen Mineral- und Nährstoffen.

Gleichermaßen riskant ist es, sich mit jeder neuen Modesubstanz vollzustopfen. In den letzten Jahren wurden einzelne Aminosäuren als Nährstoffergänzung angeboten. Doch die Zufuhr einzelner Aminosäuren kann die Schutzmechanismen des Körpers überfordern und die normalen Gehirnfunktionen stören. Und immer wieder mußten als wahre Wundermittel angepriesene Präparate aus dem Verkehr gezogen werden, weil sie sich im besten Fall als völlig nutzlos, im schlimmsten Fall als gesundheitsschädigend erwiesen haben.

Wenn man glaubt, daß der Körper aufgrund einer mangelhaften Ernährung oder wegen einer Krankheit zusätzliche Vitamine

und Mineralstoffe benötigt, sollte man sich an die ungefährlichen Präparate niedriger Dosierung aus der Apotheke oder dem Reformhaus halten. Hochdosierte und hochpotenzierte Nährstoffpräparate können den Stoffwechsel durcheinanderbringen und dadurch mehr Probleme verursachen als beseitigen. Eine hohe Zufuhr vor allem einzelner Nährstoffe hat nichts mit einer gesunden Ernährung zu tun.

Natürliche stärkende Mittel wie GINSENG und KNOBLAUCH werden schon seit Jahrtausenden in der Hoffnung eingenommen, sie könnten Lebenskraft und Leistung verbessern. Ginseng enthält pharmakologisch aktive Substanzen; viele Menschen glauben, er habe ihnen gutgetan. Beim Knoblauch scheint es sich immer mehr zu bewahrheiten, daß er die Blutfettwerte senken sowie BLUTDRUCK und Gerinnungsfaktoren regulieren kann. Das alles erweist sich bei der Therapie von Herzkranzgefäßerkrankungen als sehr hilfreich.

Ein anderes beliebtes Mittel, das Öl der Nachtkerze, hat sich ebenfalls bei verschiedenen Beschwerden bewährt; es hilft bei PRÄMENSTRUELLEM SYNDROM, ALKOHOLISMUS und EKZEMEN. Als Wirkstoff enthält es Gammalinolensäure, eine Fettsäure, die der Körper in hormonähnliche Substanzen umwandelt. Diese können anscheinend Entzündungen abschwächen, den Cholesterinspiegel senken und die weiblichen Fortpflanzungsorgane günstig beeinflussen. Nebenwirkungen treten bei Nachtkerzenöl nur selten auf.

Wer gesund leben will, sollte drei Ernährungsregeln beachten: Keine Übertreibungen oder Überdosierungen! Wenn eine kleine Menge gut ist, heißt das noch nicht, daß doppelt soviel besser sein muß. Vorsicht mit einzelnen Substanzen! In der Natur kommen diese Vitamine und Mineralstoffe ausschließlich in komplexen Gruppen vor, und sie wirken auch lediglich im Verbund. Nur eine ausgewogene Mischung aus natürlicher, frischer und nahrhafter Kost zu sich nehmen (siehe VOLLWERTKOST)! Die Natur bietet alles, was der Körper braucht, um gesund zu bleiben. Nahrungsergänzungen sind daher in den meisten Fällen überflüssig.

NATÜRLICHE GEBURT

Immer mehr Frauen entscheiden sich heute für eine Entbindung ohne künstliche Hilfsmittel. Viele Ärzte unterstützen diesen Wunsch der werdenden Mütter, und die Zahl der Krankenhäuser, die über entsprechende Einrichtungen verfügen, wächst. Siehe DER SANFTE WEG IN DIE WELT, S. 250.

NEBEN-WIRKUNGEN

Konventionelle Behandlungsmethoden mit Medikamenten und chirurgischen Eingriffen können sich negativ auf die normalen Körperfunktionen auswirken und Nebenwirkungen haben, die neue Krankheiten und Beschwerden hervorrufen. Solche Krankheiten, die die Folge einer medizinischen Behandlung sind, bezeichnet man als iatrogene Krankheiten. Vor- und Nachteile einer Behandlung müssen also stets sorgfältig gegeneinander abgewogen werden.

In einigen Fällen sind Nebenwirkungen nicht zu vermeiden. Das gilt z. B. für den Haarausfall und andere unangenehme Begleiterscheinungen, die bei der chemotherapeutischen Behandlung von KREBS auftreten, oder für die Auswirkungen von lebensrettenden Cortisongaben, die ein aufgedunsenes Gesicht und die Neigung zu blauen Flecken hervorrufen. Gelegentlich sind auch ärztliche Kunstfehler und Irrtümer oder seltene, unerwartete Reaktionen auf eine bestimmte Behandlung die Ursache für iatrogene Krankheiten.

Die Angst vor den möglichen Nebenwirkungen einer konventionellen Behandlung ist häufig ein Grund, warum sich Menschen gegen die Schulmedizin entscheiden und lieber einen HEILPRAKTIKER aufsuchen. Allerdings lassen sich auch bei naturheilkundlichen Heilmethoden Nebenwirkungen nicht grundsätzlich ausschließen. So gibt es z. B. eine ganze Reihe von Pflanzen, die bei einer falschen Dosierung oder Anwendung gefährlich sein können. Daher eignen sich pflanzliche Heilmittel auch nicht unbedingt für eine Selbstmedikation. Denn nur ein entsprechend ausgebildeter und erfahrener Heilpraktiker weiß, wie diese Mittel anzuwenden sind, so daß im allgemeinen die Gefahr einer iatrogenen Erkrankung verhältnismäßig gering ist.

Standpunkt der Schulmedizin

Mit der zunehmenden Spezialisierung der konventionellen Medizin steigt auch die Gefahr unerwünschter Nebenwirkungen sowie die Anzahl der möglichen iatrogenen Krankheiten. Auf ärztlicher Seite ist man jedoch bemüht, die Risiken durch verbesserte Ausbildung und regelmäßige Behandlungskontrollen zu vermindern. Negativreaktionen auf bestimmte Medikamente melden die Ärzte dem Bundesgesundheitsamt, das dann andere Ärzte auf die Gefahr einer neuen iatrogenen Krankheit hinweist oder die Firma zwingt, das betreffende Arzneimittel vom Markt zurückzuziehen.

NERVEN-SCHMERZEN

Die Nerven leiten Botschaften vom und zum Gehirn sowie innerhalb des Körpers weiter. Diese Botschaften bestehen aus elektrischen Impulsen, die von einem Nervenende zum anderen fließen und dann auf chemischem Weg an andere Nerven oder an die Muskeln übertragen werden. Die Sinnesnerven übermitteln Empfindungen wie SCHMERZEN, JUCKREIZ und FRIEREN zum Gehirn oder ins Rückenmark, die motorischen Nerven geben die Anweisung des Gehirns an die Muskeln weiter.

Störungen der Nervenfunktionen lösen Symptome wie Schmerzen, Taubheitsgefühle oder Lähmungen aus. Neuralgien sind Schmerzen, die durch gereizte oder verletzte Nerven verursacht werden. Man spürt sie in dem Körperteil, der von dem betroffenen Nerv versorgt wird, und das muß nicht unbedingt der Punkt sein, wo der Nerv gereizt oder verletzt ist. So fühlen z. B. Menschen nach einer Arm- oder Beinamputation häufig noch weiterhin Schmerzen, die von der fehlenden Gliedmaße auszugehen scheinen. Diesen durch die abgetrennten Nerven ausgelösten Schmerz bezeichnet man als Phantomschmerz.

Eingeklemmte Nerven machen sich in dem Körperteil, den sie versorgen, als Schmerzen, bisweilen auch als Kribbeln oder Taubheitsgefühl bemerkbar. Wenn der Mittelnerv am Handgelenk abgedrückt wird, spürt man das in den Fingern; in manchen Fällen, vor allem nachts, können die Schmerzen in den ganzen Arm ausstrahlen (siehe KARPALTUNNELSYNDROM). Wirbelsäulenprobleme können die Nervenwurzeln reizen und zu Schmerzen in der Schulter, im Arm und an der hinteren Seite des Beins führen (siehe NACKENSCHMERZEN, ISCHIAS, BANDSCHEIBENVORFALL, HEXENSCHUSS).

Das die GÜRTELROSE verursachende Windpockenvirus befällt bestimmte Hautnerven. Die Folge ist ein schmerzhafter, brennender Ausschlag, der vor allem am Rumpf entlang der betroffenen Nervenbahn auftritt.

Eine Neuritis ist eine Nervenentzündung. Entzündet sich beispielsweise der Sehnerv, der die visuellen Signale vom Auge zum Gehirn leitet, verschlechtert sich vorübergehend das Sehvermögen. Eine Entzündung des Sehnervs kann ein Anzeichen für MULTIPLE SKLEROSE sein. Andere Neuritisarten können zu Neuralgien führen, so z. B. die Entzündung des Trigeminusnervs, der in der Nähe des Ohrs in den Schädel eintritt. Die sich daraus entwickelnde Trigeminusneuralgie führt zu krampfartigen Schmerzen in einer Gesichtshälfte.

Was der Heilpraktiker rät

Der Heilpraktiker kann bei Nervenschmerzen langfristig beruhigende und ausgleichende Entspannungstechniken wie YOGA und MEDITATION empfehlen. MASSAGEN können bei Verspannungen und Müdigkeit helfen. Möglicherweise verordnet er auch als Nahrungsergänzung Vitamine des B-Komplexes, die im Ruf stehen, Nervennahrung zu sein.

PFLANZENHEILKUNDE Die in der Weidenrinde enthaltene Salicylsäure wirkt schmerzlindernd. Es gibt entsprechende Fertigpräparate, man kann aber auch Weidenrindentee trinken, in dem die Säure jedoch nicht so konzentriert enthalten ist. Bei Neuralgien empfiehlt sich Sturm- oder Eisenhut. Auch Gelber Jasmin kann in manchen Fällen helfen.

HOMÖOPATHIE Entsprechend den jeweiligen Symptomen kann der Homöopath Mittel wie *Gelsemium, Clematis, Aconitum, Arsenicum album* und *Spigelia* verordnen.

AKUPRESSUR Bei einer Trigeminusneuralgie preßt man am Augenbrauenansatz nach innen oder in der Nähe der Mundwinkel in Richtung Kiefer nach unten (siehe Abb. S.244).

AKUPUNKTUR Bei akuten neuralgischen Schmerzen muß jeden Tag akupunktiert werden. Die zu behandelnden Punkte liegen auf dem Lenkergefäß sowie auf dem Gallenblasen-, Blasen-, Dickdarm-, Magen- und Lebermeridian. Zusätzlich können auch die entsprechenden Punkte auf der nichtbetroffenen Körperhälfte behandelt werden.

AROMATHERAPIE Bei Gesichtsschmerzen kann man 2 Tropfen Nelkenöl mit je 1 Tropfen Basilikum- und Eukalyptusöl und 1 EL einer Trägerlotion vermischen und damit bei Bedarf das Gesicht einreiben.

BIOCHEMISCHE SALZE *Kalium phosphoricum* gilt als Stärkungsmittel bei Nervenschwäche. Wenn die motorischen Nerven ebenfalls betroffen sind und der Patient unter Krämpfen, Nervenschmerzen und Zuckungen leidet, gibt man *Magnesium phosphoricum*.

Standpunkt der Schulmedizin

Um die Ursache von Nervenschmerzen zu ermitteln, überprüft der Arzt die Impulsübertragung der Nerven. Dazu bringt er an verschiedenen Stellen einer Nervenbahn Elektroden an und mißt die vorbeifließenden Impulse. Die Behandlung richtet sich dann nach der Diagnose.

Eingeklemmte Nerven werden mitunter durch Steroidinjektionen, durch einen chirurgischen Eingriff oder – in der Wirbelsäule – durch eine Streckung befreit.

Virushemmende Medikamente können

bei Gürtelrose schmerzlindernd wirken, wenn sie in der Frühphase der Erkrankung gegeben werden.

Ferner kann der Arzt bei Nervenschmerzen ein Schmerzmittel verschreiben. Eine andere Möglichkeit, die Schmerzen zu lindern,

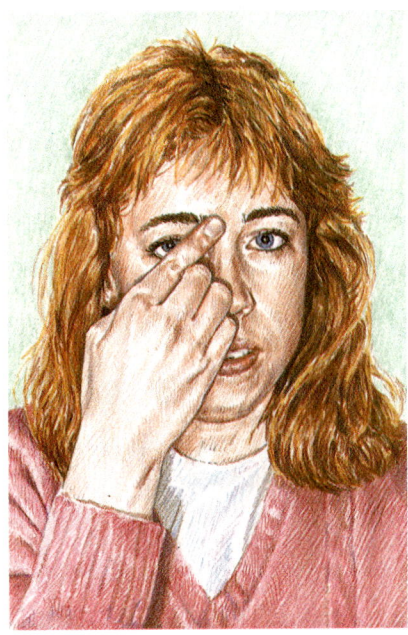

Akupressur lindert neuralgische Schmerzen. Bei einer Trigeminusneuralgie drückt man auf der betroffenen Gesichtshälfte am Augenbrauenansatz nach innen.

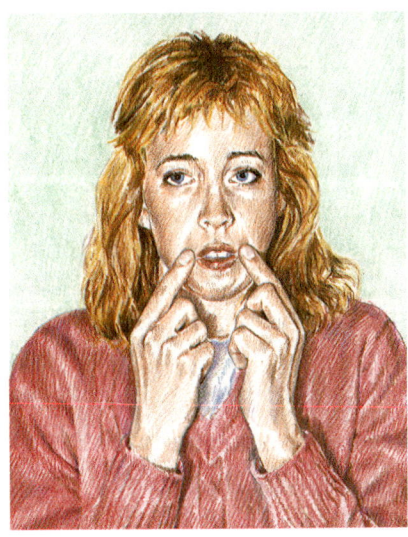

Man kann auch mit den Zeigefingern die Punkte an den Mundwinkeln nach unten drücken. Beide Behandlungen wiederholt man jede halbe Stunde für 5–10 Minuten.

ist die transkutane Nervenstimulierung. Dabei werden mit einem tragbaren Instrument elektrische Impulse durch die Haut gesendet, die den Nerv betäuben. Auch ein sogenannter Nervenblocker verschafft Erleichterung. Man injiziert dazu Phenol in den betroffenen Nerv, um die überempfindlichen Nervenfasern zu zerstören. Medikamente, mit denen man normalerweise EPILEPSIE behandelt, können die Schmerzen einer Trigeminusneuralgie reduzieren.

In vielen Krankenhäusern gibt es mittlerweile Schmerzstationen, in denen Menschen, die unter Neuralgien und anderen chronischen Schmerzen leiden, eine spezielle Behandlung erfahren.

NERVOSITÄT

Von allen Nervenbeschwerden ist die wohl häufigste Form die Nervosität. Sie gilt in unserer hektischen Zeit schon fast als normal, denn es gibt kaum jemanden, der nicht unter STRESS steht, sei es beruflich, sei es, daß man ihn sich selbst in der Freizeit schafft. Der Körper muß ständig auf neue Reize reagieren.

Dabei ist die permanente Reizüberflutung, der man sich aussetzt, ausgesprochen ungesund. Ein Reiz muß immer erst verarbeitet werden, bevor der Organismus und das Nervensystem für einen neuen Reiz aufnahmefähig werden. Deshalb sehnt man sich manchmal nach Erholung an einem ruhigen Ort, an dem man ein wenig verweilen möchte, um alle Eindrücke verarbeiten zu können.

Zuviel Ruhe allerdings wirkt sich ebenfalls negativ aus. Denn so wie zuviel Anspannung zu Verkrampfungen führt, kann umgekehrt zuviel Entspannung bewirken, daß man körperlich und geistig erschlafft. Vitalität und Energie gewinnt man nur aus einem ausgewogenen Verhältnis von Anspannung und Entspannung. Das Nervenkostüm des Menschen befindet sich ständig in dem Spannungsfeld zwischen diesen beiden Polen.

Was kann man selbst tun?

▶ Auf keinen Fall sollte man sich dem Streß willenlos aussetzen, sondern versuchen, mit kühlem Kopf seine Lebensweise zu planen. Für manchmal unausweichlichen Streß muß man sich einen entsprechenden Ausgleich schaffen. Wer beruflich sehr angespannt ist, sollte die Freizeit zum Entspannen nutzen. Ist der Beruf eher monoton und langweilig, kann man sich in der Freizeit ein aufregendes und dadurch vielleicht auch anregendes Hobby leisten.

Man sollte bei Nervosität, die bis zur ERSCHÖPFUNG reicht, nicht dem Irrtum verfallen, daß es sich um eine körperliche MÜDIGKEIT handelt, auch wenn man sich entsprechend fühlt. Oft ist es eine geistige Müdigkeit, die einen im Fernsehsessel festhält, so daß man nicht erfährt, um wieviel erholsamer ein abendlicher Spaziergang wäre. In solchen Fällen muß man sich mit ein bißchen Selbstdisziplin zu seinem Glück zwingen. Denn schon nach wenigen Schritten in der kühlen Abendluft merkt man, wie sich die Stimmung bessert und die Nervosität legt. Außerdem trägt der Abendspaziergang dazu bei, daß man später besser einschläft und die Nacht gut durchschläft, so daß man sich am nächsten Tag wirklich erholt fühlt.

Weitere Möglichkeiten, der Nervosität und Anspannung entgegenzuwirken, sind ENTSPANNUNGS- UND ATEMÜBUNGEN, AUTOGENES TRAINING, MEDITATION und YOGA.

Was der Heilpraktiker rät

PFLANZENHEILKUNDE Es gibt eine Fülle von Pflanzen, die das Nervenkostüm beruhigen können. An erster Stelle zu nennen ist Baldrian, der in unzähligen Fertigpräparaten enthalten ist. Auch Hopfen, Melisse, Passionsblume und Hafer können beruhigend wirken. Bei eher depressiven Zuständen, die durch Nervosität und Streß hervorgerufen werden, kann Johanniskraut helfen, bei nervösen Erschöpfungszuständen Brechnuß.

HOMÖOPATHIE *Avena sativa*, Hafer, findet auch in der Homöopathie Anwendung. Weitere Mittel, die je nach Symptomen hilfreich sein können, sind *Stramonium* bei Erregungszuständen, auffälliger Geschwätzigkeit und wenn es einen immer in Gesellschaft drängt; *Coffea*, wenn man von einer Tasse Kaffee zittrig wird; *Passiflora* bei vegetativer Erregbarkeit und Erschöpfung; *Zincum valerianicum* bei innerem Zittern; *Phosphorus* bei geistiger Apathie und Schreckhaftigkeit aufgrund nervöser Erschöpfung.

AKUPRESSUR Man drückt den Punkt 36 auf dem Magenmeridian. Wenn im Sitzen Ober- und Unterschenkel einen rechten Winkel bilden, liegt der Punkt außen unter dem Knie auf einer Erhebung, die entsteht, wenn man in dieser Position den Fuß vorn mit den Zehen anhebt, während die Ferse auf dem Boden bleibt.

AKUPUNKTUR Meist ist es ein Überschuß an Yang-Energie, der zu Nervosität führt und der verteilt und umgeleitet werden muß. Ist die Nervosität eine Folge von Erschöpfung, muß die Energie angeregt werden. Das Hauptaugenmerk wird sicher auf den Hauptverteiler der Energie, den Dreifachen Erwärmer, gerichtet sein.

AROMATHERAPIE Majoran, Sandelholz, Basilikum und Rosmarin sollen nervenstärkend wirken. Man kann das Öl in einer Duftlampe verbrennen oder ein paar Tropfen auf ein Taschentuch geben und den Duft inhalieren.

Standpunkt der Schulmedizin

Wenn bei einem nervösen Patienten keine organische Krankheit vorliegt, er aber unter den Auswirkungen der Nervosität stark leidet, kann der Arzt ihn zu einem Neurologen überweisen. Sind die Nerven ebenfalls organisch gesund, kann eine psychiatrische oder psychotherapeutische Behandlung helfen. Zunehmend empfehlen allerdings auch Schulmediziner bei Nervosität eine vernünftige Lebensweise sowie autogenes Training oder andere Entspannungstechniken.

NESSELSUCHT

Das Hauptsymptom für Nesselsucht – auch Urtikaria genannt – sind juckende, rote Quaddeln auf der Haut. Sie treten am ganzen Körper auf, manchmal nur als kleine rote Pickel, dann wieder als mehrere Quadratzentimeter große Flecken. Häufig verschwinden die Quaddeln schon nach kurzer Zeit wieder, in anderen Fällen quälen sie den Betroffenen tage- oder sogar wochenlang, wobei sie oft von einem Körperteil zum nächsten wandern.

Nesselsucht wird durch Histamine und andere Substanzen hervorgerufen, die der Körper an die Haut abgibt. Häufig ist die Nesselsucht Folge einer allergischen Reaktion auf bestimmte Nahrungsmittel wie Erdbeeren oder Fisch, auf LEBENSMITTELZUSÄTZE und Arzneimittel wie Aspirin oder Codein. Ferner kann Nesselsucht durch Kälteempfindlichkeit, Hausstaub, Pollen, ja selbst durch Sonnenlicht ausgelöst werden. Oftmals aber gelingt es auch nicht, die unmittelbare Ursache zu benennen.

Nesselsucht ist keine gefährliche Erkrankung, doch der Juckreiz kann unerträglich werden. Treten Schwellungen an Mund und Zunge auf, wird das Atmen beschwerlich. In diesem Fall oder bei sehr starkem Juckreiz sollte man sich in Behandlung begeben.

Was der Heilpraktiker rät

Kalte Bäder oder eine Vitamin-E-Creme können den Juckreiz lindern. Wahrscheinlich wird der Heilpraktiker hohe Gaben Vitamin C, etwa 1–2 g täglich, verordnen. Ferner wird er versuchen, über eine Auslaßdiät herauszufinden, welche Nahrungsmittel die Nesselsucht möglicherweise auslösen.

PFLANZENHEILKUNDE Ein kalter Aufguß aus Kamille oder Melisse lindert den Juckreiz.

HOMÖOPATHIE Prinzipiell gibt man zunächst *Urtica urens*, auch *Apis* und *Belladonna* bei heißer, stechender Rötung. Bei durch Kälte ausgelöster Nesselsucht wird *Dulcamara* empfohlen. Zu Beginn, wenn die Nesselsucht ausbricht, kann *Histamin, Aconitum* oder *Bellis* helfen.

Standpunkt der Schulmedizin

Meist verordnet der Arzt antihistaminhaltige Medikamente. Auch er wird versuchen, der Ursache der Nesselsucht auf die Spur zu kommen. Nur in seltenen Fällen schwellen Mund, Zunge oder Hals so stark an, daß eine lebensrettende Adrenalinspritze nötig ist.

NEURAL-THERAPIE

Als der Arzt Ferdinand Huneke 1925 seiner Schwester, die unter starker MIGRÄNE litt, ein Rheumamittel mit PROKAIN statt in den Gesäßmuskel irrtümlich in die Armvene spritzte, hatte er buchstäblich aus Versehen die Neuraltherapie entdeckt. Die Migräne war und blieb hinfort verschwunden.

Prokain, das bis dahin ausschließlich zur örtlichen Betäubung benutzt wurde, schien mehr zu können, wenn man es anders und gezielt anwendete. Ferdinand Huneke und sein Bruder Walter, der ebenfalls Arzt in Düsseldorf war, beobachteten nämlich, daß Prokaininjektionen Krankheiten an Stellen des Körpers zum Verschwinden brachten, die weit entfernt von der Einstichstelle lagen. Sie schlossen daraus, daß das Prokain über die Nervenbahnen an den Krankheitsherd geleitet wurde.

Als die Brüder Huneke ihre Erkenntnisse veröffentlichten, wurden sie von der medizinischen Fachwelt verspottet, obwohl auch die Akupunkturlehre der Chinesen und die Reflexzonentherapien Verbindungen zwischen weit auseinanderliegenden Organen festgestellt hatten.

Man wußte, daß die Nervenbahnen, die zwischen den Rückenwirbeln austreten, nicht nur zu Armen oder Beinen, sondern auch zu inneren Organen ziehen. Außerdem war bekannt, daß sich die Nervenbahnen gleich nach ihrem Austritt spalten und ein Zweig ein inneres Organ und ein zweiter das entsprechende Hautgebiet (z. B. über dem Brustkorb) versorgt, während ein dritter gleich nach der Abzweigung umkehrt und für den jeweiligen Bereich der Wirbelsäulenmuskulatur zuständig ist.

Diese Tatsache macht man sich bei der Neuraltherapie zunutze, indem man das Hautgebiet, das von einem Nervenzweig versorgt wird, anspritzt oder quaddelt, um über den anderen Zweig desselben Nervs einen Heilreflex in dem entsprechenden inneren Organ, z. B. dem Magen, auszulösen.

Ferner kann man mit Hilfe der Neuraltherapie eine Störverbindung unterbrechen. Immer wieder kommt es vor, daß Narben, deren Gewebe eine mangelnde elektrische Leitfähigkeit besitzt, Fernstörungen in anderen Organen auslösen. Unterspritzt man die Narben mit Prokain, wird die Leitfähigkeit wiederhergestellt, da das elektrische Potential des Prokains das Narbengewebe in gewisser Weise auflädt, so daß die Narbe nicht mehr als Fernstörstelle wirken kann.

Auch bei der HERDSANIERUNG spielt die Neuraltherapie eine wichtige Rolle, indem man in ähnlicher Weise wie bei Narben vorgeht. Außerdem können oft schon lange bestehende SCHMERZEN ausgeschaltet werden, wenn man neuraltherapeutische Injektionen an wichtige Nervenschaltstellen, die sogenannten Ganglien, setzt. Daher kann die Neuraltherapie vor allem bei NERVENSCHMERZEN, ISCHIAS, RHEUMA, KOPFSCHMERZEN und RÜCKENSCHMERZEN helfen.

NIEREN-BESCHWERDEN

Die meisten Menschen haben zwei Nieren, nur selten kommt ein Mensch mit nur einer Niere auf die Welt. Man kann aber auch eine Niere durch Krankheit oder durch einen Unfall verlieren. Die Aufgabe der Nieren besteht darin, Abfallstoffe aus dem Blut in den Urin zu filtern, der dann über die Blase ausgeschieden wird. Außerdem spielen die Nieren eine wichtige Rolle für den Flüssigkeitshaushalt des Körpers.

Die Nieren können von verschiedenen Krankheiten befallen werden. Am häufigsten treten Nierensteine auf, kleine Gebilde aus Kalk und Harnsäure, die in den Nieren oder Harnleitern kristallisieren. Sie können durch hochkonzentrierten Urin oder als Folge einer Infektion entstehen.

Solange sich die Steine in den Nieren befinden, verursachen sie normalerweise keine Beschwerden. Schmerzhaft werden sie erst, wenn sie ihre Stellung verändern und in das Harnsystem wandern oder es blockieren. Dann kommt es zu einer Nierenkolik, zu unvermittelt heftigen Rückenschmerzen in der Nierengegend. Weitere Symptome sind Schmerzen beim Wasserlassen und manchmal Blut im Urin.

Die Pyelonephritis ist eine Entzündung der

Nieren, die durch Bakterien hervorgerufen wird und meist im Gefolge einer anderen Erkrankung auftritt, etwa bei einer BLASENENTZÜNDUNG oder bei PROSTATABESCHWERDEN. Der Kranke empfindet Schmerzen oberhalb und seitlich der Nieren, in der Taille und manchmal auch im Unterleib. Im allgemeinen hat der Patient FIEBER und leidet unter häufigem Harndrang. Bei einer Urinuntersuchung können Blut, Eiweiß und weiße Blutkörperchen festgestellt werden.

Eine seltene, aber sehr ernsthafte Nierenerkrankung ist die Nephritis. Die Ursache ist meist eine Störung des IMMUNSYSTEMS, bei der vom Körper produzierte Antikörper das Nierengewebe angreifen. Die Symptome sind roter oder rauchfarbener Urin, WASSERRETENTION, KOPFSCHMERZEN und RÜCKENSCHMERZEN, verbunden mit hohem BLUTDRUCK. In manchen Fällen kann eine Nephritis zu Nierenversagen führen, so daß der Betroffene regelmäßig an ein Dialysegerät angeschlossen werden muß, bis man ihm eine geeignete Niere transplantieren kann.

Andere Nierenkrankheiten, wie Nierenkrebs, äußern sich durch Blut im Urin, verursachen aber zunächst keine Schmerzen.

Warnung Bei Nierenbeschwerden sollte man sich umgehend in Behandlung begeben, da die Gefahr von ernsthaften Komplikationen besteht. Unbehandelte Infektionen können zu bleibenden Schäden führen.

Was der Heilpraktiker rät

Kleine Nierensteine bestehen meist aus Kalk. Daher wird der Heilpraktiker dem Patienten raten, den Verzehr von calciumhaltigen Nahrungsmitteln wie Milch und Käse einzuschränken. Das gilt auch für Speisen mit einem hohen Oxalsäuregehalt, z. B. Spinat und Rhabarber. Statt dessen sollte der Patient täglich etwas Apfelessig oder zusätzliches Magnesium zu sich nehmen. In jedem Fall wird der Heilpraktiker dem Patienten empfehlen, viel zu trinken.

PFLANZENHEILKUNDE Zwar wird der Heilpraktiker bei Nierenleiden zu einer konventionellen Behandlung raten, doch gibt es durchaus Pflanzen, die diese Behandlung unterstützen und lindernd wirken können. Dazu gehören in erster Linie Wacholder, Liebstöckel, Petersilie und Hauhechel, die die Harnausscheidung steigern können.

AKUPRESSUR Behandelt werden Punkte auf dem Nieren-, Milz- und Blasenmeridian sowie auf dem Konzeptionsgefäß.

AKUPUNKTUR Nierenleiden gelten vielfach als Ausdruck eines Ungleichgewichts zwischen YIN UND YANG. Bei brennender Hitze, Schmerzen oder Fieber nimmt man im allgemeinen eine Wärmestörung der Blase an.

Die Akupunkturpunkte für Nierenbeschwerden liegen auf dem Lenker- und auf dem Konzeptionsgefäß sowie auf dem Blasen-, Dickdarm-, Nieren- und Milzmeridian. Zur Stärkung der Nieren kann man an bestimmten Punkten auf dem Gallenblasen-, Blasen-, Nieren-, Leber- und Milzmeridian auch eine MOXABEHANDLUNG durchführen.

FUSSREFLEXZONENMASSAGE Es werden die Reflexzonen massiert, die den Nieren, der Blase, der Hypophyse und den Nebennieren sowie dem lymphatischen System zugeordnet sind.

T'AI-CHI Diese Therapie soll den Energiefluß in Körper und Geist harmonisieren und die Ausscheidung von Abfallstoffen fördern. Die sanften Bewegungen des T'AI-CHI lösen Verspannungen und wirken auf die Nieren wie eine innere Massage.

Standpunkt der Schulmedizin

Bleiben Nierenkrankheiten unbehandelt, können sie schwere, dauerhafte Schäden hervorrufen. Alternative Therapien, auch wenn diese die Infektion beseitigen helfen, sollte man nur begleitend zu einer konventionellen medizinischen Behandlung anwenden.

Das Ausscheidungssystem

Das Blut passiert mehrmals am Tag die Nieren, die seinen Wasser-, Salz- und Säuregehalt regulieren.

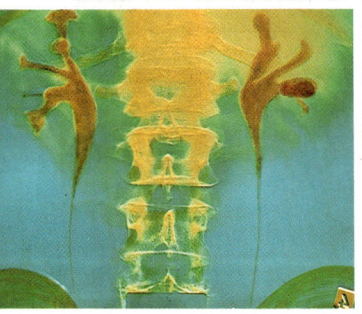

Auf der Röntgenaufnahme kann man in der linken Niere einen Stein erkennen, der den Eingang zum Harnleiter blockiert.

Nieren *Eine Fülle von Nierenkanälchen filtern die Abfallstoffe aus dem Blut und leiten sie als Urin weiter.*

Harnleiter *Von jeder Niere aus transportiert ein Harnleiter den Urin in die Blase, wo er gesammelt und schließlich über die Harnröhre ausgeschieden wird.*

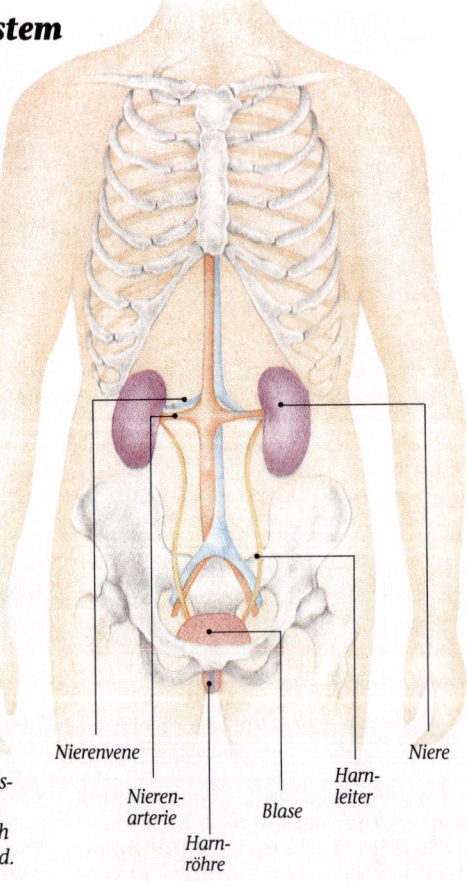

Nierenvene

Nierenarterie

Harnröhre

Blase

Harnleiter

Niere

Nierenvorsorge

Man sollte täglich knapp 2 l Flüssigkeit trinken. Durch Wasserentzug wird der Urin sehr konzentriert, und die Anfälligkeit für Nierensteine und Blasenentzündung steigt.

Diuretika – harntreibende Medikamente – sollte man nur in Notfällen einnehmen. Gegebenenfalls kann der Arzt ein Mittel verschreiben, das den Harnsäuregehalt im Blut nicht erhöht.

Die Blase sollte man bei Harndrang sofort entleeren. Je länger der Urin im Körper bleibt, um so eher kristallisieren Mineralstoffe zu Steinen aus. Außerdem steigt die Gefahr, daß sich Bakterien übermäßig vermehren.

Bei Nierensteinen sollte man auf Milchprodukte, die viel Calcium enthalten, verzichten und ein Mineralwasser wählen, das sowenig Calcium wie möglich enthält.

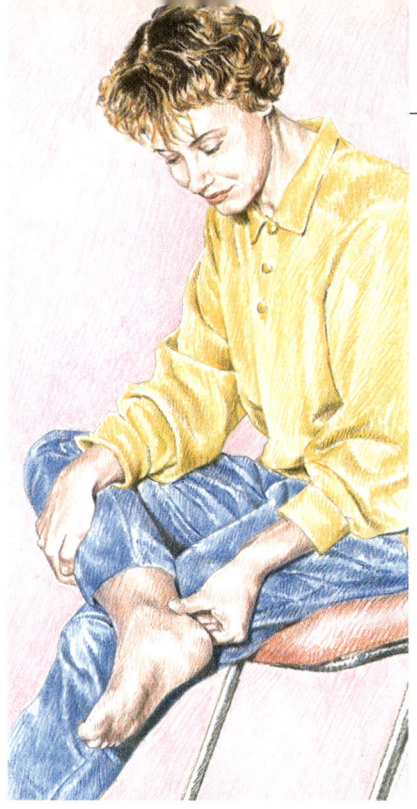

Akupressur kann bei Inkontinenz angewendet werden: Man übt einen starken Druck auf die Vertiefung zwischen Innenknöchel und Achillessehne aus.

Bei Verdacht auf eine Nierenerkrankung wird der Arzt den Leib abtasten, um festzustellen, ob die Nieren vergrößert oder empfindlich sind. Eventuell hält er eine Blutuntersuchung, Nierentomographie oder Röntgenuntersuchung für notwendig. In jedem Fall aber wird er den Urin auf Blut-, Eiweiß- oder Zellspuren hin untersuchen. In manchen Fällen kann es nötig sein, den Nieren eine Gewebeprobe zu entnehmen. Nierensteine können mit ULTRASCHALL zertrümmert werden. Infektionen werden meistens mit Antibiotika bekämpft.

NIESEN

Niesen ist ein unwillkürliches Ausstoßen von Luft durch Nase und Mund und wird durch eine Reizung oder Entzündung in den Nasengängen hervorgerufen. Die Entzündung wird meistens durch eine ERKÄLTUNG oder GRIPPE verursacht. Manchmal kann aber auch HEUSCHNUPFEN der Grund für Niesanfälle sein.

Was der Heilpraktiker rät

Heilpraktiker konzentrieren sich auf die Ursachen des Niesens. Sie raten, Milchprodukte, die die Schleimbildung fördern und damit zu den Niesanfällen beitragen, weitgehend zu meiden. Allergische Reizungen

kann man durch Nasenspülungen mit Wasser lindern. In manchen Fällen kann der Heilpraktiker auch zusätzliche Gaben von Vitamin C verordnen.

AROMATHERAPIE Man vermischt 1 Tropfen Pfefferminzöl mit 6–8 Tropfen Zedernholz-, Zypressen- oder Ysopöl und inhaliert den Duft oder setzt die Mischung dem Badewasser zu.

NASENREFLEXMASSAGE Sie kann dazu beitragen, die Durchblutung in den Zonen zu fördern, die den lästigen Niesreiz verursachen.

Standpunkt der Schulmedizin

Niesen kann ein Zeichen von Erkältungen, ALLERGIEN oder emotionalen Spannungen sein. Es bedarf keiner spezifischen Behandlung, es sei denn, der Betroffene kann nicht mehr aufhören zu niesen. In solchen Fällen hilft zumeist schon ein leichtes Beruhigungsmittel.

NOSODEN

Die Grundsätze einer Nosodenbehandlung, die der Tierarzt und Doktor der Philosophie Johann W. Lux 1834 formulierte, waren schon im Altertum bekannt: „1. Suche das ursächliche Moment auf und wende es, wenn es materiell ist, potenziert zur Heilung der Krankheit an. 2. Nimm den im Körper erzeugten Krankheitsstoff, potenziere ihn und heile dieselbe Krankheit damit."

Wie bei der Impfung mit abgetöteten Keimen und Krankheitserregern geht es bei der Behandlung mit Nosoden darum, das IMMUNSYSTEM des Körpers für die Abwehr bestimmter Krankheitserreger bereitzumachen. Allerdings geschieht dies bei der Nosodentherapie nicht wie bei der Impfung im voraus, sondern im nachhinein, wenn die Krankheit also bereits besteht.

Nosoden werden wie Impfseren aus Krankheitserregern hergestellt, und zwar im homöopathischen Potenzierungsverfahren, d. h., die Substanz wird wiederholt verdünnt und geschüttelt (potenziert), wobei ihre Konzentration immer weiter ab-, ihre energetische Heilkraft nach den Vorstellungen der HOMÖOPATHIE aber immer weiter zunimmt.

Nosoden können jedoch ebenso aus Giftstoffen, die Auslöser von Erkrankungen sind, sowie aus von Krankheiten befallenem Organgewebe und aus Krankheitsprodukten hergestellt werden. Welche Nosoden bei einer bestimmten Erkrankung als Heilmittel in Frage kommen, wird meistens mit Hilfe der ELEKTROAKUPUNKTUR ausgetestet.

Nosoden können bei chronischen Krankheiten, die auf andere Heilmethoden nicht

mehr ansprechen, Therapieblockaden lösen und eine erfolgreiche Ausheilung einleiten. Vertreter der Nosodentherapie gehen davon aus, daß die meisten chronischen Erkrankungen ursprünglich durch einen bestimmten Stoff ausgelöst wurden, der sich, als Nosode verabreicht, positiv auf den Krankheitsverlauf auswirken kann. Daher sind es vor allem schon lang andauernde chronische Krankheiten, bei denen die Nosodentherapie meist mit Erfolg angewendet wird.

OBSTESSIG

Vor den Augen berühmter Köche, die die Wahl des richtigen Essigs zu einer Kunst erheben, wird ein einfacher Obstessig keine Gnade finden. In der Naturheilkunde dagegen gilt er als etwas ganz Besonderes, da er sich positiv auf die komplizierten energetischen Prozesse in den Körperzellen auswirkt. Wer regelmäßig Obstessig zu sich nimmt, wird die wohltuenden Wirkungen des in der Kochkunst so verachteten Mittels bald spüren, denn er enthält VITAMINE, MINERALSTOFFE und Spurenelemente in einer gut abgestimmten Zusammensetzung.

Gibt man 1–2 TL Obstessig in 1 Glas Wasser und trinkt diese Mischung morgens auf nüchternen Magen, merkt man schon nach wenigen Tagen, wie er stoffwechselanregend und belebend wirkt. Und wie er Kalkablagerungen in Kochtöpfen löst, so wirkt er sich – wenn auch nicht mit derselben Direktheit, sondern eher auf Umwegen – ebenso positiv auf die Adern aus und kann helfen, einer ARTERIENVERKALKUNG vorzubeugen.

Viele Naturheilkundler betrachten Obstessig deshalb als einen wahren Jungbrunnen. Auch äußerlich gilt er als auffrischendes Hautpflegemittel, und für die Haar- und Kopfhautpflege kann man ihn ebenfalls einsetzen.

OHNMACHT

Schenkt man Büchern oder Filmen Glauben, so sind es immer Frauen, die in Ohnmacht fallen. In Wirklichkeit aber kann es jedem passieren, daß er für kurze Zeit das Bewußtsein verliert. Ärzte sprechen in diesem Fall von einer Synkope. Der unmittelbare Auslöser dafür ist ein Sauerstoffmangel im Gehirn, für den es eine Reihe von Gründen geben kann. Zu schnelles Aufstehen ist die häufigste Ursache, vor allem bei älteren Menschen. Die Blutgefäße brauchen einen kurzen Augenblick, um sich einer neuen Körperhaltung anzupassen. In diesem Moment ist die Blutzufuhr – und damit auch die Sauerstoffversorgung – zum Gehirn unterbrochen. Aber auch wenn man umgekehrt zu lange in einer Position verharrt und beispielsweise längere Zeit still stehen muß, kann es passieren, daß sich das Blut in den Beinen staut, der Blutfluß zum Gehirn verlangsamt und man in Ohnmacht fällt.

Überanstrengung, SCHMERZEN, Kummer oder auch ein SCHOCK können die Herzfrequenz senken und damit ebenfalls die Durchblutung des Gehirns vermindern. Oft ist bei Menschen, die an HERZKRANKHEITEN oder an ZUCKERKRANKHEIT leiden, der Herzschlag verlangsamt, so daß das Gehirn nicht ausreichend mit Sauerstoff versorgt werden kann. Auch bestimmte Medikamente oder Betäubungsmittel können eine solche Wirkung haben.

Ebenso kann ein sehr schneller Herzschlag die Ursache von Ohnmachten sein, weil in diesem Fall das vom Herzen kommende Blut nicht ausreichend mit Sauerstoff gesättigt ist. Dieses Phänomen tritt u. a. als Begleiterscheinung bei BLUTARMUT und bei einigen SCHILDDRÜSENERKRANKUNGEN auf. Es kann aber auch die Folge eines überreichlichen Kaffee- oder Alkoholgenusses sein sowie durch HYPERVENTILATION hervorgerufen werden.

Was kann man selbst tun?

▶ Ohnmachtsanfällen kann man häufig durch entsprechende Maßnahmen vorbeugen. Wer z. B. aus beruflichen Gründen lange Zeit stehen muß, sollte von Zeit zu Zeit die Waden- und Oberschenkelmuskeln anspannen und wieder entspannen sowie die Zehen bewegen, um die Durchblutung anzuregen. Nach einer Ruhepause im Bett oder in einem bequemen Sessel sollte man nicht zu schnell aufstehen. Ehe man sich ganz erhebt, setzt man sich erst aufrecht hin und bleibt eine Weile so sitzen. Rasche Kopfdrehungen zur Seite oder nach oben sollte man ebenfalls vermeiden. Bei solchen Bewegungen können die Arterien im Nacken zusammengepreßt werden.

Ohnmachtsanfällen gehen oft eine Reihe von Warnsignalen voraus: Schwäche in den Beinen, Benommenheit, Blässe, kalte Haut, Übelkeit. Bei solchen Anzeichen sollte man sich eine Zeitlang hinlegen und erst wieder langsam aufstehen, wenn die Symptome verschwunden sind.

Wer des öfteren in Ohnmacht fällt, sollte sich untersuchen lassen, um die Ursache herauszufinden. Ist die Ohnmacht Folge einer Verletzung oder tritt sie ohne erkennbaren Grund auf, sollte man sich in Behandlung begeben.

Erste Hilfe bei einem Ohnmachtsanfall
Wenn der Betroffene innerhalb von 1–2 Minuten wieder zu sich kommt und die Ursache der Ohnmacht eindeutig auf Hitze, Kälte, Anstrengung, Kummer, Schock, zu langes Stehen oder jähes Aufrichten zurückzuführen ist, ist keine ärztliche Hilfe vonnöten. Zur sofortigen Ersten Hilfe wird der Ohnmächtige flach gelagert, wobei man die Beine mit einem Kissen oder einem anderen Gegenstand etwas erhöht. Auf diese Weise wird das Gehirn rasch wieder mit Blut versorgt. Enge Kleidungsstücke an Hals oder Brust muß man öffnen. Außerdem sollte man sich vergewissern, daß der Betroffene nichts im Mund hat, was die Atemwege versperrt. Atmet der Ohnmächtige unregelmäßig, bringt man ihn in Seitenlage und verständigt einen Arzt.

Was der Heilpraktiker rät

HOMÖOPATHIE Wenn jemand vor Schreck in Ohnmacht gefallen ist, gibt man danach *Aconitum*. *Arsenicum album* wird nach einer Ohnmacht durch Erschöpfung oder Kälte verordnet und *Carbo vegetabilis*, wenn Atemnot die Ursache war.

AKUPRESSUR Man drückt mit dem Fingernagel kräftig auf den Punkt im oberen Drittel der Mittellinie zwischen Oberlippe und Nase. Dieser Punkt kann auch akupunktiert werden.

BACH-BLÜTENTHERAPIE Sobald der Ohnmächtige wieder zu sich kommt, gibt man ihm einige Notfalltropfen direkt auf die Zunge oder in einem Glas Wasser zu trinken. Einer bewußtlosen Person darf man nichts einflößen, da sonst die Gefahr besteht, daß der Betroffene erstickt.

Standpunkt der Schulmedizin

Ein Ohnmächtiger braucht immer rasch Erste Hilfe (siehe oben). Wenn der Betroffene wieder zu sich gekommen ist, kann man ihm einen Schluck Wasser geben oder ihn an die frische Luft bringen.

OHR-AKUPUNKTUR

Während bei der AKUPUNKTUR die Behandlungspunkte über den ganzen Körper verteilt sind, wird bei der Ohrakupunktur oder Aurikulotherapie nur ein Körperteil, nämlich das Ohr, gestochen. Die Ohrakupunktur kennt über 200 Akupunkturpunkte, die in nervlicher Verbindung mit anderen Körperteilen und Organen stehen. Indem der Heilpraktiker die Nervenenden an den richtigen Stellen stimuliert, wird gleichsam eine heilende Welle entlang des Nervs zu dem erkrankten Organ gesandt. Die Ohrakupunktur geht darüber hinaus davon aus, daß jede Störung

Wiederentdeckung einer uralten Heilkunst

In den 50er Jahren fielen dem französischen Arzt Paul Nogier an der Ohrmuschel einiger Patienten eigenartige Narben auf, die von einer recht barbarischen Behandlungsmethode bei ISCHIAS, dem Kauterisieren, herrührten. Dabei werden bestimmte Bereiche der Hautoberfläche mit glühendem Metall oder glimmendem Holz versengt. Da die Patienten übereinstimmend den Erfolg dieser Methode bestätigten, ersetzte Nogier das Kauterisieren durch das weniger schmerzhafte Stechen mit einer Näh- oder Stecknadel. Er fand heraus, daß jeder der Akupunkturpunkte am Ohr als Reflexpunkt oder Gesundheitsspiegel für ein bestimmtes Körperorgan wirken konnte. Er stellte ferner fest, daß die verschiedenen Punkte so liegen und die zugehörigen Organe so angeordnet sind, daß die Ohrmuschel praktisch der Kopflage eines Ungeborenen im Mutterleib entspricht. Daraus schloß er, daß das Ohr ein Miniaturspiegelbild des gesamten menschlichen Körpers sei.

Damit hatte Nogier eine Heilmethode wiederentdeckt, die man schon in der Antike in den Ländern rund ums Mittelmeer kannte, die aber später in Vergessenheit geraten war.

oder jeder kranke Bereich des Körpers eine Auswirkung auf die zugeordneten Punkte im Ohr hat. Dies kann sich in Form von Knötchen, weißen Stellen, Narben oder EKZEMEN äußern.

Wann hilft diese Therapie?

▶ Die Ohrakupunktur soll vor allem bei SUCHTKRANKHEITEN wie Alkohol-, Drogen-, Eß- und Nikotinsucht erfolgreich sein. Sie kann aber auch bei ASTHMA, VERDAUUNGSSTÖRUNGEN, MIGRÄNE, RHEUMA, NERVOSITÄT und BLASENBESCHWERDEN helfen. In China wird bereits seit Jahrhunderten die Ohrakupunktur z. B. bei Geburten, bei zahnärztlichen Eingriffen und sogar bei Operationen zur Schmerzbekämpfung und -betäubung eingesetzt. Der Patient bleibt dabei wach, ist aber allem Anschein nach entspannt und fühlt keinerlei Schmerz.

Besuch beim Heilpraktiker

Um eine möglichst vollständige Krankengeschichte erstellen zu können, wird der Heilpraktiker Fragen zur Gesundheit des Patienten stellen und sich erkundigen, welche Krankheiten in dessen Familie aufgetaucht sind. Er wird ferner nach der Lebensweise, nach Ernährungs- und Schlafgewohnheiten sowie nach der familiären Situation und den Arbeitsbedingungen fragen und wissen wollen, welchen Hobbys und Freizeitaktivitäten der Patient nachgeht, ob er raucht und regelmäßig Alkohol trinkt.

Dann wird er das Ohr des Patienten auf ungewöhnliche äußere Merkmale oder Verformungen hin untersuchen. Auf die Beschaffenheit der Haut richtet der Heilpraktiker besonderes Augenmerk, da sie viel über den Gesundheitszustand verraten kann. So kann z. B. trockene oder schuppige Haut über dem Lungen-Akupunkturpunkt auf Asthma oder ein Lungenleiden hinweisen.

Das Auffinden der Akupunkturpunkte Dies geschieht gewöhnlich mit Hilfe einer kleinen stumpfen Sonde, die der Heilpraktiker über die Haut des Ohres führt. Spürt der Patient an einer Stelle ein Unbehagen, so weist das auf den oder die Punkte hin, die behandelt werden müssen.

Bei einer anderen Methode bedient sich der Heilpraktiker eines elektronischen Punktdetektors. Er führt eine Elektrode, die wie ein stumpfer Kugelschreiber aussieht, über das Ohr des Patienten. Ein Meßgerät zeigt die Punkte mit vermindertem Hautwiderstand an, die es zu behandeln gilt.

Behandlungsarten Meist werden Akupunkturnadeln benutzt, die in die ausgewählten Akupunkturpunkte eingestochen werden. Dabei kann ein kleiner elektrischer Impuls durch die Nadeln gesandt werden. Der Patient verspürt kaum Schmerz und findet die Behandlung in der Regel entspannend.

Elektrische Reize können jedoch auch ohne Nadeln erfolgen. Der Patient bekommt einen an einen elektrischen Stimulator angeschlossenen Metallstab in die Hand, während der Heilpraktiker die Spitze einer ebenfalls angeschlossenen stiftförmigen Elektrode an den ausgewählten Akupunkturpunkt hält und einen milden Reizstrom hindurchschickt.

Eine dritte Methode, bei der LASERSTRAHLEN verwendet werden, ist vor allem für kleine Kinder, die sich vor den Nadeln fürchten, und für Patienten geeignet, die das Stechen als unangenehm empfinden. Bei einer Ohrakupunktur mit Laserstrahlen spüren die Patienten praktisch nichts.

Standpunkt der Schulmedizin

Obwohl die Ohrakupunktur in China seit langem erfolgreich angewandt wird, muß sie sich bei uns erst noch durchsetzen. Die meisten Ärzte stehen dieser Therapie skeptisch gegenüber und raten zur Vorsicht.

OHRENSAUSEN

Ein ständiges Rauschen, Klingeln oder Summen in einem oder beiden Ohren wird in der medizinischen Fachsprache als Tinnitus bezeichnet. Manchmal ist lediglich ein Pfropf aus Ohrenschmalz im Mittelohr Ursache der Ohrgeräusche. In ernsteren Fällen wird Ohrensausen durch SCHWERHÖRIGKEIT, hohen BLUTDRUCK, die Ménière-Krankheit (ein fortschreitender, von Schwindelgefühlen begleiteter Gehörverlust, der von einer Erkrankung des Innenohrs herrührt) oder Otosklerose (eine erbliche Schwerhörigkeit, die vor allem Frauen betrifft) ausgelöst.

Zuweilen ist Ohrensausen auch eine Alterserscheinung (siehe ALTER) oder die Nebenwirkung eines bestimmten Medikaments. Manchmal findet sich keine Ursache, der Zustand verschlechtert sich aber durch ANGST oder DEPRESSIONEN. In seltenen Fällen werden Ohrgeräusche durch ein Akustikusneurinom verursacht, eine gutartige Geschwulst des Hörnervs. In Zweifelsfällen sollte man immer einen Arzt aufsuchen.

Was kann man selbst tun?

▶ AKUPRESSUR kann bei Ohrensausen manchmal helfen. Dazu drückt man einen Fingerbreit vor dem Ohr auf die Spitze des Wangenknochens.

Wenn ein KATARRH oder verstopfte Nebenhöhlen (siehe NASENNEBENHÖHLENERKRANKUNGEN) die Ursache des Ohrensausens sind, können Dampfinhalationen mit ätherischen Ölen hilfreich sein.

Was der Heilpraktiker rät

HOMÖOPATHIE Die Homöopathie kennt eine ganze Reihe von wirksamen Mitteln gegen Ohrensausen. Wenn die Gehörknöchelchen schmerzen und das Ohrgeräusch von Schwindelgefühlen (siehe SCHWINDEL) begleitet ist, kann man es mit *Chininum sulfuricum* versuchen. Auch *Lachesis* und *Phosphorus* können in Frage kommen. Manchmal lohnt auch der Versuch mit dem Schwindelmittel *Cocculus*.

AKUPUNKTUR Bei Ohrensausen können Punkte auf dem Leber- oder Gallenblasenmeridian behandelt werden. Eine MOXABEHANDLUNG am Blasen- und Nierenmeridian kann zusätzlich helfen.

Standpunkt der Schulmedizin

Ein Ohrenarzt wird bei Ohrensausen die Ohren untersuchen und einfache Gehörtests mit der Stimmgabel durchführen. Bei Verdacht auf ein Akustikusneurinom muß der Knochen zwischen Ohr und Gehirn in einem Krankenhaus röntgenologisch untersucht werden. Eine regelmäßige medikamentöse Behandlung verspricht insbesondere bei der Ménière-Krankheit Erfolg.

Ein sogenannter Tinnitus-Masker, ein dem Hörgerät ähnliches Instrument, kann das Ohrensausen durch ein leises Hintergrundgeräusch gleichsam ausschalten.

ORGANO-THERAPIE

Seit alters werden Krankheiten nicht nur mit Arzneimitteln aus mineralischen und pflanzlichen Stoffen, sondern auch mit Mitteln behandelt, die aus Substanzen tierischen Ursprungs hergestellt werden. Die ZELLTHERAPIE war sicher die stärkste und konsequenteste Form der Anwendung tierischen Materials zu Heilzwecken. Sie ist allerdings in den letzten Jahren in die Schußlinie der Kritik geraten und wurde vom Bundesgesundheitsamt verboten.

Seit Jahrzehnten kennt man aber auch die Behandlung mit sogenannten Organotherapeutika. Sie zeichnen sich dadurch aus, daß sie eine ganz geringe Konzentration tierischen Materials besitzen, das zudem noch aufbereitet und modifiziert wird. Es gibt Mittel, denen das Eiweiß vollständig entzogen wurde, um auch die geringste Möglichkeit einer allergischen Reaktion auszuschließen. Andere wiederum enthalten nur den Zellkern, die genetische Information, und eine dritte Art, die zytoplasmischen Mittel, enthalten nur das in der Zelle vorhandene Protoplasma ohne den Zellkern.

Alle diese Organotherapeutika zielen darauf ab, die kleinsten lebenswichtigen Einheiten, die Zellen, zu reparieren. Sie arbeiten im Prinzip nach dem Grundsatz des naturheilkundigen Paracelsus, der bereits im 16. Jh. lehrte: „Herz heilt Herz, Niere heilt Niere, Milz heilt Milz." Und tatsächlich hat man festgestellt, daß das Material bestimmter Organe immer zu den entsprechenden Organen im menschlichen Organismus wandert, wobei die Tierrasse, von der es stammt, keine entscheidende Rolle spielt. Es besteht also keine Artspezifität, sondern eine Organspezifität der Präparate.

Wann hilft diese Therapie?

▶ Die Organotherapie hat sich vor allem bei einer Unterfunktion innersekretorischer Drüsen, bei vorzeitigen Verschleiß- und Abbauerscheinungen des Stütz- und Gefäßsystems, bei degenerativen Organerkrankungen und bei Entwicklungsstörungen im Kindesalter bewährt.

Der sanfte Weg in die Welt

Ein Kind zu bekommen ist die natürlichste Sache der Welt. Doch seitdem die Geburt nicht mehr allein eine Frauensache war und sich Männer berufen fühlten, in diesen Vorgang einzugreifen, wurde sie von einem natürlichen Ereignis immer mehr zu einem medizinischen Notfall. So galt es z. B. lange Zeit als selbstverständlich, daß die Frauen während der Geburt auf dem Rücken liegen sollten, obwohl gerade in dieser Stellung eine Entbindung nicht nur schmerzhafter, sondern auch schwieriger ist.

Heute entscheiden sich viele Frauen bewußt für eine natürliche Geburt, da sie für das Kind weniger traumatisch ist und die Frauen selbst die Vorgänge während der Entbindung besser steuern können. Inzwischen finden sie auch bei vielen Ärzten und Krankenhäusern Unterstützung. Die Entbindung geht dann weitgehend ohne medizinische Eingriffe vor sich, während für das Kind die größtmögliche Sicherheit gewährleistet ist.

Bis zum 17. Jh. gab es nur natürliche Geburten. Die Frauen entbanden im Hocken, Sitzen oder Stehen, je nachdem, wie es ihnen am angenehmsten war. Betreut und unterstützt wurden sie dabei von erfahrenen Frauen, die bereits mehrere Geburten hinter sich hatten. Männer spielten bei diesem Ereignis keine entscheidende Rolle. Erst König Ludwig XIV. von Frankreich befahl, daß seine Mätressen auf dem Rücken liegend entbinden sollten, damit er Zeuge der Geburt seiner Kinder sein konnte. Obwohl diese Art der Entbindung schmerzhafter und schwieriger ist, kam sie bald so in Mode, daß die französischen Ärzte die Geburtszange entwickeln mußten, um die Probleme wenigstens zum Teil in den Griff zu bekommen. Weitere Spezialinstrumente folgten, und zunehmend betrachteten die Ärzte eine Entbindung als Notfall, der entsprechend behandelt werden mußte. Es dauerte lange, bis man einsah, daß es vor allem die unnatürliche Stellung im Liegen war, die zu den Problemen führte.

Ein Pionier der natürlichen Geburt war der britische Arzt Grantly Dick-Read (1890–1959). Er war zu einer Entbindung nach Whitechapel, in die Slums von London, gerufen worden. Als er der Frau Chloroform geben wollte, lehnte sie es ab. Später nach dem Grund dafür gefragt, antwortete sie: „Es tat nicht weh, wozu sollte das Zeug also gut sein, Herr Doktor?" Durch die Erfahrung bei dieser und anderen Geburten kam Dick-Read zu der Erkenntnis, daß Frauen, die dem Ereignis ruhig entgegensehen und auf einen natürlichen Ge-

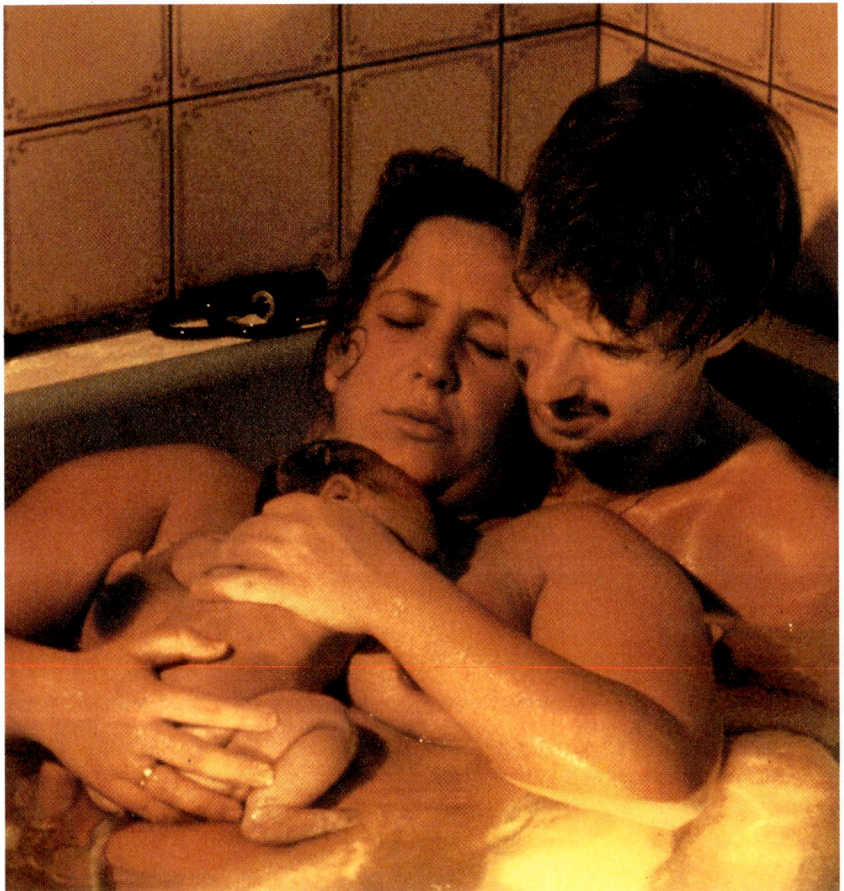

Wassergeburten – mit oder ohne Partner – werden immer beliebter. Man muß keine Angst haben, daß das Baby dabei ertrinkt: Es beginnt erst zu atmen, wenn der Kopf aus dem Wasser kommt.

burtsverlauf vertrauen, weitaus weniger Schmerzen zu erleiden haben, und er entwickelte in der Folgezeit Entspannungstechniken, die den Frauen helfen sollten, ihre Ängste zu überwinden.

Der französische Geburtshelfer Michel Odent (geb. 1930) ging noch einen Schritt weiter. Er gab den Frauen keinerlei Anweisungen, was sie zu tun hätten, sondern ermutigte sie, ihren eigenen Instinkten zu folgen. Seine Patientinnen konnten sich während der Entbindung frei bewegen und so verhalten, wie es ihnen am angenehmsten war. Sie hatten z. B. auch die Möglichkeit, sich in eine Wanne mit warmem Wasser zu setzen, um die Schmerzen bei den Wehen zu lindern. Daraus entstand die Idee der Wassergeburt.

Die nach dem französischen Arzt Frédéric Leboyer (geb. 1918) benannte Methode gehört ebenfalls zu den neueren Entwicklungen. Leboyer betrachtete die Geburt aus der Sicht des Kindes und forderte, daß es so sanft wie möglich auf die Welt und nicht von grellem Licht und lauten Stimmen empfangen werden sollte. Er lehnte es auch strikt ab, ein Neugeborenes an den Füßen hochzuhalten und ihm einen Klaps auf den Po zu geben.

Geburtsvorbereitung

Am besten beginnt man mit den Vorbereitungen schon vor der Schwangerschaft. An oberster Stelle steht eine gesunde Lebensweise mit regelmäßigem Körpertraining und einer ausgewogenen Ernährung mit viel Eiweiß, VITAMINEN und MINERALSTOFFEN (siehe ERNÄHRUNG UND GESUNDHEIT). Während der Schwangerschaft wählt man dann Sportarten wie Schwimmen und Wandern, die nicht so anstrengend sind und dennoch die Muskeln stärken. Mit einfachen Yogaübungen (siehe YOGA) kann man die Geschmeidigkeit und Beweglichkeit verbessern.

Als nächstes muß man sich entscheiden, wo man entbinden will. Es sollte ein Ort sein, wo man sich wohl und gut aufgehoben fühlt. Das kann – vor allem für Erstgebärende oder bei zu erwartenden Komplikationen – ein modern ausgerüstetes Krankenhaus mit angenehmer Atmosphäre sein. Andere Frauen bevorzugen die vertraute Umgebung zu Hause, wo sie sich von einer Hebamme betreuen lassen können. Als dritte Möglichkeit gibt es noch die ambulante Entbindung. Dabei kümmert sich eine Hebamme während der ersten Geburtsphasen um die Frau zu Hause. Erst zur eigentlichen Entbindung fahren sie in ein Krankenhaus. Anschließend bringt die Hebamme Mutter und Kind wieder zurück in ihr Heim.

Wehen und Geburt

Geburtsstellungen Wenn man die Hockstellung bevorzugt, sollte man sie schon während der Schwangerschaft üben (siehe Abb. S. 252). Der Partner kann die Frau dabei halten. Eventuell ist auch ein Geburtskissen, ein nierenförmiger Geburtshocker oder ein Geburtsstuhl hilfreich. Man sollte über diese Möglichkeiten mit der Hebamme sprechen und sich beraten lassen, denn einige der modernen Geburtsstühle bieten zu wenig Bewegungsfreiheit, was zu stärkeren Blutungen und einem Dammriß führen kann.

Man kann sich aber auch für eine Stellung entscheiden, wie

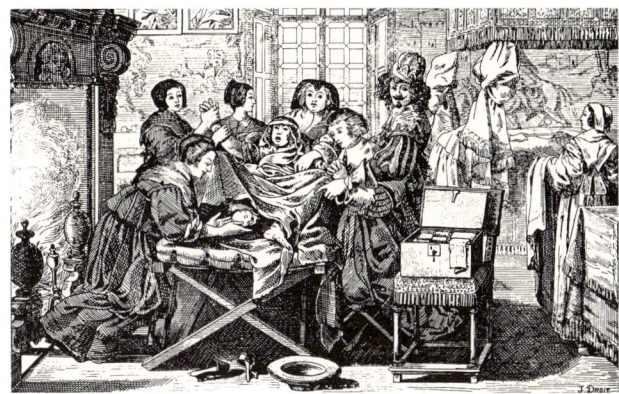

Ludwig XIV. von Frankreich bestand darauf, daß seine Mätressen im Liegen entbanden, in einer Stellung, die viele Probleme verursachte.

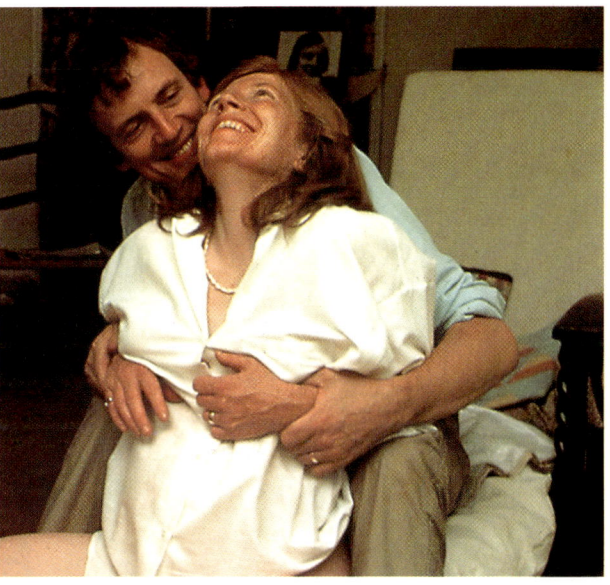

Heute kann eine Geburt ein beglückendes und entspanntes Erlebnis sein, bei dem beide Partner eine aktive Rolle spielen. Bei der natürlichen Geburt entscheidet die werdende Mutter, wo und wie sie ihr Kind zur Welt bringen will.

sie bei den Indianern Südamerikas üblich ist. Dabei bleibt die Frau so lange stehen, bis der Kopf des Kindes anfängt auszutreten.

Wassergeburt In einem medizinischen Bericht aus dem Jahr 1805 ist zum erstenmal eine Wassergeburt erwähnt. Aber erst in den 60er Jahren unseres Jahrhunderts gewann die Methode an Popularität. Einige moderne Krankenhäuser bieten inzwischen die Einrichtungen dafür an. Andere gestatten zumindest, ein Leihbecken mitzubringen.

Die Wanne oder das Becken wird etwa 40 cm hoch mit körperwarmem Wasser gefüllt – es soll im Sitzen bis zu den Achselhöhlen reichen. In einigen Becken ist auch Platz für den Partner. Wenn die Wehen sich verstärken, findet die werdende Mutter in dem Becken Erleichterung, denn das warme Wasser lindert die Schmerzen, und der Auftrieb trägt das Kör-

Geburtsvorbereitung

Die Hocke (rechts) und die sogenannte Froschstellung (unten) sind geburtsvorbereitende Körperhaltungen. Durch die Hocke wird man beweglicher, denn sie dehnt die Oberschenkel-, Leisten- und Rückenmuskulatur. Die Froschstellung hingegen fördert die Geschmeidigkeit und wirkt zusammen mit Atemübungen entspannend.

Man geht vorsichtig in die Hocke. Den Rücken hält man gerade, die Fersen bleiben möglichst am Boden. Die Ellbogen liegen auf den Oberschenkeln, die Hände werden verschränkt. In dieser Stellung verharrt man so lange, wie sie bequem ist.

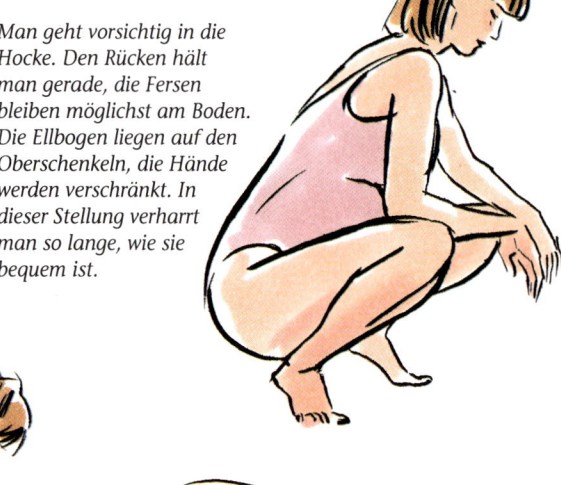

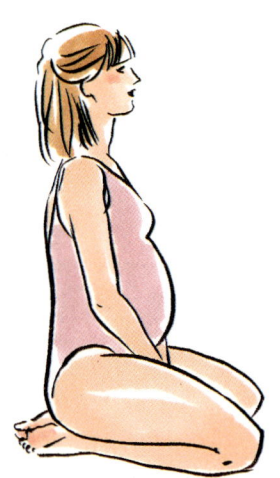
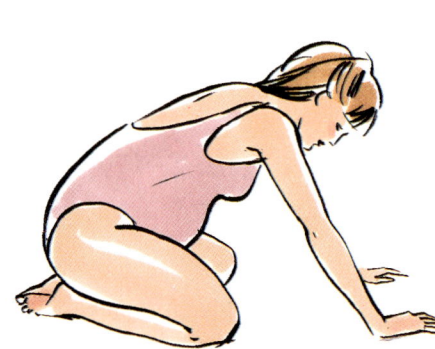

Man kniet auf einem weichen Teppich, einer Decke oder Matte; die Zehen berühren sich, die Knie sind leicht geöffnet. Der Rükken ist gerade, Arme, Hals und Schultern sind entspannt.

Man legt die Handflächen auf den Boden und hält dabei das Gesäß so weit wie möglich unten. Langsam „läuft" man mit den Händen nach vorn, dehnt die Wirbelsäule und senkt den Körper zum Boden.

Wenn der Rücken so weit wie möglich gedehnt ist, legt man den Kopf auf ein Kissen und verharrt 1–2 Minuten in dieser Position. Dabei atmet man langsam und rhythmisch; die Betonung liegt auf dem Ausatmen.

Erleichterung während der Wehen

Durch eine sanfte Massage kann die Krankenschwester, die Hebamme oder der Partner die Schmerzen lindern und der Frau helfen, sich zu entspannen. Am besten wirkt diese Methode bei Frauen, die es gewöhnt sind, massiert zu werden.

Ein Geburtskissen oder ein Sitzsack, der sich den Körperformen anpaßt, erleichtert die richtige Geburtshaltung. Diese einfachen und bequemen Hilfsmittel stehen heute in vielen Krankenhäusern zur Verfügung.

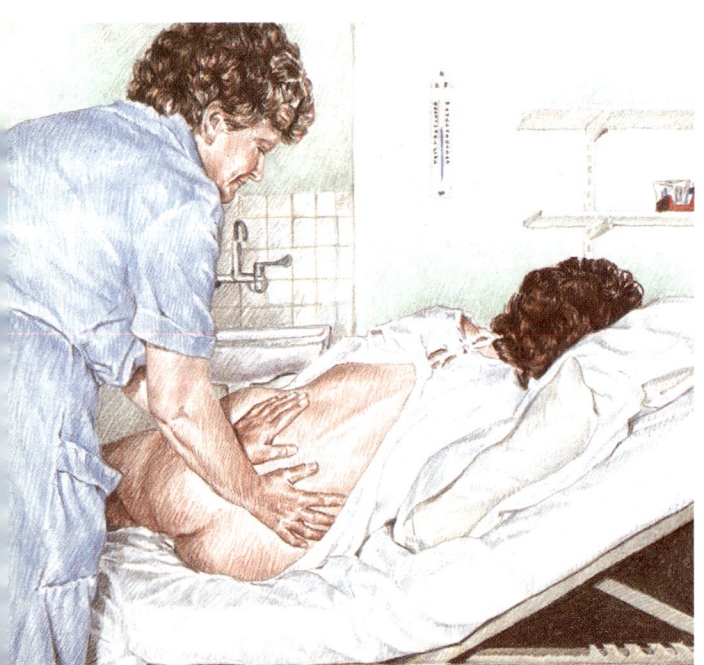

Eine werdende Mutter probiert das V-förmige Geburtskissen aus (rechts). Es wurde 1987 von Jason Gardosi entwickelt.

Die Frau liegt auf der Seite oder sitzt, während ihr die Hebamme oder eine Krankenschwester Rücken und Gesäß massiert (links). Dadurch lockern sich verspannte Muskeln, und die Wehenschmerzen werden erträglicher.

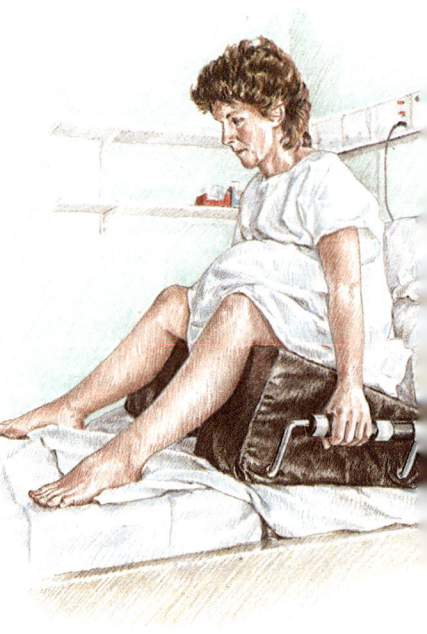

Ein Geburtsplan für Mutter und Kind

Am besten arbeitet man den Geburtsplan rechtzeitig zusammen mit dem Partner aus und versucht dabei, alle Aspekte mit zu bedenken. Die Einzelheiten bespricht man mit der Hebamme oder dem Arzt. Trotzdem sollte man flexibel bleiben, falls unvorhergesehene Ereignisse auftreten. Der Plan sollte folgende Punkte enthalten:

Andere Menschen Viele Frauen haben gern den Partner, eine Verwandte oder Freundin bei der Entbindung bei sich. Die Hebamme weiß, in welchen Krankenhäusern das möglich ist.

Einleitung Bei einer natürlichen Geburt werden die Wehen nicht künstlich eingeleitet, da sie dadurch häufiger auftreten und schmerzhafter sind. Manchmal ist die Einleitung nicht zu vermeiden, z. B. wenn das Kind bereits 2 oder 3 Wochen übertragen ist oder eine Gefahr für Mutter und Kind besteht. Akupressur und Akupunktur können bewirken, daß die Wehen auf natürliche Art einsetzen.

Körperliche Liebe, Stimulierung der Brustwarzen, ein langer Spaziergang oder ein Getränk aus Rhizinusöl mit Orangensaft regen die Bildung von Prostaglandinen an, wodurch die Wehen auch ausgelöst werden können. Eine Geburt sollte man jedoch niemals ohne Absprache mit dem Arzt oder der Hebamme einleiten.

Falls eine Einleitung der Geburt unumgänglich ist, kann man um ein Prostaglandinpessar bitten. Diese Methode ist wesentlich sanfter als z. B. das Durchstechen der Fruchtblase.

Rasieren und Einlauf Heutzutage werden die Schamhaare normalerweise nur bei einem Kaiserschnitt rasiert, und einen Einlauf gibt man nur bei VERSTOPFUNG. Trotzdem: Im Geburtsplan sollte man es vermerken, falls man diese Maßnahmen nicht wünscht.

Bewegungsfreiheit Die Möglichkeit, sich während der Geburt zu bewegen, lindert die Schmerzen und fördert die Wehen. Die elektronische Überwachung des Kindes kann dabei stören. Entweder läßt man sich die Geräte nur hin und wieder anlegen, oder man entscheidet sich für das sogenannte Pinard-Stethoskop, das die Bewegungsfreiheit kaum einschränkt.

Schmerzmittel Oft werden Schmerzmittel ohne Einwilligung der Gebärenden verabreicht. Man sollte vermerken, daß man sie ohne ausdrücklichen Wunsch nicht haben möchte. Für den Fall, daß die Atem- und Entspannungsübungen nicht ausreichen, sollte man das bevorzugte Schmerzmittel aufschreiben.

Dammschnitt oder -riß Der Damm kann bei der Entbindung völlig unverletzt bleiben, aber man sollte in jedem Fall vorsorgen. Bei einer natürlichen Geburt nimmt man im allgemeinen lieber das Einreißen der Vagina in Kauf, als daß man eine Episiotomie – den operativen Dammschnitt zur Erweiterung des Scheidenausgangs – durchführt. Der natürliche Dammriß heilt angeblich besser. In einigen Krankenhäusern wird allerdings automatisch ein Dammschnitt vorgenommen, so daß man ihn ausdrücklich verweigern muß. Bei einer Zangengeburt kann man auf den Dammschnitt jedoch nicht verzichten.

Entbindung Man gibt die Hilfsmittel an, die man gern haben möchte – z. B. einen Geburtsstuhl, ein Kissen oder ein Wasserbecken. Auch die Atmosphäre sollte man vorher bestimmen: gedämpftes Licht und Ruhe im Raum oder die Lieblingsmusik von einem Kassettenrecorder. Man sollte mit der Hebamme über diese und ähnliche Wünsche sprechen und sich dann nach dem geeigneten Krankenhaus umsehen.

Nachgeburt Bei einer natürlichen Geburt wartet man ab, bis die Plazenta, die Nachgeburt, von selbst abgeht. In den meisten Krankenhäusern wird der Frau allerdings zur Beschleunigung des Vorgangs das Medikament Syntocinon gespritzt. Im Geburtsplan sollte man vermerken, wenn man das nicht möchte. Wenn kein Syntocinon gegeben wird, muß auch nicht sofort abgenabelt werden, und man kann damit so lange warten, bis die Nabelschnur aufhört zu pulsieren oder die Plazenta erscheint.

Nach der Entbindung Man kann das Kind sofort in den Arm nehmen, an die Brust legen und gemeinsam mit dem Partner die ersten Minuten mit dem Neugeborenen genießen. Vielleicht möchte man selbst oder der Partner das Kind nach der Entbindung auch baden. Wenn Mutter und Kind wohlauf sind, können sie das Krankenhaus bereits nach wenigen Stunden wieder verlassen.

pergewicht. Außerdem kann das Kind durch das Wasser sanfter aus dem Mutterleib gleiten.

Mit den Schmerzen umgehen Bei einer natürlichen Geburt begegnet man den Schmerzen in erster Linie mit ENTSPANNUNGS- UND ATEMÜBUNGEN. Allein schon die Konzentration auf das Atmen – eine aus der MEDITATION bekannte Technik – wirkt schmerzlindernd. Während der Wehen atmet man rhythmisch ein und aus und zählt dabei jeweils bis vier. Wenn die Wehen heftiger werden, verändert sich natürlicherweise die Atmung. Man atmet dann tiefer durch die Nase ein und durch den Mund aus. Diese Art der Atmung kann man bereits in der Schwangerschaft üben.

Auch eine sanfte MASSAGE, vor allem im unteren Rückenbereich, kann die Wehenschmerzen lindern. Besonders beruhigend und wohltuend sind Streichbewegungen nach unten. Manche Frauen möchten allerdings während der Wehen nicht berührt werden.

Bei ermüdenden und schmerzhaften Wehen hilft oft eine AKUPUNKTUR oder AKUPRESSUR. Einige Krankenhäuser verfügen auch über die Instrumente für eine transkutane Nervenstimulierung (TNS; siehe ELEKTROTHERAPIE). Dadurch können die Schmerzsignale blockiert und Endorphine, natürliche schmerzstillende Substanzen im Gehirn, aktiviert werden. Ob eine TNS-Behandlung angebracht ist oder nicht, muß jedoch der Arzt entscheiden.

Das Kind willkommen heißen

Der große Vorteil der natürlichen Geburt liegt darin, daß Mutter und Kind nicht unter den Nachwirkungen von Medikamenten zu leiden haben. Dadurch können sie ihre erste Begegnung sehr viel intensiver erleben. Auch die Väter werden ermutigt, aktiv an diesem Erlebnis teilzunehmen. Im Normalfall wird das Kind der Mutter gleich an die Brust gelegt. Das Saugen stimuliert die Kontraktionen der Gebärmutter, so daß die Plazenta auf natürliche Art ausgestoßen wird. Außerdem regt es die Produktion der Muttermilch an, die zu Beginn aus Kolostrum besteht, einer antikörperreichen Substanz, die das Neugeborene vor Krankheiten schützt.

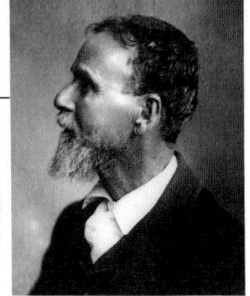

Andrew Taylor Still

ORGANVORFALL

Bei einen Organvorfall oder Prolaps treten Organe oder Gewebe aus ihrer normalen Lage heraus. Am häufigsten ist ein Organvorfall bei Frauen, wenn sich nach einer Entbindung Gebärmutter und Scheide so stark senken, daß die Genitalorgane oder ein Teil von ihnen aus der Scheide austreten. Ursache für einen Organvorfall ist eine Schwäche der Bänder, die die Blase, die Gebärmutter oder den Mastdarm halten. Auch ohne einen Prolaps auszulösen, kann eine Bänderschwäche dazu führen, daß Organe Druck auf Blase und Harnröhre ausüben und dadurch INKONTINENZ verursachen.

Eine weitere Form des Prolapses ist der BANDSCHEIBENVORFALL, der beide Geschlechter gleichermaßen betrifft. Dabei wird der weiche Gallertkern im Innern der Bandscheibe nach außen gequetscht.

Was der Heilpraktiker rät

Ein Organvorfall muß grundsätzlich behandelt werden. Bei einem Gebärmuttervorfall spielen SPORT UND TRAINING sowie eine korrekte Körperhaltung eine entscheidende Rolle. Vor allem Übungen zur Stärkung der Beckenbodenmuskulatur sind wichtig. Auch regelmäßiges YOGA kann sich günstig auswirken. Gleichzeitig muß man darauf achten, den Unterleib nicht zu stark zu belasten, z. B. durch schweres Heben. Die ALEXANDER-METHODE kann zu einer korrekten Haltung und zu entspannten Bewegungsabläufen verhelfen.

Da auch bei diesem Gesundheitsproblem gilt, daß Vorbeugen besser als Heilen ist, sollten Frauen insbesondere vor und nach einer Entbindung entsprechende Maßnahmen zur Stärkung der Bänder und Muskeln ergreifen (siehe SCHWANGERSCHAFT, siehe NATÜRLICHE GEBURT).

Standpunkt der Schulmedizin

Häufige oder schwierige Entbindungen sowie überdurchschnittlich große Babys führen oft zu einem Gebärmuttervorfall. Das Risiko erhöht sich bei FETTLEIBIGKEIT. Daher ist es für Frauen wichtig, ihre Blasen-, Gebärmutter- und Mastdarmmuskulatur mit Beckenbodenübungen zu kräftigen.

Wenn es bei körperlicher Anstrengung, beispielsweise beim Sport, zu Inkontinenz kommt, kann zur Unterstützung der Genitalorgane ein Tampon getragen werden. Frauen mit erhöhtem Prolapsrisiko erhalten manchmal vorübergehend ein Plastikpessar. In manchen Fällen muß der notwendige Halt für Blase, Gebärmutter und Mastdarm auch operativ geschaffen werden.

ORTHOMOLE-KULARE MEDIZIN

Der Begriff orthomolekulare Medizin wurde erstmals von dem amerikanischen Biochemiker und zweifachen Nobelpreisträger Linus Pauling verwendet. Er bezeichnete mit diesem Begriff eine Therapieform, bei der einem Patienten die für seine körperliche und geistige Gesundheit idealen Vitamin- und Mineralstoffdosen verabreicht werden. Der individuelle Bedarf kann dabei so unterschiedlich sein, daß die benötigten Dosen um das 10 – 100fache höher als die allgemein empfohlenen Mengen liegen können. Siehe HYPERVITAMINISIERUNG.

OSTEOPATHIE

Das Skelett mit seinen Knochen, die Gelenke, Muskeln und Bänder bilden den Bewegungsapparat, der es dem Menschen erlaubt, zu gehen, zu stehen, zu laufen, zu sprechen und zu schreiben, kurz: Jede noch so geringe Bewegung wäre ohne dieses System nicht denkbar. Die Osteopathie befaßt sich mit der Diagnose und Heilung der mechanischen Probleme, die die Funktionen des Bewegungsapparats einschränken können. Als ergänzende medizinische Behandlungsmethode hat sie in den USA und in Großbritannien große Bedeutung, in Deutschland ist sie als eigenständige Disziplin erst im Wachsen. Hier wird sie meist im Rahmen der CHIROPRAKTIK ausgeübt.

Osteopathen gehen davon aus, daß ein Körper mit einem gesunden Bewegungsapparat wie eine gut eingestellte Maschine läuft und dabei nur geringe Abnutzungserscheinungen zeigt. Durch Verletzungen oder STRESS verursachte Beschwerden verhindern dagegen, daß dieser Apparat seine Aufgaben reibungslos und wirkungsvoll erfüllt.

Eine ständige Belastung für den Bewegungsapparat bedeutet der für den Menschen typische aufrechte Gang. Die Schwerkraft wirkt sich auf die senkrechte Wirbelsäule und die Bandscheiben zwischen den Wirbeln besonders gravierend aus. Von der Natur ursprünglich für die Horizontale konstruiert, müssen sie bei der aufrechten Haltung das ganze Gewicht tragen. Diese unvermeidliche Belastung wird durch eine schlechte Haltung häufig noch verstärkt, und die Wahrscheinlichkeit vergrößert sich, daß Probleme am Bewegungsapparat auftreten. Damit er wieder schmerzfrei und normal funktionieren kann, massieren und manipulieren Osteopathen den Bewegungsapparat mit den Händen.

Der Körper als Maschine

Der amerikanische Arzt Andrew Taylor Still (1828–1917) entwickelte die Osteopathie Mitte der 70er Jahre des 19. Jh. Seiner Ansicht nach war es sinnvoller, die körpereigenen Heilkräfte zu stimulieren, als sich den damals oft gefährlichen Medikamenten der Schulmedizin anzuvertrauen.

Still hatte sich nicht nur eingehend mit der menschlichen Anatomie beschäftigt, sondern hatte in einem früheren Ingenieurstudium auch genaue Kenntnisse in der Mechanik erworben. Beides brachte ihn dazu, den Körper mit einer Maschine zu vergleichen, und er kam zu der Überzeugung, daß die Ursachen vieler Krankheiten in einer Störung der ausgeklügelten Statik der Körperstruktur zu suchen seien. Durch Manipulation konnte man seiner Ansicht nach das Gleichgewicht wiederherstellen und dadurch Krankheiten heilen.

Die anfänglich starke Ablehnung von Stills Ideen in den USA legte sich allmählich, und heute wird die Osteopathie dort als Bestandteil der Schulmedizin akzeptiert. Auch auf dem Gebiet der Forschung sind die Vereinigten Staaten führend. Es gibt dort derzeit 15 osteopathische Ausbildungsstätten und etwa 20 000 praktizierende Osteopathen.

Wann hilft diese Therapie?

▶ Vor allem bei RÜCKENSCHMERZEN im unteren Lendenwirbelbereich und bei NACKENSCHMERZEN – den am weitesten verbreiteten Beschwerden des Bewegungsapparats – kann die Osteopathie helfen. Aber auch bei mechanischen Problemen in anderen Körperbereichen, die oft durch arbeitsbedingte Belastungen ausgelöst werden, wirkt diese Therapie lindernd. KOPFSCHMERZEN aufgrund von Verspannungen, die durch Kontraktionen der kleinen Muskeln an der Schädelbasis verursacht werden, sind ein weiteres Problem, mit dem sich die Osteopathie befaßt.

Bei SPORTVERLETZUNGEN an Muskeln oder Gelenken kann die Osteopathie ebenso hilf-

Selbsthilfe auf Rädern

Fehlhaltung und eingeschränkte Bewegungsfreiheit hinter dem Lenkrad führen beim Autofahren oft zu Rückenschmerzen, zu Nacken- und Schultersteife sowie zu Verspannungskopfschmerzen. Wenn man die nachstehenden einfachen Tips beherzigt, lassen sich diese unangenehmen Folgen vermeiden.

Der Autositz muß so eingestellt sein, daß bei aufrechter Haltung und leicht angewinkelten Knien Lenkrad und Pedale bequem zu erreichen sind und man nicht ans Lenkrad stößt. Die Sitzfläche sollte dabei voll ausgenutzt werden.

Beide Hände greifen mit leicht angewinkelten Armen so das Lenkrad, daß sie sich – verglichen mit dem Zifferblatt einer Uhr – an den Markierungen zwischen 9 und 10 sowie zwischen 2 und 3 Uhr befinden.

Die optimale Haltung für Nacken und Rücken wird durch eine etwas schräg gestellte Rückenlehne ermöglicht. Eine einfache Rolle, die man sich im Bereich der Lendenwirbelsäule in den Rücken schiebt, unterstützt die Krümmung des unteren Rückens und entlastet Wirbelsäule und Schultern. Als sehr praktisch hat sich auch ein kleines Luftkissen erwiesen. Es läßt sich mit einem Gummiballon zur gewünschten Größe aufblasen und als Kreuzstütze mit Gurten an der Rückenlehne befestigen.

Während des Fahrens müssen die Schultern entspannt sein. Das ist der Fall, wenn bei aufrecht gehaltenem Kopf das Kinn leicht nach unten weist. Zeigt es nach oben, sind die hinteren Nackenmuskeln angespannt.

Einen Stau oder das Warten an einer Ampel kann man für ein paar Entspannungsübungen nutzen:
1. Die Schultern bis zu den Ohren hochziehen und dann rückwärts rollen. Die Übung 2–3mal wiederholen.
2. Die Bauchmuskeln kurz hintereinander anspannen und wieder entspannen. Diese Übung kann man auch während des Fahrens durchführen; sie verbessert die Haltung und fördert die Durchblutung der Beine.
3. Das Kinn so weit wie möglich zur Brust führen und wieder eine normale Haltung einnehmen. Die Übung ein paarmal wiederholen; man spürt dabei, wie sich die hinteren Nackenmuskeln sanft dehnen.

Osteopathische Behandlung eines verletzten Knies

Sportverletzungen sind häufig die Ursache von Gelenkproblemen. Hier untersucht ein in Osteopathie ausgebildeter Heilpraktiker eine Patientin, die sich beim Tennisspielen das Kniegelenk verdreht hat, um sich zunächst ein Bild vom Ausmaß der Verletzung zu machen. Erst danach kann er eine entsprechende Behandlung einleiten.

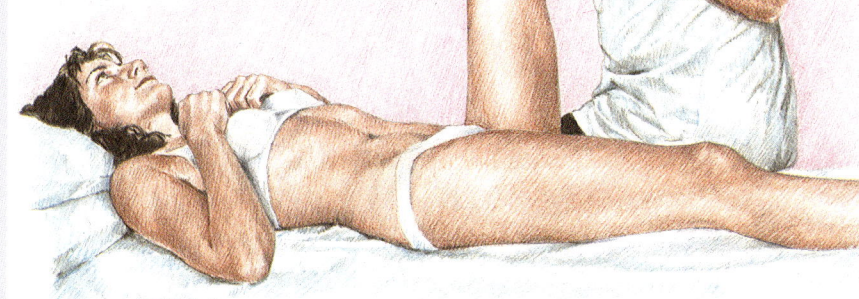

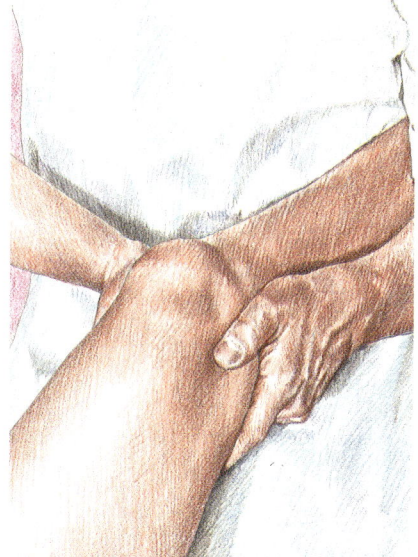

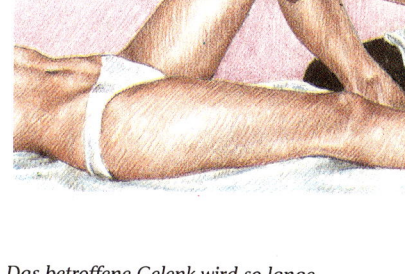

Das betroffene Gelenk wird so lange manipuliert, bis es seine ursprüngliche Funktionsweise wiedergewonnen hat. Anschließend wird das Gelenk innerhalb des normalerweise schmerzfreien Bereichs bewegt. Durch die sanfte Manipulation werden auch die Verspannungen in den umliegenden Muskelpartien gelöst.

reich sein wie während der Schwangerschaft, wenn viele Frauen aufgrund der veränderten Körperhaltung unter Rückenschmerzen leiden. Auch vielen älteren Patienten mit Rheuma hat die Ostheopathie bereits Linderung verschafft.

Besuch beim Heilpraktiker

Vor einer osteopathischen Behandlung wird der Heilpraktiker sich zuerst einmal mit der Krankengeschichte seines Patienten befassen. Er wird fragen, wann sich die Symptome zum erstenmal einstellten und wodurch sie sich verschlimmern oder möglicherweise schwächer werden.

Danach folgt eine ausführliche Untersuchung, um Veränderungen am Skelettsystem feststellen zu können. Der Heilpraktiker wird die Haltung des Patienten im Stehen, Sitzen, Liegen und bei bestimmten Bewegungen begutachten. Dann überprüft er, in welchem Maß sich das jeweilige Gelenk bewegen läßt. Verspannungen und Druck auf Gewebe, Muskeln und Bänder werden mit den Händen ertastet.

Ergibt die Diagnose die Notwendigkeit einer osteopathischen Behandlung, wird ein Therapieplan festgelegt. Die Dauer einer Behandlung ist individuell unterschiedlich. Bei chronischen Beschwerden kann sie sich über mehrere Sitzungen erstrecken, ein akutes Problem kann möglicherweise sofort behoben werden.

Eine osteopathische Behandlung dauert im Normalfall 20–30 Minuten und wird von den meisten Patienten als entspannend und angenehm empfunden. Der Heilpraktiker kann verschiedene Techniken anwenden: Mit einer Bindegewebsmassage (siehe MASSAGE) werden Muskelverspannungen gelöst und die Durchblutung gefördert. Sanfte, wiederholte Bewegungen der Gelenke verhelfen zu mehr Mobilität und entspannen die umliegenden Muskeln. Steife oder in ihrer Beweglichkeit eingeschränkte Gelenke werden gelockert, indem man sie rasch durch ihre normalen Bewegungsbereiche führt. Diese Methode verursacht das für die osteopathische Behandlung so typische Knacken in den Gelenken. Zur Unterstützung der Therapie empfiehlt der Heilpraktiker oft SPORT UND TRAINING, Übungen zur Haltungsverbesserung (siehe ALEXANDER-METHODE) sowie Entspannungstechniken (siehe ENTSPANNUNGS- UND ATEMÜBUNGEN), die der Patient zwischen den Sitzungen zu Hause durchführen kann.

Ein eigenes Gebiet ist die SCHÄDELOSTEOPATHIE, die vor allem bei Beschwerden im Bereich des Kopfes und Gesichts angewandt wird. Dabei wird ein sanfter Druck auf den Kopf und den oberen Nacken ausgeübt.

Standpunkt der Schulmedizin

Über den therapeutischen Wert der Osteopathie herrschen in der Schulmedizin unterschiedliche Meinungen. Abgesehen davon ist diese Therapie hierzulande noch nicht so weit verbreitet wie die Chiropraktik.

OSTEOPOROSE

Am häufigsten leiden Frauen nach den WECHSELJAHREN unter dieser Krankheit, bei der sich – zum Teil aufgrund eines Calciummangels – die Knochenmasse und -stabilität verringern. Dadurch kann es schon bei geringfügigen Verletzungen zu Knochenbrüchen kommen. Wirbelzusammenbrüche führen zu einer Deformierung der Wirbelsäule. Folgen sind eine gebeugte Haltung, chronische RÜCKENSCHMERZEN, und dem Betroffenen fällt es immer schwerer, seine alltäglichen Aufgaben zu bewältigen. Schenkelhalsbrüche, wie sie bei osteoporosekranken älteren und gebrechlichen Menschen häufig sind, können zum Tod führen.

Was der Heilpraktiker rät

Durch ausreichende BEWEGUNG sowie durch SPORT UND TRAINING kann man Osteoporose vorbeugen bzw. ein Fortschreiten der Knochenbrüchigkeit verhindern. Gut geeignet sind in diesem Zusammenhang auch YOGA und T'AI-CHI. Eine eiweißhaltige VOLLWERTKOST, die reich an Samen wie Sesam und Sonnenblumenkernen sowie an Nüssen, Getreide und Hülsenfrüchten ist, wird ebenfalls empfohlen. Da Osteoporose oft mit einem Calciummangel einhergeht, kann der Heilpraktiker ergänzend Calcium- und Vitamin-D-Präparate verordnen.

HOMÖOPATHIE Der Homöopath wird eine individuelle Behandlung festlegen, die auch Ratschläge für die Ernährung und für körperliches Training umfaßt. Eventuell verschreibt er Mittel wie *Strontium, Thallium, Radium bromatum* oder bei entsprechender Konstitution *Tuberculinum*.

Standpunkt der Schulmedizin

Regelmäßiges Körpertraining wird auch von Ärzten als vorbeugende Maßnahme gegen Osteoporose betrachtet. Hat der Knochenabbau aber einmal begonnen, schreitet er mit dem Alter langsam voran.

Die erfolgreichste konventionelle Behandlung ist eine Hormonsubstitutionstherapie (siehe WECHSELJAHRE). Besonders wirksam ist diese Therapie bei Frauen, die zum Zeitpunkt der Menopause jünger als 45 Jahre sind. In einigen Fällen kann es dabei allerdings zu unerwünschten, gelegentlich sogar gefährlichen Nebenwirkungen kommen.

OZONTHERAPIE

Den Begriff Ozon verbinden viele Menschen vorrangig mit dem Gedanken an die zunehmende Luftverschmutzung und die daraus entstehenden GESUNDHEITSRISIKEN. Doch Ozon ist in einem von der Atemluft abgeschlossenen System auch ein Heilmittel, denn es ist nichts anderes als Sauerstoff, nur nicht in der zweiatomigen Form (O_2), wie er in der Luft vorkommt, sondern dreiatomig (O_3), wobei das dritte Atom labil an das stabile Molekül angehängt ist.

Die Tatsache, daß dieses dritte Sauerstoffatom leicht abspringt und im Blut sofort Bindungen mit anderen Stoffen eingehen kann, macht sich die Ozontherapie zunutze, die bewirkt, daß mehr Sauerstoff in Blut und Gewebe aufgenommen wird und, wenn nötig, verbraucht werden kann.

Bei allen Anwendungsformen der Ozontherapie handelt es sich immer um ein Gemisch von Sauerstoff und Ozon, wobei der Sauerstoffanteil zwischen 95 und 99,9 % und der Ozonanteil entsprechend zwischen 0,1 und 5 % liegt.

Besuch beim Heilpraktiker

Die Anwendungsarten des Ozons hängen vom Therapieziel ab, das erreicht werden soll. Man kann Ozon einer Eigenblutspritze zusetzen und dadurch deren Wirksamkeit erhöhen. Am bekanntesten ist wohl die Ozontherapie als sogenannte große EIGENBLUTBEHANDLUNG. Dabei nimmt man etwa 50–100 ml Blut aus der Armvene in eine Infusionsflasche ab und setzt ihm eine bestimmte Menge eines Sauerstoff-Ozon-Gemisches zu. Anschließend läuft das angereicherte Blut über den Tropf in die Armvene zurück.

Außer dem subjektiven Wohlbefinden steigert diese Therapie die Durchblutung und wirkt stoffwechselanregend und entschlackend. Besonders geeignet ist diese Art der Ozontherapie bei LEBERERKRANKUNGEN. Nach einer anfänglichen Steigerung sinkt der Cholesterinspiegel merklich ab. Auch bei der Behandlung von ZUCKERKRANKHEIT kann diese Form der Ozontherapie unterstützend wirken.

Eine weitere Möglichkeit ist die Begasung, die man z. B. bei Venengeschwüren (siehe GESCHWÜRE) anwendet. In diesem Fall macht man sich vor allem die bakterien-, viren- und pilztötende Eigenschaft des Ozons zunutze.

Über einen Katheter kann das Sauerstoff-Ozon-Gemisch auch in den Darm eingebracht werden, um Probleme in diesem Bereich günstig zu beeinflussen. Selbst Wasser läßt sich ozonisieren und kann für Mundspülungen bei Entzündungen der Mundschleimhaut und des Zahnfleisches dienen.

PARKINSON-KRANKHEIT

Bei der Parkinson-Krankheit, die erstmals 1817 von dem Londoner Arzt James Parkinson beschrieben wurde, handelt es sich um eine Störung des Zentralnervensystems. Zu den charakteristischen, im Lauf der Krankheit schlimmer werdenden Symptomen gehören Muskelsteifheit und eine Verlangsamung der Bewegungen. Wenn die Gesichtsmuskulatur versteift, bekommt der Patient einen maskenhaften, starren Gesichtsausdruck. Das Gehen wird immer beschwerlicher und die Haltung gebeugter. Der Betroffene spricht mit einer monotonen Stimme, und es kommt zunehmend zu Sprechschwierigkeiten. Wegen des typischen Zitterns der

Patienten wird die Parkinson-Krankheit auch Schüttellähmung genannt: Der Kopf nickt rhythmisch auf und ab, und die Finger machen Bewegungen, als ob sie eine Pille drehen.

Ursache der Parkinson-Krankheit ist eine Degeneration der Nervenknoten (Ganglien) sowie ein Mangel an Dopamin, einer Transmittersubstanz für Nervenimpulse.

Was der Heilpraktiker rät

Wie bei allen fortschreitenden, unheilbaren Leiden steht auch in diesem Fall eine Beratung im Vordergrund, wie der Patient lernen kann, trotz aller Funktionsstörungen mit dieser Erkrankung zu leben.

PFLANZENHEILKUNDE Die Wurzel der Tollkirsche ist Ausgangsstoff für Fertigpräparate, die bei der Parkinson-Krankheit eingesetzt werden.

HOMÖOPATHIE Es können *Kreosotum*, *Gelsemium*, *Argentum nitricum* oder auch *Selenium*, *Barium* und *Plumbum* verordnet werden.

YOGA Mit speziellen Yogaübungen kann man versuchen, der Bewegungseinschränkung entgegenzuwirken.

Standpunkt der Schulmedizin

Bei der Parkinson-Krankheit, die sich allmählich entwickelt und deren Symptome anfangs oft nicht ernstgenommen werden, ist eine medikamentöse Langzeitbehandlung nötig, um den Dopaminmangel im Gehirn auszugleichen. Gegen das Zittern und die Muskelsteifheit werden sogenannte anticholinergische Mittel gegeben.

Bei 10–20 % der Betroffenen schlägt die medikamentöse Behandlung allerdings nicht an. Und selbst bei erfolgreicher Behandlung führt die Krankheit zunehmend zu Behinderungen. Die Patienten sind dann auf Hilfe und Pflege angewiesen.

PFEIFFERSCHES DRÜSENFIEBER

Das Pfeiffersche Drüsenfieber ist eine VIRUSINFEKTION, die zumeist Kinder und Jugendliche befällt. Übertragen wird sie durch Tröpfchen- und Kontaktinfektion, ist aber dennoch nicht übermäßig ansteckend. Nach einer Inkubationszeit von 8–21 Tagen beginnt die Erkrankung mit einer Halsentzündung; dabei weisen die Rachenmandeln oft einen schmierigen Belag mit eitrigen Pünktchen und einen gelblichweißen Überzug auf. Die Lymphknoten am Hals, in den Achselhöhlen und in der Leistengegend schwellen

an, und FIEBER setzt ein. Gelegentlich vergrößert sich auch die Milz. In seltenen Fällen kann sich ein Hautausschlag bilden, der dem von MASERN oder Röteln ähnelt. Zuweilen wird die Leber in Mitleidenschaft gezogen, und es kommt zu einer GELBSUCHT. Eindeutig kann die Krankheit aber nur durch eine Blutuntersuchung festgestellt werden.

Das Pfeiffersche Drüsenfieber dauert zwischen 2 und 8 Wochen, in Einzelfällen sogar länger. Häufig verstreichen jedoch Monate, bis sich der Patient wieder völlig erholt hat und zu Kräften gekommen ist. Ernste Komplikationen verursacht das Pfeiffersche Drüsenfieber allerdings nur selten.

Was der Heilpraktiker rät

Alle Maßnahmen, die sonst bei Fieber ergriffen werden, können auch beim Pfeifferschen Drüsenfieber helfen. Die Kost des Patienten sollte leicht, aber nahrhaft sein, bis er wieder Appetit zeigt und zu Kräften kommt. Hohe Gaben an Vitamin C stärken das Immun- und Nervensystem. Entsprechend den individuellen Erfordernissen kann der Heilpraktiker für die Zeit der Genesung ein gesundheitliches Langzeitprogramm ausarbeiten.

PFLANZENHEILKUNDE In erster Linie wird der Heilpraktiker abwehrstärkende Pflanzen wie Sonnenhut *(Echinacea)* sowie schweißtreibende Pflanzen und Tees empfehlen, die entzündungshemmend und entgiftend wirken.

HOMÖOPATHIE Bei hohem Fieber und schmerzenden Lymphknoten verschreibt man *Belladonna*, bei stark geröteten Mandeln und Schmerzen, die sich zu den Ohren hinziehen, *Phytolacca*.

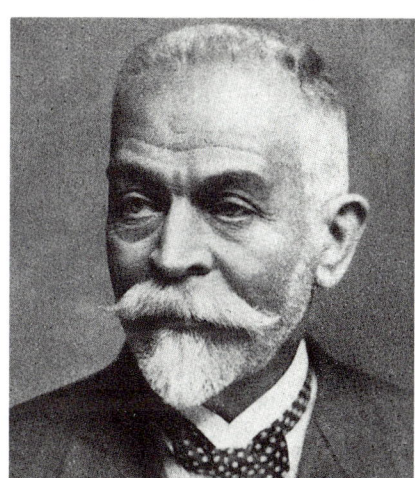

Der deutsche Internist Emil Pfeiffer (1846–1921) war der Entdecker des Pfeifferschen Drüsenfiebers.

BIOCHEMISCHE SALZE Empfohlen werden im akuten Zustand *Ferrum phosphoricum* und *Kalium chloratum*. Der Schwäche nach der Infektion versucht man mit *Calcium phosphoricum* entgegenzuwirken.

Standpunkt der Schulmedizin

Wie bei den meisten Infektionen verordnen Ärzte auch beim Pfeifferschen Drüsenfieber Ruhe und eine hohe Flüssigkeitsaufnahme. Um die Symptome zu lindern und das Fieber zu senken, wird häufig ein schmerzstillendes Mittel verordnet. Penicillin oder andere Antibiotika erweisen sich gegen diese Infektionskrankheit als unwirksam.

PFLANZENHEILKUNDE

Die Verwendung von Pflanzen und Kräutern zu Heilzwecken ist wohl so alt wie die Menschheit. Bei den Naturvölkern ist das traditionelle Wissen um die Pflanzen und ihre Heilkräfte nach wie vor lebendig. Dagegen ist in den westlichen Zivilisationen die Pflanzenheilkunde mit der Entwicklung chemischer Arzneimittel lange Zeit in den Hintergrund gedrängt worden. Da diese Mittel jedoch häufig unerwünschte Nebenwirkungen haben können, setzt allmählich wieder eine Rückbesinnung auf die Heilkunde mit Pflanzen oder Pflanzenbestandteilen ein. Siehe DIE HEILENDE KRAFT DER PFLANZEN, S. 264.

PHOBIEN

Als Phobie bezeichnet man starke Angstgefühle (siehe ANGST), die von eigentlich harmlosen Situationen oder Dingen ausgelöst werden, z. B. durch den Anblick einer Spinne oder durch den Aufenthalt in einem engen, geschlossenen Raum, etwa einem Lift. Das Herz beginnt zu rasen, der Atem droht zu stocken, und dem Betroffenen wird schwindelig, ihm bricht der Angstschweiß aus, und am liebsten würde er davonlaufen. Die Bezeichnung Phobie stammt von dem griechischen Wort *phobos*, das sowohl Furcht als auch Flucht bedeuten kann.

Zu den häufigsten Phobien zählen die Agoraphobie oder PLATZANGST, die Angst vor großen freien Räumen und Plätzen, und die KLAUSTROPHOBIE, bei der man sich vor dem Gegenteil, nämlich vor engen oder überfüllten Räumen, fürchtet. Oft überschneiden sich diese beiden gegensätzlichen Zustände auch. Die meisten Phobien betreffen Männer und Frauen gleichermaßen, allerdings in unterschiedlicher Stärke. Manche Menschen leiden so stark unter einer Phobie, daß sie der angsterzeugenden Situation um jeden Preis auszuweichen versuchen und z. B. ihre Wohnung nicht mehr verlassen. Sie flüchten sich in Entschuldigungen, um nicht außer Haus gehen oder an den Aktivitäten ihrer Familie und Freunde teilnehmen zu müssen. Andere laufen Gefahr, ihre Arbeitsstelle zu verlieren, oder schrecken vor Reisen zurück. Ein normales Leben ist unter solchen Umständen bald nicht mehr möglich.

Eine pathologische Furcht vor Krankheiten hält manche Menschen davon ab, zum Arzt zu gehen. Neben der krankhaften Furcht, an KREBS erkrankt zu sein, bei der auch nur die geringsten Beschwerden als Anzeichen einer Krebserkrankung gedeutet werden, nimmt heute die Angst vor AIDS immer mehr zu. In Extremfällen werden Menschen durch eine Phobie sogar in den Selbstmord getrieben (siehe SEELISCHE STÖRUNGEN).

Phobien gehören zu den sogenannten Symptomneurosen. Bei einer Neurose ist man sich des Konflikts, der der seelischen Störung zugrunde liegt, nicht bewußt. Er wird von dem Betroffenen unterdrückt mit dem Ergebnis, daß er sich in neurotischen Beschwerden äußert. Dieser Konflikt kann im Innern des Menschen angesiedelt sein oder seinen Ursprung im Verhältnis zur Umwelt haben. Um zu erkennen, warum eine Neurose entsteht, muß man sowohl die Entwicklung eines Menschen betrachten als auch die jeweilige Situation, durch die der Konflikt erneut aufbrach.

Was der Heilpraktiker rät

HYPNOSETHERAPIE Während der Hypnose versucht der Heilpraktiker, den Patienten in die Zeit zurückzuführen, als die Phobie zum erstenmal auftrat. Anschließend motiviert er ihn, die Angst zu überwinden. Der Heilpraktiker kann auch versuchen, das Unterbewußtsein des Patienten während des Trancezustandes schrittweise mit der Angstsituation zu konfrontieren. Auf diese Art ist es möglich, sich schließlich von einer Phobie zu lösen. Zwischen den einzelnen Hypnosesitzungen sollte man zu Hause regelmäßig ENTSPANNUNGS- UND ATEMÜBUNGEN machen.

KUNSTTHERAPIE Phobien haben ihre Wurzeln oft in traumatischen Kindheitserlebnissen. Das Ziel der Kunsttherapie ist daher, durch Zeichnen und Malen die Erinnerung an diese vergangenen Schrecken wachzurufen. Wenn man sich die schlimmsten Ängste und das Panikgefühl noch einmal bildhaft vor Augen geführt hat, ist es möglich, sie mit Hilfe des Therapeuten zu überwinden und wieder zu einem normalen Leben zurückzukehren.

VERHALTENSTHERAPIE Bei einer Verhaltenstherapie wird der Patient ermutigt, sich seinen Ängsten zu stellen und mit ihnen umzugehen. Schrittweise wird er dahin geführt, die Furcht vor angeblich bedrohlichen Dingen oder Situationen abzulegen. Wer beispielsweise unter panischer Angst vor Spinnen leidet, wird während der Therapie damit beginnen, Bilder dieser Tiere zu betrachten. In einer der nächsten Sitzungen wird er sich tote Spinnen ansehen und sie berühren. Die nächste Stufe besteht darin, lebende Spinnen zu beobachten. Und schließlich wird er lernen, auch eine lebende Spinne anzufassen.

Standpunkt der Schulmedizin

Beruhigungsmittel verschaffen bei Angstzuständen zwar schnell, aber nur kurzfristig Erleichterung; außerdem können sie bei längerer Anwendung zur Abhängigkeit führen. Die Schulmedizin befürwortet daher eine PSYCHOTHERAPIE.

PHYTOTHERAPIE

Phytotherapie ist eine neuere Bezeichnung für PFLANZENHEILKUNDE. Der Versuch, Krankheiten mit Pflanzen oder Pflanzenbestandteilen zu bekämpfen, gehört zu den ältesten Heilmethoden. Von Vertretern der Naturheilkunde und von Heilpraktikern sind Pflanzen als Heilmittel auch nach der Entwicklung chemischer Arzneimittel weiter verwendet worden. Heute kehrt man weltweit zunehmend zu pflanzlichen Heilmitteln zurück. Siehe PFLANZENHEILKUNDE.

PICKEL UND MITESSER

Pickel und Mitesser sind eine unliebsame, aber häufige Begleiterscheinung der PUBERTÄT. Betroffen sind überwiegend die talgdrüsenreichen Bezirke der Haut im Gesicht, im Nacken, auf der Brust und der oberen Rückenpartie. Mitesser, die als dunkle, manchmal pfropfartig hervorragende Punkte sichtbar sind, entstehen, wenn sich übermäßig produzierter Hauttalg in den Ausführungsgängen der Talgdrüsen staut und die Drüsen trotz der Verstopfung weiterhin Talg produzieren. Infiziert sich diese Stelle oder gelangt der Talg in die Haut, können daraus eitrige Pickel oder AKNE entstehen.

Pickel können aber auch durch eine allergische Reaktion (siehe ALLERGIEN) auf bestimmte Nahrungsmittel, Kosmetika, Seifen und andere Hautpflegeprodukte hervorgerufen werden. Wenn man weiß, welches Produkt die Allergie verursacht, sollte man es meiden. Eine gesunde, nährstoffreiche Kost trägt dazu bei, daß sich Pickel und Mitesser zurückbilden.

Was der Heilpraktiker rät

Bei Pickeln und Mitessern kann der Heilpraktiker zum Reinigen und Entschlacken eine kurze Fastenkur (siehe FASTEN) empfehlen, gefolgt von einer Diät, die im wesentlichen auf frischem Obst und Gemüse basiert. Auf Zucker, Fett, Alkohol, schwarzen Tee und Kaffee muß man dabei verzichten. Bürstenmassagen können die Durchblutung in den betroffenen Hautbereichen verbessern. Wichtig ist auch eine sanfte Hautpflege mit reizfreien Produkten. SPORT UND TRAINING an frischer Luft wirken sich ebenfalls positiv auf die Haut aus, RAUCHEN dagegen begünstigt die Hautunreinheiten.

PFLANZENHEILKUNDE Damit sich die betroffenen Hautpartien nicht entzünden oder um weitere Infektionen zu verhüten, betupft man die Stellen mit einem Aufguß aus Kamille, Lavendel, Ringelblume oder Hamamelis. Innerlich können bei Hautunreinheiten u. a. Klette und Sonnenhut (Echinacea) helfen. Diese Pflanzen wirken reinigend und verringern dadurch die Anfälligkeit für Pickel und Mitesser.

Standpunkt der Schulmedizin

Gegen Pickel und Mitesser gibt es eine Reihe von Hautpflegeprodukten aus der Apotheke. Auch für Akne gibt es Spezialpräparate. In schweren Fällen kann der Arzt Antibiotika verschreiben.

Viele Jugendliche leiden in der Pubertät unter Pickeln und Mitessern. Aber auch Erwachsene sind nicht dagegen gefeit.

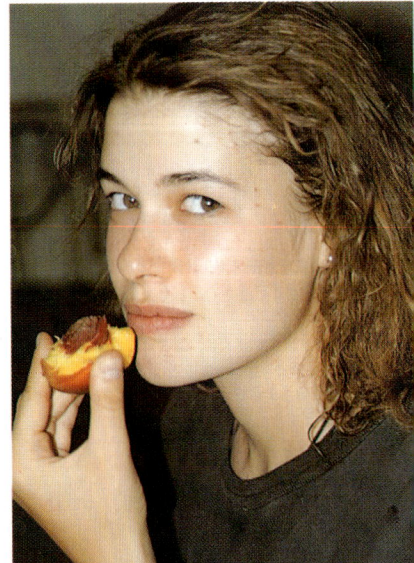

PILZ-INFEKTIONEN

Die feuchtwarmen Körperregionen wie die Achselhöhlen und die Leistengegend sind ein idealer Nährboden für Hautpilze. Tritt die Pilzinfektion zwischen den Zehen auf, spricht man von FUSSPILZ. Bei der Haarpilzflechte, unter der hauptsächlich Kinder leiden, nisten sich die Pilze auf der Kopfhaut ein. Eine spezielle Pilzart kann auch die Finger- und die Zehennägel befallen. Beim SOOR handelt es sich um eine Infektion mit dem

Pilzinfektionen: Was tun, was lassen?

● Täglich baden oder duschen, anschließend gründlich abtrocknen.
● Bei Fußpilz die Füße 2mal täglich waschen und mit einem Extrahandtuch trockentupfen.
● Handtücher und Waschlappen nicht mit anderen teilen.
● Socken und Unterwäsche aus Baumwolle tragen, häufig wechseln und auskochen.
● Keine schweißfördernden Turnschuhe, sondern Lederschuhe tragen.

Hefepilz *Candida albicans*; davon betroffen sind vor allem der Mund und der Genitalbereich.

Pilzinfektionen oder Mykosen, die höchst ansteckend sind, haben in den letzten Jahren stark zugenommen. Eine Ursache sind die zahlreichen Antibiotikatherapien, die das gesunde Gleichgewicht der Bakterienflora stören, so daß sie dem Pilzwachstum nicht mehr genügend entgegenwirken kann. Auch Diabetiker neigen zu Pilzinfektionen, da die Pilze bei ihnen durch den erhöhten Zuckergehalt im Organismus einen guten Nährboden finden.

Was der Heilpraktiker rät

Der Heilpraktiker wird vor allem versuchen, das IMMUNSYSTEM und damit die Widerstandskraft gegen die immer wieder auftretenden Pilzinfektionen zu stärken. Wichtig ist auch, das saure Milieu, in dem Pilze gedeihen, zu verändern und den Säure-Basen-Haushalt zum Alkalischen hin zu verschieben. Hier spielt die Ernährung eine wichtige Rolle. Wer viel Weißbrot, Kuchen, Kekse, Süßigkeiten sowie andere Nahrungsmittel mit raffiniertem Zucker und Stärke zu sich nimmt, begünstigt die Vermehrung der Pilze.

Ebenso fördert Alkohol oder andere Produkte, die Hefesporen enthalten oder einem Gärprozeß unterzogen wurden, das Entstehen von Pilzinfektionen.

PFLANZENHEILKUNDE Pflanzen, deren ätherische Öle hemmend auf Viren, Bakterien und Pilze wirken, können bei Mykosen helfen, ein gesundes Milieu zu fördern. Besonders empfehlenswert ist bei Pilzinfektionen Wacholder.

Gegen Soor der Mundschleimhaut hilft täglich mehrmals Gurgeln mit Myrrhentinktur. Bei allen Pilzerkrankungen der Haut sollte man täglich 3–4 Knoblauchkapseln zu sich nehmen oder 1 frische Knoblauchzehe essen.

HOMÖOPATHIE Der Homöopath kann *Silicea* und *Acidum hydrofluoricum* verordnen.

AROMATHERAPIE Man vermischt 10 ml Calendulaöl, 1 Tropfen Teebaumöl sowie 2 Tropfen Tagetes- oder Myrrhenöl. Diese Mischung trägt man 3mal täglich auf die betroffenen Partien auf. Auch Wacholderöl kann mehrmals täglich verwendet werden.

Standpunkt der Schulmedizin

Pilzinfektionen können sehr hartnäckig sein und immer wieder auftreten. Normalerweise helfen Antimykotika in Salbenform oder als Puder an feuchten Hautstellen. Hydrocortisonsalben lindern den Juckreiz, können andererseits aber zur Ausbreitung des Pilzes beitragen. Manchmal werden auch Tabletten verschrieben.

PLACEBO

Als Placebo bezeichnet man ein unwirksames Scheinmedikament, das nur verabreicht wird, um dem subjektiven Bedürfnis des Patienten nach Behandlung entgegenzukommen. Durch den sogenannten Placeboeffekt kommt es dennoch manchmal zu einer Besserung oder Heilung von Krankheiten und Beschwerden. Der Kranke glaubt in diesem Fall so stark an die Wirkung des Mittels, daß sich seine Einstellung zur Krankheit ändert und die Selbstheilungskräfte des Körpers aktiv werden können.

Placebos werden auch bei klinischen Versuchen mit neuen Medikamenten eingesetzt. Eine Patientengruppe erhält das zu testende Mittel, eine Kontrollgruppe nur ein Placebo. Die Wirkung des Medikaments wird dann an der des Placebos gemessen. Beim sogenannten Doppelblindversuch wissen weder Patient noch Ärzte, welche Gruppe das Testprodukt und welche das Placebo einnimmt. Informiert sind lediglich die Wissenschaftler, die den Versuch betreuen. Dadurch ist die größtmögliche Objektivität gewährleistet.

PLATZANGST

Unter Platzangst oder Agoraphobie (siehe auch PHOBIEN) versteht man die übersteigerte, vernunftmäßig nicht zu begründende Angst vor großen, freien Plätzen oder auch die generelle Furcht, einen schützenden Raum wie die eigene Wohnung zu verlassen. Die Betroffenen versuchen der angsterzeugenden Situation, auf die sie mit NERVOSITÄT, Schweißausbrüchen und Pulsrasen reagieren, um jeden Preis auszuweichen.

Es ist nicht völlig klar, wodurch Platzangst verursacht wird, doch nimmt man an, daß sie in engem Zusammenhang mit anderen psychischen Angstzuständen steht. So sind von der Platzangst häufig Menschen betroffen, die unter Panikanfällen leiden und in ständiger Furcht leben, in der Öffentlichkeit in Panik zu geraten. Platzangst kann aber auch ein unbewußter Mechanismus sein, der Verantwortung, die durch die Außenwelt an einen herangetragen wird, zu entgehen.

Was kann man selbst tun?

▶ Um das Nervensystem zu beruhigen, kann man 2mal täglich oder vor dem Schlafengehen eine Mischung aus je 150 ml Kopfsalat- und Karottensaft trinken. Nahrungsergänzungen wie Calcium und Magnesium können ebenfalls die Funktion des Nervensystems verbessern und vor allem die Fähigkeit erhöhen, mit STRESS fertig zu werden.

Entspannend und beruhigend wirken auch verschiedene ätherische Öle. Besonders empfehlenswert sind Majoran, Basilikum und Römische Kamille. Man gibt 2–3 Tropfen des unverdünnten Öls auf einen Wattebausch oder ein Papiertaschentuch und inhaliert den Duft.

Was der Heilpraktiker rät

Der Heilpraktiker wird sein Augenmerk vor allem auf die Lebensweise des Patienten richten. Er wird sich nach der Ernährungsweise erkundigen, danach fragen, wie der Patient mit Streßsituationen umgeht und wieviel Zeit er körperlicher Betätigung und Entspannung einräumt. Er wird versuchen herauszufinden, welche Ursachen die Platzangst hat und welche Situationen sie verstärken können. Anschließend wird er dem Patienten Vorschläge machen, wie er diese Ängste in den Griff bekommen kann. Darüber hinaus wird er zu ENTSPANNUNGS- UND ATEMÜBUNGEN raten.

PFLANZENHEILKUNDE Beruhigend wirken Tees aus Baldrian, Hopfen, Hafer und Passionsblume.

HOMÖOPATHIE Grundsätzlich wird der Homöopath Mittel auswählen, die auf die

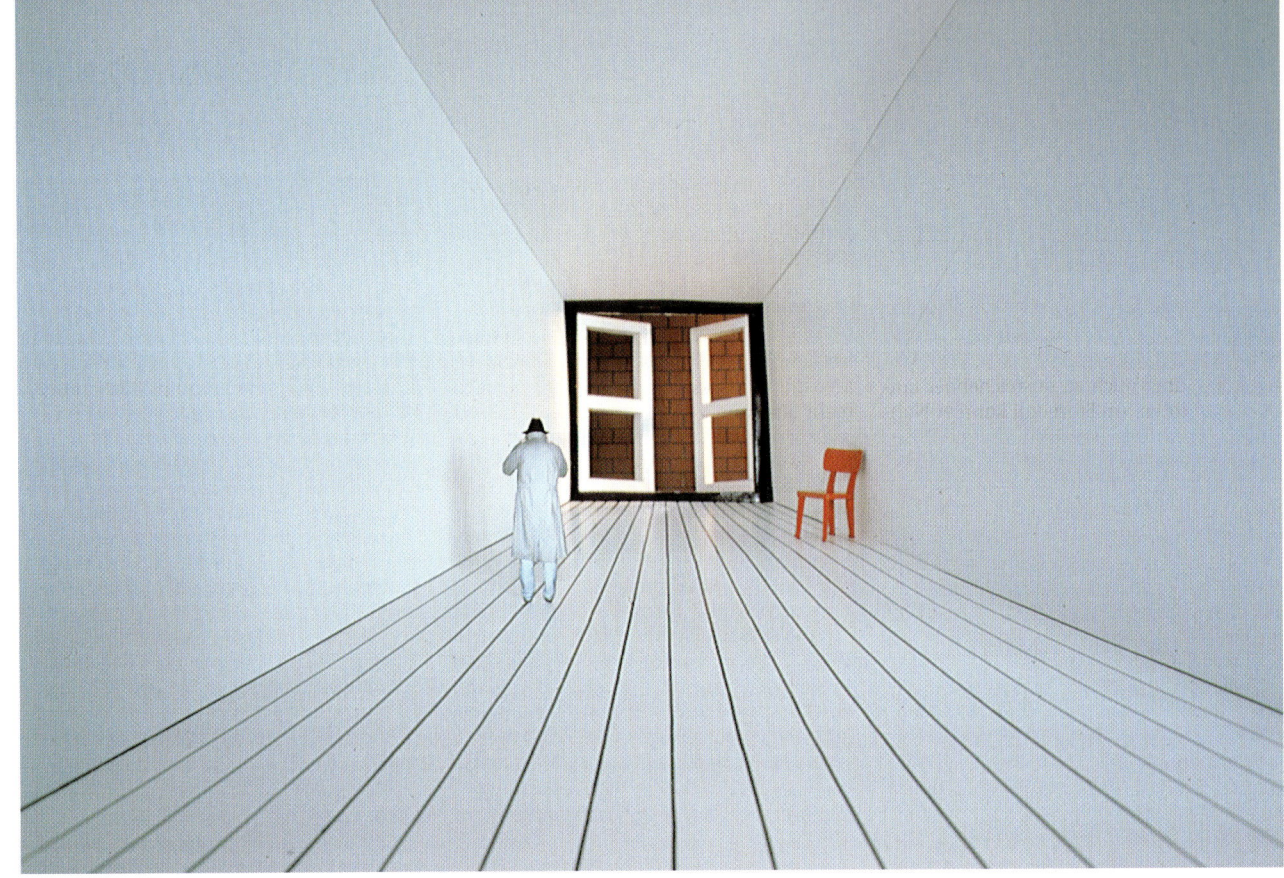

Räume jeder Art können auf manche Menschen bedrohlich wirken. Sind es bei der Klaustrophobie enge, überfüllte Räume, die die Ängste auslösen, so fürchtet jemand, der an Platzangst leidet, vor allem große, freie Flächen und öffentliche Plätze.

individuellen Bedürfnisse des Patienten zugeschnitten sind. Doch es gibt einige allgemeine Mittel, die bei Platzangst helfen können. *Aconitum* ist bei plötzlichen Panikanfällen, großer Unruhe und Verwirrtheit empfehlenswert. *Arsenicum album* ist bei chronischer Angst mit gelegentlichen Panikanfällen geeignet – besonders bei Menschen, die übertrieben ordentlich sind oder unter zwanghaftem Verhalten leiden. Manchmal hilft auch *Argentum nitricum*.

AKUPUNKTUR Eine Akupunkturbehandlung kann Ängste mindern und zur Beruhigung beitragen. Ähnliche Wirkung schreibt man auch der FUSSREFLEXZONENMASSAGE zu.

BACH-BLÜTENTHERAPIE Helfen können Gauklerblume, Gelbes Sonnenröschen, Espe, Lärche und Kiefer.

HYPNOSETHERAPIE Wie bei anderen PHOBIEN empfiehlt sich diese Therapie auch bei Platzangst.

PSYCHOTHERAPIE Neben Psychoanalyse und VERHALTENSTHERAPIE können bei Platzangst auch die HUMANISTISCHE PSYCHOLOGIE und andere Psychotherapien dem Betroffenen helfen, seine irrationalen Ängste zu überwinden.

Standpunkt der Schulmedizin

Der Arzt wird wie der Heilpraktiker versuchen, dem der Platzangst zugrundeliegenden Problem auf die Spur zu kommen. Wenn nötig, kann er ein Beruhigungsmittel verschreiben. Möglicherweise wird der Patient an einen Psychiater oder Psychotherapeuten überwiesen.

Psychiater sind medizinisch qualifizierte Ärzte, die sich auf psychische Probleme spezialisiert haben und diese mit Medikamenten und/oder psychotherapeutisch behandeln. Psychotherapeuten dagegen verordnen keine Medikamente, sondern versuchen, dem Patienten mit einer Verhaltenstherapie oder Psychoanalyse zu helfen. Vor allem die Verhaltenstherapie hat sich in vielen Fällen als erfolgreich erwiesen, während die medikamentöse Behandlung der Agoraphobie umstritten ist, da die verordneten Mittel zu Nebenwirkungen wie Müdigkeit und Gedächtnisschwäche führen.

POLYPEN

Rachen-, Zungen- und Gaumenmandeln bilden den lymphatischen Rachenring, ein wichtiges Element des körpereigenen Abwehrsystems. Entzündungen in diesem Bereich sind recht häufig, und wie die Gaumenmandeln bei einer MANDELENTZÜNDUNG schwellen auch die Rachenmandeln an,

wenn sie sich entzünden. Hält die Entzündung an oder müssen die Rachenmandeln immer wieder gegen Infektionen ankämpfen, können sie sich chronisch vergrößern. Dann spricht man von Polypen.

Im allgemeinen treten Polypen nach dem 3. Lebensjahr auf. Am häufigsten sind Kinder zwischen 5 und 7 Jahren betroffen; nach der PUBERTÄT sind Polypen selten.

Durch die Vergrößerung des lymphatischen Gewebes wird die Nasenatmung behindert. Das Kind atmet durch den Mund und schnarcht in der Nacht. Manchmal ist auch die Nase verstopft, was zu einer nasalen Sprache führt. Ebenso kann die Eustachische Röhre (Ohrtrompete), die das Mittelohr mit dem Rachenraum verbindet, blockiert werden, was Taubheit verursacht. Normalerweise bildet sich die Schwellung der Rachenmandeln zurück, sobald die Infektion überwunden ist. Halten die Symptome jedoch länger als einen Monat an und kommen Ohrenschmerzen oder Hörprobleme hinzu, ist eine Behandlung unbedingt nötig.

Was kann man selbst tun?

▶ Wenn ein Kind häufig an Infektionen leidet und Probleme mit Polypen hat, müssen seine Abwehrkräfte ganz allgemein gestärkt werden. Dabei hilft eine ausgewogene VOLLWERTKOST, die reich an Vitamin C ist und viele frisches Obst, vor allem Zitrusfrüchte und Beeren, Gemüse, insbesondere grünes Blattgemüse, sowie Kartoffeln enthält.

Was der Heilpraktiker rät

Die Wucherung des lymphatischen Gewebes im Kindesalter kann konstitutionsbedingt sein und wächst sich oft aus. Deshalb wird der Heilpraktiker versuchen, die Konstitution zu stärken, damit das Kind diese Phase schneller überwindet. Er wird zu viel BEWEGUNG, aber auch zu ausreichender Entspannung raten. Im Einzelfall kann er Nahrungsergänzungen wie VITAMINE und MINERALSTOFFE verordnen.

PFLANZENHEILKUNDE Zur Bekämpfung von Infektionen im Rachenraum, die zu Polypen führen, eignen sich Extrakte aus Sonnenhut *(Echinacea)* und Myrrhe. KNOBLAUCH kann ebenfalls hilfreich sein. Und Löwenzahn soll allen Entzündungen entgegenwirken, die mit dem Lymphsystem zusammenhängen.

HOMÖOPATHIE Zur Umstimmung eignen sich *Myosotis, Scrophularia nodosa, Echinacea* und *Calcium carbonicum.*

LUFTIONISATION Ein Ionisator im Zimmer des Kindes erleichtert die Atmung, die durch die Polypen erschwert ist.

WASSERHEILKUNDE Ein heißes Bad, dem man Senf zugibt, hilft bei Polypen und Infektionen.

Standpunkt der Schulmedizin

Im Vergleich zu früher läßt man heute Polypen meist unbehandelt. Wenn das Kind die Infektion überwunden hat, bildet sich das geschwollene Gewebe oft von selbst zurück, und die Symptome verschwinden. Schwere Infektionen bekämpft man mit Antibiotika. Nur noch in seltenen Fällen entschließt man sich zu einer Operation, bei der die Polypen, manchmal zusammen mit den Mandeln, entfernt werden.

PRÄ-MENSTRUELLES SYNDROM

Drei von vier Frauen leiden unter dem prämenstruellen Syndrom (PMS), einer Reihe von körperlichen und seelischen Beschwerden, die in der Zeit vor der monatlichen Periode auftreten. Besonders verbreitet ist das PMS in der Altersgruppe zwischen 30 und 35 Jahren. Es kommt zu Wasseransammlungen im Gewebe, die Schwellungen, vor allem der Brüste und an den Knöcheln, sowie eine Gewichtszunahme bewirken. Gesteigerter Appetit, Hautprobleme und KOPFSCHMERZEN sind weitere körperliche Symptome. Auch das seelische Gleichgewicht ist oft gestört.

Viele Frauen klagen über Konzentrations- und Antriebsschwäche, mangelnde Libido, SCHLAFLOSIGKEIT sowie über eine allgemeine Niedergeschlagenheit, die bis zu depressiven Zuständen (siehe DEPRESSIONEN) reichen kann.

Die Hauptursache für das PMS sind die hormonellen Veränderungen während des Menstruationszyklus. Im Körper werden mehr Salz und Wasser gespeichert, und der Progesterongehalt sinkt. Dieses Hormon bereitet die Gebärmutter auf das befruchtete Ei vor. Eine ungenügende Aufnahme von essentiellen Fettsäuren, wie z. B. der Linolsäure, führt ebenfalls zu einem Hormonmangel. Belastend wirkt sich auch ein Mangel an Vitamin B6 aus, das den Menstruationszyklus steuert.

Die ganze Bandbreite der Symptome tritt nicht bei allen Frauen auf, die unter dem PMS leiden. Manche verspüren nur ein leichtes Unbehagen, andere fühlen sich richtig krank. Bei einigen Frauen sind die körperlichen Beschwerden gering, aber sie leiden unter Reizbarkeit und starken Stimmungsschwankungen, die auch das Familienleben beeinflussen können.

Was kann man selbst tun?

▶ Bereits etwa 2 Wochen vor der Menstruation kann man täglich ein Bad mit einem Zusatz von Muskatellersalbei-, Geranien- und Lavendelöl nehmen. Man kann auch einige Tropfen dieser Öle auf ein Papiertaschentuch geben und den Duft inhalieren. Eine andere Möglichkeit ist, die Öle in einer Trägerlotion zu mischen und damit regelmäßig den Körper nach dem Baden einzucremen. Hilfreich sind auch die ätherischen Öle der Römischen Kamille, Damaszenerrose oder Melisse. Man gibt 1 Tropfen davon auf die Handfläche, hält sie vor die Nase und atmet tief ein (siehe AROMATHERAPIE).

SPORT UND TRAINING verbessern das Allgemeinbefinden und erhöhen die Leistungsfähigkeit; auch die Flüssigkeitsansammlungen im Gewebe verringern sich. Außerdem empfiehlt es sich, weniger Salz, zuckerhaltige Nahrungsmittel und Alkohol zu sich zu nehmen. Als Nahrungsergänzungen bei PMS können Vitamin B, vor allem Vitamin B6, und Magnesium hilfreich sein.

Was der Heilpraktiker rät

Der Heilpraktiker wird nicht das PMS behandeln, sondern in erster Linie versuchen, allgemein das gesundheitliche und damit das hormonelle Gleichgewicht zu stärken. Dadurch verschwinden auch die durch das PMS ausgelösten Symptome.

PFLANZENHEILKUNDE Mönchspfeffer oder Keuschlamm, aber auch Wanzen-

kraut wirkt ausgleichend. Das Öl der Nachtkerze hilft vor allem gegen das Anschwellen der Brüste. Der Heilpraktiker kann aber auch stärkere Diuretika, z. B. die Gemeine Quecke, gegen die Wasseransammlungen verordnen.

HOMÖOPATHIE Als homöopathische Mittel kommen wie in der Pflanzenheilkunde *Cimicifuga* (Mönchspfeffer) und *Agnus castus* (Keuschlamm) in Frage.

AKUPUNKTUR Behandelt werden der Nieren-, Leber- und manchmal der Magenmeridian, außerdem das Konzeptions- und das Lenkergefäß. Eine MOXABEHANDLUNG an den entsprechenden Punkten kann ebenfalls helfen.

BACH-BLÜTENTHERAPIE Beim PMS empfehlen sich Holzapfel, Kirschpflaume, Sumpfwasserfeder, Espe, Stechpalme und Rotbuche.

MASSAGE Manchen Frauen bringt eine Massage Erleichterung. Eine Ganzkörpermassage wirkt rundum entspannend und kräftigend. Bei Kopfschmerzen empfiehlt sich eine Nacken- und Schultermassage. Unterleibsbeschwerden verschwinden oft nach einer leichten Bauchmassage.

Standpunkt der Schulmedizin

Wie klinische Versuche und die Erfahrungen vieler Ärzte gezeigt haben, kann Nachtkerzenöl bei vielen Frauen positiv wirken. Man beginnt normalerweise mit der Behandlung ein paar Tage bevor die Symptome einsetzen. Manchmal wird bei PMS ein Vitamin-B-Präparat verschrieben, vor allem für Frauen, die die Antibabypille nehmen. Der Hormonhaushalt kann von ärztlicher Seite durch Progesteron in verschiedener Form reguliert werden. Dieses Hormon wird in der zweiten Zyklushälfte eingenommen. Auch die Schulmedizin empfiehlt gegen die Beschwerden Sport und eine gesunde Ernährung.

PRÄNATALE THERAPIE

Die pränatale Therapie ist ein Teilgebiet der REFLEKTORISCHEN ENTWICKLUNGSTHERAPIE. Sie geht davon aus, daß die geistigen, seelischen und körperlichen Eigenschaften des Menschen in Grundzügen bereits im Mutterleib geprägt werden. Ziel der pränatalen Therapie ist es daher, diese vorgegebenen Fesseln zu sprengen und die Lebensenergie freizusetzen, die im vorgeburtlichen Stadium blockiert wurde. Die Behandlung konzentriert sich auf die spinalen Reflexzonen an Kopf, Händen und Füßen.

PRELLUNGEN

Prellungen oder blaue Flecke werden meist durch einen Sturz oder Schlag verursacht, der zu einer Blutung des Gewebes unter der Haut führt. Als Sofortmaßnahme empfiehlt es sich, kaltes Wasser über die betroffene Stelle laufen zu lassen.

Um den Schmerz und die Größe des Flecks so gering wie möglich zu halten, legt man 10 Minuten lang einen Eisbeutel oder eine kalte KOMPRESSE mit leichtem Druck auf. Wenn die Prellung sehr schmerzt, kann man eine Schmerztablette einnehmen. Die gleichen Maßnahmen helfen auch bei einem blauen Auge.

Wenn man sich den Arm oder das Bein stark geprellt hat, stellt man die betroffene Gliedmaße am besten für 24 Stunden ruhig und legt sie hoch, um den Blutfluß zu verlangsamen.

Falls ein blauer Fleck ohne ersichtlichen Grund auftritt oder nicht innerhalb von 14 Tagen wieder verschwindet, sollte man einen Arzt oder Heilpraktiker aufsuchen.

Was der Heilpraktiker rät

Heilpraktiker sind der Meinung, daß Menschen, die zu blauen Flecken neigen, unter einem Mangel an Vitamin K leiden. Dieses Vitamin beeinflußt die Bildung verschiedener Blutgerinnungsfaktoren. Vitamin K ist

u. a. in Sauerkraut, Sonnenblumenöl, Weizenkeimen, Soja und Spinat enthalten. Frische Ananas oder Ananassaft sind reich an Enzymen, von denen man annimmt, daß sie das Verschwinden von blauen Flecken beschleunigen.

PFLANZENHEILKUNDE Man macht einen kalten Umschlag, den man in einem Beinwellaufguß getränkt hat, oder reibt die Stellen sanft mit Calendula-, Beinwell- oder Arnikasalbe ein.

HOMÖOPATHIE Auch der Homöopath empfiehlt *Arnica* zur inneren und äußeren Anwendung.

PRIESSNITZ-WICKEL

Der Bauer Vinzenz Prießnitz (1799–1851) gilt als Vorläufer Kneipps bei der Entwicklung der modernen WASSERHEILKUNDE. Er beobachtete, wie ein an der Lende verwundetes Reh seine Verletzung täglich im kalten Wasser einer Quelle badete und kurz darauf nicht mehr lahmte. Das brachte ihn auf die Idee, mit Wasser zu heilen. Bald glich sein Hof einem Sanatorium, und seine Methoden sprachen sich rasch herum.

Bekannt wurden vor allem die nach ihm benannten Prießnitz-Wickel, feuchtkalte Teilwickel, die die Ausscheidung von Giftstoffen über die Nieren fördern und den Stoffwechsel anregen. Der Prießnitz-Wickel wird noch heute in der Naturheilkunde angewendet und wird hauptsächlich bei Infektionen empfohlen, um die körpereigenen Abwehrkräfte zu stärken und so dazu beizutragen, die Krankheit schneller zu überwinden.

PROKAIN

Als Geheimtip, um die Beschwerden des ALTERS zu lindern, galt lange Zeit die sogenannte H3-Aslan-Kur. Grundlage dieser Kur, die in vielen Fällen durchaus erfolgreich ist, ist das Prokain. Es ist eigentlich ein lokales Betäubungsmittel, das hauptsächlich in der Zahnheilkunde verwendet wird. Außerdem ist Prokain der bevorzugte Stoff in der NEURALTHERAPIE. Im Gegensatz zu anderen Lokalanästhetika hat Prokain den Vorteil, daß es nur in geringem Maß toxisch (giftig) wirkt. Allerdings kann es manchmal allergische Reaktionen hervorrufen.

Prokain regt den Zellstoffwechsel an, wirkt auf den gesamten Organismus stimulierend und kann in gewisser Weise zu einer Regeneration beitragen.

PROSTATA-BESCHWERDEN

Die kastaniengroße Prostata oder Vorsteherdrüse des Mannes liegt unterhalb der Blase. Sie umgibt den oberen Teil der Harnröhre, über die der Urin aus der Blase ausgeschieden wird. Bei Männern über 50 wächst die Prostata oft zu Apfelgröße heran und führt zu Störungen bei der Blasenentleerung. Manchmal gehen dann nur noch geringe Mengen Urin ab, oder der Harndrang nimmt, vor allem nachts, zu. Die Blase entleert sich nicht vollständig, und es kommt zu einem lästigen Harntröpfeln. Zuweilen bereitet das Urinieren auch Schmerzen.

Eine Prostatavergrößerung ist kein Vorstadium des Prostatakrebses (siehe KREBS), andererseits aber geht die Prostatakarzinom mit einer vergrößerten Prostata einher. Selbst wenn man nur leichte Beschwerden hat, sollte man deshalb unbedingt einen Arzt aufsuchen und Blut und Urin untersuchen lassen. Je nach Ergebnis können auch noch weitere, genauere Untersuchungen notwendig sein.

Eine Entzündung der Vorsteherdrüse, eine sogenannte Prostatitis, tritt vor allem bei jungen Männern auf. Symptome dieser Infektion sind dumpfe Schmerzen im Unterleib und im Kreuz sowie in der Dammgegend. Der Patient fühlt sich unwohl und hat erhöhte Temperatur. Typisch sind häufiges und schmerzhaftes Wasserlassen, der Urin kann trüb oder blutig sein und stark riechen.

Was der Heilpraktiker rät

Zusätzlich zu einer konventionellen Therapie kann der Heilpraktiker bei Prostatabeschwerden heiße und kalte KOMPRESSEN sowie Sitzbäder empfehlen. Ferner wird er raten, viel Flüssigkeit zu sich zu nehmen, dabei aber Kaffee, schwarzen Tee und Alkohol zu meiden. SPORT UND TRAINING können einer Vergrößerung der Prostata vorbeugen.

PFLANZENHEILKUNDE Bei einer gutartigen Vergrößerung der Prostata, die Schwierigkeiten beim Wasserlassen verursacht, können harntreibend wirkende Pflanzen wie Gemeine Quecke, Schachtelhalm oder Goldrute Erleichterung bringen. Nicht nur bei akuten Beschwerden, sondern auch vorbeugend können Kürbissamen oder die roten Früchte der Sägepalme helfen. Ebenfalls lindernd wirken Brennessel, Zitterpappel und Weidenröschen.

AKUPUNKTUR Prostataprobleme können durch Akupunktur bestimmter Punkte meist auf dem Blasen- und Nierenmeridian sowie auf dem Konzeptions- und Lenkergefäß gebessert werden.

BIOCHEMISCHE SALZE Wenn es durch die Prostataprobleme zur INKONTINENZ kommt, ist *Natrium sulfuricum* hilfreich. *Calcium phosphoricum* hilft bei häufigem Harndrang und *Magnesium phosphoricum*, wenn der Harndrang durch Gehen oder Stehen verstärkt wird.

Standpunkt der Schulmedizin

Ein operativer Eingriff bringt bei einer gutartig vergrößerten Prostata Erleichterung, da anschließend der Harn wieder weitgehend normal fließen kann. Eine Prostatitis wird mit Antibiotika behandelt, die eventuell mehrere Wochen lang eingenommen werden müssen.

PSEUDOKRUPP

Dieser rauhe, bellende Husten, der mit angestrengtem, lautem Atmen einhergeht, kommt fast nur bei Kindern bis zu 6 Jahren vor. Typisch sind die hauptsächlich nächtlichen Hustenanfälle, die vor allem in der Winterzeit auftreten. Das Kind hat außerdem FIEBER, ist leicht reizbar und unruhig.

Warnung Dauert ein Anfall länger als 12 Stunden oder bekommt das Kind eine blasse, bläuliche Gesichtsfarbe und entwickelt Atemschwierigkeiten, muß sofort ein Arzt gerufen werden.

Was kann man selbst tun?

▶ Ein trockenes Raumklima verstärkt die Beschwerden. Das Kinderzimmer sollte daher nicht überheizt und regelmäßig gelüftet werden. Ein Luftbefeuchter oder auch ein Ionisator (siehe LUFTIONISATION) kann ebenfalls hilfreich sein.

Dampfinhalationen können die Symptome bei Pseudokrupp lindern. Man schließt Badezimmertür und -fenster, läßt heißes Wasser in die Badewanne oder das Duschbecken laufen und bleibt mit dem Kind auf dem Schoß so lange auf einem Stuhl im Badezimmer sitzen, wie der Dampf aufsteigt.

Warnung Das Kind dabei nie allein im Bad lassen!

Was der Heilpraktiker rät

Milchprodukte sollten weitgehend vom Speiseplan des Kindes gestrichen werden, da sie die Schleimbildung fördern und so zu einer Verschlimmerung der Symptome führen können. Die körpereigenen Abwehrkräfte kann der Heilpraktiker durch Vitamin-C-Gaben stärken. Einen ähnlichen Effekt erreicht man auch durch KNOBLAUCH.

PFLANZENHEILKUNDE Aus Huflattich läßt sich ein besänftigender Aufguß gegen Pseudokrupp zubereiten. Auch Dampfinhalationen, denen man Kamille, Thymian und Quendel zusetzt, lindern den Husten.

AROMATHERAPIE Je 2 Tropfen der ätherischen Öle von Eukalyptus und Sandelholz werden mit 1 TL Körperlotion vermischt. Damit reibt man die Brust des Kindes ein. Für Dampfinhalationen eignen sich auch die ätherischen Öle von Latschenkiefer und Eukalyptus.

Standpunkt der Schulmedizin

Pseudokrupp wird normalerweise durch eine Virusinfektion im Kehlkopf (siehe KEHLKOPFENTZÜNDUNG) hervorgerufen. Daher wird der Arzt Antibiotika nur dann verschreiben, wenn Komplikationen auftreten, z. B. die Gefahr einer Lungenentzündung besteht. Wenn das Kind heftige Beschwerden hat, kann es eine Zeitlang im Krankenhaus beobachtet werden.

PSI

Der britische Arzt Dr. George Laurence rief Ende der 60er Jahre die psionische Medizin, kurz PSI genannt, ins Leben. Ziel seiner Medizin ist es, durch verschiedene alternative Therapien Krankheitsursachen zu bekämpfen und nicht nur die Symptome mit Hilfe von Medikamenten zu unterdrücken. Zu den bevorzugten Therapien zählen WÜNSCHELRUTENDIAGNOSE, HOMÖOPATHIE und die MIASMENLEHRE, die davon ausgeht, daß eine Erkrankung häufig nur ein Symptom für ein tiefersitzendes Leiden ist. Im Zentrum von PSI steht die Stärkung der körpereigenen Selbstheilungskräfte.

PSYCHODRAMA

Die Idee für das Psychodrama lieferte dem Wiener Psychiater Jacob Moreno, einem Zeitgenossen Freuds, das Verhalten einer Schauspielerin. Wenn sie auf der Bühne ihre feindseligen Empfindungen in einer bösen Rolle ausdrücken konnte, war sie im wirklichen Leben weit eher in der Lage, ihre positiven Seiten zu zeigen. Aus dieser Erkenntnis zog Moreno den Schluß, daß Menschen, die zusammen mit anderen bedrohliche und schwierige Situationen durchspielen, anders als im wirklichen Leben ihren Gefühlen freien Lauf lassen würden. Daraus entstand schließlich das Psychodrama als eine Form der PSYCHOTHERAPIE.

Beim Psychodrama spielen sich die Gruppenteilnehmer gegenseitig ihre realen Lebensrollen und -situationen vor. Die Scheu, Emotionen zuzulassen, fällt durch die Form des Theaterspiels weg.

Das Psychodrama kann eine sehr intensive Erfahrung sein, bei der man sich starken Gefühlen aussetzt. Die Leitung durch einen qualifizierten und erfahrenen Therapeuten ist daher unumgänglich. Seine Aufgabe besteht darin, den Gruppenmitgliedern zu helfen, die Rolle, die sie spielen, zu analysieren und die Gefühle, die sie dabei gegenüber den im Spiel integrierten realen Personen haben, zu klären. Viele Teilnehmer an einer solchen Therapie behaupten, durch das Psychodrama gelernt zu haben, mit ihren Gefühlen auf konstruktive Weise umzugehen (siehe auch HUMANISTISCHE PSYCHOLOGIE).

Durch das Rollenspiel beim Psychodrama kommen häufig sehr intensive Gefühle, die man sich im realen Leben meist verbieten und unterdrücken muß, an die Oberfläche und können ausgelebt werden.

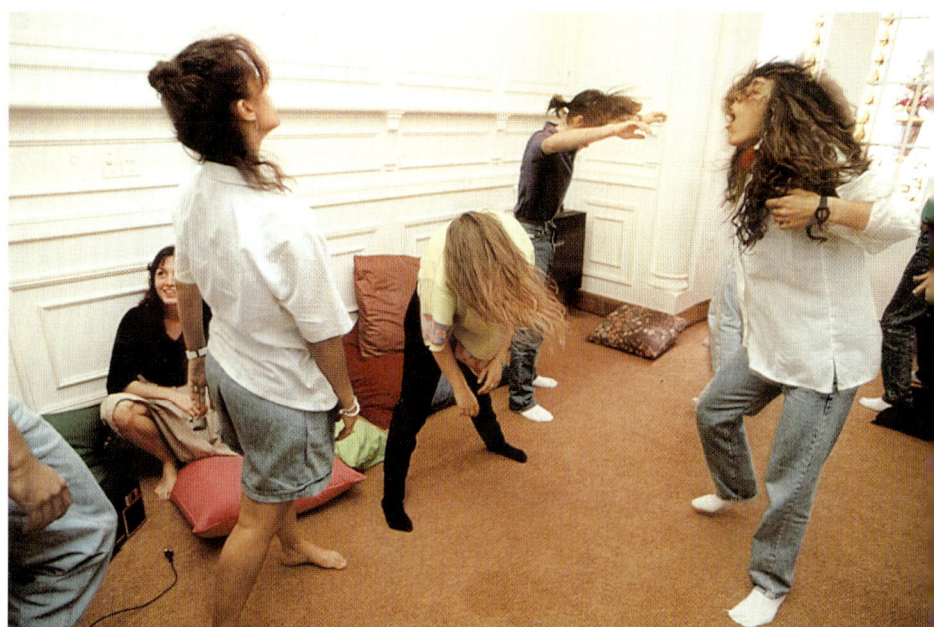

Die heilende Kraft der Pflanzen

Die Verwendung von Pflanzen und Kräutern zu Heilzwecken ist wohl so alt wie die Menschheit. Und selbst heute noch werden nach Schätzungen der Weltgesundheitsorganisation weltweit drei- bis viermal so häufig Krankheiten und Verletzungen mit pflanzlichen Mitteln wie mit anderen medizinischen Methoden kuriert. Auch in den Industriestaaten, in denen eine Vielzahl chemischer Arzneimittel entwickelt wurde, sind immer noch mehr als die Hälfte aller Präparate pflanzlicher Natur.

Anders als bei den meisten modernen Menschen ist bei den Naturvölkern das traditionelle Wissen um die Pflanzen und ihre Heilkräfte nach wie vor lebendig. Seit Jahrtausenden wird es von einer Generation an die nächste weitergegeben. Daß sich auch die Menschen in den alten Hochkulturen mit der Heilkraft der Natur auskannten, belegen zahlreiche überlieferte Schriften, in denen man das tradierte Wissen festhielt. Die ältesten Beschreibungen von heilkräftigen Pflanzen stammen aus dem Zweistromland und aus Ägypten und werden um die Mitte des 4. Jahrtausends v. Chr. datiert. Im babylonischen Reich kannte man bereits rund 250 Arzneipflanzen, die bei den verschiedensten Krankheiten helfen sollten. Und im alten Ägypten heilte man nicht nur Krankheiten, sondern versuchte sogar schon, ihnen mit Hilfe bestimmter Pflanzen vorzubeugen. So erhielten beispielsweise die Heerscharen von Sklaven, die die ägyptischen Pyramiden errichten mußten, jeden Tag eine bestimmte Menge Knoblauch, der nicht nur ihre Leistungskraft stärken, sondern sie auch gegen die damals weitverbreiteten ansteckenden Fieberkrankheiten und Infektionen schützen sollte.

Vor allem den Griechen ist es zu verdanken, daß die antike Pflanzenheilkunde nicht in Vergessenheit geriet. Zwei ihrer wichtigsten Vertreter waren Dioskurides und Galen. Dioskurides verfaßte im 1. Jh. ein fünfbändiges Arzneimittellehrbuch, das bis ins 16. Jh. Vorbild für alle Arzneibücher war. Er machte vor allem darauf aufmerksam, daß man Arzneipflanzen unter bestimmten Bedingungen und zu bestimmten Jahreszeiten sammeln muß, um deren beschriebene Wirksamkeit zu garantieren. Sein Zeitgenosse Galen wiederum gab wichtige Hinweise, wie die Arzneien zubereitet werden sollten.

Im Mittelalter waren es die Klöster, die die Tradition der antiken Heilkunst bewahrten und fortsetzten. Jedes Kloster hatte seinen Kräutergarten und eine Krankenstation, in der auch Laien gesund gepflegt wurden. Erst mit dem Entstehen der Universitäten wurde die Heilkunst zu einem weltlichen Beruf. Doch auch die Ärzte verordneten ihren Patienten weiterhin hauptsächlich pflanzliche Heilmittel.

Ein Umschwung in der Heilkunde setzte im 19. Jh. mit der Entwicklung der Chemie ein. Man begann, die Bestandteile von Arzneipflanzen zu untersuchen, und zu Beginn des 20. Jh. schlug dann die Geburtsstunde der synthetisch hergestellten Arzneimittel. Man orientierte sich an den aus den Pflanzen isolierten Arzneistoffen und baute sie entweder genau nach oder verwendete sie als Derivate, indem man sie in ihrer Struktur modifizierte. Mit dieser neuen Möglichkeit, Arzneimittel zu synthetisieren, begann das Mauerblümchendasein der Pflanzenheilkunde.

Vertreter der Naturheilkunde und Heilpraktiker verwendeten jedoch auch in Zeiten chemischer Vorherrschaft nach wie vor die Gesamtpflanze als Heilmittel. Inzwischen hat allgemein eine Rückbesinnung auf natürliche Heilmethoden stattgefunden, da sich gezeigt hat, daß die chemischen Mittel häufig unangenehme, wenn nicht gar gesundheitsschädigende Nebenwirkungen haben können. Pflanzliche Arzneimittel dagegen stehen in dem Ruf, weitgehend nebenwirkungsfrei zu sein.

Die moderne Pflanzenheilkunde

Das wachsende Gesundheitsbewußtsein hat der Naturheilkunde und damit gerade der Pflanzenheilkunde zum erneuten Aufschwung verholfen. Pflanzliche Heilmittel gelten als weniger riskant, und für viele Menschen ist es heute

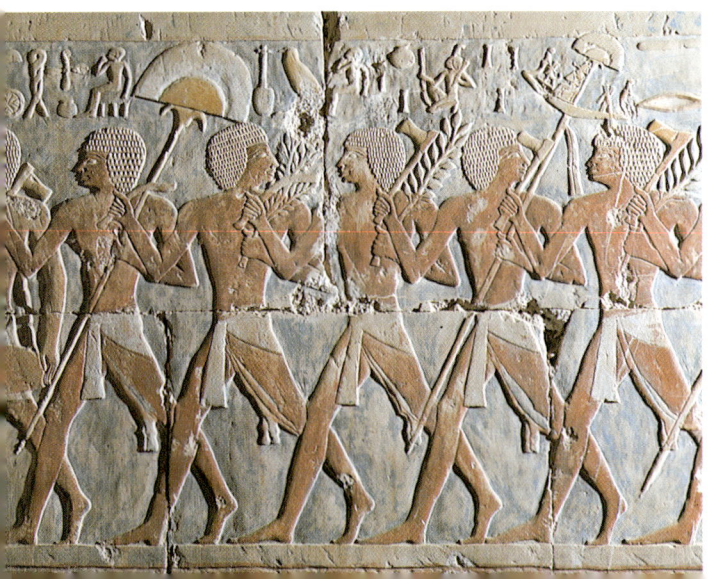

Die Pflanzenheilkunde stand im alten Ägypten hoch im Kurs. Das Wandgemälde im Tempel der Königin Hatschepsut in Dair Al Bahri zeigt, wie die Ägypter von einer Reise in das sagenhafte Weihrauchland Punt mit wertvollen Kräutern und Pflanzen zurückkehren.

selbstverständlich, daß sie vor allem harmlose Alltagsbeschwerden zunächst mit Pflanzenheilmitteln zu lindern versuchen. Reformhäuser und Naturkostläden, die Pflanzenprodukte anbieten, schießen wie Pilze aus dem Boden, und in den Apotheken gibt es schon spezielle Abteilungen mit rezeptfreien Heilpflanzenpräparaten und anderen Naturprodukten.

Die moderne Pflanzenheilkunde hat sich keineswegs auf den traditionellen, jahrhundertealten Erkenntnissen ausgeruht. Auch hier ging die Forschung weiter. Schon im 18. und 19. Jh. erweiterten die europäischen Kräuterspezialisten ihren Arzneimittelschrank um Pflanzen aus der Neuen Welt und lernten von der dortigen Bevölkerung, wie sie anzuwenden waren. Außerdem haben internationale wissenschaftliche Untersuchungen inzwischen die Heilkraft der Pflanzen bestätigt und durch stoffliche Analysen erklärt. Damit steht die Pflanzenheilkunde auf einem abgesicherten und anerkannten Fundament.

Mit der stärker wissenschaftlich orientierten Forschung erhielt die Pflanzenheilkunde einen neuen Namen: Phytotherapie (von griechisch *phyton*, Pflanze, und *therapeia*, Heilbehandlung). Auch die Zahl der Pflanzenheilkundigen oder Phytotherapeuten – seien es ausgebildete Ärzte oder Heilpraktiker – hat wieder stark zugenommen. Sie wissen um die Wirkungsweise der jeweiligen Pflanzen und können ein breites Spektrum an Krankheiten behandeln. Und internationale wissenschaftliche Organisationen wie die *European Scientific Cooperative for Phytotherapy (ESCOP)* mit Sitz in den Niederlanden fördern das Studium der Pflanzenheilkunde und ihrer Anwendungsbereiche.

Phytotherapeuten setzen nur natürliche Ausgangsstoffe ein. In ihren Augen geht die Pharmaindustrie bei ihrer Suche nach den sogenannten heilaktiven Bestandteilen der Pflanzen von einem falschen Ansatz aus. Phytotherapeuten halten es für sicherer und wirksamer, die ganze Pflanze mit allen ihren Wirkstoffkombinationen zu verwenden anstatt synthetisch hergestellte Extrakte oder künstliche Mixturen.

Wann hilft die Pflanzenheilkunde?

In der Pflanzenheilkunde wird eine Krankheit nicht summarisch, sondern in ihrer jeweiligen individuellen Symptomausprägung betrachtet. Daher wird die Behandlung stets auf die ganz besonderen Erfordernisse des Einzelfalls abgestimmt, d. h., der Phytotherapeut muß die jeweiligen Möglichkeiten sorgfältig abwägen. Herzmittel ist z. B. nicht gleich Herzmittel. Was dem einen Patienten hilft, muß nicht automatisch auch beim anderen angebracht sein.

Die Pflanzenheilkunde hat ein breitgefächertes Wirkungsfeld, das von ganz alltäglichen Befindlichkeitsstörungen über altersbedingte Beeinträchtigungen der Gesundheit bis zu schweren Krankheiten reicht. Pflanzen können u. a. bei LEBERERKRANKUNGEN und GALLENSTEINEN helfen, wirken regulierend bei VERDAUUNGSSTÖRUNGEN, lindernd bei Erkrankungen des Nervensystems und beruhigend bei SCHLAFSTÖRUNGEN. KREISLAUFSTÖRUNGEN zählen ebenso zum Indikationsbereich wie Blutdruckunregelmäßigkeiten (siehe BLUTDRUCK) und Durchblutungsstörungen, NIERENBESCHWERDEN, BLASENBESCHWERDEN oder gynäkologische Erkrankungen. Auch bei chronischen Erkrankungen wie RHEUMA, MIGRÄNE und be-

stimmten HAUTKRANKHEITEN werden pflanzliche Heilmittel eingesetzt. Reicht eine Phytotherapie allein nicht aus, um die jeweilige Krankheit erfolgreich zu bekämpfen, können ergänzend noch andere naturheilkundliche Behandlungsmethoden angewendet werden.

Besuch beim Phytotherapeuten

Beim ersten Besuch wird der Arzt oder Heilpraktiker eine sogenannte Anamnese, eine Krankenvorgeschichte des Patienten, erstellen. Er wird sich nach dem allgemeinen Gesundheitszustand und nach den Ernährungsgewohnheiten erkundigen und fragen, ob der Patient ausreichend BEWEGUNG hat, z. B. durch regelmäßigen Sport, und ob er unter STRESS leidet. Er mißt den Blutdruck und führt eine allgemeine Untersuchung durch. Wenn er sich ein umfassendes Bild vom Patienten gemacht hat, wird er grundsätzliche Ratschläge geben, wie der Allgemeinzustand verbessert werden kann. Dann verschreibt er ein geeignetes pflanzliches Medikament – in Form von Tabletten, Tee, Tinktur, Lotion oder Salbe – und gibt genaue Anwendungs- und Dosierungshinweise. Je nachdem, wie der Patient auf das jeweilige Mittel anspricht, können die Verordnungen in der Folgezeit präzisiert oder verändert werden.

Pflanzenpräparate wirken grundsätzlich langsamer als chemisch-synthetische Medikamente, da sie weniger hoch konzentriert sind. Da sie jedoch die körpereigenen Heilkräfte stärken, fühlen sich viele Patienten schon bald besser.

Standpunkt der Schulmedizin

Die Pflanzenheilkunde ist der Vorläufer der modernen Arzneimittellehre. Sie umfaßt stark wirksame Arzneipflanzen wie Fingerhut oder Tollkirsche sowie schwach wirksame wie Kamille, Pfefferminze und viele andere. Pflanzliche Mittel sind – genau wie andere Medikamente – nicht immer so ungefährlich, wie behauptet wird. Vor allem unter Laien ist der Irrtum weit verbreitet, daß eine Selbstmedikation von Pflanzenmitteln – gerade in Form einfacher Tees – grundsätzlich unschädlich sei. Dabei wird jedoch vergessen, daß in der Medizin alles eine Frage der Dosierung ist. Jeder Gebrauch eines Heilmittels über einen längeren Zeitraum kann zu unerwünschten Nebenwirkungen führen.

Eine bestimmungsgemäß durchgeführte Anwendung der Pflanzenheilkunde ist jedoch risikoarm. Durch die Ergebnisse der medizinischen und chemischen Forschung ist die Bedeutung und Gültigkeit der Pflanzenheilkunde gesichert.

Pflanzen – richtig genutzt

Es gibt eine Vielzahl von Pflanzen und Kräutern, mit denen man kleinere Beschwerden selbst kurieren und Gesundheitsproblemen vorbeugen kann. Eine der wertvollsten Pflanzen aus medizinischer Sicht ist der KNOBLAUCH, auch wenn sich an seinem Geschmack und Geruch die Geister scheiden. Knoblauch enthält eine Reihe verschiedener Nährstoffe und schützt wirksam gegen Bakterien-, Pilz- und Virusinfektionen, vor allem im Verdauungs- und Atmungssystem.

Viele Pflanzen und Kräuter kann man in gebrauchsfertiger Form kaufen. Der Beipackzettel gibt Informationen über die Zusammensetzung, den Anwendungsbereich und die empfohlene Dosierung. Man kann sich einen KRÄUTERTEE oder ein anderes pflanzliches Mittel aber auch selbst zubereiten.

Warnung Einen Pflanzenabsud oder -aufguß (siehe unten) sollte man ohne Absprache mit einem Phytotherapeuten nicht länger als 1 Woche zu sich nehmen.

Absud Ein Absud oder eine Abkochung empfiehlt sich bei verholzten harten Pflanzenteilen wie Wurzeln oder Rinde. Die löslichen Wirkstoffe gehen dabei ins Wasser über. Man gibt 1 gehäuften TL der getrockneten Pflanze in einen Topf aus Edelstahl oder Email. Auf keinen Fall einen Aluminiumtopf verwenden! Man fügt 0,5 l kochendes Wasser hinzu, läßt alles zusammen noch einmal aufkochen und 10–15 Minuten sieden. Dann gießt man den Absud durch ein Sieb und trinkt ihn möglichst heiß.

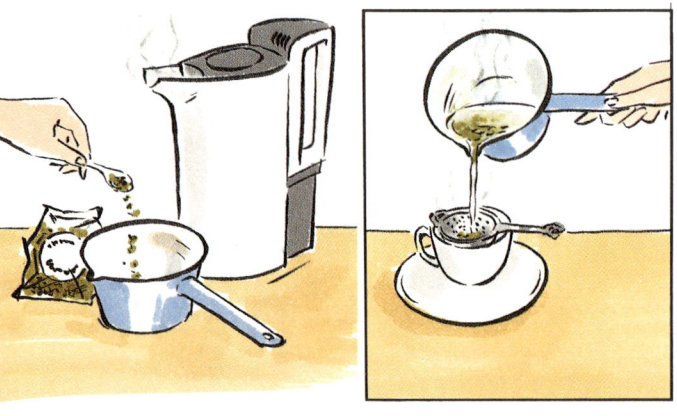

Für einen Absud werden getrocknete Kräuter mit kochendem Wasser übergossen. Man läßt alles aufkochen, 10–15 Minuten sieden und gießt es dann durch ein Sieb in eine Tasse.

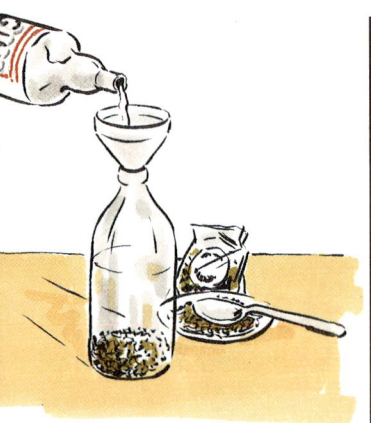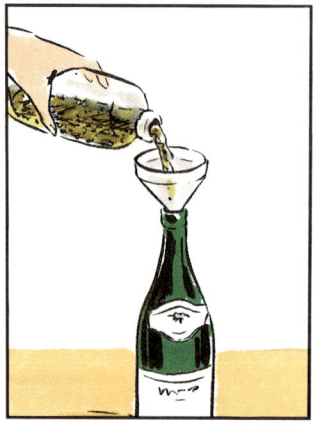

Für eine Tinktur werden gemahlene oder kleingeschnittene getrocknete Kräuter mit Alkohol übergossen und 2 Wochen lang an einen warmen Ort gestellt. Danach wird die Tinktur gefiltert und in einem verschlossenen Gefäß aufbewahrt.

Aufguß Der Aufguß ähnelt der normalen Teezubereitung. Man wärmt eine Teekanne an, gibt pro Tasse 1 gehäuften TL frische oder getrocknete Kräuter hinein und gießt mit kochendem Wasser auf. Abgedeckt läßt man den Aufguß 10–15 Minuten ziehen und gießt ihn dann durch ein Sieb. Heiß und ungesüßt trinken.

Tinktur Phytotherapeuten verschreiben am häufigsten Tinkturen auf Alkoholbasis. Sie halten lang, sind hoch konzentriert und werden in kleinen Dosen eingenommen. Man kann sie auch selbst herstellen. Dazu gibt man etwa 120 g gemahlene oder kleingeschnittene getrocknete Kräuter in ein verschließbares Gefäß, gießt 600 ml 40%igen Alkohol, etwa Wodka oder Gin, darüber und stellt die Mischung, die man 2mal täglich gut durchschütteln sollte, verschlossen 2 Wochen lang an einen warmen Ort. Danach gießt man die Tinktur durch ein Sieb in eine dunkle Flasche und bewahrt sie darin gut verschlossen auf.

Kräuterkompressen und -umschläge Sie helfen bei Wunden, Prellungen, Schnittverletzungen und lokalen Infektionen. Die Wirkstoffe der Pflanzen werden dabei über die Haut aufgenommen.

Für eine Kompresse tränkt man ein sauberes Leinen- oder Baumwolltuch oder ein Stück Verbandwatte mit einem heißen Aufguß oder Absud aus entzündungshemmenden Pflanzen wie Ringelblume oder Leinsamen. Die Kompresse wird auf die betroffene Stelle aufgelegt und mit einer Wärmflasche warm gehalten.

Für einen Umschlag kann man frische Kräuter direkt oder auf einem Stück Mull auf die Haut legen. Nimmt man getrocknete Pflanzen, rührt man sie mit heißem Wasser zu einem Brei an und verfährt ansonsten genauso. Mit einer Wärmflasche hält man den Umschlag warm. Pflanzen wie Beinwell und Ulmenrinde lindern Schmerzen, ziehen Eiter aus einer Wunde, bringen Entzündungen zum Abklingen und fördern den Heilungsprozeß.

Salben Für Salben werden Kräuter oder Pflanzentinkturen mit Grundstoffen wie Bienenwachs, gebleichtem Wachs, Vaseline, Öl oder Fett gemischt. Äußerlich angewandt, können z. B. Beinwell- oder Ringelblumensalbe den Wundheilungsprozeß fördern und Hautentzündungen lindern.

Kapseln Hülsen aus Gelatine werden mit feingemahlenen Kräutern, extrahiertem Pflanzensaft oder -öl gefüllt. Knoblauchkapseln sind z. B. für all jene geeignet, die die Heileigenschaften des Knoblauchs nutzen möchten, die Pflanze aber in ihrer ursprünglichen frischen Form nicht sonderlich schätzen.

Ätherische Öle Diese hochkonzentrierten Pflanzenöle werden gern für MASSAGEN benutzt, man kann ihren Duft aber auch inhalieren oder sie für Kompressen verwenden. Öle von garantierter Reinheit sind zum Einnehmen geeignet. Eine besonders günstige Wirkung und manchmal spontane Besserung können ätherische Öle bei nervösen Beschwerden wie DEPRESSIONEN, STRESS und damit verbundenen Symptomen wie KOPFSCHMERZEN und SCHLAFLOSIGKEIT erzielen. Auch bei SCHMERZEN, ARTHRITIS und MUSKELKRÄMPFEN oder bei Hautproblemen wie EKZEMEN und AKNE können ätherische Öle helfen. In diesen Fällen ist aber eine Anwendung über einen längeren Zeitraum nötig. Fast alle ätherischen Öle wirken antiseptisch. Neben der Heilwirkung schätzt man vor allem ihre sanft anregende oder beruhigende Wirkung und das Gefühl von Harmonie und Wohlbehagen, das sie vermitteln.

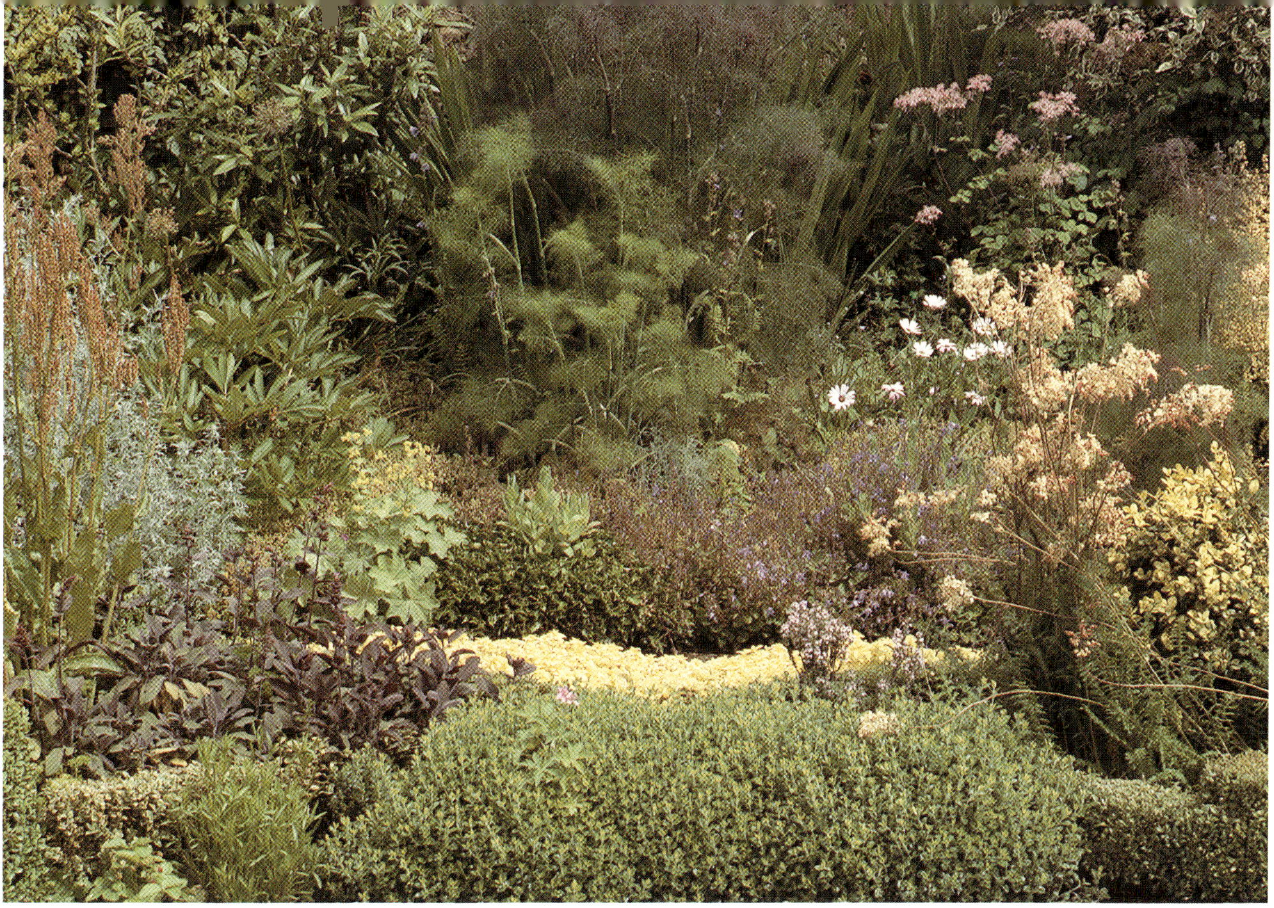

Der eigene Kräutergarten

Frische, würzige Kräuter sind eine willkommene Bereicherung des gesunden Speisezettels. Das Anlegen und Pflegen eines Kräutergartens macht darüber hinaus viel Freude. Die meisten Kräuter sind unproblematisch zu ziehen. Die Sonnenseite einer Mauer oder Hecke ist ein idealer Platz für ein Kräuterbeet. Hier stehen die einzelnen Kräuter auf etwa 2 m Länge und 1 m Breite im Abstand von 45 cm. Größere Pflanzen dürfen keinen Schatten auf die kleinwüchsigen werfen.

Die meisten Kräuter brauchen viel Sonne. Der Boden sollte nährstoffreich sein und das Wasser gut abfließen können. Eine dünne Mulchschicht aus Gartenkompost versorgt die Pflanzen ausreichend mit allen Nährstoffen, die sie brauchen, um ihr Aroma zu entwickeln.

Viele Pflanzen sind auch eine Zierde für jeden Garten. Hier bilden Buchsbaum, Walderdbeeren, Majoran, Purpurblättriger Salbei, Sauerampfer, Wermut, Frauenmantel und Fenchel eine dekorative Einheit.

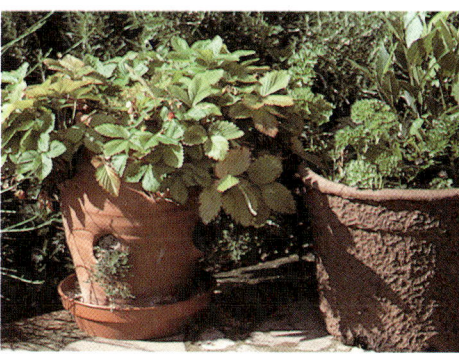

Viele Pflanzen gedeihen auch gut in Töpfen oder Blumenkästen.

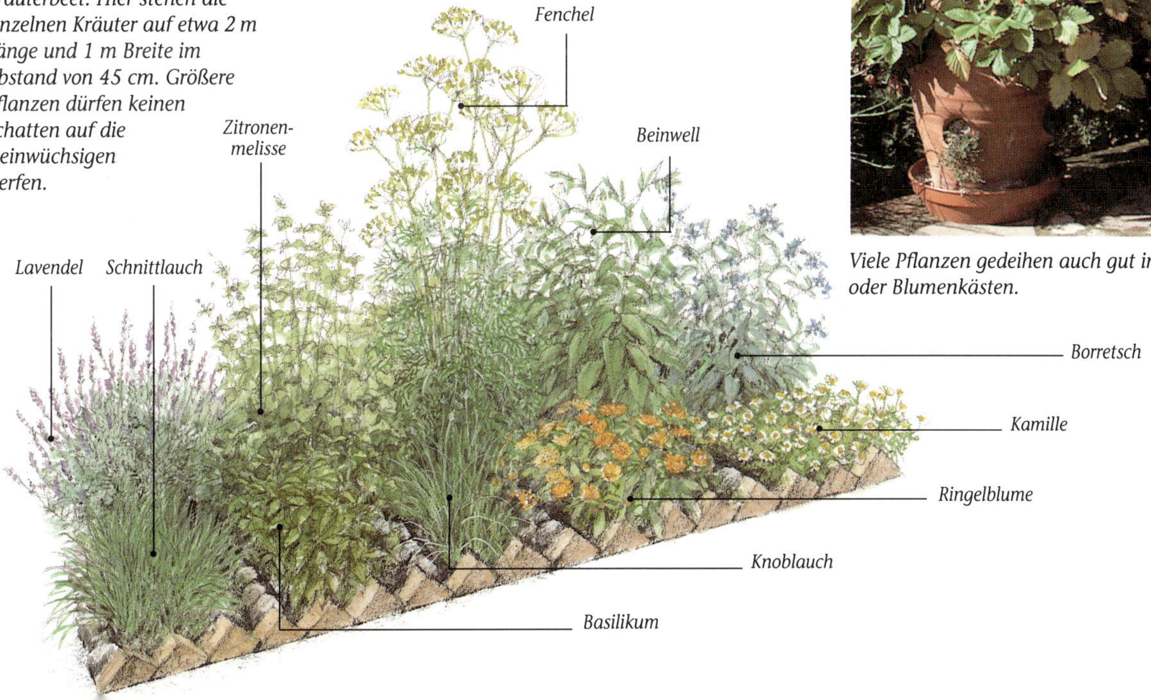

Fenchel

Zitronen-melisse

Beinwell

Lavendel   Schnittlauch

Borretsch

Kamille

Ringelblume

Knoblauch

Basilikum

267

Kräuter für die Gesundheit

Für die nachfolgenden Kräuter werden Tips für den Anbau sowie für ihre medizinische Verwendung gegeben.

Basilikum Einjährige Pflanze, gedeiht sehr gut in Töpfen, Blumenkästen oder Gewächshäusern; wirkt verdauungsfördernd und lindernd bei Magenkrämpfen.

Beinwell Im Frühjahr und Herbst die Wurzeln ausgraben, der Länge nach aufschneiden und bei mäßiger Hitze (etwa 50 °C) trocknen lassen. Beinwellsalbe und -umschläge fördern den Heilungsprozeß bei Verletzungen.

Borretsch Sät sich leicht selbst aus, man muß die Pflänzchen nur pikieren; eignet sich als Tee bei RHEUMA und Entzündungen der Atemwege.

Fenchel Eine Pflanze oder einen Setzling kaufen; nicht in die Nähe von Dill setzen, da sich die Samen gegenseitig befruchten und man Hybriden erhält. Die Samen und Blätter helfen bei VERDAUUNGSSTÖRUNGEN, SCHLAFLOSIGKEIT, ÜBELKEIT UND ERBRECHEN.

Kamille Wird aus Samen gezogen; Tee aus den frischen oder getrockneten Blüten hilft bei Verdauungsbeschwerden, ein Umschlag gegen Entzündungen.

Kapuzinerkresse Aus Samen ziehen; die Blätter sind reich an Vitamin C und können im Salat gegessen werden; gut gegen leichtere Atemwegsentzündungen. Die getrockneten Samen kann man gemahlen als Gewürz verwenden.

Knoblauch Benötigt humusreichen Boden; die Knoblauchzehen werden Anfang Oktober oder März gesetzt, im folgenden Sommer kann man ernten.

Lavendel Zur Anzucht nimmt man einen Ableger. Die Blüten enthalten ein sehr entspannendes ätherisches Öl und können als Tee oder Badezusatz verwendet werden; gut gegen HUSTEN, KOPFSCHMERZEN, BLÄHUNGEN, RHEUMA und als Antiseptikum.

Majoran Majoran und seine Wildform Oregano lassen sich gut aus Samen, Ablegern oder durch Wurzelteilung ziehen. Die winterharte Pflanze benötigt einen trockenen, warmen Standort. Lindert ERKÄLTUNGEN, VERDAUUNGSSTÖRUNGEN und schwächere Entzündungen der Atemwege.

Pfefferminze Die Pflanze breitet sich auf feuchtem, nährstoffreichem Boden rasch aus; gutes Heilmittel bei Verdauungsbeschwerden sowie bei einer beginnenden ERKÄLTUNG. Schwarze Pfefferminze hilft gegen KOPFSCHMERZEN, STRESS, VERSTOPFUNG, BLÄHUNGEN, SCHLAFLOSIGKEIT, ÜBELKEIT UND ERBRECHEN.

Ringelblume Läßt sich leicht aus Samen ziehen; die Pflänzchen müssen dann auf etwa 25 cm Abstand ausgedünnt werden. Die Blüten helfen bei lokalen Hautentzündungen, kleineren Verbrennungen und Verbrühungen.

Rosmarin Benötigt leichten, kalkhaltigen Boden; etwas gemahlene Kreide oder ein paar Eierschalen sind ein ausreichender Dünger. Der Tee wirkt gegen KOPFSCHMERZEN, Neuralgien, ERKÄLTUNGEN und als antiseptisches Mittel zum Gurgeln.

Salbei Purpurblättriger Salbei ist ein gutes Mittel zum Gurgeln und auch als Wundlotion geeignet. Salbeitee hilft gegen VERDAUUNGSSTÖRUNGEN, Beklemmungen, DEPRESSIONEN und übermäßiges SCHWITZEN.

Schnittlauch Man kauft eine Pflanze oder sät aus; den Stock jedes Jahr teilen, damit er nachtreibt; wirkt appetitanregend und verdauungsfördernd und hilft bei Infektionen und BLUTARMUT.

Thymian Braucht nur wenig Platz und gedeiht auch gut in Töpfen oder Blumenkästen; vermehrt sich durch Ableger oder Seitentriebe. Als stark antiseptisches Gurgelmittel wirkt er schleimlösend bei HUSTEN und KATARRH.

Zitronenmelisse Läßt sich aus Samen oder Ablegern ziehen; der Tee wirkt bei nervöser ERSCHÖPFUNG erfrischend und hilft bei VERDAUUNGSSTÖRUNGEN, KOPFSCHMERZEN, ÜBELKEIT UND ERBRECHEN.

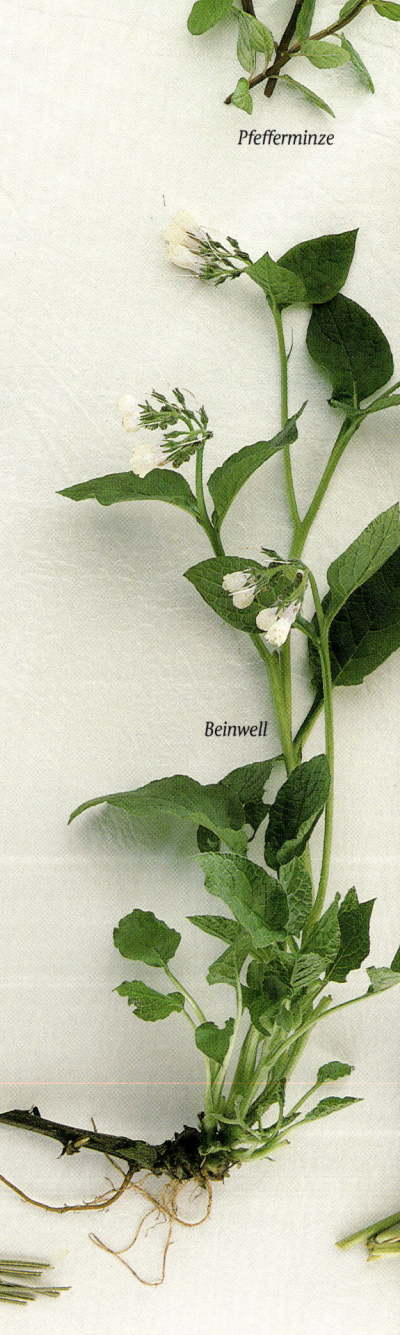

Pfefferminze

Beinwell

Lavendel

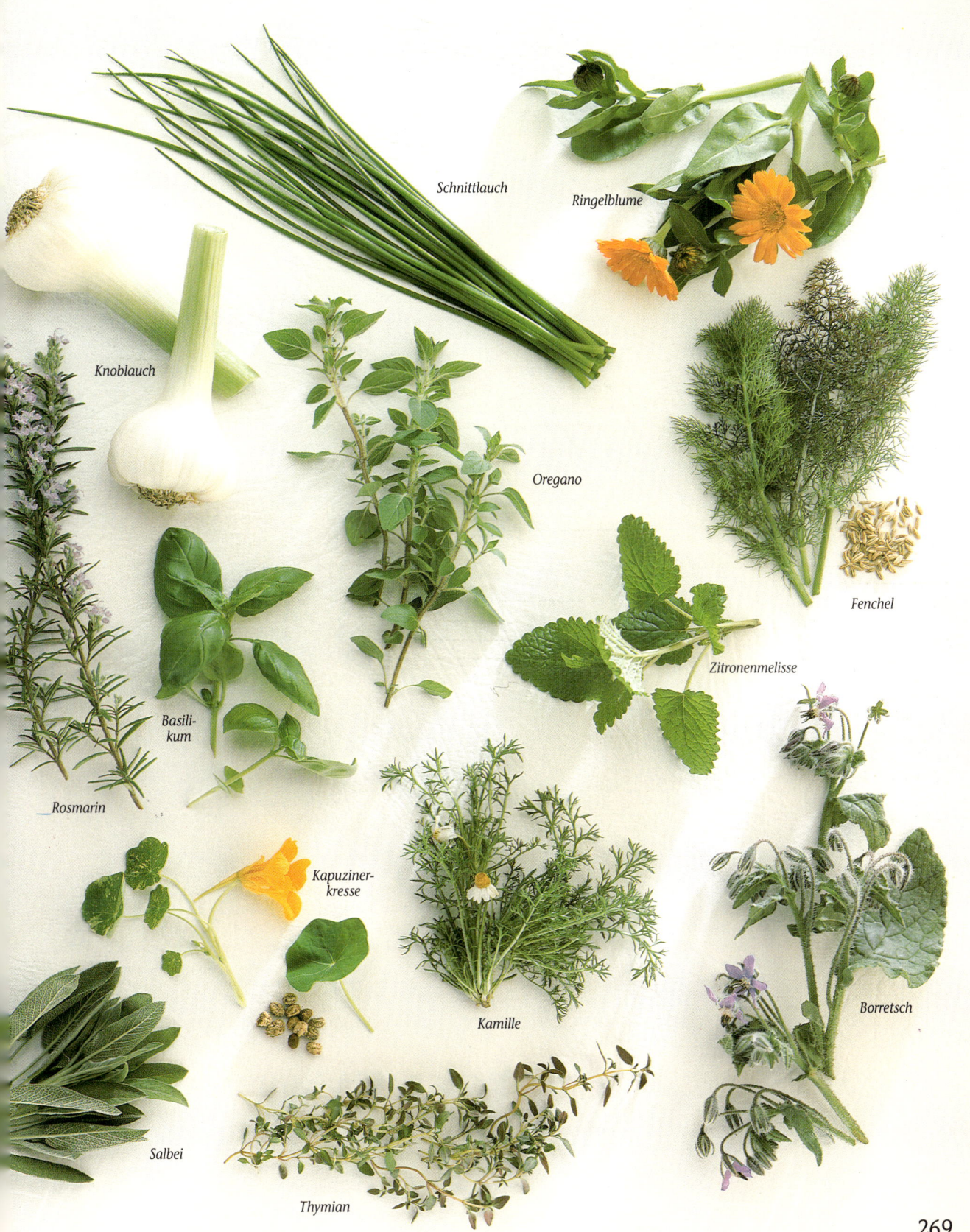

Schnittlauch

Ringelblume

Knoblauch

Oregano

Fenchel

Zitronenmelisse

Basili-
kum

Rosmarin

Kapuziner-
kresse

Borretsch

Kamille

Salbei

Thymian

PSYCHOSOMATIK

Am Thema psychosomatische Krankheiten scheiden sich in der Medizin die Geister. Die einen sind davon überzeugt, daß alle Krankheiten psychosomatisch sind, d. h. einen seelischen Hintergrund haben und Körper und Psyche gleichermaßen betreffen. Die anderen lehnen die Psychosomatik grundsätzlich ab, was sogar so weit geht, daß dieser Zweig der Medizin in den entsprechenden Lehrbüchern nicht einmal erwähnt wird.

Der Begriff Psychosomatik – von griechisch *psyche*, Seele, und *soma*, Körper – wurde erst Anfang dieses Jahrhunderts populär. Er trat an die Stelle von Bezeichnungen wie organische Neurose oder Herzneurose, mit denen man früher den Zusammenhang zwischen körperlichen Krankheiten und seelischen Faktoren deutlich zu machen versuchte.

Beschwerden, die mit STRESS zusammenhängen, wie ASTHMA und MIGRÄNE, werden nach der Lehre der Psychosomatik im wesentlichen durch den Körper selbst ausgelöst: zum einen durch eine gesteigerte Hormonproduktion, die in verschiedenen Körperteilen Veränderungen verursacht, zum andern durch eine Hyperaktivität des Nervensystems, die dazu führt, daß zuviel Adrenalin in den Blutkreislauf gelangt.

Diese beiden Vorgänge werden im Körper auch immer dann in Gang gesetzt, wenn sich Wut, DEPRESSIONEN, Schuldgefühle und Haß anstauen oder erst verspätet zum Ausdruck gebracht werden. Wer beispielsweise seine Wut auf einen anderen Menschen – sei es der Ehemann oder der Chef – nicht artikulieren kann, leitet die angestaute Spannung in verschiedene Körperteile. Dies wiederum führt zu einer ganzen Reihe von Symptomen, z. B. zu nervösem Augenzwinkern, Muskelzucken, ZÄHNEKNIRSCHEN, KOPFSCHMERZEN, Magendrücken und DURCHFALL. Halten die Symptome an, können sich daraus ernsthaftere Krankheiten entwickeln, beispielsweise hoher BLUTDRUCK und Magengeschwüre (siehe GESCHWÜRE). Unterdrückte Trauer um einen geliebten Menschen kann ATEMWEGSERKRANKUNGEN verursachen.

Hinter psychosomatischen Krankheiten steht häufig das subjektive Empfinden, sich nicht im Griff zu haben. Viele Selbsthilfetherapien zielen deshalb darauf ab, die GEIST-KÖRPER-HARMONIE günstig zu beeinflussen. Sie können vor allem Patienten helfen, die gleichzeitig an mehreren psychosomatischen Krankheiten leiden. Bis vor kurzem kannte man als Behandlungmöglichkeit nur eine Kombination aus Beruhigungsmitteln und PSYCHOTHERAPIE. Mittlerweile werden eine Vielzahl sehr wirksamer alternativer Heilmittel eingesetzt.

Was der Heilpraktiker rät

AUTOGENES TRAINING Die Heilerfolge bei streßbedingten körperlichen Beschwerden sind außerordentlich groß. Bei einigen psychosomatischen Krankheiten, die sich in Schmerzen ohne erkennbare Ursache äußern, kann es jedoch sehr lange dauern, bis die Behandlung anschlägt.

BACH-BLÜTENTHERAPIE Um das richtige Mittel zu wählen, muß man herauszufinden versuchen, welche Verbindungen zwischen den körperlichen Beschwerden und dem jeweiligen geistigen oder emotionalen Zustand bestehen. Dazu muß man seine Gefühle so ehrlich wie möglich analysieren und darf anhaltende und sich vertiefende emotionale Zustände auf keinen Fall ignorieren.

HYPNOSETHERAPIE Die Wirksamkeit der Hypnosetherapie wurde bereits in zahllosen Untersuchungen nachgewiesen. Die Therapeuten versuchen, zur Wurzel des Problems vorzustoßen, indem sie den Patienten das auslösende Ereignis noch einmal durchleben lassen. Dies trägt ganz wesentlich zum Heilungsprozeß bei. Auch mit Selbsthypnose (siehe AUTOSUGGESTION) kann man bei psychosomatischen Beschwerden gute Erfolge erzielen.

TANZTHERAPIE Hier geht es zunächst darum, die Emotionen, die zu den Beschwerden geführt haben, zu akzeptieren. Anschließend sucht man in Form von Bewegungen nach positiven Möglichkeiten, diese Gefühle auszudrücken und anderen mitzuteilen.

PSYCHO-SYNTHESE

Etwa zur Zeit des Ersten Weltkriegs begann der italienische Psychiater Roberto Assagioli (1888–1974) die Prinzipien der Psychosynthese zu entwickeln. Assagioli war ursprünglich ein Anhänger Sigmund Freuds, wandte sich dann aber einer optimistischeren Betrachtungsweise der menschlichen Psyche zu. Seiner Ansicht nach liegt es in der Natur des Menschen, eine harmonische und ausgeglichene Persönlichkeit zu entwickeln und sein gesamtes Potential zur Entfaltung zu bringen.

Assagioli akzeptierte zwar die entscheidende Rolle, die den tieferen Schichten des Unbewußten zukommt. Das sind jene Persönlichkeitsaspekte aus der frühen Kindheit, die man sich im Lauf des Lebens erst noch bewußtmachen muß oder die ignoriert werden, weil sie beängstigend und unbequem sind. Doch er glaubte auch an eine Art höheres Unbewußtes im Menschen, das von den Psychologen meist nicht beachtet wird. Mit der Psychosynthese wollte er dieses Ungleichgewicht korrigieren.

Er maß den geistigen Bedürfnissen und der Entwicklung dieses sogenannten transpersonalen Selbst einen höheren Stellenwert bei. Damit definierte er die Identität eines jeden Menschen neu. Er ist nicht mehr nur mit der Befriedigung seiner eigenen Bedürfnisse beschäftigt, sondern handelt aus einem Empfinden der Liebe, der Harmonie und der Zusammengehörigkeit mit anderen und der ganzen Natur heraus.

Dieser Prozeß der Selbstentwicklung ist das Ziel der Psychosynthese. Es verlangt Phantasie und Willenskraft, wobei damit nicht nur das Durchsetzungsvermögen, sondern auch der gute Wille und ein tiefer Wunsch nach Veränderung und persönlicher Weiterentwicklung gemeint sind.

Wann hilft diese Therapie?

▶ Da der Schwerpunkt der Psychosynthese sowohl auf der Heilung der Krankheiten als auch auf der Entwicklung einer gesunden Persönlichkeit liegt, ist sie für viele Menschen grundsätzlich interessant. Wer nach persönlichem Wachstum strebt oder in einer kritischen Phase seines Lebens einen neuen Sinn sucht, kann von der Psychosynthese profitieren. Die Therapie hilft zudem bei STRESS, MIGRÄNE, psychosomatischen Krankheiten (siehe PSYCHOSOMATIK) und PHOBIEN. Auch bei Beziehungsschwierigkeiten oder dem Bedürfnis nach besserer Kommunikation und zwischenmenschlichem Verständnis hat sich die Psychosynthese bewährt.

Besuch beim Therapeuten

Eine Therapie umfaßt normalerweise mindestens sechs Sitzungen – je nach den individuellen Bedürfnissen des einzelnen. Dabei kann der Therapeut verschiedene Methoden anwenden, u. a. Analyse, Aktivierung der Vorstellungskraft, verschiedene Formen der Selbstbetrachtung, MEDITATION und das Führen eines Tagebuchs.

Die Ziele der Psychosynthese bleiben indes immer die gleichen: die Kenntnis und Beherrschung aller Persönlichkeitsaspekte und die Entdeckung einer neuen – und wahren – Identität, die alle Facetten einer Persönlichkeit einschließt.

Standpunkt der Schulmedizin

Die Schulmedizin gesteht der Psychosynthese eher einen pädagogischen als therapeutischen Wert zu und betrachtet sie im allgemeinen nicht als eine geeignete Behandlungsmethode für spezifische Krankheiten.

PSYCHO-THERAPIE

Grundlage der Psychotherapie ist das Gespräch, das wohl jeder schon einmal gesucht hat, um mit seinen Alltagsschwierigkeiten fertig zu werden. Die Erfahrung zeigt, daß es meist erleichternd wirkt, wenn man sein Herz bei einem vertrauenswürdigen Mitmenschen ausschütten oder sich einen Abend lang bei einem guten Freund die Sorgen von der Seele reden kann. Gezielter läuft ein BERATUNGSGESPRÄCH ab, bei dem ein bestimmtes Problem im Mittelpunkt steht.

Die Psychotherapie geht allerdings über diese Form der Kommunikation hinaus, denn sie soll bei schwierigen oder tieferliegenden Problemen helfen, die mit einem normalen Zwiegespräch nicht zu lösen sind. Das Gespräch mit dem Psychotherapeuten weist viele Aspekte einer gewöhnlichen Unterhaltung auf: Man bespricht bestimmte Erlebnisse, zeigt seine persönlichen Gefühle, versucht das eigene Verhalten und das anderer zu verstehen, man holt sich Rat und Zuspruch, ärgert sich auch manchmal über sein Gegenüber oder gerät gar in Streit. Der

wesentliche Unterschied liegt jedoch darin, daß ein ausgebildeter und erfahrener Psychotherapeut als Gesprächspartner die Sitzungen so lenkt und leitet, daß der Patient den größtmöglichen Nutzen daraus zieht.

Für den Psychotherapeuten sind Symptome wie ANGST, innere Anspannung, ZWANGSNEUROSEN und DEPRESSIONEN Zeichen innerer Disharmonie. Ursachen können langwierige Eheprobleme sein, der Patient kann unter PHOBIEN oder anderen Neurosen leiden oder sich einfach unausgefüllt und unglücklich fühlen. Die Aufgabe des Psychotherapeuten besteht darin, das Problem zu durchleuchten und bewußt zu machen und dann nach Änderungsmöglichkeiten zu suchen. Der Patient kann dadurch aus seinen destruktiven Verhaltens- und Gedankenmustern ausbrechen und ein stärkeres Identitätsgefühl aufbauen. Er wird sich schließlich glücklicher fühlen und sein Leben und seine Beziehungen bewußter gestalten.

Das Gespräch ist die häufigste Methode, mit der die Psychotherapie arbeitet. Allerdings gibt es auch psychotherapeutische Heilmethoden wie die KUNSTTHERAPIE, die TANZTHERAPIE und die MUSIKTHERAPIE, die über das Gespräch hinaus noch andere Ausdrucksmittel anwenden.

Wann hilft diese Therapie?

▶ Bei allen emotionalen oder Verhaltensproblemen kann eine Psychotherapie helfen. Psychische Probleme äußern sich u. a. in Depressionen, Verspannungen, SCHLAFLOSIGKEIT, NERVOSITÄT, zwanghaftem Verhalten und irrationalen Ängsten. Außerdem können viele körperliche Beschwerden, z. B. ANGINA PECTORIS, Magengeschwüre (siehe GESCHWÜRE), SCHUPPENFLECHTE und DICKDARMENTZÜNDUNG, auf innere Spannungen und Konflikte zurückgehen (siehe PSYCHOSOMATIK). In diesen Fällen kann die Psychotherapie ebenfalls gewinnbringend sein.

Die Psychotherapie wendet sich aber nicht nur an kranke und problembeladene Menschen. Sie bietet auch die Möglichkeit, mehr über sich selbst zu erfahren und dadurch sein Leben zu bereichern und seine Beziehungen zu vertiefen.

Besuch beim Therapeuten

Die Psychotherapie ist ein weites Gebiet mit vielen unterschiedlichen Ansatzpunkten. Die Wahl des richtigen Therapeuten ist daher oft nicht einfach. Aus diesem Grund sollte man sich zunächst genau informieren,

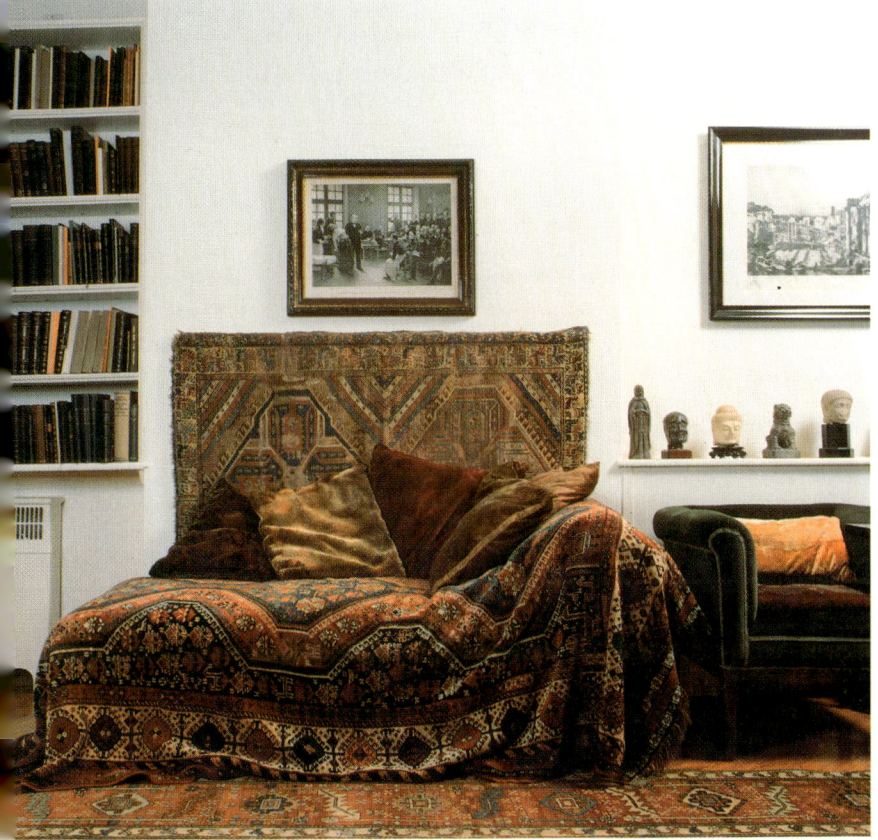

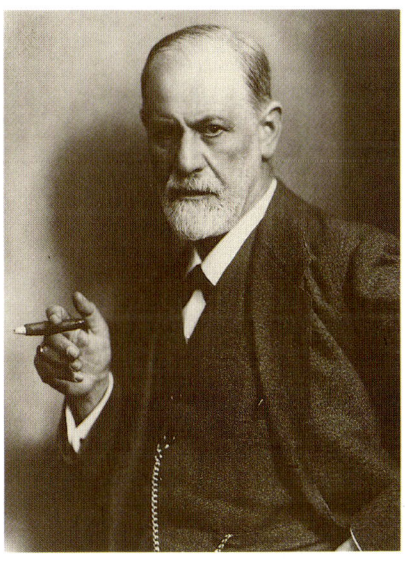

Der Österreicher Sigmund Freud (1856–1939) gilt als der Begründer der modernen Psychoanalyse, die seelische Probleme zu lösen versucht, indem sie den Patienten traumatische Erlebnisse, die er verdrängt hat, noch einmal durchleben läßt. Die Psychotherapie ist eine verkürzte Form dieser Methode Freuds.

Freud lebte zuletzt in Großbritannien; sein Haus in Hampstead beherbergt heute ein Freud-Museum, das auch den Behandlungsraum mit der berühmten Couch zeigt (links).

bevor man sich für eine bestimmte Therapie oder einen Therapeuten entscheidet, denn eine Fehlentscheidung kann Zeit und Geld kosten und möglicherweise die Schwierigkeiten, die man überwinden möchte, noch vergrößern. Die Dauer einer Therapie richtet sich nach den jeweiligen Problemen.

Langzeit- oder Kurzzeittherapie Wer unter einem Problem leidet, dessen er sich weitgehend bewußt ist, z. B. unter einer PHOBIE, dem kann wahrscheinlich schon mit einer kurzfristig angelegten VERHALTENSTHERAPIE, einer ERKENNUNGSTHERAPIE oder einer URSCHREITHERAPIE geholfen werden. Die Sitzungen haben dann ein festumrissenes Ziel. Der Therapeut kennt seine Aufgabe, der Patient folgt seinen Anweisungen. Dies kann unmittelbar zum gewünschten Ergebnis führen. Allerdings kann sich im Lauf der Therapie herausstellen, daß das scheinbar einfache Problem doch viel tiefer liegt, als dem Patienten bewußt ist. In diesem Fall genügt eine Kurzzeittherapie oftmals nicht.

Die Kurzzeittherapie überschneidet sich zum Teil mit dem BERATUNGSGESPRÄCH, das aber eher für bestimmte Anpassungsprobleme, etwa bei einer Scheidung oder einem anderen gravierenden Lebenseinschnitt, gedacht ist. In der Psychotherapie dagegen geht es immer um bestimmte Persönlichkeitsaspekte des Patienten.

Eine längerfristig angelegte Therapie ist bei grundlegenden Verhaltens- und Beziehungsproblemen nötig. Dazu gehören beispielsweise ernste Konflikte in der Ehe, chronische Depressionen oder das Gefühl, daß das ganze Leben sinnlos sei. In diesen Fällen bietet sich eine GESTALTTHERAPIE, eine Psychoanalyse nach Freud oder eine Behandlung nach den Prinzipien der HUMANISTISCHEN PSYCHOLOGIE an.

Bei diesen therapeutischen Ansätzen geht es darum, dem Klienten zu helfen, seine Gefühle und Verhaltensweisen zu verstehen; denn Veränderungen können nur aus Selbsterkenntnis erwachsen. Der Patient soll sich daher aktiv an der Therapie beteiligen. Die Sitzungen sind freier gestaltet, und der Therapeut gibt weniger Anweisungen als bei einer Kurzzeittherapie. Und es ist genügend Zeit vorhanden, um über aufkommende Emotionen und Reaktionen zu sprechen. Eine vertrauensvolle Beziehung zum Therapeuten ist dabei unabdingbar. In der Psychoanalyse sieht man das Verhältnis zwischen Therapeut und Patient als Spiegel der Eltern-Kind-Beziehung. Auf diese Weise lassen sich lang zurückliegende ungelöste Probleme bewältigen.

Während einer Langzeittherapie ist auch eine tiefe Analyse unbewußter Ängste und Wünsche, unterdrückter Emotionen und vergangener traumatischer Erlebnisse möglich. Oft werden Träume, ja selbst Zukunftshoff-nungen und Zielvorstellungen analysiert. Das kann allerdings lange dauern, schnelle Lösungen sind selten. Und der Patient muß sich darauf einstellen, einen großen Teil der Arbeit selbst zu leisten, und nicht alle Antworten vom Therapeuten erwarten.

Die Schwerpunkte der Therapie Die meisten Psychotherapeuten vertreten einen ganzheitlichen Ansatz. Sie betrachten sowohl die Gedanken als auch die Gefühle und die Handlungen eines Menschen als Ausdruck seiner Persönlichkeit und sind der Ansicht, daß sich Veränderungen auf einem Gebiet auch auf die anderen Bereiche auswirken. Die Schwerpunkte bei den einzelnen Therapien sind verschieden. Der Patient muß selbst entscheiden, was ihm am meisten entspricht. Dabei ist zu bedenken, daß sich seine Vorstellungen im Lauf der Therapie wandeln können.

Bei einer Kurzzeittherapie wird ein Problem meist nur unter einem Gesichtspunkt betrachtet: Die Verhaltenstherapie konzentriert sich auf Handlungen, die Erkennungstherapie auf Denkmuster, die Urschreitherapie auf Gefühle. Bei Langzeittherapien kann man verschiedene Aspekte in die Behandlung einbeziehen: In der Psychoanalyse haben Gedanken und Gefühle Vorrang, in der TRANSAKTIONSANALYSE konzentriert man sich auf Gedanken und Verhalten, und in der Gestalttherapie finden sich alle drei Bereiche wieder.

Welche Veränderungen werden angestrebt? Je länger eine psychotherapeutische Behandlung dauert, um so differenzierter können die einzelnen Aspekte des Lebens beleuchtet werden. Das bedeutet aber auch eine stärkere Herausforderung für den Patienten, was seine Betrachtungsweise von sich selbst und von anderen betrifft. Während einer längeren Therapie kann sich ein grundlegender Wandel in den persönlichen Einstellungen, im Verhalten und in der ganzen Lebenssicht vollziehen.

Wie läuft die Therapie ab? Der Verlauf der Therapie hängt vom jeweiligen Ansatzpunkt ab. Es gibt Gruppen- oder Einzeltherapien, reine Gesprächstherapien oder Therapien, bei denen man sich nicht nur im Gespräch, sondern auch emotional artikulieren, sich bewegen, malen oder musizieren kann. Manchmal sind Patient und Therapeut gleichwertige Partner bei einem Entdeckungsprozeß, in anderen Fällen gibt der Therapeut Anweisungen, die der Patient befolgt.

Schon in der ersten Sitzung sollte Klarheit über den Ansatzpunkt herrschen, um falsche Erwartungen und mögliche Enttäuschungen zu vermeiden. Das bedeutet aber nicht, daß sich die Bedürfnisse im Verlauf einer Therapie nicht ändern können. In der Regel wird der Therapeut den Patienten in der ersten Sitzung fragen, warum er eine Therapie machen möchte, wie er sein Problem selbst sieht und was er von der Therapie erwartet. Umgekehrt sollte sich der Patient nach der Ausbildung und der Qualifikation des Therapeuten, nach seinen Methoden und Ansätzen erkundigen. Ein Therapeut, der sich in dieser Hinsicht zugeknöpft zeigt, ist sicher nicht der richtige Partner. Auf keinen Fall darf man sich zu einer langfristigen Psychotherapie drängen lassen, denn bei keiner anderen Therapie kommt es so sehr auf ein vertrauensvolles Verhältnis zwischen Patient und Therapeut an. Wer unsicher ist, ob der Therapeut geeignet ist, sollte vor einer Entscheidung zwei oder drei verschiedene Therapeuten um jeweils eine Sitzung bitten.

Standpunkt der Schulmedizin

Eine Kurzzeittherapie wird von vielen Ärzten als geeignete Behandlungsmethode bei Phobien und Ängsten sowie bei zwanghaftem Verhalten angesehen. Da bei vielen Krankheiten seelische oder emotionale Faktoren eine Rolle spielen können, kann eine Psychotherapie eine sinnvolle Ergänzung zu einer konventionellen Behandlung sein.

PUBERTÄT

Die Pubertät, die Jahre, in denen sich das Kind zum Erwachsenen entwickelt, ist eine schwierige Lebensphase. In dieser Zeit der gravierenden körperlichen und seelischen Veränderungen erwacht die Sexualität, die elterliche Autorität wird in Frage gestellt, und die Unsicherheit über den künftigen Standpunkt im Leben führt bei vielen Jugendlichen zu einer Identitätskrise. Siehe ES IST NICHT LEICHT, ERWACHSEN ZU WERDEN, S. 274.

PULSDIAGNOSE

Die Pulsdiagnose entstammt der traditionellen chinesischen Medizin. Die Interpretation des Handgelenkpulses soll Aufschluß über den vergangenen, gegenwärtigen und zukünftigen Gesundheitszustand eines Patienten geben.

Bei der Pulsdiagnose werden mindestens 12 verschiedene Pulse gemessen, die den wichtigsten Körperorganen und -systemen entsprechen. Um sie zu finden, drückt der Heilpraktiker leicht mit 3 Fingern, von denen jeder einen anderen Puls fühlen kann, an der Arterie der Handgelenkinnenseite entlang. Gemessen werden die 12 Pulse an beiden Handgelenken. Um den Energiegehalt des Blutes zu bestimmen, können manchmal noch 6 weitere Pulse ertastet und interpretiert werden.

Jeder Puls wird nach 28 verschiedenen Eigenschaften eingeteilt und kann beispielsweise als schnell, glatt, abgehackt, voll, zerstreut und leer beschrieben werden. Auf der Grundlage dieser Interpretation und der Stärke oder Schwäche der einzelnen Pulse entscheidet der Heilpraktiker, wo die Unausgewogenheiten liegen und wie sie zu korrigieren sind. Dabei muß er auch beachten, daß Faktoren wie Tages- und Jahreszeit, Nervosität und körperliche Erschöpfung die Pulse beeinflussen. Der Heilpraktiker bedarf also ausreichender Erfahrung, um die Pulse richtig interpretieren zu können. Dann allerdings kann er nicht nur bereits überwundene Krankheiten erkennen, sondern auch die Wahrscheinlichkeit zukünftiger Beschwerden beurteilen.

PYRAMIDEN-ENERGIE

Es war der Franzose Antoine Bovis, der in den 30er Jahren durch Zufall die „magische" Energie von Pyramiden entdeckte. Während eines Urlaubs in Ägypten fand er in der großen Pyramide von Gise eine tote Katze, die zu seiner Verblüffung nicht verwest, sondern vollkommen vertrocknet war. In Experimenten mit einem maßstabsgetreu nachgebauten Modell der Pyramide, das er so aufstellte, daß die Seiten ebenfalls genau nach Norden, Süden, Osten und Westen zeigten, wiederholte er seine Entdeckung: Sowohl eine tote Katze als auch Obst und Gemüse vertrockneten in der Pyramide.

Von der Wissenschaft wurden Bovis' Experimente damals im großen und ganzen als wertlos erachtet. Dennoch beschäftigten sich einige interessierte Forscher und viele Laien mit diesem Phänomen. In den 70er Jahren entdeckten die Amerikaner Bill Schul und Ed Pettit, daß Sonnenblumen in einer Pyramide wesentlich schneller heranwuchsen – allerdings nicht an allen Stellen gleich schnell. Am raschesten wuchsen sie in dem Bereich direkt unter der Spitze der Pyramide; am Boden entlang den Seitenwänden entwickelten sie sich deutlich langsamer. Ebenso keimten Samen wesentlich schneller.

Schul und Pettit machten auch wiederholte Versuche mit Milch, die an der Luft binnen weniger Tage sauer wird und Schimmel ansetzt. In der Pyramide aber verwandelte sich die Milch in eine sahnige, joghurtähnliche Substanz, die nach sechs Wochen noch keinerlei Anzeichen von Schimmel zeigte. Sie testeten noch andere Nahrungsmittel, darunter Fleisch und Fisch. Während die Lebensmittel außerhalb der Pyramide verdarben, vertrockneten und schrumpften sie in der Pyramide, fingen aber nicht zu schimmeln an. Dabei hatte es keinen Einfluß auf die Wirkung, ob die Pyramide aus Glas, Holz, Pappe oder Kunststoff hergestellt war.

Schul und Pettit nahmen an, daß der Fäulnisprozeß ausblieb, weil das Bakterienwachstum zum Stillstand kam. Unterstützt wurde diese These von der Tatsache, daß Verletzungen wie Schnitte, Verbrennungen und PRELLUNGEN wesentlich schneller heilten, wenn man eine gewisse Zeit in einer Pyramide verbrachte. Auch Zahnschmerzen, KOPFSCHMERZEN, KRÄMPFE, rheumatische Beschwerden und Verspannungen besserten sich deutlich, wenn man sich in einer Pyramide aufhielt.

Andere amerikanische Wissenschaftler

Die magische Energie der Pyramiden beruht vermutlich auf Veränderungen des elektromagnetischen Felds. Dadurch können chemische und biologische Prozesse beeinflußt werden.

kamen in vergleichbaren Tests zu ähnlichen Ergebnissen. Sie fanden zudem heraus, daß sich die Muster der menschlichen Gehirnaktivität, die mit Hilfe eines Elektroenzephalogramms aufgezeichnet werden kann, beim Aufenthalt in einer Pyramide markant veränderten. Versuchspersonen, denen man die Augen verbunden hatte, so daß sie nie wußten, ob und wann sie in einer Pyramide waren, berichteten von einem warmen, prickelnden Gefühl, das sie im Innern der Pyramide befiel. Andere Aussagen bezeugten einen tieferen Schlaf, größere Vitalität und ein gesteigertes Wohlbefinden beim Aufenthalt in einer Pyramide.

Einige Wissenschaftler vertreten die Ansicht, daß ein besonderer Energiefluß, eine Veränderung der elektromagnetischen Strahlung, für die mysteriöse Kraft der Pyramiden verantwortlich sei. Bislang konnte man aber die Ursache dieser Veränderung noch nicht feststellen. Man vermutet, daß der veränderte Energiefluß mit der Form der Pyramide zusammenhängt. Möglicherweise erzeugt sie ein verstärktes Energiefeld, das die Geschwindigkeit von physikalischen, chemischen und biologischen Prozessen beeinflußt.

Standpunkt der Schulmedizin

Die meisten Wissenschaftler stehen der These von der besonderen Pyramidenenergie skeptisch bis ablehnend gegenüber.

QUADDELN

Das Quaddeln wird meist im Rahmen der NEURALTHERAPIE angewandt. Dabei injiziert man PROKAIN über bestimmten Schmerzbereichen flach in die Haut, so daß sich diese an der Einstichstelle zu kleinen Quaddeln aufbläht. Damit sollen Schmerzbogen, die sich zu tiefer sitzenden Schmerzen aufbauen, unterbrochen und über Reflexe günstig beeinflußt werden.

Quaddeln kann bei allen Schmerzzuständen helfen – bei einer akuten Ischialgie (siehe ISCHIAS) wie auch bei chronischen Schmerzen im Bereich der Wirbelsäule oder der Gelenke. Bei RÜCKENSCHMERZEN werden die Quaddeln rechts und links der Wirbelsäule gesetzt, bei Schmerzen im Knie kann man um das Knie herum quaddeln.

Wenn gleichzeitig noch ein anderes therapeutisches Ziel als die momentane Schmerzlinderung verfolgt wird, werden manchmal auch andere Mittel als Prokain verwendet. So kann durch Quaddeln auch eine Umstimmung oder bei chronischen Schmerzen eine stärkere Reizung erreicht werden, wodurch der Heilungsprozeß angeregt wird.

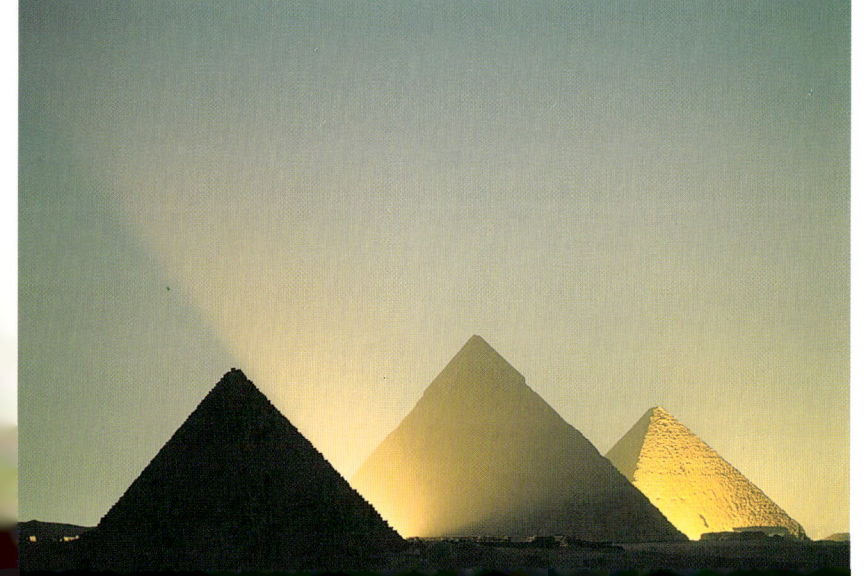

Es ist nicht leicht, erwachsen zu werden

Die Entwicklungsjahre bringen für den Heranwachsenden und seine Familie eine Reihe von Umwälzungen mit sich. Mädchen und Jungen machen in jedem Bereich ihres Lebens tiefgreifende Veränderungen durch. Die Eltern müssen mit dem sprunghaften Verhalten ihrer Kinder, mit den oft eigenwilligen Vorstellungen von Mode und Aussehen und außerdem damit fertig werden, daß ihre Autorität ernsthaft in Frage gestellt wird. Aus fröhlichen, wohlerzogenen Kindern werden aufsässige, launische Jugendliche, die ihre Zeit lieber allein oder mit Freunden als mit der Familie verbringen wollen.

Mit Verständnis, Liebe und Anerkennung kann die Familie viel dazu beitragen, den steinigen Weg des Jugendlichen zum Erwachsenwerden etwas zu ebnen.

Vom Kind zum Erwachsenen

Pubertät Als Pubertät bezeichnet man die körperliche Entwicklung vom Kind zum geschlechtsreifen Erwachsenen, die nur rund 2 Jahre dauert. Bei Mädchen beginnt sie normalerweise zwischen dem 10. und 14. Lebensjahr, bei Jungen etwa 2 Jahre später. In dieser Zeit wachsen die Kinder sehr rasch. Bei Jungen nehmen Hoden und Penis an Größe zu, im Genitalbereich und unter den Achselhöhlen wachsen Haare, der Bart beginnt zu sprießen. Der Kehlkopf vergrößert sich, wodurch der sogenannte Stimmbruch ausgelöst wird und sich schließlich die tiefe männliche Stimmlage entwickelt. Etwa mit 13 erfolgt die erste Ejakulation, und die Jugendlichen erleben, daß sie sehr schnell erregt sein können.

Bei Mädchen wird die Pubertät an der Entwicklung der Brüste sichtbar. Das Wachstum der Scham- und Achselhaare beginnt, und eine verstärkte Fettanlagerung an Hüften und Oberschenkeln verleiht ihnen ein weiblicheres Aussehen. Die erste Periode tritt etwa mit 12 oder 13 Jahren auf; bei manchen Mädchen setzt sie aber auch schon mit 10, bei anderen erst mit 17 ein.

Adoleszenz Diese Phase geht über die Entwicklung der sekundären Geschlechtsmerkmale hinaus und reicht oft bis in die 20er Jahre hinein. Sie umfaßt die gesamte geistige, emotionale und soziale Entwicklung, die den jungen Menschen zu einem selbständigen Mitglied der Gesellschaft macht. Sie gilt als abgeschlossen, wenn der junge Mensch körperlich ausgereift ist, emotionale Unabhängigkeit erlangt hat und sich über seine Identität im klaren ist. Eine Berufsausbildung, finanzielle Unabhängigkeit und eine erfüllte Sexualität sind wichtige Faktoren der Adoleszenz.

Frühe oder späte Pubertät Viele Jugendliche sind darüber beunruhigt, daß sie sich scheinbar langsamer als ihre Altersgenossen entwickeln. Dabei kann es durchaus vorkommen, daß die Pubertät erst mit 17 Jahren einsetzt. Solange weder eine Unterernährung noch Krankheiten vorliegen, gibt es keinen Grund zur Besorgnis. Eine hormonelle Behandlung sollte erst in Erwägung gezogen werden, wenn mit 18 noch immer keine Zeichen der Pubertät sichtbar sind oder der seltene Fall eines Hormonmangels vorliegt.

Ebenso selten wird durch eine vorzeitige Hormonproduktion die Pubertät bereits mit 5 oder 6 Jahren ausgelöst. Diese Kinder entwickeln sich zwar körperlich zur Geschlechtsreife, bleiben aber in ihrer Gedanken- und Gefühlswelt sowie in ihrem Sozialverhalten ihrem Alter entsprechend kindlich. Eventuell ist eine medikamentöse Behandlung oder ein operativer Eingriff nötig, um eine zu schnelle Entwicklung zu verhindern, der diese Kinder nicht gewachsen wären.

Menstruation Viele Mädchen sehen der ersten Periode mit gewissen Ängsten entgegen. Selbst wenn sie über dieses Ereignis aufgeklärt sind, kann sie die erste Blutung erschrecken und verlegen machen. Diese Unsicherheit legt sich jedoch meist nach kurzer Zeit, vor allem, wenn Eltern ihrer Tochter in diesem neuen Lebensabschnitt besondere Zuwendung und Verständnis entgegenbringen.

Körperliche und seelische Probleme

Menstruationsbeschwerden Manche Mädchen leiden während der Periode unter krampfartigen Schmerzen im Unterleib, darüber hinaus unter KOPFSCHMERZEN, Übelkeit, SCHWINDEL, Wasserstauungen im Gewebe, empfindlichen Brüsten und Reizbarkeit. Wenn sich der Hormonhaushalt erst einmal eingependelt hat, lassen die Symptome meist nach oder verschwinden ganz. Häufig sind die Blutungen auch sehr stark und unregelmäßig.

Wenn die Periode schmerzhaft ist, hilft es oft schon, eine Wärmflasche auf den Bauch zu legen. Man kann auch ein leichtes Schmerzmittel einnehmen. Auf jeden Fall ist es besser, während der Menstruation so aktiv wie möglich zu bleiben, statt sich mit dem Gefühl, krank zu sein, zu Hause zurückzuziehen. Eine leichte Gereiztheit vor der Periode ist normal und geht vorüber.

Freunde sind wichtig

In der Pubertät suchen Jungen und Mädchen die Gesellschaft Gleichaltriger stärker als in der Kindheit. Diese Kontakte sind wichtig, um Probleme untereinander zu besprechen, aber auch um soziale Fähigkeiten einzuüben. Eltern sollten neue Freundschaften zwar weitgehend vorurteilsfrei akzeptieren, sich aber durchaus informieren, wo und mit wem sich ihr Sohn oder ihre Tochter trifft.

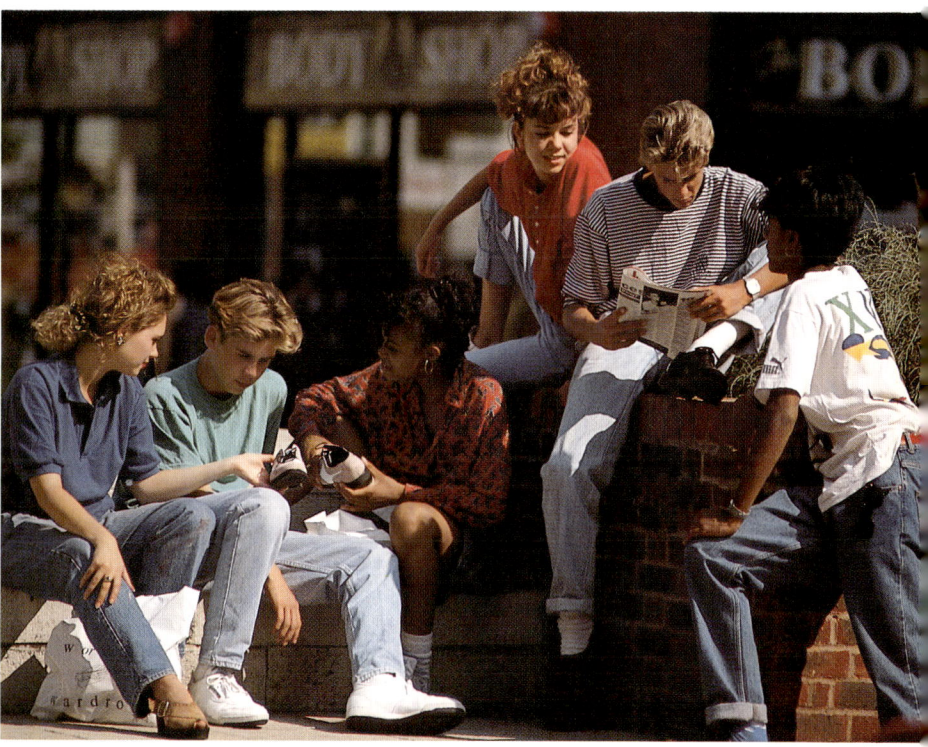

Hormonpräparate werden nur bei extrem starken oder unregelmäßigen Menstruationen sowie bei übermäßigen Beschwerden verschrieben. In leichteren Fällen helfen alternative Heilmittel wie Nachtkerzenöl (siehe MENSTRUATIONSBESCHWERDEN, siehe PRÄMENSTRUELLES SYNDROM).

Pickel und Mitesser Hautprobleme können Mädchen und Jungen das Leben während der Pubertät schwermachen, denn sie fühlen sich durch PICKEL UND MITESSER oder AKNE unattraktiv und sind gehemmt. Diese Probleme verschwinden jedoch meist, wenn sich der Hormonspiegel eingependelt hat.

Probleme mit den Brüsten Oft machen sich Mädchen Sorgen, weil eine Brust schneller zu wachsen scheint als die andere. Das hängt mit der noch unregelmäßigen Hormonproduktion zusammen. Meist bleibt eine Brust etwas größer, aber das ist vollkommen normal und muß nicht behandelt werden.

In der Pubertät vergrößert sich manchmal auch bei Jungen die Brust und wird empfindlicher. Im allgemeinen geht dieser Zustand von allein vorbei. Eltern können ihre Söhne beruhigen, indem sie ihnen klarmachen, daß die Schwellung kein Zeichen für eine Verweiblichung ist, sondern mit den hormonellen Veränderungen zusammenhängt.

Gewichtsprobleme Wenn sich in der Pubertät beim Mädchen die Hüften runden und die Brüste entwickeln, nimmt die einstmals kindliche Figur weibliche Formen an. Diese sichtbaren Zeichen des Frauwerdens werden oft als alarmierend empfunden. Manche Mädchen wehren sich gegen diese Entwicklung, indem sie sich in Ernährungsweisen flüchten, die mitunter zu MAGERSUCHT führen können. Eltern sollten ihren Töchtern erklären, daß die Gewichtszunahme normal ist. Sie hängt von der Produktion des Hormons Östrogen ab, so daß alle Abspeckversuche mit Fasten und Schlankheitskuren wenig Erfolg versprechen.

Die meisten Jugendlichen bleiben mit einer ausgewogenen und ballaststoffreichen Ernährung (siehe ERNÄHRUNG UND GESUNDHEIT) schlank genug, um sich wohl zu fühlen und mit ihrem Aussehen zufrieden zu sein. Dazu gehört freilich, um Süßigkeiten und anderes Naschwerk einen großen Bogen zu machen und den Körper durch BEWEGUNG und Sport (siehe SPORT UND TRAINING) fit zu halten.

Masturbation Viele Jugendliche fühlen sich schuldig, wenn sie masturbieren, oder sie haben Angst, daß es ihnen schaden könnte. Masturbation ist jedoch eine ganz natürliche, ungefährliche Form der Sexualität. Sie befreit nicht nur von sexuellen Spannungen, die in der Pubertät auftreten, sondern hilft den Jungen und Mädchen auch, ihre körperlichen Reaktionen zu verstehen. Dies wiederum trägt zu einem erfüllten Liebesleben im Erwachsenenalter bei.

Identitätskrise Die tiefgreifenden Veränderungen während des Heranwachsens können für junge Menschen sehr verwirrend sein. Einerseits suchen sie nach eigenen Wegen und nach einer eigenen Identität und lehnen sich gegen die Grundsätze und Lebensanschauungen der Eltern auf, andererseits aber haben sie nach wie vor ein großes Bedürfnis nach Sicherheit und brauchen Unterstützung, gerade weil sie selbst noch keine stabilen Werte entwickelt haben.

Die starken sexuellen Empfindungen in dieser Zeit machen die Situation noch komplizierter und verstärken die emotionale Unsicherheit. Die Jugendlichen orientieren sich mehr und mehr an ihren gleichaltrigen Freunden und immer weniger an den Eltern. Daher kann es oft zu ernsthaften familiären Spannungen kommen, die die Geduld und das Verständnis der Eltern auf eine harte Probe stellen.

Die meisten jungen Menschen gehen aus diesem Loslösungsprozeß mit einem starken Identitätsgefühl hervor. Manche bleiben jedoch unsicher und gehemmt, sind möglicherweise nicht imstande, zwischenmenschliche Beziehungen – vor allem zum anderen Geschlecht – aufzubauen, und leiden unter mangelndem Selbstvertrauen. Bei diesen Jugendlichen besteht die Gefahr, daß sie sich zunehmend abkapseln oder rebellisch werden oder im schlimmsten Fall ihre Probleme mit Alkohol oder Drogen zu lösen versuchen. Sie brauchen Verständnis und Unterstützung von Freunden und der Familie. In dieser Situation kann ein BERATUNGSGESPRÄCH sowohl den Eltern als auch dem Jugendlichen helfen.

QUARK

Zu den Nahrungsmitteln, die auch als Heilmittel verwendet werden können, gehört der Quark. Aus der Kosmetik sind Quarkmasken bekannt, die der Haut Spannkraft und Frische verleihen sollen. Fügt man der Maske noch feingehackte Petersilie zu, so wirken sich die Inhaltsstoffe des Quarks äußerst günstig auf den Säuremantel der Haut aus.

Daß Quark aber auch bei bestimmten körperlichen Beschwerden lindern und helfen kann, ist heute weitgehend in Vergessenheit geraten. Er eignet sich ideal als Umschlagpaste bei geschwollenen Gelenken, besonders wenn Wasseransammlungen den schmerzenden Gelenkdruck erhöhen.

Für einen Quarkumschlag nimmt man 1 kg Quark oder Schichtkäse und verteilt ihn gleichmäßig auf einem Tuch, das man um das Gelenk legt. Man sichert diese Auflage mit weiteren Umschlagtüchern ab, damit der Quark nicht herausquellen kann, und läßt den Quarkwickel über Nacht wirken. Am nächsten Morgen erlebt man dann meist ein kleines Wunder: Die Schwellung des Gelenks ist zurückgegangen, und die Schmerzen haben nachgelassen. Bei Bedarf wiederholt man die Behandlung.

RACHEN-BESCHWERDEN

Eine der häufigsten Rachenbeschwerden ist eine Rachenentzündung, die im Normalfall etwa 3–4 Tage dauert. Ursache ist meist eine Virus- oder Bakterieninfektion, wobei der Rachen oft der erste Körperbereich ist, der auf die Infektion reagiert (siehe auch KEHLKOPFENTZÜNDUNG, HALS- UND NASENBESCHWERDEN und MANDELENTZÜNDUNG).

Manche Menschen sind gerade in jungen Jahren besonders empfänglich für Rachenentzündungen, doch nimmt diese Anfälligkeit mit zunehmendem Alter ab. Häufig ist eine Rachenentzündung auch ein Zeichen dafür, daß die Widerstandskraft geschwächt ist. MÜDIGKEIT, eine ungesunde Ernährung, RAUCHEN, übermäßiger Alkoholgenuß und jede Form von STRESS – vor allem wenn er emotionale Gründe hat, wie beispielsweise Trauer um einen nahestehenden Menschen oder der Verlust des Arbeitsplatzes – können dazu beitragen.

Warnung Dauern die Beschwerden länger als 4 Tage an, sollte man einen Arzt oder Heilpraktiker aufsuchen, denn die Rachenentzündung kann auch das Symptom einer anderen Erkrankung wie PFEIFFERSCHES DRÜSENFIEBER, MUMPS oder SCHARLACH sein.

Was kann man selbst tun?

▶ Wichtig sind ausreichend Schlaf und eine gesunde Ernährung (siehe ERNÄHRUNG UND GESUNDHEIT). Alkohol sollte man meiden, und RAUCHEN reizt den entzündeten Rachen noch zusätzlich. Um die Beschwerden zu lindern, kann man heiße Zitrone trinken. Man gibt den frischen Saft einer halben Zitrone in 1 Glas heißes Wasser, süßt mit 1 TL Honig und fügt eventuell noch 1 Messerspitze Vitamin C hinzu. Ferner kann man 3mal täglich 10 Minuten lang inhalieren (siehe INHALATIONEN). Setzt man den Dampfinhalationen Kamille zu, bringen sie nicht nur Erleichterung, sondern lassen die Entzündung auch schneller abheilen.

Was der Heilpraktiker rät

PFLANZENHEILKUNDE Wer immer wieder unter Rachenentzündungen leidet, sollte vor allem während der Wintermonate täglich 1–2 Knoblauchkapseln einnehmen, um das IMMUNSYSTEM zu stärken. Auch Sonnenhut (*Echinacea*) kann die körpereigenen Abwehrkräfte mobilisieren. Bei ernsthaften oder häufig wiederkehrenden Racheninfektionen gurgelt man regelmäßig mit Myrrhen-, Salbei- oder Thymiantinktur. Holunder- und Lindenblütentee wirken schweißtreibend und tragen zu einer Entgiftung des Körpers bei.

HOMÖOPATHIE Wenn der Rachen geschwollen ist und brennt, sich die Beschwerden aber bei Kälte bessern und der Patient nicht unter heftigem Durst leidet, wird der Homöopath *Apis melifica* verordnen. Bei brennenden Schmerzen und rauhem Hals, der den Patienten zwingt, ständig zu schlucken, sowie bei Heiserkeit, die sich durch Husten löst, kann *Causticum* helfen. *Hepar sulfuris* wird man bei einer eitrigen Rachenentzündung empfehlen.

Standpunkt der Schulmedizin

Die meisten Rachenentzündungen heilen von selbst ab. Nur wenn die Beschwerden sehr stark sind und länger anhalten, wird der Arzt Antibiotika verschreiben, um die bakterielle Infektion zu bekämpfen, und eventuell zusätzlich ein Schmerzmittel verordnen.

RAUCHEN

Es ist heute allgemein bekannt, daß Rauchen der Gesundheit schadet, und entsprechende Warnhinweise stehen auch auf jeder Zigarettenpackung. Dennoch gehört das Rauchen noch immer zu den am weitesten verbreiteten SUCHTKRANKHEITEN. Wer sich der Gesundheit zuliebe von diesem Laster befreien will, kann in der Naturheilkunde Hilfe finden. Siehe NIE MEHR RAUCHEN!, S. 280.

RAYNAUD-KRANKHEIT

Bei sehr kälteempfindlichen Menschen werden von Zeit zu Zeit die Finger und Hände, manchmal auch die Füße plötzlich weiß und fühlen sich taub an. Im schlimmsten Fall werden sie sogar blau und verursachen brennende Schmerzen. Die Anfälle dauern im Normalfall nicht länger als 15–30 Minuten, und meist sind es Frauen, die an dieser Krankheit leiden. Nur in seltenen Fällen entstehen Geschwüre oder entwickelt sich ein Gangrän, d. h., Finger und Zehen sterben ab, weil sie nicht mehr mit Blut versorgt werden.

Häufig wird die Krankheit durch Kälte ausgelöst. Sie bewirkt, daß sich die kleinen Arterien, die das Blut an die Hautoberfläche transportieren, zusammenziehen. Andere Ursachen können die Vibrationen von Werkzeugen, etwa eines Schlagbohrers, oder ein verkrampftes Halten oder Tragen von Gegenständen sein. Manchmal wird die Raynaud-Krankheit aber auch durch bestimmte Medikamente und nicht zuletzt durch RAUCHEN hervorgerufen.

Benannt wurde die Raynaud-Krankheit (oder das Raynaudsche Syndrom) nach dem französischen Arzt Maurice Raynaud (1834–81), der dieses Leiden bereits als 25jähriger untersuchte und es als „einen Fall von lokaler Asphyxie (Erstickung) der Hände und Füße, die zu einem Gangrän führt", beschrieb.

Was kann man selbst tun?

▶ Bei kaltem oder nassem Wetter sollte man sich warm anziehen und Handschuhe, gefütterte Schuhe und eine Kopfbedeckung tragen. Ferner sollte man regelmäßig etwas Heißes zu sich nehmen. Auf das Rauchen sollte man verzichten, da es die Arterien verengt und die Durchblutung behindert. Täglich leichte Gymnastik dagegen fördert die Durchblutung. Siehe auch FRIEREN.

Was der Heilpraktiker rät

PFLANZENHEILKUNDE Hopfen, Hafer, Passionsblume, Johanniskraut u. a. wirken entspannend und helfen, die Verkrampfungen zu lösen. Die Durchblutung der kleinen Gefäße kann man mit Ginkgo und KNOBLAUCH fördern.

HOMÖOPATHIE Bei der Raynaud-Krankheit können *Magnesium carbonicum*, *Veratrum*, *Secale* und *Zincum* helfen.

BIOFEEDBACK Aufregung oder nervöse Anspannung verringert die Durchblutung in den Extremitäten, vor allem in Fingern und Zehen. Dies gilt ganz besonders bei Patienten, die für die Raynaud-Krankheit anfällig sind. Mit Hilfe eines Biofeedback-Trainings können die Betroffenen lernen, ihre Extremitäten warm zu halten. Dabei verwendet man ein kleines Thermometer, an dem der Patient die steigende Temperatur ablesen kann. Durch Entspannung und die Vorstellung einer warmen Umgebung (eines sonnigen Strandes oder eines warmen Bades; siehe VISUALISATION) sowie durch die Beobachtung der Wirkung auf dem Thermometer lernt der Patient, die Beschwerden unter Kontrolle zu bekommen.

Standpunkt der Schulmedizin

Bei starken Beschwerden, die sich durch normales Aufwärmen nicht bessern, verschreibt der Arzt eventuell durchblutungsfördernde Medikamente. Möglicherweise sind auch Röntgen- und Blutuntersuchungen notwendig, um andere Krankheiten, z.B. eine Arterienentzündung, auszuschließen.

können, bereits lang anhaltende Gesundheitsprobleme zu bewältigen. Sie sollen unterentwickelte oder sogenannte stumme genetische Faktoren, die in der ererbten Konstitution vorhanden sind und den körperlichen wie auch den seelischen Bereich beeinflussen können, zur Entfaltung bringen.

Die reflektorische Entwicklungstherapie erhebt nicht den Anspruch, ein Heilverfahren im eigentlichen Sinn zu sein, sie möchte lediglich dazu beitragen, daß sich Patienten anschließend körperlich und seelisch wohler fühlen, und damit die Voraussetzung für eine positive Lebenseinstellung und die Entfaltung aller vorhandenen Kräfte und Fähigkeiten schaffen. Daher ist diese Therapie vor allem für Menschen geeignet, die aus ihren eingefahrenen Gleisen ausbrechen und ihr Leben verändern möchten, aber nicht so recht wissen, wie.

Die reflektorische Entwicklungstherapie entstand in den 60er Jahren. Sie geht auf die Arbeiten des britischen Naturheilkundlers Robert St. John (geb. 1912) zurück. Er hatte festgestellt, daß bei vielen Menschen nach einer zunächst erfolgreichen Behandlung die Krankheiten erneut ausbrachen, sobald sie wieder in ihre alten Verhaltensmuster zurückfielen.

St. John suchte nach einem Weg, wie man diesen Menschen dauerhaft helfen könnte. Dabei wandte er sich der FUSSREFLEXZONENMASSAGE zu, bei der spezielle Bereiche der Füße, die bestimmten Körpersystemen und -organen zugeordnet sind, massiert werden. St. John erkannte, daß Teile des Fußes und ganz besonders die Reflexzonen der Wirbelsäule vorgeburtliche Entwicklungen widerspiegeln. Er maß dieser vorgeburtlichen Entwicklungsphase eine große Bedeutung bei, denn seiner Ansicht nach bilden sich viele körperliche und psychische Eigenschaften eines Menschen schon während der neun Monate im Mutterleib aus.

Seiner Meinung nach konnte man einen dauerhaften Behandlungserfolg nur dann erzielen, wenn man diese frühesten Entwicklungsmuster in die Therapie mit einbezog und die Probleme löste, die aus diesem ersten Lebensstadium herrührten.

REDUKTIONS-DIÄT

Übergewicht ist nicht nur eine Frage des Aussehens, sondern belastet auch Herz und Kreislauf sowie Knochen und Gelenke. Häufig rät der Arzt oder Heilpraktiker bei bestimmten Erkrankungen, das Gewicht zu reduzieren. Das bedeutet nicht zwangsläufig Verzicht auf alles, was schmeckt, aber doch eine grundlegende Änderung der Ernährungsgewohnheiten. Siehe MÜHELOS ZUM IDEALGEWICHT, S. 282.

REFLEKTORISCHE ENTWICKLUNGS-THERAPIE

Grundlage der reflektorischen Entwicklungstherapie ist die Überzeugung, daß die Entwicklung der Füße und des Körpers eines Menschen während der neun Monate im Mutterleib miteinander gekoppelt sind. Vertreter dieser Therapie sind daher der Meinung, daß sanfte Manipulationen an Füßen, Händen und Kopf dazu beitragen

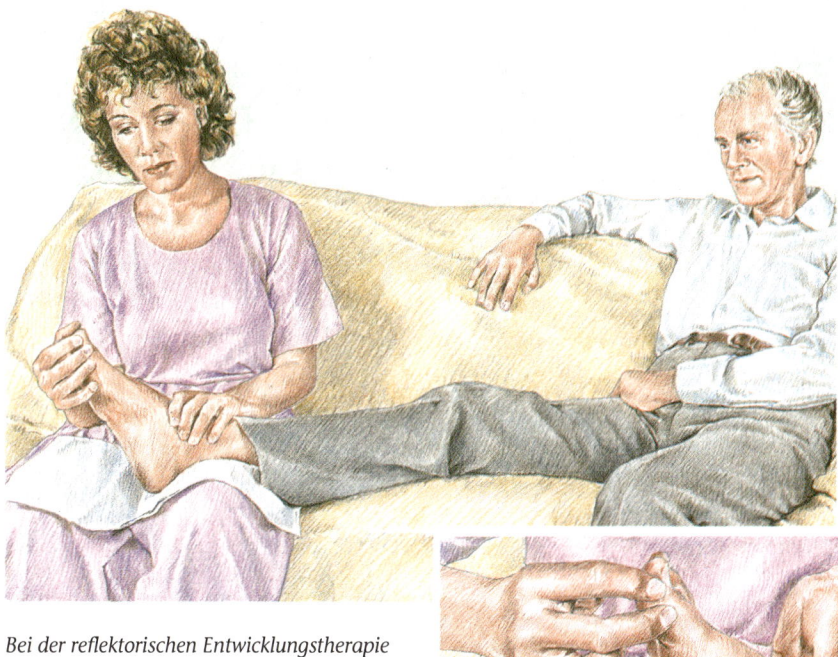

Bei der reflektorischen Entwicklungstherapie beginnt die Behandlung am rechten Fuß. Die Therapeutin streicht zunächst mit leichten, kreisenden Bewegungen an der Fußinnenseite entlang (oben). Danach werden die große Zehe und der Knöchel massiert (links). Auf die gleiche Weise wird der linke Fuß behandelt, und zuletzt wendet sich die Therapeutin den Händen und dem Kopf zu. Der Patient kann sich während der Behandlung unterhalten oder einfach entspannen.

277

Wann hilft diese Therapie?

▶ Die reflektorische Entwicklungstherapie kann Menschen helfen, die geistig blockiert oder festgefahren sind und sich nicht in der Lage fühlen, die notwendigen Veränderungen selbst herbeizuführen. Besondere Erfolge hat diese Therapie bei Patienten erzielt, die unter bereits lang anhaltenden Beschwerden leiden, sowie bei Kindern und Behinderten. Selbst bei so ernsten Leiden wie dem Down-Syndrom oder bei AUTISMUS kann die reflektorische Entwicklungstherapie Erleichterung bringen.

Besuch beim Therapeuten

Ein Fachmann für reflektorische Entwicklungstherapie wird nicht versuchen, irgendwelche Gesundheitsprobleme zu benennen oder zu behandeln. Er betrachtet sich lediglich als eine Art Vermittler, der dazu beiträgt, die Selbstheilungskräfte des Patienten zu aktivieren.

Zu Beginn einer Sitzung setzt sich der Patient bequem hin und legt die Beine hoch. Der Therapeut sitzt im rechten Winkel zu ihm und massiert sanft zunächst den rechten, dann den linken Fuß. Mit leichten, kreisförmigen oder vibrierenden Bewegungen der Finger streicht er über die Fußinnenseite, dann wechselt er zur großen Zehe und dem Knöchel. Später werden Daumen, Handgelenke und Schädeldecke behandelt.

Die Füße stehen für Bewegung und Energie, die Hände für Handlung und der Kopf für das Denken. Durch die Behandlung dieser Körperteile sollen sich alte Verhaltens-, Gefühls- und Denkmuster lösen, um für neue und bessere Platz zu machen.

Während der Behandlung läßt der Therapeut den Patienten über seine Empfindungen sprechen. Er hört zu, wertet aber nicht und gibt auch keine Ratschläge. Im Gegenteil, durch diese Haltung soll der Patient ermutigt werden, selbst die Verantwortung für seine Gesundheit zu übernehmen.

Die Sitzungen werden meist einmal pro Woche durchgeführt und dauern etwa 1 Stunde. Der Patient entscheidet selbst, wann die Behandlung beendet werden soll. In besonderen Fällen, etwa bei Kindern, geistig oder körperlich Behinderten sowie bei Krankenhauspatienten, werden auch tägliche Sitzungen vereinbart.

Was kann man selbst tun?

▶ Einfache Formen dieser Technik kann man selbst erlernen und bei Familienmitgliedern anwenden. So können etwa Eltern ihre Kinder mit der Methode behandeln. Man kann die Technik auch an sich selbst durchführen. Allerdings entsteht dabei ein sogenannter geschlossener Energiekreis, darüber hinaus fehlt der Partner, dem man sich mitteilen kann. Am besten ist es, wenn mindestens zwei Familienmitglieder die Technik beherrschen und ausüben.

Standpunkt der Schulmedizin

Die reflektorische Entwicklungstherapie zählt zu den sogenannten Körper-Geist-Therapien. Ihre besondere Stärke liegt darin, daß sie die Selbstheilungskräfte des Patienten anregt.

REFORMKOST

Als Reformkost bezeichnet man eine auf M. Bircher-Benner und W. Kollath zurückgehende Ernährungsweise, die vorwiegend aus naturbelassenen Nahrungsmitteln besteht. Siehe auch VOLLWERTKOST.

REISEKRANKHEIT

Die wohl unangenehmste Form der Reisekrankheit ist die Seekrankheit. Selbst viele berühmte Seefahrer, wie z. B. der britische Admiral Nelson, haben ihr Leben lang darunter gelitten. Doch wie viele Menschen aus leidvoller Erfahrung wissen, kann man auch im Auto, im Bus, im Zug oder im Flugzeug unter der Reisekrankheit leiden.

Ausgelöst wird das Übel dadurch, daß das, was die Augen sehen, nicht mit dem übereinstimmt, was der empfindliche Gleichgewichtssinn im Innenohr während der Bewegung wahrnimmt. Die Augen passen sich der Bewegung an, das Innenohr jedoch nicht, und deshalb senden Auge und Ohr unterschiedliche Signale an das Gehirn. Die Folgen sind ÜBELKEIT UND ERBRECHEN.

Sobald die Reise beendet ist, klingen die Beschwerden rasch ab. Auf langen Fahrten können sie jedoch noch bis zu 3 Tage andauern. Kinder sind für die Reisekrankheit im allgemeinen anfälliger als Erwachsene. Manche Menschen, die regelmäßig reisen, gewöhnen sich auch daran und haben nach einiger Zeit keine Probleme mehr.

Was der Heilpraktiker rät

PFLANZENHEILKUNDE Ingwer gilt als eines der erfolgreichsten Mittel gegen die Reisekrankheit. Am besten kaut man während der Reise ein paar Stücke frische oder kandierte Ingwerwurzel.

HOMÖOPATHIE Wenn die Krankheit durch Essensgeruch schlimmer wird, nimmt man Cocculus. Tabacum hilft bei Schwindelgefühlen, Schwäche, Übelkeit, Schweißausbrüchen, wenn man das Gefühl hat, als ob der Kopf in eine Schraubzwinge eingespannt sei, und wenn der Geruch von Zigarettenrauch die Übelkeit verstärkt.

AKUPRESSUR Häufig hilft es, den Punkt 6 auf dem Kreislauf-Sexus-Meridian zu drücken. Er liegt an der Handinnenseite drei Fingerbreit oberhalb der Handgelenksfalte auf einer Linie mit dem Zeigefinger. Man drückt diesen Punkt zur Mitte des

So manche fröhlich begonnene Fahrt in den Urlaub endet mit Übelkeit und Erbrechen, den typischen Symptomen der Reisekrankheit. Vor allem Kinder sind anfällig dafür.

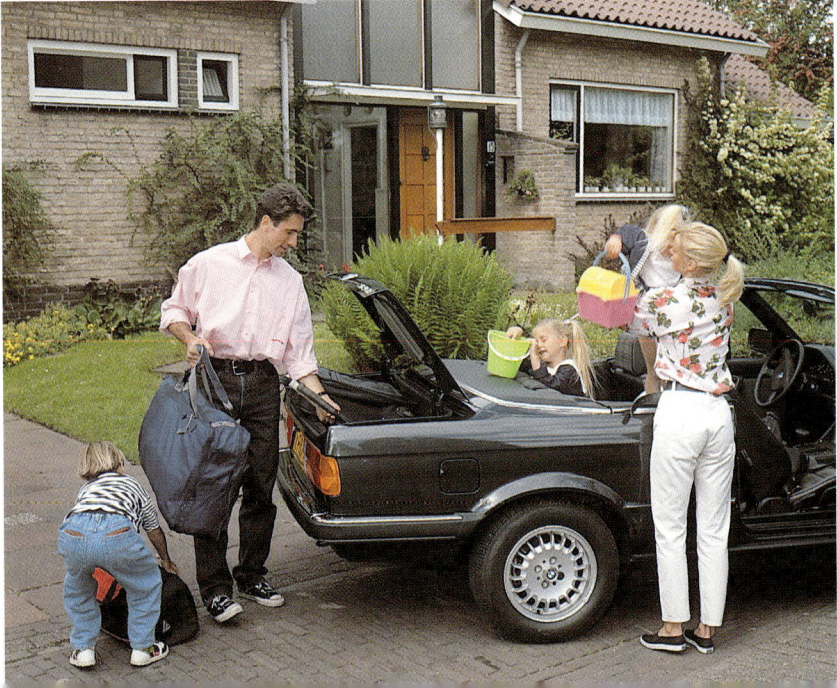

Handgelenks hin. Es gibt auch spezielle Armbänder, die den gleichen Zweck erfüllen und sich als sehr wirkungsvoll erwiesen haben.

AROMATHERAPIE Die Beschwerden bessern sich durch die ätherischen Öle von Pfefferminze und Ingwer. Man gibt jeweils 2 Tropfen auf ein Tuch und atmet den Duft während der Reise regelmäßig ein.

Standpunkt der Schulmedizin

In Gegenwart von Menschen, die für die Reisekrankheit anfällig sind, sollte man nicht darüber sprechen, denn sobald der Betroffene nur daran denkt, treten die Beschwerden mit ziemlicher Sicherheit auch auf. Durch zahlreiche Pausen und frische Luft während der Reise kann man der Krankheit entgegenwirken. Anfällige Kinder sollten aus dem Fenster schauen und warm gehalten werden. Außerdem gibt es verschiedene Medikamente gegen die Reisekrankheit, die man einnimmt, bevor die Beschwerden auftreten, doch haben diese Medikamente oft Nebenwirkungen. Einige enthalten Atropin oder verwandte Substanzen, die einen trockenen Mund und Verstopfung verursachen können. Andere gehören zur Gruppe der Antihistamine und machen, vor allem zusammen mit Alkohol, schläfrig.

Bei einem akuten Anfall legt man sich am besten hin. Um einen zu großen Wasserverlust zu vermeiden, nimmt man in kleinen Schlucken Flüssigkeit zu sich. Erbrechen kann durchaus eine erleichternde Wirkung haben.

REIZDARM

Am häufigsten leiden Erwachsene im Alter von 20–45 Jahren und mehr Frauen als Männer unter einem Reizdarm. Aber auch Kinder können davon betroffen sein. Die Beschwerden treten meist immer wieder auf, wobei zwischen den einzelnen Anfällen Jahre vergehen können. In einigen Fällen dauert der akute Schub trotz Behandlung monate- oder sogar jahrelang. Über die Ursachen des Reizdarms ist man sich noch nicht vollständig im klaren, wahrscheinlich spielt aber in vielen Fällen STRESS eine wichtige Rolle.

Bei einem Reizdarm können sich an den Wänden des Darmkanals die Muskelringe, die eine Abwärtsbewegung des Darminhalts durch die Eingeweide in den Dickdarm, Mastdarm und schließlich durch den After bewirken, nicht mehr ausreichend zusammenziehen und entspannen. Wenn die rhythmischen Bewegungen der Muskeln jedoch schwach oder gestört sind, führt das zu

krampfartigen Schmerzen im Unterleib, die manchmal durch austretende BLÄHUNGEN oder durch Stuhlgang gemindert werden, sowie zu explosionsartigem, wässerigem DURCHFALL oder zu VERSTOPFUNG. Diese beiden Anfallsformen treten abwechselnd auf. Am Morgen ist der teils schleimige Durchfall meist am schlimmsten. Weitere Symptome eines Reizdarms sind RÜCKENSCHMERZEN, Völlegefühl, eine allgemeine Schwäche und MÜDIGKEIT.

Da die Tätigkeit der Darmmuskeln durch das vegetative Nervensystem gesteuert wird, kann sie willentlich nicht beeinflußt werden. Daher wird der Reizdarm häufig durch ANGST, STRESS und SEELISCHE STÖRUNGEN ausgelöst bzw. verschlimmert. Tests, bei denen Sonden in den Dickdarm eingeführt wurden, haben gezeigt, daß die Muskeln der Betroffenen sich nicht gleichmäßig bewegen, sondern sich ruckartig zusammenziehen. Der Reizdarm kann aber auch die Folge einer schweren Darminfektion sein.

Warnung Bei blutigem Stuhlgang sollte man sofort einen Arzt oder Heilpraktiker aufsuchen. Die Ursache dafür kann eine ungewöhnlich schwere Form des Reizdarms, aber auch eine andere ernsthafte Erkrankung sein. In jedem Fall sollte man sich in Behandlung begeben, wenn zu den Symptomen des Reizdarms zusätzlich ein drastischer Gewichtsverlust kommt. Das gilt vor allem für Menschen, die älter als 60 Jahre sind.

Was der Heilpraktiker rät

Häufig ist der Reizdarm nicht nur eine Form der nervösen Störung, sondern gilt auch als die Folge einer unausgewogenen Ernährung und/oder einer Lebensmittelunverträglichkeit.

Voraussetzung für eine regelmäßige Darmtätigkeit ist eine gesunde Ernährung (siehe ERNÄHRUNG UND GESUNDHEIT). Abführmittel, die stimulierend auf den Darm wirken, sollte man vermeiden, auch wenn sie, wie Sennesblätter, pflanzlicher Art sind. Zur Stuhlregulierung eignen sich Nahrungsmittel mit viel BALLASTSTOFFEN und Abführmittel mit Quellstoffen, wie etwa LEINSAMEN. Hilfreich sind auch Pflanzen wie Mariendistel oder Löwenzahn, die die Tätigkeit der Leber, Galle und Bauchspeicheldrüse anregen. Der Heilpraktiker wird sich ferner bemühen, eventuell bestehende Nahrungsmittelunverträglichkeiten herauszufinden. In jedem Fall sollte man Reizstoffe wie Alkohol, Kaffee oder scharfe Gewürze vermeiden.

Eine Bauchmassage oder ein warmer Bauchwickel kann die krampfartigen Unterleibsbeschwerden beim Reizdarm lindern. Außerdem sind ENTSPANNUNGS- UND ATEMÜBUNGEN empfehlenswert.

PFLANZENHEILKUNDE Man trinkt

2- oder 3mal täglich einen heißen Pfefferminz- oder Kamillenaufguß, dem eventuell etwas Fenchel beigemischt wurde. Leinsamen dient als mild abführender Quellstoff; 1 TL davon wird einer Portion Getreide zugesetzt, dazu trinkt man mindestens 200 ml Wasser.

HOMÖOPATHIE *Colocynthis* kann bei schneidenden Schmerzen helfen, die den Betroffenen dazu zwingen, sich zusammenzukrümmen, und die durch Druck auf den Leib besser werden. *Argentum nitricum* wird bei Splitterschmerz empfohlen, bei Nervosität und Verlangen nach Süßem, das aber nicht vertragen wird. *Plumbum* hilft bei unbestimmten Beschwerden, die beim Reizdarm nervös-vegetativ bedingt sind.

Standpunkt der Schulmedizin

Bei Verdacht auf Reizdarm untersucht der Arzt den Stuhl, röntgt den Darm und/oder führt eine Mastdarmendoskopie durch, um sicherzugehen, daß es sich bei der Erkrankung nicht um eine MILCHZUCKERUNVERTRÄGLICHKEIT, um Divertikulose – dabei entstehen Ausstülpungen an der Dickdarmwand, in denen der Darminhalt eingeschlossen wird – oder um Darmkrebs handelt.

Die Behandlung zielt darauf ab, die Aktivität der Darmwandmuskulatur zu normalisieren und Streßursachen gegebenenfalls zu reduzieren. Wahrscheinlich empfiehlt der Arzt eine ballaststoffreichere Ernährung und verschreibt eventuell krampflösende und durchfallhemmende Medikamente.

REIZSTROM-BEHANDLUNG

Bei dieser schon seit langem bekannten Form der ELEKTROTHERAPIE wird mit Hilfe von Elektroden, die auf die Haut geklebt werden, Gleichstrom (anstelle von Wechselstrom) durch den Körper geschickt. Auf diese Weise behandelte man lange Zeit vor allem SPORTVERLETZUNGEN wie Zerrungen, VERSTAUCHUNGEN und Quetschungen, um die Blutzirkulation in den betroffenen Körperteilen zu verbessern und Entzündungen abzubauen.

Ursprünglich geht das auch Galvanisierung genannte Verfahren der Reizstrombehandlung auf den italienischen Anatomen Luigi Galvani zurück, der im 18. Jh. entdeckte, daß das abgetrennte Bein eines Frosches zu zucken begann, sobald man elektrischen Strom hindurchlaufen ließ. Durch den technischen Fortschritt ist das Verfahren ständig weiterentwickelt worden und wird heute bei den unterschiedlichsten Beschwerden angewendet.

Nie mehr rauchen!

Jährlich sterben weltweit mehr als 2 Mio. Menschen an Lungenkrebs, 90% von ihnen waren Raucher. Tabakrauch enthält über 1000 Schadstoffe, von denen Teer, Nikotin und Kohlenmonoxid die gefährlichsten sind.

Nikotin ist der Bestandteil des Rauchs, der süchtig macht, und durch diese Sucht ist es so schwierig, mit dem Rauchen aufzuhören (siehe auch SUCHTKRANKHEITEN). Nikotin wirkt anregend und hebt die Stimmung, ist aber neben anderen chemischen Bestandteilen des Rauchs der Hauptverantwortliche für die typischen Raucherkrankheiten Lungenkrebs (siehe KREBS), chronische BRONCHITIS und LUNGENEMPHYSEM sowie für viele HERZKRANKHEITEN. Die chemischen Bestandteile des Zigarettenrauchs schädigen die Zellen der Atemwegsorgane und der Lunge und verursachen über kurz oder lang ein unkontrolliertes Zellwachstum. Daher treten auch Mund-, Rachen- und Kehlkopfkrebs bei Rauchern fünfmal häufiger auf als bei Nichtrauchern. Dies gilt genauso für Pfeifen- und Zigarrenraucher, die den Rauch nicht inhalieren.

Ebenso wirkt sich das Rauchen schädlich auf Herz und Kreislauf aus. Man vermutet, daß Nikotin und Kohlenmonoxid das Herz schneller schlagen lassen. Gleichzeitig verdicken sie das Blut und erhöhen so die Gefahr von Blutgerinnseln. Diese an sich schon große Belastung für das Herz wird noch dadurch vergrößert, daß sich die Arterien durch Cholesterinablagerungen verengen. Das Zusammentreffen dieser Faktoren führt zu Erkrankungen des Herzens, an denen schätzungsweise jeder achte Raucher stirbt. Weitere Risikofaktoren wie FETTLEIBIGKEIT, Bewegungsmangel und die Einnahme der Antibabypille erhöhen die Gefahr noch zusätzlich. Außerdem treten bei Rauchern in verstärktem Maß Schlaganfälle, GESCHWÜRE, hoher BLUTDRUCK und – bei Frauen – Gebärmutterkrebs auf.

Je länger und stärker jemand raucht, um so größer ist die Wahrscheinlichkeit, daß er an einem oder mehreren dieser Leiden erkrankt. Im Durchschnitt kostet den Raucher die Nikotinsucht 12 Jahre seines Lebens, manchmal auch wesentlich mehr. Hört man jedoch auf zu rauchen, verringern sich die Risiken zusehends und werden mit jedem nikotinfreien Tag kleiner. Läßt man das Rauchen, bevor ein ernsthafter Herz- oder Lungenschaden eingetreten ist, dann ist die Wahrscheinlichkeit, in Zukunft daran zu erkranken, ab sofort nur noch halb so groß. Und nach 5 rauchfreien Jahren ist das Risiko einer Herzkrankheit etwa gleich gering wie bei einem Nichtraucher.

Auch Passivrauchen ist gefährlich

Die möglichen gesundheitlichen Schäden, die für einen Nichtraucher dadurch entstehen, daß er gezwungen ist, passiv mitzurauchen, stehen noch nicht genau fest. Man geht jedoch davon aus, daß die Gefahr, an Lungenkrebs zu erkranken, sich für Passivraucher um ein Drittel erhöht. Eine neuere Untersuchung ergab, daß Nichtraucher, die am Arbeitsplatz dem Rauch ihrer Kollegen ausgesetzt waren, selbst wenn sie nicht ernstlich erkrankten, eine deutlich niedrigere Lungenleistung aufwiesen.

Passivraucher sind auch Ungeborene, deren Mütter während der Schwangerschaft von der Zigarette nicht lassen können. Für sie wirkt sich das Passivrauchen besonders negativ aus. Wenn die Schwangere raucht, erhöht sich deutlich die Gefahr von Fehl-, Tot- oder Frühgeburten. Ebenso steigt das Risiko, daß das Neugeborene in der ersten Woche nach der Geburt stirbt. Aber auch nach der Geburt ist der Säugling noch gefährdet, da die Muttermilch zwei- bis dreimal mehr Nikotin enthält als das Blut. Grundsätzlich sollte jede Frau, die ein Kind haben möchte, noch vor Beginn einer Schwangerschaft mit dem Rauchen aufhören.

Ältere Kinder sind durch Passivrauchen ebenfalls sehr gefährdet. Untersuchungen ergaben, daß der Rauch, den sie einatmen, einem Konsum von 80–150 Zigaretten im Jahr entspricht.

Was kann man selbst tun?

Der amerikanische Schriftsteller Mark Twain behauptete, daß es ihm keinerlei Probleme bereitet habe, mit dem Rauchen aufzuhören: „Ich habe es hundertemal gemacht." Glücklicherweise gelingt es vielen schon nach weniger Versuchen, sich das Rauchen endgültig abzugewöhnen. Manche entschließen sich spontan dazu und rühren ab diesem Zeitpunkt keine Zigarette mehr an. Andere werden rückfällig und müssen einen erneuten Anlauf nehmen. Trotzdem bedeutet die Abkehr vom Tabakkonsum einen so hohen Gewinn für Gesundheit und Lebensqualität, daß es kein Raucher unversucht lassen sollte.

Die Entscheidung treffen Ist man sich noch nicht sicher, ob man wirklich mit dem Rauchen aufhören will, sollte man sich die großen Gesundheitsrisiken vor Augen halten. Dazu muß man sich nur ausmalen, wie das Leben mit einer Herzkrankheit oder mit Lungenkrebs aussehen würde und welche Folgen eine solche Krankheit für einen selbst und für die Familie hätte. Man kann auch eine Rechnung aufmachen, wieviel das Rauchen im Monat oder im Jahr kostet, und sich dann vorstellen, was man mit diesem Geld alles anfangen könnte. Die Vorteile des Nichtrauchens überwiegen das kurzzeitige Vergnügen an einer Zigarette deutlich.

Ist man dann noch immer unsicher, muß man nur den nächsten schlimmen Bronchitisanfall abwarten, der das Rauchen sowieso unmöglich macht. Er kann ein guter Anlaß sein, sich ein für allemal das Rauchen abzugewöhnen.

Den Zeitpunkt festlegen Man sollte einen bestimmten Zeitpunkt festlegen, ab dem man keine Zigarette mehr raucht. Das ist meist einfacher, als zu versuchen, den Zigarettenkonsum allmählich einzuschränken. Man wählt am besten einen streßfreien Tag, den man im Kalender rot anstreicht. Fürchtet man die Entzugserscheinungen, die damit verbunden sind, kann man sich auch ein Abgewöhnungsprogramm aufstellen, das man jedoch strikt einhalten muß: Man reduziert den Zigarettenkonsum jeden Tag um mindestens eine Zigarette, als starker Raucher um mehr, bis man das Ziel, die Nikotinfreiheit, erreicht hat.

Sich vorbereiten Es kann sehr hilfreich sein, ein Rauchertagebuch zu führen. Man notiert jede gerauchte Zigarette, wann man sie geraucht hat, die näheren Umstände, ob man zuvor etwas gegessen oder getrunken hat und wie stark der Wunsch nach dieser Zigarette war. Auf diese Weise kann man herausfinden, wann Gefahr droht, dem Wunsch nach einer Zigarette nicht widerstehen zu können. Für diese problematischen Zeiten plant man dann ganz bewußt andere Aktivitäten ein. Wenn man z. B. die Angewohnheit hat, nach dem Essen noch gemütlich eine Zigarette zu rauchen, geht man statt dessen spazieren. Man kann sich auch einem Hobby wie dem Stricken oder Basteln widmen. Dabei sind die Hände beschäftigt.

Sich gesund ernähren Die Mahlzeiten sollten überwiegend aus frischem Obst, Gemüse und Salaten bestehen, die dazu beitragen, den gesamten Organismus von Schadstoffen zu reinigen. Außerdem sollte man viel trinken, z. B. Obstsäfte, Kräutertees und Mineralwasser. Tee, Kaffee, Alkohol und Schokolade sollte man möglichst meiden, denn sie steigern u. U. das Verlangen nach Nikotin. Ergänzungspräparate mit den Vitaminen A, B, C und E sowie dem Mineralstoff Zink unterstützen die Selbstreinigung des Körpers und verringern das Verlangen nach Nikotin.

Wenn man anfangs etwas zunimmt, sollte man sich deshalb keine Gedanken machen. Das ist ein vorübergehendes Problem, das man zu einem späteren Zeitpunkt lösen kann.

Sich von anderen helfen lassen Man sollte seiner Familie, Freunden und Arbeitskollegen ruhig sagen, daß man mit dem Rauchen aufhören will, und sie um Unterstützung bitten, damit sie einem keine Zigaretten mehr anbieten.

Positiv denken Wichtig ist, sich immer wieder vorzusagen, daß man nicht mehr rauchen will und daß man sich ohne Nikotin von Tag zu Tag besser fühlt. Im Lauf der Zeit wird es immer leichter, auf die Zigarette zu verzichten, und nach 4–6 Wochen ist das Nichtrauchen zur Gewohnheit geworden.

Sich belohnen Mit dem Geld, das man spart, wenn man nicht mehr raucht, gönnt man sich gelegentlich etwas und belohnt sich so selbst für sein Durchhaltevermögen.

Anstatt eine Zigarette anzuzünden, . . .

... sollte man etwas tun, was von dem momentanen Wunsch zu rauchen ablenkt.

... sollte man ins Freie oder zumindest an ein offenes Fenster gehen, sich gerade hinstellen und tief Luft holen (siehe ENTSPANNUNGS- UND ATEMÜBUNGEN). Dadurch erhalten die Lungen mehr Luft, und das Verlangen nach einer Zigarette verschwindet nach ein paar Minuten.

... sollte man sich die Gründe, die zum Entschluß geführt haben, mit dem Rauchen aufzuhören, ins Gedächtnis rufen – einen nach dem anderen. Wiegt ein Zug aus der Zigarette alle diese Gründe wirklich auf?

... sollte man die Gesellschaft von Rauchern meiden. Auch am Arbeitsplatz kann man einen Nichtraucherbereich beanspruchen.

... sollte man sich sagen, daß man genau diese Zigarette nicht braucht.

... sollte man einen Brief schreiben, ein längst fälliges Telefongespräch führen oder etwas tun, was einem Freude macht.

... sollte man ein Glas Fruchtsaft oder Wasser trinken, einen Apfel oder anderes Obst essen.

... sollte man einen zuckerfreien Kaugummi kauen. Manche schwören auf Raucherentwöhnungstabletten, doch helfen sie nicht jedem. Daher sollte man zuvor den Arzt oder Heilpraktiker danach fragen.

... sollte man stets daran denken, daß schon eine Zigarette die Arterien verengt, den Blutdruck erhöht und zusätzlich das Herz belastet.

... sollte man an die Millionen ehemaliger Raucher denken und sich sagen: Was die können, schaffe ich auch!

Nein sagen Auf keinen Fall darf man sich auch nur zu einer einzigen Zigarette verführen lassen. Damit macht man alle bisherigen Bemühungen zunichte. Aber auch wenn man rückfällig wird, sollte man nicht aufgeben, sondern aus dem Fehler lernen und das nächstemal nein sagen.

Was der Heilpraktiker rät

AKUPUNKTUR Wenn jemand wirklich mit dem Rauchen aufhören will, kann Akupunktur sehr hilfreich sein. Meist werden die Sucht- und Lungenpunkte im Ohr behandelt. Manche Akupunkteure setzen auch kleine Nadeln, die im Ohr verbleiben, so daß man die Punkte selbst stimulieren kann, sobald man das Verlangen nach einer Zigarette verspürt.

HYPNOSETHERAPIE Der Patient wird in einen entspannten Zustand versetzt, in dem er in seinem Entschluß, das Rauchen aufzugeben, bestärkt wird. Man ruft ihm dabei die Gefahren des Rauchens ins Gedächtnis und hilft ihm, sein Verhalten zu ändern.

VERHALTENSTHERAPIE Sie kann sehr erfolgreich sein, wenn man sich die Angewohnheit, in bestimmten Situationen nach einer Zigarette zu greifen, abgewöhnen will.

Die große Versuchung für die Jugend

Die Versuchung, mit dem Rauchen anzufangen, kann für junge Menschen sehr groß sein. Durch die Werbung wird das Zigarettenrauchen mit der Vorstellung von Erwachsensein, Unabhängigkeit und erotischer Ausstrahlung verknüpft. Verbote zu Hause und in der Schule machen es oft erst recht interessant. Darüber hinaus geben viele Eltern ein schlechtes Beispiel, indem sie selbst rauchen.

Dabei können gerade Eltern einiges tun, um ihre Kinder vom Rauchen abzuhalten. Wenn sie selbst zu rauchen aufhören, wirkt das überzeugender als jede Standpauke. Ein Anreiz, der Versuchung zu widerstehen, ist auch, den Jugendlichen eine Belohnung, z. B. ein neues Fahrrad, eine Ferienreise oder Fahrstunden für den Führerschein, zu versprechen, wenn sie bis zu ihrem 18. Geburtstag nicht rauchen. Man sollte den Jugendlichen dabei vertrauen und eine gelegentliche Versuchszigarette großzügig übersehen. Neugier und Experimentierlust sind in diesem Alter natürlich.

Mühelos zum Idealgewicht

Ein schlanker Körper entspricht nicht nur dem heutigen Schönheitsideal, sondern dient auch der Gesundheit. Zahlreiche Modediäten versprechen eine mühelose Gewichtsreduktion, doch nur selten führen sie tatsächlich zum Erfolg, und manchmal sind sie sogar gesundheitsschädlich. Besser ist es, durch eine ausgewogene Reduktionsdiät auf natürliche Weise abzunehmen.

Wer abnehmen will, sieht sich zunächst einer Vielzahl von Diätvorschlägen gegenüber, die wahre Wunder versprechen, aber nur selten halten. Das Spektrum reicht von eiweißreicher und fettarmer Diät über Kartoffel-, Ananas- und Eierdiäten bis zu Trennkost und Punktediät. Viele dieser Ernährungsratschläge sind zwar harmlos, aber so aufwendig oder genußfeindlich, daß man sie nicht lange durchhält. Andere dagegen sind ausgesprochen gefährlich und geradezu gesundheitsschädigend, und wieder andere führen dazu, daß man sich am Ende über mehr Fettpolster als vorher ärgern muß. Viele, die alle Jahre wieder eine neue Modediät erfolglos durchleiden, werden schließlich von Schuldgefühlen geplagt, weil ihre Versuche, das Übergewicht zu reduzieren, jedesmal scheitern. Doch die einseitige Ernährungsweise mancher Diät läßt sie früher oder später unweigerlich wieder in die alten, für das Übergewicht verantwortlichen Gewohnheiten zurückfallen.

Dabei erfordert das Abnehmen nicht zwangsläufig fade Diäten oder eine ausgefallene Ernährungsweise. Auch muß man nicht zwangsläufig dabei hungern. Meist genügt es, etwas weniger zu essen und eine ausgewogene Kost aus naturbelassenen fett- und zuckerarmen Nahrungsmitteln zu sich zu nehmen. Dabei reduziert man nicht nur sein Gewicht, sondern übt zugleich auch noch gesunde Ernährungsgewohnheiten ein.

Für viele Menschen erfordert die Umstellung auf eine fett- und zuckerarme Ernährung nur kleine Korrekturen in ihrem bisherigen Speiseplan und gelingt meist leichter als gedacht.

Zu viel Gewicht?

Das Idealgewicht hängt auch vom Körperbau ab. Der Handgelenktest (unten) und der Schulter-Arm-Vergleich (rechts) geben Aufschluß über die Statur. Aus den Gewichtstabellen auf der gegenüberliegenden Seite kann man dann sein Idealgewicht nach Statur und Größe ablesen.

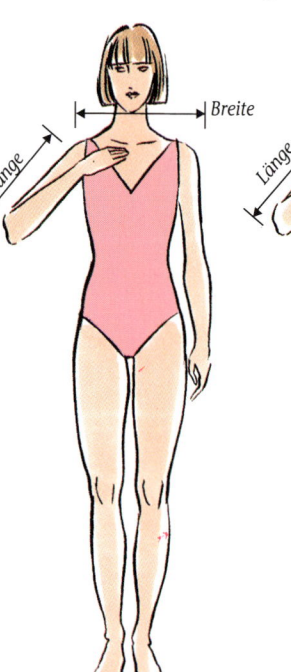

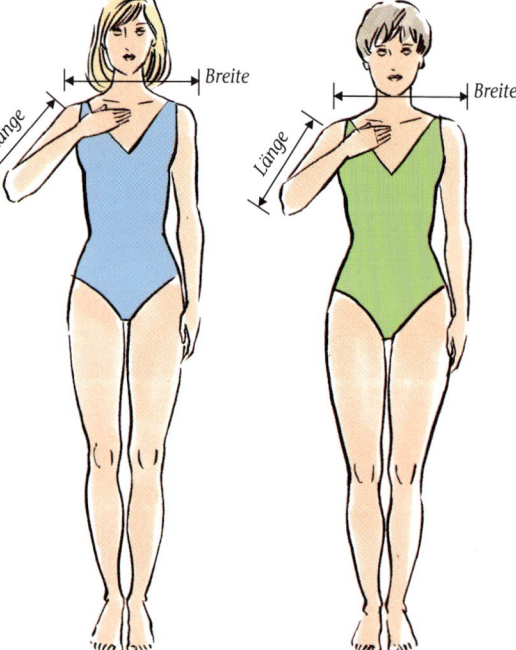

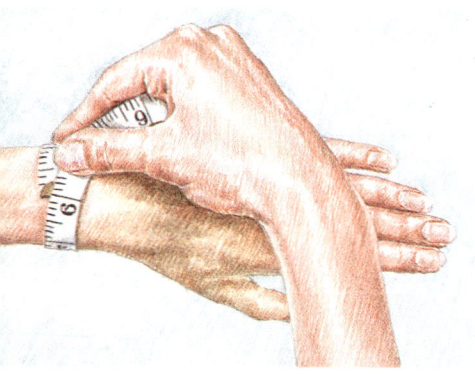

Handgelenktest

Der Umfang des Handgelenks wird an der schmalsten Stelle unterhalb des Gelenkknöchels gemessen. Bei Frauen gilt: unter 14 cm schmale Statur, 14–16,5 cm mittlere Statur, über 16,5 cm kräftige Statur. Bei Männern gilt: unter 16,5 cm schmale Statur, 16,5–18 cm mittlere Statur, über 18 cm kräftige Statur.

Schulter-Arm-Vergleich

Schmaler Körperbau: Die Breite der Schultern mißt weniger als die Länge des Oberarms.

Mittlerer Körperbau: Die Breite der Schultern entspricht ungefähr der Länge des Oberarms.

Kräftiger Körperbau: Die Breite der Schultern mißt mehr als die Länge des Oberarms.

Idealgewicht Männer

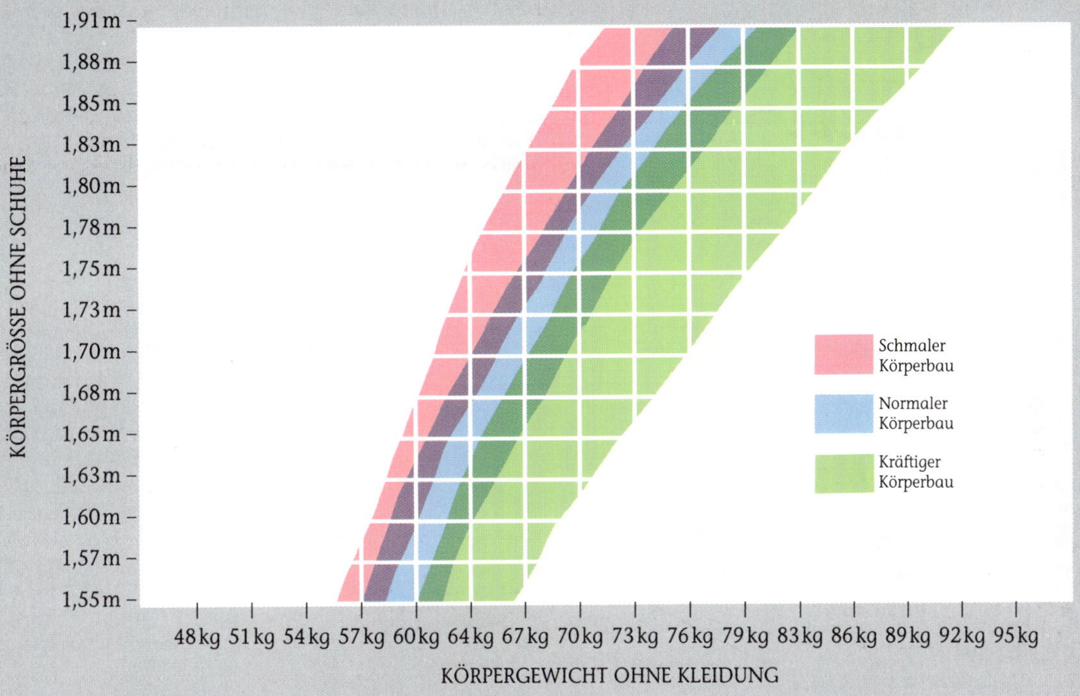

KÖRPERGRÖSSE OHNE SCHUHE

1,91 m –
1,88 m –
1,85 m –
1,83 m –
1,80 m –
1,78 m –
1,75 m –
1,73 m –
1,70 m –
1,68 m –
1,65 m –
1,63 m –
1,60 m –
1,57 m –
1,55 m –

48 kg 51 kg 54 kg 57 kg 60 kg 64 kg 67 kg 70 kg 73 kg 76 kg 79 kg 83 kg 86 kg 89 kg 92 kg 95 kg

KÖRPERGEWICHT OHNE KLEIDUNG

Schmaler Körperbau
Normaler Körperbau
Kräftiger Körperbau

Idealgewicht Frauen

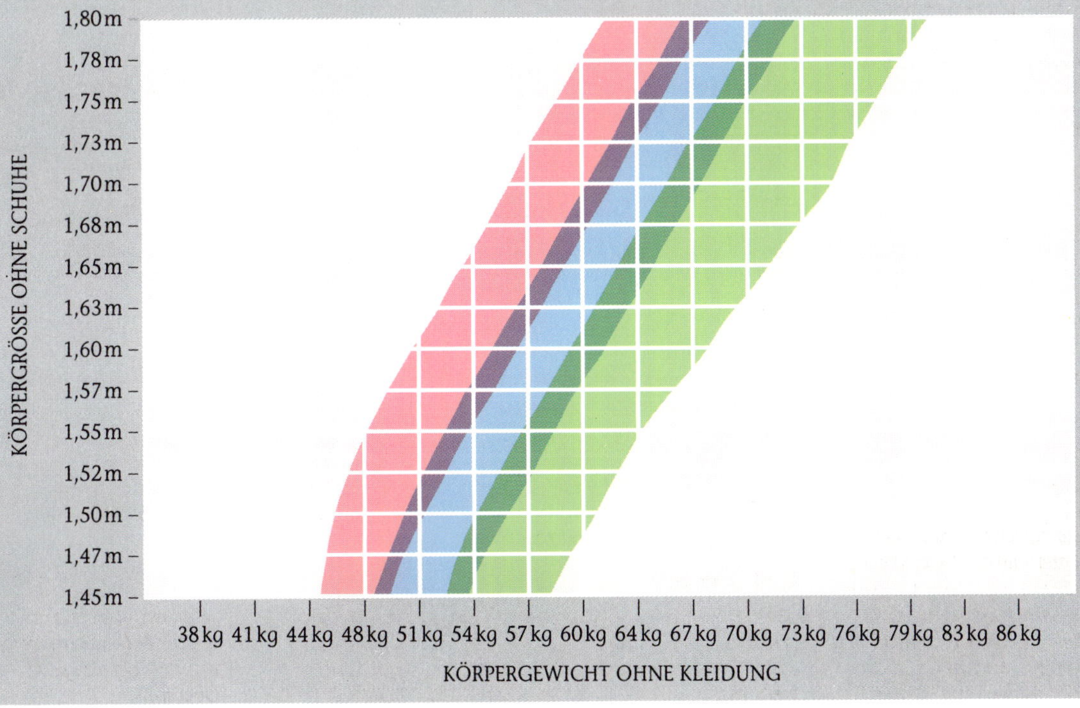

KÖRPERGRÖSSE OHNE SCHUHE

1,80 m –
1,78 m –
1,75 m –
1,73 m –
1,70 m –
1,68 m –
1,65 m –
1,63 m –
1,60 m –
1,57 m –
1,55 m –
1,52 m –
1,50 m –
1,47 m –
1,45 m –

38 kg 41 kg 44 kg 48 kg 51 kg 54 kg 57 kg 60 kg 64 kg 67 kg 70 kg 73 kg 76 kg 79 kg 83 kg 86 kg

KÖRPERGEWICHT OHNE KLEIDUNG

283

Mancher jedoch muß seine gesamte Lebensweise ändern und braucht natürlich Zeit, bis er sich daran gewöhnt hat. Doch die positiven Auswirkungen – Wohlbefinden, Vitalität und schließlich weniger Gewicht – sind Anreiz genug, den einmal eingeschlagenen Weg durchzuhalten, selbst wenn man sich hin und wieder einen Ausrutscher leistet.

Warnung Wer regelmäßig Medikamente einnehmen muß, z.B. Steroide oder Antidepressiva, sollte zunächst seinen Arzt oder Heilpraktiker konsultieren, bevor er mit einer Diät anfängt.

Ob man ab- oder zunimmt, hängt davon ab, wieviel Nahrungsenergie man dem Körper zuführt. Um Gewicht zu verlieren, muß man also die Aufnahme der Nahrungsenergie beschränken, die in Kilojoule (kJ) – früher in Kilokalorien (kcal) – gemessen wird. Man darf dem Körper täglich nicht mehr Energie zuführen, als er bei der Muskelarbeit verbrennt und braucht, um Gewebe aufzubauen und zu ersetzen sowie die Vitalfunktionen zu erfüllen.

Überschüssige Energie wird im Körper in Form von Fett gespeichert – jedes Kilogramm entspricht 25 000–30 000 kJ (6000–7000 kcal). Um also 1 kg Körpergewicht abzunehmen, muß man etwa 25 000 kJ (6000 kcal) weniger zu sich nehmen, als man verbrennt. Die täglich benötigte Energiemenge hängt von der Lebensweise und der Betätigung, von Größe, Gewicht und Grundumsatz ab. Eine zierliche Frau, die mit dem Auto oder Bus zur Arbeit fährt und den ganzen Tag am Schreibtisch sitzt, verbraucht vielleicht gerade 7500 kJ (1800 kcal) täglich, ein kräftig gebauter Bergarbeiter dagegen kann durchaus die doppelte Energiemenge verbrennen.

Das bedeutet, daß die Menschen bei gleich großer Energieaufnahme in bezug auf ihr Gewicht verschieden reagieren. Der Bergarbeiter würde beispielsweise bei einer Energiezufuhr von 8400 kJ (2000 kcal) abnehmen, die zierliche Frau jedoch bei gleicher Menge zunehmen. Vor diesem Hintergrund raten Ernährungswissenschaftler dazu, die tägliche Energieaufnahme bei Schlankheitsdiäten auf rund 4200–5000 kJ (1000–1200 kcal) festzulegen. 4200 kJ gelten als Untergrenze, bei der auch über längere Zeit hinweg keine gesundheitlichen Risiken zu befürchten sind. Gewaltkuren mit einer wesentlich geringeren Energiezufuhr können dagegen schädlich sein und führen oftmals auch nicht schneller zum Ziel, da der Körper mit Energiesparmaßnahmen reagiert, so daß man sich müde statt aktiv und leistungsfähig fühlt.

4200 kJ sind nicht viel, wenn man sich hauptsächlich von Fast food und Süßigkeiten ernährt. Ein Schokoriegel hat schon mehr als 1000 kJ, ein Viertel der erlaubten Tagesration. Wenn man allerdings seinen Speiseplan wohlüberlegt zusammenstellt, kann man mit 4200 kJ gut zurechtkommen. Ein Apfel hat beispielsweise nur 200 kJ (50 kcal) und eine Scheibe Vollkornbrot etwa 280 kJ (70 kcal).

Wer sich schon immer gesund ernährt hat (siehe ERNÄHRUNG UND GESUNDHEIT), kann auch bei einer Reduktionsdiät alles das zu sich nehmen, was er bisher gegessen hat – nur in kleineren Mengen. Gesunde Ernährung heißt, daß dem Körper alle notwendigen Nährstoffe zugeführt werden, die er braucht, um gesund und funktionstüchtig zu bleiben. Mit einer gesunden, ausgewogenen Ernährung steigert man das allgemeine Wohlbefinden, und wenn man sich wohl fühlt, fällt der Verzicht aufs Essen nicht mehr so schwer. Außerdem erleichtert die Umstellung der Ernährungsgewohnheiten auf eine gesunde, ausgewogene Kost das Schlankbleiben.

Was man essen darf

Wer auf natürliche Weise abnehmen möchte, darf die gleichen Nahrungsmittel essen, auf denen jede gesunde Ernährung basiert: Obst, Salate, Gemüse, Vollkorngetreide, Hülsenfrüchte sowie kleine Mengen Fisch, mageres Fleisch und Milchprodukte. Zucker- und fetthaltige Lebensmittel werden zugunsten einer ballaststoffreichen Kost (siehe BALLASTSTOFFE) reduziert. Gänzlich sollte man Fett jedoch nicht vom Speisezettel streichen, da es essentielle Fettsäuren sowie die Vitamine A und D enthält. Vitamin D kann man auch über das Sonnenlicht aufnehmen.

Auf fettarme, sättigende Lebensmittel wie Brot, Nudeln, Reis und Kartoffeln braucht man nicht zu verzichten. Greift man zu Vollkornprodukten, nimmt man zusätzlich Ballaststoffe, VITAMINE und MINERALSTOFFE auf. Frisches Obst und Gemüse darf man in großen Mengen essen. Sie besitzen einen geringen Energiewert, aber viele Nährstoffe. Etwas Frisches zu jeder Mahlzeit läßt weniger Platz für Süßigkeiten und Fettes und bietet außerdem Vitamine und Mineralstoffe.

Stolpersteine auf dem Weg zur schlanken Linie sind fettreiche Salatdressings. 2 TL Mayonnaise können bis zu 1000 kJ (250 kcal) enthalten – vermutlich mehr als die Salatzutaten. Ein

Reduktionsdiät: Was tun, was lassen?

● Wer aufgrund seelischer Probleme zuviel ißt, sucht am besten einen Schlankheitsclub oder eine Selbsthilfegruppe auf oder wendet sich an einen Psychotherapeuten.

● Wer nach dem Essen sofort vom Tisch aufsteht, entgeht der Versuchung, sich noch einmal eine Portion auf den Teller zu laden oder nebenbei ein paar Happen zu naschen. Tip: Auf einem kleineren Teller sind auch die Portionen kleiner!

● Wer sich ausreichend bewegt, treibt den Grundumsatz in die Höhe und verbrennt mehr Energie. Man sieht besser aus, fühlt sich wohler und wird durch Bewegung und Sport vom Essen abgelenkt.

● Langsam essen, gut kauen und sich bewußt aufs Essen konzentrieren! Wer beim Essen fernsieht, merkt nicht, wieviel er zu sich nimmt.

guter Ersatz sind fettarme Salatsoßen, z. B. aus Magerjoghurt, den man mit frischen Kräutern, Pfeffer, Senf sowie Zitronen- oder Orangensaft würzt.

Fleisch sollte man nur in geringen Mengen zu sich nehmen; selbst das magerste Stück Fleisch enthält noch 10 % Fett. Fisch, Geflügel oder Wild ist rotem Fleisch vorzuziehen. Fritiertes ist tabu; man sollte die Speisen vielmehr backen, dünsten, pochieren, schmoren oder grillen und niemals mehr als einen kleinen Schuß Öl dazugeben. Torten und Gebäck muß man ebenfalls vom Speisezettel verbannen – sie enthalten bis zu einem Drittel Fett.

Auch bei Getränken muß man aufpassen. Alkohol und gesüßte Erfrischungsgetränke sind energiereich. 0,5 l Bier enthalten rund 800 kJ (200 kcal), eine Dose Limonade

500 kJ (120 kcal). Am besten trinkt man MINERALWASSER und frische Gemüsesäfte. Ab und zu 1 Glas Wein (400 kJ bzw. 90–100 kcal) ist allerdings auch bei einer Reduktionsdiät erlaubt. Zu süßen, alkoholhaltigen Mixgetränken sollte man sich jedoch nicht verführen lassen.

Beginn der Diät

Eine Tabelle mit den Energiewerten der verschiedenen Lebensmittel pro Gewichtseinheit, eine Küchenwaage zum Abwiegen der Portionen und ein Notizbuch, in das der tägliche Essensfahrplan eingetragen wird, sind unentbehrliche Helfer beim Abnehmen. In den ersten Tagen dient das Notizbuch als eine Art Ernährungstagebuch. Man ißt ganz normal, registriert aber genau jeden Schluck oder Bissen, ferner die Tageszeit und die näheren Umstände der Essenseinnahme. Nach 3 Tagen geht man diese Eintragungen nochmals durch und notiert sich zu jedem fett- oder zuckerreichen Posten eine gesündere Alternative.

Wer beispielsweise wöchentlich 2 l Vollmilch zu sich nimmt, kann mit der gleichen Menge entrahmter Milch 2850 kJ (680 kcal) einsparen; bei fettarmer Milch sind es immerhin noch 1400 kJ (340 kcal). Um den Vitamin- und Mineralstoffgehalt braucht man sich keine Sorgen zu machen, denn Magermilch hat den gleichen Anteil an Vitamin B und Calcium wie Vollmilch.

Zucker ist häufig in sogenannten gesunden Nahrungsmitteln versteckt, etwa in Fruchtjoghurt, knusprigen Frühstücksflocken, Trockenobst und Müsliriegeln. Billiger und gesünder ist es, Naturjoghurt zu kaufen und kleingeschnittenes frisches Obst hineinzurühren, seine eigene Getreidemischung herzustellen (siehe MÜSLI) und als schnellen Imbiß zwischendurch frisches Obst oder rohes, knackiges Gemüse zu essen. Wer die Zutatenliste auf den Lebensmittelpackungen studiert, kann Produkte mit Zuckerzusatz vermeiden. Bei Zusatzstoffen wie Glucose, Sirup, Dextrose, Saccharose und Fructose handelt es sich ebenfalls um Zucker.

Wenn man das Ernährungstagebuch eine Zeitlang führt, kann man feststellen, bei welchen Gelegenheiten man zu den sogenannten Kalorienbomben greift. Viele naschen z. B. beim Fernsehen ganz automatisch Erdnüsse, Chips und Knabbereien, andere belohnen sich nach einem harten Arbeitstag mit einer Tafel Schokolade. Erst wenn man diese schlechten Gewohnheiten erkannt hat, kann man sie auch bekämpfen oder der gefährlichen Situation ausweichen, indem man sich abends etwa, statt die Zeit vor dem Fernseher totzuschlagen, mit einem interessanten Buch entspannt oder einen Spaziergang macht und sich damit von dem Gedanken ans Essen ablenkt.

Am Anfang der Diät ist eine genaue Buchführung wichtig. Man wiegt alle Essensportionen und vermerkt Gewicht und Energiemenge in einem Notizbuch, damit die tägliche Grenze von 5000 kJ (1200 kcal) nicht überschritten wird. Nach einiger Zeit hat man gelernt, das Gewicht der einzelnen Nahrungsmittel zu schätzen. Hat man schließlich sein Idealgewicht erreicht, sollte man die eingeübten gesunden Ernährungsgewohnheiten beibehalten, denn dann wird man auch nach Beendigung der Reduktionsdiät keine Schwierigkeiten haben, das einmal erreichte Idealgewicht auf Dauer zu halten und sich gesund und wohl zu fühlen.

Speiseplan für eine Reduktionsdiät

UNGEFÄHRER ENERGIEWERT

Frühstück

30 g Vollkorngetreide (z. B. ungesüßtes Müsli)	420
Magermilch (erlaubte Tagesration siehe Getränke)	
200 g frisches Obst	350
oder	
2 kleine Scheiben Vollkornbrot oder -toast	500
7 g Butter oder Pflanzenmargarine	210
30 g Honig oder 60 g zuckerarme Marmelade	
oder 60 g Hüttenkäse oder 1 gekochtes oder	
pochiertes Ei	330
oder	
225 g fettarmer Naturjoghurt	500
175 g frisches Obst	310
15 g Weizensprossen und 2 TL Kleie (nach Belieben)	190
Zusammen	770–1000

Salat/Gemüse

Bis zu 450 g Gemüse oder Salate, darunter	
höchstens 30 g Avocado, Erbsen oder Zuckermais	500
2 TL Öl zum Dünsten des Gemüses oder	
für das Salatdressing	380
Zitronensaft, Kräuter, Essig, Sojasoße,	
Senf zum Würzen	
(Energiewerte können vernachlässigt werden)	
2 große Scheiben Vollkornbrot oder 200 g	
gebackene Kartoffeln	760
60 g Hüttenkäse oder 7 g Butter bzw.	
Pflanzenmargarine	230
Zusammen	1870

Warme Mahlzeit

Unbegrenzte Menge Gemüse mit 60 g (Trockengewicht)	
Vollkornnudeln oder Naturreis oder 2 gekochten	
oder pochierten Eiern oder 225 g gebackenen Kartoffeln	
oder 175 g gegrilltem Huhn bzw. Pute ohne Haut	
oder 115 g magerem, gegrilltem Fleisch oder 225 g	
gedämpftem Fisch	1050
Obstdessert, z. B. Naturjoghurt mit	
kleingeschnittenen frischen Früchten,	
frisches Obst	500
Zusammen	1550

Imbiß

Unbegrenzte Menge frisches Gemüse,	
z. B. Sellerie, Karotten, Blumenkohl,	
Gurken (Energiewert kann vernachlässigt werden),	
1 Stück frisches Obst (keine Banane) oder	
4 getrocknete Aprikosenhälften	170
Zusammen	170

Getränke

300 ml Magermilch oder 200 ml halbfette Milch	
Kräutertee, z. B. Pfefferminz- oder Hagebuttentee,	
schwarzer Tee, Kaffee (mit Milch aus der Tagesration,	
ohne Zucker), Mineralwasser, Gemüsebrühe	
(Joulezahl kann vernachlässigt werden)	420

GESAMTWERT IN KILOJOULE 4780–5010

RHEUMA

Schmerzen und Steifheit in Gelenken und Muskeln werden allgemein als Rheuma bezeichnet – ein Begriff, der eher von Laien als von Medizinern verwendet wird, denn die Ursachen für die Beschwerden können eine Reihe verschiedener Erkrankungen sein: Bindegewebsentzündung (besonders in der Rückenmuskulatur), rheumatisches Fieber, unterschiedliche Formen der ARTHRITIS oder der chronischen Gelenkdegeneration, der Arthrose.

In hohem Alter ist Rheuma sehr häufig. Bei über 65jährigen ist oft eine *Polymyalgia rheumatica* der Auslöser. Sie tritt unvermittelt auf und äußert sich in starken Nacken- und Schulterschmerzen, morgendlicher Steifheit und KOPFSCHMERZEN. Komplikationen können rheumatische Gefäßentzündungen verursachen, die immer eine klinische Behandlung erfordern.

Was kann man selbst tun?

▶ Wichtig ist, den Körper zu entschlacken, den Alkoholkonsum einzuschränken und weitgehend auf rotes Fleisch und Zucker zu verzichten. Die Schmerzen kann man lindern, indem man 2–3 Tropfen Lavendeloder Rosmarinöl mit 1 TL Pflanzenöl vermischt und damit die betroffenen Bereiche einreibt. Ein anderes beliebtes Hausmittel gegen die Schmerzen ist Knoblauchöl. Es wird aus zerstoßenem Knoblauch, Öl und Schweinefett hergestellt und tief und fest in die betroffenen Stellen einmassiert.

Was der Heilpraktiker rät

PFLANZENHEILKUNDE Zur Schmerzlinderung kann der Heilpraktiker je nach Ursache der Beschwerden Löwenzahn, Brennnessel, Birke, Klettenwurzel, Nachtschatten, Teufelskralle und Weidenrinde verordnen.
HOMÖOPATHIE Patienten, die Angst vor Berührungen haben, gibt man *Arnica*. Verstärken sich die Beschwerden durch Bewegung, gibt man *Bryonia*. Werden die Schmerzen bei Bewegung zunächst schlimmer, verringern sich dann aber im Verlauf von leichten Übungen, kann *Rhus toxicodendron* helfen.
AKUPUNKTUR Eine Akupunkturbehandlung dient vor allem der Schmerzlinderung. Bei sogenanntem kaltem Rheuma kann auch die MOXABEHANDLUNG hilfreich sein. Ebenso können KUPFERARMBÄNDER schmerzlindernd wirken.
FUSSREFLEXZONENMASSAGE Massiert werden in erster Linie die Reflexzonen, die mit den betroffenen Körperteilen in Verbindung stehen.

MASSAGE Nacken und Schultern sollten zu Beginn der Behandlung nur vorsichtig massiert werden, da eine tiefe Massage zuweilen die Schmerzen verstärken kann. Bei fortschreitender Besserung kann man allmählich auch zu Reibe- und Knetgriffen übergehen. Den Abschluß bilden immer sanfte und rhythmische Streichgriffe.
WASSERHEILKUNDE Erfolgreich bei der Rheumabehandlung sind in erster Linie Unterwassermassagen, Heilbäder (siehe KURORTE), MOORSCHLAMM, FANGO, SOLE sowie heiße oder kalte Packungen.

Standpunkt der Schulmedizin

Einfache Maßnahmen, etwa die betroffenen Stellen warm zu halten oder eine Wärmflasche aufzulegen, lindern in den meisten Fällen die rheumatischen Beschwerden. In schlimmen Fällen kann der Arzt auch entzündungshemmende Schmerzmittel verschreiben.

Besteht der Verdacht auf *Polymyalgia rheumatica*, wird der Arzt eine Blutuntersuchung anordnen. Bestätigt sich der Verdacht, kann eine Kur mit Steroidtabletten spürbare Erleichterung bringen. In manchen Fällen sind aber auch weiterhin regelmäßige Blutuntersuchungen und eine Fortsetzung der Steroidbehandlung angezeigt.

RIPPENFELL-ENTZÜNDUNG

Scharfe, stechende Schmerzen im Brustkorb oder in der Schulter, die bei jedem Atemzug zu spüren sind, können Anzeichen für eine Rippenfellentzündung sein. Das Rippenfell besteht aus zwei dünnen Häuten, die die Lunge vom Brustkorb trennen. Auf diesen Häuten befindet sich ein dünner Flüssigkeitsfilm, der es möglich macht, daß sie sich glatt gegeneinander bewegen können, wenn sich die Lunge beim Atmen ausdehnt und zusammenzieht. Bei einer Rippenfellentzündung wird die Flüssigkeit klebrig, und mit dem Stethoskop hört der Arzt ein Reibegeräusch, als ob zwei Stücke Sandpapier aneinandergerieben würden. Meist hat der Patient auch erhöhte Temperatur und fühlt sich krank.

Die Rippenfellentzündung wird in den meisten Fällen durch eine Virusinfektion ausgelöst. Häufig tritt sie aber auch als Begleiterscheinung anderer Krankheiten wie LUNGENENTZÜNDUNG, Brustkorbverletzungen mit Blutergüssen zwischen den Rippen, Entzündung der Herzbeutel nach einem Herzanfall oder aufgrund einer Infektion, Lungenthrombose oder Lungenkrebs auf.

Warnung Bei Verdacht auf Rippenfellentzündung sollte man umgehend einen Arzt oder Heilpraktiker aufsuchen.

Was der Heilpraktiker rät

Eventuell wird der Heilpraktiker Brust- und Rückenkompressen empfehlen, um die Entzündung zum Abklingen zu bringen.
HOMÖOPATHIE Je nach der individuellen Symptomatik kann der Heilpraktiker *Aconitum, Belladonna, Bryonia, Cantharis* oder *Ranunculus* verordnen. Die Abwehr stärken und eine Umstimmung fördern können *Echinacea* und *Acidum formicicum*.

Standpunkt der Schulmedizin

Bei Verdacht auf Rippenfellentzündung wird der Arzt den Patienten abhören, um festzustellen, ob das charakteristische Reibegeräusch wahrzunehmen ist. Um die genaue Ursache herauszufinden, wird er eventuell eine Röntgenuntersuchung anordnen.

Ist die Ursache der Rippenfellentzündung eine Lungenentzündung, wird der Arzt Antibiotika verschreiben. Ist ein Blutpfropfen in der Lunge (Lungenembolie) der Auslöser, verordnet er Medikamente, die das Blut verdünnen. Meist muß der Betroffene in diesem Fall ins Krankenhaus.

Bei einer Virusinfektion gibt es keine spezifische medikamentöse Behandlung. Der Arzt wird dem Patienten Bettruhe und ein schmerzstillendes Mittel empfehlen.

RISSIGE HAUT

Viele Menschen klagen bei kalter Witterung über rissige Haut an den Händen – vor allem dann, wenn sie aus beruflichen Gründen häufig ihre Hände waschen müssen. Manchmal entzündet sich die Haut sogar, so daß sie weder Wasser noch Seife verträgt.

Doch nicht nur die Hände können bei kalter Witterung leiden. Wind und Kälte greifen oft auch die Lippen an, so daß sie aufspringen und sich entzünden.

Was kann man selbst tun?

▶ Eine Mischung aus Glycerin und Rosenwasser hilft, rauhen und aufgesprungenen Händen sogar bei kältester Witterung vorzubeugen. Man reibt Finger und Handrücken gut damit ein und wischt anschließend das überschüssige Fett mit einem Papierhandtuch ab. Wenn man sehr zarte und empfindliche Haut hat, mischt man ein wenig Kakaobutter mit halb soviel reinem Olivenöl und cremt damit die Haut sanft ein.

Patschuli-, Lavendel- oder Geranienöl

kann ebenfalls helfen. Man vermischt 15–20 Tropfen des jeweiligen Öls mit 60 ml einer Trägerlotion und trägt diese Mischung dann auf die Haut auf.

Was der Heilpraktiker rät

Um trockene und rissige Haut zu behandeln, kann der Heilpraktiker Schlammpackungen aus lehmhaltiger Erde empfehlen. Sie glätten die Haut, ziehen Hautunreinheiten an die Oberfläche und lösen die obere Schicht toter Zellen ab.

Standpunkt der Schulmedizin

Die meisten Ärzte sind der Meinung, daß es ausreicht, wenn man die im Fachhandel erhältlichen Handcremes, Lotionen und Lippensalben anwendet.

Menschen, deren Hände oft mit Wasser in Berührung kommen, empfiehlt man eine Schutzcreme, die morgens vor Arbeitsbeginn aufgetragen wird. Ansonsten sollten gewöhnliche Handcremes genügen (siehe NATURKOSMETIK).

Lanolincreme hat sich ebenfalls bei rauher und rissiger Haut als sehr wirkungsvoll erwiesen, doch da sie aus Wollfett hergestellt wird, können einige Menschen allergisch darauf reagieren (siehe ALLERGIEN).

ROHKOST

Seit mehr als 100 Jahren hat sich diese Diätform als naturheilkundliches Heilverfahren bewährt. 80 % der aufgenommenen Nahrung (gemessen an ihrem Gewicht) werden bei dieser Diät roh, vor allem in Form von Obst und Gemüse, gegessen. Das hört sich schlimmer an, als es in Wirklichkeit ist. Obst und Gemüse enthalten relativ viel Wasser, so daß man normalerweise davon mehr zu sich nimmt als von energiehaltigeren Nahrungsmitteln wie Fisch, Milchprodukten, Eiern und Fleisch. Zusammen mit den verbleibenden 20 % zubereiteten Nahrungsmitteln, die bei dieser Diät erlaubt sind, kann man sich durchaus einen abwechslungsreichen Speiseplan zusammenstellen.

Obst und Gemüse machen zwar den Hauptanteil der Rohkost aus, aber Nüsse, Samen (Sonnenblumenkerne, Kürbiskerne, Sesam und Mohn), ungekochtes Getreide (z. B. MÜSLI) sowie Sprossen von Hülsenfrüchten und Getreide sorgen dafür, daß man genügend Eiweiß und Energie aufnimmt. Nur zwei Drittel des gesamten Energiebedarfs werden von Obst und Gemüse gedeckt.

Im wesentlichen sprechen zwei Gründe für eine Rohkostdiät. Zum einen ist der menschliche Verdauungstrakt nicht für eine fleischbetonte Ernährung ausgestattet. Der menschliche Darm ist, ähnlich wie bei pflanzenfressenden Tieren, im Verhältnis zur Körpergröße sehr lang, so daß der Speisebrei sehr lange braucht, bis er den Darm passiert hat. Für die Verdauung von pflanzlichem Material ist dies ideal, doch Fisch und Fleisch beginnen sich während des langen Wegs zu zersetzen. Durch eine solchermaßen ungeeignete Nahrung können die gesundheitserhaltenden Kräfte im Körper gestört werden. Der zweite Grund ist, daß bei der Rohkost die VITAMINE, MINERALSTOFFE, Enzyme und BALLASTSTOFFE erhalten bleiben, die sonst beim Kochen zu einem großen Teil verlorengehen.

Rohköstler teilen die Nahrungsmittel je nach ihrer Wirkung auf den Körper in zwei Gruppen ein: Obst und Gemüse gehören zu den alkalibildenden, Fleisch, Eigelb, Fisch und Milchprodukte dagegen zu den Nahrungsmitteln, die unerwünschte Säuren bilden. Bei einer Rohkostdiät überwiegen die alkalibildenden Speisen, da die säurebildenden fast immer gekocht werden müssen.

Eine Rohkostdiät versorgt den Körper mit allen Nährstoffen, außer Vitamin B12, das praktisch nur in tierischen Nahrungsmitteln vorkommt. Es wird jedoch heute vielen Frühstücksflocken und Hefeextrakten künstlich zugesetzt. Die Speisen müssen, vor allem für Kinder, sehr sorgfältig zusammengestellt werden, um eine umfassende Nährstoffversorgung zu gewährleisten. Am einfachsten ist es, wenn man geringe Mengen an fettreichem Fisch, Milchprodukten, Fleisch und gekochten Hülsenfrüchten ißt, um den notwendigen Bedarf an Energie, Eisen, Calcium, Zink, Eiweiß sowie Vitamin B12 und D zu decken. Obst und Gemüse sollten abwechslungsreich und der Jahreszeit entsprechend so frisch wie möglich auf den Tisch kommen.

ROLFING

Die Begründerin des Rolfing, die amerikanische Biochemikerin Ida Rolf (1896–1979), vertrat die Auffassung, daß viele Krankheiten ihren Ursprung in einer schlechten Körperhaltung, z. B. in hochgezogenen Schultern oder einem krummen Rücken, haben. Die Betroffenen versuchen ihre Fehlhaltung ständig zu korrigieren, mit dem Ergebnis, daß sie ihre Vitalität einbüßen und die normalen Körperfunktionen schwächen – ein Zustand, der Krankheiten geradezu anzieht.

Um solchen Patienten zu helfen, entwickelte Ida Rolf eine spezielle Massage, die sie als strukturelle Reintegration bezeichnete und die heute unter dem Begriff Rolfing bekannt ist. Durch Bindegewebs- und Muskelmassagen richtete sie den Körper wieder auf, so daß er erneut eine gerade, vertikale Linie bildete, denn ihrer Meinung nach kann nur bei einer geraden, aufrechten Haltung die Schwerkraft der Erde das körpereigene Energiefeld in der gewünschten positiven Weise unterstützen. Und nur unter dieser Voraussetzung vermag sich ein Mensch wieder physisch und psychisch wohl zu fühlen.

Nach einem 35jährigen mehr oder weniger stillen Wirken begann Ida Rolf Mitte der 60er Jahre in Kalifornien Therapeuten in der von ihr entwickelten Behandlungstechnik des Rolfing auszubilden.

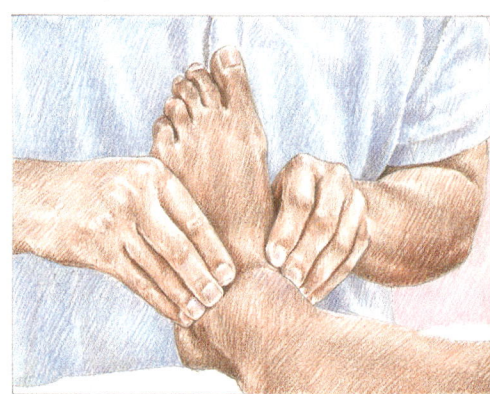

Der Therapeut bearbeitet das Bindegewebe an den Fußgelenken, um deren Beweglichkeit zu verbessern.

Um die Verspannung zu lösen, die den Kopf nach vorn schiebt, drückt der Therapeut die Schultermuskeln in ihre normale Stellung.

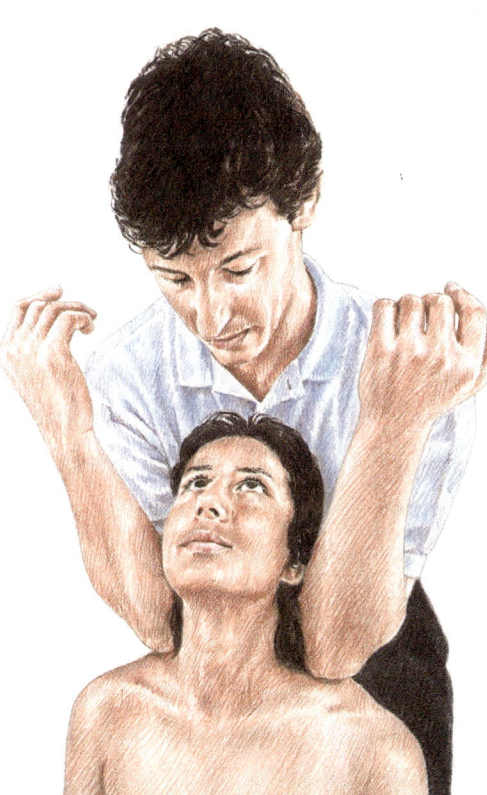

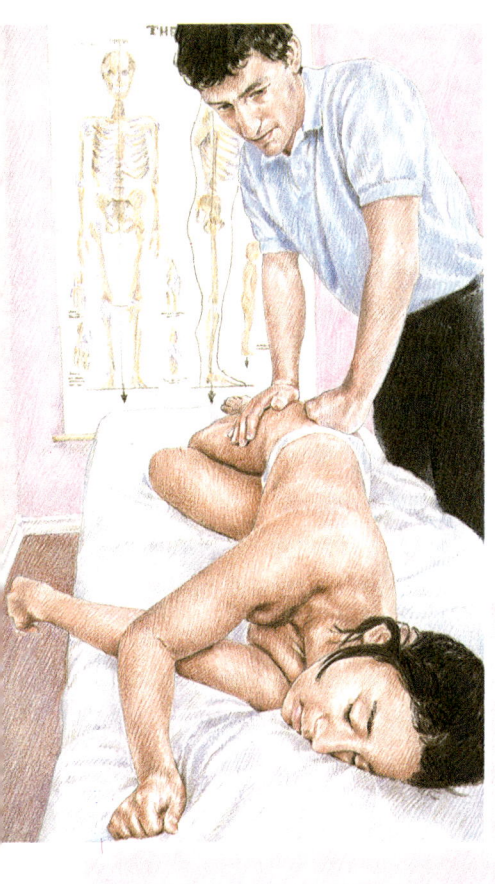

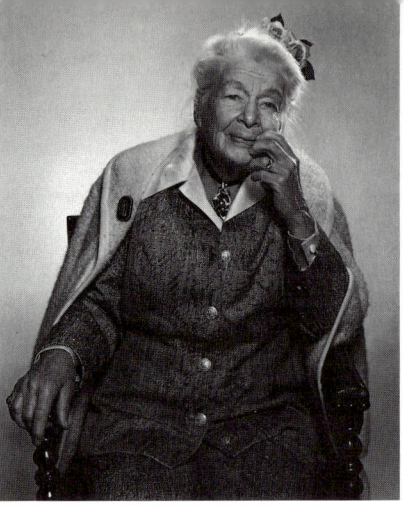

Wann hilft diese Therapie?

▶ Rolfing ist für jeden geeignet, dessen Körperhaltung in irgendeiner Weise aus dem Lot geraten ist und der darin die mögliche Ursache für bestimmte physische oder psychische Beschwerden sieht.

Besuch beim Heilpraktiker

Manche Heilpraktiker sind in der Technik des Rolfing ausgebildet, andere können Hinweise geben, wo man sich behandeln lassen kann. Normalerweise werden 10 Behandlungen von je 1 Stunde über mehrere Wochen verteilt.

Die Patientin liegt auf der Seite (links), während der Therapeut die Oberschenkel bearbeitet, um die Funktion des Hüftgelenks durch eine veränderte Stellung von Bein und Becken zueinander zu verbessern.

Die amerikanische Biochemikerin Ida Rolf entwickelte eine spezielle Massagetechnik, mit deren Hilfe der Körper wieder ins Lot gebracht wird.

Standpunkt der Schulmedizin

Rolfing ist eine Kombination von CHIROPRAKTIK und BIOENERGETIK, eine Technik also, die Geist und Körper gleichermaßen ansprechen soll. Daher betrachten Mediziner das Rolfing in erster Linie als eine Möglichkeit, ein gesundes Körpergefühl zu entwickeln. Als eine eigenständige Behandlungsweise für bestimmte Beschwerden erkennen sie es nicht an.

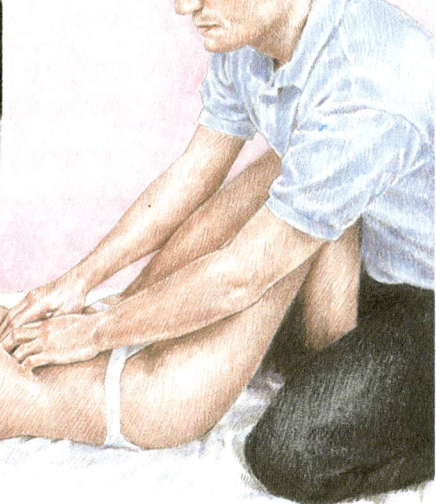

Nach den ersten Behandlungen dringt der Therapeut von den äußeren Muskeln zu den tieferliegenden Schichten vor, die näher an der Wirbelsäule liegen. Die Arbeit an der Vorderseite des Körpers wirkt sich auf den Rücken aus. Das Zwerchfell wird zusammen mit den Muskeln, die das Hüftgelenk bewegen, behandelt (oben).

In einer späteren Sitzung wird der gesamte Rücken behandelt. Der Therapeut bewegt das Bein der Patientin, um die Funktion des Hüftgelenks zu verbessern (links). Gleichzeitig hält er verschiedene Muskeln fest, die u. a. auch für Ischiasleiden mitverantwortlich sind.

RÜCKEN-SCHMERZEN

Fast jeder Mensch leidet irgendwann einmal in seinem Leben an Rückenschmerzen. Diese rühren gewöhnlich von beschädigten Bandscheiben der Wirbelsäule oder einer Muskelentzündung bzw. -zerrung her, die man sich durch falsches Heben und Tragen zuzieht. Es gibt zahlreiche Möglichkeiten, wie man Rückenschmerzen vorbeugen und sie lindern kann. Siehe WENN DER RÜCKEN SCHMERZT S. 292.

RUHR

Die Ruhr ist ein schwerer Durchfall, der durch eine Darminfektion verursacht wird. Dabei unterscheidet man zwei Arten: die häufigere Form der Bakterienruhr und die seltenere Amöbenruhr. In beiden Fällen kann sich die Krankheit durch mangelnde Hygiene, verdorbenes Essen und unsauberes Wasser ausbreiten. Zu den Symptomen zählen FIEBER, häufiger Stuhlgang (bei Kindern bis zu 20mal am Tag), krampfartige Leibschmerzen, BLÄHUNGEN und Erbrechen.

Die bakteriell verursachte Ruhr tritt manchmal epidemieartig an Schulen auf. Die weitaus ernstere Amöbenruhr dagegen holt man sich hauptsächlich in tropischen Ländern. Dabei tritt zu den bereits genannten Symptomen häufig noch Blut, Schleim und Eiter im Stuhl hinzu. Jede Form der Ruhr ist eine meldepflichtige Krankheit und muß von einem Arzt behandelt werden.

Wichtig ist in jedem Fall äußerste Hygiene und peinliche Sauberkeit beim Zubereiten von Mahlzeiten, um zu verhindern, daß die Krankheit sich ausbreitet. Man muß sich unbedingt die Hände waschen, nachdem man auf der Toilette war.

Standpunkt der Schulmedizin

Bei einer Bakterienruhr wird der Arzt eine Flüssigkeitsdiät und viel Ruhe verordnen. Bei der Amöbenruhr verschreibt er Antibiotika und wird den Stuhlgang des Patienten 6 Monate lang jede Woche untersuchen, um festzustellen, ob noch Erreger vorhanden sind.

SALZARME KOST

Kochsalz oder Natriumchlorid deckt im wesentlichen den Natriumbedarf des Körpers. Der Mensch braucht täglich etwa 5 g dieses wichtigen MINERALSTOFFES. Doch in den Industrienationen nimmt jeder durchschnittlich 12 g Salz zu sich. Rund 70 % dieser Salzmenge sind nicht von Natur aus in den Nahrungsmitteln enthalten, sondern wurden erst bei der Bearbeitung hinzugefügt. So werden beispielsweise Brot, Käse, Hefeextrakt, Wurst, Frühstücksflocken, Kekse, Suppen, Brühwürfel, Fertigsoßen und -gerichte sowie Dosengemüse stark gesalzen. Durch Geschmacksverstärker wie Natriumglutamat und Natriumbicarbonat sowie durch andere LEBENSMITTELZUSÄTZE gelangen ebenfalls große Mengen Natrium ins Essen.

Übermäßiger Salzkonsum führt bei dafür anfälligen Menschen erwiesenermaßen zu hohem BLUTDRUCK. Bluthochdruck steht wiederum in Zusammenhang mit HERZKRANKHEITEN, KREISLAUFSTÖRUNGEN oder NIERENBESCHWERDEN. Menschen, die unter diesen Krankheiten leiden, empfiehlt man daher eine möglichst natriumarme Kost. In jedem Fall sollte man eine streng salzarme Diät nur unter Aufsicht eines Arztes oder Heilpraktikers durchführen, um zu verhindern, daß es zu einem gefährlichen Natriummangel kommt. Das gilt auch, wenn man statt Salz Salzersatzstoffe verwendet.

Natürliche Nahrungsmittel enthalten normalerweise ausreichend Salz, um den Natriumbedarf des Körpers voll abzudecken. Wer sich salzbewußt ernähren möchte, sollte vor allem auf bearbeitete Nahrungsmittel verzichten und Speisen statt mit Salz mit Zitronensaft, Essig, Kräutern, Gewürzen, KNOBLAUCH, Zwiebeln, Wein oder Gemüsepasten geschmacklich verfeinern.

SALZWASSER-ANWENDUNGEN

Salzwasseranwendungen werden bei steifen Gelenken, wie sie z. B. bei RHEUMA und ARTHRITIS vorkommen, bei verschiedenen Schmerzzuständen und einer Reihe von anderen Beschwerden empfohlen. Die Behandlung zielt auf eine Beruhigung des Körpers und auf die Anregung der Selbstheilungskräfte ab. Siehe auch WASSERHEILKUNDE.

SAUERSTOFF-MEHRSCHRITT-THERAPIE

Die Sauerstoff-Mehrschritt-Therapie (SMT) wurde von dem Dresdner Physikprofessor Manfred von Ardenne entwickelt. Wie jedes Lebewesen braucht auch der Mensch ausreichend Sauerstoff (O_2), um existieren zu können. Für die Lebensprozesse eines Organismus muß der Sauerstoff in einer bestimmten Konzentration (Sauerstoffpartialdruck) im Blut bereitstehen. Läßt dieser Sauerstoffdruck nach, entsteht ein Sauerstoffmangel, der für viele Krankheiten und nicht zuletzt für den Alterungsprozeß verantwortlich gemacht wird.

Das Ziel der Sauerstoff-Mehrschritt-Therapie ist es, diesen Mangel auszugleichen oder durch eine Anhebung des Sauerstoffdrucks für einige Zeit therapeutisch ein Überangebot zur Verfügung zu stellen, um die vielfältigen Vitalprozesse anzuregen und wieder in Schwung zu bringen.

Wann hilft diese Therapie?

▶ Die Sauerstoff-Mehrschritt-Therapie kann bei allen Sauerstoffmangelzuständen angezeigt sein, z. B. bei ANGINA PECTORIS, KREISLAUFSTÖRUNGEN, bei niedrigem BLUTDRUCK und Durchblutungsstörungen.

Besuch beim Heilpraktiker

Beim ersten der insgesamt drei Schritte der Sauerstoff-Mehrschritt-Therapie wird das Blut für eine Mehraufnahme von Sauerstoff vorbereitet. Dazu muß man z. B. eine Mischung aus MINERALWASSER, Magnesium und VITAMINEN trinken. Auch eine vorgeschaltete OZONTHERAPIE kann eine gute Vorbereitung sein. Der zweite Schritt ist ein Bewegungstraining, z. B. auf einem Fahrradergometer. Erst danach wird für die Dauer von bis zu 2 Stunden über eine kleine Nasensonde Sauerstoff aufgenommen. Der zweite und der dritte Schritt können aber auch kombiniert werden, indem man schon während des Bewegungstrainings zusätzlich Sauerstoff aufnimmt.

Während der Therapie muß der Sauerstoffdruck des Patienten ständig überwacht werden, um eine individuelle Dosierung des Sauerstoffs zu gewährleisten, die nutzt, aber nicht schadet.

SAUNA

Unter Sauna versteht man ein Heißluftbad in extrem trockener Luft. In einer gut isolierten, fichtenholzverkleideten Kabine werden über einem elektrischen Ofen Steine erhitzt und regelmäßig mit kaltem Wasser übergossen. Dabei entstehen Temperaturen zwischen 70 und 100 °C. Die Luftfeuchtigkeit beträgt aber nur zwischen 5 und 20 %, was die Hitze erträglich macht. In den Kabinen sind Holzbänke in unterschiedlichen Höhen angeordnet: Auf den unteren Bänken ist die Temperatur niedriger als auf den höher gelegenen.

Sauna: Was tun, was lassen?

● Vor dem Saunabesuch nichts essen; die letzte größere Mahlzeit sollte mindestens 3 Stunden zurückliegen.

● Vor Betreten der Saunakabine lauwarm duschen und den Körper gründlich reinigen.

● Auf Badekleidung oder ein um den Körper geschlungenes Handtuch sollte man verzichten; sie verhindern, daß der Schweiß frei abfließen kann.

● In öffentlichen Saunen ein Handtuch auf die Holzbank legen, bevor man sich hinsetzt.

● Zwischen den einzelnen Saunagängen duschen. Um den Kreislauf zusätzlich anzuregen, kann man sich mit einem Schwamm, einer Körperbürste oder einem Luffaschwamm abreiben.

● Während der Schwangerschaft und in den ersten Tagen der Menstruation auf das Saunabaden verzichten.

● Höchstens 2mal pro Woche in die Sauna gehen.

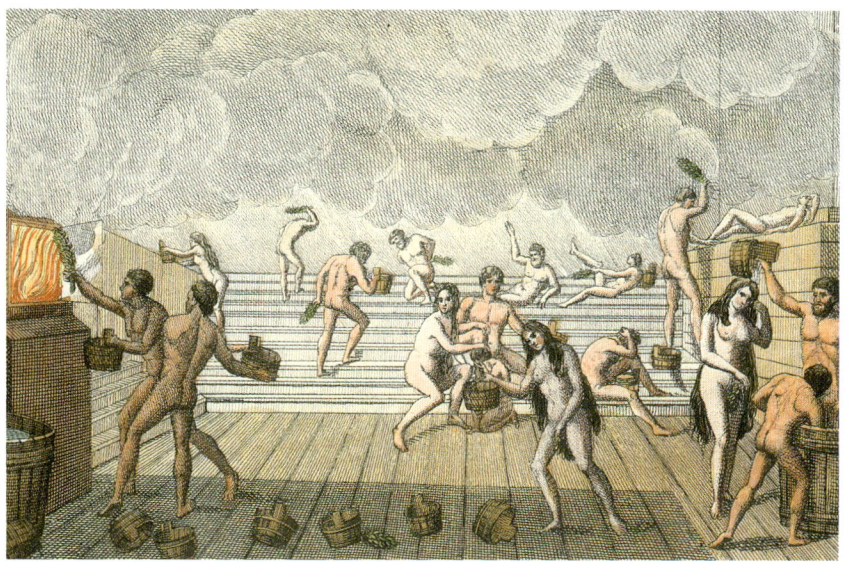

Dieser Stich aus dem 19. Jh. zeigt Badegäste einer russischen Sauna. Manche schlagen ihren Körper mit Birkenzweigen, andere überschütten sich mit kaltem Wasser. Um Dampfschwaden zu erzeugen, wird Wasser ins Feuer gespritzt (links).

Die Sauna stammt ursprünglich aus Skandinavien. Hier war sie schon im Mittelalter bekannt und beliebt. Und in Finnland übt man bis heute noch den alten Brauch, sich mit Birkenreisern leicht zu schlagen, um die Durchblutung der Haut zu fördern.

Inzwischen gibt es auch bei uns in jedem größeren Ort eine Sauna – oft in Verbindung mit einem Fitneßcenter. Außerdem werden fertige Saunakabinen oder Bausätze angeboten, die man in den eigenen vier Wänden installieren kann.

Erfahrene Saunagänger, die keine nachteiligen Wirkungen auf den Organismus erfahren haben, können drei Saunagänge von 10–15 Minuten Dauer durchführen. Auf jeden Saunagang sollte eine kalte Dusche oder ein kaltes Tauchbad folgen. Danach frottiert man den Körper kräftig ab, zieht einen warmen Bademantel an oder schlingt sich ein großes Frotteetuch um den Körper und ruht sich mindestens 30 Minuten aus.

Anfänger sollten mit einem 5minütigen Saunagang beginnen – möglichst auf den weniger heißen unteren Bänken – und die Saunazeiten langsam steigern. Bei Anzeichen von SCHWINDEL, Schwäche und Unwohlsein oder wenn das Herz plötzlich rasend schnell schlägt, sollte man die Saunakabine sofort verlassen und sich eine Zeitlang hinlegen.

Eine Sauna wirkt schweißtreibend, stoffwechselanregend, befreit den Körper von Giftstoffen und härtet ab. Voraussetzung für eine Saunabehandlung ist aber, daß man sich 100%ig fit fühlt und die Saunaregeln (siehe Kasten S. 289) beachtet.

Wer unter ANGINA PECTORIS, ARTERIENVERKALKUNG, hohem oder niedrigem BLUTDRUCK, EPILEPSIE, ZUCKERKRANKHEIT oder HAUTKRANKHEITEN mit Ausnahme von AKNE leidet, sollte nicht in die Sauna gehen. Da Herz und Kreislauf durch die Sauna stark beansprucht werden, sollte man im Zweifelsfall den Arzt oder Heilpraktiker um Rat fragen.

SAURER MAGEN

Mit diesem allgemein gängigen Ausdruck umschreibt man eine ganze Reihe von VERDAUUNGSSTÖRUNGEN. Übermäßiges Essen und Trinken, zu enge Kleidung, Bücken, flaches Liegen oder sportliche Betätigung kurz nach den Mahlzeiten können dazu führen, daß saurer Magensaft oder nur teilweise verdaute Nahrung in die Speiseröhre oder den Mund aufgestoßen wird. Ein Brennen hinter dem Brustbein, das sogenannte Sodbrennen, oder das Gefühl, die Nahrung bleibe nach dem Schlucken stecken, sind weitere Symptome eines sauren Magens. Sodbrennen in Verbindung mit einem Erstickungsgefühl kann auch damit zusammenhängen, daß der Schließmuskel am Übergang vom Magen zur Speiseröhre nicht richtig funktioniert. Bei anhaltenden Beschwerden sollte man einen Arzt oder Heilpraktiker aufsuchen, denn dann kann eventuell ein Magengeschwür (siehe GESCHWÜRE) oder eine Hiatushernie die Ursache sein, bei der es wegen eines Zwerchfellbruchs zu einer Verlagerung von Baucheingeweiden in den Brustraum kommt.

Was kann man selbst tun?

▶ Ernährungsfehler sind die häufigste Ursache eines sauren Magens. Am besten beugt man den Beschwerden vor, indem man eine ausgewogene, vollwertige Kost mit viel frischem Obst und Gemüse, Getreideprodukten, magerem Fleisch, Fisch, Eiern und Käse zu sich nimmt (siehe ERNÄHRUNG UND GESUNDHEIT). Hilfreich ist auch, mehrere kleine Mahlzeiten regelmäßig über den Tag zu verteilen, statt nur 3mal üppig zu essen. Fette und stark gewürzte Speisen fördern den sauren Magen und sollten vermieden werden. Chemische LEBENSMITTELZUSÄTZE können den Magen ebenfalls reizen. Kurz vor dem Essen sollte man nichts und während der Mahlzeiten nur mäßig trinken. Heiße Umschläge wirken entspannend und verbessern die Blutzufuhr in der Magengegend.

Neben Ernährungsfehlern ist häufig auch STRESS eine Ursache für Verdauungsstörungen wie Aufstoßen und Sodbrennen. Gerade bei Tisch sollte man sich Zeit nehmen, sich auf das Essen konzentrieren und die Speisen nicht hinunterschlingen, sondern gründlich kauen.

Was der Heilpraktiker rät

PFLANZENHEILKUNDE Ein Aufguß oder Absud von Kamille, Pfefferminze oder Melisse wirkt bei saurem Magen reizlindernd. Sind Streß und NERVOSITÄT die Ursachen, empfiehlt der Heilpraktiker Baldrian, Hopfen und Hafer, die beruhigend auf die Magennerven wirken.

Um das gesamte Verdauungssystem zu besänftigen, sind auch die Bitterkräuter Wer-

Saurer Magen: Was tun, was lassen?

● Die täglichen Mahlzeiten sollten frei von Streß und Hektik bleiben. Vor und nach dem Essen etwa 20 Minuten ausruhen, langsam essen und jeden Bissen sorgfältig kauen.

● Das Rauchen aufgeben – es reizt die Magenschleimhaut.

● Für ausreichenden Schlaf sorgen.

● Schmerzmittel nicht über einen längeren Zeitraum oder in höheren Dosen als empfohlen einnehmen, da sonst die Magenschleimhaut gereizt wird und es sogar zu Magenblutungen kommen kann.

● Kleidung sollte vor allem in der Magengegend locker sitzen. Den Bauch nicht durch enge Gürtel einschnüren.

● Bei gereiztem Magen auf Alkohol, Kaffee und Tee verzichten.

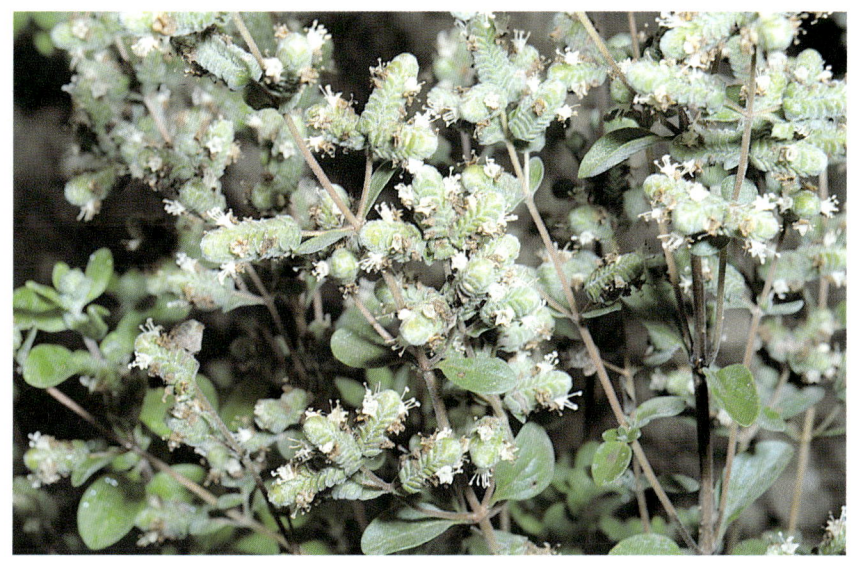

Majoran gehört zu den Kräutern, die gegen sauren Magen helfen. Er wirkt krampflösend und schmerzlindernd und fördert die Verdauung.

mut, Raute, Enzian und Gelbwurzel hilfreich. Sie dürfen wegen ihrer potentiell giftigen Wirkung jedoch nicht über längere Zeit oder in hohen Dosierungen eingenommen werden. Dies gilt vor allem während der Schwangerschaft, da diese Kräuter häufig den Gebärmuttermuskel reizen oder, besonders im Fall der Raute, zu Erbrechen führen können.

Eine den genannten Bitterkräutern vergleichbare, wenn auch sanftere Wirkung auf das Verdauungssystem schreibt man Tausendgüldenkraut, Enzian und Kalmus zu. Enzian kann man als normalen Aufguß trinken, doch das äußerst bittere Tausendgüldenkraut ist nur als sehr schwacher Aufguß genießbar.

HOMÖOPATHIE Wenn sich die Symptome eines sauren Magens nach zu reichlichem Essen oder übermäßigem Alkoholgenuß einstellen, hilft *Nux vomica*.

AKUPUNKTUR Akupunktur kann bei vielen Verdauungsstörungen, einschließlich Übersäuerung und Magenschleimhautentzündung, helfen.

Standpunkt der Schulmedizin

Ärzte raten bei saurem Magen dazu, mehrere und dafür kleinere Mahlzeiten, über den Tag verteilt, zu sich zu nehmen. Reis, Milch, Fisch, Geflügel und Getreide können dazu beitragen, die überschüssige Magensäure zu binden. Fritierte und fette Gerichte sind verboten, ebenso üppige, schwerverdauliche Mahlzeiten. Alkohol, Kaffee, Tee und scharfgewürzte oder sehr säurehaltige Speisen sollte man ebenfalls meiden.

Wenn die Symptome anhalten, kann der Arzt ein sogenanntes Antiazidum, ein säurebindendes Mittel, verschreiben, das die überschüssige Magensäure neutralisiert.

SCHÄDELOSTEO-PATHIE

Die Knochendecke, die das Gehirn schützt, besteht nicht aus einem einzigen Stück. Vielmehr setzt sich der Schädel, das Kranium, aus acht einzelnen Knochensegmenten zusammen, zwischen denen sich ganz feine Lücken befinden. Und im Gegensatz zu früher weiß man heute, daß auch im Erwachsenenalter diese Knochensegmente noch ganz geringfügig verschoben werden können.

Am stärksten werden die Knochensegmente des Schädels während der Geburt bewegt. Wenn sie danach nicht in die richtige Stellung zurückkehren, können sie u. U. verhindern, daß die Flüssigkeit, die das Gehirn umgibt und vor Stößen schützt, ungehindert fließt, und auf Teile des Gehirns drücken. Dadurch wiederum können sie über Nerven, die vom Gehirn ausgehen, andere Körperbereiche negativ beeinflussen. Aber auch Kopfverletzungen oder zahnärztliche Eingriffe, die die Kieferknochen verschieben, führen manchmal zu den gleichen Problemen.

Spezialisierte Osteopathen (siehe OSTEOPATHIE) versuchen mit Hilfe einer sehr feinfühligen Art der Manipulation, Druckstellen und verschobene Schädel- und Gesichtsknochen zu lokalisieren und ihre Lage zu korrigieren.

Wann hilft diese Therapie?

▶ Bei Gesichtsneuralgien (siehe NERVENSCHMERZEN), MIGRÄNE und KOPFSCHMERZEN wurde die Schädelosteopathie bereits erfolgreich angewendet. Beschwerden nach einem Schlag auf den Kopf, durch Genickverletzungen und zahnärztliche Eingriffe besserten sich ebenfalls. Auch Gleichgewichtsstörungen und OHRENSAUSEN, die durch eine leichte Verschiebung der Schläfenknochen an den Schädelseiten verursacht werden, sprechen auf die Behandlung an.

Bereits geringer Druck auf die Nerven im Gehirn kann zu KREISLAUFSTÖRUNGEN, Atemproblemen und hohem BLUTDRUCK führen. Auch in diesen Fällen kann die Schädelosteopathie helfen.

Besuch beim Heilpraktiker

Häufig wird die Schädelosteopathie von Chiropraktikern (siehe CHIROPRAKTIK) ausgeübt. Vor einer Behandlung ist es notwendig, die Krankengeschichte aufzunehmen und die Symptome sorgfältig abzuklären. Die Manipulation der Schädelknochen erfolgt sehr sanft und vorsichtig, so daß man sie oft kaum spürt. Die Schädelknochen werden leicht geklopft, gedrückt und gehalten, um sie in die richtige Anordnung zu bringen. Bei verschobenen Kieferknochen erfolgt die Manipulation möglicherweise von der Mundhöhle aus.

Standpunkt der Schulmedizin

Die Schädelosteopathie wird von der Schulmedizin skeptisch betrachtet. Ärzte befürchten vor allem, daß dabei Krankheiten, die dringend einer völlig anderen Therapie bedürften, unbehandelt bleiben.

SCHÄDLINGS-BEKÄMPFUNGS-MITTEL

Seit den 50er Jahren hat der Einsatz von chemischen Schädlingsbekämpfungsmitteln und die Verwendung von Fungiziden zur Pilzbekämpfung stark zugenommen. Da die Giftstoffe in die Luft, in das Wasser, in den Boden und damit auch in die Nahrungskette gelangen, stellen sie eine Gefahr für die Gesundheit dar (siehe GESUNDHEITSRISIKEN). Pestizide können beispielsweise ALLERGIEN auslösen und zu HYPERAKTIVITÄT führen. Die Belastung des Körpers mit Pestiziden läßt sich durch den Verzehr von Lebensmitteln aus biologischem Anbau deutlich reduzieren.

Wenn der Rücken schmerzt

Jeder Mensch leidet irgendwann einmal unter Rückenschmerzen, sei es, daß er etwas Schweres falsch gehoben oder getragen hat, sei es, daß er bei einer Tätigkeit über längere Zeit eine unnatürliche Haltung einnehmen oder vielleicht eine Nacht in einem unbequemen Hotelbett verbringen mußte. In vielen Fällen jedoch werden die Rückenschmerzen auch durch eine schlechte Körperhaltung verursacht. Rückenschmerzen sind unangenehm, gehen aber meist nach wenigen Tagen vorüber. Halten sie länger an, sollte man einen Arzt oder Heilpraktiker aufsuchen, da die Schmerzen dann eine ernsthafte Ursache haben können und unbedingt behandelt werden müssen. Normalerweise jedoch helfen ein paar einfache Übungen und Therapien, die Rückenprobleme in den Griff zu bekommen. Besser noch ist es, den Rückenschmerzen vorzubeugen, indem man bei bestimmten Bewegungen und Tätigkeiten darauf achtet, daß die Wirbelsäule nicht zu stark belastet wird, und sich die Bewegungsabläufe bewußt macht.

Meist haben Rückenschmerzen eine einfache Ursache: Muskeln sind entzündet oder überanstrengt, ein Gelenk ist in seiner Beweglichkeit eingeschränkt, oder ein Wirbel übt Druck auf einen Nerv aus. Viele Betroffene greifen dann zu einem der üblichen Schmerzmittel, zu muskelentspannenden oder entzündungshemmenden Medikamenten, doch bringen diese Mittel nur selten wirklich Erleichterung.

Hilfreich dagegen können oft einfache Maßnahmen wie Wärme- und Kälteanwendungen sein. Legt man sich eine Wärmflasche auf die schmerzende Stelle, bringt dies zumindest vorübergehend Linderung. Ebenso kann eine Packung aus zerstoßenen Eiswürfeln helfen. Man hält dabei das Eis sofort nach der Verletzung an die entsprechende Stelle, um ein Anschwellen zu verhindern. Nach einigen Tagen können abwechselnd heiße und kalte Anwendungen den Rückenschmerz endgültig vertreiben.

Häufig wirken auch warme Bäder, AKUPUNKTUR und MASSAGEN schmerzlindernd. Ist eine Fehlhaltung die Ursache für immer wiederkehrende Rückenschmerzen, können ein Haltungstraining wie die ALEXANDER-METHODE, Krankengymna-

Die Wirbelsäule des Menschen

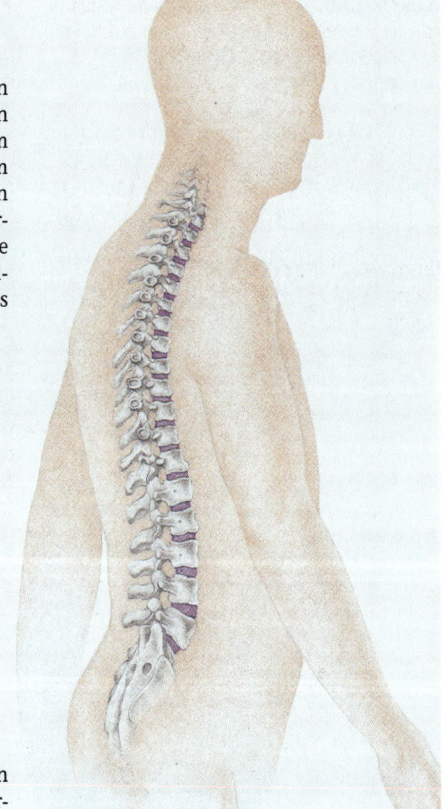

Die Wirbelsäule besteht aus 33 kleinen Knochen, den Wirbeln. Sieben befinden sich im Nacken (Halswirbel), zwölf im oberen Rücken (Brustwirbel) und fünf im unteren Rücken (Lendenwirbel). Daran schließen sich noch fünf miteinander verschmolzene Wirbel an, die das verlängerte Rückgrat, das sogenannte Kreuzbein, bilden, sowie vier weitere kleine Knochen, das Steißbein.

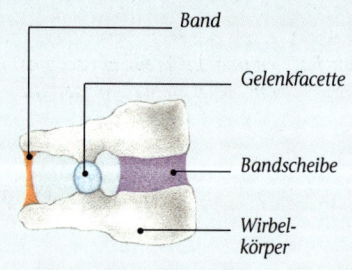

Band

Gelenkfacette

Bandscheibe

Wirbelkörper

Das Rückenmark verläuft durch einen Kanal in jedem Wirbel. Die Nervenwurzeln sind mit dem Rückenmark verknüpft, das die Verbindung mit dem Gehirn herstellt.

Die Wirbelsäulengelenke werden von Bändern und Gelenkfacetten zusammengehalten. Zwischen den Wirbeln sitzen als Stoßdämpfer die Bandscheiben.

Wirbelsäulenmuskulatur Jedes Gelenk ist von Muskeln umgeben, die vom Gehirn gesteuert werden und das Gelenk bewegen. Die Gelenkmuskeln arbeiten in der Regel paarweise: Während der eine Muskel sich zusammenzieht, entspannt sich der andere.

stik oder CHIROPRAKTIK helfen, den Betroffenen von dem Übel zu befreien.

Warnung Wenn die Rückenschmerzen keine erkennbare Ursache haben und über längere Zeit anhalten, sollte man einen Arzt oder Heilpraktiker aufsuchen. Möglicherweise sind sie dann das Symptom für eine ernsthafte Erkrankung, die behandelt werden muß.

Obwohl Rückenschmerzen ein körperliches Problem sind, können sie durchaus auch psychische Ursachen haben. STRESS und ANGST können in hohem Maß zu Verspannungen führen und damit zu Rückenproblemen beitragen. Die Gefahr, daß der Rücken dadurch geschädigt wird, ist vermutlich um so größer, je verspannter der Betroffene und damit seine Rückenmuskulatur ist.

Sie kommen in vielerlei Gestalt . . .

Meist tritt der Schmerz im Kreuz auf, doch er kann über den Ischiasnerv auch bis ins Bein ausstrahlen. Plötzlich auftretende (akute) Rückenschmerzen hängen fast immer mit einer Verletzung oder einem BANDSCHEIBENVORFALL, einem gezerrten Muskel oder einer Überdehnung der Bänder zusammen. Sie können auftreten, während man Sport treibt, einen schweren Gegenstand hebt oder sich einfach ungeschickt bewegt. Anhaltende oder ständig wiederkehrende (chronische) Rückenschmerzen sind meist auf eine schlechte Haltung zurückzuführen. Wenn man zudem noch in einem ungeeigneten Bett schläft (siehe BETTEN UND MATRATZEN), kann dies das Problem zusätzlich verschlimmern.

Übungen zur Schmerzlinderung

Die folgenden Übungen können helfen, akute Rückenschmerzen zu lindern. Man beginnt damit, sobald man sich ohne allzu große Probleme wieder bewegen kann – vielleicht 1 oder 2 Tage nachdem der Rücken zu schmerzen begonnen hat. Die Übungen werden täglich alle paar Stunden wiederholt, bis die Schmerzen nachlassen. Fühlt man sich wieder gesund, kann die Übung 4 helfen, erneuten Rückenschmerzen vorzubeugen. Falls man sich nicht gerade aufrichten kann oder wenn der Schmerz beim Stehen oder Gehen schlimmer wird, sollte man auf die Übungen verzichten. Verstärken die Übungen den Schmerz oder führen sie dazu, daß er auf andere Körperteile übergreift, muß man sie sofort abbrechen.

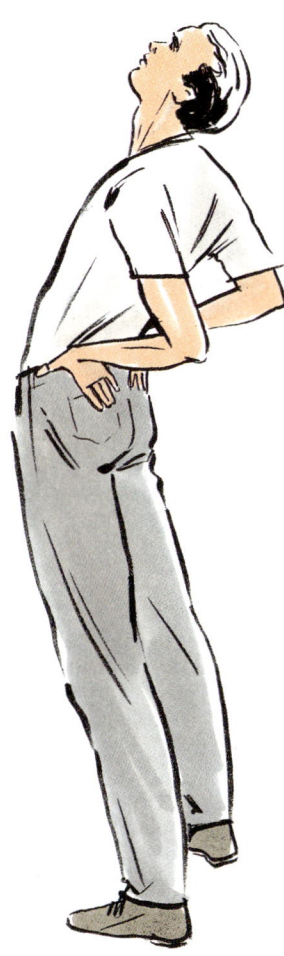

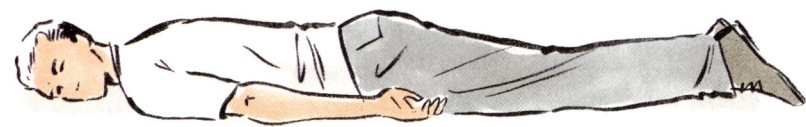

Übung 1 Auf den Bauch legen, die Arme neben dem Körper. Ein paarmal tief durchatmen und für 4–5 Minuten entspannen.

Übung 2 Auf dem Bauch liegenbleiben, die Ellbogen aufstützen, so daß sie sich senkrecht unter den Schultern befinden, und das Gewicht auf die Vorderarme verlagern. Tief durchatmen und das Kreuz entspannen. Etwa 5 Minuten in dieser Stellung verharren.

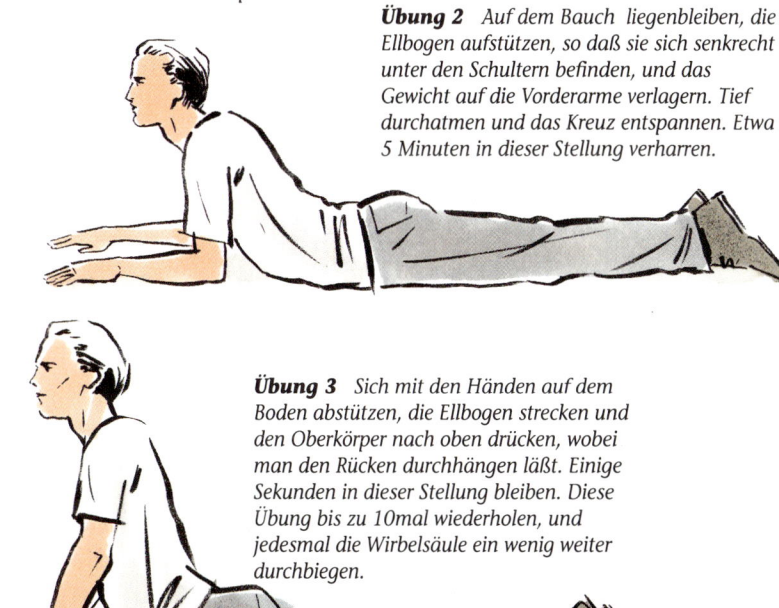

Übung 3 Sich mit den Händen auf dem Boden abstützen, die Ellbogen strecken und den Oberkörper nach oben drücken, wobei man den Rücken durchhängen läßt. Einige Sekunden in dieser Stellung bleiben. Diese Übung bis zu 10mal wiederholen, und jedesmal die Wirbelsäule ein wenig weiter durchbiegen.

Übung 4 Aufrecht mit leicht gespreizten Beinen stehen, die Hände ins Kreuz stützen. Nun den Oberkörper so weit wie möglich nach hinten biegen, die Knie durchgedrückt lassen. Diese Stellung 1–2 Sekunden halten, ehe man sich wieder aufrichtet. Die Übung bis zu 10mal wiederholen, wobei man versucht, sich so weit wie möglich nach hinten zu beugen, ohne das Gleichgewicht zu verlieren.

Vorbeugende Maßnahmen

Seit sich der Mensch vor einigen Millionen Jahren zu einem aufrecht gehenden Wesen entwickelte, leidet er unter Rückenschmerzen. Die Evolution konnte seine Wirbelsäule, die ursprünglich für das Stehen und Gehen auf vier Beinen eingerichtet war, nicht vollständig dem aufrechten Gang anpassen. Doch kann man Rückenschmerzen weitgehend vorbeugen, indem man einige alltägliche Bewegungen und Tätigkeiten – wie von einem Stuhl oder aus dem Bett aufzustehen oder sich anzuziehen – in der richtigen Weise ausführt.

Richtig aufstehen und setzen

1 *Die Füße dicht an die Vorderseite des Sessels stellen, möglichst unter die Kante. Die Knie mindestens schulterbreit spreizen.*

2 *Den Rücken gerade halten und die Hände auf die Seitenlehnen stützen.*

3 *Langsam aufrichten und dabei das Gesäß senkrecht über die Füße bringen und sich mit den Armen hochdrücken.*

4 *Zum Hinsetzen sollte man mit dem Rücken zum Sessel stehen, wobei die Füße schulterbreit auseinanderstehen. Den Rücken gerade halten und sich langsam setzen. Sich so bald wie möglich mit den Händen an den Sessellehnen festhalten.*

Anziehen

Ganz gleich, welche Ursachen die Rückenschmerzen haben, die folgenden Tips helfen, den Tag zu beginnen, ohne den Rücken zu strapazieren. Man sollte es vermeiden, sich beim Anziehen zu setzen oder nach vorn zu beugen – dies belastet den Rücken unnötig.

1 *Die Kleider so aufrollen, daß man Arme oder Beine problemlos hindurchstecken kann.*

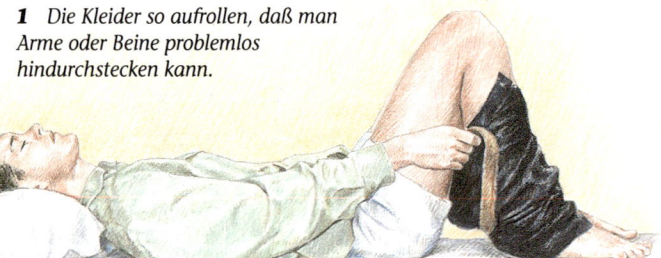

2 *Wenn es schwerfällt, Hosen anzuziehen, versucht man, sie auf dem Bett liegend überzustreifen. Die Knie bis über die Brust anziehen, um die Hosen über die Füße zu bekommen, dann die Beine strecken, um sie hochzuziehen. Den Rücken nicht krümmen, wenn man die Hosen über die Hüften zieht.*

Was der Heilpraktiker rät

Viele Menschen, die unter Rückenschmerzen leiden, verzweifeln auf der Suche nach Abhilfe. Dabei können gerade naturheilkundliche Verfahren in vielen Fällen umgehend Erleichterung bringen.

AKUPUNKTUR Sie dient in erster Linie dazu, die Schmerzen zu lindern. Daher ist sie als erste Maßnahme empfehlenswert, wenn die Rückenschmerzen für andere Behandlungen zu heftig sind. So können beispielsweise Muskelkrämpfe und Verspannungsschmerzen durch Akupunktur so weit gelindert werden, daß es möglich wird, den Rücken mit Massagen zu behandeln.

ALEXANDER-METHODE Mit ihrer Hilfe kann man lernen, den Körper natürlicher zu bewegen. Dadurch werden Rückenschmerzen gelindert, und gleichzeitig beugt man ihrem erneuten Auftreten vor.

CHIROPRAKTIK Ein qualifizierter Chiropraktiker wird zunächst versuchen, die genaue Ursache der Rückenschmerzen festzustellen. Liegt eine mechanische Ursache vor, wird er durch sanfte Manipulation, die normale Beweglichkeit der Rückenwirbel wiederherstellen. Oft ist nur eine chiropraktische Behandlung erforderlich, um einen verrenkten Rücken zu richten. Liegen die Ursachen jedoch tiefer, können sechs oder mehr Sitzungen notwendig sein.

Wenn der Chiropraktiker nicht helfen kann oder wenn der Verdacht besteht, daß die Rückenschmerzen durch eine Krankheit verursacht werden, wird er den Patienten an einen Spezialisten überweisen.

MASSAGE Sie ist sanfter als die Chiropraktik und kann meist dauerhaft helfen, wenn die Rückenschmerzen von beruflichem Streß und Anspannung herrühren oder wenn eine verspannte Haltung und Muskelschwäche die Ursachen sind. Ziel ist es, die Muskeln zu entspannen. Auf diese Weise wird nicht nur der Schmerz gelindert, sondern man beugt auch künftigen Rückenschmerzen vor. Obwohl man nicht alle Rückenprobleme mit Massagen beseitigen kann, erzielt man doch bei HEXENSCHUSS und chronischer Muskelverspannung sehr gute Erfolge.

Siehe auch AKUPUNKTUR, FUSSREFLEXZONENMASSAGE, T'AI-CHI und WASSERHEILKUNDE.

Aufstehen aus dem Bett

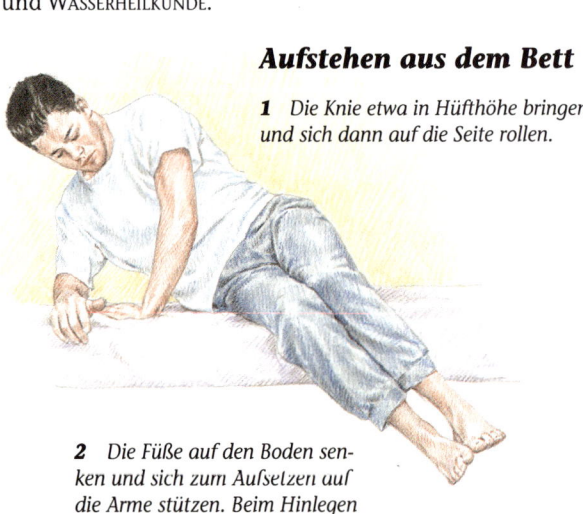

1 *Die Knie etwa in Hüfthöhe bringen und sich dann auf die Seite rollen.*

2 *Die Füße auf den Boden senken und sich zum Aufsetzen auf die Arme stützen. Beim Hinlegen umgekehrt vorgehen.*

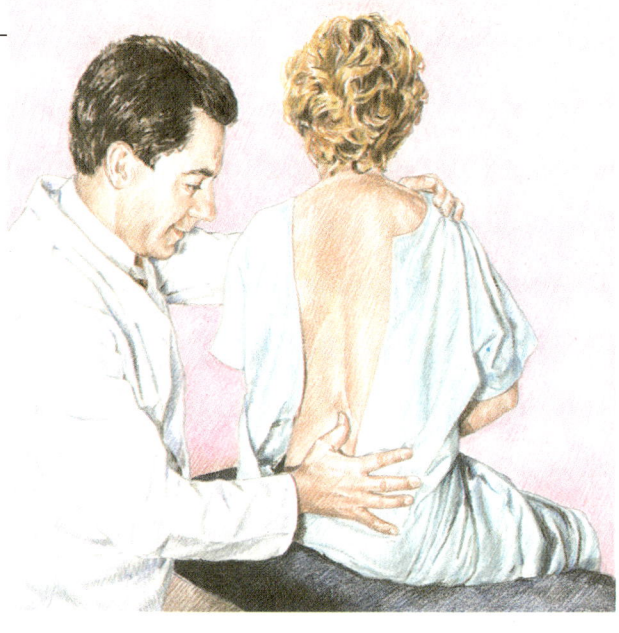

Besuch beim Heilpraktiker

Rückenschmerzen treten vor allem im unteren Bereich des Rückens auf, wo sie häufig durch überbeanspruchte Bänder verursacht werden. In den meisten Fällen können sie mit naturheilkundlichen Verfahren erfolgreich behandelt werden. Es gibt jedoch auch tieferliegende Ursachen für Rückenschmerzen – z. B. ein Nierenleiden (bei Kreuzschmerzen) oder eine Rippenfellentzündung (bei Schmerzen im oberen Rücken) –, die nicht mit den hier vorgeschlagenen Methoden behandelt werden können, sondern einer konventionellen Therapie bedürfen.

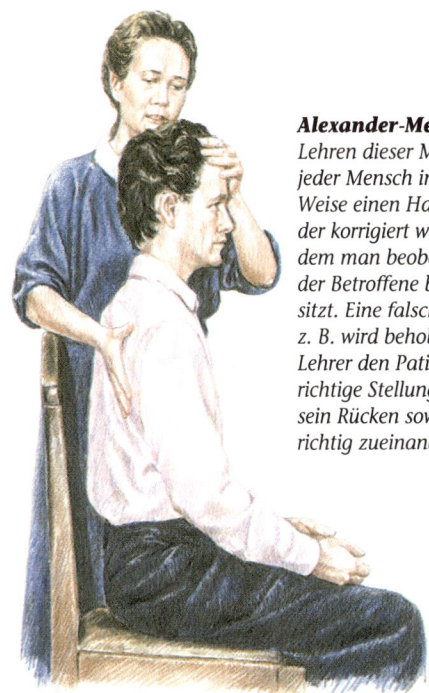

Alexander-Methode Nach den Lehren dieser Methode hat fast jeder Mensch in irgendeiner Weise einen Haltungsschaden, der korrigiert werden kann, indem man beobachtet, wie sich der Betroffene bewegt, steht und sitzt. Eine falsche Sitzhaltung z. B. wird behoben, indem der Lehrer den Patienten in die richtige Stellung bringt, so daß sein Rücken sowie der Nacken richtig zueinander stehen.

Chiropraktik Bei der chiropraktischen Behandlung kann der Patient sowohl stehen als auch auf der Seite liegen. Wichtig ist, daß der Chiropraktiker gut an dem betroffenen Gelenk arbeiten kann. Durch einen schnellen Ruck, der ohne Gewalt durchgeführt wird, wird das behinderte Gelenk befreit und wieder beweglich.

Akupunktur Beim ersten Besuch wird der Heilpraktiker den Patienten nach seiner Krankengeschichte sowie nach seiner Lebensweise fragen. Um die Rückenschmerzen zu lindern, werden dem Patienten dann Nadeln in ausgewählte Punkte am Rücken und an den Beinen gestochen. Auf diese Weise soll nicht nur der Schmerz ausgeschaltet, sondern der Körper auch wieder ins Gleichgewicht gebracht werden.

Osteopathie Bei einem Bandscheibenvorfall wird der Heilpraktiker zunächst die verspannten Rückenmuskeln lockern und dann die Wirbelsäule sanft strecken, um den Druck auf die beschädigte Bandscheibe zu erleichtern. Der Patient darf sich nicht bücken und nichts heben, bis das betroffene Gewebe vollständig geheilt ist.

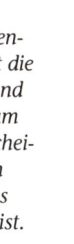

So schützt man den Rücken

*Viele Menschen leiden kurzfristig oder längere Zeit an Rücken-
schmerzen, weil sie nicht wissen, wie sie ihren Rücken richtig schützen
können. Jede körperliche Bewegung – ob man hinter dem Bus herläuft
oder nur niest – kann sich negativ auf den Rücken auswirken. Auch
Arbeiten wie das Umgraben im Garten oder das Tragen schwerer
Einkaufstüten können zu Rückenschmerzen führen. In den meisten
Fällen vergehen sie, wenn man sich ausruht und den Rücken warm
hält. Besser ist es jedoch, man versucht, dem Schmerz vorzubeugen,
indem man die folgenden Vorsichtsmaßnahmen beachtet.*

Schwere Gegenstände tragen

Falsch *Hat man nach dem Einkaufen schwer zu tragen, sollte man
nicht alles in eine einzige Tasche packen, die man in einer Hand trägt
(unten rechts). Dabei wird nämlich der Körper auf einer Seite gebo-
gen, was die Wirbelsäule übermäßig belastet.*
Richtig *Besser belädt man zwei Taschen gleichmäßig und trägt
eine in der rechten, die andere in der linken Hand, denn dann bleibt
der Körper im Gleichgewicht (unten links).*

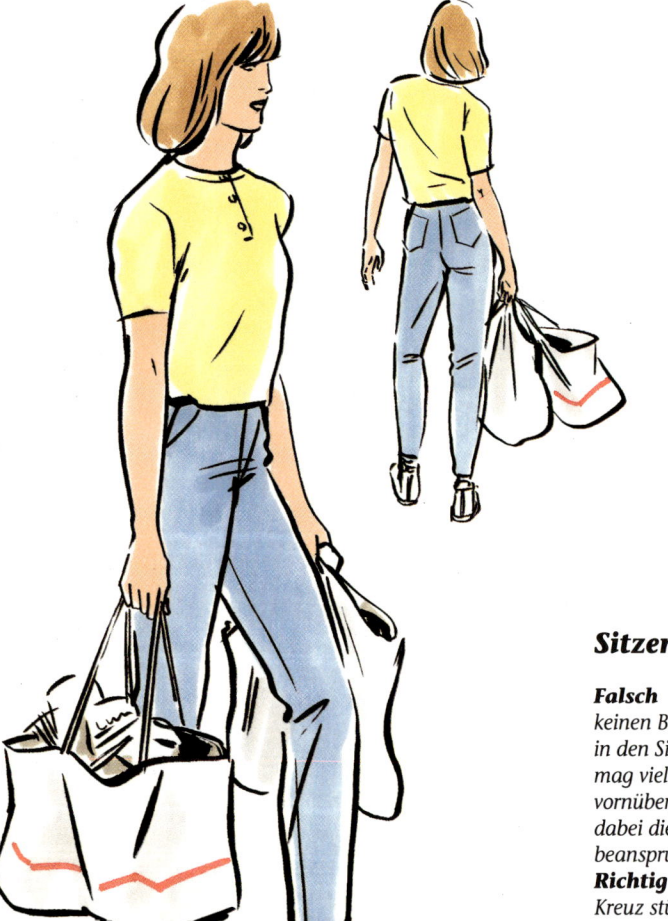

Für Rückenschmerzen anfällig

Es gibt eine Reihe von Berufen, die Rückenschmerzen begünstigen. Übt man eine der im folgenden genannten Tätigkeiten
aus, sollte man besonders vorsichtig sein.

Körperliche Schwerarbeiter Etwa 22 % derjenigen, die
wie Bergarbeiter, Möbelpacker, Bauarbeiter, Hafenarbeiter
u. a. körperlich schwer arbeiten müssen, leiden regelmäßig
unter Rückenschmerzen.

Krankenschwestern Jedes Jahr klagen rund 17 % der
Krankenschwestern – die regelmäßig bettlägerige Patienten
betreuen und sich bei der Arbeit bücken und schwer tragen
müssen – über Rückenschmerzen.

Büroangestellte Schreibkräfte und Computerbediener sind
gefährdet, da sie häufig auf wenig körpergerechten Stühlen sitzen, die den Rücken nicht genügend stützen und eine gekrümmte Haltung fördern.

Fernfahrer Wer lange Strecken hinter dem Lenkrad zurücklegen muß, bekommt häufig Kreuzschmerzen. Ursachen sind
eine schlechte Haltung und die Vibrationen des Fahrzeugs.

Hausfrauen und Mütter Bücken beim Bettenmachen und
Putzen sowie das Heben und Tragen von Babys und Kleinkindern verursachen häufig Probleme mit dem Rücken.

Sportler Jeder Sport, der den vollen Krafteinsatz fordert (z. B.
Fußball, Tennis oder Squash) oder bei dem eine bestimmte
Muskelpartie besonders belastet wird (z. B. Gewichtheben und
Golf), kann den Rücken überanstrengen.

Ältere Menschen Je älter man wird, um so steifer werden in
der Regel Muskeln und Gelenke, und desto häufiger treten
Rückenschmerzen auf.

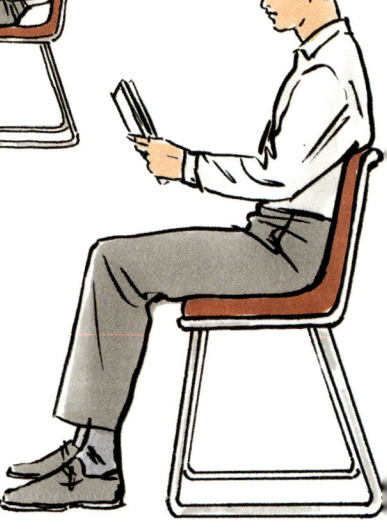

Sitzen und fahren

Falsch *Beim Fahren oder Lesen
keinen Buckel machen und sich nicht
in den Sitz lümmeln (oben rechts). Es
mag vielleicht bequemer sein,
vornübergebeugt zu sitzen, doch wird
dabei die Wirbelsäule zu stark
beansprucht.*
Richtig *Stühle wählen, die das
Kreuz stützen. Allzu weiche Stühle
oder Sitze meiden. Eine aufrechte
Haltung einnehmen, und beim Lesen
das Buch über den Knien halten.*

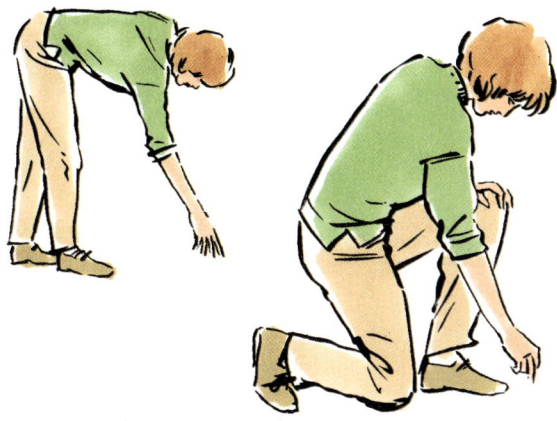

Gartenarbeit

Falsch Beim Unkrautjäten nicht aus den Hüften heraus mit durchgedrückten Beinen bücken (oben links), denn sonst sind Rückenschmerzen geradezu unausweichlich.

Richtig Mit einem oder beiden Beinen auf den Boden knien, und zwar möglichst dicht an das Unkraut heran, so daß man sich nicht strecken muß (oben rechts). Das gilt übrigens auch, wenn man einen Gegenstand aufheben will.

Einen sperrigen Gegenstand heben

Falsch Nie nach unten beugen, wenn man einen Gegenstand, beispielsweise ein schweres Paket, heben will (unten links). Falsches Heben und Tragen sind die häufigsten Ursachen für Rückenschmerzen.

Richtig Vor dem Gegenstand so dicht wie möglich in die Hocke gehen (unten rechts) und die Füße spreizen. Den Gegenstand beim Tragen eng an den Körper drücken.

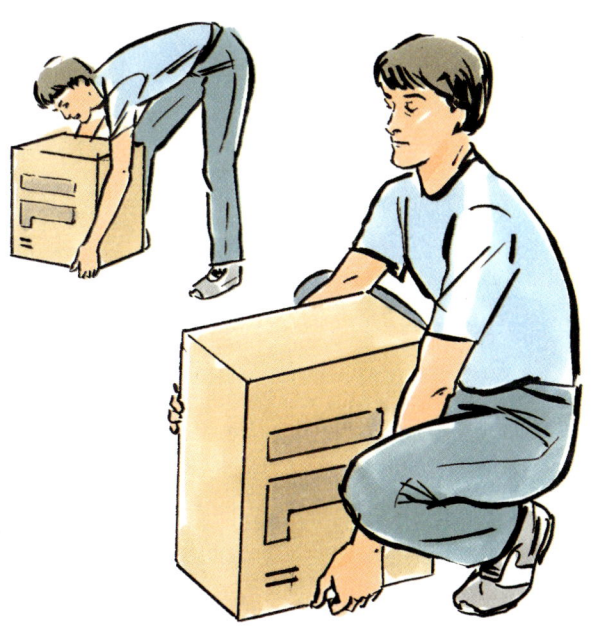

Wie man Rückenschmerzen während der Schwangerschaft lindern kann

Viele Frauen leiden während der Schwangerschaft unter Kreuzschmerzen. Dies liegt vor allem an einer schlechten Haltung. Wenn das Baby an Gewicht zunimmt, biegt sich die Schwangere nach hinten, um die veränderte Gewichtsverteilung auszugleichen. Dadurch werden die Bänder, die die Gelenke der Wirbelsäule stützen, überdehnt. Folgende Übungen können helfen, Rückenschmerzen zu lindern. Wenn die Übungen zu unbequem oder schwierig sind, setzt man sich statt dessen für kurze Zeit im Schneidersitz auf den Boden. Man kann sich auch auf Hände und Knie niederlassen und einen Katzenbuckel machen.

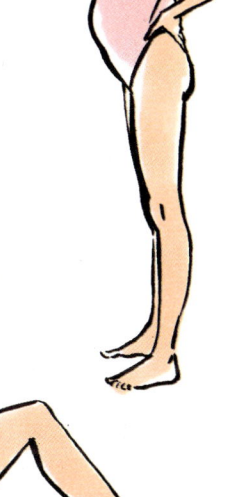

Strecken im Stehen Aufrecht stehen, wobei die Füße genau nach vorn zeigen und etwa in Schulterbreite gespreizt sind (rechts). Die Hände werden ins Kreuz gestützt. Tief einatmen, langsam ausatmen und sich dabei zurückbeugen, so daß das Kreuz einen Bogen bildet. 10mal wiederholen.

Beckenübung Auf den Boden legen und die Arme seitlich wegstrecken. Die Füße stehen flach auf dem Boden, die Beine sind angewinkelt. Den Rücken sanft auf den Boden drücken und das Becken nach oben schieben, wobei die Bauch- und Gesäßmuskeln angespannt werden (unten). Für 6 Sekunden halten, dann entspannen. 10mal wiederholen.

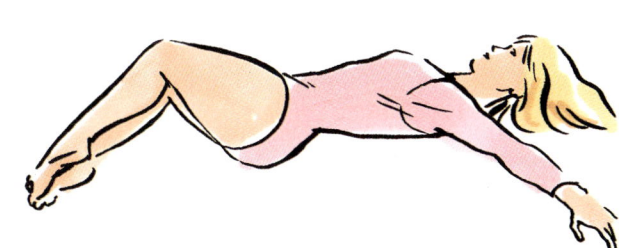

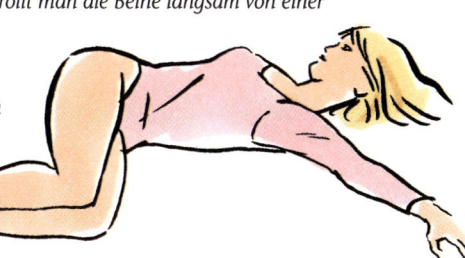

Beinrollen nach der Geburt Man liegt auf dem Rücken und streckt die Arme seitlich aus. Die Knie sind gebeugt, die Füße stehen nebeneinander. Nun rollt man die Beine langsam von einer Seite auf die andere, und immer, wenn sie in der Mitte sind, wird der Rücken auf die Unterlage gepreßt.

SCHALLWELLEN-THERAPIE

Heilpraktiker, die sich auf die Schallwellentherapie spezialisiert haben, vergleichen den menschlichen Körper mit einem Musikinstrument, das manchmal verstimmt ist und neu gestimmt werden muß. Um die Harmonie des gesamten Körpers wiederherzustellen, werden Schallwellen von hoher Frequenz auf schmerzende oder verletzte Bereiche gerichtet.

Wann hilft diese Therapie?

► Als besonders wirkungsvoll gilt die Schallwellentherapie bei ARTHRITIS, RÜCKENSCHMERZEN, KNOCHENBRÜCHEN, HEXENSCHUSS, RHEUMA, BANDSCHEIBENVORFALL und Lähmungserscheinungen. Sie wird auch nach Hüftoperationen angewendet, um den Heilungsprozeß zu unterstützen und zu beschleunigen.

Besuch beim Heilpraktiker

Die Patienten werden meist mit Hilfe eines Handinstruments, des sogenannten Schallwellenapplikators, behandelt, der ähnlich wie ein Massagevibrationsstab benutzt wird. Die Behandlung kann aber auch in einem Warmwasserbecken stattfinden, durch das Schallwellen geleitet werden. Dadurch soll sich die Heilwirkung des Wassers enorm verstärken. Eine spezielle therapeutische Musik kann zusätzlich dazu beitragen, daß man sich entspannt und wohl fühlt.

Standpunkt der Schulmedizin

Ärzte bestätigen, daß Brüche schneller heilen, wenn auf die Bruchstelle Schallwellen gerichtet werden. In verschiedenen orthopädischen Kliniken wird diese Therapie bereits eingesetzt. Im Augenblick wird noch wissenschaftlich untersucht, welche weiteren Anwendungsmöglichkeiten es gibt.

SCHARLACH

Erreger dieser äußerst ansteckenden Krankheit sind Bakterien (Streptokokken). Die Infektion äußert sich in FIEBER, Übelkeit, einer schmerzenden Halsentzündung und einem feinfleckigen, leuchtendroten Hautausschlag, der sich, ausgehend von Hals und Brust, allmählich über den ganzen Körper ausbreitet. Typisch ist auch die dunkelrote sogenannte Himbeerzunge. Der Kranke sollte mit Beginn des Ausschlags etwa 1 Woche lang streng isoliert werden, da die Krankheit durch Körperkontakt übertragen wird. Nach dieser Zeit dürfte der Ausschlag abgeklungen sein.

Scharlachpatienten müssen immer ärztlich betreut werden, da es zu ernsten Komplikationen kommen kann. Die Krankheit darf nicht von einem Heilpraktiker behandelt werden.

SCHILDDRÜSEN-ERKRANKUNGEN

Die Schilddrüse liegt hufeisenförmig vor der Luftröhre unterhalb des Kehlkopfes. Sie produziert jodhaltige Hormone, die die Stoffwechselvorgänge regeln. Die Schilddrüse wird ihrerseits von der Hirnanhangsdrüse (Hypophyse) gesteuert, die ein schilddrüsenstimulierendes Hormon bildet.

Bei Störungen der Schilddrüsenfunktion kann es zu verschiedenen Erkrankungen kommen.

Die Vergrößerung der Schilddrüse ist allgemein als KROPF (Struma) bekannt. Die Kropfbildung durch Jodmangel (siehe JOD) ist heute selten geworden. Meist ist die Vergrößerung die Folge eines zu starken Wachstums oder eines Tumors, der aber nur in sehr seltenen Fällen bösartig ist.

Die Unterfunktion der Schilddrüse (Hypothyreose) kann in jedem Alter einsetzen. Manche Kinder kommen mit dieser Erkrankung, die zu einer Einschränkung des Stoffwechsels führt, auf die Welt. Sie haben Schwierigkeiten beim Essen und Schlafen, leiden an VERSTOPFUNG und entwickeln sich geistig und körperlich langsamer. Wenn die Unterfunktion nicht entdeckt wird, bilden sich grobe Gesichtszüge heraus. Minderwuchs, eine hervortretende Zunge und schütteres Haar sind weitere Anzeichen dieses sogenannten Kretinismus. Da man heute bei Neugeborenen normalerweise innerhalb der ersten 3 Lebenstage einen Bluttest macht, wird die Krankheit meist entdeckt und kann sofort behandelt werden.

Eine Unterfunktion der Schilddrüse im Erwachsenenalter tritt verstärkt zwischen dem 40. und 60. Lebensjahr auf und betrifft Frauen häufiger als Männer. Sie ist nicht von Anfang an erkennbar, da sich die Symptome erst allmählich entwickeln. Der Kranke wird lethargisch, ist müde, leidet unter Antriebsschwäche und nimmt unerklärlicherweise an Gewicht zu. Haare und Haut werden trocken, schließlich kommt es zu HAARAUSFALL. Ferner schwillt die Haut an, vor allem an den Augenlidern und an den Fingern.

In manchen Fällen ist eine Schilddrüsenentzündung (Thyreoiditis) der Auslöser der Unterfunktion. FIEBER, Halsschmerzen und Abgeschlagenheit lassen eine Halsentzündung vermuten, aber die Schilddrüse ist empfindlich und geschwollen. Die Unterfunktion beginnt erst Wochen oder Monate nach der Entzündung.

In den meisten Fällen läßt sich die Ursache einer Schilddrüsenunterfunktion jedoch nicht feststellen.

Die Schilddrüsenüberfunktion (Hyperthyreose) führt zu einem Überschuß an Schilddrüsenhormonen im Blut und hat den gegenteiligen Effekt der Unterfunktion. Der Stoffwechsel des Körpers wird beschleunigt, und trotz eines guten Appetits verliert der Kranke an Gewicht. Er wird unruhig und nervös und kann nicht schlafen. Er bekommt DURCHFALL, die Hände fangen an zu zittern, und er leidet unter HERZKLOPFEN und SCHWITZEN. Die Augen treten hervor und verleihen dem Kranken ein starrendes Aussehen; außerdem kann sich ein Kropf herausbilden.

Was der Heilpraktiker rät

PFLANZENHEILKUNDE Bei einer leichten Schilddrüsenunterfunktion helfen jodreiche Nahrungsmittel wie Seefisch. In der Küche sollte man nur Jodsalz verwenden. Als Stärkungsmittel wird Blasentang verordnet, der ebenfalls reich an Jod ist und den Stoffwechsel ankurbelt.

Bei einer leichten und funktionellen Schilddrüsenüberfunktion gilt Wolfsfuß als eine Pflanze, die unangenehme Begleiterscheinungen wie Unruhe, Zittern, Schweißausbrüche und Herzrasen wirkungsvoll dämpft.

Ernsthafte Schilddrüsenstörungen sollten stets mit Hilfe einer Blutuntersuchung diagnostiziert und fachmännisch behandelt werden.

HOMÖOPATHIE Übergewichtigen mit einer vergrößerten Schilddrüse wird eventuell empfohlen, 4mal täglich *Fucus vesiculosus* zu nehmen. Bei einer Schilddrüsenüberfunktion rät man dazu, über einen Zeitraum von 2 Wochen *Jodum* einzunehmen. Wenn die Schilddrüse geschwollen ist, zu Reizhusten führt und sich der Kranke ständig räuspern muß, kann *Spongia* helfen.

AKUPUNKTUR Bei Störungen der Schilddrüsenfunktion werden die Meridiane im Halsbereich behandelt.

BIOCHEMISCHE SALZE Bei Schilddrüsenstörungen kann *Kalium jodatum* angezeigt sein. Bei hartem Struma gibt man *Calcium fluoraticum* und *Silicea*.

FUSSREFLEXZONENMASSAGE Eine Massage der entsprechenden Reflexzonen kann bei Störungen der Schilddrüsenfunktion helfen. Ferner werden die für die Nebennieren, die Hypophyse und die Geschlechtsdrüsen zuständigen Bereiche massiert.

Standpunkt der Schulmedizin

Die Kropfbildung aufgrund von Jodmangel ist seit der Verwendung von jodhaltigem Speisesalz selten geworden.

Bei Verdacht auf eine Schilddrüsenunterfunktion wird der Arzt eine Blutuntersuchung anordnen. Sie gibt über einen zu niedrigen Schilddrüsenhormonspiegel Auskunft. Behandelt wird die Erkrankung mit Thyroxin, das dann normalerweise das ganze Leben lang eingenommen werden muß.

Bei einer Schilddrüsenentzündung wird ebenfalls das Blut untersucht, in dem in diesem Fall die entsprechenden Antikörper nachzuweisen sind.

Bei einer Schilddrüsenüberfunktion werden meist Antithyroidtabletten verschrieben. Ein Teil der Schilddrüse kann auch mit radioaktivem Jod zerstört oder chirurgisch entfernt werden.

Die Aussichten für Patienten, die an einer Über- oder Unterfunktion der Schilddrüse leiden, sind heute im allgemeinen ausgezeichnet, wenn regelmäßige Blutuntersuchungen durchgeführt werden und die notwendige Behandlung erfolgt.

SCHIZOPHRENIE

Schizophrenie ist eine Form der Psychose, die einen Menschen oft ohne jegliche Vorwarnung überfällt. Sie beginnt meist im jugendlichen Alter. Die Betroffenen legen ein absonderlich anmutendes Verhalten an den Tag, das ihnen selbst kaum bewußt ist. Sie entwickeln Halluzinationen und Wahnvorstellungen, hören imaginäre Stimmen oder sehen irreale Dinge. Es kann so weit gehen, daß sie glauben, aus dem Fernsehapparat Botschaften übermittelt zu bekommen oder auf diesem Weg überwacht zu werden. Charakteristisch sind auch starke Stimmungsschwankungen: Gereiztheit und Aggressivität wechseln ab mit Überempfindlichkeit. Der Kranke leidet häufig unter Verfolgungswahn und durchleidet Phasen, in denen er außerstande ist, mit anderen zu kommunizieren oder zusammenzuarbeiten. Gespräche mit Schizophrenen erscheinen anderen Menschen oft unwirklich und beunruhigend, ihre Vorstellungen wirken häufig abstrus, unklar, verstiegen, bisweilen sogar komisch.

Für gewöhnlich gehen diese Zustände mit einer ausgeprägten Initiativlosigkeit und Antriebsschwäche einher. Die Gefühlsäußerungen des Kranken sind nicht mehr vorherzubestimmen und widersinnig. So lacht er beispielsweise bei schlechten Nachrichten oder fängt ohne ersichtlichen Grund an zu weinen. Darin äußert sich auch in erster

Linie die sogenannte Persönlichkeitsspaltung. Häufig geht Schizophrenie mit DEPRESSIONEN einher.

Schwere Schübe von Schizophrenie dauern u. U. mehrere Wochen oder noch länger. Manchmal kommt es nur zu einem einzigen Anfall im Leben. Die Symptome können auch eine Zeitlang zurückgehen, um dann erneut aufzutreten. Bei etwa einem Drittel der Erkrankten verläuft die Schizophrenie chronisch. Diese psychische Störung ist nicht nur für den unmittelbar Betroffenen äußerst quälend, sondern auch für die Angehörigen, die nicht selten depressiv werden.

Was der Heilpraktiker rät

BERATUNGSGESPRÄCH Ausgebildete Berater können den Betroffenen und ihren Familien Ratschläge geben, wie sie die Alltagsprobleme bewältigen können. Außerdem vermitteln sie Kontakte zu Fürsorgestellen und Selbsthilfegruppen.

FARBTHERAPIE Auch bei leichten Fällen von Schizophrenie ist langfristige und geduldige Hilfe von Fachleuten nötig. Bei der Farbtherapie steht die Farbe Violett im Mittelpunkt. Zusammen mit einer MUSIKTHERAPIE und begleitet von ENTSPANNUNGS- UND ATEMÜBUNGEN, kann die Farbtherapie dazu beitragen, daß die Patienten ihr geistiges Gleichgewicht wiedergewinnen.

KUNSTTHERAPIE Malen oder Töpfern ist für manche Patienten die einzige Möglichkeit, eine persönliche Ausdrucksweise zu finden und mit anderen in Verbindung zu treten. Sie können damit das Gefühl der Isolation und ihre Verwirrung überwinden. Oft haben die Arbeiten symbolischen Charakter und geben einen Einblick in die aus den Fugen geratene Innenwelt des Patienten.

MUSIKTHERAPIE Über die Anregung, Musik zu hören oder selbst zu spielen, versucht der Therapeut, das Identitätsgefühl des Kranken wiederaufzubauen.

PSYCHOTHERAPIE Es kommen die Gesprächspsychotherapie und auch die Psychoanalyse in Frage. Bei den schweren Schüben von Schizophrenie ist unmittelbare Hilfe wichtig. Manchmal wird nicht nur der Kranke, sondern auch seine Familie in die Therapie einbezogen.

Standpunkt der Schulmedizin

Früher brachten Schizophreniekranke lange Zeit, manchmal fast ihr ganzes Leben, in psychiatrischen Kliniken zu. Heute lindern Medikamente die Symptome und verhindern einen neuen Schub. Mit der Hilfe von Ärzten, Sozialarbeitern, Familienmitgliedern und Freunden gelingt es vielen Patienten, ein annähernd normales Leben zu führen.

SCHLAF-LOSIGKEIT

Wohl jeder hat schon einmal unter Schlaflosigkeit gelitten. Lärm, SCHMERZEN, eine Tasse Kaffee, die man noch spät am Abend getrunken hat, eine ungewohnte Zeit, zu der man ins Bett geht, eine fremde Umgebung oder Sorgen – all das kann dazu führen, daß man sich vergeblich bemüht einzuschlafen.

Das individuelle Schlafbedürfnis ist ganz unterschiedlich, einen festen Maßstab gibt es nicht. Kleinkinder und auch manche Heranwachsende können bis zu 18 Stunden täglich schlafen, während ältere Menschen oft nach 5 oder 6 Stunden wieder wach sind.

Man unterscheidet zwei Arten von Schlaf: den Tiefschlaf und die Traumphasen des sogenannten REM-Schlafs. REM ist die Ab-

Schlaflosigkeit: Was tun, was lassen?

● Die Schlafgewohnheiten in einem Tagebuch festhalten, um mögliche Ursachen der Schlaflosigkeit erkennen und beseitigen zu können.

● So oft wie möglich an frischer Luft Sport treiben, allerdings nicht kurz vor dem Schlafengehen.

● Einen regelmäßigen Tagesablauf anstreben und für ausreichende Entspannung sorgen.

● Möglichst immer zur gleichen Zeit ins Bett gehen.

● Das Schlafzimmer gut lüften. Es sollte aber nicht zu kalt und außerdem ruhig und dunkel sein.

● Für ein bequemes und körpergerechtes Bett sorgen.

● Vor dem Einschlafen entspannen, z. B. mit ruhiger Musik oder mit einem warmen (nicht heißen!) Bad, dem man Melisse oder Johanniskraut zufügt.

● Den Wecker außer Sichtweite stellen, damit man nicht dauernd sieht, wie spät es schon ist, wenn man nicht schlafen kann.

● Im Bett an etwas Beschauliches denken, z. B. an einen Waldspaziergang.

● Vor dem Zubettgehen keinen Alkohol, keinen Kaffee oder schwarzen Tee trinken.

● Die letzte Mahlzeit spätestens 3 Stunden vor dem Schlafengehen einnehmen.

● Nicht versuchen, den Schlaf zu erzwingen. Wenn man nicht schlafen kann, sollte man ein entspannendes Buch lesen.

kürzung für englisch *rapid eye movements*, schnelle Augenbewegungen. Der REM-Schlaf ist der sogenannte aktive Schlaf, der durch diese Augenbewegungen gekennzeichnet ist. Beide Arten des Schlafs sind notwendig, wenn man erfrischt in den neuen Tag starten will.

Schlafmangel führt zu Reizbarkeit, Konzentrationsschwäche und nachlassender Leistungsfähigkeit in der Schule und am Arbeitsplatz. Der Körper ist jedoch in der Lage, zuwenig Schlaf auszugleichen, ohne daß dabei jede verlorene Stunde nachgeholt werden müßte. Wenn die Nachtruhe ein paar Tage hintereinander stark verkürzt war, kann man das mit einem etwa 12stündigen Schlaf wieder ausgleichen.

Manche Menschen, die sich vergeblich bemühen einzuschlafen, steigern sich in ihre Schlaflosigkeit so hinein, daß sie vor lauter Anspannung erst recht immer wacher werden. Der daraus entstehende Teufelskreis aus Übermüdung und Schlaflosigkeit führt mit der Zeit zu ERSCHÖPFUNG und Energiemangel, und jede Tätigkeit wird als anstrengend empfunden.

Was kann man selbst tun?

▶ Bei Schlaflosigkeit, die nicht auf VERDAUUNGSSTÖRUNGEN oder eine ernsthafte Krankheit zurückzuführen ist, kann entspannende MASSAGE mit langsamen, rhythmischen Streichbewegungen und Kneten mit den Handflächen unmittelbar vor dem Zubettgehen Wunder wirken. Ferner gibt es eine Fülle von schlaffördernden Pflanzen, die als Tee zubereitet werden können oder einzeln bzw. in Kombinationen als Fertigarzneimittel in der Apotheke erhältlich sind. Dazu zählen Kamille, Lindenblüte, Baldrian, Hopfen, Melisse, Passionsblume, Hafer und Pomeranze. Die Anweisungen zur Dosierung müssen genau beachtet werden.

Ein altes Hausmittel gegen Schlaflosigkeit ist 1 Glas warme Milch, mit 1 TL Honig vermischt, die man vor dem Zubettgehen trinkt.

Was der Heilpraktiker rät

PFLANZENHEILKUNDE Chronische Schlaflosigkeit, die von STRESS und Anspannung herrührt, muß individuell behandelt werden. Im akuten Fall verschreiben Pflanzenheilkundler eventuell Baldrian-, Passionsblumen-, Hopfen- oder Schlüsselblumentinktur; man nimmt abends 1 TL davon ein.

HOMÖOPATHIE Eine Behandlung mit homöopathischen Mitteln, die dazu beitragen, den Gesundheitszustand allgemein zu verbessern, wirkt häufig auch der Schlaflosigkeit entgegen. Darüber hinaus können *Kalium bromatum* und *Zincum* bei Unruhe

helfen oder *Coffea*, wenn die Schlaflosigkeit durch Koffeingenuß ausgelöst wird. Ferner können *Avena sativa*, *Passiflora* und *Zincum valerianicum* in Frage kommen.

Standpunkt der Schulmedizin

Bei bestimmten Formen der DEPRESSION, die mit Schlaflosigkeit einhergehen, können Ärzte Antidepressiva verordnen. Wenn Krankheiten, vor allem mit Schmerzzuständen, den Schlaf stören, muß die zugrundeliegende Ursache medikamentös behandelt werden.

Schlaftabletten können den Teufelskreis aus Schlaflosigkeit und Übermüdung durchbrechen. Sie können aber schon innerhalb kürzester Zeit abhängig machen (siehe SUCHTKRANKHEITEN) und dürfen daher nur vorübergehend eingenommen werden.

SCHLAF-STÖRUNGEN

In einer Welt voller Hektik, Lärm, STRESS und Probleme sollte der Schlaf Erholung bringen – Ruhe für den Geist, neue Kraft für den Körper und seelische Ausgeglichenheit für die Anforderungen des neuen Tages. Doch Nacht für Nacht wälzen sich Millionen Menschen ruhelos in ihrem Bett – wegen SCHLAFLOSIGKEIT, unruhigem Schlaf oder wirren Träumen.

Die Wissenschaft hat den Schlaf noch nicht völlig erforscht. Doch man hat bereits bestimmte Schlafzentren im Gehirn entdeckt, eine Art Körperuhr, die vermutlich die Ruhe- und Wachzeiten regelt. Offenbar spielen auch eine Reihe von natürlichen schlaffördernden Substanzen im Körper eine Rolle. Manche Schlafforscher meinen, daß der Schlaf dem Körper nicht nur Ruhe und Energie schenkt, sondern auch das IMMUNSYSTEM stärkt. Im Schlaf werden Wachstumshormone ausgeschüttet, die nach Ansicht mancher Wissenschaftler dazu beitragen, Gewebe zu erneuern und rote Blutkörperchen zu bilden, die das Wachstum in der Jugend fördern und den Knochenaufbau unterstützen. Der größte Gewinn jedoch, den man aus dem Schlaf zieht, besteht darin, daß man geistig wieder frisch wird, und das, obwohl das Gehirn beim Schlafen aktiv bleibt.

Außer durch Schlaflosigkeit kann die nächtliche Ruhe durch viele andere Ursachen gestört werden. Am häufigsten sind die folgenden Probleme:

Schlafsucht Zuviel Schlaf kann sich genauso unangenehm auswirken wie umgekehrt die Schlaflosigkeit. Trotz ausreichenden Schlafs ist man tagsüber ständig müde

und leidet unter Antriebsschwäche und Energiemangel. Ein übersteigertes Schlafbedürfnis kann auch ein Zeichen für DEPRESSIONEN sein.

Alpträume Träume stehen oft in engem Zusammenhang mit der Realität, und ein erholsamer, friedlicher Schlaf hängt davon ab, wie man mit seinen unterschwelligen Sorgen zurechtkommt. Jeder Mensch träumt ab und zu schlecht; zu einem Problem werden Alpträume erst dann, wenn sie sich über einen längeren Zeitraum wiederholen. Sie sind fast immer ein Zeichen von ANGST.

Kinder sind durch Alpträume manchmal so sehr verängstigt, daß sie nicht mehr ins Bett gehen wollen. Viele fahren in der Nacht völlig verschreckt hoch, weinen, schreien, reden zusammenhanglose Dinge oder starren vor sich hin. Eltern sollten ihre Kinder dann beruhigen und trösten. Später kann man mit ihnen über die Träume sprechen. Oft sind Verlassensängste der Kinder die Ursache der Alpträume. Aber auch Probleme in der Schule können dazu führen, daß die Kinder schlecht träumen.

Unruhiger Schlaf Manchmal hat ein unruhiger Schlaf, bei dem man sich im Bett herumwälzt, immer wieder aufwacht oder vergeblich versucht, eine bequeme Lage zu finden, eine ganz einfache Ursache: ein falsches Bett, eine ausgeleierte Matratze (siehe BETTEN UND MATRATZEN), unpassendes Bettzeug oder ein zu kaltes oder zu warmes Schlafzimmer.

Schlafwandeln Dieses seltene Problem taucht zumeist bei Kindern auf und gibt sich von ganz allein, wenn sie älter werden. Am besten bringt man den Schlafwandler behutsam, möglichst ohne ihn aufzuwecken, ins Bett zurück. Wacht er dennoch auf, ist es auch nicht weiter schlimm.

Schnarchen SCHNARCHEN bringt häufig nicht nur den Lebenspartner um den Schlaf und an den Rand der Verzweiflung, sondern kann auch für den Verursacher ein ernstzunehmendes gesundheitliches Problem darstellen. Die Schnarchgeräusche entstehen, wenn im Tiefschlaf die Zungenbändchen, die Gaumensegel und das umgebende Gewebe erschlaffen. Dabei erschlafft auch der Luftweg und behindert die Luftzufuhr, was durch geschwollene Mandeln oder POLYPEN, eine verstopfte Nase, Verformungen der Nasenscheidewand oder eine NASENNEBENHÖHLENERKRANKUNG noch verschlimmert werden kann.

Bei Dauerschnarchern kann die Atmung derartig behindert sein, daß Herz, Gehirn und andere Organe zuwenig Sauerstoff bekommen. Das hat nicht nur zur Folge, daß Schnarcher am Tag oft schläfrig sind, sondern kann auch dazu führen, daß das Herz langsamer pumpt und unregelmäßig schlägt.

Ein nicht ungefährliches Problem für Schnarcher ist die Atemstockung während des Schlafs, in der medizinischen Fachsprache Apnoe genannt. Dabei hören die Betroffenen 30–60 Sekunden lang zu atmen auf, um dann laut schnaubend wieder nach Luft zu ringen. Das kann jede Nacht unzählige Male passieren. Dadurch schläft man schlecht und unruhig und fühlt sich tagsüber oft wie gerädert. Die Atemstockung kann bei HERZKRANKHEITEN und auch beim Schlaganfall eine Rolle spielen, und der durch die Atemstockung auftretende Sauerstoffmangel belastet Herz und Kreislauf.

Was kann man selbst tun?

▶ Wenn Verkehrslärm den nächtlichen Schlaf stört, sollte man überlegen, ob der Nutzen nicht die Kosten für Schallschutzfenster rechtfertigt. Billiger, aber nicht weniger wirksam sind Ohrstöpsel aus Wachs. Manche Menschen können sich daran aber nicht gewöhnen, weil sie sich damit wie von der Außenwelt abgeschnitten fühlen.

Wer vor dem Schlafengehen angenehme Musik hört, ein unterhaltsames Buch liest oder einen Spaziergang macht, vergißt die Sorgen des Tages und entspannt den Geist – die beste Voraussetzung für einen guten Schlaf. Auch ENTSPANNUNGS- und ATEMÜBUNGEN können helfen, zur Ruhe zu kommen.

Bei chronischen Schlafstörungen sollte man sich an einen Arzt oder Heilpraktiker wenden, der feststellt, ob eine organische oder seelische Ursache vorliegt, die dann durch eine medizinische oder psychologische Behandlung behoben werden kann.

Was der Heilpraktiker rät

PFLANZENHEILKUNDE Es gelten die gleichen Ratschläge wie bei SCHLAFLOSIGKEIT.

HOMÖOPATHIE Bei Schlafstörungen, die durch Angst, panische Zustände oder die Nachwirkungen eines SCHOCKS hervorgerufen werden, empfiehlt sich *Aconitum*. Wenn der Geist keine Ruhe findet und man völlig aufgekratzt ist, wird der Heilpraktiker zu *Coffea* raten. Hat man einmal kräftig über die Stränge geschlagen und die Nacht zum Tag gemacht, kann *Nux vomica* helfen. Fühlt man sich noch morgens um 3 Uhr hellwach, kann *Sulfur* oder *Calcium carbonicum* das Mittel der Wahl sein. Bei ängstlichen Kindern fördert *Passiflora* einen ruhigen Nachtschlaf. Bei nächtlichem Aufschrecken hilft *Belladonna* oder *Apis*. Wenn die Schlafstörungen damit zu tun haben, daß man keine Ruhe findet, kann *Zincum*, *Rhus toxicodendron* oder *Arnica* angezeigt sein.

HYPNOSETHERAPIE Liegen den Schlafstörungen seelische Probleme zugrunde, kann eine Hypnosetherapie hilfreich sein. Über die Aufarbeitung dieser Probleme hinaus wird der Therapeut dem Patienten auch Entspannungsmethoden vermitteln, die das Einschlafen und Durchschlafen unterstützen.

VERHALTENSTHERAPIE Wenn der gestörte Schlaf ein Zeichen von ernsteren Problemen wie Depressionen oder Angstzuständen ist, kann eine Verhaltenstherapie gute Erfolge erzielen.

Standpunkt der Schulmedizin

Oft müssen die körperlichen oder seelischen Ursachen der Schlafstörungen behandelt werden, damit der Betroffene wieder ruhig schlafen kann. Schlaftabletten oder Beruhigungsmittel können bei akuten Schlafstörungen, wie sie nach Streß und in Zeiten großer Anspannung auftreten, hilfreich sein. Sie dürfen jedoch nur gelegentlich eingenommen werden, da sie nicht nur abhängig machen, sondern auch den natürlichen Schlafzyklus außer Kraft setzen.

SCHLEIMBEUTEL-ENTZÜNDUNG

Die Schleimbeutelentzündung oder Bursitis tritt bevorzugt an Knien und Ellbogen auf. Die Schleimbeutel liegen in der Nähe der Gelenke und sind mit Gelenkschmiere gefüllt, die die Reibung in den Gelenken verringert und dafür sorgt, daß sich Muskeln, Sehnen und Haut problemlos über dem Knochen bewegen können. Durch Druck, häufiges Anstoßen oder übermäßige Beanspruchung eines Gelenks kann sich in einem Schleimbeutel überschüssige Flüssigkeit ansammeln. Es kommt zu einer schmerzhaften Rötung und Schwellung, und die Beweglichkeit des Gelenks ist beeinträchtigt. Eine Schleimbeutelentzündung kann auch durch ARTHRITIS, GICHT oder eine Infektion ausgelöst werden.

Was kann man selbst tun?

▶ Das Gelenk sollte möglichst ruhiggehalten und weder Druck noch Stößen ausgesetzt werden. Bei einer Schleimbeutelentzündung am Ellbogen wird der Arm am besten in einer Schlinge getragen.

In den ersten Tagen, wenn die Schwellung und die Schmerzen am schlimmsten sind, bringen kalte KOMPRESSEN Linderung. Sie sollten über Nacht aufgelegt bleiben. Auch tagsüber sollte man kalte Kompressen machen, die man erneuert, sobald sie nicht mehr kühlen.

Wenn die Beschwerden nach einigen Tagen allmählich nachlassen, kann man dazu übergehen, heiße oder abwechselnd kalte und heiße Kompressen aufzulegen.

Bei einer akuten Entzündung kann ein Plastikbeutel mit gefrorenen Erbsen als Kältepackung dienen; die Erbsen passen sich dem Gelenk besser an als Eiswürfel. Um Erfrierungen vorzubeugen, wird die Haut vorher mit Speiseöl eingefettet. Man legt die Eispackung 3mal täglich für 5 Minuten auf, nimmt sie für 5 Minuten ab und legt sie erneut für 5 Minuten auf. In der Apotheke gibt es biegsame Kältekissen, die sich dem Gelenk besonders gut anschmiegen.

Auch heiße und kalte Kräuterumschläge (siehe PFLANZENHEILKUNDE) können helfen, die Schmerzen zu lindern und die Entzündung abklingen zu lassen. In der Apotheke gibt es für Umschläge eine gebrauchsfertige Paste aus Beinwell.

Eine andere Möglichkeit ist, je 5 Tropfen Lavendel-, Wacholder-, Eukalyptus- und Rosmarinöl mit Mandel- oder Erdnußöl zu mischen und damit täglich die entzündete Stelle einzureiben.

Gegen die Schmerzen bei einer Schleimbeutelentzündung hilft auch ein altbewährtes Hausmittel: Man verrührt 1 Eiweiß mit 1 TL Salz. Diese Paste trägt man mehrmals täglich auf die betroffene Stelle auf und läßt sie antrocknen. Das juckt zwar, lindert aber den Schmerz spürbar.

Was der Heilpraktiker rät

HOMÖOPATHIE Bei brennenden, stechenden Schmerzen, die bei Kälte und an frischer Luft schwächer werden, wird *Apis* verordnet. Auch *Arnica*, das entzündungshemmend wirkt, kann bei einer Schleimbeutelentzündung helfen. *Bryonia* wirkt positiv auf die Schleimbeutel und wird empfohlen, wenn die Gelenke heiß, rot und berührungsempfindlich sind.

Den Heilungsprozeß unterstützen

Sobald die Schwellung abklingt, muß das betroffene Gelenk täglich trainiert werden, da die Schleimbeutelentzündung sonst chronisch werden kann. Man beginnt damit, mehrmals täglich 1–2 Minuten lang den Arm oder das Bein in jede mögliche Richtung zu bewegen; notfalls muß es dabei gestützt werden. Mit der Zeit können Art und Dauer der Übungen schrittweise erweitert werden.

Wer oft längere Zeit knien muß, sollte eine Schaumstoffmatte als Unterlage benutzen, um einer Schleimbeutelentzündung vorzubeugen.

Standpunkt der Schulmedizin

Auch Ärzte empfehlen bei einer Schleimbeutelentzündung, die Gelenke zunächst zu schonen und Stöße und Druck zu vermeiden. Zur schulmedizinischen Behandlung gehört ferner, das entzündete Gelenk zu betäuben und die überschüssige Flüssigkeit mit Hilfe einer feinen Nadel aus dem Schleimbeutel ablaufen zu lassen. Manchmal wird auch Cortison gespritzt, um das Risiko einer erneuten Entzündung zu verringern. Um einer Infektion vorzubeugen, werden Antibiotika verordnet. Wenn die Entzündung nicht heilt, kann der Schleimbeutel unter örtlicher Betäubung oder Allgemeinnarkose entfernt werden.

SCHLUCKAUF

Unter dem längsten bekannten Schluckaufanfall litt der Amerikaner Charles Osborne aus Iowa. Er wurde davon im Jahr 1922 befallen und plagte sich damit 60 Jahre lang – bis an sein Lebensende.

Glücklicherweise dauert ein Schluckauf in der Regel nicht so lange. Das kurze und heftige Einatmen beim Schluckauf wird verursacht durch eine unwillkürliche Verkrampfung des Zwerchfells, gefolgt von einem ebenso unwillkürlichen Schließen des Kehlkopfes. Ausgelöst werden die Anfälle beispielsweise durch kalte Getränke oder einen überfüllten Magen. Aber auch ernstere Ursachen, etwa eine Entzündung der das Herz umgebenden Membran oder Erkrankungen im Bauchraum, können den Schluckauf hervorrufen. Bei häufig wiederkehrenden oder tagelangen Schluckaufanfällen sollte man den Arzt oder Heilpraktiker aufsuchen.

Was kann man selbst tun?

▶ Die Volksmedizin kennt gegen Schluckauf zahlreiche Mittel. Man kann z. B. tief einatmen und den Atem so lange wie möglich anhalten. Eine andere Empfehlung lautet, ein paar Minuten mit warmem oder kaltem Wasser zu gurgeln. Man kann auch schlückchenweise kaltes Wasser trinken. Besser noch ist es, warmen Pfefferminz- oder Melissentee langsam und in kleinen Schlucken zu sich zu nehmen. Ebenso soll ein leichtes Klopfen auf den Rücken gegen den Schluckauf helfen.

Was der Heilpraktiker rät

HOMÖOPATHIE *Magnesium phosphoricum* wirkt entkrampfend und wird daher oft verschrieben, wenn jemand häufig unter Schluckaufanfällen leidet.

Standpunkt der Schulmedizin

Manchmal empfiehlt der Arzt bei Schluckauf, Kohlendioxid einzuatmen. Das geschieht am einfachsten durch Rückatmung: Man hält sich eine Papiertüte (niemals eine Plastiktüte verwenden!) vor Mund und Nase und atmet ein paar Minuten ein und aus. In schweren Fällen kann der Arzt auch ein Beruhigungsmittel verordnen.

SCHMERZEN

Schmerzen, diese unangenehmen, manchmal quälenden Empfindungen, kennt jeder – als Folge einer Verletzung, als Begleiterscheinung einer Krankheit oder im Zusammenhang mit einer seelischen Störung. Schmerzen sind aber auch ein lebensnotwendiges Frühwarnsystem des Körpers: Das Schmerzsignal löst im Gehirn den Befehl aus, etwas gegen die Ursache zu unternehmen, und automatisch zuckt man zurück, wenn man sich z. B. an einer Nadel sticht oder etwas Heißes berührt. Auf diese Weise werden weitere Verletzungen vermieden.

Obwohl man Schmerzen sehr real empfindet, ist es nicht immer leicht, sie zu beschreiben. Dennoch sollte man sich darum bemühen, da es dem Heilpraktiker oder Arzt hilft, die richtige DIAGNOSE zu stellen. Ein ständiger klopfender Schmerz deutet auf eine Schwellung oder Entzündung in einem bestimmten Bereich hin, beispielsweise bei einem Karbunkel oder einem Zahnabszeß. DARMBESCHWERDEN äußern sich meist in stechenden, in Schüben auftretenden Schmerzen. Bei ANGINA PECTORIS oder einem Gangrän im Bein macht sich die unterbrochene Blutzufuhr durch einen anhaltend starken Schmerz bemerkbar. Wird durch Hitze, Reibung oder Chemikalien Körpergewebe zerstört, empfindet man den Schmerz als brennend. Ein dumpfer, anhaltender Schmerz dagegen tritt bei gezerrten Muskeln oder Bändern auf.

Für die Diagnose ist auch die genaue Lokalisierung des Schmerzes von Bedeutung. Schmerzen treten nicht immer in dem Bereich auf, der von der Krankheit oder Verletzung tatsächlich betroffen ist. So strahlen beispielsweise bei einigen HERZKRANKHEITEN die Schmerzen in den linken Arm bis hinunter zu den Fingern aus, und ein Abszeß unter dem Zwerchfell äußert sich durch Schmerzen in der Schulter.

Die Schmerzgrenze Anhand von Tests hat man festgestellt, daß die Schmerzgrenze – der Punkt, an dem es als schmerzhaft empfunden wird – bei gesunden Menschen etwa gleich ist. Die Schmerztoleranz hingegen, der Punkt also, an dem ein Schmerz als unerträglich empfunden wird, ist individuell sehr unterschiedlich.

Wie stark ein Schmerz empfunden wird, hängt jedoch nicht nur von der unmittelbaren Schmerzursache, sondern auch noch von vielen anderen Faktoren ab. Ein schlechter körperlicher Zustand, Hunger, extreme Klimaverhältnisse, Temperaturschwankungen und zusätzliche Schmerzen anderer Ursachen senken die Schmerzgrenze und verstärken das Schmerzempfinden. Viele Rheumakranke leiden beispielsweise im Frühjahr und im Herbst, wenn die Temperaturschwankungen am größten sind, unter stärkeren Schmerzen als zu anderen Jahreszeiten. Eine ähnliche Rolle spielen negative seelische Faktoren wie Sorgen, ANGST, ERSCHÖPFUNG, STRESS, DEPRESSIONEN und SCHLAFLOSIGKEIT. So verstärken sich Schmerzen meist im Lauf des Tages, wenn die Müdigkeit zunimmt.

Positive psychische Faktoren wie Entspanntheit, eine lebensbejahende Grundhaltung, Geselligkeit und Geborgenheit haben genau den umgekehrten Effekt: Sie heben die Schmerzgrenze an und lindern die Schmerzen. Manchmal vergehen Schmerzen, wenn man fest daran glaubt, daß sie nachlassen. Vertrauen in den Arzt, den Heilpraktiker oder die Behandlung hat die gleiche Wirkung. Dasselbe gilt auch für geistige Konzentration oder Empfindungen von Glück und Freude.

Die Medizin kennt eine ganze Reihe von Möglichkeiten, Schmerzen zu lindern. Dazu gehören schmerzstillende Mittel (Analgetika) und Medikamente zur allgemeinen oder lokalen Betäubung (Anästhetika). Außerdem gibt es viele weitere konventionelle wie auch naturheilkundliche Mittel und Behandlungen gegen Schmerzen. Man darf dabei jedoch nie vergessen, daß Schmerz oft ein Warnsignal ist, das sowohl auf körperliche wie auf seelische Probleme (siehe PSYCHOSOMATIK) hinweisen kann. Die Ursachen des Schmerzes müssen unbedingt festgestellt und behandelt werden.

Warnung Bei anhaltenden Schmerzen sollte man immer einen Arzt oder Heilpraktiker aufsuchen.

Körpereigene Schmerzmittel Der Körper selbst produziert Substanzen, die den Schmerz dämpfen. Endorphine und Enzephaline sind von Natur aus im Gehirn vorhanden und haben eine ähnliche Wirkung wie Opiate. Der Körper stellt sie aus den Aminosäuren der Eiweißstoffe her, die mit der Nahrung aufgenommen werden.

Auch Dopamin und die sogenannten Streßhormone Adrenalin und Noradrenalin, die in den Nebennieren gebildet werden, sind körpereigene Schmerzkiller. Sie werden bei Streß und bei sportlicher Betätigung freigesetzt. Ein Fußballspieler beispielsweise

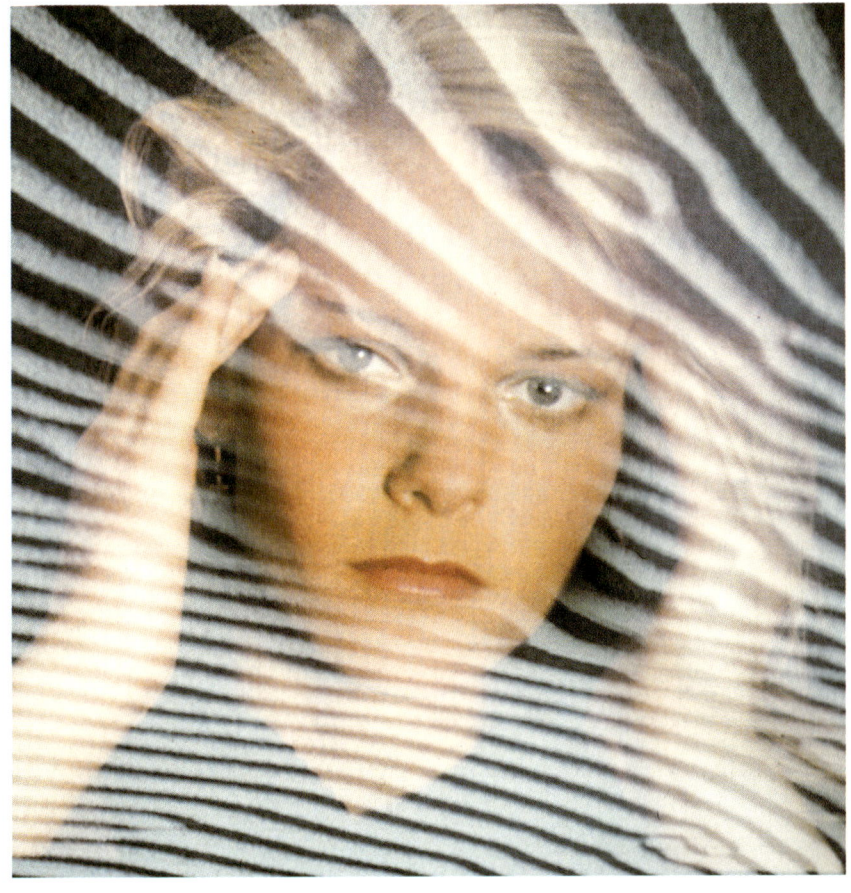

Schmerzen können quälend sein, doch sollte man diese Warnsignale des Körpers nicht nur zu betäuben versuchen. Wichtig ist, die Ursache des Schmerzes festzustellen. Dann lassen sich in den meisten Fällen auch Mittel und Wege finden, den Schmerz dauerhaft zu beseitigen.

spürt eine Verletzung erst dann, wenn die Aufregung und die Anstrengungen des Spiels zu Ende sind. Und viele Verwundete berichten, daß sie zum Zeitpunkt der Verletzung wenig oder gar keine Schmerzen empfanden.

Diese Hormone können auch chronische Schmerzen lindern. Sie werden vom Körper aus der essentiellen Aminosäure Phenylalanin gewonnen, die über die Nahrung zugeführt werden muß. Sie ist in Käse, Erdnüssen, Mandeln, Avocados, Bananen, Limabohnen, Heringen sowie Sesamsamen und Kürbiskernen enthalten.

Was kann man selbst tun?

▶ Bei Alltagsbeschwerden wie KOPFSCHMERZEN, Zahnschmerzen, Schmerzen, die von Verspannungen herrühren, oder Menstruationskrämpfen (siehe MENSTRUATIONSBESCHWERDEN) kann man sich durch AKUPRESSUR leicht selbst helfen. Meist tritt bei diesen akuten Schmerzen eine rasche Linderung ein.

Ebenso können ätherische Öle (siehe AROMATHERAPIE) bei Schmerzen lindernd wirken. Bei Muskelschmerzen haben sich Kampfer, Kajeput, Eukalyptus, Ingwer, Wacholder, Lavendel, Majoran, Rosmarin oder Salbei bewährt. Sie erwärmen und entspannen das schmerzende Gewebe. Man gibt insgesamt 6–8 Tropfen von 2 oder 3 dieser ätherischen Öle ins Badewasser und legt sich etwa 10 Minuten lang hinein. Man kann auch eine sehr wirksame Lotion zur äußeren Anwendung bereiten. Dazu vermischt man insgesamt 15 Tropfen dieser Öle mit 50 ml einer Trägerlotion oder einem Pflanzenöl, z. B. mit Weizenkeim-, Soja- oder Traubenkernöl. Damit reibt man dann morgens und abends die betroffenen Stellen ein.

Bei Magenschmerzen, die von VERDAUUNGSSTÖRUNGEN herrühren, vermischt man 1 TL Trägerlotion oder -öl mit je 2 Tropfen Fenchel- und Pfefferminzöl und massiert damit den Bauch. Gegen VERSTOPFUNG und BLÄHUNGEN nimmt man statt Pfefferminzöl 2 Tropfen Rosmarinöl. Bei einem nervösen Magen können Anissamen und Basilikum Linderung bringen.

Menstruationskrämpfe behandelt man mit Römischer Kamille, Melisse und Damaszenerrose. Diese Öle sind teuer, aber man kann sie auch mit billigeren mischen, die sich bei Beschwerden während der Periode bewährt haben, z. B. mit Kajeput, Salbei, Anissamen, Zypresse oder Majoran. Man gibt ein paar Tropfen in eine Flasche mit Tropfverschluß und füllt mit Pflanzenöl auf. Bereits 10 Tage vor dem erwarteten Einsetzen der Menstruation fängt man damit an, täglich den Unterleib und das Kreuz leicht mit dem Öl zu massieren.

Was der Heilpraktiker rät

PFLANZENHEILKUNDE Die Pflanzenheilkunde kennt verschiedene Pflanzen zur Schmerzlinderung. Weidenrinde oder auch Mädesüß wirken ähnlich wie konventionelle Schmerzmittel, weil sie Salicylsäure enthalten. Bei Rheumaschmerzen (siehe RHEUMA) kann Löwenzahn – als Tee, Saft oder Salat – lindernd wirken. Auch eine Entgiftung, z. B. durch Brennessel, Klette, Nachtschatten, Teufelskralle oder Herbstzeitlose, ist bei Rheumaschmerzen empfehlenswert.

HOMÖOPATHIE Ein auf die individuellen Symptome abgestimmtes homöopathisches Mittel kann auch lang anhaltende Schmerzen besiegen. Gerade bei Kopfschmerzen und MIGRÄNE hat man mit homöopathischen Mitteln gute Erfolge erzielt. In Frage kommen u. a. *Gelsemium, Iris, Spigelia, Nux vomica, Belladonna* und *Arnica*.

MASSAGE Einen schmerzenden Körperteil reibt man instinktiv. Diese Methode läßt sich bei Schmerzen auch bewußt als Massage einsetzen. Bei einigen Schmerzzuständen ist eine Massage allerdings nicht angebracht. Die Entscheidung im Einzelfall hängt von der Diagnose ab.

SONSTIGE THERAPIEN Je nach Art des Schmerzes und den individuellen Bedürfnissen können zur Schmerzbehandlung auch AKUPUNKTUR, AUTOGENES TRAINING, BIOFEEDBACK, CHIROPRAKTIK, ENTSPANNUNGS- UND ATEMÜBUNGEN, HYPNOSETHERAPIE, PSYCHOTHERAPIE und VISUALISATION eingesetzt werden.

Standpunkt der Schulmedizin

Der Schulmedizin stehen zur Schmerzbehandlung eine ganze Reihe von Medikamenten zur Verfügung. Leichte und mittelschwere Schmerzen vergehen normalerweise mit Salicylsäurepräparaten. Sie wirken zudem entzündungshemmend und helfen deshalb auch bei arthritischen und rheumatischen Beschwerden. Vor allem bei einer Langzeitbehandlung können diese Mittel jedoch die Magenschleimhaut reizen oder sogar schädigen. Bei rezeptfreien Schmerzmitteln sind die Herstellerhinweise im Beipackzettel sorgfältig zu beachten. Der Arzt sollte bei einem späteren Besuch über das eingenommene Mittel informiert werden.

SCHNARCHEN

Etwa jeder fünfte Erwachsene schnarcht im Schlaf. Das Geräusch entsteht, wenn das Gaumensegel beim Atmen in Schwingungen versetzt wird. Schnarchen wird nicht nur von den engsten Mitmenschen als nervtötend empfunden, sondern führt auch beim Betroffenen zu SCHLAFSTÖRUNGEN. Ein gesundheitliches Problem ist vor allem die sogenannte Apnoe, die Atemstockung während des Schlafs. Während dieses 30–60 Sekunden dauernden kurzen Atemstillstands wird der Körper nicht mit Sauerstoff versorgt, und dieser Sauerstoffmangel belastet Herz und Kreislauf. Dadurch erhöht sich das Risiko, an ANGINA PECTORIS zu erkranken oder andere HERZKRANKHEITEN zu bekommen.

Schnarchen verschlimmert sich manchmal noch durch eine ungesunde Lebensweise. Viele Schnarcher sind übergewichtig, trinken zuviel Alkohol, rauchen und bewegen sich zuwenig.

Was kann man selbst tun?

▶ Weil Schnarchen verschiedene Ursachen haben kann, schafft eine einzelne Maßnahme nicht unbedingt Abhilfe. Wichtig ist jedoch, immer in einem Zustand innerer Ruhe zu Bett zu gehen. Dazu tragen ENTSPANNUNGS- UND ATEMÜBUNGEN bei. Man legt sich dazu bequem auf eine Unterlage auf den Bo-

Schnarchenden Menschen, die an einer Apnoe, einer Atemstockung während des Schlafs, leiden, kann mit einer speziellen Therapie geholfen werden. Dazu gehört auch die hier abgebildete Nasenmaske.

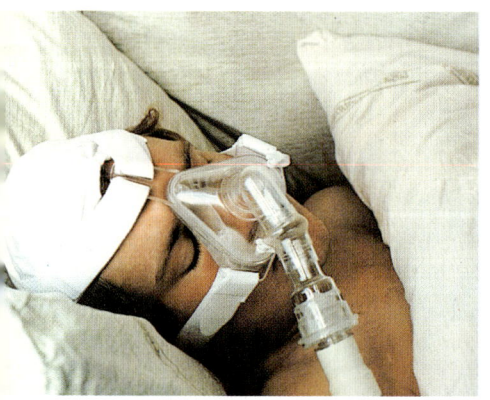

den des Schlafzimmers oder – wenn man auf einer festen Matratze schläft – auch aufs Bett. Arme und Beine sind entspannt und ausgebreitet. Man konzentriert sich ganz auf die Atmung. Der Atem sollte langsam und rhythmisch sein und das Ausatmen länger als das Einatmen dauern. Das richtige Ausatmen macht einen wesentlichen Teil der Entspannung aus. Zur Konzentration auf ein entspanntes Ausatmen gehört auch, daß man alle anderen Gedanken ausschaltet. Die Übung sollte nicht länger als 5 Minuten dauern.

Vor dem Einschlafen ruft man sich noch einmal diese sanfte Atmung und die Ruhe, die sie gebracht hat, ins Bewußtsein. Durch diese Atemübung wird das Schnarchen sicher nicht sofort aufhören, aber mit der Zeit wird der Erfolg nicht ausbleiben.

Wenn man nur in der Rückenlage schnarcht, kann man sich hinten an der Pyjamajacke einen Tennisball befestigen. Das Liegen auf dem Rücken wird dann so unbequem, daß man diese Stellung automatisch meidet.

Was der Heilpraktiker rät

HYPNOSETHERAPIE Schnarchern, die es nicht schaffen, ihren Alkoholkonsum einzuschränken oder ihr Übergewicht zu reduzieren, kann oft durch eine Hypnosetherapie geholfen werden. Außerdem kann der Patient während der Hypnosetherapie lernen, sich in einen entspannten Zustand zu versetzen.

Standpunkt der Schulmedizin

Da Schnarchen nicht selten mit Übergewicht oder Rauchen zusammenhängt, sollte der Betroffene abnehmen und das Rauchen einschränken oder am besten ganz aufgeben. Alkoholmißbrauch kann ebenfalls das Schnarchen fördern. In jedem Fall sollten Schnarcher ihren Blutdruck kontrollieren lassen. Wenn Verformungen im Nasen-Rachen-Raum für das Schnarchen verantwortlich sind, kann eventuell eine chirurgische Korrektur Abhilfe schaffen.

SCHOCK

Im allgemeinen Sprachgebrauch versteht man unter Schock einen durch Schmerz, Schreck oder ANGST ausgelösten emotionalen Zustand, in dem der Betroffene meist wie gelähmt ist. Von einem klinischen Schock spricht man, wenn lebenswichtige Organe, insbesondere das Gehirn oder die Nieren, ungenügend mit Blut versorgt werden. Der klinische Schock ist die schwerste Form des

peripheren Kreislaufversagens und kann u. U. tödlich sein. Er kann durch schwere Verbrennungen oder durch einen Unfall mit erheblichen äußeren oder inneren Blutungen ausgelöst werden, er kann aber auch bei extremen SCHMERZEN oder seelischer Überlastung auftreten. Andere Ursachen für einen klinischen Schock können starkes Erbrechen (siehe ÜBELKEIT UND ERBRECHEN), bestimmte Infektionskrankheiten oder eine allergische Reaktion auf einen Impfstoff, auf Antibiotika oder einen INSEKTENSTICH sein. Bei einem klinischen Schock wird die Haut kalt, blaßgrau und feucht, und der Puls ist durch den Blutdruckabfall schwach und beschleunigt.

Warnung Die nachfolgend genannten Therapien und naturheilkundlichen Mittel können nur bei einem emotionalen Schock helfen. Bei einem klinischen Schock muß man sofort ärztliche Hilfe holen.

Was der Heilpraktiker rät

AKUPUNKTUR Behandelt wird meist ein Punkt auf dem Lenkergefäß.

BACH-BLÜTENTHERAPIE Die Notfalltropfen, ein Kombinationspräparat aus fünf Bach-Blütenmitteln, können bei einem emotionalen Schock helfen.

MASSAGE Eine rhythmische Streichmassage in eine Richtung wirkt bei einem emotionalen Schock beruhigend.

Standpunkt der Schulmedizin

Von einem durch Schreck oder Angst ausgelösten Schock erholt man sich meist sehr schnell. Trost und Zuwendung durch nahestehende Personen sind hierbei die besten Heilmittel. Dennoch besteht die Gefahr, daß ein starker emotionaler Schock zu einem klinischen Schock führen kann.

Bei einem klinischen Schock ist sofortige ärztliche Hilfe notwendig. In der Zwischenzeit muß der Betroffene so hingelegt werden, daß der Kopf tiefer als das Herz liegt. Auf diese Weise wird das Gehirn ausreichend mit Blut versorgt und eine Bewußtlosigkeit vermieden. Man sollte sich vergewissern, daß die Atemwege frei sind und der Betroffene atmet. Notfalls muß er künstlich beatmet werden. Außer bei Atemstörungen müssen die Beine hochgelegt werden, damit das Blut in die lebenswichtigen Organe fließt.

Ist der Betroffene bewußtlos, legt man ihn auf den Bauch mit dem Gesicht zur Seite. Dadurch wird vermieden, daß die Zunge nach hinten fällt und der Bewußtlose eventuell erstickt. Außerdem können in dieser Lage Blut oder Erbrochenes aus dem Mund abfließen. Wenn der Betroffene stark blutet, sollte man fest auf die Wunde drücken, um den Blutverlust zu verlangsamen oder zu stoppen.

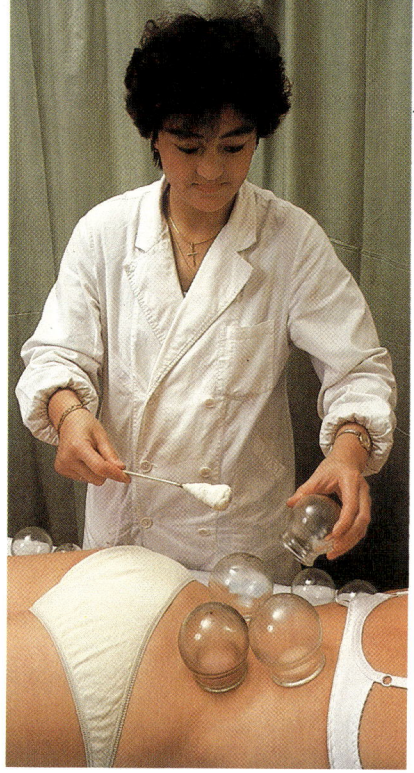

Eine Heilpraktikerin setzt Schröpfköpfe entlang den Reflexzonen auf den Rücken einer Patientin.

SCHRÖPFEN

Das Schröpfen ist eine Reflextherapie, bei der ein Heilreiz ausgeübt wird und die auf den Organismus umstimmend wirkt.

Beim Schröpfen werden Schröpfköpfe, gläserne Saugglocken verschiedener Größe, auf die Haut aufgesetzt. Vorher hält der Heilpraktiker einen in Alkohol getränkten brennenden Wattebausch mit einer Pinzette in das Glas und stellt auf diese Weise Unterdruck in der Glocke her. Wenn die restliche Luft in der aufgesetzten Schröpfglocke abkühlt, bewirkt das entstehende teilweise Vakuum, daß das Glas an der Haut haftenbleibt und das Fleisch etwas hineingesaugt wird. Durch den verstärkten Blutfluß rötet sich die Haut. Manchmal wird die Haut vor dem Aufsetzen der Schröpfköpfe ein wenig eingeritzt, damit Giftstoffe mit dem Blut aus dem Körper fließen können. Wie lange die Gläser auf der Haut bleiben, hängt vom Alter des Patienten und von seinen Beschwerden ab. Um die Schröpfköpfe wieder zu lösen, drückt man auf die umliegenden Hautpartien.

Mit dem Schröpfen behandelt man vor allem Schmerzen in den Reflexzonen seitlich der Wirbelsäule. Über die Reflexzonen können aber auch innere Organe erreicht werden. Bei RHEUMA und Muskelverspannungen sowie bei funktionellen Störungen wie ASTHMA oder inneren Verkrampfungen im Magen-Darm-Bereich wird am häufigsten geschröpft.

SCHROTH-KUR

Der Fuhrmann Johann Schroth beobachtete, daß kranke Tiere jegliche Nahrungsaufnahme verweigern, offensichtlich, um den kranken Organismus von der Verdauungsarbeit zu entlasten. Diese Beobachtung war der Anstoß für die von ihm entwickelte Schroth-Kur. Nahrungsentzug, zum Teil sogar Flüssigkeitsentzug in Verbindung mit feuchtwarmen Leibwickeln sind die Grundlagen dieser Kur, die möglichst stationär, immer aber unter Aufsicht eines erfahrenen Heilpraktikers durchgeführt werden sollte.

Täglich darf man nur 3000 kJ (700 kcal) aufnehmen, und diese schmale Kost ist fett-, eiweiß- und weitgehend salzfrei. Trinktage wechseln mit Trockentagen. An den Trinktagen kommen die Weinliebhaber auf ihre Kosten, da sie ab dem Nachmittag bis zu 1 l Wein zu sich nehmen dürfen. Stark riechender Schweiß und die Verfärbung der Wickeltücher machen deutlich, daß es während der 3–4wöchigen Kur zu einer gründlichen Gewebsdrainage und Entschlackung kommt.

Die Schroth-Kur ist bei allen chronischen Erkrankungen, die immer auch mit Stoffwechselbelastungen einhergehen, angezeigt: bei chronischen Nebenhöhlenentzündungen, Nierenbecken- und BLASENENTZÜNDUNG, RHEUMA, GICHT und Steinleiden. Verboten ist die Kur jedoch bei HERZKRANKHEITEN, Schilddrüsenüberfunktion (siehe SCHILDDRÜSENERKRANKUNGEN), LEBERERKRANKUNGEN, eingeschränkter Nierenfunktion und ZUCKERKRANKHEIT.

SCHULMEDIZIN UND NATURHEILVERFAHREN

Viele naturheilkundliche Behandlungsmethoden sind noch immer umstritten und werden von der Schulmedizin abgelehnt. Andere wiederum haben ihre Wirksamkeit erwiesen und auch bei Ärzten Anerkennung gefunden. Siehe THERAPIEERFOLGE AUF DEM PRÜFSTAND, S. 324.

SCHULTERSTEIFE

Die einfachsten Verrichtungen, wie Haare kämmen, den Reißverschluß hinten am Rock schließen oder den Geldbeutel aus der Gesäßtasche ziehen, können bei Schultersteife zur Qual oder sogar undurchführbar werden. Das Leiden geht normalerweise von einer Entzündung der fibrösen Gelenkkapsel oder von einer SCHLEIMBEUTELENTZÜNDUNG in der Schulter aus.

Das Schultergelenk hat aufgrund seiner komplizierten Verbindung von Muskeln und Knochen einen ungewöhnlich großen Bewegungsspielraum, so daß es nahezu unentwegt im Einsatz ist. Das macht die Schulter aber auch besonders anfällig für gesundheitliche Probleme, und die Heilung dauert meist sehr lange. Wenn man die Schulter kaum bewegt, weil sie schmerzt, kann sie steif werden. Bei nichtbehandelter Schultersteife breiten sich Schmerzen und Steifheit auf Hals und Oberarm aus. Das Liegen wird dann so beschwerlich, daß man nächtelang nicht schlafen kann. Nach einigen Monaten lassen die Schmerzen zwar nach, aber es besteht die Gefahr, daß die Schulter nie mehr ihre volle Beweglichkeit erlangt.

Was kann man selbst tun?

▶ Um zu verhindern, daß die Schulter steif wird, kann man sich mit AKUPRESSUR (siehe Abb. S. 306) gut selbst helfen. Anfangs kann das Drücken der Akupressurpunkte sehr unangenehm sein, doch schon nach kurzer Zeit dürfte man an diesen Stellen nichts mehr spüren.

Ein heißes Bad, in das man 10 Tropfen Rosmarin- oder Fichtennadelöl gibt, wirkt ebenfalls schmerzlindernd. Man kann die Schulter auch vorsichtig mit erwärmtem Thymian- oder Rosmarinöl einreiben.

Was der Heilpraktiker rät

PFLANZENHEILKUNDE Salben und Umschläge mit Beinwell können die Beschwerden bei Schultersteife lindern, ebenso Reizsalben mit Ameisensäure, die umstimmend wirken. Innerlich können Löwenzahn, Nachtschatten, Teufelskralle und die Herbstzeitlose helfen.

HOMÖOPATHIE *Rhus toxicodendron* hilft, wenn sich der Schmerz bei fortgesetzter Schulterbewegung verringert. Verstärkt er sich bei Bewegung, gibt man *Bryonia*.

AKUPUNKTUR Akupunktur kann bei Schultersteife entkrampfen, Schmerzen lindern und dazu beitragen, wieder eine größere Bewegungsfreiheit zu erlangen.

BAUNSCHEIDTIEREN Bei diesem Verfahren wird auf die Schulter ein Reiz zur Entgiftung ausgeübt und dadurch der Schmerz gelindert.

CHIROPRAKTIK Vor einer Behandlung wird die Schulter untersucht und möglicherweise auch eine Röntgenaufnahme gemacht. Im akuten, sehr schmerzhaften Stadium wird der Heilpraktiker ganz vorsichtig zu Werke gehen. In vielen Fällen ist auch die Halswirbelsäule in Mitleidenschaft gezogen, so daß eine Behandlung in diesem Bereich schon Erleichterung bringt. In einer späteren Phase, wenn die Schmerzen nachgelassen haben, die Schulter aber noch steif und in ihrer Bewegung eingeschränkt ist, kann eine chiropraktische Manipulation die Genesungszeit erheblich verkürzen.

Standpunkt der Schulmedizin

Die meisten Ärzte werden das Hauptaugenmerk auf die Bewegung des Gelenks richten und eine physiotherapeutische Behandlung empfehlen. Bei sehr starken Schmerzen müssen die Bewegungen unter Betäubung durchgeführt werden. Eine andere Möglichkeit ist, eine Steroidinjektion in die entzündete Sehne oder in die Gelenkkapsel zu verabreichen. Durch eine Wärmebehandlung mit Infrarotbestrahlung sowie durch schmerz- und entzündungshemmende Mittel gehen die Beschwerden zurück, und die Schulter kann besser bewegt werden. Bei Kalkablagerungen an einer der Sehnen ist u. U. ein operativer Eingriff notwendig.

Akupressur bei Schultersteife

Mit Daumen oder Finger übt man 2 oder 3 Minuten lang einen starken Druck in Pfeilrichtung auf die jeweiligen Punkte aus. Man sollte sich dafür mehrmals täglich Zeit nehmen.

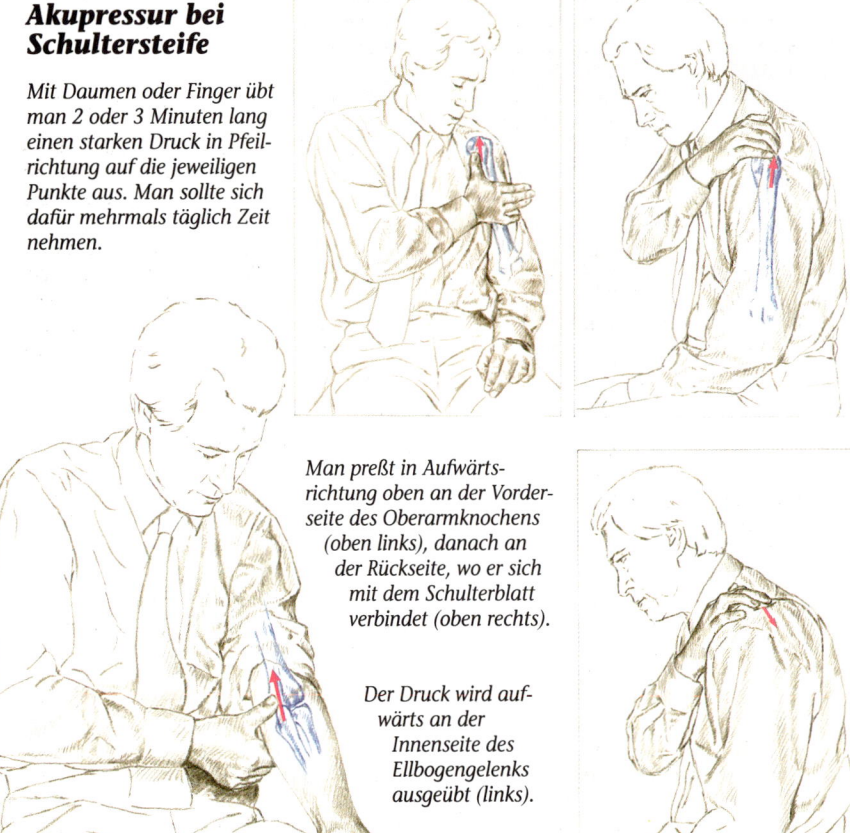

Man preßt in Aufwärtsrichtung oben an der Vorderseite des Oberarmknochens (oben links), danach an der Rückseite, wo er sich mit dem Schulterblatt verbindet (oben rechts).

Der Druck wird aufwärts an der Innenseite des Ellbogengelenks ausgeübt (links).

Man drückt abwärts an der Oberseite des Schlüsselbeins entlang.

SCHUPPEN

Die gesunde Kopfhaut stößt ständig kleine abgestorbene Zellen ab, ohne daß man es bemerkt. Wenn diese Zellen zusammenkleben, entstehen sichtbare Schuppen. Schuppen sind meist eine Folge der Seborrhö, einer anlagebedingten gesteigerten Absonderung der Talgdrüsen.

Was kann man selbst tun?

▶ Bei Kopfschuppen kann eine Joghurtpackung helfen. Das Haar wird zunächst gewaschen und ausgespült, dann wird Joghurt mit lebenden Milchsäurebakterien in die Kopfhaut einmassiert. Man läßt die Packung 10–15 Minuten einwirken und wäscht sie dann mit warmem Wasser aus. Anschließend werden die Haare mit wenig Shampoo erneut gewaschen und gespült. Als abschließende Haarspülung empfiehlt sich ein starker Aufguß aus Thymian oder Salbei mit 2 EL Essig. Man kann die Kopfhaut nach dem Shampoonieren aber auch mit einigen Tropfen von einem Aufguß aus Rosmarin oder Lavendel massieren, denn die ätherischen Öle dieser Kräuter eignen sich ebenfalls dazu, Schuppen zu vertreiben. Bewährt hat sich auch Klettenwurzelöl, das in vielen der handelsüblichen Haarpflegemittel gegen Schuppen enthalten ist. Ferner kann man 15 g Salbeiblätter 5 Minuten lang in 1 l Wasser kochen, den Absud durch ein Sieb gießen und nach dem Abkühlen die Kopfhaut damit massieren.

Ein weiteres bewährtes Hilfsmittel bei Schuppen ist eine Mischung aus 7 Tropfen Zedernholzöl und je 10 Tropfen Zypressen- und Wacholderöl, die man mit 50 ml eines Trägeröls auffüllt, gründlich in die Kopfhaut einmassiert und 1 Stunde lang einwirken läßt. Anschließend werden die Haare mit einem milden Shampoo gründlich gewaschen und gut ausgespült. Man kann diese Öle in derselben Dosierung auch in 600 ml Wasser geben, gut verrühren und als Haarspülung verwenden.

Was der Heilpraktiker rät

Der Heilpraktiker wird darauf aufmerksam machen, daß Schuppen ein Hinweis auf einen möglichen Nährstoffmangel sowie auf einen gestörten Mineralstoffhaushalt sein können. Er wird daher eine eiweißreiche Kost mit viel frischem Obst und Gemüse, Vollkorn und Weizenkeimen vorschlagen.

Standpunkt der Schulmedizin

In Apotheken sind spezielle Schuppenshampoos erhältlich. Damit sollten die Haare 1- oder 2mal in der Woche gewaschen werden. Haarfärbemittel, Haarcremes sowie Haarpomade und andere fetthaltige Frisierhilfen sollte man nicht verwenden.

SCHUPPEN-FLECHTE

Die erhöhten, roten, schuppigen Flecken der Schuppenflechte treten am häufigsten an Knien und Ellbogen auf, können aber auch an anderen Körperregionen erscheinen. Die Ursache dieser nicht ansteckenden Krankheit ist unbekannt; manchmal wird sie vererbt. Meist bricht die Schuppenflechte im Alter zwischen 15 und 30 Jahren aus und dauert dann während des ganzen Lebens fort.

Der Ausschlag beginnt mit kleinen roten Tupfen, die sich zu runden oder ovalen Flecken mit einem Durchmesser von 5–8 cm ausdehnen. Häufig tritt die Schuppenflechte symmetrisch an beiden Körperseiten, z. B.

an beiden Ellbogen, auf. Auch die Finger- und Zehennägel sind oft mit betroffen. Dort entstehen dann Vertiefungen oder Verdickungen, und in schlimmen Fällen lösen sich die Nägel vom Nagelbett ab. Etwa 20 % aller Patienten leiden noch zusätzlich unter einer rheumatismusähnlichen milden ARTHRITIS.

Was der Heilpraktiker rät

PFLANZENHEILKUNDE In der Regel empfiehlt der Heilpraktiker bei Schuppenflechte blutreinigende Pflanzenheilmittel. Ein Aufguß aus Löwenzahnwurzel, Brennessel und Klette unterstützt den Reinigungsprozeß. Die Wurzel der Sarsaparille mit ihren Saponinen hat eine günstige Wirkung auf die Schuppenflechte, ebenso Bruchkraut. Äußerlich kann man die Schuppenflechte mit Leinöl behandeln, dem 1–2 % Johanniskrautöl (Rotöl) zugesetzt sind.

HOMÖOPATHIE Die Behandlung einer Schuppenflechte ist nicht immer einfach. *Sulphur, Graphites* und *Petroleum* haben sich in vielen Fällen als hilfreich erwiesen.

AROMATHERAPIE Bei Schuppenflechte kann das reine ätherische Öl von Bergamotte oder Lavendel helfen. Die Öle werden ins Badewasser gegeben oder, mit einer Trägerlotion oder einem Pflanzenöl vermischt, auf die Haut aufgetragen. Ob eine Lotion oder ein Öl besser geeignet ist, hängt davon ab, wie trocken und schuppig die betroffenen Hautstellen sind.

BACH-BLÜTENTHERAPIE Es werden Holzapfel, Weide und bei Juckreiz Notfallsalbe und Springkraut empfohlen.

Standpunkt der Schulmedizin

Schuppenflechte kann sich durch eine entsprechende Behandlung zwar deutlich bessern, eine Heilung gibt es jedoch nicht. Verschiedene Cremes und Salben, Steinkohlenteer und Steroidpräparate haben sich als hilfreich erwiesen. Wohltuend wirken sich auch Sonnenlicht oder künstliches UV-Licht aus. Bei vielen Betroffenen ist der Ausschlag stark zurückgegangen, nachdem sie in Gebiete mit einem sonnigen Klima umgezogen sind. Günstig wirken sich auch Kuren am Toten Meer aus. Die Heilwirkung ist auf die Kombination von Bädern in brom- und magnesiumsalzhaltigem Wasser, sauerstoffreicher Luft und speziellen Sonnenbädern zurückzuführen.

Wenn sich eine Arthritis entwickelt, muß anhand von Blutuntersuchungen festgestellt werden, ob ein Zusammenhang mit der Schuppenflechte besteht. Entzündungshemmende Schmerzmittel können dann die Beschwerden und die Steifheit in den Gelenken lindern.

SCHÜTTEL-KRÄMPFE

Obwohl Schüttelkrämpfe nicht generell gefährlich sein müssen, können sie für den Betroffenen und seine Familienangehörigen doch beängstigend und beunruhigend sein. Wenn die Krämpfe gerade dann auftreten, wenn man sich im Straßenverkehr bewegt oder eine Maschine bedient, besteht außerdem Verletzungsgefahr. Als Ursache für die Schüttelkrämpfe wird ein vorübergehender Verlust der Kontrolle im Gehirn angenommen, was zu unkoordinierten und unkontrollierbaren Zuckungen und stoßenden Bewegungen führt. Meist geht der Anfall mit Bewußtlosigkeit einher.

Schüttelkrämpfe können durch EPILEPSIE, hohes FIEBER, Verletzungen und allergische Reaktionen auf bestimmte LEBENSMITTELZUSÄTZE ausgelöst werden.

Warnung Schüttelkrämpfe sind ein ernstzunehmendes Symptom, bei dem man unbedingt einen Arzt aufsuchen sollte, um die Ursachen abklären zu lassen. Allerdings müssen Eltern nicht gleich beunruhigt sein, wenn kleine Kinder bei erhöhter Temperatur unter Fieberkrämpfen leiden. Ein einzelner Anfall ist kein Grund zur Sorge, doch wenn die Krämpfe wiederholt auftreten oder länger anhalten, sollte man ärztliche Hilfe in Anspruch nehmen.

Schüttelkrämpfe: Was tun, was lassen?

● Bei Bewußtlosigkeit den Betroffenen in eine stabile Seitenlage bringen und Kleidung oder Schmuck am Hals lockern bzw. abnehmen. Sofort einen Arzt rufen.

● Während des Anfalls Möbelstücke und andere Gegenstände, an denen sich der Betroffene verletzen könnte, wegrücken.

● Dem Betroffenen nichts zu essen oder zu trinken geben.

● Den Betroffenen nicht festhalten und seine Bewegungsfreiheit nicht einschränken.

● Familie, Lehrer und Kollegen eines Epileptikers müssen wissen, was bei einem Anfall zu tun ist. Daher sollte man sie rechtzeitig informieren.

● Wer unter Schüttelkrämpfen leidet, sollte weder ein Fahrzeug lenken noch Maschinen bedienen oder Sportarten wie Skilaufen oder Schwimmen betreiben, ohne zuvor den Rat des Arztes eingeholt zu haben.

Was der Heilpraktiker rät

Lebensmittelzusätze wie der Aromastoff Glutamat, der in vielen Fertiggerichten und vor allem in chinesischen Gerichten enthalten ist, sowie Nitrate können Schüttelkrämpfe auslösen. Oft ist es schwierig, den Stoff zu identifizieren, der für die Krämpfe verantwortlich ist. Der Übergang zu einer VOLLWERTKOST mit frischem Obst, Gemüse und Vollkorngetreide kann eventuell helfen, das Problem zu lösen.

Um dem Auslöser der Krämpfe auf die Spur zu kommen, sollte man protokollieren, wann und unter welchen Umständen sie auftreten. Wenn ein Zusammenhang mit den täglichen Mahlzeiten festzustellen ist, hat man einen ersten Anhaltspunkt.

Hilfreich können u. U. auch Nahrungsergänzungen wie Vitamin B und D und die Mineralstoffe Calcium und Magnesium sein.

HOMÖOPATHIE Wenn die Ursachen der Schüttelkrämpfe abgeklärt sind, kann die Homöopathie helfen. Bei Epilepsie kann man es – auch zusätzlich zu anderen Therapien – mit *Cuprum, Argentum nitricum, Zincum* und *Calcium carbonicum* versuchen. Bei kleineren Zuckungen kann *Cicuta virosa* angezeigt sein.

Standpunkt der Schulmedizin

Bei Epileptikern, die unter Schüttelkrämpfen leiden, hält die Schulmedizin Gaben von Vitamin B_6 und D sowie von Calcium und Magnesium für angebracht. Ein Versuch in Dänemark hat gezeigt, daß eine Vitamin-D-Behandlung die Zahl der Anfälle um ein Drittel senken kann. Die Forschungsarbeiten dauern an. Ansonsten hängt die ärztliche Behandlung der Schüttelkrämpfe von der Ursache ab.

SCHWANGER-SCHAFT

Dank der modernen Verhütungsmittel können Frauen heute den Zeitpunkt einer Schwangerschaft, die einen großen körperlichen und psychischen Umbruch bedeutet, weitgehend selbst bestimmen. Manche Frauen werden sofort schwanger, wenn sie nicht mehr verhüten, bei anderen dauert es mit dem Familienzuwachs etwas länger. Bei einem von zehn Paaren klappt es erst nach einem Jahr oder noch später (siehe UNFRUCHTBARKEIT). Zur Befruchtung einer Eizelle kommt es am häufigsten in der Mitte des Menstruationszyklus, kurz vor oder nach dem Eisprung. Das befruchtete Ei nistet sich in die Schleimhaut der Gebärmutter ein und wächst dort als Embryo heran. Die Geburt findet ungefähr 40 Wochen nach dem 1. Tag der letzten Periode statt, wobei Abweichungen um 2 Wochen nach oben oder unten im Rahmen des Üblichen liegen.

Die meisten Schwangerschaften verlaufen ohne Komplikationen. Dennoch sollte der Gesundheitszustand von Mutter und Kind in regelmäßigen Vorsorgeuntersuchungen durch einen Arzt oder eine Hebamme überwacht werden. Heilpraktiker vermögen zusätzliche Hilfe und Rat zu geben.

Schwangerschaftsvorbereitung Noch vor einer geplanten Schwangerschaft sollte jede Frau einen Bluttest auf Röteln durchführen lassen. Bei Röteln während der Schwangerschaft, vor allem in den ersten 3 Monaten, besteht die Gefahr, ein mißgebildetes Kind zur Welt zu bringen. Die Krankheit kann Augen, Ohren und Herz des Kindes schädigen und zu geistigen Behinderungen führen. Selbst wenn die Frau früher bereits an Röteln erkrankt war oder dagegen geimpft worden ist, läßt sich ein Restrisiko nicht ausschließen. Nur der Bluttest kann Aufschluß über die tatsächliche Immunität geben.

Spätestens mit Beginn einer Schwangerschaft sollten beide Partner, und in erster Linie natürlich die Frau, auf eine gesunde Lebensweise achten. Das bedeutet konkret: mit dem RAUCHEN aufhören, für eine ausgewogene Ernährung sorgen (siehe ERNÄHRUNG UND GESUNDHEIT), maßvoll Sport treiben (siehe SPORT UND TRAINING) und viel Zeit für Ruhe und Entspannung einplanen.

Während der Schwangerschaft Auf Alkohol sollten Schwangere völlig verzichten. Medikamente dürfen nur in Absprache mit dem Arzt genommen werden. Die Vorsorgeuntersuchungen sollte man von Anfang an in Anspruch nehmen.

Die meisten Frauen behaupten, daß die Schwangerschaft sie verändert. Einigen geht es hervorragend, andere fühlen sich – vor allem in der ersten Zeit – elend. Fast alle werdenden Mütter bemerken, daß sie schneller ermüden und emotionaler reagieren. Durch eine gesunde Ernährung und Lebensweise lassen sich Beschwerden während der Schwangerschaft verringern. Manchmal hilft es, die Alltagspflichten neu zu organisieren, damit genügend Zeit für Ruhe und Entspannung, aber auch für ausreichend Bewegung bleibt.

Die typische morgendliche Übelkeit (siehe SCHWANGERSCHAFTSERBRECHEN) tritt vor allem während der ersten 3 Schwangerschaftsmonate auf, danach wird es meist besser. Weitere Unpäßlichkeiten, die während der Schwangerschaft auftreten können, sind VERSTOPFUNG, RÜCKENSCHMERZEN, KOPFSCHMERZEN, HÄMORRHOIDEN und VERDAUUNGSSTÖRUNGEN. Diese Beschwerden sollten jedoch nicht

mit Medikamenten behandelt werden. Manchmal kann auch der BLUTDRUCK gefährlich ansteigen. In diesem Fall muß die Frau unbedingt einen Arzt aufsuchen.

Der werdende Vater sollte in die Schwangerschaft miteinbezogen werden. Gemeinsame Arzt- oder Klinikbesuche, die Beteiligung an Kursen zur Geburtsvorbereitung und die gemeinsame Planung der notwendigen Veränderungen zu Hause geben ihm das Gefühl, eine aktive Rolle zu spielen, und tragen dazu bei, daß er sich emotional auf die neue Situation einstellen kann. Für die meisten Paare gibt es während der Schwangerschaft keine Einschränkungen bei der körperlichen Liebe. Man muß vielleicht ein bißchen experimentieren, bis man eine bequeme Stellung gefunden hat. Nur nach einer Fehlgeburt oder bei anderen Problemen raten manche Ärzte zu sexueller Enthaltsamkeit in den ersten 3 Monaten. Gegen Ende der Schwangerschaft kann der Orgasmus der Frau Wehen auslösen. Die Geburt wird dadurch aber kaum eingeleitet.

Der richtige Ort für die Entbindung Die verschiedenen Möglichkeiten für die Entbindung sollten schon zu Beginn der Schwangerschaft mit dem Arzt besprochen werden. Die meisten Paare entscheiden sich für eine Krankenhausgeburt. Nur etwa 1 % der Babys kommt zu Hause auf die Welt; die Tendenz ist aber steigend. Verstärkt hat sich jedoch der Trend zur ambulanten Geburt, bei der die Frauen die medizinische Sicherheit in der Klinik mit der vertrauten Atmosphäre in den eigenen vier Wänden verbinden können. Bei der ambulanten Geburt können Mutter und Kind schon 2–24 Stunden nach der Entbindung im Kreißsaal das Krankenhaus verlassen. Die Wochenbettzeit verbringt die Frau zu Hause, wobei die medizinische Betreuung von Mutter und Kind von einer freien Hebamme übernommen wird. Wenn keine Komplikationen auftreten, das Neugeborene völlig gesund ist und die Mutter nicht unter Nachblutungen und Fieber leidet, wird der Arzt nichts gegen eine Entlassung einzuwenden haben. Wichtig ist jedoch, daß die ambulante Geburt gut vorbereitet ist: Bereits bei der Wahl der Klinik muß die Frau ihre entsprechende Absicht ankündigen, man muß sich rechtzeitig um eine Hebamme bemühen, und auch den Kinderarzt, der das Neugeborene zwischen dem 3. und dem 10. Lebenstag untersucht wird, sollte man beizeiten auswählen.

Die Kliniken richten sich heute zunehmend nach den Wünschen der Frauen. Das hängt auch damit zusammen, daß Schwangere sich nicht mehr widerspruchslos der modernen Geburtstechnik fügen. Sie wollen nach ihren eigenen Vorstellungen und in einer menschlichen Atmosphäre entbinden (siehe NATÜRLICHE GEBURT).

Nach der Entbindung Nach der Entbindung haben viele Frauen Blutungen und Ausfluß, manchmal ein paar Wochen lang. Wenn sich die Gebärmutter auf ihre normale Größe zurückbildet, treten Nachwehen auf. Häufig entstehen auch Hämorrhoiden. In diesem Fall sollte man mit einer ballaststoffreichen Ernährung (siehe BALLASTSTOFFE) sowie einer ausreichenden Flüssigkeitszufuhr einer Verstopfung entgegenwirken.

Die Mutter sollte sich nach der Geburt viel Ruhe gönnen und so bald wie möglich mit den Übungen zur Stärkung der Bauchmuskulatur anfangen (siehe S. 310). Es ist normal, daß man sich in den ersten Wochen nach der Entbindung erschöpft fühlt. Viele Frauen erleben auch ein regelrechtes Seelentief. Die körperlichen Veränderungen und die neue Situation müssen erst einmal bewältigt werden. Für die anderen Familienmitglieder ist die Umgewöhnung ebenfalls nicht immer einfach. Vor allem die Geschwister des Neugeborenen brauchen viel Zeit und Aufmerksamkeit, da sie häufig eifersüchtig auf den Familienzuwachs reagieren.

Das frischgebackene Elternpaar sollte sich trotz Hektik und Streß genügend Zeit füreinander nehmen. Einfühlungsvermögen und Verständnis für den anderen sind jetzt besonders wichtig. Wenn sich beide Partner die Arbeit im Haushalt und die Babypflege teilen, fühlen sich die Väter stärker verantwortlich, und die Mütter sind weniger erschöpft. Das sexuelle Verlangen kehrt oft nur ganz allmählich zurück. Viele Frauen wünschen sich zärtliche Zuwendung, haben beim Geschlechtsverkehr aber noch Schmerzen. Der Mann sollte der Frau daher Zeit lassen und verstärkt Rücksicht auf ihre Wünsche und Bedürfnisse nehmen. Nach der Schwangerschaft stellt sich auch erneut die Frage nach der geeigneten EMPFÄNGNISVERHÜTUNG. Manche Frauen sind sofort nach der Geburt wieder fruchtbar. Durch das Stillen ist die Möglichkeit einer erneuten Schwangerschaft zwar reduziert, aber nicht ausgeschlossen.

Wenn man das Kind verliert Wenn es in der Schwangerschaft zu Blutungen und Unterleibsschmerzen kommt, sollte die Frau sofort ihren Arzt aufsuchen; es könnten Anzeichen einer Fehlgeburt sein.

In seltenen Fällen wandert ein befruchtetes Ei nicht bis in die Gebärmutter, sondern beginnt im Eileiter zu wachsen; dann kommt es zu einer Eileiterschwangerschaft. Die Symptome sind Schmerzen und Blutungen etwa 2 Wochen nach dem Ausbleiben der Periode. Eine sofortige Notoperation ist unumgänglich, um weitere innere Blutungen und möglicherweise lebensbedrohliche Komplikationen zu vermeiden.

Frauen, die ihr Kind auf diese oder andere Weise verlieren, brauchen Zeit, um sich mit dem Verlust abzufinden.

Schwangerschaftsgymnastik

Diese sanften Übungen können die meisten Schwangeren gefahrlos durchführen. Trotzdem sollte man vorher den Arzt fragen. Auf keinen Fall darf man sich überanstrengen.

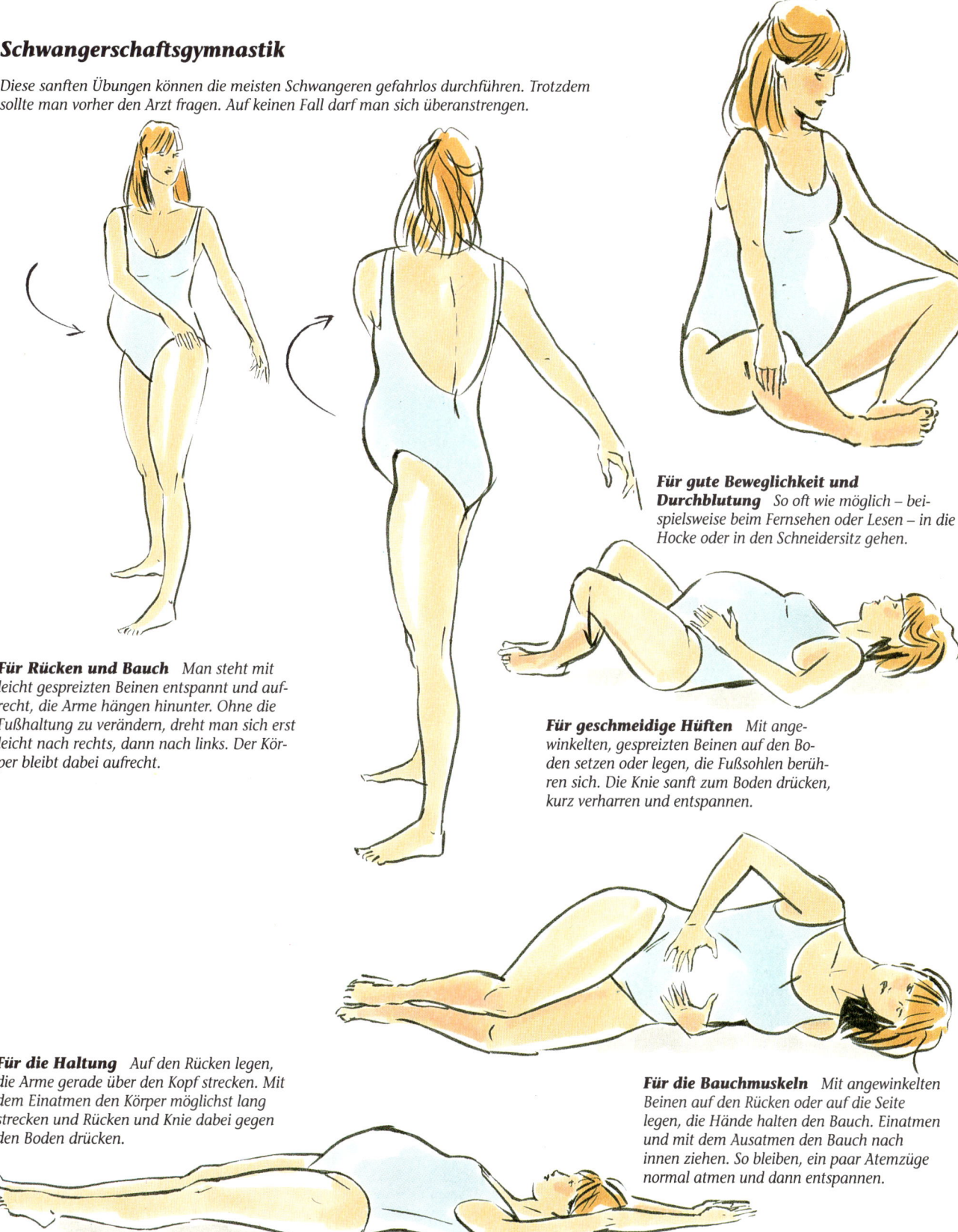

Für gute Beweglichkeit und Durchblutung   *So oft wie möglich – beispielsweise beim Fernsehen oder Lesen – in die Hocke oder in den Schneidersitz gehen.*

Für Rücken und Bauch   *Man steht mit leicht gespreizten Beinen entspannt und aufrecht, die Arme hängen hinunter. Ohne die Fußhaltung zu verändern, dreht man sich erst leicht nach rechts, dann nach links. Der Körper bleibt dabei aufrecht.*

Für geschmeidige Hüften   *Mit angewinkelten, gespreizten Beinen auf den Boden setzen oder legen, die Fußsohlen berühren sich. Die Knie sanft zum Boden drücken, kurz verharren und entspannen.*

Für die Haltung   *Auf den Rücken legen, die Arme gerade über den Kopf strecken. Mit dem Einatmen den Körper möglichst lang strecken und Rücken und Knie dabei gegen den Boden drücken.*

Für die Bauchmuskeln   *Mit angewinkelten Beinen auf den Rücken oder auf die Seite legen, die Hände halten den Bauch. Einatmen und mit dem Ausatmen den Bauch nach innen ziehen. So bleiben, ein paar Atemzüge normal atmen und dann entspannen.*

Übungen für die Bauchmuskulatur nach der Entbindung

Sobald man sich gut fühlt, kann man mit leichter Gymnastik beginnen. Wenn man müde wird, Schmerzen oder Anstrengung verspürt, bricht man die Übungen ab. Im Zweifelsfall mit dem Arzt sprechen. Lieber kurz und regelmäßig üben, statt sich zu überfordern.

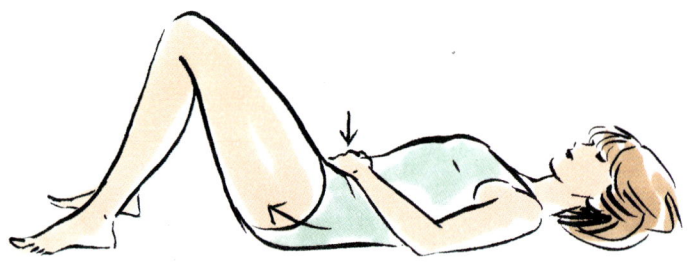

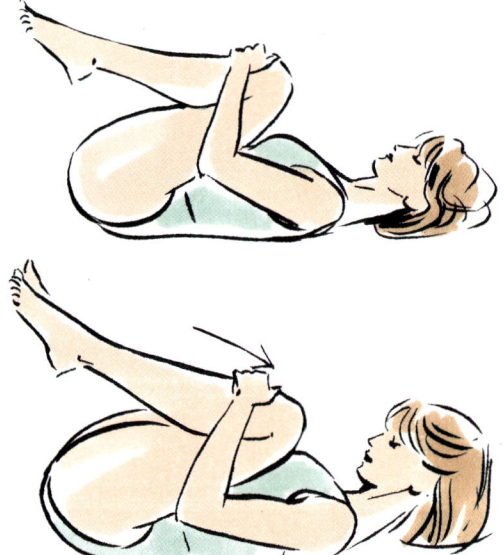

In den ersten Tagen nach der Geburt
Man liegt mit angezogenen Beinen auf dem Rücken, die Hände liegen auf dem Bauch (oben). Langsam und rhythmisch ein- und ausatmen. Mit jedem Ausatmen zieht man den Bauch sanft ein und schiebt das Becken nach oben. Die Spannung halten und bis 4 zählen, dann entspannen.

Mit leicht gegrätschten Beinen hinstellen, die Knie etwas beugen. Eine Hand auf den Bauch, die andere auf den unteren Rücken legen, die Finger weisen nach unten (rechts). Einatmen und mit dem Ausatmen das Becken nach vorn schieben. Den Bauch dabei ein- und den Po zusammenziehen. Ein paar Atemzüge lang die Spannung halten, dann entspannen.

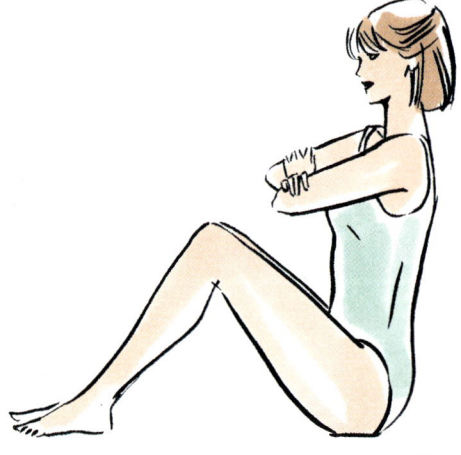

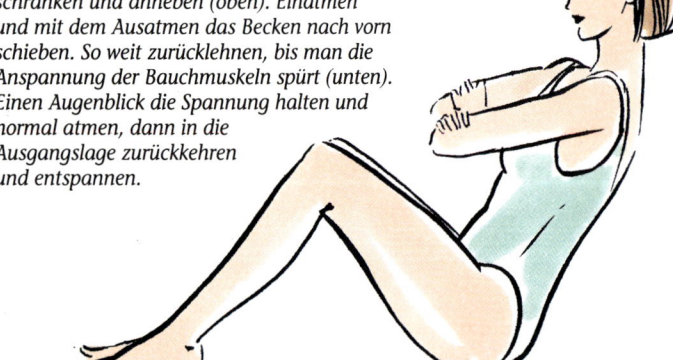

Nach einigen Tagen
Mit angezogenen Beinen auf den Boden setzen. Die Arme verschränken und anheben (oben). Einatmen und mit dem Ausatmen das Becken nach vorn schieben. So weit zurücklehnen, bis man die Anspannung der Bauchmuskeln spürt (unten). Einen Augenblick die Spannung halten und normal atmen, dann in die Ausgangslage zurückkehren und entspannen.

Auf den Rücken legen und die Knie mit den Händen umfassen. Einatmen und mit dem Ausatmen den Bauch einziehen und die Knie an die Brust drücken. Mit dem nächsten Atemzug entspannen.

Ein gutes Training für die Bauchmuskulatur sind auch Beinübungen (siehe RÜCKENSCHMER- ZEN*) und verschiedene Atemtechniken (siehe* ENTSPANNUNGS- UND ATEMÜBUNGEN*).*

Was kann man selbst tun?

▶ Während der Schwangerschaft sollte die Frau besonders auf ihre Ernährung achten, damit es zu keinem Nährstoff- oder Mineralstoffmangel kommt. Sie sollte mindestens 3 ausgewogene, nahrhafte Gerichte oder 6 kleinere Mahlzeiten pro Tag einnehmen. Die kleineren Portionen erweisen sich auch bei Schwangerschaftserbrechen, Sodbrennen oder anderen Verdauungsstörungen als vorteilhaft. Die Kost sollte im wesentlichen aus frischem Obst und Gemüse, Salaten, Vollkornprodukten, Hülsenfrüchten und eiweißreichen Nahrungsmitteln wie magerem Fleisch, Geflügel, Fisch, Eiern und Milchprodukten bestehen. Statt Tee und Kaffee sollte man viel MINERALWASSER trinken, statt Süßigkeiten, Kuchen und anderen Produkten aus Weißmehl und raffiniertem Zucker besser zwischendurch Nüsse, Trockenfrüchte oder frisches Obst essen.

Gegen MÜDIGKEIT und STRESS können Multivitamin- oder Multimineralstoffpräparate helfen. Vitamin E verhindert oft die Bildung von Schwangerschaftsstreifen.

Was der Heilpraktiker rät

In der Schwangerschaft sollte man ohne ausdrückliche ärztliche Anweisung keine Arzneimittel einnehmen. Bei Beschwerden, wie sie gerade in den ersten Schwangerschaftsmonaten typisch sind, kann der Heilpraktiker je nach Symptomen milde Pflanzentees empfehlen.

HOMÖOPATHIE Zum Schutz gegen mögliche Auswirkungen von tiefsitzenden Krankheiten der Vorfahren wie Tuberkulose kann der Homöopath eine sogenannte eugenische Kur mit *Tuberculinum, Sulfur* und anderen, dem jeweiligen Fall entsprechenden Mitteln verordnen.

AROMATHERAPIE Bei Kopfschmerzen gibt man ein paar Tropfen Lavendel- oder Pfefferminzöl auf ein Taschentuch und atmet den Duft ein. Gegen Übelkeit hilft Lavendel-, Kamillen- oder Rosenöl.

SCHWANGER-SCHAFTS-ERBRECHEN

Viele Frauen leiden zu Beginn einer SCHWANGERSCHAFT unter ÜBELKEIT UND ERBRECHEN. Ursache sind die hormonellen Veränderungen im Körper. Am häufigsten tritt das Schwangerschaftserbrechen morgens auf. Etwa nach dem 3. Schwangerschaftsmonat lassen Übelkeit und Brechreiz nach, und nur in seltenen Fällen dauern die Beschwerden bis zum Ende der Schwangerschaft an.

Bei übermäßigem Schwangerschaftserbrechen besteht die Gefahr, daß man einen gefährlichen Flüssigkeitsverlust erleidet. In diesem Fall sollte man unbedingt ärztliche Hilfe suchen.

Was der Heilpraktiker rät

Um den Beschwerden vorzubeugen, sollte man keine große Mahlzeiten zu sich nehmen, sondern mehrere kleine Portionen über den Tag verteilen. Auf fritierte und fette Speisen verzichtet man nach Möglichkeit. Oft hilft es auch, morgens einen Vollkorntoast ohne Belag oder einen Zwieback zu essen. Um dem Flüssigkeitsverlust durch das Erbrechen entgegenzuwirken, muß man viel trinken – allerdings keine Milch.

PFLANZENHEILKUNDE Aufgüsse aus Ingwer, Pfefferminze und Kamille können die Beschwerden lindern.

HOMÖOPATHIE Homöopathische Heilmittel bergen aufgrund ihrer hohen Verdünnung auch während der Schwangerschaft kein Risiko für Mutter und Kind. *Ipecacuanha* wird bei häufigem Erbrechen empfohlen, wenn gleichzeitig Durst besteht und die Zunge nicht belegt ist. *Argentum nitricum* gibt man bei NERVOSITÄT und ANGST. *Sepia* kann helfen, wenn das Erbrochene hell und mit Schleim durchsetzt ist, die Schwangere über guten Appetit verfügt, sich aber niedergeschlagen und gleichgültig fühlt.

Standpunkt der Schulmedizin

Ärzte verschreiben in den ersten Schwangerschaftsmonaten nur im äußersten Notfall Medikamente, da die Gefahr einer Schädigung des Embryos sehr groß ist. Kein Risiko besteht jedoch bei Vitaminen, die der Arzt injiziert, da Tabletten meist sofort erbrochen werden. Bewährt haben sich besonders Vitamine des B-Komplexes.

SCHWER-HÖRIGKEIT

Viele Menschen werden mit zunehmendem ALTER schwerhörig, doch kann Schwerhörigkeit grundsätzlich auch in jungen Jahren auftreten – in einem oder in beiden Ohren; in unterschiedlichem Ausmaß; sie kann das Hörvermögen nur vorübergehend beeinträchtigen; sie kann aber auch zum völligen Hörverlust führen.

Im allgemeinen läßt sich Schwerhörigkeit in zwei Hauptkategorien einteilen: Schallleiterschwerhörigkeit und Hörverlust durch einen Nervenschaden. Letzteres bezeichnet man auch als zentral bedingte Taubheit.

Eine Schalleiterschwerhörigkeit liegt vor, wenn die Übertragung der Schallwellen zur Ohrschnecke oder Cochlea, dem schallempfindlichen Organ des Innenohrs, aus irgendeinem Grund gestört ist. Eine Reihe von Ursachen kommen dafür in Frage, z. B. Infektionen, eine Verstopfung des äußeren Gehörgangs mit Ohrenschmalz, Lärmschäden durch plötzliche laute Geräusche, etwa einen Schuß oder eine Explosion, oder ein Fremdkörper im Ohr. Bei der Otosklerose – einer Erkrankung, die hauptsächlich bei Frauen im Alter zwischen 20 und 40 Jahren auftritt – bildet eine Verwachsung des Steigbügels mit dem Knochen um das sogenannte ovale Fenster das Hindernis, das die Übertragung des Schalls zur Cochlea beeinträchtigt.

Die zentral bedingte Taubheit tritt auf, wenn der Gehörnerv, der Reize vom Ohr zum Gehirn überträgt, beschädigt ist. In den meisten Fällen wird dies durch Infektionskrankheiten wie MASERN, MUMPS und Röteln verursacht. Bei Röteln in den ersten 3 Schwangerschaftsmonaten (siehe SCHWANGERSCHAFT) kann das Gehör des Embryos geschädigt werden.

Die Hörprobleme äußern sich anfangs meist dadurch, daß man Radio oder Fernseher lauter als früher aufdreht, um genügend zu verstehen. Oft fühlen sich die Mitmenschen durch die hohe Lautstärke gestört. Wenn die Hörfähigkeit stark eingeschränkt ist, überhört man häufig den Wecker und das Telefonläuten und kann Gesprächen in normaler Lautstärke nicht mehr folgen.

Warnung Bei Symptomen von Schwerhörigkeit niemals mit irgendwelchen Gegenständen im Ohr herumstochern, um Ohrenschmalz oder eventuelle Fremdkörper zu beseitigen. Dabei kann das Trommelfell beschädigt werden, was zu Taubheit führen kann.

Was kann man selbst tun?

▶ Um Ohrenschmalz aufzuweichen, erwärmt man einige Tropfen Mandel- oder Olivenöl mit etwas Zitronensaft im Wasserbad auf Körpertemperatur und träufelt mit einer Pipette 2–3mal täglich etwas ins Ohr. Auf keinen Fall darf man versuchen, das Ohrenschmalz mit einem Wattestäbchen zu entfernen, denn meist drückt man es dabei tiefer in das Ohr hinein und blockiert den Gehörgang noch stärker.

Was der Heilpraktiker rät

HOMÖOPATHIE Wenn das Hörvermögen aufgrund eines Katarrhs eingeschränkt ist, kann *Kalium sulfuricum* oder eventuell *Pulsatilla* helfen. Wenn Schwerhörigkeit in Verbindung mit Nervenerschöpfung auftritt, wird der Heilpraktiker *Kalium phosphoricum* empfehlen. Bei Otosklerose kommen *Calcium fluoratum, Arnica, Plumbum, Lachesis, Tabacum, Phosphor* oder *Graphites* in Frage.

AKUPUNKTUR Manchmal tritt Schwerhörigkeit in Zusammenhang mit einem KATARRH, mit SCHWINDEL, REISEKRANKHEIT, OHRENSAUSEN oder der Ménière-Krankheit auf, bei der es zu anfallsweisem Drehschwindel mit ÜBELKEIT UND ERBRECHEN kommt. In diesen Fällen kann es helfen, die Nerven, die die Ohrfunktionen steuern, zu stimulieren. Akupunkteure behandeln dann entsprechende Punkte auf dem Nieren- und Blasenmeridian. Auch eine MOXABEHANDLUNG verspricht Erfolg.

NEURALTHERAPIE Neuraltherapeutische Injektionen im Bereich hinter dem Ohr können dazu beitragen, die Hörfähigkeit zu verbessern.

Standpunkt der Schulmedizin

Bei der heilbaren Schalleiterschwerhörigkeit haben die wenigsten Ärzte etwas dagegen, wenn ergänzend zu einer konventionellen Behandlung naturheilkundliche Heilmethoden angewendet werden. Wenn die Ursache der Schwerhörigkeit ein Pfropf Ohrenschmalz ist, kann eine Ohrspülung das Problem beseitigen. Bei Otosklerose können die zusammengewachsenen Knochen operativ getrennt werden.

Bei zentral bedingter Taubheit oder einem anderen schweren Gehörschaden muß der Patient an einen Ohrenspezialisten überwiesen werden. Bei altersbedingter Schwerhörigkeit kann man ein Hörgerät tragen.

SCHWINDEL

Bei Schwindel hat man das Gefühl, daß sich der Raum um einen dreht und der Boden schwankt. Dieser Zustand ist oftmals mit ÜBELKEIT UND ERBRECHEN verbunden und kann manchmal durch die Angst ausgelöst werden, von großer Höhe herabzufallen (siehe auch PHOBIEN).

Häufiger ist diese Störung des Gleichgewichtsgefühls jedoch auf eine Entzündung des Gleichgewichtsorgans im Innenohr zurückzuführen. Eine andere Ursache ist die REISEKRANKHEIT. Schwindelanfälle in Verbindung mit OHRENSAUSEN und zunehmender SCHWERHÖRIGKEIT sind auch Symptome der Ménière-Krankheit, deren eigentlicher Auslöser unbekannt ist.

Hoher BLUTDRUCK, ARTERIENVERKALKUNG und Ohrenleiden können ebenfalls Schwindelanfälle hervorrufen. In seltenen Fällen gehen

Schwindel und Schwerhörigkeit auf eine gutartige Geschwulst am Gehörnerv oder – wenn sie plötzlich bei älteren Menschen auftreten – auf einen Schlaganfall zurück. Zu kurzen Schwindelanfällen kommt es häufig, wenn man plötzlich seine Körperhaltung ändert, z. B. morgens aus dem Bett springt. Das hängt damit zusammen, daß sich der Blutdruck nicht schnell genug an die veränderte Körperhaltung anpassen kann.

Akupressur gegen Schwindel

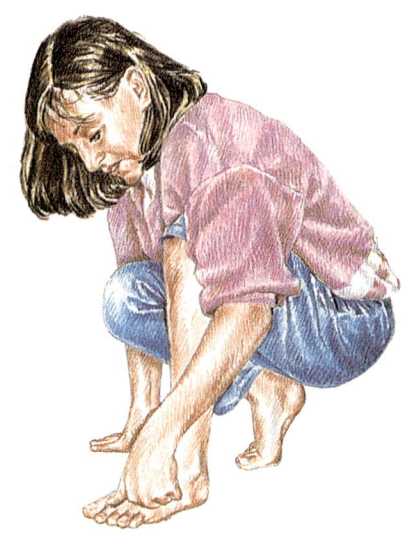

Der Fußpunkt unter der Mitte zwischen großer Zehe und zweiter Zehe wird fest mit dem Daumen in kleinen Kreisen massiert.

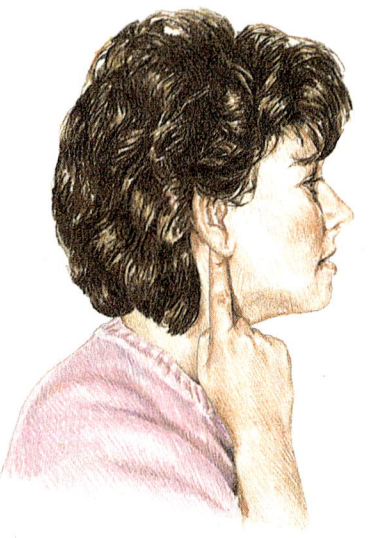

In gleicher Weise wird der Nackenpunkt direkt hinter dem Ohrläppchen mit dem Zeigefinger massiert.

Was der Heilpraktiker rät

PFLANZENHEILKUNDE Bei Schwindel wirken sich alle Pflanzen günstig aus, die wie KNOBLAUCH oder Ginkgo die Durchblutung fördern.

HOMÖOPATHIE Es gibt eine Vielzahl homöopathischer Mittel, die je nach Ursache und Art des Schwindels eingesetzt werden können. *Oleander, Ferrum* und *Sulfur* helfen, wenn der Schwindel beim Abwärtssehen auftritt, *Silicea* und *Pulsatilla*, wenn einem beim Aufwärtssehen schwindlig wird. Wenn hoher Blutdruck zu Schwindel führt, haben sich *Glonoinum, Aurum, Sanguinaria, Viscum, Arnica* und *Aconitum* bewährt. Bei niedrigem Blutdruck sind *Plumbum* und *Barium carbonicum* angezeigt. Schwindel nach einer Gehirnerschütterung kann mit *Arnica* und *Hypericum* behandelt werden. Wenn man das Gefühl hat, daß der Boden unter den Füßen schwankt, wird *Gelsemium, Nux moschata, Argentum* oder *Nux vomica* gegeben. Bei Drehschwindel helfen *Cocculus, Conium, Cyclamen* und *Sepia*.

AKUPUNKTUR Bei Gleichgewichtsstörungen werden meist Punkte auf dem Lenkergefäß sowie auf dem Gallenblasen- und Nierenmeridian behandelt.

Standpunkt der Schulmedizin

Wer regelmäßig unter Schwindelanfällen leidet, sollte einen Arzt aufsuchen. Er wird den Blutdruck überprüfen, die Ohren untersuchen und nach den Ursachen forschen. Wenn sich gleichzeitig das Hörvermögen verschlechtert, kann eine Geschwulst am Gehörnerv dafür verantwortlich sein. Genauen Aufschluß kann eine spezielle Röntgenuntersuchung erbringen. Gegen den Schwindel selbst helfen bestimmte Medikamente.

SCHWITZEN

Schwitzen ist lebenswichtig, denn auf diese Weise reguliert der Körper seine Temperatur. Auch wenn es zuweilen lästig ist, deutet Schwitzen nur in den seltensten Fällen auf ein Gesundheitsproblem hin. Unklar ist, warum manche Menschen mehr schwitzen als andere. Möglicherweise handelt es sich dabei um eine erbliche Veranlagung.

Man unterscheidet zwei Arten von Schweißdrüsen: Die apokrinen Drüsen sitzen im wesentlichen in den Achselhöhlen und im Genitalbereich; sie werden durch emotionale und nervliche Vorgänge angeregt. Die ekkrinen Drüsen sind über den ganzen Körper verteilt; sie reagieren auf Wärme und halten die Haut kühl.

Übermäßiges Schwitzen in den Achselhöhlen sowie an Händen und Füßen ist im allgemeinen harmlos. Es beginnt oft in der PUBERTÄT und kann das ganze Leben lang andauern. Manchmal ist starkes Schwitzen ein Symptom für eine SCHILDDRÜSENERKRANKUNG. Aber auch ANGST und NERVOSITÄT können zu verstärktem Schwitzen führen.

Was der Heilpraktiker rät

Eine wesentliche Funktion des Schwitzens ist die Ausscheidung von Giftstoffen und Stoffwechselschlacken aus dem Körper. Ein schweißhemmendes Mittel, ein sogenanntes Antitranspirant, sollte nur aufgrund strenger medizinischer Indikation und nur für kurze Zeit eingesetzt werden.

Unangenehmer als das Schwitzen selbst ist vielen Betroffenen der damit verbundene Schweißgeruch. In der Naturheilkunde gilt ein strenger Körpergeruch als Symptom für eine Mangelerkrankung, die Nierenprobleme verursachen kann, bei denen dann überschüssiger Harnstoff über die Haut ausgeschieden wird. Weitere Hinweise auf eine Mangelerkrankung sind weiße Flecken in den Nägeln und eine rissige Zunge. In diesem Fall kann ein Mineralstoffpräparat helfen, den Mangel zu beheben und den strengen Körpergeruch zu lindern.

Wenn FETTLEIBIGKEIT die Ursache für starkes Schwitzen ist, wird der Heilpraktiker dazu raten, das Gewicht zu reduzieren (siehe REDUKTIONSDIÄT).

HOMÖOPATHIE Bei übermäßigem Schwitzen kann ein individuell abgestimmtes homöopathisches Mittel Abhilfe schaffen. Jaborandiblätter beispielsweise enthalten das Alkaloid Pilocarpin, das die Schweißdrüsen anregt; sie können als Homöopathikum genutzt werden. Das gleiche gilt für *Salvia*. Wenn man neben dem Schwitzen noch unter starkem Körpergeruch, ungesund aussehender Haut und Schweißfüßen leidet, empfiehlt sich *Sulfur*. Sind die Schweißausbrüche von Hitzewallungen begleitet und verschlimmern sich die Symptome bei feuchtkaltem Wetter, bessern sich aber bei Wärme, kann *Acidum sulfuricum* angezeigt sein. Wer an Kopf und Füßen stark schwitzt, gleichzeitig aber unter kalten Füßen leidet, dem kann u. U. mit *Calcium carbonicum* geholfen werden. Schwitzt der Patient schon beim Aufwachen und leidet außerdem unter RHEUMA oder NIERENBESCHWERDEN, empfiehlt sich *Sambucus nigra*.

AROMATHERAPIE Wenn man stark schwitzt und fürchtet, unangenehm zu riechen, sollte man zu bestimmten ätherischen Ölen greifen. Einige Tropfen Rosen-, Muskatellersalbei-, Ingwer-, Zitronen-, Muskatnuß- oder Zypressenöl werden mit einer Trägerlotion vermischt und auf den Körper aufgetra-

gen. Der natürliche Duft der Öle überdeckt den Schweißgeruch. Bei Schweißfüßen reibt man täglich die Fußsohlen und die Zwischenräume zwischen den Zehen mit ein paar Tropfen reinem Zypressenöl ein.

AUTOGENES TRAINING Starkes Schwitzen ist oft ein Zeichen von Angst und Anspannung. Die beruhigende Wirkung des autogenen Trainings kann in diesem Fall hilfreich sein. Selbst nächtliche Schweißausbrüche können sich dadurch bessern.

VERHALTENSTHERAPIE Manchmal sind die Angstzustände, die das Schwitzen auslösen, so groß, daß man erst durch eine Verhaltenstherapie lernt, sich zu entspannen und die Angst zu überwinden. Neben speziellen Entspannungstechniken wird der Therapeut dem Patienten auch empfehlen, den alltäglichen STRESS zu reduzieren.

Standpunkt der Schulmedizin

Der Arzt kann ein Antitranspirant verschreiben, das nachts aufgetragen und am Morgen abgewaschen wird. Selbstverständlich sollte sein, daß jeder, der stark schwitzt, sich häufig wäscht und die Kleider wechselt.

In ungewöhnlich schweren Fällen kann ein Teil der Haut in der Achselhöhle chirurgisch entfernt werden, um die Zahl der Schweißdrüsen zu verringern.

Von Sprays im Intimbereich raten Ärzte ab, weil sie allergische Reaktionen (siehe ALLERGIEN) hervorrufen können.

SEELISCHE STÖRUNGEN

Seelische Störungen sind ernstzunehmende Krankheiten mit einem hohen Leidensdruck. Man unterscheidet zwei Hauptgruppen: Im Fall einer Neurose erkennen die Betroffenen ihr Problem weitgehend selbst. Ihre – oft auch körperlichen – Reaktionen auf bestimmte Situationen mögen einem Außenstehenden zwar übertrieben und unangemessen vorkommen, dennoch verlieren die Betroffenen nie den Bezug zur Realität.

Psychosen sind eine weitaus schwerwiegendere Störung, bei der die Kranken die Realität nicht mehr angemessen einzuschätzen vermögen. Wer unter einer Psychose leidet, legt nicht nur ein irrationales Verhalten an den Tag, sondern erkennt auch nicht die Widersinnigkeit seines Tuns.

Neurosen Neurotiker sind stark gehemmte und sehr verletzliche Menschen, die häufig unter Schuldgefühlen leiden. Es gibt verschiedene Arten von Neurosen, z. B. ZWANGSNEUROSEN, HYSTERIE, PHOBIEN und Angstneurosen (siehe ANGST).

Jeder Mensch hat irgendwann einmal Angst. Dabei steigt der Adrenalinspiegel im Blut, und die dadurch verstärkte Wachsamkeit und Reaktionsbereitschaft sind sinnvolle Schutzmaßnahmen. Von einer Neurose spricht man erst bei grundlosen oder übertrieben starken und anhaltenden Ängsten. Eine Angstneurose führt zu Panikanfällen mit HERZKLOPFEN und Kurzatmigkeit, man hat das Empfinden einer unbestimmten Bedrohung und fühlt sich hilflos. Wenn man unter einer Phobie leidet, ist die grundlose Angst mit bestimmten Situationen verbunden. Bei der PLATZANGST z. B. fürchtet man sich vor dem Aufenthalt auf öffentlichen Plätzen, bei der KLAUSTROPHOBIE stellt sich die Angst in beengten Räumen ein, und bei der Akrophobie lösen große Höhen Angst und Schwindelgefühle aus (siehe SCHWINDEL).

Eine neurotische Depression (siehe DEPRESSIONEN) ist eine Überreaktion auf STRESS. Im Gegensatz zur psychotischen Depression (siehe unten), die ohne ersichtlichen Grund auftreten kann, hat eine neurotische Depression immer eine Ursache, die manchmal allerdings schwer zu erkennen ist. Die Betroffenen klagen über SCHLAFLOSIGKEIT, fühlen sich im Lauf des Tages immer elender, leiden unter einem ständigen Hungergefühl oder auch umgekehrt unter Appetitlosigkeit, und alles, was sie tun, ist mit großer Anstrengung verbunden.

Zwangsvorstellungen und -handlungen sind ebenfalls neurotische Störungen. Der Betroffene ist wie besessen von bestimmten Vorstellungen oder vollzieht zwanghaft irgendwelche rituellen Handlungen. Manchen Kranken kann es beispielsweise furchtbare Angst einjagen, wenn bestimmte Gegenstände nicht an ihrem gewohnten Platz stehen, andere wiederum waschen sich ständig die Hände.

Im Zustand der Hysterie treten bei dem Betroffenen Symptome einer körperlichen Krankheit auf – beispielsweise Lähmungen in Armen oder Beinen –, oder er legt ein ungewöhnliches Verhalten an den Tag. Er will damit Aufmerksamkeit auf sich lenken oder einer unangenehmen Situation entfliehen; doch im Gegensatz zum Simulanten leidet der Hysteriker tatsächlich unter den körperlichen Symptomen und ist sich nicht bewußt, daß sie seelische Ursachen haben.

Psychosen Psychotische Erkrankungen treten häufig ohne erkennbaren Grund auf. Sie scheinen allerdings vererbbar zu sein. Die beiden bekanntesten Psychosen sind die SCHIZOPHRENIE und die MANISCH-DEPRESSIVEN LEIDEN. In beiden Fällen nehmen die Betroffenen das Leben und ihre Umwelt nur verzerrt wahr.

Schizophrene leiden unter Wahnvorstellungen und Halluzinationen und legen ein unerklärliches Mißtrauen an den Tag. Die manisch-depressive Krankheit dagegen drückt sich in unkontrollierbaren Stimmungsschwankungen aus. Tiefe Depressionen wechseln mit manischen Zuständen ab, die durch hektische Fröhlichkeit, übersteigertes Selbstvertrauen sowie durch überaktives und oftmals extravagantes Verhalten gekennzeichnet sind. Menschen, die unter Psychosen leiden, erkennen oftmals nicht, daß sie krank sind, und widersetzen sich jeder Behandlung aufs heftigste.

Was der Heilpraktiker rät

Es gibt viele Möglichkeiten, seelische Störungen, insbesondere die weniger schwerwiegenden Neurosen, mit naturheilkundlichen Verfahren zu behandeln. Außer den hier genannten Therapien finden sich weitere Empfehlungen unter den Stichwörtern, die die jeweilige Erscheinungsform einer Neurose oder Psychose behandeln.

PFLANZENHEILKUNDE Um einen Zustand der Entspannung und Entkrampfung zu erreichen, können beruhigende Pflanzen wie Baldrian, Hopfen, Hafer und Passionsblume verordnet werden. Bei Depressionen wird der Heilpraktiker vermutlich Johanniskraut empfehlen. Auch Kava-Kava kann eventuell helfen.

HOMÖOPATHIE Eine homöopathische Therapie kann bei seelischen Störungen langfristig sehr erfolgreich sein. Die jeweils angebrachten Mittel müssen jedoch genau auf den Einzelfall abgestimmt werden.

HYPNOSETHERAPIE Ursprünglich wurde die Hypnose sehr häufig in der Psychoanalyse eingesetzt, um den tieferen Ursachen neurotischen Leiden auf die Spur zu kommen. Auch heute noch wird dieser Therapie bei richtiger Anwendung ein hoher Stellenwert eingeräumt.

KUNSTTHERAPIE Wenn der Kranke seine seelischen Qualen in einem gemalten Bild ausdrückt, kann das ein erster wichtiger Schritt für die Behandlung einer Neurose sein. Häufig bedient sich die Kunsttherapie der Methode, „auf dem Papier zu träumen", um verborgene Gefühle an den Tag zu bringen. Die dabei entstehenden Werke werden entweder gleich oder zu einem späteren Zeitpunkt analysiert. An ihnen lassen sich die Erfolge der Therapie deutlich ablesen.

MASSAGE Je nach dem Erscheinungsbild der Neurose kann eine rhythmische und entspannende oder eine kräftige, tonisierende Massage beruhigend, anregend oder anderweitig psychisch wohltuend wirken. Wenn die Neurose von körperlichen Symptomen, z. B. von SCHMERZEN, begleitet ist, können durch die Massage die Durchblutung gefördert, die Beweglichkeit verbessert und eventuelle Verspannungen oder Verkrampfungen gelöst werden.

MUSIKTHERAPIE Das gemeinsame Musizieren mit dem Therapeuten ermutigt den Kranken, tiefsitzende, oft bis dahin nicht erkannte oder angestaute Emotionen auszudrücken. Mit der Musiktherapie können Ängste verringert und das Selbstwertgefühl gestärkt werden.

TANZTHERAPIE Dabei soll der Patient Zugang zu seinen unterdrückten Gefühlen finden und lernen, damit umzugehen.

Standpunkt der Schulmedizin

Die Behandlung von seelischen Störungen hängt wie bei körperlichen Erkrankungen von der jeweiligen Diagnose ab. Normalerweise ist dafür ein Psychiater oder auch ein Psychologe zuständig.

Die psychiatrische Behandlung umfaßt eine PSYCHOTHERAPIE und/oder eine medikamentöse Verordnung. Eine VERHALTENSTHERAPIE, bei der der Patient seine Probleme verstehen und bewältigen lernt, verlangt einen ausgebildeten Psychologen.

Früher verschrieb man bei Neurosen häufig Beruhigungs- und Schlafmittel. Wegen der bestehenden Suchtgefahr (siehe SUCHTKRANKHEITEN) kommt man aber immer mehr davon ab. Es gibt allerdings auch Antidepressiva, die nicht süchtig machen.

Schizophrene oder manisch-depressive Menschen brauchen psychiatrische Hilfe. Manchmal ist ein Klinikaufenthalt nicht zu umgehen. Wenn der Kranke für sich oder seine Umgebung eine potentielle Gefahr darstellt, muß er eventuell auch gegen seinen Willen in eine Klinik eingewiesen werden. Antipsychotische Medikamente lindern weitgehend die Symptome. Dennoch ist eine ständige medizinische Betreuung nötig.

SEHSTÖRUNGEN

Zu den häufigsten Sehstörungen zählen Kurzsichtigkeit (Myopie), bei der man nur die nahen Gegenstände scharf erkennt, und Weitsichtigkeit (Hypermetropie), bei der das Auge nur auf Distanz gut sieht. Kurzsichtigkeit ist oft erblich bedingt. Weitsichtige haben meist ein verschwommenes Blickfeld und leiden unter Augenübermüdung, weil die Augenmuskeln überanstrengt werden. Vor allem ältere Menschen sehen bei normalem Leseabstand unscharf und halten dann die Zeitung oder das Buch oft mit gestreckten Armen von sich. Diese Form der Weitsichtigkeit bezeichnet man als Presbyopie oder Alterssichtigkeit. Eine Brille oder Kontaktlinsen können bei Kurz- und Weitsichtigkeit die Sehschärfe regulieren. In vielen Fällen können auch die AUGENÜBUNGEN NACH BATES diese Sehstörungen lindern.

Ein weiteres Problem, das das genaue Sehen erschwert, ist der Astigmatismus oder die Stabsichtigkeit. Dabei bricht das Auge die einfallenden Lichtstrahlen nicht gleichmäßig, so daß auf der Netzhaut ein unregelmäßiges Bild entsteht. Das Sehvermögen kann durch speziell geschliffene Brillengläser korrigiert werden. Auch in diesem Fall kann die Bates-Methode bis zu einem gewissen Grad Abhilfe schaffen.

Sehstörungen können ferner durch eine Überanstrengung der Augen ausgelöst werden. Arbeit bei künstlichem Licht, Lesen bei ungenügender Beleuchtung und vor allem ständige Bildschirmtätigkeit können zu brennenden und schmerzenden Augen führen, man sieht nur noch verschwommen, und häufig kommen KOPFSCHMERZEN hinzu. Wer unter diesem Problem leidet, sollte möglichst bei Tageslicht, zumindest aber bei ausreichendem Licht lesen und arbeiten und die Bildschirmtätigkeit jede Stunde für wenigstens 10 Minuten unterbrechen. Man sollte den Augen regelmäßig ein paar Sekunden Ruhe und Entspannung gönnen, indem man von einer Tätigkeit aufschaut und den Blick in die Ferne schweifen läßt.

Augenbeschwerden und Sehstörungen rühren manchmal auch von einem Fremdkörper im Auge her. Ist ein Sandkorn, eine Mücke oder eine ausgefallene Wimper ins Auge geraten, sollte man auf keinen Fall reiben, da das Auge sonst zusätzlich gereizt wird und anschwellen kann. Wenn sich der Fremdkörper nicht, wie nebenstehend beschrieben und abgebildet, entfernen läßt, muß man sich in Behandlung begeben.

Mehr oder weniger ernste Augenkrankheiten, die das Sehen beeinträchtigen oder zu Sehstörungen führen können, sind der GRAUE STAR, die BINDEHAUTENTZÜNDUNG, das GERSTENKORN und der grüne Star (Glaukom), bei dem die Sehkraft allmählich nachläßt und der ohne Behandlung zur Erblindung führt.

Die sogenannten Augenflecken, schwarze Fäden oder Punkte, die im Gesichtsfeld zu schweben scheinen, bilden sich durch kleine Blutansammlungen im Augapfel und verschwinden normalerweise ohne Behandlung innerhalb von einigen Wochen. Hält diese Erscheinung aber an, sollte man einen Arzt oder Heilpraktiker aufsuchen.

Was kann man selbst tun?

▶ Ist ein Fremdkörper ins Auge geraten, wäscht man ihn am besten mit einer Lösung aus 150 ml lauwarmem Wasser und 4–5 Tropfen Augentrosttinktur aus der Apotheke aus. Während des Waschens häufig blinzeln, um den Fremdkörper loszuwerden. Eine andere Möglichkeit besteht darin, den Fremdkörper ganz vorsichtig mit der Spitze eines sauberen Taschentuchs zu entfernen.

Fremdkörper im Auge

Fremdkörper auf der Schleimhaut des Unterlids lassen sich meist ohne größere Schwierigkeiten aus dem Auge entfernen. Problematischer ist ein Fremdkörper unter dem Oberlid.

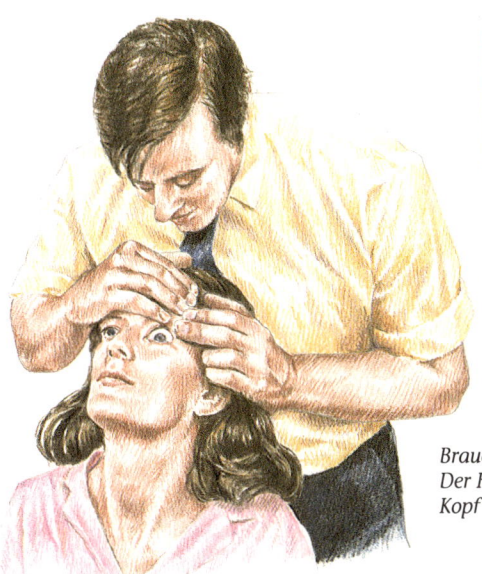

Um einen Fremdkörper aus dem Auge auszuwaschen, gibt man 4–5 Tropfen Augentrosttinktur in eine Schüssel mit 150 ml lauwarmem Wasser. Während des Waschens häufig blinzeln (oben).

Braucht der Betroffene Hilfe, setzt er sich hin. Der Helfer stellt sich hinter ihn, drückt den Kopf zurück und inspiziert das Auge (links).

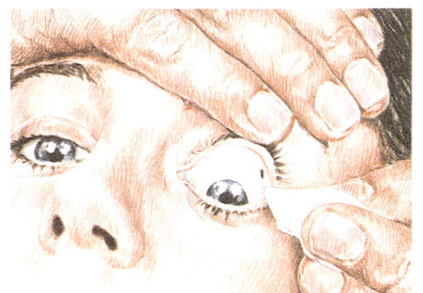

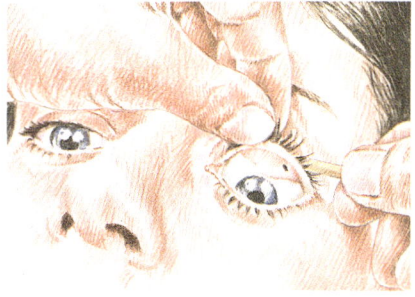

Das Oberlid an den Wimpern behutsam zurückziehen und den Fremdkörper mit dem Zipfel eines sauberen Taschentuchs entfernen (links). Wenn der Fremdkörper zu weit oben

sitzt, kann man mit einem Streichholz am oberen Augenhöhlenrand waagrecht auf das Oberlid drücken und das Lid an den Wimpern nach oben über das Stäbchen ziehen (rechts).

Was der Heilpraktiker rät

PFLANZENHEILKUNDE Gegen übermüdete und überanstrengte Augen werden Kompressen mit Augentrost und den Blütenblättern der Ringelblume empfohlen. Dazu tränkt man ein sauberes Tuch in einem heißen Kräuteraufguß, läßt es abkühlen und legt es über die Augen. Man läßt die Kompresse etwa 10 Minuten aufliegen. Alternativ kann man auch frische dünne Gurkenscheiben auflegen.

Zur innerlichen Anwendung sollte man gleichzeitig einen Tee aus Augentrost trinken. Weitere Pflanzen, die günstig auf die Augen wirken, sind Küchenschelle und Berberitze. Gut für die Augen ist auch eine tägliche Vitamin-A-Zufuhr, am besten in Form von frischem Möhrensaft.

HOMÖOPATHIE Wenn Augenübermüdung zu einer Entzündung der Bindehaut führt, können *Aconitum*, *Belladonna* und *Hyoscyamus* helfen.

AKUPRESSUR Erleichterung bei übermüdeten Augen verschafft auch die Massage einiger Akupressurpunkte im Gesicht. Zum einen kann man mit Daumen und Zeigefinger einer Hand auf dem Nasenrücken auf- und abstreichen, zum andern die Nasenspitze an beiden Seiten mit dem Daumen massieren, wobei die übrigen Finger flach an der Stirn liegen sollten. Eine weitere Möglichkeit besteht darin, mit den Zeigefingern das Gesicht direkt unterhalb der Wangenknochen zu massieren.

Standpunkt der Schulmedizin

Bei Augenübermüdung halten viele Ärzte ein Augenbad mit Wasser für ausreichend. Es können aber auch lindernde Augentropfen verschrieben werden. Bei Sehproblemen – wenn man beispielsweise beim Lesen ein Schriftstück dicht vor die Augen oder weit weg halten muß – sollte man einen Augenarzt aufsuchen. Er kann feststellen, ob man weit- oder kurzsichtig ist, und eine entsprechende Brille oder Kontaktlinsen verordnen.

SELBSTERFAH-RUNGSGRUPPEN

Das Ziel von Selbsterfahrungsgruppen besteht hauptsächlich darin, das Selbstbewußtsein des einzelnen zu stärken und seine Kontaktfähigkeit so weit zu verbessern, daß er tragfähige Beziehungen zu anderen Menschen aufbauen kann. Um sich selbst und andere kennenzulernen, muß man sich zuerst seiner eigenen Gefühle – der positiven wie der negativen – bewußt werden und lernen, die Gefühle seiner Mitmenschen wahrzunehmen.

Jeder Mensch hat im Lauf seines Lebens bestimmte Verhaltensmuster entwickelt. Viele dieser Verhaltensmuster dienen als Fassade, hinter der man Gefühle verbirgt, von denen man annimmt, daß sie nicht akzeptiert werden. Gleichzeitig schützt man sich damit vor emotionalen Verletzungen durch andere. In einer Selbsterfahrungsgruppe wird der einzelne mit den Reaktionen der anderen Teilnehmer auf sein Verhalten konfrontiert. Auf diese Weise sollen eingefahrene Verhaltensmuster abgebaut und ein Prozeß der Selbstreflexion ausgelöst werden.

Der amerikanische Psychologe Carl Rogers (siehe HUMANISTISCHE PSYCHOLOGIE) war in den 40er Jahren einer der Vorreiter dieser Therapieform. Er nahm damit auch Abstand von früheren Methoden, die das Gespräch unter vier Augen zwischen dem Therapeuten und dem Patienten favorisierten. Rogers sah in Gruppen, in denen Menschen spontan und direkt aufeinander zugingen, den idealen Rahmen, um Probleme aufzudecken und zu lernen, damit umzugehen.

Diese Therapieform hat heute längst weite Verbreitung gefunden, und inzwischen suchen auch Leute, die nicht unbedingt psychisch krank sind, Selbsterfahrungsgruppen

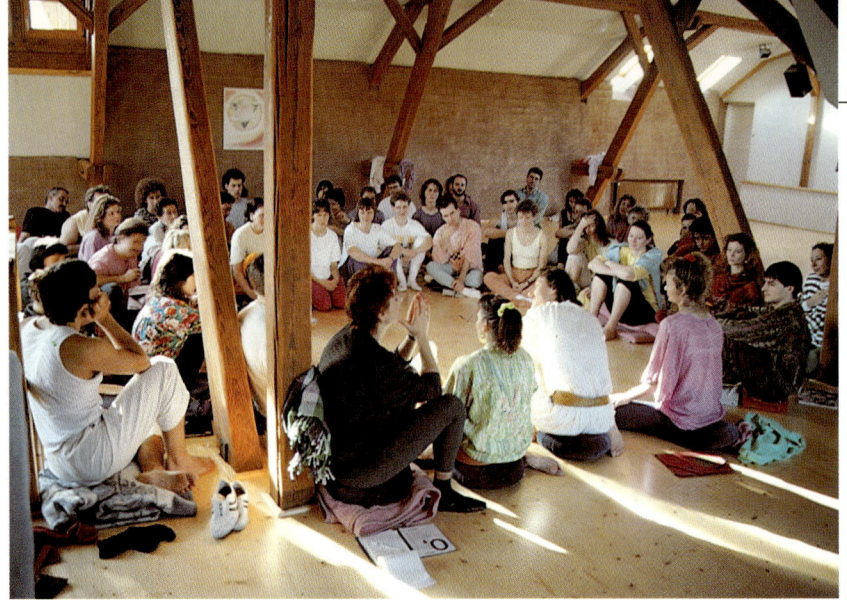

Selbsterfahrungsgruppen können, wenn sie von einem qualifizierten Therapeuten geleitet werden, dem einzelnen helfen, mit sich und anderen besser zurechtzukommen.

auf, um sich selbst besser kennenzulernen und ihr Selbstbewußtsein sowie ihr Selbstwertgefühl zu stärken.

Wann hilft diese Therapie?

▶ Eine Selbsterfahrungsgruppe kann jedem helfen, der Probleme im privaten oder beruflichen Bereich hat und die Beziehung zu seinen Mitmenschen verbessern möchte. Das Erkennen und Ausleben von Gefühlen in der Gruppe kann auch jenen helfen, die gerade die Trennung von ihrem Lebenspartner zu bewältigen haben.

Besuch beim Therapeuten

Teilnehmerzahl und Verlauf der Gruppensitzungen variieren stark. Manche Gruppen treffen sich an aufeinanderfolgenden Tagen zu kurzen Sitzungen, andere einmal pro Woche, und wieder andere kommen zu Mammutsitzungen zusammen, die 24 oder 48 Stunden dauern.

In den ersten Sitzungen lernen sich die Gruppenmitglieder gegenseitig kennen. In dieser Phase helfen einfache Übungen dabei, langsam aus sich herauszugehen. Sie umfassen Körper- und Augenkontakte, Gruppenspiele, Kommunikations- und sogenannte Vertrauensübungen. Sobald eine etwas offenere Atmosphäre entstanden ist, werden die Teilnehmer dazu ermuntert, ihre Gefühle, Gedanken und Reaktionen möglichst ehrlich zu zeigen.

Das emotionale Klima in einer Selbsterfahrungsgruppe kann zuweilen sehr gespannt sein. Hinuntergeschluckter Ärger und verdrängte Frustrationen können an die Oberfläche kommen und offen ausgedrückt werden. Der Therapeut ermuntert die Teil-

nehmer, auftauchende Konflikte zu lösen und nach Alternativen für Verhaltensweisen zu suchen, die den einzelnen einengen oder auf andere negativ wirken. So kann z. B. ein sehr zurückhaltender Mensch ermutigt werden, seine Gefühle und Gedanken auszusprechen und aus sich herauszugehen.

Zwischen Herausforderung und Unterstützung innerhalb der Gruppe sollte ein ausgeglichenes Verhältnis herrschen. Der Therapeut ist ferner dafür verantwortlich, daß die Gruppe sich auf das konzentriert, was die einzelnen Mitglieder untereinander bewegt. Probleme, die Außenstehende betreffen, können ebenfalls behandelt werden, indem Teilnehmer der Gruppe die Rolle der abwesenden Person spielen.

Standpunkt der Schulmedizin

Selbsterfahrungsgruppen werden oft von qualifizierten Psychologen oder ausgebildeten Therapeuten geleitet. Dennoch ist wissenschaftlich nicht gesichert, ob diese Therapie auf Dauer hilft. Selbsterfahrungsgruppen mit dem Ziel, besser mit seinen Mitmenschen zurechtzukommen, können positive Auswirkungen haben. Doch wenn das Gefühl der Herausforderung zu groß ist oder zu starke Aggressionen an die Oberfläche kommen, können sich einzelne Gruppenmitglieder unterdrückt fühlen. Ihnen bringt die Therapie keinen Gewinn. Gefahren gehen vor allem von ungeschulten Leitern aus.

SENFPFLASTER

Ein Senfpflaster ist ein starkes Reizmittel, das vor allem bei KOPFSCHMERZEN hilft. Man verrührt 1 EL Samen des Schwarzen Senfs, den es in der Apotheke gibt, mit etwas kaltem Wasser zu einem Brei und streicht ihn auf ein festes Tuch – etwa so dick wie Butter auf ein Brot. Man läßt den Brei rund 5 Minuten

einziehen und legt dann das Tuch mit der Senfmasse auf den Nackenansatz zwischen die Schulterblätter, und zwar für höchstens 5 Minuten. Meistens hält man es gar nicht so lange aus, denn die Stelle beginnt heftig zu brennen und wird feuerrot. Durch das Senfpflaster wird das angestaute Blut aus dem Kopf gezogen, was fast immer eine Erleichterung der Beschwerden bewirkt.

SENSITIVITÄTS-TRAINING

Das Sensitivitätstraining ist eine Form der PSYCHOTHERAPIE. Die Gruppenteilnehmer erforschen unter der Leitung eines geschulten Therapeuten ihre Reaktionen und die Beweggründe ihres Verhaltens anderen gegenüber. Dadurch sollen sie sich ihrer eigenen Gefühle stärker bewußt werden, Spannungen auflösen und bessere Beziehungen aufbauen können. Siehe auch HUMANISTISCHE PSYCHOLOGIE, SELBSTERFAHRUNGSGRUPPEN, TRAININGSGRUPPEN.

SEXUELLE PROBLEME

Sexuelle Probleme ergeben sich häufig durch Störungen im normalen sexuellen Reaktionszyklus. Dieser Zyklus besteht aus drei Phasen: sexuelles Verlangen, Erregung und Höhepunkt (Orgasmus). Die einzelnen Phasen laufen normalerweise nacheinander ab, da jede die darauffolgende auslöst. Das muß jedoch nicht immer so sein.

In jeder Phase, die durch verschiedene physische, psychische, nervliche und chemische Abläufe im Körper gesteuert wird, können Störungen auftreten. Auf der psychischen Ebene können das vor allem Hemmungen sein. Männer wie Frauen verspüren dann keinerlei oder nur ein sehr schwaches sexuelles Verlangen, so daß sie von sich aus nicht aktiv werden und/oder sexuelle Annäherungen zurückweisen. Eine ungenügende Erektion oder IMPOTENZ beim Mann bzw. FRIGIDITÄT bei der Frau kann sowohl organische wie psychische Gründe haben.

Probleme des Mannes in der Orgasmusphase können eine vorzeitige oder eine verzögerte Ejakulation sein. Bei der vorzeitigen Ejakulation kommt es zu früh zum Orgasmus, wobei das, was zu früh ist, in vielen Fällen der subjektiven Definition unterliegt, denn der richtige Zeitpunkt wird sowohl von der Befriedigung des Mannes wie auch von der der Frau bestimmt.

Wenn umgekehrt der Mann nur schwer zum Orgasmus kommt, können beide Partner durch das verkrampfte Bemühen, den Höhepunkt zu erreichen, die Lust verlieren.

Auch Frauen leiden häufig unter einer Orgasmusstörung. Wenn sie den sexuellen Höhepunkt nicht erreichen, kann die aufgebaute und nicht gelöste Erregung ein unbefriedigtes Gefühl hinterlassen. Manche verspüren dann sogar mehr oder weniger starke Schmerzen, die daher rühren, daß die Blutgefäße im Becken während der Erregung angeschwollen sind und das Blut sich ohne einen befreienden Orgasmus im Becken staut. Zumeist lassen die Beschwerden nach, wenn die Erregung abklingt.

Manche Männer haben zwar keine Schwierigkeiten, eine Erektion zu bekommen, verlieren sie dann aber wieder. Die Ursachen können psychischer Natur sein, wie etwa die Angst, daß die Frau schwanger wird. Wahrscheinlicher sind jedoch körperliche Gründe. Wenn das Vorspiel sehr lange ausgedehnt wird, fließt das Blut aus dem Penis wieder zurück in andere Muskeln, und die Erektion läßt nach.

Auch Schmerzen bei der Ejakulation, in der medizinischen Fachsprache Dyspareunie genannt, haben fast immer organische Ursachen. Nur in seltenen Fällen liegen sie im seelischen Bereich.

Ein Scheidenkrampf (Vaginismus) bei der Frau entspricht in etwa dem Erektionsverlust des Mannes. Dabei ziehen sich die Vaginalmuskeln stark zusammen, wenn die Schamlippen oder die Vagina – z. B. beim Versuch des Geschlechtsverkehrs – berührt werden. Ein Eindringen ist dann unmöglich. Ein Scheidenkrampf tritt häufig bei einem unangenehmen sexuellen Erlebnis oder einer nicht behutsam genug durchgeführten frauenärztlichen Untersuchung auf.

Schmerzen beim Geschlechtsverkehr können bei Frauen durch Geschwüre an den Sexualorganen, durch Entzündungen bzw. Infektionen im Becken oder in der Vagina, durch Scheidenverletzungen sowie durch eine trockene Vaginalschleimhaut hervorgerufen werden. Manchmal spielen auch seelische Gründe eine Rolle.

Was kann man selbst tun?

▶ Sexuelle Unlust, Impotenz, Frigidität oder andere sexuelle Probleme stellen zwar eine Belastung für eine Beziehung dar, sind aber nicht unlösbar. Zunächst muß man sich darüber im klaren sein, daß diese Schwierigkeiten jederzeit auch in den besten Beziehungen auftreten können. Angst vor dem Versagen und vor allem vor der Reaktion des Partners vergrößern die Probleme noch.

Der erste Schritt ist ein offenes Gespräch. Paare sollten miteinander über ihre Schwierigkeiten reden und ihren Bedürfnissen und Vorlieben Ausdruck geben. Männer unterschätzen beispielsweise oftmals die Bedeutung des Vorspiels für die sexuelle Erregung der Frau. Wer seine Unzufriedenheit verbirgt, verstärkt die Probleme häufig noch, denn langsam, aber sicher nisten sich dann in seinem Innern Wut und Aggressionen auf den Partner ein und ersticken schließlich jede Lust. Wichtig ist jedoch, daß man dem anderen seine Gefühle auf konstruktive Weise mitteilt und nicht in Form von Drohungen, Beleidigungen oder Sarkasmus. Wenn jeder dem anderen bereitwillig zuhört, bringt das die Partner einander näher, und diese Intimität kann eine Beziehung neu stimulieren.

Man sollte die Sexualität andererseits auch nicht überbewerten. Wenn man krank ist oder sich erschöpft fühlt, steht einem nicht unbedingt der Sinn nach Sex. Auch DEPRESSIONEN und STRESS beeinflussen die Lust. Küssen, Schmusen, Umarmen, Streicheln, eine sanfte Massage, Zuwendung und Anteilnahme, ja sogar das Halten der Hand können dann genauso befriedigend sein wie der Liebesakt selbst. Mitunter entdeckt man gerade bei diesen Zärtlichkeiten die Bedürfnisse und Vorlieben des Partners.

Ein Problem zwischen Mann und Frau ist häufig auch die unterschiedliche Libido, also die sexuelle Triebkraft beider Partner. Der Wunsch nach Sexualität kann bei beiden sehr verschieden sein und sich zu unterschiedlichen Zeiten bemerkbar machen. In diesem Punkt müssen sich die Partner ebenfalls verstehen lernen und sich entgegenkommen. Frauen haben zu bestimmten Zeiten ihres Menstruationszyklus, nach einer Geburt oder in den WECHSELJAHREN manchmal weniger Interesse am Sex, und oft ist es für den Mann dann schwer zu begreifen, daß diese Lustlosigkeit nicht bedeutet, daß die Frau ihn ablehnt.

Die Fähigkeit, sich zu entspannen (siehe ENTSPANNUNGS- UND ATEMÜBUNGEN), ist eine wichtige Grundvoraussetzung für ein befriedigendes Sexualleben. Man muß von den Alltagssorgen abschalten können, um in Stimmung zu kommen. Gedämpftes Licht oder sanfte Musik mögen die geeignete Atmosphäre dazu schaffen; doch jedes Paar muß auch hier seine eigenen Vorlieben herausfinden.

Neben seelischen Einflüssen können Alkohol, Nikotin, Drogen, Beruhigungsmittel, sogar ein schweres Essen zu sexuellen Problemen führen. Eine gesunde Lebensführung dagegen ist dem Sexualleben förderlich. SPORT UND TRAINING sowie eine ausgewogene Ernährung (siehe ERNÄHRUNG UND GESUNDHEIT) stehen hier an erster Stelle. Eine gesunde Nahrungsergänzung sind Bierhefetabletten. Hefe enthält den Glucosetoleranzfaktor, ohne den der Körper eine Glucoseunverträglichkeit entwickelt, die wiederum als eine der Ursachen für Impotenz gilt. Diabetiker (siehe ZUCKERKRANKHEIT) sollten jedoch vorher mit ihrem Arzt sprechen.

Zahllose Mythen, die sich um die Sexualität ranken, tragen nicht unbedingt dazu bei, Verunsicherungen zu beseitigen. Häufig wird behauptet, daß die Sexualität das Wichtigste in einer Beziehung sei. Die sogenannte sexuelle Revolution in den letzten 30 Jahren hat der Sexualität einen Stellenwert zugeordnet, der in mancher Hinsicht unrealistisch ist. Man sollte sich von angeblichen Maßstäben über das „Wie oft" oder „Wie lange" nicht irritieren lassen. Manche Männer glauben, für einen erfolgreichen Liebesakt allein verantwortlich zu sein, und setzen sich dabei so unter Druck, daß sexuelle Störungen nicht ausbleiben. Die meisten Frauen schätzen jedoch weniger den routinierten Liebhaber als vielmehr lustvolle, echte, spontane Sinnlichkeit.

Ein weitverbreiteter Irrglaube ist auch, daß ältere Menschen kein Interesse mehr an sexuellen Beziehungen hätten oder daß Sexualität im ALTER schädlich sei. Diese Meinung entbehrt jeglicher Grundlage. Man mag zwar mit 65 nicht mehr zu solchen Leistungen fähig sein wie mit 25, aber ein glückliches und erfülltes Sexualleben kann man auch in diesem Alter genießen. Daß der Liebesakt das Herz über Gebühr strapaziere, ist ebenfalls ein Märchen ohne realen Hintergrund. Untersuchungen haben gezeigt, daß man beim Geschlechtsverkehr weniger Energie verbraucht als bei den meisten Arbeiten. Selbst nach einem Herzinfarkt kann man die Liebe wieder genießen. Zur Sicherheit sollte man jedoch mit seinem Arzt über dieses Thema sprechen.

Was der Heilpraktiker rät

Sexuelle Probleme sowie alle Beschwerden und Krankheiten, die mit den Geschlechtsorganen verbunden sind, dürfen nur von einem Arzt behandelt werden. Der Heilpraktiker darf lediglich Maßnahmen vorschlagen, die allgemein das gesundheitliche Gleichgewicht fördern und auf diese Weise eine konventionelle Therapie unterstützen können.

PFLANZENHEILKUNDE Wenn die sexuellen Probleme hormonell bedingt sind, kann der Heilpraktiker je nach Lage des Einzelfalls Pflanzen wie Granatapfelsamen, Klee, Möhrenblätter, die die Hypophyse (Hirnanhangsdrüse) beeinflussen, Wolfsfuß, der auf die Schilddrüse wirkt, Keuschlamm, Wanzenkraut, Küchenschelle, Rhabarber und Steinsamen empfehlen, die sich alle positiv auf den Hormonhaushalt auswirken. Als Stärkungsmittel gelten u. a. Mandeln, Hafer und Sellerie.

HOMÖOPATHIE Bei allgemeiner Schwäche lohnt ein Versuch mit *Acidum phosphoricum.* Auch *Ginseng, Kalium jodatum* und *Agnus castus* können angezeigt sein.

BACH-BLÜTENTHERAPIE Je nach Ursache der Probleme können Waldrebe, Geißblatt, Gauklerblume, Tausendgüldenkraut, Heidekraut, Sumpfwasserfeder, Holzapfel, Kiefer und Wegwarte helfen.

HYPNOSETHERAPIE Wenn organische Gründe ausgeschlossen werden können, kann eine Hypnosetherapie bei sexuellen Störungen erfolgreich sein. Sollte Angst die Ursache des Problems sein, kann über den Weg der Entspannung sehr viel erreicht werden.

VERHALTENSTHERAPIE Der genaue Therapieverlauf hängt von der Ursache der Probleme ab. Grundsätzlich wird der Therapeut aufklärende Informationen über Sexualität geben und den Patienten dazu ermutigen, mit seinem Partner ein offenes Gespräch über die Schwierigkeiten zu führen. Wichtiger Bestandteil der Therapie ist darüber hinaus die Sensibilisierung, bei der es darum geht, sich auf die verschiedenen körperlichen Empfindungen während des Vorspiels und des Liebesaktes zu konzentrieren.

Standpunkt der Schulmedizin

Sexuelle Probleme können organisch bedingt sein, durch Medikamente hervorgerufen werden oder auf nervliche oder seelische Störungen zurückgehen. Oft müssen beide Partner – gleichzeitig oder getrennt – beraten oder behandelt werden. Möglicherweise wird der Arzt den Patienten an einen Spezialisten für sexuelle Probleme überweisen.

Wenn Frauen in den Wechseljahren unter einer trockenen Vagina leiden – was mit der hormonellen Umstellung zu tun hat –, kann der Arzt eine Vaginalcreme verschreiben. Medikamente gegen Depressionen und Angstzustände sowie Betablocker können die Libido beeinträchtigen. In diesem Fall wird der Arzt nach nebenwirkungsfreien Alternativen suchen.

SHIATSU

Wörtlich übersetzt heißt Shiatsu „Druck mit den Fingern". Doch bei dieser heilsamen Massage kommen nicht nur die Finger, sondern auch Handflächen und -ballen, Unterarme, Ellbogen, Knie und Füße, vor allem aber die Daumen zum Einsatz. Wie bei der AKUPRESSUR werden bei Shiatsu Hautpunkte *(Tsubos)* entlang den Körpermeridianen gedrückt, um den Fluß der Lebenskraft *Chi* durch diese Energiekanäle anzuregen. Anders als die AKUPUNKTUR ist Shiatsu eine Form der Selbsthilfe, die ein Familienmitglied am anderen praktizieren kann.

In Japan wird Shiatsu schon seit Jahrhunderten angewendet. Entwickelt hat sich diese Behandlung aus einer alten östlichen Massageform, bei der die Hände und Füße gerieben und massiert wurden. Aber trotz der langen Geschichte hat sich Shiatsu erst Anfang des 20. Jh. als eigenständige Therapie etabliert. Im Westen ist sie heute verbreiteter als die sehr ähnliche Akupressur. Shiatsu dient hauptsächlich dazu, Krankheiten vorzubeugen, doch wird der „Druck mit dem Daumen" bei bestimmten Beschwerden auch als eine Art Physiotherapie eingesetzt. Shiatsu wirkt auf die elektromagnetischen Felder im Körper, die im Bereich der Druckpunkte besonders stark oder schwach sind. Durch die Stimulierung oder Beruhigung dieser Punkte läßt sich die Energie, die über die Meridiane durch den Körper fließt, regulieren. Das wirkt nicht nur auf den Körper, sondern auch auf Geist und Seele stärkend.

Wann hilft diese Therapie?

▶ Zahlreiche Alltagsbeschwerden können durch Shiatsu gelindert werden, z. B. KOPFSCHMERZEN, MIGRÄNE, RÜCKENSCHMERZEN und Zahnweh. Die Therapie soll auch bei VERDAUUNGSSTÖRUNGEN, VERSTOPFUNG und DURCHFALL helfen. Nach Krankheit und Bettlägerigkeit kann man durch Shiatsu wieder Vitalität und Lebenskraft erlangen. Andere Anwendungsbereiche sind STRESS, DEPRESSIONEN, SCHLAFLOSIGKEIT sowie chronische Gelenk- und Muskelleiden und SPORTVERLETZUNGEN. Da Shiatsu auf den ganzen Körper wirkt, kann es das gesundheitliche Wohlbefinden steigern. Ferner trägt es dazu bei, die Blutzirkulation zu fördern, das Nerven- und IMMUNSYSTEM zu stärken sowie die Knochen zu kräftigen, und unterstützt darüber hinaus die Tätigkeit der Ausscheidungsorgane.

Shiatsu zur Anregung der Lebensenergie

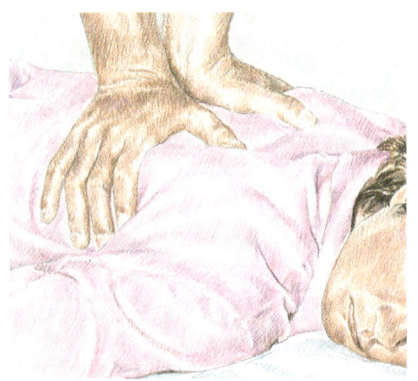

Hara, der Bauch, gilt als Zentrum der Körperenergie oder Lebenskraft. Der Heilpraktiker versucht, den Fluß der Lebensenergie entlang den Meridianen an der Innenseite der Beine zum Bauch hin anzuregen (unten).

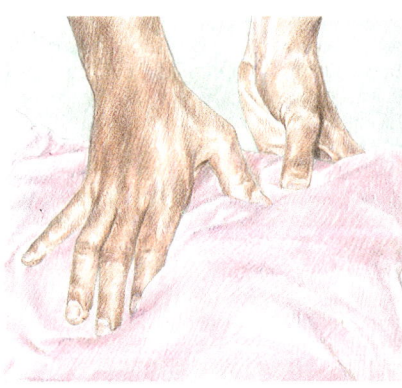

Zur Vorbereitung kann der Heilpraktiker den Rücken des Patienten lockern und entspannen. Dabei wird er insbesondere mit den Handballen breitflächig Druck ausüben. Ein fester Ablauf ist bei den einzelnen Sitzungen nicht vorgegeben.

Später übt der Heilpraktiker mit den Daumenballen tieferen Druck auf den Rücken aus, um zielgerichteter zu behandeln. Hier regt er den Fluß der Lebensenergie Chi entlang dem Blasenmeridian nahe der Wirbelsäule an (oben).

Shiatsu für zu Hause

Zur Behandlung verschiedener Alltagsbeschwerden und um das Allgemeinbefinden zu verbessern, kann man bei sich selbst oder einem Familienmitglied bestimmte Punkte massieren. Hier wird gezeigt, wie man es richtig macht.

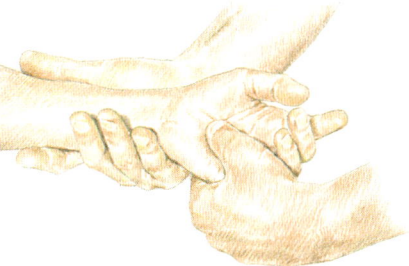

Man drückt 10–15 Sekunden auf den Punkt in der Handfläche, den man mit dem gekrümmten Mittelfinger erreicht. 3mal wiederholen. Hilft bei Erschöpfung, Magenbeschwerden und hohem Blutdruck.

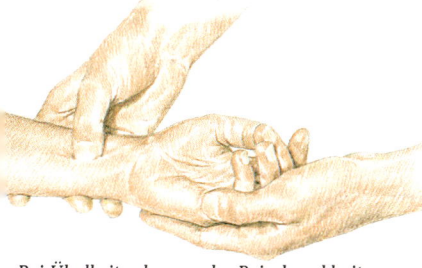

Bei Übelkeit oder um der Reisekrankheit vorzubeugen: Mit dem Daumen 2 Fingerbreit oberhalb des Handgelenks in der Mitte zwischen den beiden Sehnen 3mal je 7–10 Sekunden kräftig nach innen drücken.

Außen am Unterschenkel, 4 Fingerbreit oberhalb der Spitze des Fußknöchels, mit dem Daumen 7–10 Sekunden kräftig nach innen drücken. Gegen Menstruationsbeschwerden, Schlaflosigkeit und Verdauungsprobleme. Nicht in der Schwangerschaft ausführen.

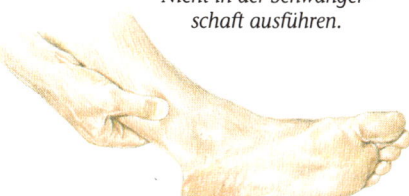

Mit beiden Zeigefingern auf den Punkten in den Vertiefungen unter den Wangenknochen, direkt unterhalb der Pupillen (bei geradem Blick), nach innen und oben drücken. Bei verstopften Nebenhöhlen und Zahnweh.

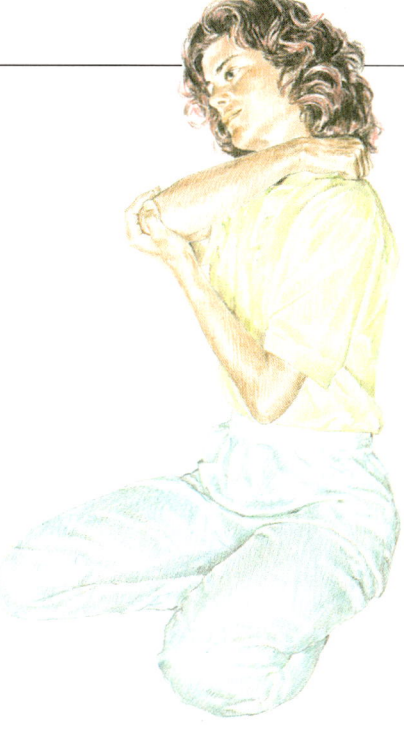

Mit locker geballter Faust zuerst leicht, dann immer stärker auf die Schulter, den Nacken und so weit wie möglich den Rücken hinunter klopfen. Nach 15–20 Sekunden auf der anderen Seite wiederholen. Vertreibt Steifheit und Schmerzen aus diesem Bereich.

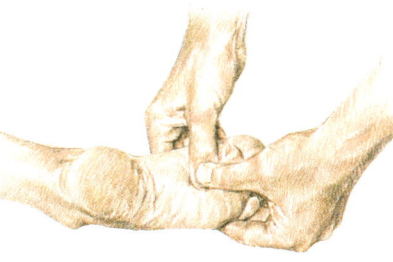

Bei Schock, Epilepsie, Menstruationsbeschwerden und Schwindel: Im vorderen Drittel der Fußsohle in der Mitte des Fußballens mit beiden Daumen 10–15 Sekunden stark nach innen drücken; 2mal wiederholen.

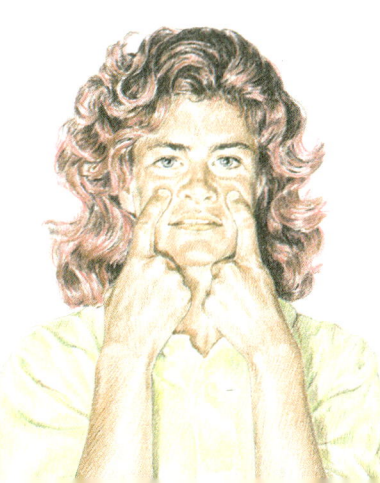

Besuch beim Heilpraktiker

Welche Punkte behandelt werden, hängt von den jeweiligen Problemen des Patienten ab. Um eine genaue Diagnose stellen zu können, wird der Heilpraktiker sich den Patienten genau ansehen und Fragen zur Gesundheit allgemein und zu den akuten Beschwerden stellen.

Die einzelnen Sitzungen dauern normalerweise etwa 1 Stunde. Geräte oder eine sonstige Ausrüstung sind bei Shiatsu nicht nötig. Die Behandlung wird in einem warmen Raum durchgeführt, und der Patient liegt oder sitzt auf einer festen Unterlage. Er sollte lockere, bequeme Kleidung tragen und vorher kein schweres Essen oder Alkohol zu sich genommen haben.

Shiatsu als Selbsthilfe

Bei Verdauungsstörungen Der entsprechende Punkt liegt zwischen Daumen und Zeigefinger. Man spreizt die linke Hand, wobei die Handfläche nach unten weist, und massiert mit Daumen und Zeigefinger die Haut 10–20 Sekunden lang. An der anderen Hand wiederholen. Nicht in der Schwangerschaft ausführen.

Bei Halsentzündung Der Druckpunkt liegt 5 cm unterhalb der Mitte des Schlüsselbeins zwischen der ersten und zweiten Rippe. Mit den Daumenballen auf beiden Seiten 7–10 Sekunden lang drücken.

Zwei Übungen können die Gelenkigkeit verbessern und den Energiefluß anregen. Die erste soll vor allem Steifheit im Nacken vertreiben, die zweite lockert Verspannungen in der Schulter.

1 Aufrecht hinsetzen und den Hals zur Seite beugen, so daß sich das rechte Ohr der rechten Schulter nähert. Dann mit dem rechten Arm um den Kopf herumgreifen und mit der Hand das linke Ohr abdecken. Nun die linke Schulter 10mal zuerst im Uhrzeigersinn, dann entgegen dem Uhrzeigersinn kreisen und dabei allmählich die Streckung verstärken. Die Übung auf der anderen Seite wiederholen.

2 Aufrecht mit leicht gegrätschten Beinen hinstellen und die Hände hinter dem Rücken verschränken. Aus der Hüfte heraus nach vorn beugen, der Oberkörper bleibt dabei gestreckt. Die verschränkten Hände so weit wie möglich hochheben. Dann die Hände wieder senken, den Körper aufrichten, den Hals nach hinten biegen und die Hände erneut möglichst weit hochheben.

Vor der eigentlichen Behandlung wird der Patient manchmal zunächst gelockert, um den Energiefluß anzuregen. Diese Lockerungsmaßnahmen kann man an den Tagen zwischen den Sitzungen auch zu Hause wiederholen. Man ballt die Finger einer Hand zu einer losen Faust und klopft von der Achselhöhle bis zur Hand an der Innenseite des anderen Arms entlang und geht dann an der Außenseite des Arms wieder zurück bis zur Schulter. Man wiederholt diese „Klopfmassage" 3- bis 4mal und vergleicht dann das Gefühl zwischen dem behandelten Arm und dem anderen. Die Klopfbewegungen werden am ganzen Körper fortgesetzt, einschließlich Kopf und Rücken, soweit man dazu selbst in der Lage ist. Als allgemeine Regel gilt dabei: An der Körpervorderseite klopft man von unten nach oben, am Rücken von oben nach unten sowie an den Innenseiten der Arme und Beine vom Körperzentrum weg und an den Außenseiten zum Körper hin.

Wenn der Heilpraktiker anschließend die einzelnen Punkte behandelt, sollte der Druck durchaus als fest, aber dennoch als angenehm empfunden werden. Im Einzelfall können Schmerzen auftreten – sie sind ein Zeichen für Energieblockaden und geben sich im Lauf der Behandlung. Der Druck kann von Punkt zu Punkt unterschiedlich stark sein und richtet sich nach der Reaktion des Energieflusses. Ausgeübt wird der Druck jeweils beim Ausatmen, weil der Körper dann am entspanntesten ist. Meistens arbeitet man beim Shiatsu mit den Daumenballen; sie sind empfindsamer als die Daumenspitzen, und der Druck läßt sich leichter dosieren.

Da sich durch die Massage der Energiefluß ändert, fühlt man sich während oder nach der Sitzung eine Zeitlang in Hochstimmung oder auch niedergeschlagen. Normal sind ferner Reaktionen wie Erkältungssymptome. Sie gehören mit zum Heilungsprozeß und verschwinden für gewöhnlich innerhalb von 1–2 Tagen. Anfangs werden wöchentliche Sitzungen empfohlen, später genügt zur Aufrechterhaltung des Energiegleichgewichts eine Sitzung alle 14 Tage oder in noch größeren Abständen.

Standpunkt der Schulmedizin

Shiatsu kann vor allem helfen, Schmerzen zu lindern. Möglicherweise bewirkt die starke Druckmassage, daß der Körper schmerzstillende Endorphine produziert. Bei Entzündungen, Infektionen oder Verletzungen, bei KNOCHENBRÜCHEN oder einem BANDSCHEIBENVORFALL sowie bei gleichzeitiger Steroidbehandlung, beispielsweise mit Cortison, ist Shiatsu jedoch nicht angebracht. Auch in der Schwangerschaft sollte man mit dieser Selbsthilfetherapie vorsichtig sein.

SOLE

Sole ist eine Salzlösung, die zu Badekuren verwendet wird. Die Heilwirkung von salzhaltigem MEERWASSER wurde schon immer genutzt, und zwar nicht nur am Toten Meer, wo der Salzgehalt extrem hoch ist.

Für Wannenbäder verwendet man heute Sole mit einem Salzgehalt von 3–6 %, bei RHEUMA liegt er u. U. noch höher. Die Haut wird durch die Sole gereizt und angeregt, verstärkt Wasser auszuscheiden. Ferner wirkt die Sole auf die Hormondrüsen anregend. Ein prickelndes Solebad ruft jedoch nicht nur ein allgemeines Wohlgefühl hervor, sondern lindert auch rheumatische und Entzündungsschmerzen.

SOMATO-GRAPHIE

Anhänger dieser Therapie vertreten die Meinung, daß der Körper ständig Signale aussendet, die von allen Teilen des Organismus kommen – von den Muskeln, den Knochen und anderen Körperstrukturen – und nicht zuletzt auch von der Aura (siehe AURATHERAPIE) ausgehen.

Heilpraktiker, die dieser Therapieform anhängen, können diese Körpersignale erkennen, insbesondere die Signale der Muskeln unter Belastung und Anspannung. Sie versuchen, ihr Wissen an den Patienten weiterzugeben, denn ihr Ziel ist, daß jeder seine eigenen Körpersignale ohne fremde Hilfe wahrzunehmen lernt und damit Belastungen und Konflikte erkennen kann, bevor sie ihre negativen Auswirkungen voll entfalten. Dieses neue Körpergefühl soll u. a. dazu beitragen, daß man seine Gedanken und Gefühle besser versteht.

Die Somatographie wird oft in Verbindung mit anderen naturheilkundlichen Methoden angewandt, etwa mit YOGA, SHIATSU, MASSAGE und GESTALTTHERAPIE.

SONNENBRAND

Ein Sonnenbrand ist eine Verbrennung der Haut, die entsteht, wenn man sich zu lange der ultravioletten Strahlung des Sonnenlichts aussetzt. Man unterscheidet drei Arten der UV-Strahlung: Die UVA-Strahlen bräunen die Haut, verbrennen sie aber nur selten. Weitaus gefährlicher ist die UVB-Strahlung, die neben der Bräunung auch ernste Verbrennungen hervorrufen kann. Die UVC-Strahlung ist am schädlichsten; sie läßt

nicht nur die Haut vorzeitig altern, sondern erhöht darüber hinaus das Risiko, an Hautkrebs (siehe KREBS) zu erkranken.

Bei einem leichten Sonnenbrand rötet sich die Haut, sie ist empfindlich, brennt und juckt. Nach ein paar Tagen geht die Rötung in eine Bräunung über. Ein starker Sonnenbrand ist schmerzhaft, und es bilden sich Blasen auf der Haut, die mit Flüssigkeit gefüllt sind. Später schält sich die äußere Schicht der Haut ab.

Sonnenbrand: Was tun, was lassen?

● Das Sonnenbad am ersten Tag auf etwa 20 Minuten beschränken und jeden weiteren Tag 5 Minuten länger in der Sonne bleiben, damit sich eine schützende Bräune entwickelt.
● Während der restlichen Zeit schützende Kleidung sowie einen Sonnenhut tragen.
● In den ersten Tagen eine Sonnenschutzlotion oder -creme mit hohem Lichtschutzfaktor auftragen und nach dem Baden oder wenn man stark geschwitzt hat, erneut eincremen.
● In der Zeit zwischen dem späten Vormittag und dem frühen Nachmittag strahlt die Sonne am intensivsten; daher lieber im Schatten bleiben.
● Bei heller Haut und blonden Haaren Lichtschutzfaktor 15 oder darüber verwenden.
● Die Herbst- und Frühlingssonne nicht unterschätzen; sie kann die Haut ebenfalls schädigen.

Um einen Sonnenbrand zu vermeiden, sollte man Sonnencremes und -lotionen sorgfältig auswählen. Unterschiedliche Produkte filtern unterschiedliche Strahlungsmengen heraus. Der Sonnenschutz ist am Lichtschutzfaktor abzulesen: Je höher die Zahl ist, desto länger kann man in der Sonne bleiben, ohne sich einen Sonnenbrand zu holen. Verwendet man z. B. ein Präparat mit Lichtschutzfaktor 15, kann man 15mal länger in der Sonne bleiben als ohne diesen Schutz. Den besten Schutz bieten weitgehend strahlenundurchlässige Cremes, die Zinkoxid oder Titaniumdioxid enthalten; bei einer Zinkallergie (siehe ALLERGIEN) ist jedoch Vorsicht angebracht. Diese Produkte halten den größten Teil der UVB- und UVC-Strahlung sowie in hohem Maß die UVA-Strahlung ab. Allerdings sind sie etwas schwierig aufzutragen, weshalb man sie am besten nur für die besonders empfindliche Haut von Lippen und Nase verwendet. Einen hohen Schutz gewähren auch die sogenannten

Sunblocker mit einem Lichtschutzfaktor von 20 und darüber.

Mit einem niedrigen Lichtschutzfaktor sollten sich nur jene begnügen, die leicht braun werden – meist dunkle Typen. Hellhäutige und blonde Menschen dagegen sollten immer zu einem Mittel mit höherem Schutzfaktor greifen. Ihre Haut produziert nämlich weniger Melanin, ein Pigment, das die Haut dunkler werden läßt, und daher ist bei ihnen die Gefahr eines Sonnenbrands größer. Am besten schont man die Haut, indem man nicht allzu lange in der Sonne bleibt und schützende Kleidung trägt. Reine bräunungsfördernde Produkte und Cremes ohne Angabe eines Lichtschutzfaktors sollte man nur verwenden, wenn man sich lediglich kurz in der Sonne aufhält oder die Haut bereits gut gebräunt ist.

Besonders sorgsam muß man im Gebirge vorgehen, da in der Höhe wegen der dünneren Luft weniger Sonnenlicht herausgefiltert wird und infolgedessen die UV-Strahlung intensiver ist. Gerade Skifahrer sollten sich in acht nehmen. Der Schnee reflektiert nämlich 90 % des auftreffenden Lichts, so daß man einer fast doppelt so hohen Sonnenstrahlung ausgesetzt ist. Außerdem trifft das reflektierte Licht auf normalerweise ungefährdete Hautpartien – z. B. unterhalb des Kinns –, die daher stärker beachtet werden müssen. In tropischen und Mittelmeerländern spielt der Sonnenschutz ebenfalls eine wichtige Rolle, weil die Stärke der Sonnenstrahlung mit der Nähe zum Äquator zunimmt. Vor allem am Meer sollte man daran denken, daß der Wind jedes brennende Gefühl im Gesicht oder an anderen exponierten Körperstellen kühlt und man daher einen Sonnenbrand nicht rechtzeitig bemerkt.

Auf den Lippen ist die Haut besonders dünn und enthält nur wenig Melanin und kaum Schweißdrüsen. Aus diesem Grund reagieren die Lippen auf UV-Strahlung sehr empfindlich. Hier sollte man mit einer speziellen Schutzcreme schmerzhaften Verbrennungen vorbeugen.

Was kann man selbst tun?

▶ Ein leichter Sonnenbrand muß wie eine Verbrennung ersten Grades behandelt werden. Man kühlt die Haut mit kaltem Wasser, dem man 1 oder 2 Tropfen Lavendelöl beimischen kann. Oder man legt eine kalte Kompresse auf, die man mit einem Ringelblumenaufguß getränkt hat. Kühlend wirken auch die frischen, fleischigen Blätter des Wegerichs. Auf große Hautpartien mit leichtem Sonnenbrand trägt man etwas Beinwell- oder Ringelblumensalbe aus der Apotheke auf.

Zur Regeneration der Haut trägt eine Feuchtigkeitscreme bei, die möglichst Vitamin E enthalten sollte. Hat man sich jedoch so stark verbrannt, daß sich Blasen auf der Haut bilden, sucht man besser einen Arzt oder Heilpraktiker auf.

Standpunkt der Schulmedizin

Auch Ärzte empfehlen, einen leichten Sonnenbrand wie eine Verbrennung ersten Grades zu behandeln. Vor allem sollte man dann für einige Zeit die Sonne meiden und darauf achten, daß die Kleidung auf der Haut nicht scheuert. Blasen, die sich bei heftigerem Sonnenbrand bilden, dürfen niemals aufgestochen werden.

SOOR

Diese Hautkrankheit wird durch den Pilz *Candida albicans* hervorgerufen, der mit dem normalen Hefepilz verwandt ist (siehe auch PILZINFEKTIONEN). Er gedeiht bevorzugt an warmen, feuchten Körperstellen und kann vor allem bei Männern über lange Zeit ohne besondere Symptome vorhanden sein. Oftmals lösen dann erst Faktoren wie hormonelle Veränderungen, STRESS, emotionale Krisen, unausgewogene Ernährung oder ähnliches die krankhafte Veränderung aus. Soor

Vaginalsoor: Was tun, was lassen?

● Keine Strumpfhosen, Nylonunterwäsche oder engen Hosen tragen. Am besten trägt man Röcke, Strümpfe und Baumwollsocken.
● Während der Menstruation Binden statt Tampons benutzen.
● Auf parfümierte Toilettenartikel im Scheidenbereich verzichten. Keine Schaumbäder nehmen, keine Intimsprays verwenden.
● Den Intimbereich nicht mit Seife, sondern mit einer milden seifenfreien Lotion oder nur mit warmem Wasser waschen.
● Keine Desinfektionsmittel im Bad verwenden.
● Nach dem Stuhlgang den Analbereich immer von vorn nach hinten abwischen.
● Antibiotika wirklich nur in Ausnahmefällen verschreiben lassen. Den Arzt über eine eventuelle Anfälligkeit für Soor informieren.
● Wenn man gehäuft unter Soor leidet und die Antibabypille nimmt, sollte man auf andere Verhütungsmittel umsteigen.

befällt vornehmlich Kleinkinder, ältere oder übergewichtige Menschen (siehe FETTLEIBIGKEIT), Zuckerkranke (siehe ZUCKERKRANKHEIT), Schwangere (siehe SCHWANGERSCHAFT) und Patienten, die mit Antibiotika behandelt werden. Besonders anfällig für Soor sind auch diejenigen, deren IMMUNSYSTEM gestört ist und die daher wenig körperliche Widerstandskräfte haben, also etwa Menschen, die an AIDS oder LEUKÄMIE leiden, sowie Patienten, die Steroide einnehmen müssen.

Eine Soorinfektion tritt durch kleine, weiße Flecken auf der Schleimhaut in Erscheinung und führt zu heftigem Juckreiz an den betroffenen Hautpartien. Für Infektionen an den Fingern sind vor allem Menschen empfänglich, die bei der Arbeit viel mit Feuchtigkeit in Berührung kommen. Dabei schwillt die Haut um die Fingernägel herum an, ist empfindlich und eitert manchmal; in chronischen Fällen deformieren sich die Fingernägel.

Bei Babys treten die weißen Flecken häufig im Mund auf, oder es kommt zu einem roten Windelausschlag am Gesäß, der oft von zusätzlichen roten Flecken um den Ausschlag herum und an den Oberschenkeln begleitet wird. Bei Erwachsenen kommt Soor in der Mundhöhle insbesondere bei Gebißträgern vor. Wenn sich die Soorinfektion in der Kehle und Speiseröhre ausbreitet, treten Schmerzen und Brennen beim Essen und Trinken auf.

Sehr unangenehm ist auch Vaginalsoor. Vor allem Frauen, die die Antibabypille einnehmen, leiden häufig unter dieser Infektion, weil sich mit der Pille das ursprünglich stärker saure Milieu der Scheide zum Alkalischen hin verschiebt. Da der *Candida*-Pilz in einer schwach sauren Umgebung am besten gedeiht, bietet in diesem Fall die Scheide nahezu ideale Wachstumsbedingungen.

Die Entzündung verursacht einen starken Juckreiz am Scheideneingang und an den Schamlippen sowie einen weißen, krümeligen Ausfluß, der ein wenig nach Hefe riecht. Obwohl die Infektion nicht generell durch Geschlechtsverkehr übertragen wird, kann sie beim Partner zu einer Rötung und Entzündung an der Eichel und unter der Vorhaut führen. Eine Frau, die während der Entbindung unter Vaginalsoor leidet, kann die Infektion auf das Baby übertragen.

Was kann man selbst tun?

▶ Bei Soor in der Mundhöhle helfen Mundspülungen mit Myrrhen- oder Ringelblumentinktur aus der Apotheke. Man kann auch 3 Tropfen Teebaumöl und 1 Tropfen Myrrhenöl in 1 Glas warmes Wasser geben und damit 3mal täglich die Mundhöhle gründlich ausspülen.

Um den lästigen Juckreiz bei Vaginalsoor

zu lindern, kann man 3–4 Tropfen dieser Öle in ein Sitzbad oder die doppelte Menge in ein Wannenbad geben. Man kann auch 1 EL Salz in 0,5 l Wasser auflösen und den Scheidenbereich damit spülen. Eine andere Möglichkeit ist eine mit Naturjoghurt getränkte Monatsbinde oder ein Tampon, dessen Spitze man mit 3–4 Tropfen Teebaumöl tränkt und für 1–2 Stunden in die Scheide einführt.

Da bei einer Antibiotikabehandlung bekanntlich das Gleichgewicht der Mikroorganismen im Darm gestört wird, sollte man zur Vorbeugung gegen Soor 1 Woche lang täglich 3 oder 4 Knoblauchkapseln (siehe KNOBLAUCH) schlucken.

Was der Heilpraktiker rät

Bei Soor im Mund- oder Scheidenbereich wird der Heilpraktiker nicht nur versuchen, die Symptome zu lindern und zu heilen, sondern zunächst auch Mittel und Wege aufzeigen, wie man verhindern kann, daß sich die Infektion ausbreitet und z. B. auf den Verdauungstrakt übergreift. Er wird daher raten, auf Weißmehlprodukte, Zucker und Süßigkeiten sowie auf Alkohol, Kaffee und Tee zu verzichten, weil diese Nahrungsmittel den idealen Nährboden für den Pilz darstellen. Statt dessen wird er zu einer VOLLWERTKOST mit viel frischem Gemüse, Hülsenfrüchten und Vollkorngetreide raten.

HOMÖOPATHIE *Acidum sulfuricum*, die homöopathisierte Schwefelsäure, kann ein geeignetes Mittel bei Soor sein. Bei entzündeter Mundschleimhaut kann *Borax* oder *Mercurius sublimatus corrosivus* helfen.

OZONTHERAPIE Bei Mundsoor helfen Mundspülungen mit ozonisiertem Wasser. Bei Hautsoor können die betroffenen Bereiche mit Ozon begast werden.

Standpunkt der Schulmedizin

Der Arzt wird zuerst untersuchen, ob eine Ursache vorliegt, die die Infektion begünstigt, und z. B. den Zuckergehalt im Urin testen, der auf eine Zuckerkrankheit hinweisen kann. Gegen Mundsoor gibt es verschiedene Tropfen, gegen Hautsoor Cremes oder Salben. Häufig kommt es bei Soorinfektionen zu einer ekzemähnlichen Hautreaktion. In diesem Fall verschreibt der Arzt eine Creme oder Salbe mit einem Antipilzwirkstoff, der die Infektion bekämpft, und einem Steroid – z. B. Hydrocortison –, das die Entzündung und den Juckreiz lindert.

Bei Nagelinfektionen muß der Eiter entfernt und die Entzündung längere Zeit mit einem Antipilzmittel behandelt werden. Am wichtigsten ist aber, daß die Finger nicht mehr mit Feuchtigkeit in Berührung kommen; bei entsprechenden Arbeiten sollte man also stets Gummihandschuhe tragen.

Bei Vaginalsoor werden Salben verschrieben, die mit einem Applikator tief in die Scheide eingeführt werden. Eine wiederholte Vaginalinfektion stellt sich besonders dann ein, wenn sich der Partner mit Soor angesteckt hat. Er muß sich daher – auch vorbeugend – ebenfalls behandeln lassen.

SPORT UND TRAINING

Ein individuell abgestimmtes und regelmäßiges sportliches Training verbessert nicht nur die körperliche Fitneß, sondern hilft auch Übergewicht vermeiden und stärkt die Abwehrkräfte. Siehe WER RASTET, DER ROSTET, S. 326.

SPORT-VERLETZUNGEN

Wer gesund lebt und regelmäßig Sport treibt, stärkt die Muskeln, steigert die Energie, verbessert das allgemeine Wohlbefinden und verhindert Übergewicht. Falsch oder im Übermaß praktiziert, können SPORT UND TRAINING jedoch zu Verletzungen führen.

Knochenbrüche sind meistens die Folge von Unfällen, bei denen die Knochen einer plötzlichen Überbelastung ausgesetzt sind. Es gibt aber auch Ermüdungsbrüche, die bei einer ständigen hohen Belastung auftreten können. Dabei entstehen haarfeine Risse im Knochen, die schließlich bei jeder Bewegung starke Schmerzen verursachen. Ein Langstreckenläufer kann sich auf diese Weise einen Fußknochen brechen, bei Hochspringern ist eher das Schienbein gefährdet.

Verstauchungen und Verrenkungen Die Bänder, die ein Gelenk zusammenhalten, können durch stärkere Krafteinwirkung teilweise oder vollständig reißen, was dann zu VERSTAUCHUNGEN führt. Das betroffene Gelenk ist nicht mehr belastbar und schmerzt, bei einem völlig gerissenen Bandapparat wird das Gelenk instabil.

Bei ernsthaften Verrenkungen verschieben sich innerhalb der Gelenkkapsel die Knochenenden. Vor allem die Schultern sind für diese Art von Verletzung anfällig.

Muskelzerrungen und Blutergüsse sind mit die häufigsten Sportverletzungen. Das Risiko einer Zerrung erhöht sich, wenn die Muskeln müde und überbeansprucht sind. Dann kann schon die geringste Anstrengung dazu führen, daß es innerhalb des Muskels zu einer Blutung kommt und die Muskelfasern reißen. Der Muskel selbst rea-

giert in diesem Fall auf jede weitere Bewegung sehr empfindlich und schmerzt.

Sehnenbeschwerden Die Muskeln sind mit den Knochen über Sehnen verbunden, die beim Sport ebenfalls verletzt werden können. Meist entzünden sie sich, vor allem bei anstrengenden Bewegungen oder bei einer falschen Bewegungstechnik. Im schlimmsten Fall reißen sie teilweise oder ganz, so daß der Muskel nicht mehr mit dem Knochen verbunden ist und somit keine Leistung mehr erbringen kann. Die Verletzung heilt zwar von allein, doch kann sich der Heilungsprozeß lange hinziehen, besonders bei Sehnen, die nur relativ schwach mit Blut versorgt werden, wie beispielsweise die Achillessehne am Fersenbein.

Überbelastungssyndrom Ein typisches Beispiel für eine Verletzung durch Überbelastung ist der sogenannte TENNISARM, eine Entzündung des äußeren Ellbogens, dort, wo die Unterarmsehnen auf den Knochen treffen. Sportler, die häufig auf Feldern mit unterschiedlich weichem oder hartem Boden spielen, können unter Schmerzen im Schienbein leiden – Folgen eines weiteren Überbelastungssyndroms, der Periostitis oder Knochenhautentzündung.

Schleimbeutelentzündung Die mit Flüssigkeit gefüllten Schleimbeutel befinden sich vor allem an den Gelenken und dort, wo Bänder und Sehnen über Knochen gleiten. Sie sollen die Reibung zwischen den beweglichen Teilen verringern, besonders an den Hüft-, Knie-, Fuß-, Schulter- und Ellbogengelenken. Ein Schleimbeutel kann sich durch dauernden Druck oder Überanstrengung entzünden und zu einer schmerzhaften Rötung und Schwellung führen.

Knorpelverletzung Am häufigsten ist davon das Kniegelenk betroffen, das sich eigentlich nur auf einer Ebene vor- und zurückbewegen soll. Doch bei Sportarten wie Fußball, Hockey, Squash und Tennis wird es oft auch zu einer seitlichen Bewegung gezwungen. Die Drehung des Oberschenkelknochens wirkt wie ein Schraubenschlüssel auf das zähe, aber verhältnismäßig weiche Knorpelgewebe im Knie. Dadurch entstehen Risse, die Schmerzen und Schwellungen hervorrufen. Weil Knorpel schlecht durchblutet ist, heilen die Verletzungen meist nicht von selbst. Oftmals ist eine Operation nötig.

Rückenverletzungen beim Sport sind meist die Folge einer falschen Technik, etwa beim Gewichtheben oder beim Hanteltraining. Die meisten Verletzungen betreffen nur das weiche Gewebe der Muskeln und Bänder und heilen mit der Zeit von selbst. Gelegentlich werden jedoch auch die Wirbel geschädigt, was eine Verletzung des Rückenmarks nach sich ziehen kann. Wegen der Gefahr von Lähmungen muß dann sofort ein Spezialist hinzugezogen werden.

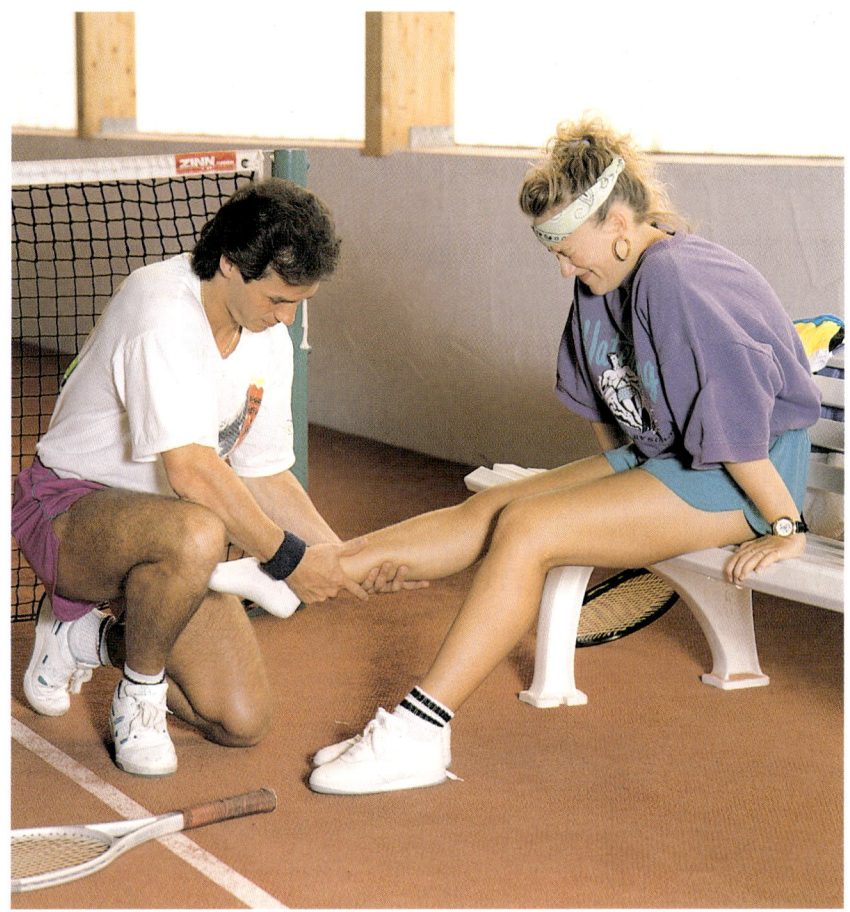

Sportverletzungen sind häufig die Folge von Überanstrengung und falscher Technik. Im Notfall sollte man wissen, wie man Erste Hilfe leisten kann.

Weitere Probleme BLASEN, MUSKELKRÄMPFE und Seitenstechen – Schmerzen im Oberbauch, die vermutlich von einer mangelhaften Sauerstoffversorgung des Zwerchfells herrühren – sind weniger ernste Probleme, die allerdings recht häufig vorkommen.

Was kann man selbst tun?

▶ Zu Beginn jeder sportlichen Betätigung sollte man unbedingt ausreichend lange Aufwärmübungen machen. Wichtig ist auch ein regelmäßiges, sich steigerndes Training, bei dem Kraft und Beweglichkeit der Muskeln und Gelenke allmählich aufgebaut werden. Und wer die richtige Bewegungstechnik beherrscht, erspart sich unnötige Anstrengungen. Eine wohlausgewogene Ernährung (siehe ERNÄHRUNG UND GESUNDHEIT) und ein Ausgleich des Flüssigkeitsverlustes während und nach jeder sportlichen Aktivität sind ebenfalls wichtig. Unerläßlich ist

ferner passende Kleidung, insbesondere gutsitzendes Schuhwerk. Wer mit einem Sportprogramm beginnen möchte – vor allem mit einer Ausdauersportart –, sollte vorher einen Belastungstest durchführen lassen.

Was der Heilpraktiker rät

PFLANZENHEILKUNDE Zur äußeren Anwendung bei Sportverletzungen gibt es gut wirkende und lindernde Pflanzentinkturen, die man für Kompressen verwenden kann, oder entsprechende Salben. Man kann die jeweiligen Pflanzen auch für Umschläge verwenden. Arnika und Beinwell z. B. sind gut bei Prellungen, und Kamille hilft gegen Entzündungen. Ringelblume und Hamamelis haben sich ebenfalls bewährt.

HOMÖOPATHIE Für schmerzende Muskeln nach einer sportlichen Überbeanspruchung wie auch bei Blutergüssen, Verstauchungen und Sehnenzerrungen sollte zunächst *Arnica* und anschließend, je nach Symptomen, ein weiteres homöopathisches Mittel gegeben werden.

AKUPRESSUR Es wird leicht auf Schmerzpunkte gedrückt, die mindestens

15 cm von der verletzten Stelle entfernt sind. Im Problembereich selbst darf die Akupressur nicht angewendet werden.

AKUPUNKTUR Behandelt werden meistens Punkte in der Nähe der Verletzung, um schnell eine Schmerzlinderung zu erreichen.

MASSAGE Massagen sind schon seit langem als bewährtes Mittel bekannt, um Sportverletzungen vorzubeugen und sie zu behandeln. Jede Sportmannschaft wird heute von einem ausgebildeten Sportmasseur betreut, der die einzelnen Mitglieder regelmäßig behandelt, um Muskeln und Gelenke zu kräftigen.

WASSERHEILKUNDE Alle Verletzungen, abgesehen von Abrissen, die genäht werden müssen, werden zunächst mit Eis oder zumindest mit kalten Packungen behandelt. Danach folgen eine spezielle Hydrotherapiemassage, Wassergüsse, Sprudelbäder, heiße oder kalte Packungen, eine entsprechende Heilgymnastik oder eine Kombination all dieser Anwendungen.

Standpunkt der Schulmedizin

Bei einer Kopfverletzung, einem Knochenbruch, einer Verrenkung, einem Sehnenabriß oder jeder anderen Verletzung, bei der der betroffene Körperteil rasch anschwillt, unter Belastung stark schmerzt oder verformt ist, sucht man so schnell wie möglich einen Arzt oder die Unfallabteilung bzw. Notaufnahme eines Krankenhauses auf. Ein Knochenbruch wird zunächst geröngt, danach wieder eingerichtet und der betroffene Knochen ruhiggestellt.

Verstauchungen und Zerrungen werden als Erste-Hilfe-Maßnahme mit Eis behandelt. Danach legt man einen Druckverband an und lagert den verletzten Körperteil hoch.

Gegen Schmerzen helfen entzündungshemmende Schmerzmittel. Aber auch wenn sich die Schmerzen in Grenzen halten, sollte man sich schonen. Weitere Aktivitäten könnten den Schaden nur vergrößern. Auf keinen Fall darf man jene Bewegung wiederholen, die zu der Verletzung geführt hat.

Überbelastungssyndrome heilen oft nur sehr langsam. Am Anfang verringert Eis die Schwellung oder Entzündung. Im Anschluß an die akute Phase, wenn die starken Schmerzen abgeklungen sind, beschleunigt eine lokale Erwärmung die Heilung. Die betroffene Stelle kann durch ein Pflaster oder einen Verband gestützt werden. Aktivitäten, die den Schmerz verschlimmern, muß man vermeiden.

Bei Sportverletzungen kann der Arzt gegebenenfalls auch mit einer örtlichen Betäubung oder einer Steroidinjektion eingreifen. Oder er überweist den Patient zur Massage, zur lokalen Kurzwellenbestrahlung oder an einen Physiotherapeuten.

Therapie-erfolge auf dem Prüfstand

Immer mehr Menschen stehen der herkömmlichen Schulmedizin kritisch gegenüber. Seit dem Einzug der modernen Technik in die Arztpraxen fühlen sich viele Kranke unpersönlich behandelt und vermissen eine verständnisvolle, menschliche Atmosphäre. Ärzte haben auch immer weniger Zeit für ihre Patienten; häufig beschränkt sich ihre Rolle auf die Entscheidung, an welche Klinik oder an welchen Spezialisten sie den Kranken überweisen sollen. Ein Vertrauensverhältnis zwischen Arzt und Patient kann sich unter solchen Umständen kaum entwickeln. Daher wenden sich viele Menschen an einen Heilpraktiker, der sich noch Zeit nimmt und natürliche Heilmethoden statt Apparatemedizin anwendet. Doch müssen Naturheilkunde und Schulmedizin wirklich Gegner sein?

Die klassische Naturheilkunde vertritt drei Grundprinzipien, die sowohl das Verhältnis zwischen Arzt und Patient als auch die Wahl der jeweiligen Heilverfahren bestimmen: Die Naturheilkunde respektiert den natürlichen Heilverlauf einer Krankheit; sie leitet nur solche Maßnahmen ein, die den natürlichen Heilverlauf fördern bzw. begünstigen; und sie versucht gezielt, Bedingungen zu schaffen, unter denen Krankheiten nicht gedeihen können.

Die Möglichkeiten, den natürlichen Heilverlauf zu begünstigen oder zu unterstützen, sind erfahrungsgemäß sehr vielfältig. Das bedeutet jedoch nicht, daß der Heilpraktiker oder der Arzt, der sich auf naturheilkundliche Verfahren spezialisiert hat, blindlings irgendein Verfahren aussuchen kann – im Gegenteil: der Mensch ist ein so komplizierter Organismus mit einer Vielfalt an funktionellen Möglichkeiten, daß es ebenso vielfältige Störungen geben kann, die in unterschiedlichen Erscheinungsformen zum Ausdruck kommen. Erklärtes Ziel der Naturheilkunde ist es, diese Vielfältigkeit zu erfassen und zu deuten und in ein Gesamtkonzept einzuordnen, das nicht nur den körperlichen, sondern auch den geistigen und seelischen Zustand des Patienten erfaßt und die Grundlage für ein sinnvolles therapeutisches Handeln bildet.

Eine vertrauensvolle Beziehung zwischen Heilpraktiker und Patient ist in der Naturheilkunde unabdingbare Voraussetzung für den Erfolg einer Therapie. Anders als häufig in der Schulmedizin kennt die Naturheilkunde keine Subjekt-Objekt-Beziehung zwischen Heilpraktiker und Patient. Vielmehr soll das Verhältnis von gegenseitiger Gleichberechtigung bestimmt sein, denn nur ein aufgeklärter Patient, der weiß, warum er auf dieses oder jenes verzichten soll und warum die eine oder andere Behandlung notwendig ist, kann aktiv am Heilungsprozeß teilnehmen und Verantwortung für sich und seine Gesundheit übernehmen.

Neue Wege in Sicht?

Viele Naturheilverfahren haben bereits vor geraumer Zeit Eingang in die Schulmedizin gefunden, etwa die Physiotherapie, also BÄDER, MASSAGEN, FANGO usw. HOMÖOPATHIE und PFLANZENHEILKUNDE sind – wenn auch noch in bescheidenem Rahmen – inzwischen Bestandteil der ärztlichen Ausbildung. Die Tatsache, daß heute Mandeloperationen nicht mehr wie noch vor 30 Jahren als unbedenkliche Routineoperationen vorgenommen und bei Brustkrebs statt einer radikalen Entfernung der Brust zunehmend brusterhaltende Maßnahmen ergriffen werden, belegt sehr deutlich, daß auch in der Schulmedizin ein Wandel stattfindet und ein Umdenken durchaus möglich ist. Dennoch steht die Schulmedizin vielen Naturheilverfahren noch immer skeptisch, zum Teil sogar ablehnend gegenüber, und nach wie vor gilt der Erfolg vieler naturheilkundlicher Verfahren bei Ärzten als wissenschaftlich nicht erwiesen.

Die Naturheilkunde betrachtet es als ihre vorrangige Aufgabe, die Selbstheilungskräfte des Körpers zu aktivieren, die Vitalität und Lebensenergie zu stärken und das körpereigene Gleichgewicht wiederherzustellen. Schon diese Ansätze stoßen bei vielen Schulmedizinern auf Skepsis, stimmen sie doch nicht mit ihrem Bild vom Körper als einem funktionierenden Mechanismus überein. Die Schulmedizin verlangt grundsätzlich meßbare Beweise dafür, daß sich der Zustand eines Patienten zum Besseren verändert, sowie einen nachvollziehbaren Grund, warum diese Änderung in seinem Befinden eingetreten ist. Die Wirkung konventioneller Behandlungsmethoden, z. B. bestimmter Medikamente, wird in langen Testreihen untersucht. Dabei werden dann immer neue Gesetzmäßigkeiten entdeckt, nach denen die biologischen und chemischen Prozesse im Körper ablaufen und die dann dazu führen, daß sich die Diagnose- und Behandlungsmethoden der Schulmedizin erneut wandeln.

In jüngster Zeit allerdings haben auch Heilpraktiker verstärkt damit begonnen, die naturheilkundlichen Verfahren genau zu untersuchen, um möglichst viele – auch wissenschaftliche – Erkenntnisse über ihre Wirkungsweise zu sammeln.

Heilverfahren im klinischen Test

Um die Wirksamkeit naturheilkundlicher Heilmethoden nachvollziehen zu können, verlangen Ärzte klinische Untersuchungen, wie sie bei ihren eigenen Behandlungsmethoden üblich sind. Dazu gehören ihrer Ansicht nach auch eine klare Definition und Diagnose der behandelten Krankheit. Zu diesem Zweck ist eine ausreichende Anzahl von Fällen notwendig, damit man eine aussagekräftige Statistik, bezogen auf die Gesamtbevölkerung, erstellen kann.

Bei bestimmten klinischen Untersuchungen werden die Testpersonen in zwei Gruppen aufgeteilt. Die eine Gruppe erhält ein wirksames Medikament, während die andere ein PLACEBO, eine Substanz ohne aktive Heilwirkung, verabreicht bekommt. Anschließend werden die Auswirkungen von Medikament und Scheinmedikament miteinander verglichen. Stellt sich bei einer genügend großen Anzahl der tatsächlich behandelten Testpersonen eine meßbare Verbesserung ein, gilt das getestete Mittel als wirksam.

Als Beweis genügt es noch nicht, wenn jemand sich nach der Behandlung subjektiv besser fühlt, die Besserung muß objektiv feststellbar sein. Schließlich fühlt man sich auch besser, wenn man ein Schmerzmittel eingenommen hat, obwohl dieses Mittel die auslösende Ursache des Schmerzes nicht beseitigt. Und auch einige der Testpersonen, die nur ein Placebo erhalten haben, behaupten, ihr Zustand habe sich verbessert. Bei ihnen kommt der sogenannte Placeboeffekt zum Tragen, der dadurch ausgelöst wird, daß man dem subjektiven Bedürfnis des Patienten nach Behandlung entgegengekommen ist.

Klinische Untersuchungen garantieren allerdings nicht, daß das jeweilige Medikament bei jedem und stets in gleichem Maß die gewünschten Wirkungen zeigt. Selbst wenn das Gesamtergebnis sehr überzeugend ausfällt, gibt es immer wieder Testpersonen und später auch Patienten, die auf diese Behandlungsmethode nicht ansprechen.

Die Naturheilkunde betrachtet die klinischen Tests mit gemischten Gefühlen. Einerseits zweifelt sie ihre Nützlichkeit und Brauchbarkeit an, andererseits kritisiert sie, daß nur die großen medizinischen Zentren und die Arzneimittelindustrie über entsprechend ausgerüstete Labors für diese aufwendigen Tests verfügen, während für naturheilkundliche Verfahren kaum Forschungsmittel zur Verfügung stehen. Allerdings muß man auch sagen, daß es in erster Linie Aufgabe der Heilpraktiker wäre, die positiven Ergebnisse ihrer eigenen Therapien deutlich genug herauszuarbeiten und zu veröffentlichen.

Hinzu kommt, daß es Heilpraktiker in der Regel mit Patienten zu tun haben, die sich bei Schulmedizinern nicht gut aufgehoben fühlen und sich aus diesem Grund für eine naturheilkundliche Behandlung entschieden haben. Diese Patienten stellen also keine statistische Zufallsgruppe mehr dar. Ihre Symptome sind oftmals unspezifisch, und es bedarf häufig auf den Einzelfall abgestimmter Methoden, um die Ursachen feststellen und behandeln zu können. Damit aber entziehen sich die naturheilkundlichen Verfahren in gewisser Weise einer statistischen Aufbereitung, denn sie können nicht verallgemeinert werden.

Daß die konventionellen wissenschaftlichen Beweisformen bei naturheilkundlichen Heilmethoden nicht immer greifen, läßt sich am Beispiel der homöopathischen Mittel zeigen. Diese Mittel werden in so winzigen Dosen verabreicht und sind so stark verdünnt, daß sich keine Spur der ursprünglichen Substanz mehr nachweisen läßt. Heilungen schreiben die Schulmediziner daher voll und ganz dem Placeboeffekt zu. Ihrer Meinung nach würden die mit homöopathischen Mitteln erfolgreich behandelten Krankheiten ohne jede Therapie den gleichen Verlauf nehmen. Die Homöopathen wiederum halten die klinischen Testmethoden für ungeeignet, da ihrer Meinung nach Diagnose und Behandlung nicht genormt werden können, sondern auf den jeweiligen Einzelfall abgestimmt werden müssen.

Eine schrittweise Annäherung?

Trotz dieser unterschiedlichen Betrachtungsweisen wird die Homöopathie nicht nur von Heilpraktikern angewendet, sondern hat auch bei vielen Ärzten Anerkennung gefunden. Noch fließender sind die Grenzen zwischen Naturheilkunde und Schulmedizin in der Frage nach der Wirksamkeit pflanzlicher Heilmittel.

Pflanzen waren jahrtausendelang die einzigen Heilmittel, die der Mensch kannte. Das Wissen um ihre Wirkung wurde von Generation zu Generation weitergegeben und später auch schriftlich festgehalten. Bis ins 19. Jh. hinein war dieses tradierte Wissen Grundlage aller ärztlichen Kunst. Erst mit der Entwicklung der modernen Naturwissenschaften begann man, die Pflanzen genauer zu untersuchen und ihre Substanzen zu analysieren. Jetzt begnügte man sich nicht mehr mit der Tatsache, daß eine bestimmte Pflanze gegen eine bestimmte Krankheit half, sondern begann, nach dem Warum und dem Wie zu fragen. Auf diese Weise isolierte man einerseits die jeweiligen Wirkstoffe der Pflanzen und lernte, sie in der Retorte herzustellen, andererseits entwickelte sich nun aus der tradierten Pflanzenheilkunde die wissenschaftlich begründete Phytotherapie.

Aber auch andere naturheilkundliche Verfahren, die in der Schulmedizin lange Zeit auf Ablehnung stießen, finden unter Ärzten zunehmend Anerkennung. Ein typisches Beispiel dafür ist die AKUPUNKTUR, deren Erfolge man anfangs der Einbildung zuschrieb. Sie hat inzwischen in zahlreiche Arztpraxen Einzug gehalten, auch wenn sie hier meist nur eingesetzt wird, um konventionelle Heilmethoden zu unterstützen, und in erster Linie dazu dient, Schmerzen zu reduzieren. Heilpraktiker, die sich der Akupunktur verschrieben haben, betrachten diese Therapie als eine umfassende Behandlungsmethode für alle Krankheiten. Wissenschaftliche Untersuchungen haben gezeigt, daß sich mit Hilfe der Akupunktur Nervenfasern anregen lassen, schmerzhemmende Botschaften auszusenden. Außerdem stimuliert die Akupunktur die körpereigene Produktion von schmerzstillenden Substanzen, von Endorphinen und Enzephalinen. AKUPRESSUR kann auf dieselbe Weise wirken. Eine andere inzwischen anerkannte Therapie ist die CHIROPRAKTIK, die als Chirotherapie in die manuelle Medizin Eingang gefunden hat.

Andere Naturheilverfahren dagegen werden in der Schulmedizin nach wie vor abgelehnt. Zu den fachlichen Differenzen tritt oft noch erschwerend das Konkurrenzdenken zwischen Ärzten und Heilpraktikern hinzu. Man kann nur hoffen, daß zum Wohl des Patienten die Zusammenarbeit zwischen diesen beiden Heilberufen in Zukunft enger wird.

Wer rastet, der rostet

Mangel an körperlicher Bewegung ist ein Zeichen unserer Zeit. Statt zu laufen, fährt man mit dem Auto, dem Bus oder der Bahn, statt Treppen zu steigen, benutzt man den Fahrstuhl, beim Arbeiten sitzt man häufig hinter dem Schreibtisch oder an einem Gerät, das nur mit ein paar Handgriffen bedient wird, und abends läßt man sich vor dem Fernsehapparat nieder. Diese körperliche Untätigkeit wirkt sich negativ auf die Gesundheit und das Wohlbefinden aus, und die Folgen werden mit zunehmendem Alter immer spürbarer.

Bewegung gehört wie Essen und Schlafen zum Leben. Das merkt man am deutlichsten, wenn man Kindern beim Herumtollen zusieht. Die Freude, die sie ganz offensichtlich an körperlicher Aktivität haben, schwindet jedoch mit den Jahren, und an ihre Stelle tritt eine allgemeine Bequemlichkeit.

Doch ein Leben auf Bürostühlen, in Fernsehsesseln, in Autopolstern und in Fahrstühlen birgt gesundheitliche Gefahren. Verschiedene medizinische Studien belegen, daß mangelnde körperliche Aktivität dazu führt, daß nicht nur die Muskeln erschlaffen und die Ausdauer nachläßt, sondern auch die Leistungsfähigkeit von Herz und Kreislauf abnimmt. Ferner begünstigt Bewegungsmangel einen hohen BLUTDRUCK sowie Cholesterinablagerungen in den Herzkranzgefäßen (siehe HERZKRANKHEITEN), und der Alterungsprozeß (siehe ALTER) schreitet schneller voran. Daher sollte man dafür sorgen, daß man die erzwungene körperliche Untätigkeit im Beruf durch Sport in der Freizeit wieder ausgleicht. Doch sportliche Aktivitäten bannen nicht nur die genannten Gefahren für die körperliche Gesundheit. Sie wirken darüber hinaus entspannend und befreien von STRESS, so daß man sich auch geistig und seelisch wohler fühlt.

Fitneß und Gesundheit

Es ist ein Irrtum zu glauben, daß man durch ein normales Fitneßtraining ein größeres Herz oder eine größere Lunge bekommt. Das Lungenvolumen ist weitgehend biologisch festgelegt, und auch das Herz eines gesunden Menschen wird durch körperliches Training nicht größer. Was jedoch durch ein Ausdauertraining verbessert wird, ist die Leistungsfähigkeit von Herz und Muskeln.

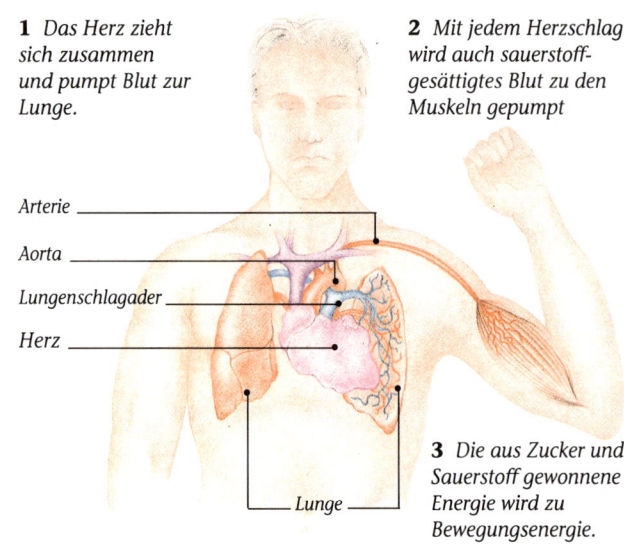

1 *Das Herz zieht sich zusammen und pumpt Blut zur Lunge.*

2 *Mit jedem Herzschlag wird auch sauerstoffgesättigtes Blut zu den Muskeln gepumpt*

Arterie

Aorta

Lungenschlagader

Herz

Lunge

3 *Die aus Zucker und Sauerstoff gewonnene Energie wird zu Bewegungsenergie.*

Energietransport vom Herzen zum Muskel

Bei sportlicher Aktivität brauchen die Muskeln mehr Sauerstoff und Nährstoffe als in Ruhe. Das Herz schlägt schneller und stärker, um der Anforderung gerecht zu werden. Die Abbildung zeigt den Weg des Sauerstoffs zum Bizepsmuskel des Oberarms.

Jede körperliche Tätigkeit basiert auf der Bewegung von Muskeln. Die Energie dafür wird durch den Abbau von Zucker (und indirekt von Fett) im Muskelgewebe gewonnen. Die erzeugte Energiemenge hängt von der Sauerstoffmenge ab, die das Blut in die Muskelzellen transportiert. Muß eine Muskelgruppe dauernd dieselbe Bewegung ausführen, z. B. wenn man jede Sekunde einmal die Arme über den Kopf hebt, dann wird diese Bewegung bald Schmerzen verursachen. Das liegt daran, daß der Sauerstoffvorrat in den Muskeln aufgebraucht ist und die Muskeln nun ohne Sauerstoff Energie produzieren müssen, wobei sich Stoffwechselprodukte anreichern, was zu einer Muskelermüdung führt.

Bei Menschen, die körperlich sehr aktiv sind, gelangt mehr Sauerstoff aus dem Blut in die Muskeln; dadurch sind ihre Muskeln leistungsfähiger als die Muskeln Untrainierter. Dieser höhere Sauerstoffgehalt in den Muskeln körperlich aktiver Menschen rührt zum einen daher, daß das Blut in der Lunge mehr Sauerstoff aufnimmt und gleichzeitig mehr Kohlendioxid abgibt. Zum andern erhöht sich durch ein Ausdauertraining die Anzahl der Mitochondrien in den Muskeln. Die Mitochondrien sind mikroskopisch kleine Zellbestandteile, die Zucker mit Hilfe von Sauerstoff in Energie umwandeln. Ein durchtrainierter Muskel kann also mehr Arbeit bei geringerer Anstrengung leisten.

Auch das Herz ist ein Muskel. Er hat die Aufgabe, das Blut durch den ganzen Körper zu pumpen – zuerst zur Lunge, wo es mit Sauerstoff angereichert wird, dann wieder zurück zum Herzen und von dort durch den ganzen Körper. Jedes Zusammenziehen dieses Muskels fühlt man als Herz- oder Pulsschlag, mit dem eine neue Ladung Blut durch den Körper transportiert wird.

Die Gesamtmenge an Blut, die dabei pro Minute z. B. in

die Beine gelangt, hängt von der Schlagfrequenz des Herzens bzw. davon ab, wieviel Blut bei jedem einzelnen Schlag befördert wird. Durch ein Fitneßtraining wird der Herzmuskel elastischer, so daß er sich stärker zusammenziehen und bei jedem Schlag eine größere Menge Blut herauspressen kann. Um also die Beine pro Minute mit der gleichen Menge an sauerstoffhaltigem Blut zu versorgen, muß das Herz eines sportlich aktiven Menschen weniger häufig schlagen als das eines Untrainierten.

Diese Auswirkung eines regelmäßigen Ausdauertrainings läßt sich messen. Nach ein paar Wochen sollte sich der Herzschlag – und damit auch die Pulsfrequenz – verlangsamt haben. Eine Pulsfrequenz von 65 Schlägen pro Minute sollte sich auf 60 Schläge oder noch weniger verringern (siehe Kasten S. 328). Hochleistungssportler haben oft nur eine Pulsfrequenz zwischen 40 und 50 Schlägen pro Minute. Außerdem bewirkt die erhöhte Pumpleistung des Herzens, daß die Pulsfrequenz auch bei harter Muskelarbeit – z. B. wenn man rennt, um einen Bus zu erreichen, oder Treppen hinaufläuft – nicht mehr so ansteigt wie früher.

Das richtige Training

Bodybuilding, das Training mit Geräten und Gewichten, ist heute nicht nur bei Männern, sondern auch bei Frauen sehr beliebt, um innerlich und äußerlich in Form zu kommen. Früher zielte das Bodybuilding vor allem darauf ab, möglichst viel Muskelmasse aufzubauen; heute dagegen hat man Trainingsformen entwickelt, die auch das Herz stärken und den Sauerstoffverbrauch erhöhen.

Wer über Jahre hinweg nichts für seinen Körper getan hat und nun mit einem systematischen Training beginnen möchte, weiß häufig so recht, für welche Sportart er sich entscheiden soll. Außerdem hört und liest man immer wieder, daß man vorher unbedingt die Zustimmung des Arztes einholen sollte. Wer unter ernsten gesundheitlichen Problemen wie einer Herzkrankheit, Bluthochdruck, ZUCKERKRANKHEIT oder ARTHRITIS leidet, sollte auf jeden Fall mit seinem Arzt sprechen und sich einem Belastungstest auf dem Fahrradergometer unterziehen. Aber auch wer sich gesund fühlt, sollte Sport immer mit Köpfchen treiben (siehe Kasten rechts). Kein noch so umfassender medizinischer Fitneßtest kann die Gewähr geben, daß man gegen alle auftauchenden Probleme gewappnet ist.

Die sportlichen Aktivitäten sollen zwar die Gesundheit fördern, aber auch Spaß machen – ein Gesichtspunkt, der bei der Wahl der Sportart durchaus eine Rolle spielen darf. Denn wichtig ist, daß man regelmäßig trainiert, und das fällt leichter, wenn man nicht erst seinen Widerwillen überwinden muß, sondern sich darauf freut.

Wer seinem Körper jahrelang keine Anstrengung zugemutet hat und nun von einem Tag auf den anderen mit einer Ausdauersportart anfängt, wird schnell Probleme bekommen. Daher sollte man zunächst damit beginnen, sich im normalen Alltagsleben körperlich mehr anzustrengen: Man gewöhnt sich allgemein einen flotteren Schritt an; statt Rolltreppen und Aufzüge zu benutzen, steigt man die Treppen hinauf; und viele kleinere Besorgungen erledigt man zu Fuß oder mit dem Fahrrad, statt mit dem Auto oder den öffentlichen Verkehrsmitteln zu fahren. Wenn man aber schon den Bus benutzt, kann man eine Haltestelle vor dem eigentlichen Ziel aussteigen und den Rest zu Fuß gehen.

Geht man dann zu regelmäßigem sportlichem Training über, darf man es nicht gleich übertreiben. Trotz aller Anstrengung sollte man noch in der Lage sein, sich bei den Übungen mit seinem Trainingspartner zu unterhalten. Wenn man anfängt, sich unwohl zu fühlen, sollte man die Anstrengung verringern. Nur ein professioneller Sportler, dessen Laufbahn davon abhängt, ob er gewinnt oder nicht, muß bis an die Schmerzgrenze gehen. Bei jedem anderen führt das Training schon lange vorher zum gewünschten Erfolg.

Das Ziel eines jeden Ausdauertrainings ist es, eine Herzfrequenz zu erreichen, die dazu führt, daß der Herzmuskel elastischer wird und die Muskeln mehr Sauerstoff aufnehmen. Die maximale Aufnahmekapazität der Muskeln steht in engem Zusammenhang mit der Herz- und folglich auch mit der Pulsfrequenz, die sich leicht messen läßt. An diesem Wert kann man ablesen, ob die jeweilige Übungsbelastung ausreicht, um das Herz und die anderen Muskeln zu trainieren (siehe Tab. S. 329).

Der Puls muß sofort im Anschluß an das Training, also bevor die Frequenz wieder absinkt, gemessen werden. Man zählt ihn 10 Sekunden lang am Handgelenk oder an einer der beiden Halsschlagadern und multipliziert dann die Anzahl der Schläge mit 6; das Ergebnis ist die Pulsfrequenz pro Minute. Mißt man den Puls eine volle Minute lang, fällt das Ergebnis zu niedrig aus, da die Frequenz in dieser Zeit schon wieder deutlich absinkt. Und je leistungsfähiger man ist, um so schneller gehen Herz- und Pulsschlag wieder auf die normale Frequenz zurück. Diese Erholungszeit wird sich schließlich bei etwa 1–2 Minuten einpendeln.

Bei jeder Bewegung wird eine gewisse Menge an Energie verbraucht. Ein Trainingseffekt und damit eine Erhöhung der körperlichen Leistungsfähigkeit stellt sich aber erst ein, wenn große Muskelgruppen, z. B. an den Armen oder Beinen, beansprucht werden. Das ist u. a. der Fall beim JOGGING, Ru-

Sport und Training: Was tun, was lassen?

- Wer unter hohem BLUTDRUCK, SCHWINDEL, BLACKOUTS, HERZ-KRANKHEITEN, ZUCKERKRANKHEIT, RÜCKENSCHMERZEN oder ARTHRITIS leidet, sollte medizinischen Rat einholen.
- Die Trainingseinheiten langsam aufbauen. Anfangs nicht länger als 20 Minuten trainieren.
- Bei Atemnot, Schmerzen oder Unwohlsein das Training unterbrechen und ausruhen.
- Nicht trainieren, wenn man krank ist, sich müde fühlt oder Fieber hat.
- Zwischen einer Mahlzeit und dem Training sollten mindestens 2 Stunden liegen.
- Keinen Wettkampfsport ausüben, wenn man unter STRESS oder Anspannung steht.
- Vor jedem Training genügend aufwärmen, um Muskel- oder Bänderverletzungen vorzubeugen.
- Die Sportkleidung soll bequem sein und nirgends einengen. Materialien aus Baumwolle saugen den Schweiß besser auf als Synthetics.
- Gute Sportschuhe schützen vor Verletzungen.

dern, Laufen, Schwimmen, Bergsteigen, Fußballspielen, Radfahren, Tennis, Eishockey oder Skilanglauf. Allgemein gilt: Übungen, die den Grundumsatz des Körpers um das 6- bis 10fache erhöhen, garantieren einen Trainingseffekt. Der Grundumsatz bezeichnet den Aufwand an Energie, der nötig ist, um die Organfunktionen zu erhalten. Zumindest alle der oben genannten Sportarten erfüllen diese Bedingung.

Laufen und Jogging haben sich zu den populärsten Freizeitsportarten entwickelt. Man kann sie praktisch überall betreiben, und als Ausrüstung braucht man nicht mehr als ein Paar gute Sportschuhe. Aber vor allem in den Städten hat das Laufen auch seine Schattenseiten, z. B. die Gefährdung durch den Straßenverkehr und durch verschmutzte Luft. Außerdem kann Laufen auf hartem Straßenbelag zu Muskelbeschwerden, VERSTAUCHUNGEN und Knieverletzungen führen.

Nicht weniger beliebt – vor allem bei Frauen – ist Aerobic, ein Begriff, den der Amerikaner Kenneth Cooper in den 60er Jahren prägte. Genaugenommen ist Aerobic Gymnastik zu Musik – entweder allein mit Hilfe von Übungskassetten oder in einer Gruppe mit einer Vorturnerin (siehe S. 330).

Seit kurzem hat man auch den Wert des Gehens wiederentdeckt. Lange Zeit zweifelte man daran, daß Gehen allein die Herzfrequenz wesentlich erhöhen könne. Mitte der 80er Jahre veranstaltete daher eine Gruppe amerikanischer Ärzte einen Test mit einigen hundert Leuten unterschiedlichen Alters, die 1,5 km Wegstrecke in zügigem Schritt zurücklegen mußten. Bei den meisten stieg die Herzfrequenz in ausreichendem Maß an, um einen Trainingseffekt zu garantieren.

Gehen verursacht weniger Probleme als kraftaufwendigere Sportarten. Da es aber nicht allzuviel dazu beiträgt, Muskeln und Gelenke beweglich zu halten, sollte man daneben auch noch regelmäßig Dehnübungen machen. Eine gute Dehnübung für die Kniesehne besteht z. B. darin, sich im Stehen hinunter zu beugen und mit gestreckten Knien die Rückseite der Waden zu umfassen. In dieser Stellung bleibt man 10 Sekunden und wiederholt die Übung 5mal. Die Waden werden gedehnt, wenn man sich im Abstand von knapp 50 cm vor eine Wand stellt, die Hände dagegenstützt und bei gestreckten Beinen das Becken zur Wand schiebt. Auch diese Übung wird 5mal wiederholt.

Das rechte Maß

Wer untrainiert ist und sich obendrein noch in schlechter körperlicher Verfassung befindet, sollte langsam und vorsichtig mit dem Training beginnen, um zunächst einmal herauszufinden, wie sein Körper auf die Anstrengung reagiert. Fühlt man sich nicht mehr wohl, sollte man aufhören, auch wenn man erst 5 Minuten trainiert hat. Das nächste Mal wird man es dann schon ein bißchen länger schaffen. Man rechnet im Durchschnitt 10 Wochen, bis man so fit ist, daß man 3 Trainingseinheiten pro Woche zu je 45–60 Minuten durchhält. Hat man dieses Ziel erreicht und fühlt sich rundum fit, dann reichen in der Regel 2 Trainingseinheiten pro Woche aus, um den erreichten Standard zu halten. Trainiert man weniger, baut man rasch wieder ab.

Wichtig ist vor allem, daß man regelmäßig Sport treibt. Ein nur gelegentliches, dafür aber um so härteres Training bringt nicht viel. So verbessert man beispielsweise seine kör-

perliche Fitneß kaum, wenn man nur alle 4 Wochen einmal bis an die Grenze der Erschöpfung Squash spielt, dafür aber steigt die Verletzungsgefahr deutlich an. Ein sich langsam steigerndes Trainingsprogramm mit regelmäßigen kurzen Einheiten ist weitaus effektiver und weniger riskant.

Am anfälligsten für SPORTVERLETZUNGEN sind die Muskeln sowie die Fuß-, Knie- und Hüftgelenke. Muskelverletzungen kann man vermeiden, wenn man sich nicht überfordert, vor

Fitneßtest

Um seine Fitneß zu prüfen, mißt man morgens vor dem Aufstehen 1 Minute lang seinen Puls. Die Pulsfrequenz ist individuell verschieden und hängt vom Alter ab. Frauen haben im allgemeinen einen etwas höheren Ruhepuls als Männer. Je fitter man ist, um so langsamer, stärker und regelmäßiger schlägt der Puls.

FITNESSTABELLE FÜR RUHEPULSWERTE

Alter	20–29	30–39	40–49	über 50
Männer				
Sehr fit	59	63	65	67
Fit	60–69	64–71	66–73	68–75
Mäßig fit	70–85	72–85	74–89	76–89
Nicht fit	86	86	90	90
Frauen				
Sehr fit	71	71	73	73
Fit	72–77	72–79	75–79	77–83
Mäßig fit	78–95	80–97	80–98	84–102
Nicht fit	96	98	99	103

Wenn der Ruhepuls unterhalb des als „Nicht fit" gekennzeichneten Bereichs liegt, kann man seine Ausdauer und Belastbarkeit testen: Man steigt 1mal mit dem linken und 1mal mit dem rechten Fuß auf die unterste Stufe einer Treppe und wieder zurück, etwa 2mal in 5 Sekunden. Nach 3 Minuten beendet man die Übung, wartet 30 Sekunden und mißt dann den Puls. Die Tabelle unten gibt Auskunft über die Kondition.

Warnung Wenn man schwindelig wird oder völlig außer Atem gerät, sollte man die Treppenübung sofort abbrechen.

FITNESSTABELLE NACH DER BELASTUNG

Alter	20–29	30–39	40–49	über 50
Männer				
Sehr fit	74	78	80	83
Fit	76–84	80–86	82–88	84–90
Mäßig fit	86–100	88–100	90–104	92–104
Nicht fit	102	102	106	106
Frauen				
Sehr fit	86	86	88	90
Fit	88–92	88–94	90–94	92–98
Mäßig fit	99–100	95–112	96–114	110–116
Nicht fit	112	114	116	118

Wenn man die Treppenübung nach ein paar Wochen regelmäßiger sportlicher Aktivität wiederholt, wird man einen deutlichen Unterschied in der Fitneß erkennen.

Beginn der eigentlichen sportlichen Betätigung ausreichend Aufwärmübungen macht und das Trainingsprogramm langsam bis zur maximalen Belastung steigert. Gelenkverletzungen kommen besonders häufig beim Laufen und bei Aerobic vor, weil man bei diesen Sportarten mit den Füßen ständig auf einen harten Untergrund aufprallt. Gut gepolsterte Sportschuhe können hier das Schlimmste vermeiden helfen.

Daß sich der Sinn des Sports ins Gegenteil verkehren kann, zeigen immer wiederkehrende Zeitungsmeldungen über Todesfälle im Zusammenhang mit dem Breitensport. Meist sind es Manager mittleren Alters mit hohem beruflichem Streß, die sich beim Sport übernehmen und einen Herzinfarkt erleiden. Schottische Ärzte untersuchten vor einigen Jahren den Tod von 29 Männern, die nach einem Squashspiel starben. 23 von ihnen hatten bereits bestehende Herzbeschwerden ignoriert. Dies unterstreicht, wie wichtig eine ärztliche Untersuchung ist, bevor man mit dem Trainingsprogramm beginnt. Doch auch wenn der Arzt keine Einwände gegen eine bestimmte Sportart erhebt, kann das Risiko, daß das Ausdauertraining z. B. zu einer Herzattacke führt, nicht vollständig ausgeschlossen werden. Daher sollte man immer auf seinen Körper hören und niemals die Grenze überschreiten, an der körperliches Wohlbefinden in Unwohlsein umschlägt. Die schottische Untersuchung zeigte nämlich auch, daß die

Die richtige Trainingsbelastung

Bei regelmäßiger sportlicher Betätigung sollte das Training so intensiv sein, daß die Herzfrequenz auf 70–90 % des Maximalwertes ansteigt. Die Höchstleistung des Herzens liegt bei 220 Schlägen pro Minute, abzüglich des jeweiligen Alters. Der Maximalwert sinkt also mit dem Alter. Mit 35 Jahren liegt er bei 185, mit 50 ist er auf 170 zurückgegangen. Im Alter von 40 Jahren liegt die Obergrenze bei 180. Die Herzfrequenz während des Trainings sollte in diesem Alter zwischen 126 und 162 Schlägen pro Minute liegen.

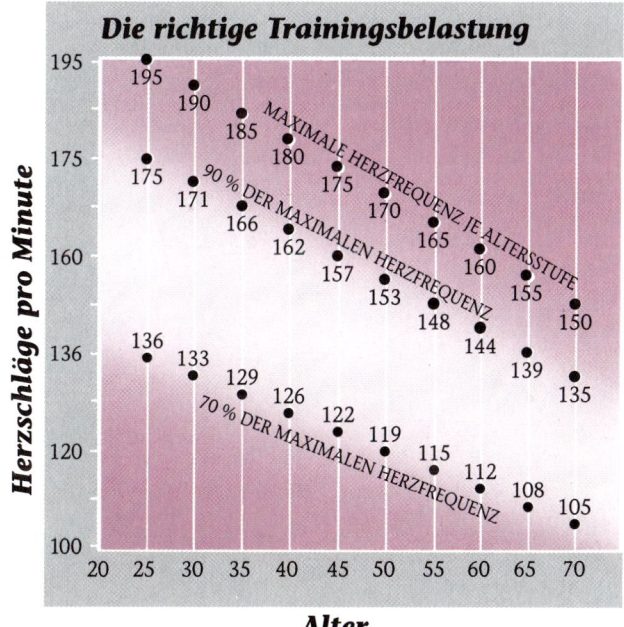

meisten Opfer sehr aggressive Spieler waren, die um jeden Preis gewinnen wollten und daher alle warnenden Signale ihres Körpers in den Wind schlugen. Nicht der Sport ist gefährlich, nur die Art und Weise, wie manche Menschen ihn betreiben.

Gesunder Körper – gesunder Geist

Zusammen mit einer ausgewogenen REDUKTIONSDIÄT kann Sport dazu beitragen, das Gewicht zu verringern. Das ist einer der Hauptgründe, warum Übergewichtige anfangen, sportlich aktiv zu werden. Allerdings darf man sich von einem Training keine allzu raschen Erfolge erhoffen. Läuft man z. B. 1,5 km in angemessenem Tempo, verbrennt man nur so viel Energie, wie in einem kleinen Stück Kuchen enthalten ist. Auf lange Sicht jedoch trägt Sport dazu bei, daß weniger Fettreserven im Körper eingelagert werden.

Sport wirkt sich ferner günstig auf den Cholesterinspiegel aus. Diese fettartige Substanz im Blut lagert sich an den Innenwänden der Arterien ab (siehe ARTERIENVERKALKUNG), ruft einen erhöhten Blutdruck hervor, belastet Herz und Kreislauf und steigert das Risiko eines Herzinfarkts.

Regelmäßiges Körpertraining kann aber noch auf andere Weise Herzkrankheiten vorbeugen. Oft sinkt ein zu hoher Blutdruck wieder auf normale Werte ab, wenn man das Körpergewicht reduziert. Das Training wirkt dann zusätzlich unterstützend. Auch manchem Raucher fällt es leichter, von der Zigarette loszukommen (siehe RAUCHEN), wenn er regelmäßig Sport treibt. Überhaupt kann der Entschluß, Sport zu treiben, den Anstoß zu einer gesünderen Lebensweise geben, zu der neben einem regelmäßigen Training auch eine gesunde Ernährung (siehe ERNÄHRUNG UND GESUNDHEIT) und ein weitgehender Verzicht auf Nikotin und Alkohol gehören.

Sport trägt aber nicht nur zum körperlichen, sondern auch zum seelischen Wohlbefinden bei. Gerade Sport in der Gruppe hebt die Stimmung und fördert die sozialen Beziehungen. Untersuchungen in den USA haben gezeigt, daß körperliches Training bei Patienten mit leichten DEPRESSIONEN genauso wirksam ist wie eine psychotherapeutische Behandlung (siehe PSYCHOTHERAPIE).

Warum sich Menschen nach sportlichem Training wohler fühlen, ist allerdings noch immer ein Rätsel. Eine Theorie besagt, daß chemische Stoffe, die im Gehirn freigesetzt werden, das positive Gefühl auslösen. Viele Langstreckenläufer berichten beispielsweise, daß Anstrengungen und Schmerzen nach einer gewissen Strecke plötzlich in ein Gefühl der Hochstimmung umschlagen. Was dabei genau im Gehirn vorgeht, wird zur Zeit noch wissenschaftlich untersucht. Möglicherweise rührt das Hochgefühl von einer körpereigenen Substanz, den sogenannten Endorphinen, her, die eine beruhigende und schmerzstillende Wirkung haben. Endorphine lösen sich jedoch nach ein paar Stunden im Körper auf, während die seelische Entspannung nach dem Training noch lange Zeit spürbar ist.

Nicht zuletzt hinterläßt die Anstrengung des Trainings auch ein Gefühl der Befriedigung. Man hat sich in gewisser Weise ausgetobt, das Gewicht verringert sich, die Figur wird sportlicher, man bewegt sich leichter und hat mehr Ausdauer. Und regelmäßiges Training zeigt, daß man vieles erreichen kann, wenn man sich ernsthaft darauf einläßt.

Fit durch richtiges Aerobic

Aerobic in der Gruppe macht meist mehr Spaß, als allein zu Hause unter Anleitung von Büchern und Kassetten zu üben. Manchmal aber kann das Konkurrenzverhalten in der Gruppe auch dazu führen, daß man sich selbst überfordert. Ein guter Lehrer weiß um diese Gefahr und wird daher seine Schüler immer wieder auffordern, ihre Pulsfrequenz im Auge zu behalten.

Ein sinnvoll aufgebautes Aerobictraining besteht aus drei Teilen. Zuerst wärmt man sich mit den hier gezeigten Übungen auf und gewöhnt die Muskeln an die Bewegung. In der zweiten, der aktivsten Phase steigt die Herzfrequenz langsam bis zu dem angestrebten Wert an. Und die abschließenden Lockerungsübungen lassen Herz- und Pulsschlag wieder auf den Normalwert zurückgehen.

Bevor man einen Aerobic-Kurs belegt, sollte man bei einem Training zuschauen oder auch mitmachen. Für Anfänger ist es wichtig, langsam zu beginnen und die Übungen allmählich zu steigern. Aerobic ist nicht nur etwas für jüngere Menschen. Auch Ältere können damit ihre Fitneß beträchtlich verbessern. Sie sollten jedoch nicht versuchen, mit dem Leistungsvermögen der Jüngeren mitzuhalten, sondern ihre eigenen Maßstäbe anlegen.

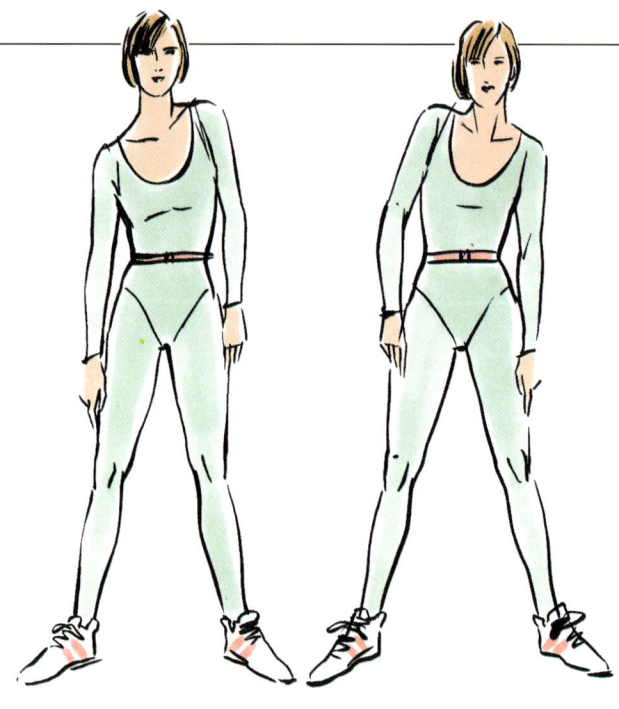

Nacken lockern
Um die Nackenmuskeln zu dehnen, den Kopf erst zur linken, dann zur rechten Schulter neigen. 3- oder 4mal wiederholen.

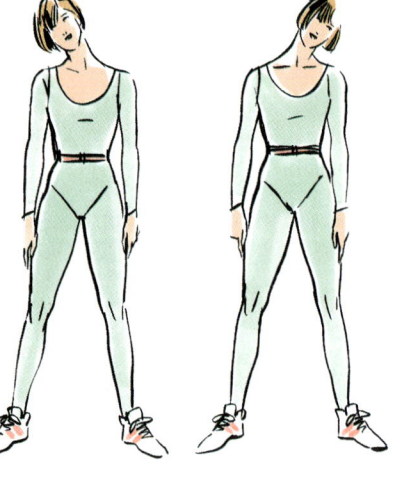

Schultern aufwärmen Aufrecht stehen, die Beine leicht grätschen, die Arme locker hängen lassen. Die linke Schulter zum Ohr heben, die rechte gleichzeitig sinken lassen. Dann die rechte Schulter heben und die linke sinken lassen. 3mal wiederholen.

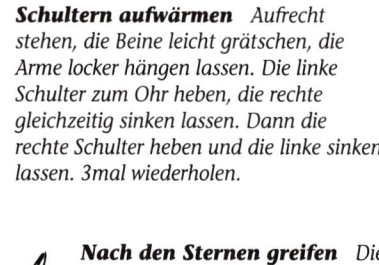

Nach den Sternen greifen Die Arme über den Kopf schwingen, dabei gleichzeitig hochspringen und in leichter Grätsche landen. Beim nächsten Sprung die Arme zurückschwingen und mit geschlossenen Füßen landen. 10mal wiederholen.

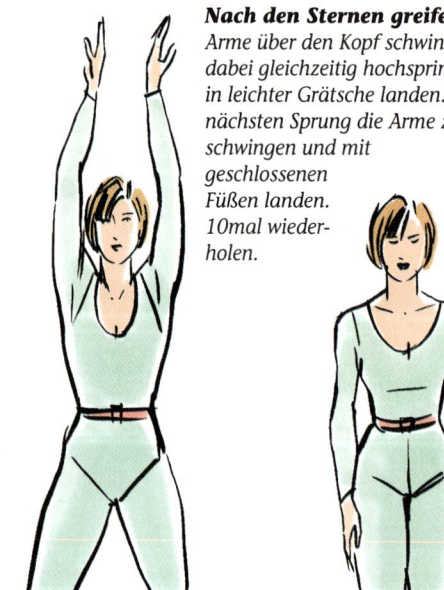

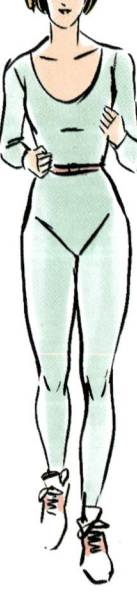

Puls erhöhen 40 Schritte auf der Stelle laufen. Bei jedem Schritt auf dem Fußballen landen und den Fuß ganz abrollen.

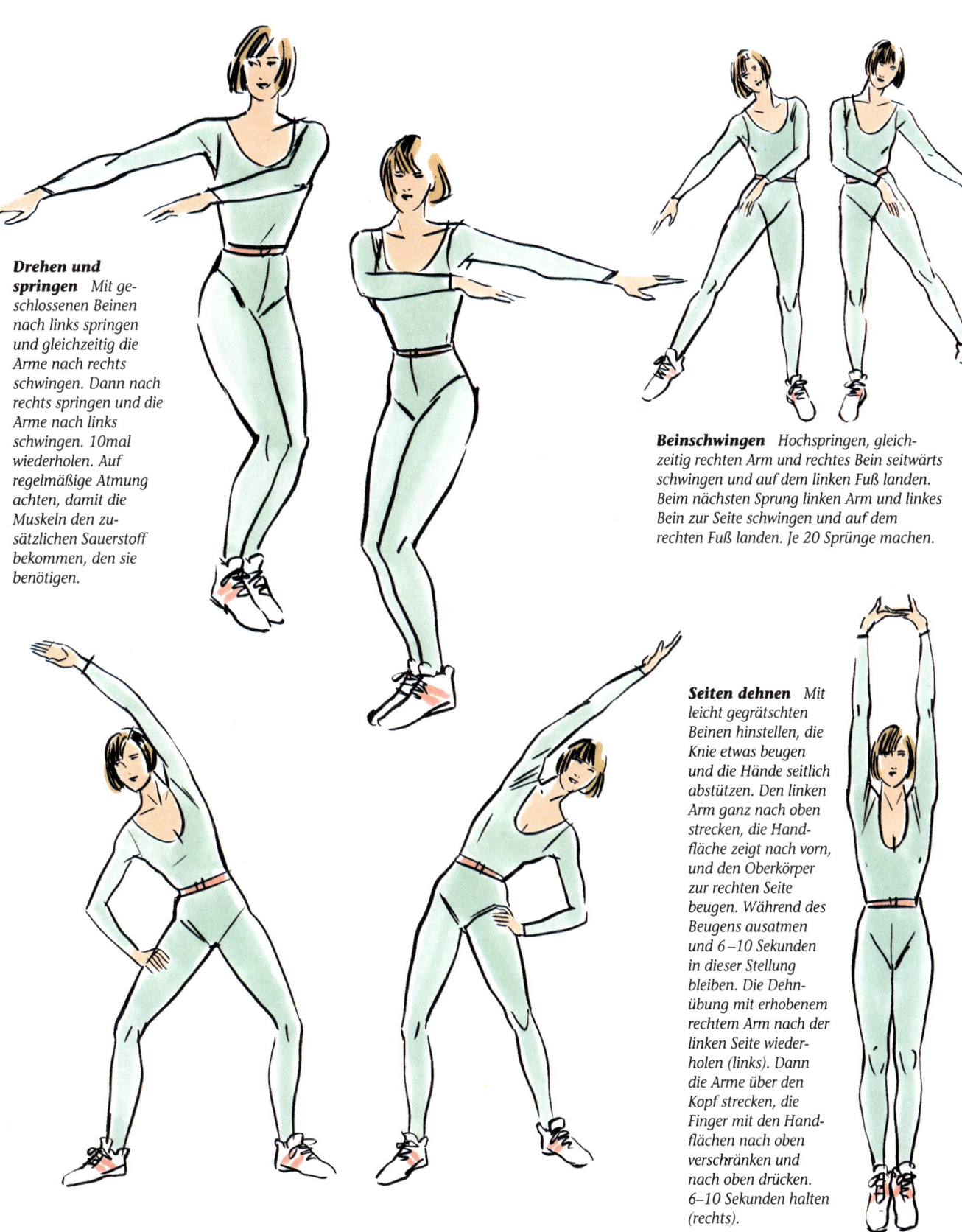

Drehen und springen Mit geschlossenen Beinen nach links springen und gleichzeitig die Arme nach rechts schwingen. Dann nach rechts springen und die Arme nach links schwingen. 10mal wiederholen. Auf regelmäßige Atmung achten, damit die Muskeln den zusätzlichen Sauerstoff bekommen, den sie benötigen.

Beinschwingen Hochspringen, gleichzeitig rechten Arm und rechtes Bein seitwärts schwingen und auf dem linken Fuß landen. Beim nächsten Sprung linken Arm und linkes Bein zur Seite schwingen und auf dem rechten Fuß landen. Je 20 Sprünge machen.

Seiten dehnen Mit leicht gegrätschten Beinen hinstellen, die Knie etwas beugen und die Hände seitlich abstützen. Den linken Arm ganz nach oben strecken, die Handfläche zeigt nach vorn, und den Oberkörper zur rechten Seite beugen. Während des Beugens ausatmen und 6–10 Sekunden in dieser Stellung bleiben. Die Dehnübung mit erhobenem rechtem Arm nach der linken Seite wiederholen (links). Dann die Arme über den Kopf strecken, die Finger mit den Handflächen nach oben verschränken und nach oben drücken. 6–10 Sekunden halten (rechts).

331

STERBEKLINIKEN

In manchen Ländern gibt es bereits Sterbekliniken, in denen Menschen während der letzten Zeit vor dem Tod betreut werden. Andernorts wird diese Aufgabe von Pflegeheimen oder normalen Krankenhäusern wahrgenommen, soweit sie darauf eingerichtet sind, unheilbar Kranke auf unbestimmte Zeit zu pflegen. Sicher wünscht sich wohl jeder, die letzten Tage oder Wochen seines Lebens im Kreis seiner Angehörigen verbringen zu können. Doch viele Menschen stehen allein, oder die Familienangehörigen sind nicht in der Lage, sich auf die Bedürfnisse eines sterbenden Verwandten einzustellen. Für diese Patienten bietet eine Sterbeklinik oder ein entsprechendes Heim die Möglichkeit, in Würde zu sterben.

Das Pflegepersonal in Sterbekliniken ist besonders ausgebildet und vermag auf die Ängste und seelischen Qualen, die oft zu den körperlichen Schmerzen hinzukommen, einzugehen. Die Kranken werden mit Achtung und Einfühlungsvermögen behandelt, und man nimmt Rücksicht auf ihre persönlichen Bedürfnisse. Gleichzeitig kümmern sich Schwestern und Pfleger auch um das Leid der Angehörigen. Siehe auch UNHEILBARE KRANKHEITEN.

STOTTERN

Stottern, der am häufigsten vorkommende Sprachfehler, ist meist situationsabhängig und tritt besonders dann auf, wenn der Betroffene sehr aufgeregt ist. Das Problem betrifft Männer fünfmal häufiger als Frauen. Mit dem Stottern gehen oft auch Symptome wie eine falsche Atmung und Stimmgebung sowie Sprechangst und ein Mitbewegen der Lippen einher, wenn andere sprechen.

Als Ursachen für das Stottern werden genetische, psychologische, neurologische und andere Faktoren sowie Entwicklungsstörungen angenommen. Manchmal führt ein emotionaler SCHOCK oder ein schmerzliches Erlebnis in der Kindheit zum Stottern. Andere Ursachen sind eine verzögerte Reaktion des Gehirns oder eine langsame Entwicklung der Koordination von Zunge, Gaumen und Lippen. Bei Menschen, die einen Schlaganfall erlitten haben, kann es zu einer teilweisen Lähmung der Mund- und Gesichtsmuskulatur und darum zum Stottern kommen.

Wenn Kinder zwischen 2 und 5 Jahren stottern, liegt das häufig daran, daß Eltern überängstlich reagieren, wenn das Kind Schwierigkeiten beim Sprechen hat oder nach Worten sucht. Sie geben dem Kind das Gefühl, etwas falsch zu machen.

Was kann man selbst tun?

▶ Wenn man stottert, sollte man regelmäßig üben, langsam und entspannt zu atmen. Beispielsweise kann es schon helfen, wenn man sich eine Minute lang auf den Atem konzentriert, bevor man zu sprechen beginnt. Auch Atemübungen zusammen mit bestimmten Bewegungen können hilfreich sein. Dabei sitzt man aufrecht auf einem Stuhl und hebt während des Einatmens die Arme. Dann hält man den Atem an und streckt sich nach oben. Während des Ausatmens senkt man die Arme wieder. Erst dann beginnt man zu sprechen.

Was der Heilpraktiker rät

BACH-BLÜTENTHERAPIE Je nachdem, welche Gefühle mit dem Stottern verbunden sind, können Kirschpflaume, Stechpalme, Kastanienknospe, Eisenkraut, Rotbuche und Kiefer helfen.

HYPNOSETHERAPIE Wenn das Stottern durch ein Schockerlebnis in früherer Zeit ausgelöst wurde, kann der Therapeut den Patienten in der Hypnose in diese Zeit zurückversetzen und ihn das auslösende Erlebnis möglicherweise noch einmal durchleben lassen. Auf diesem Weg wurde bereits vielen Patienten geholfen. Im entspannten Zustand der Hypnose sind auch Selbstbewußtseinsübungen besonders wirkungsvoll. Die VISUALISATION von schwierigen sozialen Situationen unter Hypnose kann ebenfalls erfolgreich sein.

Standpunkt der Schulmedizin

Stottern kann zwar nicht durch eine einzelne Therapie geheilt werden, doch gibt es eine Reihe von Techniken und Hilfen, mit denen sich der Sprachfluß verbessern läßt. Der Arzt wird einen stotternden Patienten vermutlich an einen Sprachtherapeuten überweisen, der je nach Einzelfall und Ursache des Sprachfehlers die geeignete Methode auswählt. Der Therapeut kann Sprech- und Entspannungsübungen machen und setzt u. U. auch Kopfhörer ein, damit der Patient seine eigene Stimme nicht mehr hört.

STRESS

Als Streß bezeichnet man alles, was die Gesundheit bedroht oder die normalen Körperfunktionen beeinträchtigt, sowie die Reaktion des Körpers auf diese und andere Belastungen wie Leistungsdruck, Sorgen und Probleme oder Veränderungen der bisherigen Lebensweise. Siehe GESUND BLEIBEN – TROTZ STRESS, S. 344.

SUCHT-KRANKHEITEN

Die meisten Menschen denken bei dem Wort Sucht an harte Drogen wie Heroin oder Kokain. Dabei ist die Rauschgiftsucht nur ein Aspekt eines immer größer werdenden Problems. Wesentlich weiter verbreitet ist die Abhängigkeit von sogenannten legalen Drogen wie Alkohol (siehe ALKOHOLISMUS) und Nikotin (siehe RAUCHEN). Da diese Drogen nicht nur gesellschaftlich weitgehend anerkannt sind, sondern ihr Konsum durch Werbung sogar ganz legal gefördert wird, ist die Grenze zwischen Genuß- und Suchtmittel fließend und der Weg zur Sucht oft verhältnismäßig kurz. Süchtig machen können aber auch Medikamente, vor allem solche, die auf die Psyche wirken. Dazu zählen Schlaf-, Beruhigungs- sowie Aufputschmittel und auch Schmerzmittel.

Warum ein Mensch süchtig wird, hängt meist von mehreren Faktoren ab. Die Persönlichkeit des einzelnen, seine Veranlagung und seine körperliche und seelische Verfassung spielen ebenso eine Rolle wie das soziale Umfeld, die Einflüsse von Erziehung, Elternhaus, Schule und Arbeitsplatz. Der erste Griff zu einem Suchtmittel erfolgt oft in einer schwierigen oder unangenehmen Situation, der man sich nicht stellen möchte oder aus der man keinen Ausweg findet. Häufig beginnt es aber auch damit, daß man dem Druck der jeweiligen Gruppe nachgibt und einfach nur mitmacht. In anderen Fällen erfolgt der Einstieg aus Neugier oder Lust am Experimentieren.

Der Begriff Sucht ist sprachlich vieldeutig und auch medizinisch nicht exakt definiert. Es handelt sich bei einer Sucht jedoch immer um einen Zustand seelischer und/oder körperlicher Abhängigkeit von einer Substanz, die in den Stoffwechsel eingreift und die Stimmung des Betroffenen verändert. Da sich der Körper an den Reiz gewöhnt, den die stimmungsverändernde Substanz ausübt, benötigt er immer höhere Dosen, um die gleiche Wirkung zu erreichen. Ein starker Trinker braucht einen oder zwei Whiskys mehr am Tag; wer ohne Kaffee nicht auf Touren oder über den Tag kommt, wird die Anzahl der Tassen erhöhen oder den Kaffee stärker brauen; und der süchtige Raucher merkt gar nicht, wie er sein Quantum schrittweise erhöht.

Der Mißbrauch eines Suchtmittels führt nicht selten zu einer mehrfachen Abhängigkeit. Wenn man sich an eine Droge gewöhnt hat, so daß das angestrebte Rauscherlebnis ausbleibt, sucht man oft nach weiteren, wirksameren Stoffen.

Ist die körperliche Abhängigkeit von einer

Droge bereits so weit fortgeschritten, daß Stoffwechsel und Organismus die Substanz ebenso brauchen wie die tägliche Nahrung, stellen sich quälende Entzugserscheinungen ein, sobald man die Droge absetzt. Zu diesen Entzugserscheinungen zählen u. a. MAGEN-BESCHWERDEN, ANGST, Appetitlosigkeit, KOPF-SCHMERZEN, SCHLAFLOSIGKEIT, MUSKELKRÄMPFE, ÜBELKEIT UND ERBRECHEN, HERZKLOPFEN, Panik-anfälle, Zittern, SCHWITZEN und tränende Au-gen. In schweren Fällen kann es zu Krampfanfällen und Halluzinationen kom-men. Um diesen Zustand zu beenden, greift man erneut zu dem Suchtmittel, und der Teufelskreis der Abhängigkeit schließt sich.

Es gibt nur einen Weg, von einer Sucht los-zukommen: auf die süchtigmachende Droge verzichten. Wie schwer das ist, weiß jeder, der schon einmal erfolglos versucht hat, das Rauchen aufzugeben oder seinen Alkohol-konsum einzuschränken. Der erste und wichtigste Schritt ist die Erkenntnis und das Eingeständnis, daß man ein Suchtproblem hat. Wenn man darüber hinaus den festen Willen hat, dieses Problem zu lösen, und da-bei Hilfe von außen akzeptiert, ist eine Hei-lung möglich.

Was der Heilpraktiker rät

Unabhängig davon, um welche Sucht-krankheit es sich handelt, wird der Heilprak-tiker eine ausgewogene Ernährung (siehe ERNÄHRUNG UND GESUNDHEIT) empfehlen. Dies ist wichtig, um das Durchhaltevermögen für den langwierigen Prozeß des Entzugs zu stärken und die Selbstheilungskräfte des Kör-pers zu unterstützen. FASTEN trägt dazu bei, den Körper von Giftstoffen zu befreien. Aus-reichende BEWEGUNG, ENTSPANNUNGS- UND ATEMÜBUNGEN und MEDITATION sind gute Mit-tel, das seelische Gleichgewicht zu fördern.

HOMÖOPATHIE Die homöopathische Behandlung einer Suchtkrankheit richtet sich nach dem Einzelfall. Im allgemeinen wird der Heilpraktiker versuchen, die Ent-zugserscheinungen zu lindern, den Willen des Patienten, seine Sucht zu beenden, zu stärken und ihm zu helfen, mit der Sucht zugrundeliegenden psychischen Ursachen fertig zu werden. Wenn Anspannung, Druck und Gereiztheit die Ursache für den Griff zur Droge sind, kann in manchen Fällen *Nux vomica* helfen.

AKUPUNKTUR Wenn der Suchtkranke die Ursachen seiner Abhängigkeit kennt und den festen Willen hat, seine Sucht zu überwinden, dann kann Akupunktur gezielt eingesetzt werden, um die Willenskraft zu stärken. Akupunktur ist aber auch eine wirk-same Methode, um die Entzugserscheinun-gen zu lindern. Häufig werden Punkte auf den Armen und Beinen behandelt, die dem Dickdarm und dem Dünndarm, dem Herzen

Mögliche Anzeichen einer Suchtkrankheit

Je eher eine Sucht erkannt wird, um so besser sind die Chancen, davon geheilt zu werden. Allgemeine Symptome für eine Suchtkrankheit können sein:
– ungewöhnliches Verhalten, für das es keinen erkennbaren Grund gibt;
– Stimmungsschwankungen, Angstzu-stände, DEPRESSIONEN, Teilnahmslosig-keit und ständige MÜDIGKEIT;
– Unzuverlässigkeit und schlechte Lei-stungen in der Schule oder am Arbeits-platz;
– vernachlässigtes Aussehen und unzu-reichende Ernährung;
– ständiger Schnupfen sowie trockener Husten, die Haut um die Lippen schält sich.

Typische Symptome für verschiedene Suchtkrankheiten sind:
Heroin- und Morphiumsucht: steck-nadelkopfgroße Pupillen.
Abhängigkeit von Beruhigungs-mitteln: Unruhe, Gliederzittern und Verwirrtheit, die manchmal an Trun-kenheit erinnert.
Haschischsucht: rote Augen, über-triebene Lässigkeit und Schläfrigkeit.
LSD-Sucht: Verwirrtheit, Albernheit und Angstzustände, wenn sich der Süchtige auf einem „schlechten Trip" befindet.

Weitere Zeichen, auf die man achten sollte:
– Ungewöhnliche Stoffe und Gegen-stände im Haus wie Klebstofftuben, Tabletten, Kapseln und Pülverchen, grünlichbrauner Tabak, selbstgedrehte Zigarettenstummel, Injektionsspritzen;
– uncharakteristische Unehrlichkeit und möglicherweise Gelddiebstähle in-nerhalb der Familie;
– auffallende Änderungen in den An-sichten und Interessen und ein neuer Freundeskreis;
– Einstiche von Spritzen und/oder blaue Flecken in der Armbeuge.

und der Lunge zugeordnet sind, sowie Punkte am Ohr, die in Verbindung mit dem Gehirn stehen.

BACH-BLÜTENTHERAPIE Das ver-ordnete Mittel richtet sich nach den Ursa-chen der Sucht. In Frage kommen Odermen-nig, Lärche, Doldiger Milchstern, Heckenro-se, Waldtrespe, Stechginster und Weide. Gegen Entzugserscheinungen können die Notfalltropfen helfen.

SONSTIGE THERAPIEN Bei Sucht-krankheiten hat man sowohl mit der PSYCHOTHERAPIE als auch mit der HYPNOSE-THERAPIE gute Erfolge erzielt.

Standpunkt der Schulmedizin

Um eine Suchtkrankheit in den Griff zu bekommen, ist eines vordringlich notwen-dig: Der Süchtige muß erkennen, daß er krank ist und Hilfe braucht. Obwohl die mei-sten Menschen nur ungern über ihre Sucht-probleme reden, ist der Arzt in jedem Fall der richtige Ansprechpartner und in der Lage, Rat und Hilfe anzubieten.

Bei den meisten Suchtkrankheiten ist es ratsam, wenn der Betroffene selbst aktiv wird. Es gibt zahlreiche Broschüren und Ver-öffentlichungen, die darüber informieren, wie man mit Suchtproblemen umgeht. Un-terstützung bieten darüber hinaus Selbst-hilfeorganisationen wie die Anonymen Al-koholiker und das Blaue Kreuz. In vielen Städten gibt es örtliche Stellen dieser Organi-sationen; die Adressen findet man im Tele-fonbuch.

Alkoholiker und Drogenabhängige kön-nen oft nur durch eine Entziehungskur von ihrer Sucht loskommen. Eine Psychothera-pie, die den Entzug begleitet, ist eine weitere Station auf dem Weg in ein normales Leben. Sie hilft nicht nur, die psychischen Probleme, die zur Sucht geführt haben, zu überwinden, sondern trägt auch dazu bei, daß der Betroffe-ne neues Selbstvertrauen gewinnt und neue Verhaltensweisen erlernt. Oft werden die Angehörigen des Suchtkranken in die Therapie miteinbezogen.

SÜSSHOLZ

Schon vor mehr als 3000 Jahren behandel-ten chinesische Ärzte LEBERERKRANKUNGEN mit Süßholz oder Lakritze. Und auch heute noch ist die Pflanze in Asien ein beliebtes Heilmit-tel bei Hepatitis, GELBSUCHT, aufgeblähtem Leib sowie ÜBELKEIT UND ERBRECHEN.

Die unter der Erde wachsenden Süßholz-wurzeln sind außen runzelig und dunkelrot bis braun, innen dagegen faserig und gelb. Man kann die in Stücke geschnittenen Wur-zeln roh kauen. Wenn man sie zerkleinert und kocht, erhält man die harte und doch biegsame schwarze Masse, wie man sie als Arznei oder Süßigkeit kennt. Den dabei ge-wonnenen Saft läßt man einkochen, und aus der verbleibenden festen Masse stellt man dann Arzneimittelextrakte her, die in Form von Flüssigkeit, Pulver oder Pastillen verkauft werden.

Wissenschaftliche Untersuchungen haben viele der Heileigenschaften, die der Lakritze

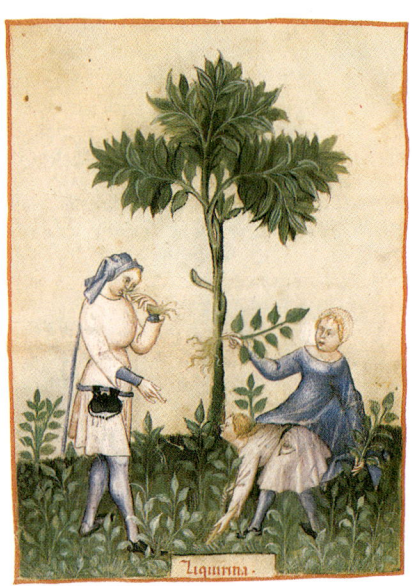

Diese Illustration entstand um 1385 in Italien und zeigt Süßholzsammler bei der Arbeit. Die heilenden Eigenschaften der Lakritze waren nicht nur in Asien, sondern auch im mittelalterlichen Europa bekannt.

von alters her zugeschrieben werden, bestätigt. Ein wesentlicher Bestandteil des Süßholzes ist Glycyrrhizin, in reiner Form eine weiße, kristalline Substanz, die 50mal süßer als Zucker ist.

Da Süßholz nicht nur krampf-, sondern auch schleimlösend wirkt und dadurch das Abhusten erleichtert, ist es ein ideales Mittel bei HUSTEN und BRONCHITIS. Durch seine zugleich entzündungshemmenden und antiallergischen Eigenschaften kann es vor allem gegen ASTHMA helfen. Ferner schützt Süßholz ganz allgemein die Leber und kann bei akuten Magengeschwüren (siehe GESCHWÜRE) Erleichterung bringen. Untersuchungen in jüngster Zeit haben ergeben, daß die Pflanze darüber hinaus einem Bakterienwachstum im Mund und Zahnbelag entgegenwirkt und daher vorbeugend gegen Karies eingesetzt werden kann.

Andere Bestandteile der Lakritze verleihen ihr antidepressive Eigenschaften (siehe DEPRESSIONEN), vermindern den Ausstoß von Histaminen, die bei ALLERGIEN eine wichtige Rolle spielen, und lösen Muskelverspannungen. Ferner kann man Süßholz als mildes Abführmittel und bei Vergiftungserscheinungen, etwa durch Strychnin, verwenden. Um einen Absud zu bereiten, gibt man 1 TL Süßholzwurzel in einen Topf, fügt 1 Tasse Wasser hinzu, läßt alles aufkochen und 10–15 Minuten leise köcheln. Der Absud wird 3mal täglich kalt getrunken.

Warnung Wenn man Lakritzensaft zu sich nimmt, kann es zu WASSERRETENTION und leichten Ödemen kommen, die aber sofort zurückgehen, sobald man das Mittel absetzt. Diesen Folgen kann man zumindest teilweise vorbeugen, wenn man auf eine salzarme Kost achtet, solange man Lakritzensaft einnimmt.

SYMBIOSE-LENKUNG

Treten Bakterien als Krankheitserreger auf, so verordnen Ärzte häufig Antibiotika, um die gefürchteten Eindringlinge zu bekämpfen. Bakterien sind aber nicht generell schädlich – im Gegenteil: Einige sind für die Gesundheit des Menschen sogar unverzichtbar. Darmbakterien z. B. verrichten wichtige Arbeit bei der Verdauung. Diese Lebensgemeinschaft des menschlichen Organismus mit den Bakterien, bei der beide Seiten profitieren, nennt man Symbiose.

Da Antibiotika nicht zwischen unerwünschten und erwünschten Bakterien unterscheiden können, vernichten sie oft auch die nützlichen Bakterien und zerstören so das Gleichgewicht von Bakterien, Pilzen und anderen Mikroorganismen im Darm. Dadurch wiederum können sich schädliche Keime, die von einer gesunden Darmflora normalerweise abgewehrt und unschädlich gemacht werden, unkontrolliert vermehren, ins Blut gelangen und erneut Krankheiten auslösen.

Zunehmend geht man heute auch davon aus, daß ein Zusammenhang zwischen zahlreichen ALLERGIEN und einem gestörten Bakteriengleichgewicht im Darm besteht. Viele Heilpraktiker richten daher ihr Augenmerk verstärkt auf die Verhältnisse im Darm, wenn ein Patient mit allergischen Reaktionen zu ihnen kommt.

Besuch beim Heilpraktiker

Bei der Symbioselenkung geht es darum, das Gleichgewicht zwischen den unterschiedlichen Mikroorganismen im Darm wiederherzustellen. Bei leichteren Beschwerden hilft oft schon die Umstellung auf eine gesunde Ernährung (siehe ERNÄHRUNG UND GESUNDHEIT). Der Speiseplan sollte viel JOGHURT mit lebenden Milchsäurebakterien enthalten. Wenn keine Besserung eintritt, können Stuhlproben genauen Aufschluß über die krankhafte Bakterienflora geben. Je nach Befund kann man dann gezielt den Darm mit nützlichen Bakterien besiedeln und so das empfindliche Gleichgewicht in der Darmflora wiederherstellen.

Dazu ist es notwendig, einen genauen Therapieplan zu entwickeln und den Darm gründlich von oben nach unten zu sanieren. Man beginnt damit, Milchsäurebakterien für den Magen einzunehmen, dann werden der obere und untere Dünndarm und schließlich der Dickdarm entsprechend besiedelt. Diese Therapie kann zwischen 6 Wochen und 3 Monaten dauern. In jedem Fall wird der Heilpraktiker gleichzeitig eine VOLLWERTKOST verordnen, die man unbedingt einhalten sollte, damit die bisherigen Bemühungen um eine Darmsanierung nicht wieder zunichte gemacht werden.

T'AI-CHI

Die Bewegungstechnik T'ai-Chi Ch'uan, kurz T'ai-Chi genannt, basiert auf einer Reihe von zeitlupenartig ausgeführten kreisenden Bewegungen, die man am besten im Freien ausübt. Dabei soll man sich nicht nur auf seinen Körper, sondern auch auf seinen geistigen und emotionalen Zustand konzentrieren.

T'ai-Chi-Lehrer sehen in dieser Technik eine der vollständigsten, natürlichsten und wirksamsten Ganzheitstherapien, vorausgesetzt, sie wird aus einem inneren Wissen heraus gelehrt und verantwortungsbewußt aufgenommen. Sie ist eine überaus komplexe Bewegungsform, die Geduld und Ausdauer verlangt und die Fähigkeit, sich auf das Einfache zu besinnen, sich hinzugeben und zu verändern.

T'ai-Chi ist jedoch mehr als nur eine Bewegungsübung. Anhänger dieser Technik gehen davon aus, daß Krankheit immer die Folge einer emotionalen und/oder einer geistigen Störung ist und einer inneren Ungleichgewicht entspringt. Dieses Ungleichgewicht entsteht, wenn die Lebensenergie *Chi* zu schnell oder zu langsam durch den Körper strömt oder sich an einer Stelle staut (z. B. im Kopf oder in der Brust), so daß sie dann an anderer Stelle fehlt (z. B. in den Beinen). Dieses Ungleichgewicht kann korrigiert werden, wenn man sich während der verschiedenen Bewegungen geistig darauf konzentriert.

T'ai-Chi hat in China eine lange Tradition. Im Westen wurde es einer breiten Öffentlichkeit erst 1972 bekannt, als der amerikanische Präsident Richard Nixon China besuchte. Damals zeigte man im Fernsehen, wie die Chinesen T'ai-Chi unter freiem Himmel tanzten. Es dauerte nicht lange, und man konnte T'ai-Chi-„Tänzer" in den Parks und Gärten auch diesseits und jenseits des Atlantiks beobachten. T'ai-Chi war in Europa und in den USA Mode geworden. Allerdings kann man T'ai-Chi nicht selbst erlernen, sondern braucht dafür einen qualifizierten Lehrer.

Den Tiger reiten und dem Affen widerstehen

Der chinesischen Überlieferung nach liegen die Anfänge des T'ai-Chi im 11. Jh. und gehen auf den taoistischen Gelehrten Chang San-feng zurück, dem die aggressiven Bewegungen der Kampfsportarten mißfielen. Er suchte nach einer sanften Form, die gleichzeitig die geistige Entwicklung beeinflussen sollte.

Eines Tages beobachtete er den Kampf zwischen einer Elster und einer Schlange. Er war beeindruckt von den eleganten, kreisförmigen und nachgiebigen Bewegungen, mit denen die Schlange dem Angreifer auswich. Diese Bewegungen bildeten die Grundlage für eine neue Bewegungstechnik, die die Selbstbeherrschung fördern sollte. Später wurden noch hervorstechende Eigenschaften bestimmter Tiere in die Bewegungslehre aufgenommen. Dazu gehörten neben Bär, Hirsch und Kranich der Tiger – Symbol für das Ego –, den man reitet oder „beherrscht", und der Affe, das Symbol der Boshaftigkeit, der man widerstehen muß.

Taoistische Mönche pflegten diese Bewegungslehre in ihren Klöstern und Tempelschulen und sahen darin einen Weg zur Vereinigung von Körper, Geist und Seele, wobei sie Bewegung und Atmung miteinander verbanden. Allmählich entwickelte sich T'ai-Chi zu einem für jeden Menschen geeigneten meditativen Heilverfahren.

T'ai-Chi basiert ferner auf der Lehre von Yin und Yang, den beiden komplementären Kräften, die nach Meinung der chinesischen Philosophen das Grundprinzip der Welt sind. Yin verkörpert die sanfte, nachgiebige und friedfertig-weibliche Komponente, Yang die feste, aktive und kreativ-männliche Kraft. Diese beiden Kräfte wirken gleichberechtigt auch im Menschen. Überwiegt jedoch die eine oder die andere Kraft, entsteht ein Ungleichgewicht, das den Menschen psychisch und physisch krank machen kann. Durch T'ai-Chi kann dieses Ungleichgewicht ausgeglichen werden.

Wann hilft diese Therapie?

▶ In China gilt T'ai-Chi seit Jahrhunderten als ein Verfahren, mit dem man die Gesundheit erhalten und Krankheiten behandeln kann. Die anmutigen und fließenden Bewegungen haben sich besonders bei Angst und Stress bewährt, weil sie dem Menschen helfen, sich zu entspannen. Darüber hinaus können sie dazu beitragen, Haltung und Atmung zu verbessern, den Körper zu kräftigen und den Kreislauf anzuregen. In vielen Fällen kann T'ai-Chi eine gute Alternative zu Beruhigungsmitteln sein; dies gilt vor allem für hektische Menschen, die ständig unter Hochdruck stehen.

T'ai-Chi kann in jedem Alter ausgeübt werden. Man sollte sich allerdings einen Lehrer suchen, der eine gründliche Ausbildung erhalten und schon einige Jahre Erfahrungen mit der Langform dieser Therapie gesammelt hat.

Besuch beim Lehrer

Ehe man sich für einen Lehrer entscheidet, sollte man sich seinen Unterricht ansehen. Die Kurse dürfen nicht überfüllt sein und

Die Bewegungen des T'ai-Chi

Die hier und auf den folgenden Seiten abgebildeten Bewegungsübungen sind nur ein Ausschnitt aus der Langform des T'ai-Chi.

Man beginnt mit der Stellung „Vogelkopf" (Figur 1) und geht langsam zum „Lauteklimpern" (Figur 7; Abb. S. 336) über.

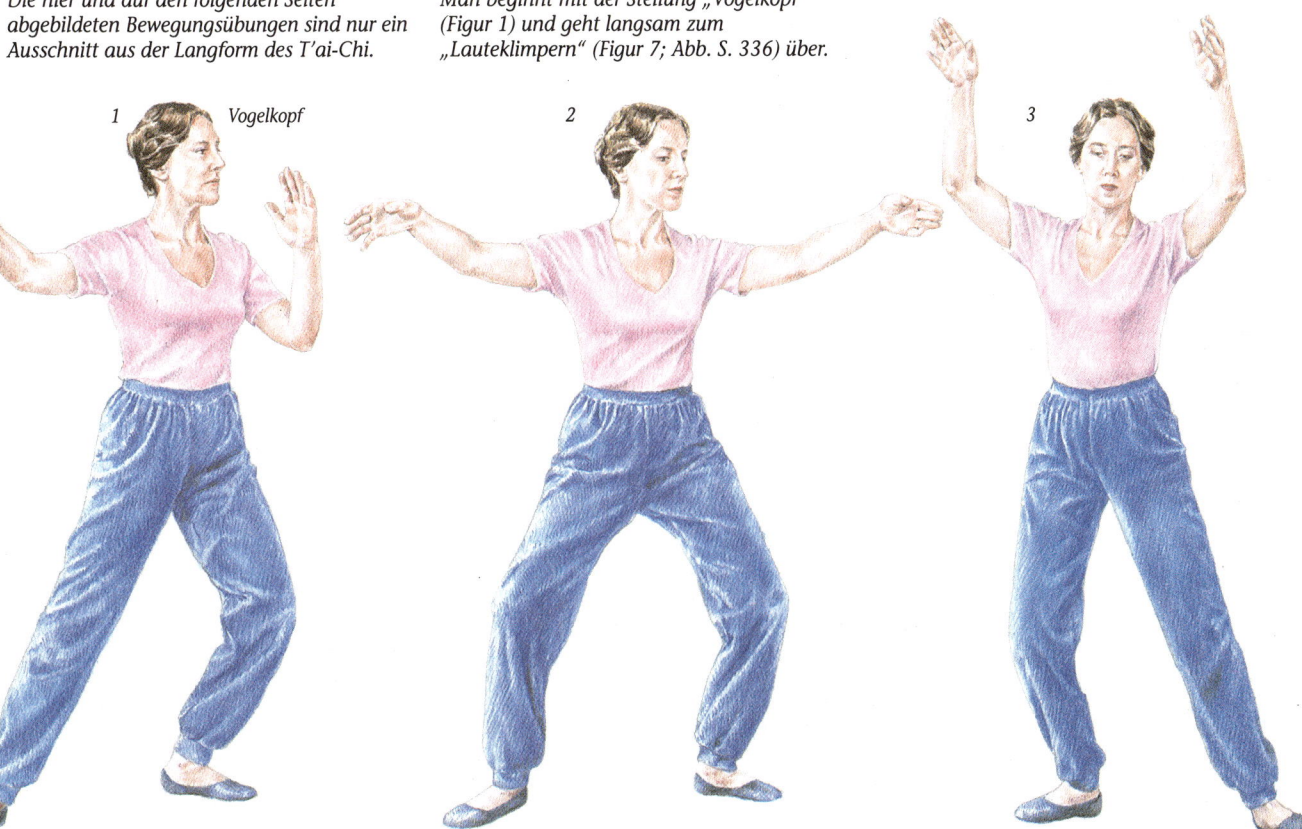

1   Vogelkopf   2   3

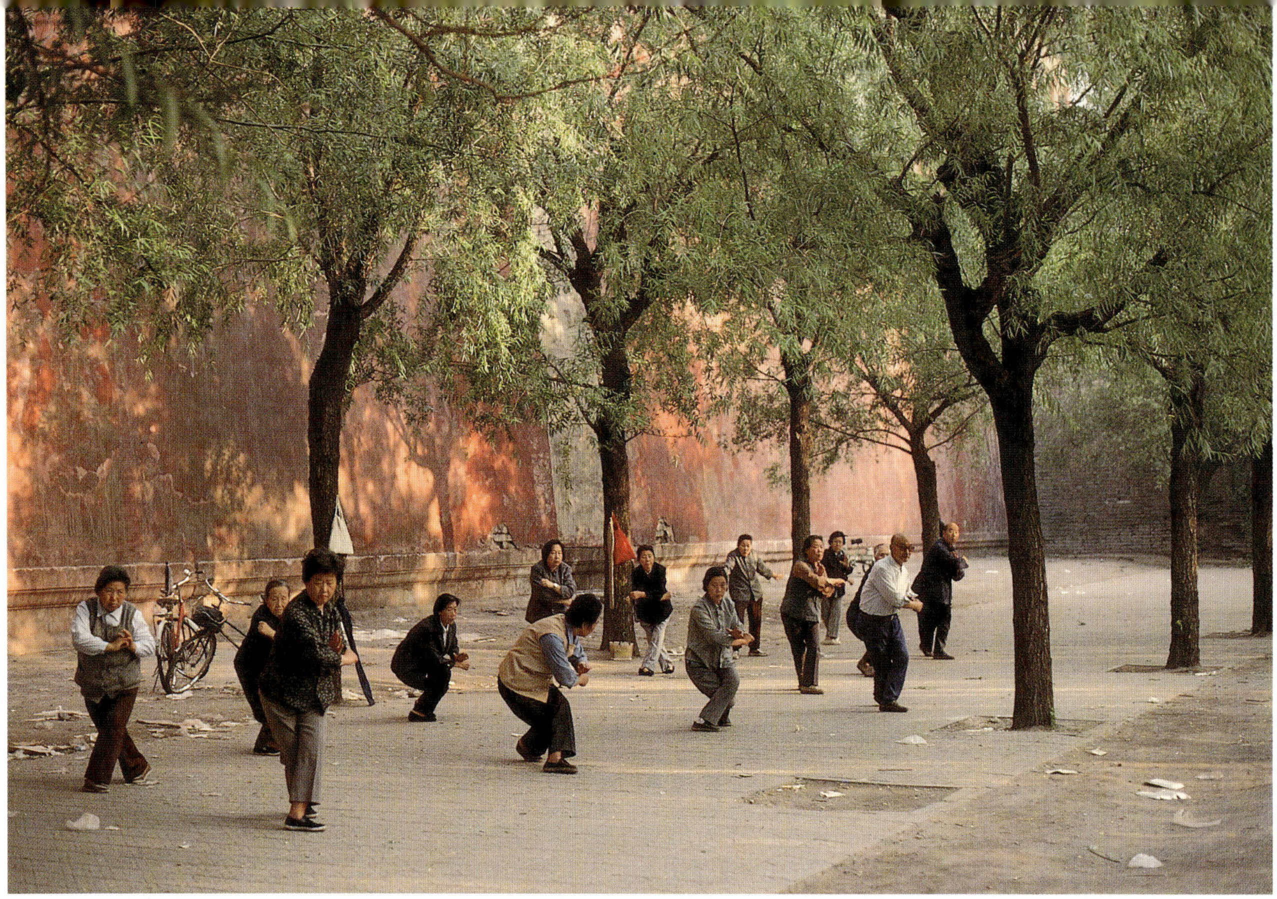

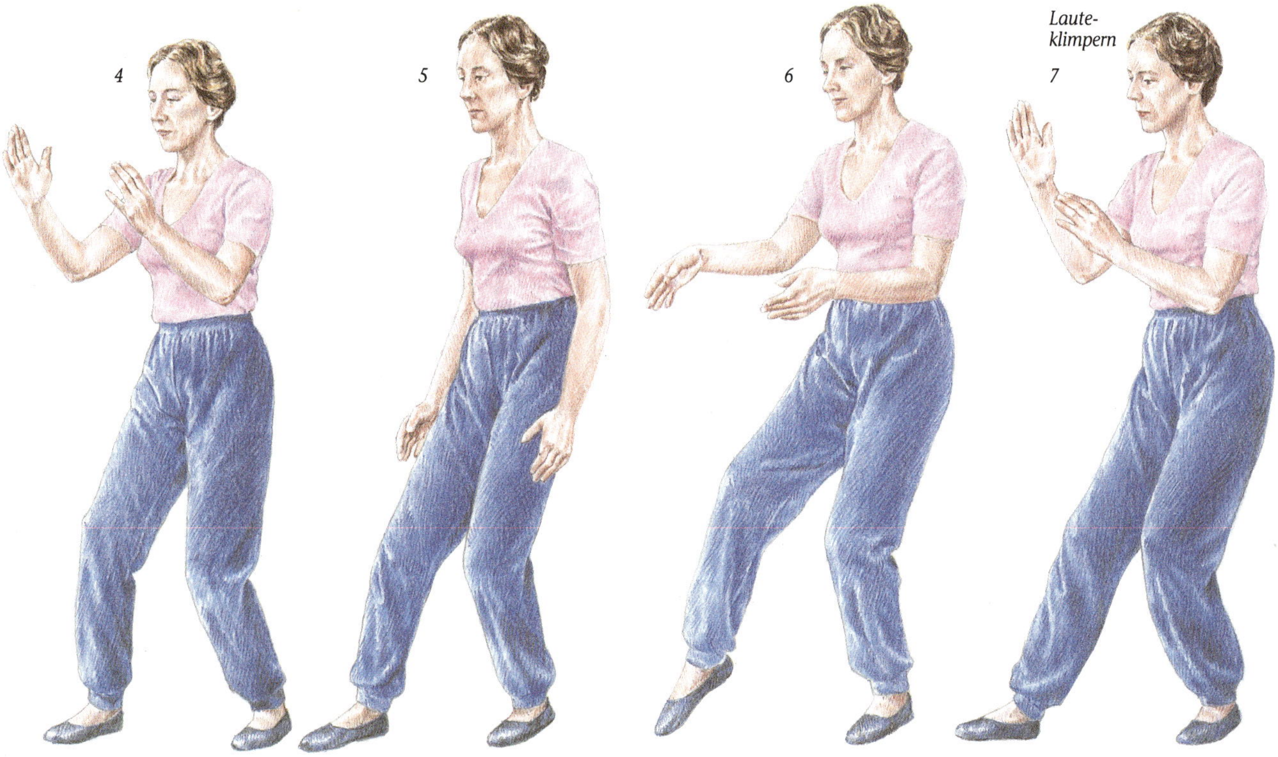

4   5   6   *Laute-klimpern*   7

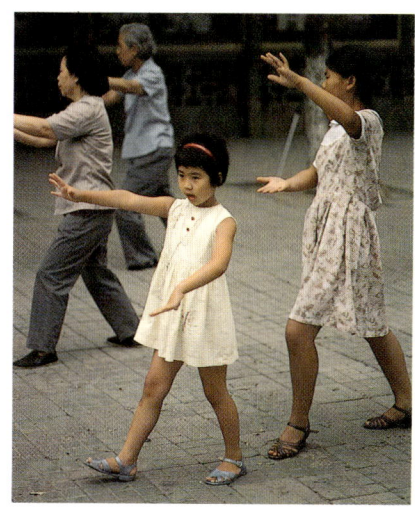

müssen in einer ruhigen Atmosphäre ablaufen. Die Schüler tragen leichte, locker sitzende Hemden und Hosen sowie Socken oder dünne Schuhe, die die Fußmuskulatur nicht einengen. Nach dem Unterricht sollte man sich mit dem Lehrer über die Erfahrungen und Lernfortschritte unterhalten können.

T'ai-Chi ist eine Therapie, die ihre Wirkung erst allmählich entfaltet. Daher ist ein regelmäßiger Unterricht von mindestens 90 Minuten pro Woche erforderlich. Vorsicht geboten ist bei Lehrern, die zu schnell vorgehen. In einem solchen Fall sollte man auf einer Wiederholung und Vertiefung des Gelernten bestehen. Die persönliche Anleitung ist unbedingt notwendig, um die Körperhaltung zu korrigieren: Die Wirbelsäule muß senkrecht, die Hüften waagrecht und der Kopf aufgerichtet sein.

T'ai-Chi wird in einer Lang- und einer Kurzform gelehrt. Beide Formen sollten langsam, mit Konzentration und möglichst unter freiem Himmel ausgeführt werden. Die Kurzform besteht aus etwa 40 Übungen ohne Wiederholungen und dauert zwischen 5 und 10 Minuten. Trotz ihrer unbestreitbaren Wirkung sind viele Lehrer der Meinung, daß diese neuere, überarbeitete Methode nicht

den vollen Heilwert der Langform erreicht. Die Langform umfaßt insgesamt mehr als 100 Einzelübungen. Der vollständige Ablauf dauert je nach Anzahl der Wiederholungen zwischen 20 und 40 Minuten und ist ein Abbild des Lebensrhythmus.

Standpunkt der Schulmedizin

T'ai-Chi ist eine schöne und elegante Bewegungsform, die das Körperbewußtsein stärkt und zu Ausgeglichenheit und Selbstvertrauen verhilft.

TANZTHERAPIE

Schon lange bevor sie sprechen lernen, sind Kinder in der Lage, spontan durch Körperbewegungen ihren Gefühlen Ausdruck zu verleihen. Später jedoch vergißt der Mensch meist, daß eine enge Beziehung zwischen Körper und Gefühlen besteht. Dennoch drückt sich in der Körperhaltung und in Bewegungen bei jedem Menschen mehr oder weniger deutlich aus, ob er Sorgen hat, beschämt ist oder über bestimmte Dinge nicht

In den öffentlichen Parks wie hier in Beijing (links) treffen sich morgens und abends Tausende von Chinesen zu gemeinsamen T'ai-Chi-Übungen, an denen auch Kinder (oben) teilnehmen. Ihnen werden die Bewegungsübungen so zu einer Gewohnheit, die sie meist ihr Leben lang beibehalten.

Eine Bewegung geht fließend in die nächste über. Der auf S. 335 begonnene Bewegungsablauf setzt sich mit dem „Lauteklimpern" (Figur 7), dem „Kreishalten" (Figur 9) und „Der Storch kühlt seine Flügel" (Figur 11) fort.

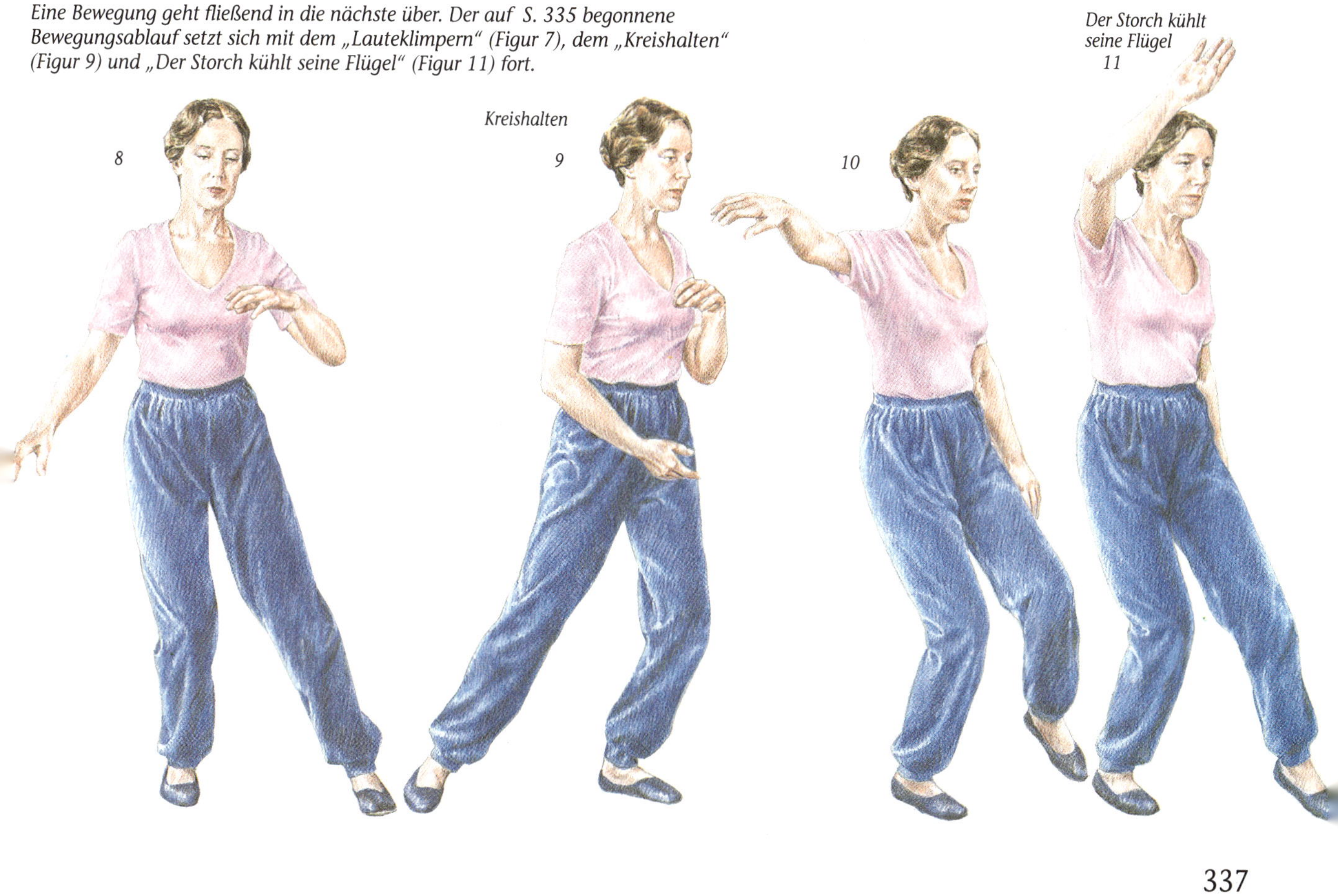

Der Storch kühlt seine Flügel
11

8

Kreishalten
9

10

sprechen kann oder will. Die Tanztherapie nutzt diese Verbindung zwischen Körperbewegung und Gefühlen, um Menschen zu helfen, Emotionen auszudrücken und zu bewältigen, die so tief liegen, daß der einzelne sie nicht erkennen kann, oder die zu komplex sind, um in Worte gefaßt zu werden.

Vor allem die Naturvölker wissen schon seit langem, daß der Tanz oft heilend wirkt. In den westlichen Industrienationen dagegen entdeckte man erst in den 40er Jahren unseres Jahrhunderts wieder, welchen positiven Einfluß der Tanz bei psychisch bedingten Krankheiten und Beschwerden haben kann. Damals begannen in den USA Tänzer damit, den Tanz als Therapieform für Menschen zu entwickeln, die unter psychischen Störungen litten.

Wann hilft diese Therapie?

▶ Die häufigsten Anwendungsgebiete einer Tanztherapie sind emotionale Störungen wie ANGST, DEPRESSIONEN oder Beziehungsprobleme. Aber auch bei SCHIZOPHRENIE, MANISCH-DEPRESSIVEN LEIDEN, MAGERSUCHT, BULIMIE und SUCHTKRANKHEITEN hat man damit gute Erfolge erzielt. Kinder mit Lernschwierigkeiten

oder Konzentrationsschwächen können von der Tanztherapie ebenso profitieren wie Erwachsene mit streßbedingten körperlichen Krankheiten (siehe STRESS).

Besonders bewährt hat sich die Tanztherapie bei Kindern mit Verhaltensstörungen, die oft daher rühren, daß die Kinder in problematischen Verhältnissen aufwachsen oder körperlich und/oder seelisch mißhandelt wurden. Auch bei geistig behinderten und autistischen Kindern (siehe AUTISMUS) hat man mit dieser Therapie Fortschritte erzielt. Nicht weniger erfolgversprechend kann sie bei tauben und blinden Kindern eingesetzt werden.

Besuch beim Therapeuten

Man kann zwischen einer Einzel- und einer Gruppentherapie wählen. Art und Dauer der Behandlung hängen vom Einzelfall ab. Manchen Menschen kann bereits eine mehrwöchige Therapie helfen, in anderen Fällen wird die Behandlung sehr viel länger dauern. Darüber hinaus gibt es von Therapeut zu Therapeut Unterschiede im formalen Ablauf. In jedem Fall aber wird der Therapeut zu Beginn ein ausführliches Ge-

spräch mit dem Patienten führen, um dessen Schwierigkeiten kennenzulernen. Außerdem wird er sich erkundigen, ob man gesundheitliche Probleme wie RÜCKENSCHMERZEN oder hohen BLUTDRUCK berücksichtigen muß.

Wer an einer Tanztherapie teilnehmen will, muß keinerlei Erfahrung mit Bewegungsübungen oder im Tanzen mitbringen. Ziel der Therapie ist es auch nicht, daß man bestimmte Bewegungsfolgen einstudiert. Die Betonung liegt vielmehr darauf, die Gefühle, die sich in den Bewegungen ausdrücken, zu erkennen und die Ausdrucksmöglichkeiten, das „Bewegungsvokabular", des einzelnen zu erweitern. Außerdem muß man weder jung noch sportlich sein, um an einer Tanztherapie teilnehmen zu können. Die Therapeuten sind daran gewöhnt, mit ängstlichen, älteren, gebrechlichen oder übergewichtigen Menschen zu arbeiten, und auch ein enger Rahmen an Bewegungsmöglichkeiten ist kein Hindernis.

Die Sitzungen beginnen immer mit leichten Aufwärmübungen, mit denen die Muskeln gelockert werden. Erst danach folgt die eigentliche Tanztherapie. Ob man während der Therapiestunde Musik hört, hängt davon ab, ob sie die Teilnehmer von dem ab-

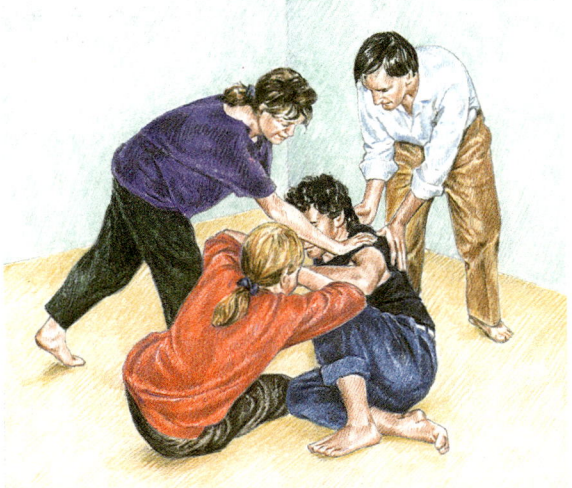

Zwei Gruppenmitglieder, ein Mann und eine Frau, bewegen sich gemeinsam. Als andere Gruppenmitglieder teilnehmen wollen, stellt der Mann erschrocken fest, wie gehemmt er sich plötzlich fühlt. Er begreift, daß die Probleme, die in seinen Beziehungen zu Frauen auftreten, mit Schwierigkeiten zusammenhängen, die er mit eifersüchtigen Familienmitgliedern hat.

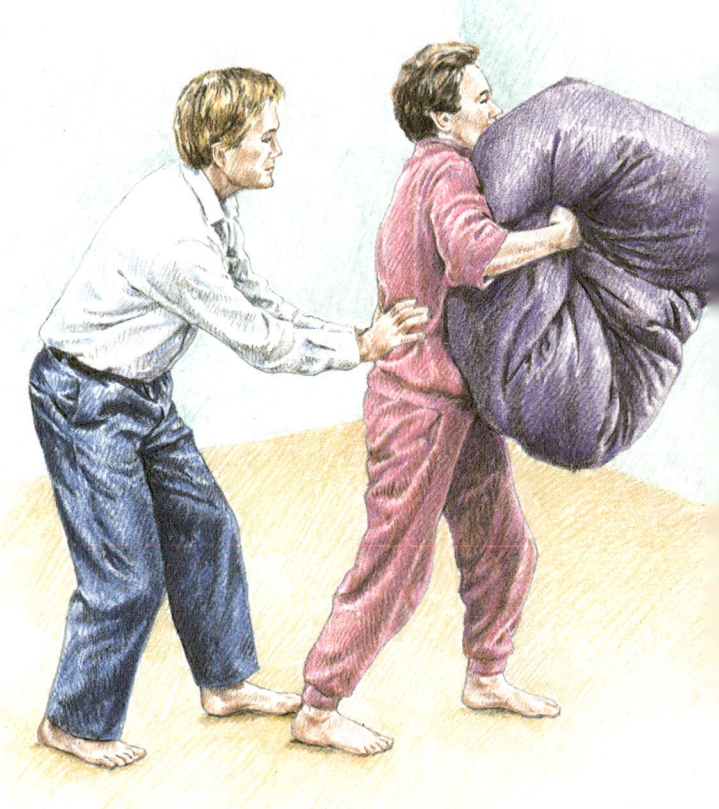

Diese junge Frau fühlt sich von den Anforderungen, die das Leben an sie stellt, überfordert. Sie hat ein Gruppenmitglied gebeten, ihr beim Tragen eines großen, schweren Sacks zu helfen. Überrascht stellt sie fest, daß sie für diese Hilfe besonders dankbar ist.

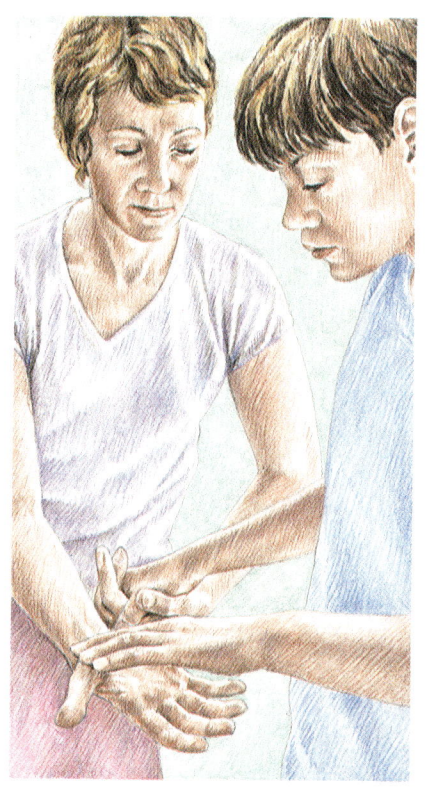

Die Therapeutin arbeitet mit einem 14jährigen stummen Jungen, um durch Bewegung eine Beziehung zu ihm herzustellen. Es hat lange gedauert, ehe der Junge genügend Vertrauen gefaßt hatte, um seine Hände berühren zu lassen. In vorausgegangenen Sitzungen hatte die Therapeutin seine Bewegungen nachgeahmt.

lenkt, was sie ausdrücken wollen, oder ob sie eher unterstützend wirkt. Der Therapeut kann zwar bestimmte Bewegungen vorschlagen, doch müssen die Patienten diesen Vorschlägen nicht unbedingt folgen. Vielmehr sollen sie ihre eigenen Ideen entwickeln und in Bewegungen umsetzen.

Meist kristallisiert sich während der einzelnen Sitzungen ein Thema aus den Bewegungsabläufen heraus. Dieses Thema kann von den Patienten in Einzelarbeit, zu zweit oder in der ganzen Gruppe genauer untersucht werden. Ein solches Thema können z. B. die sehr schnellen und heftigen Bewegungen sein, die ein Teilnehmer zu Beginn macht und die mit der Zeit langsamer werden und an Kraft verlieren; oder man betrachtet die Distanz, in der sich Gruppenmitglieder bewegen, und beobachtet, ob sie näher zusammenrücken oder sich weiter voneinander entfernen.

Am Anfang wird es noch notwendig sein, daß der Therapeut die Themen, die sich in den Bewegungen der Patienten andeuten, herausarbeitet und den Teilnehmern auf diese Weise hilft, ihre Probleme zu erkennen und Lösungsmöglichkeiten zu finden. Später sind die Patienten dann meist selbst in der Lage, die Themen zu analysieren, und wissen, wie sie sich allein durch ein Problem hindurcharbeiten können. Sie können die Gefühle, die durch ihre Bewegungen geweckt werden, miteinander besprechen und versuchen, ihre dabei gewonnenen Einsichten in neue Bewegungsformen einzubringen, so daß ein fortwährendes Zusammenspiel von Gefühlen, Gesprächen und Bewegungen stattfindet.

Mit schwer gestörten oder behinderten Menschen arbeiten die Therapeuten meist nicht in der Gruppe. In diesen Fällen ist es notwendig, daß der Therapeut besonders sensibel auf die Bewegungen des Patienten reagiert, um mit der Zeit eine Beziehung herzustellen, die nicht auf Worte angewiesen ist. Auf diese Weise findet der Therapeut allmählich Zugang zu dem Patienten und kann diesem über Aufregungen, Trauer, Angst, Enttäuschungen und andere emotionale Schwierigkeiten hinweghelfen.

Standpunkt der Schulmedizin

Eine Tanztherapie bei einem qualifizierten Therapeuten birgt keinerlei Risiko, im Gegenteil: Es gibt immer mehr Beweise dafür, daß eine solche Therapie psychisch und emotional von Nutzen sein kann. Ihr Vorteil gegenüber anderen Formen der PSYCHO-THERAPIE liegt darin, daß sie nicht notwendig auf Sprache angewiesen ist. Besonders empfehlenswert ist eine Tanztherapie für Patienten, die psychisch krank oder behindert sind oder unter schweren Verhaltensstörungen leiden.

TENNISARM

Als Tennisarm bezeichnet man die Entzündung der Sehne, die die Unterarmmuskeln mit dem unteren Ende des Oberarmknochens verbindet. Die Muskeln auf der Oberseite des Unterarms, die arbeiten, wenn man Finger und Handgelenk beugt oder streckt, laufen alle an einem Punkt an der Außenseite des Oberarmknochens zusammen. Werden diese Muskeln überanstrengt, kommt es zu Entzündungen, die äußerst schmerzhaft sind. Die Schmerzen können sowohl in den Unterarm als auch zur Schulter hin ausstrahlen. Und obwohl man vom Tennisarm spricht, ist es nicht dieser Sport allein, der die Beschwerden verursacht. Auch Maschineschreiben oder häufiges Heben können die Entzündung auslösen.

Was der Heilpraktiker rät

PFLANZENHEILKUNDE Schmerzlindernd und heilend wirken, äußerlich angewandt, HEUBLUMEN, Arnika, Beinwell und Hamamelis.

AKUPUNKTUR Sie kann den Schmerz lindern und dazu beitragen, die umliegende Muskulatur zu entkrampfen und zu entspannen.

CHIROPRAKTIK Bei einer akuten Entzündung empfiehlt man, den Arm ruhig zu halten und Eispackungen (siehe KÄLTETHERAPIE) aufzulegen. Klingt die Entzündung langsam ab, kann eine chiropraktische Behandlung helfen, die Bewegungseinschränkung des Gelenks durch behutsame Manipulation wieder aufzuheben.

MASSAGE Eine Massage kann die chiropraktische Behandlung unterstützen. Man beginnt zunächst mit einer leichten Streich- und Knetmassage, die die Schmerzen lindert. Sie beugt auch der Gefahr vor, daß normalerweise getrennte Gewebeoberflächen miteinander verwachsen. Ist die akute Entzündung abgeklungen, kann man zu einer tieferen Reib- und Knetmassage übergehen.

NEURALTHERAPIE Neuraltherapeutische Injektionen können in manchen Fällen dazu beitragen, die Entzündung rasch abklingen zu lassen.

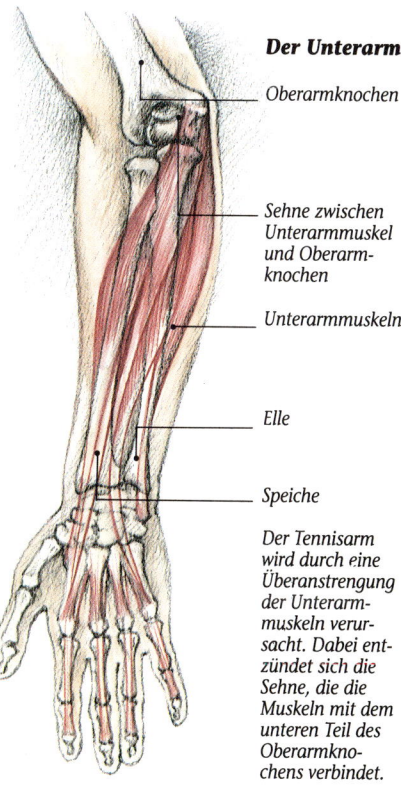

Der Unterarm

Oberarmknochen

Sehne zwischen Unterarmmuskel und Oberarmknochen

Unterarmmuskeln

Elle

Speiche

Der Tennisarm wird durch eine Überanstrengung der Unterarmmuskeln verursacht. Dabei entzündet sich die Sehne, die die Muskeln mit dem unteren Teil des Oberarmknochens verbindet.

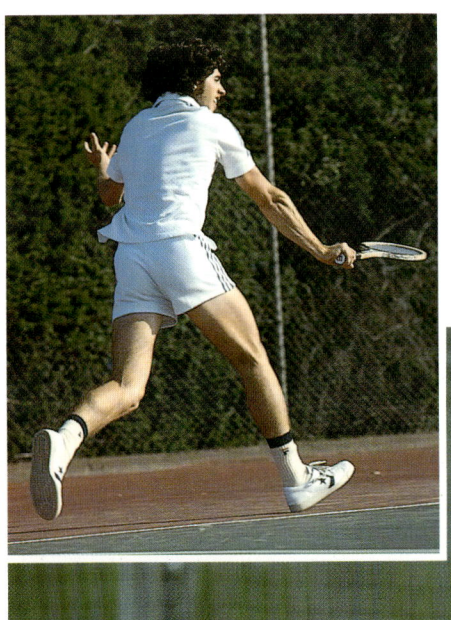

Schlechte Technik ist die Ursache für viele Verletzungen beim Tennis. Der Spieler links überlastet bei diesem Rückhandschlag das Ellbogengelenk. Besser wäre ein beidhändiger Rückhandschlag bei leicht gebeugtem Ellbogen. Die junge Frau unten macht einen typischen Anfängerfehler: Sie steht so nah zum Ball, daß sie die Vorhand nur in verkrampfter Haltung schlagen kann. Sie überlastet dabei die Arm- und Ellbogenmuskulatur.

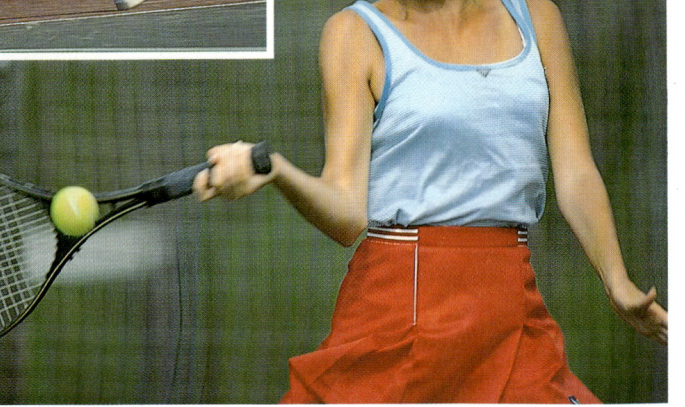

TICK

Menschen, die unter einem Tick leiden, zwinkern wiederholt ohne ersichtlichen Grund mit den Augenlidern, räuspern sich, verziehen den Mund oder nicken mit dem Kopf. Ursache ist ein nervöses Muskelzucken, das in jedem Alter auftreten kann, besonders häufig aber bei Kindern zu beobachten ist. Auslösendes Moment eines Ticks ist meist ein starkes Gefühl der Unsicherheit. Daher sollte man das betroffene Kind verständnisvoll und einfühlsam behandeln. Wenn man es deswegen ausschimpft, verschlimmert sich das Leiden nur. Am besten ist es, das Zucken zu übersehen. Meist verschwindet der Tick nach 1–2 Monaten von allein.

Was der Heilpraktiker rät

Der Heilpraktiker wird Familienmitgliedern und Freunden raten, den Tick möglichst nicht zu beachten. Dem Betroffenen selbst wird er empfehlen, vor allem in Situationen, in denen der Tick am stärksten auftritt, Entspannungsübungen zu machen. Eine andere Möglichkeit ist, physische Reaktionen einzuüben, die dem Tick entgegenwirken: Zuckt der Kopf nach links, sollte man als Reaktion den Kopf nach rechts bewegen.

Standpunkt der Schulmedizin

Eine medikamentöse Behandlung gibt es nicht. Einen Arzt sollte man auch nur dann konsultieren, wenn sich der Tick über Gebühr belastend oder peinlich auswirkt. In extremen Fällen kann eine psychologische Behandlung angezeigt sein.

Standpunkt der Schulmedizin

Ein Tennisarm kann hartnäckige Beschwerden verursachen, besonders wenn man mit der Tätigkeit fortfährt, die die Entzündung ausgelöst hat. Manchmal allerdings ist das nicht zu vermeiden, weil der Patient damit seinen Lebensunterhalt verdient.

Helfen können MASSAGEN, Schmerztabletten, Steroidinjektionen (Cortison), eine örtliche Betäubung sowie Pflasterverbände und elastische Binden am Ellbogen. Häufig empfehlen Ärzte auch gymnastische Übungen und eine lokale Kurzwellenbestrahlung oder eine Behandlung mit ULTRASCHALL.

THYMUS-BEHANDLUNG

Ähnlich wie die ZELLTHERAPIE und PROKAIN gilt eine Thymuskur als Geheimtip, um die lästigen Beschwerden des ALTERS zu lindern. Die Thymusdrüse liegt hinter dem Brustbein und ist ein wichtiges Organ der Immunabwehr

(siehe IMMUNSYSTEM). Allerdings ist die Thymusdrüse nur im Kindesalter voll ausgebildet. Schon während der Pubertät beginnt sie zu verkümmern und ist schließlich kaum noch größer als eine Haselnuß.

Bei einer Thymusbehandlung versucht man, den durch die Rückbildung dieses Organs entstehenden Mangel auszugleichen, indem man dem Patienten Extrakte aus den Thymusdrüsen von Schafen und Rindern verabreicht. Ziel einer solchen Therapie ist es vor allem, die mit zunehmendem Alter nachlassende Abwehrkraft wieder zu stärken. Deshalb wird eine Thymusbehandlung bei Immunschwäche, Alterserscheinungen und RHEUMA empfohlen. Außerdem soll sie KREBS vorbeugen bzw. die Bildung von Metastasen verhindern helfen.

Standpunkt der Schulmedizin

Ärzte bezweifeln die Wirksamkeit einer Thymusbehandlung und lehnen sie weitgehend ab. Sie weisen darauf hin, daß das Risiko allergischer Reaktionen besteht und daß mit den Präparaten möglicherweise auch Krankheitserreger übertragen werden.

TOFU

Tofu oder Sojaquark ist ein Bestandteil der fernöstlichen Küche und wird vor allem in der MAKROBIOTIK verwendet. Das Wort setzt sich aus dem chinesischen *dou*, Bohne, und *fu*, geronnen, zusammen.

Bei der Tofuherstellung werden die Sojabohnen zunächst gewaschen und in Wasser eingeweicht, dann gemahlen und etwa 15 Minuten lang gekocht. Die so gewonnene Sojamilch gießt man durch ein Sieb, um die faserigen Bestandteile zu entfernen, kocht sie erneut auf und läßt sie gerinnen, indem man Calciumsulfat zusetzt. Die feste Masse wird dann gepreßt, wodurch sie sich in Molke und Tofu trennt.

Tofu ist heute überall erhältlich und kann, gut gewürzt, gedünstet, gekocht oder fritiert, mit Gemüse gegessen werden.

TRAININGS-GRUPPEN

Die wachsende Bedeutung, die heute psychotherapeutischen Gruppen bei der Lösung persönlicher Probleme zukommt, hat dazu geführt, daß man ähnliche Techniken anwendet, um die zwischenmenschlichen Beziehungen im gesellschaftlichen Bereich und am Arbeitsplatz zu verbessern.

Trainingsgruppen – auch kurz T-Gruppen genannt – werden oft gebildet, um die Beziehungen innerhalb großer Organisationen effektiver zu gestalten. Sie arbeiten mit ähnlichen Methoden wie die SELBSTERFAHRUNGS-GRUPPEN, jedoch mit anderer Zielsetzung.

Trainingsgruppen setzen sich meist aus 12–20 Mitgliedern zusammen, die sich entweder über einen Zeitraum von mehreren Wochen zu regelmäßigen Sitzungen oder zu einem einzigen intensiven Therapiewochenende treffen. Der Gruppenleiter fordert die Teilnehmer auf, über Einstellungen, Gefühle und Motivationen zu sprechen, die man sich normalerweise nicht so klarmacht oder die man vor anderen verbergen möchte. Trainingsgruppen folgen meist den Grundsätzen der HUMANISTISCHEN PSYCHOLOGIE.

Da die Mitglieder solcher Trainingsgruppen deren Wert sehr unterschiedlich beurteilen – das Spektrum der Einschätzungen reicht von sinnvoll bis völlig nutzlos, wenn nicht gar schädlich –, empfehlen Psychologen, sich vor der Teilnahme an derartigen Gruppensitzungen von einem Fachmann beraten zu lassen.

TRANSAKTIONS-ANALYSE

Der amerikanische Psychiater Eric Berne (1910–70) verband in den 50er und 60er Jahren den pragmatischen Anspruch der HUMANISTISCHEN PSYCHOLOGIE und der VERHALTENSTHERAPIE – nämlich lieber vorhandene Probleme zu lösen, als die Gesamtpersönlichkeit eines Patienten zu analysieren – mit seinen Erfahrungen in der Psychoanalyse und entwickelte daraus die Transaktionsanalyse. Berne beschritt mit dieser Therapie, die durch sein 1961 veröffentlichtes Buch *Spiele der Erwachsenen* populär wurde, einen neuen Weg, um Patienten zweckmäßiger und schneller zu helfen, als dies mit der klassischen Psychoanalyse möglich wäre.

Ein wesentliches Anliegen Bernes war es, die Therapie und den Therapieprozeß auch für den Patienten durchschaubar zu machen. Darum wählte er bewußt eine leichtverständliche Sprache, denn nur wenn der Patient versteht, was mit ihm geschehen soll, kann er aktiv daran mitarbeiten.

Die Transaktionsanalyse geht davon aus, daß sich die Persönlichkeit eines Menschen aus drei Ich-Zuständen zusammensetzt: aus einem Eltern-, einem Erwachsenen- und einem Kinder-Ich, von denen jedes seine eigene Denk-, Fühl- und Verhaltensweise hat.

Das Eltern-Ich bildet die verantwortungsbewußte, fürsorgliche Seite der Persönlichkeit, die sich und andere straft, belohnt, kritisiert und ermutigt und entsprechend den Werten und Einstellungen reagiert, die man einst oft unbewußt von den Eltern oder auch Lehrern übernommen hat.

Das Erwachsenen-Ich dagegen nimmt bewußte Informationen aus dem Innenleben und der Umwelt auf und verarbeitet sie, indem es Möglichkeiten und Wahrscheinlichkeiten abwägt und Entscheidungen trifft. Diese Seite der Persönlichkeit ist vor allem für das logische Denken verantwortlich.

Das Kinder-Ich bewahrt die Erfahrungen der Kindheit, die auch im Erwachsenenalter noch ihren Einfluß ausüben. Es besteht aus zwei Seiten: dem natürlichen und dem angepaßten Kinder-Ich. Das natürliche Kinder-Ich ist der Ursprung aller Freude, der Kreativität, des Vertrauens zu anderen Menschen und der Fähigkeit zu spielen; es ist aber auch für das Bedürfnis nach Liebe, Trost und Sicherheit verantwortlich. Die zweite Seite, das angepaßte Kinder-Ich, setzt sich aus Verhaltensweisen zusammen, die man als Kind entwickelt hat, um mit den Erwachsenen zurechtzukommen, und die man weiterhin im Umgang mit anderen anwendet. Das angepaßte Kinder-Ich befähigt dazu, mit anderen Menschen zusammenzuarbeiten.

Eine gesunde Persönlichkeit vermag diese drei Ich-Zustände im täglichen Austausch mit anderen Menschen – in den Transaktionen, wie Berne es nannte – weitgehend konstruktiv einzusetzen. Als wesentliche Grundlage für psychische Gesundheit und Stabilität wird ein starkes, gut funktionierendes Erwachsenen-Ich angesehen. Berne war der Meinung, daß viele emotionale Probleme daraus entstehen, daß Menschen sich wiederholt in destruktiven Transaktionen miteinander verfangen. Damit drücken sie, wenn auch unbewußt, negative Aspekte ihres Eltern- und Kinder-Ichs aus und rufen bei dem jeweiligen Gegenüber gleichfalls negative Reaktionen hervor.

Diese negativen Spiele, wie Berne die destruktiven Transaktionen bezeichnete, beeinflussen nicht zuletzt auch den Lebenslauf eines jeden Menschen. Mehr oder weniger bewußt entwerfe nämlich jeder Mensch bereits in der Kindheit eine Art Lebensplan, nach dem er sich richtet und der alle späteren Entscheidungen beeinflußt.

Wann hilft diese Therapie?

▶ Die Transaktionsanalyse eignet sich besonders für Menschen, die sich nur schwer durchsetzen können, die sich ständig selbst Knüppel zwischen die Beine werfen und die jede Beziehung zerstören – kurz für Menschen, von denen man sagen kann, daß sie selbst ihr schlimmster Feind sind.

Die klaren, leicht verständlichen Methoden kommen vielen entgegen, die eine schnelle Hilfe bei speziellen Problemen brauchen. Enttäuschung kann sie allerdings bei Menschen hervorrufen, die tieferes Verständnis oder mehr Selbsterkenntnis suchen.

Besuch beim Therapeuten

Zu Beginn wird der Therapeut den Patienten nach dem angestrebten Ziel fragen und dieses genau definieren. Die gesamte Therapie wird in Form von sogenannten Therapieverträgen organisiert. Patient und Therapeut legen gemeinsam kurzfristige und langfristige Ziele fest, die mit der Behandlung erreicht werden sollen. Auf diese Weise fördert die Transaktionsanalyse die eigenverantwortliche Mitarbeit des Patienten bei der Bewältigung seiner Probleme.

Der Therapeut wird dem Patienten vermitteln, wie das Eltern-, Erwachsenen- und Kinder-Ich aufeinander einwirken und in welcher Weise sie die Beziehungen zu anderen Menschen beeinflussen. Dadurch soll der Patient in die Lage versetzt werden, negative Transaktionen in konstruktive umzuwandeln.

Die Transaktionsanalyse findet meist in Gruppen statt, und der Therapeut spielt dabei eine aktivere Rolle als in der Psychoanalyse. Er konzentriert sich hauptsächlich auf das Verhalten des Patienten sowie auf die Art, in der dieser seine Beziehungen zu den Mitmenschen gestaltet, und versucht nicht, die tieferliegenden und verborgenen Aspekte der Persönlichkeit zu erforschen.

Standpunkt der Schulmedizin

Die Transaktionsanalyse ist eine leicht zugängliche Therapie, die die komplizierte Sprache der Psychoanalyse vermeidet und dadurch wesentlich mehr Menschen psychische Hilfestellung geben kann.

TRAUBENKUR

Eine Traubenkur machen heißt morgens, mittags und abends Trauben essen – möglichst nur Trauben, davon aber soviel, wie man will oder, besser gesagt, kann. Diese Kur sollte man 1 Woche lang durchhalten, wer gesund ist, darf sich auf diese Weise auch 2 Wochen lang ernähren. Eine Traubenkur kann eine Art Notbremse sein, wenn der Zeiger der Waage immer weiter nach oben klettert. In erster Linie aber gilt sie als gesundheitsfördernd, weil sie tiefgreifend entschlackt. Ihr Vorteil gegenüber dem FASTEN ist, daß man bei dieser Kur aktiv bleiben kann. Trauben enthalten nämlich einen wichtigen Energielieferanten, den reinen Traubenzucker. Außerdem nimmt man zugleich wichtige, die Vitalität steigernde MINERALSTOFFE wie Eisen, Calcium, Magnesium, Phosphor und Kupfer sowie die Vitamine A, B und C zu sich.

Traubenkuren können bei GICHT und RHEUMA Erleichterung bringen und bei NIEREN- und BLASENBESCHWERDEN sowie bei Erkrankungen der Leber und Galle hilfreich wirken.

Wer eine reine Traubenkur nicht verträgt, kann einige Scheiben Knäckebrot dazu essen oder die Trauben mit JOGHURT, Quark, Käse, magerem Fleisch (am besten Geflügel), Salat oder Gemüse kombinieren.

TRAUER

Der Tod eines geliebten Menschen bringt oft großes Leid mit sich – eine Erfahrung, auf die man in unserer modernen Gesellschaft nur unzulänglich vorbereitet ist. Über den Tod wird selten gesprochen und jeder Gedanke daran möglichst verdrängt. Kaum jemand erlebt persönlich mit, wie ein anderer stirbt, weil schwerkranke und ältere Menschen meist in professionelle Obhut gegeben werden. Nur wenige Menschen sterben heute noch in ihren eigenen vier Wänden.

Frühere Generationen hatten ein anderes Verhältnis zum Tod. Wenn ein Familienmitglied im Sterben lag, versammelten sich Kinder und Erwachsene der Großfamilie um sein Bett und erlebten den Tod des betagten Großvaters, des fiebernden Kleinkindes oder des tuberkulösen Heranwachsenden unmittelbar mit. Bis zur Beerdigung blieb der Tote in seinem Bett aufgebahrt, und die erwachsenen Familienangehörigen hielten reihum Totenwache. Man hielt auch die überlieferten Trauerrituale ein: Die Hinterbliebenen kleideten sich schwarz und zogen sich aus der Öffentlichkeit zurück. Mögen sich hinter diesen Äußerlichkeiten auch oft Angst und Heuchelei verborgen haben, so zwang das unmittelbare Erleben des Sterbens doch, sich zumindest Gedanken über den Tod zu machen.

Heute wird man mit dem Tod meist erst als Erwachsener konfrontiert und erlebt das Sterben eines nahestehenden Menschen in einem unpersönlichen Krankenzimmer. In-

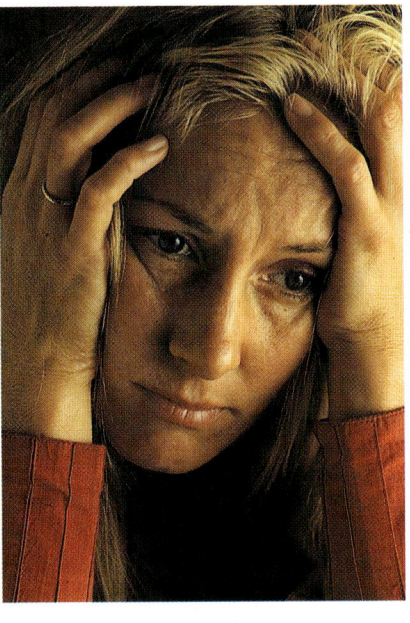

Gefühle der Trauer und des Schmerzes sollte man nicht unterdrücken, sondern ihnen Raum und Zeit geben, um sie angemessen verarbeiten zu können. Wer seine Trauer unterdrückt, läuft Gefahr, an Leib und Seele krank zu werden.

nerhalb von Tagen kehrt dann bei den Hinterbliebenen der normale Alltag zurück. Der Beruf stellt seine Anforderungen. Kollegen, Bekannte und Freunde vermeiden es, den Verstorbenen zu erwähnen, und die Trauernden zwingen sich dazu, ihr Leben weiterzuführen, als ob nichts geschehen wäre. Doch die Gefühlsreaktionen laufen nach bestimmten Gesetzmäßigkeiten ab, denen man folgen sollte, bevor man den Blick wieder ausschließlich nach vorn richtet. Wenn man alle emotionalen Regungen, die der Verlust eines geliebten Menschen auslöst, unterdrückt und sich nicht ausreichend Zeit nimmt, um die Trauer zu verarbeiten, kann man psychisch und physisch krank werden. Witwen neigen dann offenbar verstärkt zu Brustkrebs, Männer, die ihre Frau verloren haben, erleiden häufiger Herzanfälle.

Verwandte und Freunde können dem Trauernden mit Gesprächen Trost und Hilfe geben. Denn selbst wenn ein 95jähriger Vater stirbt und man schon längere Zeit damit gerechnet hat, kann das Gefühl des Verlustes für den 75jährigen Sohn oder die 60jährige Tochter sehr groß sein.

Der Tod eines nahestehenden Menschen ist jedoch nicht der einzige Verlust, den man angemessen verarbeiten muß. Frauen, die eine Fehl- oder Totgeburt hatten oder denen die Gebärmutter oder eine Brust entfernt wurde, empfinden oft ein nicht minder

schmerzliches Gefühl. Ebenso kann ein Mensch, der einen Arm oder ein Bein verloren hat, durch diesen Verlust schwer getroffen werden. Ähnliche Verlust- und Trauergefühle stellen sich auch bei Menschen ein, die ihre Heimat, ihr Zuhause oder ihre Arbeit verloren haben.

Was kann man selbst tun?

▶ Man sollte seinen Schmerz nicht mit Schlaftabletten oder Beruhigungsmitteln betäuben. Vielmehr sollte man sich erlauben zu trauern und der Trauer Zeit geben, selbst wenn es viele Monate dauert.

Familienangehörige oder Freunde vermeiden es oft, über den Toten zu sprechen, weil sie unsicher sind, ob der Trauernde das Bedürfnis hat, über seinen Verlust und die damit verbundenen Gefühle zu reden. Daher sollte man von sich aus das Gespräch suchen.

Nicht alles, was die Beziehung zu dem Verstorbenen ausgemacht hat, ist verloren. Die Erinnerung an glückliche Zeiten und an gemeinsame Erlebnisse bleibt.

Was der Heilpraktiker rät

Im Mittelpunkt der Trauerarbeit steht die Aufgabe, sich mit der Endgültigkeit des Todes abzufinden. Ein BERATUNGSGESPRÄCH kann dabei eine wichtige Rolle spielen. Hier findet man einen verständnisvollen Zuhörer, der sich Zeit nimmt. Der Betroffene hat die Möglichkeit, ausführlich über das Geschehene und seine Gefühle zu sprechen.

Durch einfühlsames Fragen kann ein Berater den Trauernden an Gefühle heranführen, die für diesen nicht einfach zu akzeptieren sind. Eine erste Reaktion ist oft, den Tod nicht wahrhaben zu wollen. Meist geht diese Phase schnell vorüber. Sie kann aber andauern und sich zu einer Zwangsvorstellung entwickeln: Die Kleidung des Toten wird jahrelang aufbewahrt, sein Zimmer bleibt unangetastet.

Ein nächstes Stadium ist häufig Zorn. Er richtet sich gegen den Arzt, der keine Wunder vollbracht hat, gegen Verwandte, weil sie noch am Leben sind, oder gegen den Toten selbst, weil er sich Gefahren ausgesetzt und einen im Stich gelassen hat. Manche sind so in diesem Zorn gefangen, daß sie für den Rest ihres Lebens einen tiefen Groll hegen. Der Zorn kann mit der Zeit aber auch Schuldgefühle verursachen, ebenso die Vorstellung von einem tatsächlichen oder eingebildeten Versagen im Umgang mit dem Verstorbenen. In diesem Fall veranlaßt der Verlust eines Menschen den Hinterbliebenen oft, Gelder für wohltätige Zwecke zu sammeln oder sich für Gesetze oder Sicherheitsbestimmungen zu engagieren, die ähnliche

Todesfälle verhindern sollen. Hektische Aktivität läßt zwar scheinbar die Zeit schneller vergehen, sie überdeckt aber die wichtige Phase der Trauer und Niedergeschlagenheit, in der man das Ausmaß des Verlustes erkennt und akzeptiert. Durch diese Phase muß man hindurch, wenn man seine Lebensfreude wiedergewinnen will.

HOMÖOPATHIE Homöopathische Heilmittel stehen in dem Ruf, bei den unmittelbaren Folgen der Trauer wie auch den daraus entstehenden Langzeitproblemen besonders wirkungsvoll zu sein. *Arnica* verschreibt man bei einem plötzlichen SCHOCK und wenn der Betroffene darauf besteht, allein gelassen zu werden. *Ignatia* wird verabreicht, wenn jemand vor Schmerz hysterisch reagiert. Wenn dem Trauernden häufig kalt ist, er unsicher auf den Beinen steht und ANGST und Vorahnungen hat, kann man es mit *Aconitum* versuchen.

MASSAGE Wenn jemand das Bedürfnis nach Körperkontakt hat, kann ihm eine behutsame Massage helfen.

Standpunkt der Schulmedizin

Man sollte niemals vergessen, daß Trauer nach dem Verlust eines geliebten Menschen etwas völlig Normales ist. Darum ist es auch wichtig, die schmerzhaften Regungen zuzulassen und zu akzeptieren. Jede Therapie, die den Prozeß des Trauerns unterbinden oder abkürzen möchte, könnte auf lange Sicht der körperlichen und seelischen Gesundheit des Betroffenen schaden.

TRINKWASSER-FLUORIDIERUNG

Sowohl unter Ärzten wie auch unter Heilpraktikern sind die Meinungen gespalten, ob man das Trinkwasser mit löslichen Fluoriden anreichern soll, um ZAHN- UND ZAHNFLEISCHBESCHWERDEN vorzubeugen. Und inzwischen treten immer mehr Bürgerinitiativen auf den Plan, die sich gegen eine Trinkwasserfluoridierung wenden, weil sie sie als eine unannehmbare Zwangsmaßnahme verurteilen, der sich niemand entziehen kann.

Fluoride sind chemische Verbindungen, die das Element Fluor enthalten. Die Befürworter der Fluoridanreicherung vertreten die Ansicht, daß Fluoride der Kariesbildung bei Kindern vorbeugen. Die Gegner indes argumentieren, daß bisher keine einzige Laboruntersuchung bewiesen habe, daß die Fluoridierung des Trinkwassers allein den Zahnverfall verhüte oder eindämme, ja nicht einmal, daß Fluor unschädlich sei.

In der Natur kommen Fluoride in vulkanischen Gasen vor. Sie sind außerdem im menschlichen und tierischen Organismus und in den meisten Nahrungsmitteln enthalten, besonders in Fisch sowie in vielen Pflanzen, z. B. in Tee, die auf fluoridreichen Böden angebaut werden. Dennoch ist bislang unklar, welche Aufgabe Fluoride im Organismus erfüllen.

Die Fluoridmenge, die in manchen Gebieten dem Trinkwasser zugesetzt wird, ist vergleichsweise gering, nämlich 1 Teil Fluorid auf 1 Mio. Teile Wasser. Zuviel Fluorid kann bei Kindern die Zähne für immer verfärben.

Warnung Eine hohe Fluoridaufnahme kann gefährlich, u. U. sogar tödlich sein. Man muß darauf achten, daß Kinder nicht fluoridhaltige Zahnpasta essen, weil sie durch entsprechende Zusätze süß schmeckt.

TROCKEN-BÜRSTEN

Mit dem Namen Kneipp verbindet man meist Wasseranwendungen, doch auch das Trockenbürsten ist ein fester Bestandteil der KNEIPP-THERAPIE. Dabei wird kein thermischer, sondern ein mechanischer Reiz auf die Haut ausgeübt, die dadurch stärker durchblutet wird. Vor allem bei RHEUMA kann das Trockenbürsten spürbare Linderung bringen. Aber auch wer nur etwas für seine Haut tun und seinen Kreislauf anregen möchte, kann zur Bürste greifen. Er wird sich nach einer Bürstenmassage frisch und aktiv fühlen.

Man nimmt eine nicht zu harte Bürste, die die Haut nicht verletzt, oder einen Luffahandschuh. Zwei Regeln sollte man beim Trockenbürsten beachten:

Man bürstet immer nur einen Teil des Körpers, entweder den Ober- oder den Unterkörper, denn die Maßnahme soll erfrischen und nicht überanstrengen oder ermüden.

Die Bürstenmassage wird in Strichen zum Herzen hin ausgeführt. Man beginnt mit dem linken Arm und bürstet von der Hand aus innen am Arm aufwärts, dann auf dem Handrücken beginnend die Oberseite des Arms entlang zur Schulter. Anschließend wird die Haut in kleinen Kreisen in entgegengesetzter Richtung massiert. Das gleiche wiederholt man am rechten Arm. Schließlich bürstet man noch die rechte und linke Brustseite mit Kreisen im Uhrzeigersinn. Für den Rücken benutzt man am besten eine Stielbürste oder bittet einen Angehörigen um Hilfe. Beim nächstenmal bürstet man dann den Unterkörper, wobei man entsprechend vorgeht. Und wer seine Haut geradezu verwöhnen möchte, reibt sie hinterher mit einem pflanzlichen Hautfunktionsöl ein.

ÜBELKEIT UND ERBRECHEN

Bevor man sich erbricht, ist einem meist erst übel. In manchen Fällen bleibt es auch bei der Übelkeit, ohne daß ein Erbrechen folgt, das jedoch meistens erleichternd wirkt. Übelkeit und Erbrechen können viele Ursachen haben: Man hat zuviel gegessen, leidet unter REISEKRANKHEIT, MIGRÄNE, SCHWINDEL oder an einer unbehandelten ZUCKERKRANKHEIT. Auch Schwangere neigen in den ersten 3 Monaten verstärkt zu Übelkeit und Erbrechen (siehe SCHWANGERSCHAFTSERBRECHEN). Eine der häufigsten Ursachen aber ist eine LEBENSMITTELVERGIFTUNG. Bakteriell verseuchte Speisen führen zu einer Entzündung der Magen- und Darmschleimhaut. Oft kommt dann zu allem Übel noch ein DURCHFALL hinzu. Anhaltendes Erbrechen kann gefährlich werden, da es meist einen starken Flüssigkeitsverlust zur Folge hat.

Was der Heilpraktiker rät

PFLANZENHEILKUNDE Bei Übelkeit kann ein Aufguß aus Ingwer, Kamille und/oder Pfefferminze Linderung bringen. Helfen können eventuell auch Melisse, Gänsefingerkraut und HEILERDE.

HOMÖOPATHIE Wenn der Patient zu Erbrechen neigt und sich dabei sehr elend fühlt, kann *Ipecacuanha* verordnet werden, vorausgesetzt, die Zunge ist nicht belegt. Wenn die Beschwerden nach einem fetten Essen bei weinerlichen Menschen auftreten, die sich im Freien besser fühlen, gibt man *Pulsatilla*. Bei Übelkeit mit Speichelfluß und Schweißausbrüchen kann A*pomorphinum hydrochloricum* Linderung bringen. *Colchicum* hilft bei heftigen Magenschmerzen mit Erbrechen von Galle und Schleim, wenn schon der Geruch von Speisen Brechreiz verursacht, die Gelenke schmerzen und man zittert. *Nux vomica* hilft bei Übelkeit und Erbrechen nach Genußmittelmißbrauch.

AKUPRESSUR Man drückt einen Punkt, der drei Fingerbreit oberhalb der inneren Handgelenksfalte auf einer Linie mit dem Mittelfinger liegt, zum Handgelenk hin. Ein weiterer Punkt befindet sich direkt auf dem Magen, genau zwischen Brustbein und Nabel; man preßt ihn fest nach innen.

Standpunkt der Schulmedizin

Erbrechen bei einer unkontrollierten Zuckerkrankheit muß mit Insulin behandelt werden. Bis ein Arzt kommt, gibt man viel Flüssigkeit. Ist die Ursache bekannt, kann das Erbrechen mit Medikamenten unter Kontrolle gebracht werden.

Gesund bleiben – trotz Streß

Bei dem Begriff Streß denken die meisten Menschen an einen überlasteten Manager, der von Termin zu Termin hetzt, durch hohen Blutdruck gefährdet ist und früher oder später ein Magengeschwür bekommt. Doch unter Streß leidet auch das junge Paar, das seine Hochzeit vorbereitet, die Mutter, die mit ihrem Baby gerade aus dem Krankenhaus nach Hause gekommen ist, oder der frischgebackene Rentner, der nach einem arbeitsreichen Leben plötzlich jede Menge Zeit hat. Jeder, in dessen Leben eine einschneidende Veränderung eintritt oder an den hohe Anforderungen gestellt werden, steht unter Streß. Wenn man lernt, richtig damit umzugehen, muß Streß kein Risiko für die Gesundheit sein.

Streß ist ein Bestandteil des täglichen Lebens, dem keiner entgeht. Doch entgegen einer weitverbreiteten Auffassung muß Streß nicht zwangsläufig negativ sein oder krank machen. Wenn man mit den privaten und beruflichen Herausforderungen richtig umgeht, können sie die Würze des Lebens sein. Sie können die Vorstellungskraft beflügeln und zu oftmals ungeahnten Leistungen anspornen. Und glücklich und erfolgreich sind meist diejenigen, die gelernt haben, ein hohes Maß an Streß zu bewältigen, ohne sich davon erdrücken zu lassen. Wer dagegen ständig unter Druck steht und wem die Probleme über den Kopf wachsen, der leidet unter Streß und empfindet ihn als negativ.

Wie der einzelne auf Herausforderungen reagiert und mit Streß umgeht, hängt nicht nur von seiner Persönlichkeitsstruktur ab. Faktoren wie der allgemeine Gesundheitszustand, Erfahrungen, die man in ähnlichen Situationen bereits gemacht hat, sowie der Rückhalt, den man bei Freunden und in der Familie findet, spielen ebenfalls eine wichtige Rolle. Und wer das Gefühl hat, die jeweilige Herausforderung bewältigen zu können, reagiert auch nicht unbedingt negativ auf den damit verbundenen Streß.

Grundsätzlich bedeutet jede positive wie negative Verän-

derung im bisherigen Leben, jede Situation, die man meistern muß, Streß. Es gibt zwar kein Patentrezept, wie man am besten damit umgeht, doch kann das folgende, von Streßexperten entwickelte Vierpunkteprogramm manchen wertvollen Hinweis geben.

Die Zeichen erkennen

Streß betrifft immer den ganzen Menschen – seinen Körper, seinen Geist, seine Gefühle und sein Verhalten. Daher gibt es eine ganze Reihe unterschiedlicher Anzeichen dafür, daß man unter Streß steht. Typisch sind NACKENSCHMERZEN, RÜCKENSCHMERZEN, KOPFSCHMERZEN, ZÄHNEKNIRSCHEN, ein Kloß in der Kehle, hohes oder nervöses Lachen, Zittern, ein TICK und nervöses Blinzeln. Diese Symptome sind meist Folge einer verstärkten Muskelanspannung. Unternimmt man nichts dagegen, können sich daraus ernsthaftere Beschwerden entwickeln: hoher BLUTDRUCK, MIGRÄNE, VERDAUUNGSSTÖRUNGEN oder REIZDARM. Andere Anzeichen von Streß sind ein schneller Puls, HYPERVENTILATION, HERZKLOPFEN, SCHWITZEN, ein trockener Mund und Schluckbeschwerden. Streßgeplagte leiden auch häufig unter SCHLAFLOSIGKEIT oder anderen SCHLAFSTÖRUNGEN, Ohnmachtsanfällen (siehe OHNMACHT), SCHWINDEL, Schwächeanfällen und Energiemangel.

Die geistig-seelischen Auswirkungen von Streß sind Konzentrationsschwäche, eine unbestimmte und unerklärliche ANGST, Reizbarkeit sowie ein Wechsel zwischen Phasen, in denen man alles perfekt machen will, und Zeiten, in denen man lethargisch ist und unter DEPRESSIONEN leidet. Wer unter Streß steht, neigt häufig auch zu selbstzerstörerischem Verhalten, das sich darin äußert, daß man übermäßig ißt und trinkt, sich eine Zigarette an der anderen ansteckt oder leichtfertig zu Beruhigungsmitteln greift.

Die Ursachen feststellen

Macht sich eines oder mehrere dieser Symptome bemerkbar, sollte man versuchen herauszufinden, welche Faktoren die Auslöser sind. Ein Streßfaktor kann alles sein, was einen Menschen aus dem Gleichgewicht wirft, Anforderungen an ihn stellt oder eine Veränderung in seinem bisherigen Leben mit sich bringt – selbst wenn die Belastung nur von kurzer Dauer ist.

Streßfaktoren können psychischer Natur sein – Sorgen, wie man die Hypothek bezahlen oder sein Arbeitspensum bewältigen soll, ständige Auseinandersetzungen, die das häusliche Klima vergiften, Angst vor einer Krankheit –, sie können aber auch von außen kommen, wie Lärm, Umweltverschmutzung, der Stau auf dem Weg zum Arbeitsplatz oder die Hektik eines Großraumbüros.

Das Leben in unserem Jahrhundert und speziell in den Industriestaaten ist allgemein von mehr Streßfaktoren geprägt als in früheren Zeiten. Der Mensch wechselt häufiger Wohnraum und Arbeitsplatz, er löst schneller bestehende familiäre Bindungen und geht auch rascher wieder neue ein. Man überbrückt in kürzester Zeit weite Strecken, bringt durch die Zeitverschiebung seine innere Uhr durcheinander und belastet seinen Organismus durch den raschen Wechsel in fremde Klimazonen. Ferner wird der Mensch heute mit einer ansteigenden Flut von Informationen bombardiert, die er nicht mehr verarbeiten kann.

Um den persönlichen Streßfaktoren auf die Spur zu kommen, sollte man eine Liste aller Belastungen aufstellen, denen man augenblicklich ausgesetzt ist. Aber auch erfreuliche Ereignisse sollten darin aufgenommen werden, denn sie können genauso Streß erzeugen wie unangenehme Dinge und Geschehnisse. So bringt ein Baby zwar Freude ins Haus, bedeutet aber auf der anderen Seite eine häufig unterbrochene Nachtruhe, veränderte Familienverhältnisse, neue Ausgaben und Sorgen sowie einen anderen Ablauf der häuslichen Routine. Und ein Urlaub, fern von zu Hause, lenkt zwar vom Alltag ab, kann aber durch die Umstellung auf die neuen Eindrücke und Umstände ebenfalls ein Streßfaktor sein.

Die Reaktionen beobachten

Ein und derselbe Streßfaktor kann sich bei jedem Menschen anders auswirken, und auch der einzelne kann auf dieselbe Situation zu verschiedenen Zeiten unterschiedlich reagieren. Die drei grundsätzlichen Reaktionsmöglichkeiten auf Streß sind Kämpfen, Flüchten und Sich-treibenlassen. Jede dieser drei Möglichkeiten kann in bestimmten Situationen sinnvoll sein. Schwierigkeiten treten erst dann auf, wenn man immer nach dem gleichen Muster reagiert, obwohl eine andere Reaktion zu besseren Ergebnissen führen würde.

Im folgenden werden die typischen Kennzeichen der drei möglichen Streßreaktionen beschrieben, so daß man seine eigenen Reaktionen leicht einordnen kann. Stellt man fest, daß man auf die Streßsituationen, die man aufgelistet hat, fast immer nach dem gleichen Muster reagiert, sollte man nach Alternativen suchen und diese dazuschreiben. Gleichzeitig kann man sich für jede Reaktion die möglichen Folgen überlegen. Erscheinen sie vorteilhaft, fällt es leichter, sie in die Praxis umzusetzen.

Kämpfen Die Kämpfernatur stellt sich den Herausforderungen und Problemen ganz bewußt und direkt – manchmal sogar schon, bevor sie überhaupt aufgetaucht sind. Dieser Reaktionstyp wirkt meist energiegeladen, ehrgeizig und konfliktfreudig. Oft handelt es sich hierbei um Erfolgsmenschen, die sich permanent zu besseren Leistungen antreiben. Andererseits sind sie leicht reizbar und werden ungeduldig, wenn sie mit andersgearteten Naturen zu tun haben. Normalerweise können sich diese Menschen nur schwer entspannen und neigen zu HERZKRANKHEITEN.

Neben diesem äußerlich sichtbaren Kampf gibt es auch ein inneres Kämpfen gegen die Probleme. Menschen, die zu dieser Reaktion neigen, erscheinen äußerlich nicht als aggressiv, sondern eher als emotionslos, methodisch und selbstbeherrscht. Sie halten ihre Art, die Dinge anzupacken und Probleme zu lösen, für richtig und wehren sich u. U. gegen jeden Änderungsvorschlag. Dieses Verhalten kann zu Gesundheitsproblemen im Magen-Darm-Bereich führen.

Flüchten Wer nach diesem Muster reagiert, versucht, Problemen möglichst aus dem Weg zu gehen. Er redet sich ein, es gebe keine Probleme, oder überläßt sie anderen. Ein solcher Mensch ist im besten Fall vorsichtig, möglicherweise aber auch unfähig, sein Leben in den Griff zu bekommen, und abhängig von anderen.

Wann macht Streß krank?

Anfang der 70er Jahre fanden die beiden amerikanischen Streßexperten Thomas Holmes und Richard Rahe heraus, daß verschiedene Streßfaktoren, denen man im Lauf des Lebens ausgesetzt sein kann, den Gesundheitszustand negativ beeinflussen können.

Um zu erfahren, wie gefährdet man ist, addiert man die Punkte der nachstehend aufgeführten Ereignisse, die man während der letzten 12 Monate erlebt hat. Bei einer Gesamtpunktzahl von über 150 beträgt die Wahrscheinlichkeit einer Gesundheitsverschlechterung in naher Zukunft 50 %. Bei über 300 Punkten steigt die Wahrscheinlichkeit auf 90 % an, immer vorausgesetzt, man hat nicht wirksame Maßnahmen gegen den Streß ergriffen.

Tod des Ehepartners	100
Scheidung	73
Trennung vom Ehepartner	65
Inhaftierung oder Unterbringung in einer Anstalt	63
Tod eines nahen Verwandten	63
Schwere Verletzung oder Krankheit	53
Heirat	50
Verlust des Arbeitsplatzes	47
Versöhnung mit dem Ehepartner	45
Ausscheiden aus dem Beruf	45
Gesundheitliche Probleme eines Familienmitglieds	44
Schwangerschaft	40
Sexuelle Probleme	39
Geburt eines Kindes	39
Berufliche Veränderung (z. B. Stellenwechsel)	39
Veränderung der finanziellen Lage	38
Tod eines engen Freundes	37
Neues Arbeitsgebiet	36
Eheliche Auseinandersetzungen	35
Hohe Verschuldung	31
Zwangsvollstreckung bei einem Kredit	30
Veränderte Stellung in der Arbeitshierarchie	29
Sohn oder Tochter verläßt das Haus	29
Schwierigkeiten mit Verwandten	29
Außergewöhnlicher persönlicher Erfolg	28
Ehepartner beginnt oder beendet Berufstätigkeit	26
Anfang oder Ende einer Ausbildung	26
Änderung der Lebensbedingungen	25
Änderung persönlicher Gewohnheiten	24
Ärger mit dem Chef	23
Änderung der Arbeitszeit oder -bedingungen	20
Wohnungswechsel	20
Schulwechsel	20
Änderung des Freizeitverhaltens	19
Änderung der kirchlichen Aktivitäten	19
Änderung der sozialen Aktivitäten	18
Niedrige bis mittlere Verschuldung	17
Veränderung der Schlafgewohnheiten	16
Änderung in der Häufigkeit der Familientreffen	15
Änderung der Ernährungsgewohnheiten	15
Urlaub	13
Vorweihnachtszeit	12
Geringfügige Gesetzesübertretungen	11

Eine ständige Fluchtreaktion führt dazu, daß man niemals seine volle Leistungsfähigkeit kennenlernt und anderen gegenüber seine wahren Gefühle nicht auszudrücken vermag. Man sondert sich ab, zieht sich in sich selbst zurück und verfällt in extremen Fällen in Verzweiflung. Manche Wissenschaftler sind der Meinung, daß eine solche Persönlichkeitsstruktur die Entstehung von KREBS begünstigen kann.

Sich-treiben-lassen In diesem Fall wird ein Streßfaktor ohne Kampf und Fluchtversuch akzeptiert. Man fügt sich in sein Schicksal und läßt sich von augenblicklichen Gefühlen leiten. Einer solchen Persönlichkeit mangelt es an Willenskraft und festen Grundsätzen. Zu eindeutigen Entscheidungen und Handlungen ringt sie sich nur schwer durch. Menschen, die sich nur treiben lassen, sind meist anfälliger für Krankheiten und Unfälle.

Eine ganzheitliche Lösung anstreben

Wer in Zukunft mit Streß vernünftiger umgehen möchte, sollte einen umfassenden Lösungsansatz mit längerfristiger Perspektive entwickeln. Streßexperten bieten dazu ein paar grundsätzliche Richtlinien an:

Jeder sollte seine persönlichen Streßfaktoren und -reaktionen im Alltag aufmerksam beobachten. Um unvermeidlichen Streß besser bewältigen zu können, sollte man für eine ausgewogene Ernährung (siehe ERNÄHRUNG UND GESUNDHEIT), regelmäßiges Körpertraining (siehe SPORT UND TRAINING) und für ausreichend Schlaf sorgen. ENTSPANNUNGS- UND ATEMÜBUNGEN, YOGA oder MEDITATION verhelfen zu seelischem Gleichgewicht. Gefühle sollte man nicht in sich hineinfressen – das macht krank –, sondern sie zum Ausdruck bringen; um das zu lernen, kann eine PSYCHOTHERAPIE, KUNSTTHERAPIE oder BIOENERGETIK helfen. Und wenn man Probleme lösen muß, sollte man Kompromisse schließen und keine einseitigen Lösungen durchzudrücken versuchen. Auch ist es kein Zeichen von Stärke, wenn man jedes Problem allein zu lösen versucht.

Man kann auch eine Art Übersicht über das bisherige Leben zusammenstellen. Sie beginnt mit der Geburt und enthält die einzelnen Stationen des Ausbildungs- und Berufswegs, wesentliche Ereignisse wie z. B. Eheschließung und Geburt der Kinder sowie Krisenzeiten und ernsthafte Krankheiten. Weitere Punkte sind der augenblickliche Standort in der persönlichen Entwicklung sowie die Ziele und Wünsche für die Zukunft. Diese Übersicht kann einen ganz neuen Blickwinkel für die gegenwärtigen Probleme eröffnen. Oft ist man sich nämlich gar nicht bewußt, welch hohe Hürden man im Leben bereits überwunden hat. Diese Erfahrung kann sich positiv auf den Umgang mit zukünftigen Streßsituationen auswirken.

Was der Heilpraktiker rät

Am besten beugt man Streß vor und verhindert seine negativen Folgen, wenn man für eine gesunde Lebensweise sorgt. Vermeiden sollte man Zigaretten, Kaffee, Alkohol und Beruhigungsmittel. Sie fördern die Streßsymptome noch zusätzlich. In manchen Fällen wird der Heilpraktiker als Nahrungsergänzung Multivitamin- und Mineralstoffpräparate

empfehlen, da der Organismus gerade in Streßzeiten Nährstoffe schneller verbraucht.

PFLANZENHEILKUNDE Bei Streß können Pflanzen helfen, die entkrampfen und auf das Nervensystem entspannend wirken, so z. B. Baldrian, Hopfen, Hafer, Passionsblume, Melisse und Johanniskraut.

HOMÖOPATHIE Die Behandlung richtet sich nach den individuellen Streßsymptomen. *Ignatia* kann verordnet werden, wenn Streß die Folge eines SCHOCKS, eines Trauerfalls oder eines anderen emotional belastenden Ereignisses ist. Treten Verdauungsprobleme und Gereiztheit wegen Überarbeitung oder gesellschaftlichem Druck auf, kann *Nux vomica* helfen. Wenn man unter Leistungsdruck steht oder sich schwach und deprimiert fühlt, kann *Acidum phosphoricum* helfen.

AUTOGENES TRAINING Es kann dazu beitragen, Spannungen und Streß abzubauen und mit Belastungen besser fertig zu werden.

FUSSREFLEXZONENMASSAGE Vorrangiges Ziel der Behandlung ist, daß der Patient sich entspannt, doch lassen sich mit der Fußreflexzonenmassage auch körperliche Symptome beheben.

HYPNOSETHERAPIE Suggestionen zur Streßbewältigung, die unter Hypnose erfolgen, wirken auch nach der Therapie noch. Mit Techniken zur Selbsthypnose (siehe AUTOSUGGESTION) kann man sich in Streßphasen entspannen.

MASSAGE Eine sanfte Streichmassage verhilft zu Ausgeglichenheit und innerer Ruhe.

MUSIKTHERAPIE Viele Menschen schalten nach einem streßreichen Tag zu Hause bei guter Musik ab. Die Musiktherapie macht sich diese Wirkung zunutze.

T'AI-CHI Durch die langsamen, fließenden Bewegungen sollen Körper, Geist und Seele wieder ins Gleichgewicht kommen, Spannungen abgebaut und der Energiefluß reguliert werden. Man lernt auch, richtig zu atmen. Das betrifft insbesondere das vollständige Ausatmen, bei dem man zu Entspannung und innerer Ruhe findet.

TANZTHERAPIE Als Einzel- oder Gruppentherapie löst die Tanztherapie Verkrampfungen, verhilft zu Entspannung und ermöglicht, angestaute Gefühle freizusetzen.

VERHALTENSTHERAPIE Viele Menschen müssen mühsam lernen, sich zu entspannen. Dazu eignen sich entsprechende Techniken wie YOGA oder AUTOGENES TRAINING. Allerdings muß man sich Zeit dafür nehmen und bewußt vom Alltag abschalten. Ferner muß man lernen, auch bei der Arbeit Grenzen zu setzten und gegebenenfalls nein zu sagen. Ein weiteres Ziel der Verhaltenstherapie kann sein, daß man lernt, mit Problemen anders umzugehen. Es ist ein großer Unterschied, ob man sich wegen einer Sache Sorgen macht oder sie gründlich durchdenkt. Die Ziele dürfen dabei aber nicht zu hoch angesetzt werden, damit sie noch realistisch und vor allem erreichbar sind.

Standpunkt der Schulmedizin

Auch der Arzt wird allgemeine Ratschläge geben, wie man am besten Streß reduziert. Er kann empfehlen, die Arbeitsbelastung zu verringern, mehr Sport zu treiben und Entspannungstechniken zu erlernen. Zur kurzfristigen Erleichterung kann er aber auch Beruhigungsmittel verschreiben.

Dem Streß keine Chance

Die körperlichen und seelischen Folgen hängen nicht nur vom Streßpotential ab, also davon, wie hoch der Streß ist, dem man ausgesetzt ist. Eine nicht weniger entscheidende Rolle spielen die Abwehrkräfte und die Fähigkeit, mit Streßsituationen umzugehen.

Beide Faktoren können mit den nachstehenden Tests gemessen werden, die von amerikanischen Streßpsychologen entwickelt wurden. Mit Test 1 ermittelt man das Streßpotential, dem man momentan ausgesetzt ist. Test 2 zeigt, wie gut man damit fertig wird.

Test 1: Wie hoch ist der Streß?

Nebenstehend sind 10 typische Reaktionen auf Streß aufgeführt. Je nachdem, wie diese Reaktionen empfunden werden, bewertet man sie mit 1 (nicht belastend), 2 (etwas belastend), 3 (belastend), 4 (stärker belastend) oder 5 (sehr belastend). Wer solche Reaktionen in den letzten 6 Monaten bei sich beobachtet hat bzw. für die Zukunft erwartet, kreuzt die Belastungsstärke in der entsprechenden Rubrik an. Anschließend werden die Punkte in beiden Spalten addiert. Über 30 Punkte deuten auf ein problematisches Streßpotential hin, bei über 53 Punkten ist ein Konzept zur Streßbekämpfung nötig.

Reaktion	Vergangenheit					Zukunft				
1 Depression	1	2	3	4	5	1	2	3	4	5
2 Frustration	1	2	3	4	5	1	2	3	4	5
3 Schuldgefühl	1	2	3	4	5	1	2	3	4	5
4 Angst oder Panik	1	2	3	4	5	1	2	3	4	5
5 Verzweiflung	1	2	3	4	5	1	2	3	4	5
6 Orientierungslosigkeit	1	2	3	4	5	1	2	3	4	5
7 Befangenheit	1	2	3	4	5	1	2	3	4	5
8 Gereiztheit und Ärger	1	2	3	4	5	1	2	3	4	5
9 Ruhelosigkeit	1	2	3	4	5	1	2	3	4	5
10 Wehr- und Hilflosigkeit	1	2	3	4	5	1	2	3	4	5

Test 2: Wie geht man mit Streß um?

Um zu testen, ob die persönliche Lebensweise die Widerstandskraft gegen Streß stärkt, kreuzt man an, welche der nebenstehenden 20 Aussagen fast immer (1), meistens (2), manchmal (3), selten (4) oder nie (5 Punkte) zutreffen. Anschließend zählt man die einzelnen Punkte zusammen.

Ein Ergebnis von 45 Punkten oder darunter spricht für eine gesunde Lebensweise und eine entsprechend hohe Widerstandskraft gegen Streß. 45–55 Punkte weisen darauf hin, daß man gegenüber Streßfolgen anfällig ist und in einigen Bereichen seine Lebensweise ändern sollte. Bei über 55 Punkten kann Streß zu einer Gefahr für die Gesundheit werden; eine grundsätzliche Umstellung der Lebensweise ist angebracht.

Wie oft erweisen sich folgende Aussagen als richtig?	Fast immer	Meistens	Manchmal	Selten	Nie
1 Meine Gesundheit ist gut	1	2	3	4	5
2 Mein Einkommen ist ausreichend	1	2	3	4	5
3 Ich habe kein Übergewicht	1	2	3	4	5
4 Ich gebe und erhalte Zuneigung	1	2	3	4	5
5 Ich kann Ärger und Sorgen äußern	1	2	3	4	5
6 Ich trinke täglich weniger als 3 koffeinhaltige Getränke (Kaffee, Kakao, Cola)	1	1	3	4	5
7 Ich nehme an gesellschaftlichen Aktivitäten teil	1	2	3	4	5
8 Ich esse mindestens eine volle Mahlzeit pro Tag	1	2	3	4	5
9 1mal pro Woche mache ich etwas nur zum Vergnügen	1	2	3	4	5
10 Ich habe im Umkreis von 100 km mindestens einen Verwandten, auf den ich mich verlassen kann	1	2	3	4	5
11 Ich habe während des Tages Zeit für mich	1	2	3	4	5
12 Mindestens 4 Nächte in der Woche schlafe ich 7–8 Stunden	1	2	3	4	5
13 Mein Glaube gibt mir Kraft	1	2	3	4	5
14 Mindestens 2mal in der Woche treibe ich Sport	1	2	3	4	5
15 Ich habe einen Freundes- und Bekanntenkreis	1	2	3	4	5
16 Über Probleme wie Hausarbeit und Geld diskutiere ich mit anderen Familienmitgliedern	1	2	3	4	5
17 Ich habe mindestens einen Freund, mit dem ich über Persönliches reden kann	1	2	3	4	5
18 Ich rauche nicht mehr als 10 Zigaretten am Tag	1	2	3	4	5
19 Ich teile mir meine Zeit gut ein	1	2	3	4	5
20 Ich trinke nur selten Alkohol	1	2	3	4	5

ÜBERDRUCK-THERAPIE

Bei Tauchern hat man beobachtet, daß sie Beschwerden wie leichte KREISLAUFSTÖRUNGEN oder ERKÄLTUNGEN verloren hatten, wenn sie wieder aus dem Wasser kamen.

In 40 m Tiefe, bei einem Überdruck von knapp 40 000 Pascal, nehmen die Zellen des menschlichen Organismus verstärkt Sauerstoff auf und erholen sich dadurch. Gleichzeitig wird aber auch der Stickstoffgehalt im Blut erhöht. Sinkt der Druck ab, entweicht der Stickstoff wieder aus dem Blut. Das darf allerdings nicht zu schnell geschehen, da es sonst zu der sogenannten Taucherkrankheit kommt.

Das Wissen um diese Vorgänge nutzt man auch therapeutisch mit Hilfe von Überdruckglocken, in denen man den Druck steuern und auf diese Weise den Tauchvorgang nachahmen kann. Eine Überdrucktherapie kann sich günstig auf zu niedrigen oder zu hohen BLUTDRUCK, auf Gefäßentzündungen, Gleichgewichtsstörungen und NASENNEBENHÖHLENERKRANKUNGEN auswirken.

ÜBERSINNLICHE THERAPIEN

Menschen, die mit übersinnlichen oder paranormalen Therapien arbeiten, werden meist als Heiler bezeichnet. Zu den übersinnlichen Therapien gehören die CHARISMATISCHE HEILUNG, das Gesundbeten (siehe GESUNDBETER) sowie andere Heilverfahren, bei denen der Patient nicht unbedingt an die Methode des Behandelnden glauben oder aktiv daran teilnehmen muß.

Alle Heiler glauben an die Existenz von Heilkräften – an übernatürliche Kräfte, die von den Heilern geweckt werden, an Naturkräfte, die auf den Patienten übergehen, oder an dem Patienten innewohnende geistige Kräfte, die den Heilungsprozeß bewirken.

Bei den übersinnlichen Therapien gibt es unterschiedliche Ansätze. Manche Heiler sollen Heilkräfte verstärken und sie entweder direkt oder durch ihre Person auf einen Patienten leiten können. Zu diesen Therapien gehören die GEISTHEILUNG, das HANDAUFLEGEN, die FERNHEILUNG oder Gebete für den Kranken.

Eine andere Seite der übersinnlichen Therapien ist die Diagnosestellung durch außersinnliche Wahrnehmung. Darunter fällt jede Wahrnehmung, die über die fünf Sinne – Hören, Sehen, Fühlen, Schmecken und Riechen – hinausgeht. In der Radiästhesie

(siehe MAGNETISMUS) und bei ähnlichen Therapien verwendet man bestimmte Geräte, um die außersinnlichen Wahrnehmungen für die Diagnose und die Behandlung von Krankheiten zu erschließen.

ÜBER-WÄRMUNGS-THERAPIE

FIEBER ist ein Symptom, das immer dann auftritt, wenn der Körper mit einer Krankheit kämpft. Wenn der Körper seine Temperatur erhöht, wird es den krankheitserregenden Bakterien buchstäblich zu heiß, sie können sich nicht weiter vermehren bzw. sterben ab. Insofern ist es kein gutes Zeichen, wenn ein Mensch kein Fieber mehr bekommt, denn das bedeutet, daß das Immunsystem nicht mehr wie gewünscht reagiert. In der Naturheilkunde setzt man deshalb gezielt die Überwärmung als Heilmaßnahme ein.

Die einfachste Methode, die Körpertemperatur zu erhöhen oder, wenn man will, Fieber zu erzeugen, ist das Überwärmungs- oder Schlenzbad. Seine Erfinderin, Maria Schlenz, wendete auch heiße WICKEL für eine lokale Überwärmung an.

Für das Überwärmungsbad legt man sich in normal temperiertes Badewasser und läßt innerhalb von 15 Minuten soviel heißes Wasser nachlaufen, daß die Temperatur auf 39 °C ansteigt. Wichtig ist, daß man auch den Kopf unter Wasser taucht und nur Mund und Nase hinausschauen läßt. Dadurch wird der Kopf gut durchblutet, und man muß nicht befürchten, daß man in OHNMACHT fällt. Man bleibt etwa 1 Stunde im Wasser, wobei die Wassertemperatur bei 39 °C gehalten werden sollte.

Nach dem Bad packt man sich warm ein, geht ins Bett und schwitzt 1 Stunde. Danach reibt man sich warm ab und zieht trockene Kleidung an. Man wird feststellen, daß man sich nach einem solchen Überwärmungsbad spürbar besser fühlt.

Wann hilft diese Therapie?

▶ Man kann 2–3mal wöchentlich ein Überwärmungsbad nehmen, wenn man chronische Beschwerden wie RHEUMA, Nervenentzündungen, Durchblutungs- und KREISLAUFSTÖRUNGEN lindern möchte. Kräuterzusätze im Badewasser können die Wirkung noch verstärken.

Auch in der Krebstherapie wird die Überwärmung angewendet, weil Krebszellen bei über 42 °C nicht mehr lebensfähig sind. Da es schwierig ist, den Organismus so stark zu

erhitzen, kombiniert man die Überwärmungstherapie mit anderen. Zytostatika (Medikamente, die das Zellwachstum hemmen) z. B. wandern verstärkt in überwärmte Körperregionen. Überwärmt man also gezielt das Tumorgewebe, braucht man weniger Zytostatika und kann die unangenehmen Nebenwirkungen auf den Organismus verringern.

ULTRASCHALL

Ultraschall – Schallwellen, deren Frequenzen oberhalb der Hörgrenze des menschlichen Ohrs liegen – wird sowohl zu diagnostischen als auch zu therapeutischen Zwecken eingesetzt. Die Schallwellen werden produziert, indem man einen Quarzkristall in ein elektrisches Feld bringt, so daß er mit hoher Frequenz zu schwingen anfängt.

Eine Ultraschallbehandlung wird hauptsächlich bei SPORTVERLETZUNGEN, VERSTAUCHUNGEN und Muskelzerrungen vorgenommen. Sie bewirkt, daß weiches Körpergewebe und Knochen schneller heilen und daß Schmerzen gelindert werden, weil der Ultraschall die Weiterleitung der Nervenimpulse beeinflußt.

Im diagnostischen Bereich verwendet man Ultraschall, um Bilder von inneren Organen und Gewebe zu erzeugen. Sie entstehen durch das Echo, das die Schallwellen zurückwerfen. Man kann auf diesen Bildern z. B. den Zustand des Herzens erkennen oder das Wachstum eines Embryos im Mutterleib verfolgen.

UNFRUCHT-BARKEIT

Von Unfruchtbarkeit spricht man, wenn ein Paar Schwierigkeiten hat, ein Kind zu bekommen. In den meisten Fällen ist es korrekter, von einer verminderten Fruchtbarkeit zu sprechen, denn bei vielen Paaren geht der Kinderwunsch früher oder später doch noch in Erfüllung. Heute hat etwa jedes zehnte Paar Schwierigkeiten mit der Empfängnis. Manche Frauen brauchen von Natur aus etwas länger, bevor sie schwanger werden. Man diagnostiziert daher erst dann Unfruchtbarkeit, wenn ein Paar mindestens ein Jahr lang regelmäßig Geschlechtsverkehr ohne Verhütungsmittel gehabt hat und keine SCHWANGERSCHAFT eingetreten ist.

Viele Faktoren können die Fruchtbarkeit eines Paares beeinträchtigen: RAUCHEN, zuviel Alkohol (siehe ALKOHOLISMUS), Krankheit und körperliche Anstrengung können ebenso eine Rolle spielen wie Sorgen, STRESS und ÄNGSTE. Bei etwa 25 % aller Fälle kann der Arzt keine Ursachen für die Unfruchtbarkeit feststellen. Bei den übrigen liegen die Gründe zu gleichen Teilen beim Mann, bei der Frau und bei beiden gemeinsam.

Die natürliche Befruchtung

Bei den meisten Frauen produziert einer der beiden Eierstöcke etwa in der Mitte eines jeden Menstruationszyklus ein Ei, das dann durch den Eileiter in die Gebärmutter wandert. Damit eine Schwangerschaft zustande kommt, muß das Paar kurz vor oder kurz nach dem Eisprung Geschlechtsverkehr haben. Die Spermien des Mannes gelangen von der Scheide durch den Muttermund – den Muskel am Eingang der Gebärmutter – in die Gebärmutter und die Eileiter. Hier befruchtet eine der Samenzellen das Ei, das sich dann in der Gebärmutterschleimhaut einnistet und dort zu einem Embryo entwickelt.

Unfruchtbarkeit: Was tun, was lassen?

● Allgemein für eine gute Gesundheit sorgen.
● Auf eine ausgewogene Ernährung achten, sich ausreichend bewegen – sehr sportliche Frauen sollten allerdings eher etwas zurückschrauben –, für genügend Schlaf sorgen und sich Ruhe und Entspannung gönnen.
● Frauen können ihre fruchtbaren Tage herausfinden, indem sie morgens vor dem Aufstehen als erstes ihre Temperatur messen. Mit dem Eisprung steigt die Temperatur um 0,2–0,5 °C an. Etwa 2–3 Tage vor und nach einem Eisprung ist eine Empfängnis möglich.
● Bei Männern mit sehr wenigen Samenfäden hilft es manchmal, mehrmals täglich kaltes Wasser über die Hoden zu gießen. Zu hohe Temperaturen vermindern die Spermienproduktion.

Da das Ei nur etwa 36 Stunden nach dem Eisprung und die Spermien nur etwa 2–3 Tage leben, ist eine Empfängnis nur innerhalb einer kurzen Zeitspanne möglich. Eine Frau wird am ehesten schwanger, wenn sie 12–24 Stunden vor dem Eisprung Geschlechtsverkehr hat. Dieser Zeitpunkt läßt sich am besten feststellen, indem sie regelmäßig morgens die Temperatur mißt und diese Methode der EMPFÄNGNISVERHÜTUNG nutzt, um das Gegenteil zu erreichen.

Oft sind es nur geringfügige körperliche Ursachen, die eine Empfängnis und Schwangerschaft verhindern.

Probleme bei der Frau

Fehlender Eisprung Bei etwa 20 % aller Fälle liegt die Ursache in einem fehlenden oder unregelmäßigen Eisprung der Frau. Gründe können z. B. Hormonstörungen, Eierstockleiden, plötzlicher Gewichtsverlust oder einfach Streß und Sorgen sein.
Zuwenig Gelbkörperhormon Das Gelbkörperhormon (Progesteron) bereitet die Schleimhaut der Gebärmutter darauf vor, das befruchtete Ei aufzunehmen. Produziert der Körper zuwenig Gelbkörperhormon, kann sich das Ei nicht in der Gebärmutter einnisten.
Blockierte Eileiter Eine akute oder frühere Entzündung kann dazu führen, daß einer oder beide Eileiter blockiert sind. Eine Empfängnis ist dann nicht möglich, weil die Samenfäden das Ei nicht erreichen und das Ei nicht in die Gebärmutter wandern kann.
Endometriose Teile der Gebärmutterschleimhaut wachsen um die Eierstöcke und Eileiter herum und verringern dadurch die Wahrscheinlichkeit, daß eine Schwangerschaft eintritt.
Probleme mit dem Muttermundschleim Um den Muttermund herum wird ein zäher Schleim abgesondert, der verhindert, daß Keime in die Fortpflanzungsorgane eindringen. Während des Eisprungs wird der Schleim normalerweise dünner, damit die Spermien nicht blockiert werden. Bleibt der Schleim zäh und verändert sich nicht, kann das Unfruchtbarkeit bedeuten. In seltenen Fällen kann der Schleim einer Frau auch Antikörper enthalten, die den Samen angreifen und vernichten.
Abnormität der Gebärmutter Sie kann die Einnistung des befruchteten Eis verhindern. Die häufigsten Ursachen sind Fibrome (gutartige Geschwülste in der Gebärmutter), Adhäsionen (alte Narben früherer Infektionen in der Gebärmutterschleimhaut) oder eine abnorm geformte Gebärmutter.

Ursachen beim Mann

Abnormität der Spermien Manche Männer haben nur sehr wenige Spermien, oder sie sind abnorm und nicht befruchtungsfähig. Ursachen können verschiedene Krankheiten wie MUMPS, KRAMPFADERN in der Nähe der Hoden, FETTLEIBIGKEIT, zu enge Kleidung oder eine Erwärmung der Hoden sein, wenn man in einer zu heißen Umgebung arbeitet. Streß oder Hormonstörungen beeinflussen ebenfalls die Spermienproduktion. Bei einem von zehn Männern werden Antikörper gebildet, die die Spermien verklumpen lassen.
Probleme mit der Ejakulation Verstopfungen in den Spritzgängen führen ebenfalls zu Unfruchtbarkeit. Bei der sogenannten re-

trograden Ejakulation gelangt der Samen in die Blase statt durch den Penis nach außen. Darunter leiden vorwiegend Zuckerkranke oder Männer nach einer Prostataoperation.

Was der Heilpraktiker rät

Wenn der Arzt festgestellt hat, daß keine organischen Ursachen vorliegen, kann der Heilpraktiker Ratschläge geben, die den allgemeinen Gesundheitszustand verbessern, um die Chancen zu erhöhen, daß eine Schwangerschaft eintritt. Er kann zu einer Ernährungsumstellung raten und zusätzlich Vitamin- und Mineralstoffpräparate verordnen. Heiße und kalte Güsse im Genitalbereich regen die Durchblutung an (vor dem Geschlechtsverkehr sollte man allerdings nicht heiß baden). Bäder in MOORSCHLAMM haben schon unzählige Male das Problem der Unfruchtbarkeit gelöst. Außerdem wird der Heilpraktiker empfehlen, auf Alkohol und Nikotin zu verzichten, für ausreichend körperliche BEWEGUNG zu sorgen und sich genügend Schlaf und Erholung zu gönnen.
PFLANZENHEILKUNDE Küchenschelle, Keuschlamm, Wanzenkraut, Rhabarber und Steinsamen können helfen, den Hormonhaushalt zu regulieren.
AKUPUNKTUR Die Behandlung richtet sich nach der Ursache des Problems. Hilfreich kann auch in vielen Fällen eine MOXABEHANDLUNG sein.
AUTOGENES TRAINING Es kann helfen, wenn die Unfruchtbarkeit auf Streß oder Verspannungen zurückzuführen ist.

Standpunkt der Schulmedizin

Hat ein Paar etwa ein Jahr lang erfolglos versucht, ein Kind zu bekommen, wird der Arzt nach den Ursachen forschen. In den meisten Fällen können sie mit Medikamenten oder einem chirurgischen Eingriff beseitigt werden. Eine Möglichkeit ist auch die Invitro-Befruchtung. Dabei entnimmt man der Frau reife Eier, befruchtet sie in der Retorte mit dem Samen des Mannes und setzt sie anschließend in die Gebärmutter ein.

UNHEILBARE KRANKHEITEN

Wer an einer unheilbaren Krankheit leidet, hat meist nicht so sehr Angst vor dem Tod selbst als vielmehr vor dem Prozeß des Sterbens. Unheilbar Kranke fürchten sich oft vor Schmerzen, vor Abhängigkeit, vor dem Verlust der Kontrolle über ihre Körperfunktionen oder einfach davor, ihren Verwandten zur Last zu fallen.

Eine gute Pflege unheilbar Kranker sollte eine Atmosphäre schaffen, in der sich der Patient trotz seiner Krankheit weitgehend wohl fühlt, und sicherstellen, daß er nicht unnötig leiden muß und in Würde sterben kann.

Nur noch wenige Menschen sterben heute zu Hause und im Kreis ihrer Angehörigen. Weitaus mehr Menschen liegen, getrennt von ihrer Familie, in einem Krankenhaus, umgeben von medizinischen Apparaten, und erwarten dort allein und voller Angst ihren Tod. Sie fühlen sich abgeschoben – ein Gefühl, das oft durchaus berechtigt ist. Und wenn niemand mit dem Kranken über den bevorstehenden Tod spricht, hat dieser den Eindruck, daß man eine fürchterliche Wahrheit vor ihm verbergen will. Dies wiederum erweckt Angst, die in der Phantasie des Kranken erschreckende Dimensionen annehmen kann.

Oft trauen sich die Angehörigen eines unheilbar Kranken nicht zu, dem geliebten Menschen die letzten Wochen so angenehm wie möglich machen zu können. Sie sind unsicher, ob sie es schaffen, ihm helfend und tröstend zur Seite zu stehen.

Weil Sterben und Tod selten zu Hause stattfinden, sind die meisten Menschen auf die Situation, daß ein Angehöriger unheilbar krank ist und bald sterben wird, nicht vorbereitet. Viele stellen sich die letzten Augenblicke des Lebens vielleicht auch schlimmer vor, als sie in Wirklichkeit sind. Vor allem Kinder hält man heutzutage von allem, was mit Geburt und Tod zu tun hat, weitgehend fern. Daher wachsen die meisten Menschen ohne Verständnis für den Lauf des Lebens auf. Anfang und Ende des Lebens erscheinen als geheimnisvolle Ereignisse, die weitgehend im verborgenen stattfinden. Möglicherweise hängt es damit zusammen, daß in Gegenwart von Sterbenden oft eine Atmosphäre der Unaufrichtigkeit herrscht. Krankenhauspersonal und Angehörige empfinden es häufig als grausam oder verletzend, mit dem unheilbar Kranken über den nahen Tod zu sprechen. Dennoch wissen die Kranken oft sehr genau, daß sie nicht mehr gesund werden und bald sterben müssen, auch wenn man ihnen das niemals direkt mitgeteilt hat. Sie scheuen sich vielleicht, darüber zu sprechen, weil sie ihrerseits niemanden weh tun wollen. Wird das Thema aber einmal angeschnitten, ist jeder der Beteiligten meist erleichtert, endlich offen darüber sprechen zu können.

Über das Sterben sprechen

Man hört häufig, daß das Sterben das letzte Tabu in unserer modernen Gesellschaft sei. Verwandten, den Kranken selbst, Ärzten und Pflegern fällt es oft schwer, über den Tod zu sprechen. Manche Ärzte fürchten, versagt zu haben, wenn sie dem Patienten keine Hoffnung auf Heilung mehr machen können. Es gibt unheilbar Kranke, die die Wahrheit nicht wissen wollen und sich verzweifelt an die Hoffnung klammern, wieder gesund zu werden. Andere brauchen Zeit, um sich darauf einzustellen und mit ihren Gefühlen zurechtzukommen. Für viele aber kann das bewußte Schweigen über den nahen Tod sehr belastend sein. Denn die meisten Kranken haben das Bedürfnis, über ihre Ängste und Unsicherheiten zu sprechen.

Vorbereitung auf den Tod

Die Ärztin Elisabeth Kübler-Ross hat es sich zur Aufgabe gemacht, den Mythos zu zerstören, der sich um das Sterben und den Tod rankt. Sie beschreibt fünf Phasen oder unterschiedliche Gefühle, die unheilbar Kranke durchlaufen.

Verleugnung Eine erste Reaktion von Kranken, die die Wahrheit kennen oder ahnen, ist oft: „Das kann mir nicht passieren!" Sie weigern sich, die Tatsache zu akzeptieren. Wenn Ärzte und Verwandte mit dem Kranken nicht über den nahenden Tod sprechen, bestärken sie ihn in dieser Haltung und hindern ihn so daran, die Wirklichkeit zu akzeptieren.

Wut Der nächste Schritt ist häufig Wut, die sich gegen die eigene Person („Warum habe ich nicht aufgehört zu rauchen?"), gegen die Ärzte („Warum helfen sie mir nicht?"), gegen die Angehörigen („Hätte ich auf sie keine Rücksicht genommen, wäre ich viel früher zum Arzt gegangen!") oder gegen das Schicksal („Warum gerade ich?") richten kann.

Feilschen mit dem Schicksal In dieser Phase versuchen die Kranken, die ihnen verbliebene Zeit um jeden Preis zu verlängern. Sie klammern sich an Therapien und Diäten, die Wunder versprechen, dringen auf rigorose Operationen oder auf extreme medikamentöse Behandlungen. Andere versuchen mit dem Schicksal zu handeln: „Wenn ich Gutes tue und für meine Sünden büße, werde ich vielleicht gesund."

Trauer Beginnen die Kranken, sich in das Unvermeidliche zu fügen, so fangen sie an, um das zu trauern, was sie verlieren werden: Familie, Freunde, Besitz, Jahre ihres Lebens, die sie gern noch gelebt hätten. Die Folge sind häufig DEPRESSIONEN.

Akzeptieren des Todes Hat der Kranke diese Phase erreicht, findet er Ruhe und Frieden und freut sich an dem, was das Leben noch für ihn bereithält. Wenn der Kranke seine Gefühle mitteilen kann, erlebt er oft eine starke emotionale Verbundenheit mit seiner Familie.

Die letzte Phase

Die Entscheidung, wo ein unheilbar Kranker die letzte ihm noch verbleibende Zeit verbringt, hängt von der Art der Krankheit ab und davon, ob er noch Angehörige hat, die sich um ihn kümmern können. Kann der Kranke zu Hause gepflegt werden, so gibt es

Zufluchtsort für Todkranke: die Sterbeklinik

Seit Jahren kämpft in Großbritannien die Bewegung für STERBEKLINIKEN dafür, Sterbenden einen menschenwürdigen Tod zu ermöglichen. Die Bewegung setzt die Tradition der mittelalterlichen, von Mönchen geleiteten Hospize fort, in denen Reisende Unterkunft und Verpflegung und Kranke Hilfe und geistlichen Zuspruch fanden. Im 19. Jh. gründeten einige Orden vereinzelt auch Hospize für Sterbende.

Die Idee spezieller Sterbekliniken entstand 1948. Bei einem Gespräch, das die Sozialarbeiterin Cicely Saunders in einem Londoner Krankenhaus mit einem sterbenden Patienten führte, wurde ihr klar, daß Sterbende besondere Bedürfnisse haben. Sie beschloß daraufhin, sich zur Ärztin ausbilden zu lassen, um den sterbenskranken Menschen eine geeignete Schmerzbehandlung anbieten zu können. 1967 eröffnete die später geadelte Cicely Saunders das St. Christopher's Hospital in London, in dem Krebskranke im fortgeschrittenen oder im Endstadium aufgenommen und gepflegt werden. Diese Pflege sieht meist anders aus als in konventionellen Krankenhäusern.

Das Ziel ist, die unheilbar kranken Patienten soweit wie möglich von ihren körperlichen, geistigen und seelischen Leiden zu befreien. Darum versucht man hier nicht nur, den Kranken ihre Schmerzen zu nehmen und sie liebevoll zu pflegen, sondern betreut sie auch psychisch und versucht in langen, einfühlsamen Gesprächen, ihre Ängste abzubauen.

1969 entwickelte man im St. Christopher's Hospital auch einen Hauspflegedienst. Ärzte und Krankenschwestern unterweisen die Angehörigen des Kranken in der richtigen Pflege zu Hause. Inzwischen gibt es in Großbritannien zahlreiche Sterbekliniken, Tagespflegeheime für Schwerkranke und Hauspflegeteams. Viele Krankenhäuser haben speziell ausgebildetes Personal, das Sterbende begleitet.

Naturheilkunde für unheilbar Kranke

Eine Behandlungsmethode, die fast allen unheilbar Kranken guttut, ist die MASSAGE. Sie stärkt nicht nur die Muskeln und erleichtert Atem-, Kreislauf- und Verdauungsbeschwerden, sondern wirkt auch seelisch entspannend. Außerdem vermitteln Massagen dem Patienten das Gefühl, daß man sich um ihn kümmert.

Manche Heilpraktiker raten auch zur BACH-BLÜTENTHERAPIE. Die Blütenessenzen sollen dem Sterbenden helfen, mit TRAUER, DEPRESSIONEN und den veränderten Lebensumständen zurechtzukommen. Empfohlen werden Doldiger Milchstern bei einem SCHOCK, der auftreten kann, wenn dem Kranken seine Situation zum erstenmal bewußt wird. Walnuß kann helfen, den Tod zu akzeptieren, Stechginster wirkt dem Gefühl der Hilflosigkeit entgegen, und Kastanienknospe gibt man bei Verzweiflung. Geißblatt hilft Kranken, die der Vergangenheit nachtrauern, Weide verordnet man Kranken, die Groll gegen Gesunde hegen, und Quellwasser den allzu Tapferen, die immer noch glauben, keinen Schmerz zeigen zu dürfen.

Menschen, die klaglos weiterkämpfen, sollten Eiche nehmen, und Rote Kastanie vermag Sorgen zu verringern. Wenn sich unbestimmbare Schuldgefühle einstellen, kann Kiefer Erleichterung bringen. Stumm Leidenden fällt es mit Sumpfwasserfeder leichter, bei anderen Trost zu suchen. Heckenrose wirkt bei Benommenheit und Taubheitsgefühlen, Notfalltropfen gibt man bei Schmerzen oder bei einer Krise.

Hauspflegedienste, die die Angehörigen unterstützen können. In STERBEKLINIKEN, Pflegeheimen und oft auch in normalen Krankenhäusern arbeiten speziell ausgebildete Personen, die dem Sterbenden Unterstützung und Trost anbieten.

Ob der Kranke den Tod zu Hause, im Krankenhaus oder in einer Sterbeklinik erwartet – auf keinen Fall muß er physisch leiden. Ärzte können Schmerzen unter Kontrolle halten, ja sie sogar verhindern, noch ehe sie entstehen. Die Dosierungen der Schmerzmittel können nach einem sorgsam durchdachten System berechnet werden, so daß die nächste Dosis schon gegeben wird, ehe die Wirkung der vorhergehenden nachläßt. Man behandelt auch andere mögliche Symptome, wie etwa Atemnot, damit das Sterben nicht zur Qual wird.

UNRUHIGE BEINE

Manche Menschen haben, besonders wenn sie im Bett liegen, ständig den Drang, ihre Beine zu bewegen. Wenn man davon absieht, daß man durch die unruhigen Beine am Schlafen gehindert wird und daher unter MÜDIGKEIT leidet, ist dieses Phänomen, dessen Ursachen man nicht kennt, recht harmlos.

Was der Heilpraktiker rät

Nach Meinung der Heilpraktiker können unruhige Beine auf einen Eisenmangel oder eine leichte BLUTARMUT hinweisen. Eisenhaltige Nahrungsmittel, vor allem grünes Blattgemüse, und kalte Sitzbäder können Abhilfe schaffen. Bei MUSKELKRÄMPFEN ist Magnesium angezeigt. Auch Wadengüsse und Wassertreten (siehe KNEIPP-THERAPIE) können helfen.

PFLANZENHEILKUNDE Der Extrakt aus dem Samen der Roßkastanie, der Aesculin und Aescin enthält, fördert vor allem die Durchblutung der Venen. Steinklee, Raute und das Kraut des Buchweizens haben eine ähnliche Wirkung.

AKUPRESSUR Man drückt den Punkt Gallenblase 34. Er liegt an der Außenseite des Knies, 4 Fingerbreit unter der Kniescheibe nach unten, zwischen dem Schien- und dem Wadenbein. Man preßt nach innen und gegen den oberen Knochen.

MASSAGE Eine Massage belebt den Kreislauf und beruhigt das nervöse Gefühl. Voraussetzung ist, daß kein zusätzliches Problem vorliegt, etwa eine Venenentzündung oder KRAMPFADERN.

Standpunkt der Schulmedizin

Ein starkes Beruhigungs- und Schlafmittel ist die einzige wirksame Behandlung. Da die entsprechenden Medikamente aber meist Diazepamine enthalten, können sie abhängig machen und werden daher nur für kurze Zeit verschrieben.

UNTERKÜHLUNG

Alte Menschen und Säuglinge sind besonders gefährdet, sich zu unterkühlen. Aber auch alle anderen Menschen, die längere Zeit extremer Kälte ausgesetzt sind, z. B. Bergsteiger oder Segler, können an einer Unterkühlung leiden.

Normalerweise sorgt der Körper dafür, daß er eine Temperatur von etwa 37 °C hält – notfalls erzeugt er die notwendige Wärme durch Zittern. Ist man über längere Zeit Kälte oder Nässe ausgesetzt, sinkt die Temperatur, es tritt eine Unterkühlung ein.

Gefährlich wird es, wenn die Körpertemperatur unter 35 °C abfällt und sich der Stoffwechsel verlangsamt. Bei etwa 33 °C hört das Zittern auf, der Betroffene verliert die Orientierung und kann sich kaum mehr aufrecht halten. Sinkt die Körpertemperatur auf 30 °C ab, wird der Mensch bewußtlos und stirbt, wenn nicht sofort Erste-Hilfe-Maßnahmen eingeleitet werden.

Was der Heilpraktiker rät

Da mit zunehmendem Alter der Kreislauf schwächer wird, wächst die Gefahr einer Unterkühlung. Am besten hält man den Kreislauf durch regelmäßige BEWEGUNG in Schwung. Vorbeugend wirken auch heiße Getränke und Suppen, die von innen aufwärmen.

Der Unterkühlung vorbeugen

Bei kaltem Wetter sollte man ausreichend warme Kleidung tragen. Mehrere dünne Kleidungsstücke übereinander sind besser als ein dickes. Thermowäsche, lange Strümpfe, Schal und Handschuhe halten zusätzlich warm.

Wichtig ist eine Kopfbedeckung, denn über den Kopf verliert man viel Wärme. Das gilt vor allem für Kinder, deren Kopf im Verhältnis zum Körper noch überproportional groß ist.

Die Temperatur in Räumen, in denen man sich ständig aufhält, sollte konstant bei 21 °C liegen. Im Schlafzimmer darf die Temperatur etwas niedriger sein.

Man sollte mindestens eine warme Mahlzeit pro Tag zu sich nehmen und öfter etwas Heißes trinken.

Wichtig ist, sich oft Bewegung zu verschaffen; man friert leichter, wenn man längere Zeit ruhig sitzt oder steht.

Türen und Fenster auf Zug überprüfen und vorhandene Ritzen abdichten. Für Wärmedämmmaßnahmen gibt es öffentliche Zuschüsse.

Nachts kann man eine Wärmflasche oder eine Heizdecke, niemals aber beides zusammen, mit ins Bett nehmen. Heizdecken verbrauchen nicht viel Strom; eine Überdecke gibt zusätzliche Wärme, ebenso ein warmes, wollenes Bettuch.

Wer sich nicht viel bewegen kann, ist mit einer Wärmflasche oder einem Fußwärmer meist besser bedient als mit einem zusätzlichen Heizgerät oder einer hochgestellten Heizung.

AUTOGENES TRAINING Es ist vor allem für ältere Menschen geeignet, die einer Unterkühlung vorbeugen wollen. Allerdings kann es eine gesunde Ernährung, warme Kleidung und ausreichende Heizung nicht ersetzen.

Standpunkt der Schulmedizin

Bei einer Unterkühlung muß sofort ein Arzt gerufen werden. Bis er kommt, wickelt man den Betroffenen von Kopf bis Fuß in Decken und bringt ihn, wenn er bewußtlos ist, in eine stabile Seitenlage. Ist der Betroffene bei Bewußtsein, kann er ein süßes, heißes Getränk zu sich nehmen. Auf keinen Fall sollte ein Unterkühlter Alkohol trinken.

UNTERLEIBS-BESCHWERDEN

Viele Frauen leiden unter MENSTRUATIONSBE-SCHWERDEN. Doch abgesehen davon, gibt es noch eine Reihe anderer Erkrankungen, die Beschwerden im Unterleib auslösen.

Häufig sind es die Eierstöcke, die Probleme verursachen. Die beiden Eierstöcke liegen rechts und links der Gebärmutter. Vom ersten Auftreten der Menstruationsblutung bis zu den WECHSELJAHREN produzieren sie jeden Monat Eizellen, die sich in der Mitte des Zyklus aus den Eierstöcken lösen. Manche Frauen spüren bei diesem Vorgang einen sogenannten Mittelschmerz.

Wucherungen an oder in den Eierstöcken sind meist gutartig, können aber auch bösartig sein. Häufig treten Zysten auf, mit Flüssigkeit gefüllte Schwellungen. Oft sind sie nur klein und rufen über Jahre hinweg keine Beschwerden hervor. Andere bereiten nur während der Menstruation oder während des Eisprungs Schmerzen. Manche Eierstockzysten jedoch werden sehr groß, drehen sich, reißen oder bluten und verursachen dadurch starke Schmerzen.

In den Eierstöcken werden weibliche Hormone produziert und ins Blut abgegeben. Ist das Hormongleichgewicht gestört, leiden Frauen häufig unter dem PRÄMENSTRUELLEN SYNDROM; auch UNFRUCHTBARKEIT kann die Folge sein. Wenn nach den Wechseljahren die Hormonproduktion ganz versiegt, kann dies die OSTEOPOROSE begünstigen.

Ein gewisser Ausfluß aus der weiblichen Scheide ist normal. Nimmt er aber stärkere Ausmaße an und ist von Jucken und einem unangenehmen Geruch begleitet, kann er ein Anzeichen für eine Infektion sein. Meist geht sie auf den Pilz *Candida albicans* zurück, der für den SOOR verantwortlich ist. Manchmal sind die Verursacher aber auch Tricho-

monaden, kleine ovale Mikroorganismen, oder die Erreger des Trippers. Ein Tampon, der nach Beendigung der Periode in der Scheide geblieben ist, kann ebenso zu einem lästigen Ausfluß führen wie eine Fadenwürmerinfektion. Bei einer Scheideninfektion jucken eventuell auch die Schamlippen.

Der Hormonmangel nach den Wechseljahren kann zu einer trockenen, gereizten, manchmal sogar wunden Scheide führen, die vor allem während des Geschlechtsverkehrs heftig schmerzt.

Eine empfindliche Schwellung der Bartholin-Drüsen, der kleinen Sekretdrüsen an der Scheidenöffnung, rührt ebenfalls meist von einer Infektion her.

Scheidenkrebs ist selten, doch kann sich der KREBS über den Muttermund in die Scheide hinein ausbreiten. Durch regelmäßige Vorsorgeuntersuchungen lassen sich Unregelmäßigkeiten aber schon lange vor diesem Stadium feststellen.

Warnung Bei Unterleibsschmerzen oder Schwellungen sowie bei Beschwerden während des Geschlechtsverkehrs sollte man sofort einen Arzt aufsuchen.

Was der Heilpraktiker rät

Ist die Ursache der Unterleibsbeschwerden durch einen Arzt abgeklärt, kann der Heilpraktiker eine konventionelle Behandlung unterstützen, indem er versucht, den allgemeinen Gesundheitszustand der Patientin zu stärken. Er wird eine Umstellung auf eine gesunde Ernährung (siehe ERNÄHRUNG UND GESUNDHEIT) sowie BEWEGUNG und ausreichend Entspannung empfehlen. Schwache Eierstockfunktionen rühren häufig daher, daß die Frau lange Zeit die Antibabypille eingenommen hat. Doch können auch STRESS und ein schlechter Allgemeinzustand die Ursachen sein.

PFLANZENHEILKUNDE Viele Pflanzen wirken sich günstig auf den Hormonhaushalt aus und können dazu beitragen, Unterleibsbeschwerden zu lindern. Zu diesen Pflanzen gehören u. a. Gänsefingerkraut, Schafgarbe, Wanzenkraut, Gottesgnadenkraut und Raute. Bei Ausfluß *(Fluor albus)* wirken Taubnessel und Frauenmantel günstig.

HOMÖOPATHIE Bei Jucken im Bereich der Schamlippen und einem unangenehm riechenden Ausfluß versucht man es mit *Sulfur*, besonders wenn sich der Zustand bei Erregung und nach dem Waschen verstärkt. *Rhus toxicodendron* nimmt man bei einem juckenden, roten Ausschlag, der sich bei Wärme bessert.

Um die nach den Wechseljahren häufig auftretende Trockenheit der Scheide zu lindern, empfiehlt sich *Calendula. Bryonia* hilft Frauen, die darüber hinaus noch unter Ver-

stopfung und Brustbeschwerden leiden. Frauen, die neben Trockenheit zu tränenreichen DEPRESSIONEN neigen, verordnet man *Natrium muriaticum*.

AROMATHERAPIE Bei hormonellen Störungen können die ätherischen Öle von Muskatellersalbei, Melisse, Zitrone, Fichte und Orange regulierend wirken. Man vermischt insgesamt 4–6 Tropfen dieser Öle mit 1 EL Trägerlotion und reibt die Mischung morgens und abends auf den Unterleib und das Kreuz.

Standpunkt der Schulmedizin

Wucherungen und Zysten an den Eierstöcken kann der Arzt bei einer Untersuchung durch die Scheide ertasten. Eventuell setzt er auch ULTRASCHALL ein, um ein genaueres Bild zu gewinnen. Eine weitere Möglichkeit bietet die Laparoskopie. Hier wird durch einen kleinen Schnitt in der Bauchdecke ein Endoskop zur Untersuchung der Bauchhöhle eingeführt. Man kann damit in den meisten Fällen erkennen, ob eine Wucherung gut- oder bösartig ist. Notfalls muß die Zyste chirurgisch entfernt werden.

Eine Blutuntersuchung kann Aufschluß über mögliche hormonelle Probleme geben. Die durch ein Hormonungleichgewicht ausgelösten Beschwerden können meist medikamentös behandelt werden.

UNTERWASSER-MASSAGE

Eine wichtige Voraussetzung für die Wirkung der Unterwassermassage ist, daß der Körper ganz entspannt in der Wanne liegt, vom Wasser also gleichmäßig getragen wird. Auf diese Weise kann er jedem Druck, der bei der Behandlung ausgeübt wird, nachgeben. Da der Patient auf keiner festen Unterlage liegt, gibt es auch keinen Widerstand.

Massiert wird mit einem Druckwasserstrahl, der bis zu 60 °C heiß sein kann. Unterschiedlich eingestellte Düsen am Massageschlauch und der jeweilige Abstand, den der Masseur zum Körper des Patienten wählt, sowie die Richtung und der Winkel, aus denen der Strahl auf die Haut trifft, bestimmen die Wirkungen der Unterwasserdruckstrahlmassage, wie die Anwendung in der Fachsprache heißt. Wo der Strahl direkt auf das Gewebe prallt, wird Druck ausgeübt, während es an den Gebieten um das Druckzentrum herum durch leichtere und auslaufende Verwirbelungen auch zu Sogwirkungen kommen kann. Die Unterwassermassage ist daher eine Kombination von Druck- und Saugmassage.

Eine Unterwassermassage ist sehr anstrengend. Daher sollte sich der Patient im Anschluß an die Behandlung mindestens 20–30 Minuten hinlegen und ausruhen können.

Wann hilft diese Therapie?

▶Unterwassermassagen helfen ausgezeichnet gegen Muskelverspannungen, RHEUMA sowie gegen Beschwerden, die durch den Verschleiß der Wirbelsäule und Gelenke hervorgerufen werden. Außerdem regen Unterwassermassagen die Durchblutung und den Stoffwechsel an.

UNTERZUCKERUNG

Glucose, die Energiequelle des Körpers für alle seine Funktionen, kann das Gehirn nicht selbst speichern. Vielmehr ist es darauf angewiesen, über das Blut damit in ausreichender Menge versorgt zu werden. Bei einer Unterzuckerung oder Hypoglykämie liefert das Blut nicht ausreichend Glucose an das Gehirn. Der Betroffene bekommt plötzlich Schweißausbrüche, seine Sinne verwirren sich, und der Pulsschlag ist erhöht. Ohne Behandlung führt dieser Zustand zu Bewußtlosigkeit, u. U. auch zu einer Schädigung des Gehirns.

Die Ursache für Hypoglykämie ist meist eine nicht kontrollierte ZUCKERKRANKHEIT, d. h., die Insulindosis ist nicht auf die Kohlenhydrate abgestimmt, die der Patient zu sich nimmt. Ein Zuckermangel entsteht oft bei ALKOHOLISMUS oder ist eine Folgeerscheinung, wenn bei ANGST übermäßig Adrenalin produziert wird. In seltenen Fällen leiden auch Menschen, die nicht an Diabetes erkrankt sind, unter Hypoglykämie. Die Symptome legen sich rasch, wenn man etwas ißt.

Was kann man selbst tun?

▶ Als Diabetiker sollte man für Notfälle immer etwas Gerstenzucker oder Glucosetabletten bei sich haben. Wenn man alle 2–3 Stunden eine kleine Mahlzeit zu sich nimmt, kann man einer Unterzuckerung vorbeugen.

Was der Heilpraktiker rät

Wer zu Unterzuckerung neigt, sollte raffinierte Kohlenhydrate wie Zucker vermeiden und statt dessen Vollkornprodukte zu sich nehmen, die langsamer verdaut werden und dadurch für einen stabilen Blutzuckergehalt sorgen. Außerdem sollte man regelmäßig es-

sen, um Schwankungen im Blutzuckerspiegel zu vermeiden. Bittere Salatgemüse wie Chicorée und Endivie stimulieren die Funktion der Leber, die Glucose in Form von Glycogen speichert, das bei Bedarf wieder als Glucose freigesetzt wird.

Standpunkt der Schulmedizin

Akute Hypoglykämie bei Diabetikern wird mit Zuckergaben, eventuell über eine intravenöse Injektion, behandelt. Bei Nichtdiabetikern überprüft man die Anfälligkeit mit einem Glucose-Toleranztest. Mit weiteren biochemischen Untersuchungen kann der Arzt feststellen, ob eine ernsthafte Hormon- oder Enzymstörung vorliegt.

URSCHREITHERAPIE

Viele Erwachsene haben als Kind unter schmerzlichen und angstauslösenden Erfahrungen gelitten. Obwohl diese Erfahrungen meist wieder vergessen oder ins Unterbewußtsein verdrängt wurden, verursachen sie

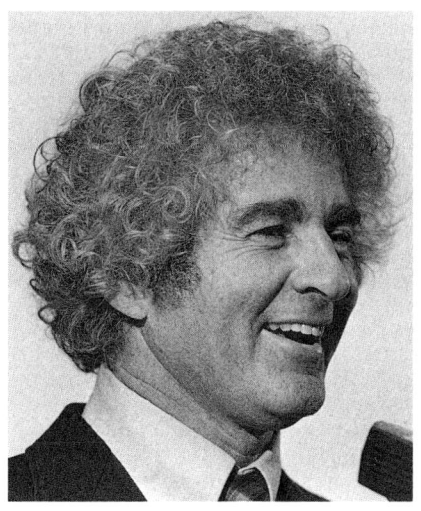

Begründer der Urschreitherapie ist der amerikanische Psychotherapeut Arthur Janov. Seine Methode gehört zu den sogenannten Primärtherapien, die sich zum Ziel gesetzt haben, negative frühkindliche Erfahrungen aufzuarbeiten.

noch beim Erwachsenen Leid, Unsicherheit und emotionale Störungen. Auf dieser Annahme basiert die Urschreitherapie, mit der traumatische Erfahrungen der frühen Kindheit bewältigt werden sollen.

Die Urschreitherapie wurde von dem ame-

rikanischen Psychotherapeuten Arthur Janov entwickelt. Er hatte festgestellt, daß seine Patienten intensiv zu schreien anfingen, wenn sie als Erwachsene zum erstenmal mit ihren unerfüllten, kindlichen Wünschen nach elterlicher Liebe konfrontiert wurden. Meist waren seine Patienten geheilt, wenn sie diesen Urschrei ausgestoßen hatten.

Die Arbeiten Janovs waren von Wilhelm Reich beeinflußt, der die Meinung vertrat, daß sich unverarbeitete schmerzliche Erfahrungen in der Körperhaltung, in Atemmustern und in Muskelverspannungen ausdrücken. Ebenso fanden die Überlegungen der Schweizer Psychotherapeutin Alice Miller Eingang in Janovs Studien. Alice Miller ging davon aus, daß in den modernen Gesellschaften Kinder unter Bedingungen heranwachsen, die ihnen viel Schmerz zufügen. Sie erfahren zuwenig Zuwendung und sind überzogenen Forderungen ausgesetzt. Können sie diese nicht erfüllen, werden sie lächerlich gemacht, ignoriert oder bestraft.

Miller hielt diese Kindheitstraumata für die Ursache späterer emotionaler Probleme. Mit der Urschreitherapie soll dem unglücklichen, einsamen und leidenden Kind im Erwachsenen die Möglichkeit gegeben werden, seine lang unterdrückten Bedürfnisse, Verletzungen und Wut auszudrücken.

Die Therapie dauert meist mehrere Wochen. Sie kann für den Patienten sehr aufwühlend sein, doch berichten viele, daß sie sich hinterher befreit gefühlt hätten.

VEGETARISCHE KOST

Eine Ernährung ohne Fleisch und Fisch garantiert noch lange nicht, daß man damit gesünder als andere lebt. Vegetarier müssen vor allem darauf achten, daß ihre Kost die Grundversorgung an Nähr- und Mineralstoffen, Vitaminen und Proteinen sichert. Siehe GESUNDE ERNÄHRUNG OHNE FISCH UND FLEISCH, S. 364.

VERDAUUNGSSTÖRUNGEN

Zu fettes Essen, RAUCHEN, zuviel Alkohol oder koffeinhaltige Getränke, GALLENSTEINE, FETTLEIBIGKEIT, Magen- oder Darmgeschwüre (siehe GESCHWÜRE) können Verdauungsstörungen auslösen und Beschwerden im oberen Bauch- und Brustraum sowie BLÄHUNGEN, saures Aufstoßen und DURCHFALL verursachen.

Was der Heilpraktiker rät

PFLANZENHEILKUNDE Bei akuten Verdauungsstörungen hilft heißer Tee aus Pfefferminze, Kamille, Fenchel, Zitronenmelisse oder Zimt. Bei chronischen Verdauungsstörungen dagegen sollte man Löwenzahn-, Ingwer-, Gelbwurz-, Ringelblumen-, Eibisch- oder Thymiantee trinken.

AKUPUNKTUR Meist werden Punkte auf dem Blasen-, Milz- und Magenmeridian sowie auf dem Konzeptionsgefäß behandelt.

AKUPRESSUR Man preßt einen Punkt am Unterschenkel, der 4 Fingerbreit über der Spitze des inneren Fußknöchels liegt, nach innen. Ein weiterer Punkt, der ebenfalls nach innen gepreßt wird, liegt 3 Daumenbreit unterhalb der Kniescheibe in dem Hohlraum an der Außenkante des Schienbeins.

VERGESSLICH-KEIT

Vor allem ältere Menschen haben oft Schwierigkeiten, sich Namen, Daten oder auch andere Dinge zu merken. Das GEDÄCHTNIS funktioniert nicht mehr so gut wie früher, sie werden vergeßlich.

Was der Heilpraktiker rät

PFLANZENHEILKUNDE Ginkgobaum oder KNOBLAUCH unterstützen die Durchblutung, Löwenzahn und Brennessel regen den Stoffwechsel an. Beides kann der Vergeßlichkeit entgegenwirken.

HOMÖOPATHIE Vergißt der Patient hauptsächlich Namen, kann *Anarcadium*, *Crotalus* oder *Lycopodium* helfen, bereiten ihm Zahlen Schwierigkeiten, gibt man *Phosphor* oder *Sulfur*.

AUTOGENES TRAINING Entspannung bewirkt oft eine unmittelbare Verbesserung des Gedächtnisses.

VERHALTENS-THERAPIE

Wer über den Witz eines Freundes lacht, die Stimme im Zorn erhebt oder ein braves Kind belohnt, wendet die Methoden der Verhaltenstherapie an. Denn auf diese Weise veranlaßt man Menschen, sich so zu verhalten, wie man es wünscht.

Auch Verhaltenstherapeuten arbeiten mit Belohnungen – seltener mit Strafen –, um Menschen zu helfen, unerwünschtes oder unsoziales Verhalten abzulegen, z. B. sich das RAUCHEN oder Trinken abzugewöhnen oder unbegründete ANGST und PHOBIEN zu überwinden. Grundlage der Therapie ist die Überzeugung, daß gestörtes Verhalten erlernt wurde und daß man es durch ein Umlernen auf Dauer ändern kann.

Eltern oder Lehrer können Kinder tatsächlich zu schlechtem Benehmen erziehen, indem sie ungebärdiges Verhalten durch zusätzliche Aufmerksamkeit belohnen. Und Jugendliche werden meist durch Freunde, denen sie es gleichtun wollen, zum Trinken, Rauchen oder im schlimmsten Fall auch zu Drogen verführt.

Wann hilft diese Therapie?

▶ Die besten Erfolge hat man bei der Behandlung spezifischer Probleme erzielt. Dazu gehören Rauchen, Alkoholismus, zwanghaftes Verhalten (siehe ZWANGSNEUROSEN) und Phobien, aber auch Verhaltensstörungen bei Kindern wie BETTNÄSSEN, Schulangst und Anpassungsschwierigkeiten, die sich darin ausdrücken, daß das Kind stiehlt oder sich sonst auffällig benimmt.

Wie die meisten Formen der PSYCHOTHERAPIE ist auch die Verhaltenstherapie vor allem dann erfolgreich, wenn der Patient ein gutes Verhältnis zu seinem Therapeuten und das Gefühl hat, daß dieser ihm wirklich helfen möchte. Generell haben Therapeuten die Erfahrung gemacht, daß der Patient ein unerwünschtes Verhalten eher überwindet, wenn es ihn selbst und nicht nur andere stört.

Besuch beim Therapeuten

Der Therapeut wird mit dem Patienten zunächst über das Verhalten sprechen, das geändert werden soll. Er wird fragen, wie das problematische Verhalten aussieht, wann und in welcher Situation es erstmals auftrat, welche Folgen es damals hatte und welche es heute hat. Erst danach wird er eine bestimmte verhaltenstherapeutische Methode vorschlagen, die eine Änderung des Verhaltens herbeiführen soll. Meist vereinbart der Therapeut 1 Sitzung pro Woche, die Behandlung insgesamt kann sich bis zu 3 Monaten oder noch länger hinziehen.

Es gibt verschiedene Methoden der Verhaltenstherapie. PHOBIEN oder ÄNGSTE können durch eine Technik überwunden werden, die man systematische Desensibilisierung nennt. Der Patient macht Entspannungsübungen, während er sich die beunruhigende oder angsteinflößende Situation vorstellt. Wenn er gelernt hat, bei der Vorstellung völlig ruhig und entspannt zu bleiben, wird ihn der Therapeut allmählich mit der realen Situation konfrontieren, wobei der Patient weiterhin die bisher geübten Entspannungstechniken anwenden soll. Mit der

Die theoretischen Grundlagen

Um die Jahrhundertwende stellte der russische Wissenschaftler Iwan Pawlow (1849–1936) fest, daß Hunde, denen nach einem Klingelzeichen immer das Futter verabreicht wurde, nach einiger Zeit schon Speichel absonderten, wenn nur die Klingel ertönte. Pawlow bezeichnete diesen Prozeß als Konditionierung und untersuchte in den folgenden Jahren, wie Menschen konditioniert werden, d. h. bestimmte Verhaltensweisen erlernen. Nur wenig später entwickelte der Amerikaner J. B. Watson ähnliche Gedanken, die als Behaviorismus bekannt wurden.

Nach dem Zweiten Weltkrieg erweiterte der amerikanische Psychologe Burrhus Skinner die Experimente und ließ Mensch und Tier aktiv am Lernprozeß teilnehmen. Daraus entwickelte er dann die Theorie der Verstärkung – eine Art Belohnung oder positive Erfahrung, die es wahrscheinlicher macht, daß ein Verhalten wiederholt wird.

Die Untersuchungen und Erkenntnisse dieser drei Forscher bilden die theoretische Grundlage der Verhaltenstherapie und ihrer Methoden. Allerdings führte Skinner die Grundgedanken des Behaviorismus bis ins Extrem weiter und behauptete, man könne mit der Methode der Verstärkung jedes menschliche Verhalten steuern und so eine perfekte Gesellschaft schaffen. Diese Gedanken werden von Verhaltenstherapeuten abgelehnt. Sie streben keine allgemeinen Ziele an, sondern wollen lediglich helfen, persönliche Schwierigkeiten zu überwinden, und arbeiten stets nur mit Wissen und Einverständnis des Patienten.

Zeit lernt er so, auch in der konkreten Situation entspannt zu bleiben: Die Angst oder Phobie ist überwunden. Die Methode der systematischen Desensibilisierung funktioniert am besten bei Kindern oder bei Erwachsenen, die über ihre Motive und Verhaltensweisen nicht weiter nachdenken.

Eine andere verhaltenstherapeutische Methode, mit der man Ängste oder Phobien behandeln kann, ist die sogenannte Reizüberflutung. Der Patient wird der jeweiligen Situation unmittelbar und so lange ausgesetzt, bis sich seine Angstreaktionen erschöpft haben und er die Erfahrung gemacht hat, daß ihm entgegen seinen bisherigen Befürchtungen nichts dabei passiert. Viele Patienten lernen auf diese Weise, Insekten, große Höhen, kleine überfüllte Räume oder Schlangen zu ertragen.

Bei ALKOHOLISMUS und anderen Störungen verspricht die Aversionstherapie am ehesten Erfolg. Bei dieser Methode kann z. B. ein Medikament gegeben werden, das bei Alkoholgenuß Übelkeit verursacht. Mit der Zeit verbindet der Patient das Gefühl der Übelkeit so eng mit dem Trinken, daß sein Verlangen nach Alkohol schwindet und er seine Sucht überwindet.

Eine andere Möglichkeit ist die imaginäre Aversion, bei der man mit einem bestimmten unerwünschten Verhalten unangenehme Vorstellungen verbindet. So soll man sich das RAUCHEN schneller abgewöhnen, wenn man sich vorstellt, welche negativen Auswirkungen jede Zigarette auf die Gesundheit hat. Die imaginäre Aversion wendet man eher bei Patienten an, die über ausreichend Phantasie und Vorstellungsvermögen verfügen und selbst den Willen haben, ihr Verhalten zu ändern.

Standpunkt der Schulmedizin

Die Verhaltenstherapie basiert auf wissenschaftlichen Erkenntnissen über die Lernfähigkeit des Menschen. Ärzte halten sie daher für durchaus geeignet, Menschen bei der Überwindung verhaltensbedingter Probleme zu helfen.

VER-STAUCHUNGEN

Eine Verstauchung ist eine Bänderverletzung, die durch die plötzliche Überdehnung eines Gelenks verursacht wird. Dabei reißen Fasern des Bandes, das das Gelenk zusammenhält. Das Gelenk wird schwach und schmerzt. In schweren Fällen reißt das Band ganz, und das Gelenk wird instabil (siehe auch GELENKBESCHWERDEN, siehe SPORTVERLETZUNGEN).

Eine Verstauchung kann einen Bluterguß an dem betroffenen Band, eine Blutung im Gelenk oder eine Knorpelverletzung hervorrufen. Meist schwillt das Gelenk an, ist druckempfindlich und wird blau. Jede weitere Dehnung des Bandes schmerzt, insbesondere aber die Bewegung, die die Verletzung verursacht hat.

Beim Sport treten Verstauchungen am häufigsten am Sprunggelenk auf. Werden die Bänder zwischen den Halswirbeln überdehnt, spricht man von einem sogenannten Schleudertrauma. Unter dieser Form der Verstauchung leiden meist Autoinsassen, die Opfer eines Auffahrunfalls wurden.

Was kann man selbst tun?

▶ Bei Verstauchungen legt man zunächst Eisbeutel auf, um den Schmerz zu lindern und die Schwellung in Grenzen zu halten. Auch feuchte WICKEL können helfen. Man gibt 10 Tropfen Arnikatinktur in 300 ml Wasser, tränkt damit einen Verband und legt ihn an. Ist der akute Schmerz gelindert, können Heublumensäckchen den Heilprozeß fördern. Bilsenkraut-, Kampfer- und Melissenöl wirken lokal entspannend und lindernd, ebenso Umschläge mit Beinwellsalbe, die es als Fertigprodukt in der Apotheke gibt. Die gleiche Wirkung kann AKUPRESSUR haben; man drückt vor allem Punkte in der Nähe der Verletzung.

Was der Heilpraktiker rät

HOMÖOPATHIE Bei Verstauchungen kann *Arnica* helfen, das möglichst bald eingenommen werden sollte. *Rhus toxicodendron* und *Ruta* können ebenfalls die Heilung fördern. Bei starker Schwellung, wenn selbst die geringste Bewegung schmerzt, kann *Bryonia* verordnet werden.

AROMATHERAPIE Man vermischt je 2 Tropfen Ysop- und Majoranöl mit 1 TL einer Trägerlotion oder einem Pflanzenöl und reibt mit dieser Mischung die betroffene Körperstelle ein.

MASSAGE Zunächst muß das betroffene Gelenk durch einen festen Verband mit weicher Polsterung gestützt werden. Dennoch sollte man so früh wie möglich mit Massagen beginnen. Sie lassen die Schwellung rascher abklingen und verhindern, daß Gewebeflächen miteinander verwachsen. Außerdem wird die Beweglichkeit des betroffenen Gelenks schneller wiederhergestellt.

NEURALTHERAPIE Neuraltherapeutische Injektionen wirken nicht nur schmerzlindernd, sondern fördern auch die Heilung.

Standpunkt der Schulmedizin

Als Erste Hilfe bei einer Verstauchung legt man Eisbeutel auf die betroffene Körperstelle oder macht kalte Umschläge. Beides stoppt die innere Blutung und lindert die Entzündung. Anschließend sollte man das Gelenk durch einen festen Verband stützen, der auch verhindert, daß die Schwellung zu stark zunimmt.

Ein geschädigtes Band muß auf jeden Fall geschont und darf nicht nochmals überdehnt werden. Einen verletzten Arm z. B. sollte man daher in der Schlinge tragen. Außerdem sollte man möglichst bald einen Arzt aufsuchen.

Bei schweren Verstauchungen, besonders im Sprunggelenk, kann der Arzt das Gelenk mit einem Gipsverband ruhigstellen. Dennoch wird er in den meisten Fällen eine physiotherapeutische Behandlung empfehlen, um zu verhindern, daß das Gelenk steif wird und die Muskeln verkümmern.

Der Heilprozeß bei Verstauchungen dauert meist 6–8 Wochen, also länger als bei einem Knochenbruch.

VERSTOPFUNG

Verstopfung ist eine typische Zivilisationskrankheit, die meist durch zuwenig BEWEGUNG und zuwenig BALLASTSTOFFE in der Nahrung hervorgerufen wird. Die Folge ist ein harter Stuhlgang, der zu DARMBESCHWERDEN, HÄMORRHOIDEN und sogar zu BLINDDARMENTZÜNDUNG führen kann.

Die Darmtätigkeit ist bei jedem Menschen unterschiedlich – der eine hat dreimal täglich Stuhlgang, der andere muß nur alle drei Tage einmal –, doch unregelmäßiger, seltener und harter Stuhlgang ist gewöhnlich ein Zeichen für Verstopfung. Wenn sie länger als 14 Tage anhält, sollte man einen Arzt oder Heilpraktiker aufsuchen.

Neben einem Mangel an Ballaststoffen kann übermäßiger Genuß von Fleisch und Milchprodukten die Ursache einer Verstopfung sein. Auch eine zu geringe Flüssigkeitsaufnahme verhindert einen geregelten Stuhlgang. Nahrungsmittelallergien (siehe ALLERGIEN), Abhängigkeit von Abführmitteln oder bestimmte Medikamente können ebenfalls zu Verstopfung führen. ANGST, STRESS und Anspannung bewirken häufig, daß die Darmmuskulatur geschwächt wird. Und nicht zuletzt leiden Frauen während der Schwangerschaft oft unter Verstopfung.

Was kann man selbst tun?

▶ Ist ein Mangel an Ballaststoffen die Ursache der Verstopfung, sollte man seine Ernährung umstellen. Vor allem ROHKOST kann dem Übel abhelfen. Außerdem sollte man viel trinken, denn Flüssigkeit sorgt dafür, daß der Stuhl weich und geschmeidig wird.

Ferner sollte man für ausreichend Bewegung sorgen. SPORT UND TRAINING bringen nicht nur Herz und Kreislauf, sondern auch den Darm in Schwung. Auf keinen Fall sollte man das Bedürfnis, auf die Toilette zu gehen, unterdrücken. Man kann den Darm jedoch in gewisser Weise erziehen, indem man jeden Morgen nach dem Frühstück die Toilette aufsucht und dort 10 Minuten lang versucht, sich zu entspannen. Mit der Zeit wird sich der Körper auf diese Gewohnheit einstellen und entsprechend reagieren.

Kleie gilt oft als geeignetes Mittel, um einer Verstopfung vorzubeugen. Allerdings sollte man damit vorsichtig umgehen, denn zuviel Kleie kann bewirken, daß die Darmpassage beschleunigt wird, so daß die Nahrungsmittel nicht richtig ausgewertet werden; die Folge können Mangelerscheinungen an VITAMINEN und MINERALSTOFFEN sein.

Ein sanftes Abführmittel, das gegen Verstopfung hilft, ist LEINSAMEN. Seine Quellstoffe und vor allem seine schleimbildenden Substanzen wirken im Darm gleitfördernd. Man weicht über Nacht 1 EL Leinsamen in 150 ml kaltem Wasser ein und fügt diese Mischung dem MÜSLI zu. Oder man weicht 1 EL Leinsamen 2 Stunden lang in 150 ml heißem Wasser ein, gießt die Mischung dann durch ein Sieb und trinkt die Flüssigkeit mit Honig gesüßt. Auch ein Aufguß mit Löwenzahnblättern oder gehackter Löwenzahnwurzel, von dem man 3–4mal täglich 1 EL zu sich nimmt, hat eine sanft abführende Wirkung.

Auch Backpflaumen und Pflaumensaft wirken mild abführend, sollten jedoch eine ballaststoffreiche Ernährung auf Dauer nicht ersetzen. Man weicht die Pflaumen über Nacht in Wasser ein und ißt sie morgens und abends. Regelmäßig 1 TL mineralstoffreiche Melasse kann ebenfalls einer Verstopfung entgegenwirken.

Was der Heilpraktiker rät

PFLANZENHEILKUNDE Auch pflanzliche Abführmittel sollten immer nur kurze Zeit angewendet werden. Bei akuter Verstopfung kann man 1–2 Sennahülsen zerstoßen und sie zusammen mit einem kleinen Stück SÜSSHOLZ in 1 Tasse kochendes Wasser geben. Man läßt die Mischung 10 Minuten ziehen und trinkt sie am besten abends vor dem Schlafengehen. Senna wirkt nach etwa 8 Stunden, kann aber krampfartige Bauchschmerzen auslösen. Um dem entgegenzuwirken, fügt man dem Tee 1 EL Fenchel bei.

HOMÖOPATHIE Bei trockenem Stuhlgang und wenn der Patient tagelang kein Bedürfnis verspürt, zur Toilette zu gehen, gibt man *Alumina*. *Nux vomica* hilft, wenn man zwar das Gefühl hat, zur Toilette zu müssen, aber dennoch der Stuhlgang ausbleibt, oder wenn die Darmträgheit auf Abführmittelmißbrauch zurückzuführen ist. *Plumbum metallicum* empfiehlt man bei chronischer Verstopfung und Magenschmerzen, *Collinsonia canadensis* bei hartem Stuhlgang und Hämorrhoiden.

FUSSREFLEXZONENMASSAGE Massiert werden die Reflexzonen, die mit dem Dünn- und Dickdarm, mit den Nebennieren, der Leber, dem Solarplexus und der unteren Wirbelsäule in Verbindung stehen.

MAYR-KUR Die MAYR-KUR reinigt nicht nur den Darm, sondern trägt auch zu einer Umstimmung bei.

Standpunkt der Schulmedizin

Auch Ärzte sind der Meinung, daß eine ballaststoffreiche Ernährung, viel Flüssigkeit und ausreichend Bewegung die besten Mittel sind, einer Verstopfung vorzubeugen. Abführmittel oder Stuhlzäpfchen können im Notfall helfen, die Darmtätigkeit wieder anzuregen. Manchmal wirkt auch ein KLISTIER hilfreich.

VIRUS-INFEKTIONEN

Viren sind Mikroorganismen, die sich nur innerhalb lebender Zellen vermehren können. Sie lösen eine Vielzahl von Krankheiten aus – von harmlosen ERKÄLTUNGEN bis zu lebensbedrohenden Infektionen wie AIDS und KINDERLÄHMUNG. Viren sind auch die Verursacher von GRIPPE, WINDPOCKEN, GÜRTELROSE und HERPES SIMPLEX.

Wenn Viren in den Körper eindringen, reagiert dieser mit Krankheitssymptomen, die so lange anhalten, bis das Immunsystem genügend Antikörper entwickelt hat, um die Viren zu vernichten. Diese Antikörper bleiben im Blut und können vor künftigen Infektionen mit demselben Virus schützen. Allerdings gibt es Viren, die sich verändern (mutieren), so daß die Antikörper bei künftigen Infektionen keinen Schutz mehr bieten.

Was der Heilpraktiker rät

Heilpraktiker sind der Meinung, daß die beste Maßnahme gegen eine Virusinfektion darin besteht, das IMMUNSYSTEM anzuregen und auf diese Weise die körpereigene Abwehr zu stärken. Sie empfehlen daher zusätzliches Vitamin C und vor allem Präparate, die Sonnenhut (*Echinacea*) enthalten. Beides trägt dazu bei, einer Virusinfektion vorzubeugen bzw. sie schneller zu überwinden. Bei Grippe und Erkältungen kann ein heißes Bad (siehe ÜBERWÄRMUNGSTHERAPIE) die Selbstheilungskräfte mobilisieren.

PFLANZENHEILKUNDE Bei einer Virusinfektion kann man außer mit Sonnenhut die Abwehrkraft auch durch schweißtreibende Tees wie Holunder-, Lindenblüten- und Salbeitee steigern. Ebenfalls empfehlenswert sind rote Bete, Hagebutte, Sanddorn und schwarze Johannisbeere.

HOMÖOPATHIE Je nach den Symptomen können homöopathische Mittel wie *Aconitum*, *Belladonna* und andere helfen, eine Virusinfektion schneller zu überwinden.

AROMATHERAPIE Ätherische Öle, vor allem das Öl der Wacholderbeere, können virushemmend wirken.

Standpunkt der Schulmedizin

Antibiotika sind gegen Viren unwirksam, können aber die Symptome der bakteriellen Infektionen, die oft im Gefolge einer Viruserkrankung auftreten, lindern. Bei bestimmten Virusinfektionen werden heute antivirale Medikamente verschrieben.

Gegen die meisten Virusinfektionen gibt es kein spezielles Heilmittel. Man kann Symptome beseitigen oder durch eine Impfung, z. B. gegen Pocken, MASERN oder KINDERLÄHMUNG, einer Erkrankung vorbeugen.

VISUALISATION

Bilder, die man sich vorstellt, können eine starke Kraft entwickeln. In der Visualisation genannten Therapie lernt der Patient, sich Bilder vorzustellen, die ihm helfen, positive Gefühle, Verhaltensweisen und Selbsteinschätzungen zu entwickeln, und so dazu beitragen, seine seelische, geistige und körperliche Gesundheit zu fördern.

Häufig neigen Menschen dazu, sich selbst bei alltäglichen Situationen in Ängste und Probleme hineinzusteigern, indem sie von vornherein vom schlechtesten Verlauf der Ereignisse ausgehen, anstatt sich vorzustellen, daß die Dinge auch positiv verlaufen können. Wer beispielsweise zu einer Party eingeladen ist und schon mit der Befürchtung hingeht, daß niemand mit ihm sprechen will, wird sich unwillkürlich Menschen aussuchen, die seine Befürchtungen Realität werden lassen. Geht jemand umgekehrt von der Vorstellung aus, daß mindestens einer der Gäste mit ihm unterhalten will, wird er sich auf der Party nach diesem Gast umsehen und für ein Gespräch offen sein.

Die Vorstellung, daß ein Ereignis so und nicht anders verläuft, beschwört geradezu die entsprechende Situation herauf. Daher glauben Anhänger der Visualisation, daß positive Bilder dazu verhelfen können, das Leben so zu führen, wie man es sich wünscht.

Bilder vor dem geistigen Auge entstehen zu lassen ist ein Vorgang, der dem Träumen ähnelt; der Unterschied besteht lediglich darin, daß man sich bewußt Bilder von angenehmen Ereignissen vorstellt. Anhänger der Visualisation gehen davon aus, daß Körper, Geist und Seele keine voneinander getrennten Bereiche sind, sondern sich gegenseitig beeinflussen. Daß Gefühle sich körperlich ausdrücken, zeigt sich beispielsweise, wenn man tief seufzt, weil man unglücklich ist. Ebenso wecken bestimmte Gefühle auch entsprechende Bilder. Verändert man diese Bilder durch Visualisation, wirkt dies auf die Gefühle zurück.

Ferner soll die Visualisation dazu beitragen, die Aktivitäten der beiden Gehirnhälften einander anzunähern. Da in der linken Hälfte des Gehirns das logische Denken stattfindet, ist diese Hälfte bei den meisten Menschen dominierend, während die kreative und intuitive rechte Gehirnhälfte entsprechend weniger beansprucht wird. Bei der Vorstellung von Bildern wird aber genau diese rechte Seite aktiviert.

Wann hilft diese Therapie?

▶Nach Aussage von Therapeuten bewährt sich die Visualisation bei jeder Art von psychischen oder emotionalen Problemen. Besonders erfolgreich wurde sie bei Patienten eingesetzt, die unter ASTHMA, HERZKRANKHEITEN, KREBS und PHOBIEN leiden. Die Therapie kann aber auch denjenigen helfen, die ihre zwischenmenschlichen Beziehungen verbessern oder mehr Selbstbewußtsein gewinnen möchten.

Kinder sprechen besonders gut auf die Visualisation an, da sie eine lebhafte Phantasie haben und es ihnen leichtfällt, sich Bilder auszumalen. Oft leben sie geradezu in Phantasiewelten mit Drachen, Rittern oder den Helden, die sie aus Comics und Zeichentrickserien kennen. Stellen sie sich nun Bilder aus diesen Phantasiewelten vor, dann können sie ihre Probleme besser ausdrücken und überwinden und ein intensiveres Verhältnis zu ihren Eltern gewinnen.

Was kann man selbst tun?

▶Man sollte die Technik der Visualisation unter Anleitung eines Therapeuten lernen und dann zu Hause anwenden. Die meisten lernen diese Technik recht schnell, nur wenige brauchen etwas länger. Wem die Visualisation schwerfällt, der kann eine einfache Übung machen: Er sieht sich 3 Minuten lang ein Bild oder ein Foto an, schließt dann die Augen und versucht, das Bild im Geist möglichst detailgetreu wiedererstehen zu lassen. Gelingt das ohne Schwierigkeiten, kann

Damit es Patienten leichter fällt, Bilder in ihrer Vorstellung zu entwickeln, nutzen Therapeuten Gemälde wie dieses von Peter Brueghel d. Ä. (1515–69). Der Patient soll sich das Bild 3 Minuten ansehen und es dann mit geschlossenen Augen vor seinem inneren Auge neu entstehen lassen. Mit einiger Übung wird er das Bild bis ins Detail in seinem Geist nachmalen können. Anschließend soll sich der Patient dann eine Szene aus dem realen Leben vorstellen.

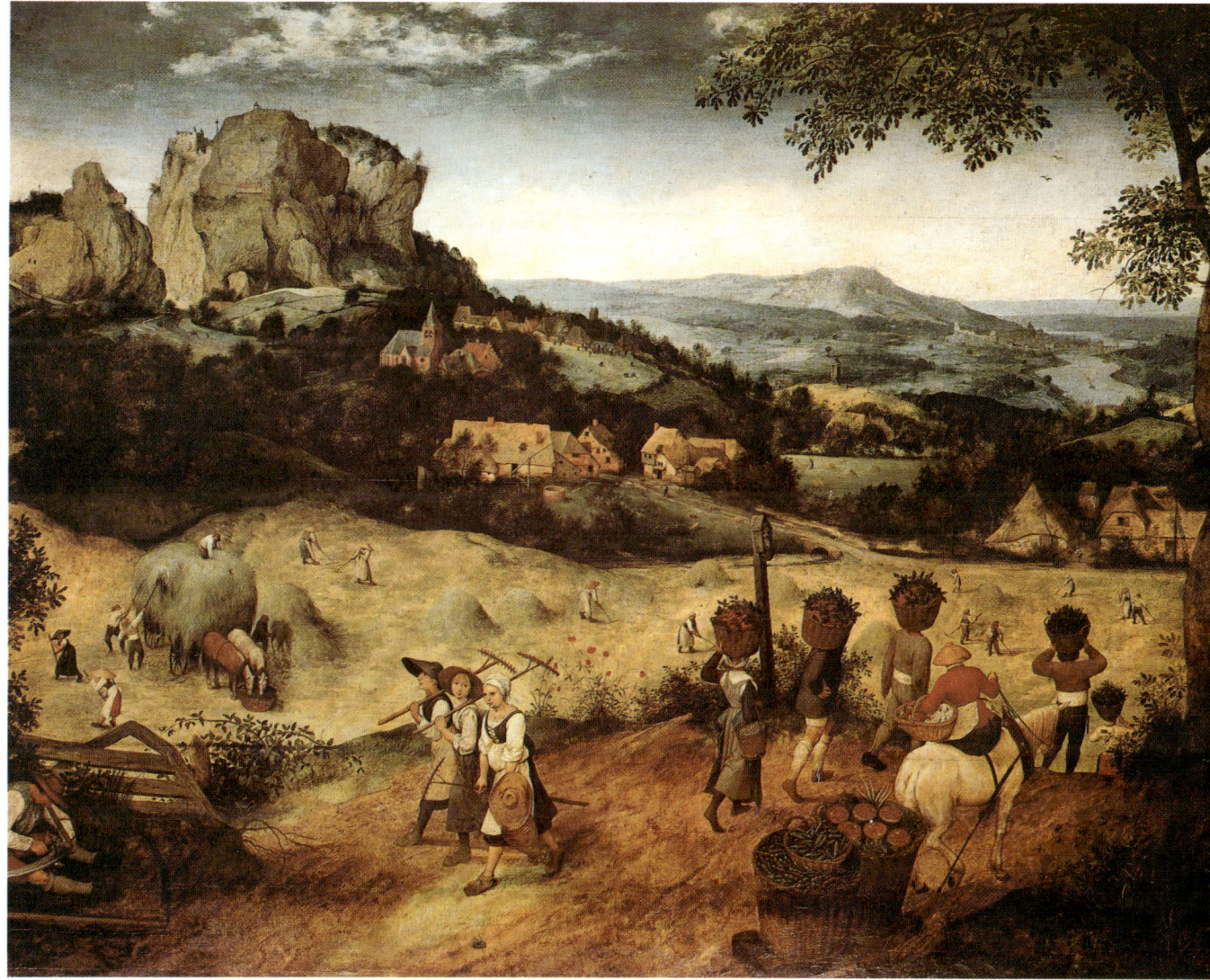

man die Übung mit einem Raum und schließlich mit einer Szene aus dem Alltag wiederholen.

Die Visualisation wirkt vor allem bei ENTSPANNUNGS- UND ATEMÜBUNGEN unterstützend. Während der Zwerchfellatmung stellt man sich einen Kreis vor. Ohne sich zu bewegen, zeichnet man beim Einatmen im Geist die eine Hälfte des Kreises und beim Ausatmen die andere Hälfte. Diese Übung wird so lange wiederholt, bis man den Kreis im Geist rund und schwungvoll zeichnen kann. Anschließend stellt man sich jedes Einatmen als eine Bewegung vor, die bei den Fußspitzen beginnt und am höchsten Punkt des

Ein Damm gegen das Wasser

Der achtjährige Ben war Bettnässer, und alle Versuche, das nächtliche BETTNÄSSEN einzudämmen, schlugen fehl, bis der Hausarzt ihn zu einem Therapeuten schickte, der mit Visualisation arbeitete.

Der Therapeut fragte Ben zunächst, woher das Wasser seiner Ansicht nach komme. Von einem großen Fluß, antwortete der Junge. Daraufhin forderte der Therapeut Ben auf, sich vorzustellen, wie er den Fluß entlanggehe bis zu einem hohen Damm, an dem das Wasser nicht mehr weiterfließen könne. Auf die Frage, was in der Nacht geschehe, meinte Ben, es gebe eine Tür in dem Damm, die nicht dicht sei.

Der Therapeut ermunterte Ben, sich Möglichkeiten auszumalen, wie man das Leck abdichten könne. Gemeinsam entwickelten sie die Idee, die Tür mit einem Superkleber wasserdicht zu verschließen und sie zusätzlich mit einem Vorhängeschloß zu sichern. Den Schlüssel zu dem Schloß behielt Ben.

Jeden Abend vor dem Einschlafen stellte sich Ben vor, wie er am Fluß entlangging, ein Damm kam und die Tür wasserdicht verschloß. Dann gab er den Schlüssel seiner Mutter, die ihn unter sein Kopfkissen legte.

In den ersten Wochen nach Beginn der Behandlung trat das Bettnässen nur noch selten auf. In diesen Nächten war nach Bens Aussage das Wasser besonders stürmisch gewesen. Aber Ben fand auch für dieses Problem eine Lösung. Er stellte sich ein Loch am Flußufer vor, das gelegentlich Wasser durchließ. Als es ihm in seiner Vorstellung gelang, das Loch zu stopfen, blieb auch das Bett nachts trocken.

Die Wiederentdeckung einer alten Kunst

Die Methode, Krankheiten mit Hilfe imaginärer Bilder zu heilen, wurde bereits von den Medizinmännern in Afrika und den Schamanen der Indianer angewendet. In der fernöstlichen Heilkunst hat sie gleichfalls einen festen Platz. Und auch in Europa übte man sie von der Antike bis in die frühe Neuzeit aus. Doch mit der Entwicklung der modernen Wissenschaft wurden die traditionellen ganzheitlichen Therapien von medizinischen Konzepten abgelöst, die Körper und Geist als getrennte Phänomene betrachteten.

In der Naturheilkunde lehnte man diese Trennung jedoch nach wie vor ab. Erste Unterstützung erhielten Anhänger der Visualisation in den 20er Jahren, als der Amerikaner Edmund Jacobson entdeckte, daß bei einem Menschen, der sich im Geist selbst laufen sieht, unwillkürlich die Beinmuskeln zu zucken anfangen.

Weiteren Vorschub leisteten dieser Therapieform der amerikanische Arzt Carl Simonton und seine Frau Stephanie. Sie ermunterten Krebspatienten, sich vorzustellen, wie gesunde Zellen die Krebszellen angreifen und zerstören. Wie sie berichteten, lebten die Teilnehmer dieses Programms im Durchschnitt doppelt so lange wie andere Patienten. In einigen Fällen soll die Krankheit sogar zum Stillstand gekommen sein und sich nicht weiter ausgebreitet haben. Diese Ergebnisse sind allerdings umstritten.

Ein weiterer amerikanischer Arzt, der Chirurg Bernard Siegel, arbeitete mit den Traumbildern seiner Patienten und den Bildern, die diese gemalt hatten. Seiner Meinung nach zeigten diese Bilder, daß viele Patienten unbewußt ahnten, was mit ihnen falsch lief.

Seine Arbeiten führten Siegel zu dem Schluß, daß viele Menschen die Fähigkeit besitzen, sich selbst zu heilen. Häufig jedoch fehlt ihnen der Lebenswille, oder sie erwarten Hilfe von außen – von einem Arzt, einem Medikament oder irgendeiner anderen Behandlung. Bei diesen Patienten nützt auch die Visualisationstherapie wenig. Wer dagegen bereit ist, Verantwortung für sich selbst zu übernehmen, kann Heilungsprozesse in Gang setzen und Veränderungen bewirken, die in der Mehrzahl der Fälle von Dauer sind.

Kopfes endet; beim Ausatmen visualisiert man denselben Weg vom Kopf bis zu den Zehen zurück.

Auch gegen Schmerzen kann die Visualisation helfen. Wie man mit dieser Methode starke Schmerzen bekämpft, muß man beim Therapeuten lernen. In leichteren Fällen jedoch kann man die folgende Technik anwenden: Man schließt die Augen und atmet langsam über das Zwerchfell ein und aus. Während des Atmens konzentriert man sich auf den schmerzenden Bereich. Beim Einatmen stellt man sich ein warmes Glühen an der betreffenden Stelle vor, und mit jedem Ausatmen nimmt man einen Teil des Schmerzes weg.

Besuch beim Therapeuten

Therapeuten verbinden die Visualisation oft mit anderen Behandlungsmethoden wie BIOFEEDBACK, AUTOGENEM TRAINING, PSYCHOSYNTHESE, URSCHREITHERAPIE, HYPNOSETHERAPIE oder PSYCHOTHERAPIE.

Der Therapeut wird sich das Problem genau schildern lassen und den Klienten dann auffordern, sich zu entspannen. Man kann sitzen oder liegen; in jedem Fall sollten Kopf, Nacken und Rumpf eine Linie bilden. Die Entspannung kann, wenn nötig, durch Atemübungen unterstützt werden (siehe ENTSPANNUNGS- UND ATEMÜBUNGEN).

Dann gibt der Therapeut dem Patienten bestimmte, mit seinem Problem in Zusammenhang stehende Motive für Szenen vor, die dieser sich vorstellen soll. Die Motive können einem Film, einer Fotografie oder einem Gemälde entnommen sein. Der Therapeut läßt sich Einzelheiten der Szene schildern oder regt bestimmte Änderungen an. Gleichzeitig wird er dem Patienten helfen, sich der Gefühle und körperlichen Empfindungen bewußt zu werden, die dieser dabei erlebt. Während der Patient seine Vorstellungen beschreibt, kann der Therapeut Fragen stellen und Hinweise für Änderungen geben. Die detaillierte Beschreibung des jeweiligen Gefühls dient dazu, das Problem zu klären und schließlich zu lösen.

Standpunkt der Schulmedizin

Ärzte halten die Visualisation für eine brauchbare Methode, um einen Entspannungsprozeß zu unterstützen und STRESS zu reduzieren. Ihre Wirksamkeit bei spezifischen Krankheiten, besonders bei KREBS, ist jedoch umstritten.

Einige wissenschaftliche Studien belegen allerdings, daß man durch Visualisation auch vegetative Störungen, psychosomatische Krankheiten, leichte Angstzustände, PHOBIEN und Neurosen lindern kann, die nicht länger als 2 Jahre bestehen.

VITAMINE

Vitamine sind lebenswichtige Stoffe, die in kleinsten Mengen in den meisten Nahrungsmitteln enthalten sind und die man für Wachstum und Entwicklung und allgemein zur Erhaltung der Gesundheit benötigt. Von den Vitaminen hängt es ab, wie der Körper die anderen Nährstoffe verwendet. Ein Mangel an Vitaminen kann zu einer Fülle von Beschwerden führen – von KOPFSCHMERZEN und Appetitlosigkeit bis zu Rachitis und UNFRUCHTBARKEIT. Eine ausgewogene Ernährung (siehe ERNÄHRUNG UND GESUNDHEIT) sorgt normalerweise dafür, daß der Körper alle Vitamine bekommt, die er braucht.

Es gibt 13 Vitamine, die für die Gesundheit unentbehrlich sind; davon kann der Körper nur zwei selbst herstellen. Vitamin D wird im Körper erzeugt, wenn Sonnenlicht auf die Haut einwirkt, und Vitamin K kann durch Dickdarmbakterien synthetisiert werden. Alle anderen Vitamine müssen dem Körper mit der Nahrung zugeführt werden.

Manche Vitamine sind in Wasser, andere in Fett löslich. Dieser Unterschied muß bei der Zubereitung der Nahrung beachtet werden. Die wasserlöslichen Vitamine (Vitamin C und die Vitamine des B-Komplexes) gehen verloren, wenn man Gemüse in Wasser kocht und anschließend das Kochwasser wegschüttet. Es ist also besser, Gemüse zu dünsten oder es in der Pfanne nur kurz anzuschmoren. Der Körper kann wasserlösliche Vitamine nicht speichern. Nimmt man zuviel davon auf, werden sie über den Urin wieder ausgeschieden. Die fettlöslichen Vitamine A, D, E und K dagegen können, manchmal wochenlang, in der Leber gespeichert werden. Man muß sie dem Körper also nicht täglich zuführen, aber doch so regelmäßig, daß die Vorratsspeicher immer wieder ergänzt werden.

Je frischer und naturbelassener ein Produkt ist, um so mehr Vitamine enthält es. Die Vitamine können durch Erhitzen, durch Licht oder Kälte, durch Lagerung und durch viele der industriellen Verarbeitungsprozesse verlorengehen. Wasserlösliche Vitamine sind besonders empfindlich – sie gehen bei zu hohen, aber auch bei tiefen Temperaturen sowie bei starker Sonneneinstrahlung zugrunde. Kartoffeln z. B. sind eine wertvolle Vitamin-C-Quelle, doch wenn sie 5 Monate gelagert wurden, enthalten sie nur noch die Hälfte der ursprünglichen Vitaminmenge. Daher sollte man möglichst frische Waren kaufen und sie nur kurze Zeit lagern.

Wer gesund ist und sich richtig ernährt, braucht normalerweise keine zusätzlichen Vitamingaben. Bevor man zu Vitaminpräparaten greift, sollte man bedenken, daß ein Überschuß an Vitaminen genauso schädlich wie ein Mangel sein kann. Die fettlöslichen Vitamine, vor allem die Vitamine A und D, können sich im Körper in so hohen Dosen anreichern, daß sie toxisch (giftig) wirken können. Daher sollte man bei der Einnahme von Vitaminpräparaten immer die empfohlene Dosierung einhalten.

Zusätzliche Vitamine sind nur bei STRESS oder außergewöhnlichen Belastungen nötig, z. B. während der SCHWANGERSCHAFT. Frauen, die die Antibabypille nehmen oder die sich

Vitamine: Worin sie enthalten sind und was sie bewirken

VITAMINE UND IHRE LIEFERANTEN	EMPFOHLENE TAGESDOSIS UND WIRKUNGSWEISE	MANGELERSCHEINUNGEN
Vitamin A (Retinol) Fettlöslich. Gelbes und orangefarbenes Gemüse, besonders Karotten, grünes Gemüse, Tomaten, vollfette Milchprodukte, Leber, Nieren, Eier, Lebertran, Aprikosen und Pfirsiche (frisch oder getrocknet)	0,75 mg; für stillende Mütter 1,2 mg; Sehvermögen, besonders bei Dämmerlicht; gesunde Haut und Schleimhäute; Abwehrkraft gegen Infektionen; wird manchmal zur Behandlung von AKNE verwendet. **Warnung:** Hohe Dosen können giftig sein.	Nachtblindheit; Schädigung der Hornhaut und Verlust des Sehvermögens; Infektionen in Ohren, Augen, Atemwegen; trockene Haut; stumpfes Haar und HAARAUSFALL; Gewichtsverlust; Wachstumshemmung
Vitamin B1 (Thiamin, Aneurin) Wasserlöslich. Weizenkeime und Vollkornprodukte, Bierhefe bzw. Hefeextrakt, Meeresfrüchte, Leber, Fleisch, Geflügel, Hülsenfrüchte, Nüsse, Kartoffeln, Milch	1–1,3 mg; wandelt Kohlenhydrate in Energie um; sorgt für gesunde Muskeln und Nerven; hilft gegen SCHMERZEN; fördert eventuell die Lernfähigkeit	Appetitlosigkeit, Übelkeit, VERSTOPFUNG; ERSCHÖPFUNG, Schwäche; DEPRESSIONEN, Reizbarkeit, Konzentrationsschwäche; Kurzatmigkeit, langsamer Herzschlag; schlimmstenfalls Beriberi, eine Vitaminmangelkrankheit, die tödlich sein kann
Vitamin B2 (Riboflavin, Laktoflavin, Vitamin G) Wasserlöslich. Leber, Nieren, Fleisch, Geflügel, Eier, Käse, Joghurt, Vollkornprodukte, Bierhefe bzw. Hefeextrakt, Fisch, grünes Gemüse, Hülsenfrüchte	1,3–1,6 mg; Kohlenhydrat-, Fett- und Eiweißstoffwechsel; gesunde Haut und Schleimhäute	Entzündung von Zunge und Lippen, Lippenausschlag; schuppige Kopfhaut und HAARAUSFALL; Lichtempfindlichkeit; Zittern; SCHWINDEL; SCHLAFLOSIGKEIT
Niazin (Vitamin B3, Nikotinsäure) Wasserlöslich. Einige Getreidesorten – einschließlich Reis, aber nicht Mais –, angereichertes Weißmehl und Erzeugnisse daraus, Fleisch, Leber, Geflügel, Nieren, Bierhefe bzw. Hefeextrakt, Eier, Fisch, Erdnüsse, Käse, Erbsen, Bohnen, Artischocken, Trockenobst	18 mg; fördert den Blutkreislauf; reguliert den Cholesterinspiegel im Blut; Gesundheit von Nebennieren, Haut und Nervensystem; gesunder Appetit	Appetitlosigkeit, Übelkeit, GESCHWÜRE im Verdauungstrakt, DURCHFALL; HAUTKRANKHEITEN; ERSCHÖPFUNG, KOPFSCHMERZEN; SCHLAFLOSIGKEIT, Reizbarkeit, DEPRESSIONEN; im schlimmsten Fall Schwachsinn

Vitamine: Worin sie enthalten sind und was sie bewirken *(Fortsetzung)*

VITAMINE UND IHRE LIEFERANTEN	EMPFOHLENE TAGESDOSIS UND WIRKUNGSWEISE	MANGELERSCHEINUNGEN
Pantothensäure (Vitamin B5) Wasserlöslich. Die meisten Nahrungsmittel, besonders Bohnen, Eigelb, Gemüse, Leber, Orangen, Erdnüsse, Weizenkeime, Vollkornprodukte; wird auch im Darm erzeugt	4–7 mg; Gesundheit von Haut, Haar und Nervensystem; Produktion von Antikörpern gegen Infektionen	Ein Mangel ist unwahrscheinlich. Zu den seltenen Symptomen können eine erhöhte Empfänglichkeit für ALLERGIEN und Infektionen, ASTHMA, Krämpfe, ERSCHÖPFUNG und SCHLAFLOSIGKEIT zählen
Vitamin B6 (Pyridoxal) Wasserlöslich. Die meisten Nahrungsmittel, doch besonders grünes Gemüse, Bierhefe bzw. Hefeextrakt, Fisch, Hülsenfrüchte, Pflaumen, Rosinen, Sojabohnen, Nüsse, Vollkornprodukte, Milch	1,5–2 mg; Produktion von Antikörpern gegen Infektionen; Bildung von roten Blutkörperchen; Eiweißstoffwechsel	Mangelerscheinungen unbekannt
Folsäure (Vitamin B9) Wasserlöslich. Leber, Nieren, Fleisch, grünes Gemüse, frisches Obst, Bierhefe bzw. Hefeextrakt, Weizenkeime, Hülsenfrüchte	0,3 mg; unterstützt die Funktion von Vitamin B_{12}; Bildung von roten Blutkörperchen; Verwertung von Proteinen, Fetten, Kohlenhydraten	Mangel an Vitamin B_{12}; BLUTARMUT; ERSCHÖPFUNG, Schwäche, Kurzatmigkeit, Reizbarkeit, SCHLAFLOSIGKEIT, VERGESSLICHKEIT, Verwirrtheit
Vitamin B12 (Cyanocobalamin) Wasserlöslich. Nahrungsmittel tierischen Ursprungs – Leber, Fleisch, Nieren, Fisch, Eigelb, Milchprodukte, Käse –, angereicherte Getreideprodukte, Bierhefe bzw. Hefeextrakte (nur in Spuren)	2 Mikrogramm; für stillende Mütter und Schwangere 4 Mikrogramm; unterstützt die Funktion der Folsäure; Bildung von roten Blutkörperchen; gesundes Nervensystem; Synthese von Nukleinsäuren und Proteinen; Stoffwechsel; beugt der Zelldegeneration vor	Mangel an Folsäure; Appetitlosigkeit; ERSCHÖPFUNG, Reizbarkeit; BLUTARMUT; Degeneration des Nervensystems, die zu Bewegungs- und Sprachschwierigkeiten führt
Biotin (aus dem Vitamin-B-Komplex) Wasserlöslich. Eigelb, Leber, Nieren, Weizenkeime, Nüsse, Hafer, Hefe bzw. Hefeextrakt	0,1–0,2 mg; Fettstoffwechsel; Synthese von Glucose bei kohlenhydratarmer Ernährung	Sehr selten
Vitamin C (Ascorbinsäure) Wasserlöslich. Obst, hauptsächlich Zitrusfrüchte und schwarze Johannisbeeren, Hagebutten, Gemüse, Kartoffeln und Paprikaschoten	30 mg; für Schwangere 60 mg; Gesundheit von Haut, Knochen, Sehnen, Bändern, Knorpeln, Blutgefäßen, Zahnfleisch, Zähnen; Energieerzeugung, Wachstum; Widerstandskraft gegen Infektionen; Wundheilung; Eisenaufnahme; Regulierung des Cholesterinspiegels	Blutendes und/oder weiches Zahnfleisch, lockere Zähne; Anfälligkeit für Infektionen; empfindliche Gelenke, Muskeldegeneration; ERSCHÖPFUNG, Schwäche, Blutarmut; Skorbut
Vitamin D (Calciferol) Fettlöslich. Wird durch die Einwirkung des Sonnenlichts auf die Haut produziert; Leber, Lebertran, fette Fische, Margarine, Eigelb, Vollmilch	10 Mikrogramm; Aufnahme von Calcium und Phosphor für gesunde Knochen und Zähne. ***Warnung:*** Hohe Dosen können giftig sein.	Knochendeformationen, Zahnverfall; Krämpfe, Muskelschwäche; Rachitis und Knochenerweichung
Vitamin E (Tocopherol) Fettlöslich. Die meisten Nahrungsmittel, besonders Pflanzenöle, Eigelb, Vollkornprodukte, Weizenkeime, grünes Gemüse, Nüsse, Samen, Hülsenfrüchte, Margarine	10 Mikrogramm; Gesundheit der Zellmembranen und dadurch Verzögerung des Alterungsprozesses; gesunde Blutzellen; Blutgerinnung; Widerstandskraft gegen Infektionen; möglicherweise Fruchtbarkeit	Stumpfes Haar; Muskelschwäche; möglicherweise vergrößerte Prostata (PROSTATABESCHWERDEN); Fehlgeburten
Vitamin K (Menadion) Fettlöslich. Wird durch Bakterien im Dickdarm gebildet; grünes Gemüse, Meeresalgen, Leber, Kartoffeln, Eier, Weizenkeime	70–140 Mikrogramm; Blutgerinnung	Sehr selten; kann aber bei langfristiger Einnahme von Antibiotika auftreten: Blutungen unter der Haut, NASENBLUTEN, DURCHFALL

in den WECHSELJAHREN befinden, sowie ältere oder trinkfreudige Menschen haben möglicherweise einen höheren Bedarf an Vitaminen. Vegetarier laufen Gefahr, sich nicht ausreichend mit Vitamin B12 zu versorgen, das die Funktion des Nervensystems aufrechterhält. Mit Vitaminpräparaten oder Bierhefe läßt sich dieses Defizit ausgleichen. Siehe auch HYPERVITAMINISIERUNG.

VOLKSMEDIZIN

Schon in frühester Zeit und in allen Kulturen haben die Menschen Pflanzen als Heilmittel genutzt. Durch Experimentieren fanden sie heraus, welche Kräuter bei welchen Beschwerden helfen konnten, und gaben dieses Wissen über Jahrtausende von Generation zu Generation weiter. In diesen frühen Zeiten war wie auch heute noch bei den Naturvölkern das Wissen um die verschiedenen Heilmethoden Domäne der Medizinmänner und Schamanen. Und in Europa gab es im Mittelalter die Weisen Frauen, die die traditionellen Hausmittel und Rezepte kannten und weitergaben und die deshalb oft als Hexen diffamiert und verbrannt wurden.

Im Gegensatz zum Menschen wissen Tiere instinktiv, was ihnen helfen kann, wenn sie sich nicht wohl fühlen. Hunde z. B. suchen nach der Gemeinen Quecke, wenn sie Magenbeschwerden haben, und fressen sie, um anschließend erbrechen zu können. Schafe fressen zu dem gleichen Zweck Efeublätter, und Pferde kauen die Rinde bestimmter Bäume. Kranke Pferde waren es übrigens auch, die den Fuhrmann Johann Schroth (1800–56) auf die Idee der nach ihm benannten SCHROTH-KUR brachten. Der Fuhrmann beobachtete, daß seine Pferde das Futter verweigerten, wenn sie krank waren. Da seiner Meinung nach viele Krankheiten daher kamen, daß der Mensch falsch ißt, setzte er seine Patienten auf eine schmale Kost. Diese Stoffwechselkur bewirkt eine Entgiftung des Körpers und gilt als vorbeugende Maßnahme gegen viele der modernen Zivilisationskrankheiten. Der Bauer Vinzenz Prießnitz (1799–1851) hatte beobachtet, wie ein angeschossenes Reh seine Wunde in einem Tümpel kühlte und so den Heilvorgang beschleunigte. Diese Beobachtung brachte Prießnitz auf den Gedanken, Krankheiten mit kaltem Wasser und feuchtwarmen Wickeln zu behandeln (siehe PRIESSNITZ-WICKEL). In ähnlicher Weise entstanden viele Rezepte und Verfahren der Volksmedizin, die im Lauf der Zeit jedoch wieder verlorengingen. Nur in ländlichen Gebieten haben sich einige Volksweisheiten noch erhalten.

Die Trennung zwischen Volksmedizin und akademischer Schulmedizin setzte erst ver-

hältnismäßig spät ein, nämlich im 19. Jh., als man eine strenge Grenze zwischen Heilkunst und Quacksalberei zog. Bis dahin bestanden Schulmedizin und Volksmedizin mehr oder weniger gleichberechtigt nebeneinander. Eine Sonderrolle spielte jedoch schon seit dem Mittelalter der Apotheker, der die von den Heilkundigen verordneten Mittel herstellte und dadurch häufig ein sehr fundiertes Wissen über die Wirkungsweise der jeweiligen Pflanzen besaß. Kein Wunder also, daß sich mancher Ratsuchende auch an ihn wandte.

Erst in jüngerer Zeit hat eine Rückbesinnung auf die alten Hausmittel eingesetzt, und zunehmend empfehlen auch Heilpraktiker und Ärzte bei Alltagsbeschwerden Mittel und Methoden, die aus der Volksmedizin stammen. Hinzu kommt, daß die Volksmedizin schon immer eng mit der PFLANZENHEILKUNDE verbunden war. Lange Zeit betrachtete man viele Pflanzen, die früher für Arzneien verwendet wurden, nur als Unkraut. Doch hat sich inzwischen herausgestellt, daß die Wirkungen vieler überlieferter Rezepturen

Die Schüler von Dotheboys Hall in Dickens Roman Nicholas Nickleby *wurden mit Melasse und Schwefel traktiert.*

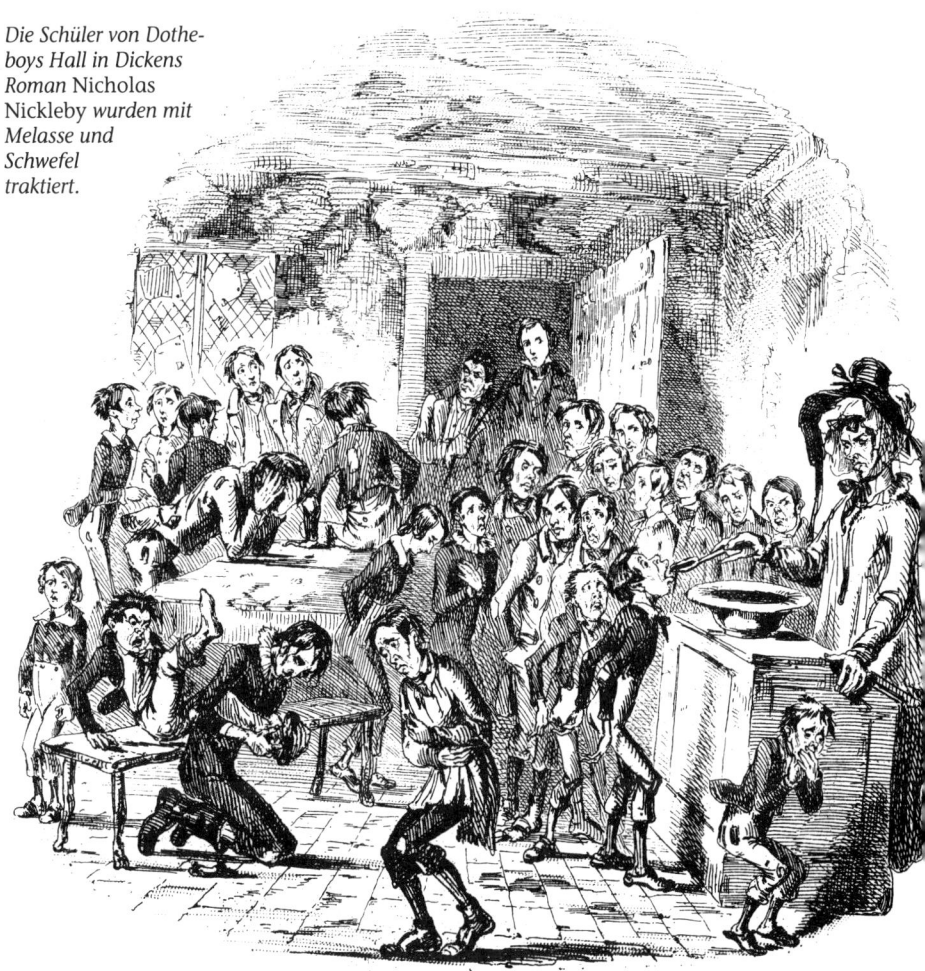

einer wissenschaftlichen Überprüfung standhalten.

Im folgenden sind häufig auftretende Beschwerden sowie die Empfehlungen aufgelistet, die die Volksmedizin gab. Es sei allerdings nicht verschwiegen, daß einige der Behandlungsvorschläge, wie etwa die getragene Socke bei Halsschmerzen, nur anekdotischen Wert besitzen.

Arthritis Das Hausmittel Lebertran sollte die Schmerzen lindern.

Augenentzündung Die Volksmedizin empfahl kalten schwarzen Tee mit Milch bzw. einen Augentrostaufguß.

Blasenentzündung Man stellte einen Aufguß aus den Wurzeln der Gemeinen Quecke her, indem man 25 g Wurzeln in 0,5 l Wasser kochte. Noch heute verwendet man die Gemeine Quecke wegen ihrer entwässernden Wirkung.

Blutarmut Brennessel galt als Stärkungsmittel bei BLUTARMUT oder starkem Blutverlust während der Periode. Im Frühjahr sammelte man die Spitzen der jungen Brennesseln, kochte sie in Wasser und trank dann jeden Tag eine kleine Menge dieser Flüssigkeit. Junge Brennesseln wurden auch als Gemüse gedünstet oder mit Zitronensaft und Eiweiß vermischt gebacken.

Durchfall Um einen DURCHFALL zu lindern, aß man Äpfel oder in Milch gekochte Eicheln.

Erkältung Zwiebeln, in Milch zu einer Schleimsuppe verkocht, galten jahrhundertelang als wirksames Mittel gegen ERKÄLTUNGEN und FIEBER. Tatsächlich konnte man inzwischen wissenschaftlich nachweisen, daß die Zwiebel eine große Anzahl heilkräftiger Substanzen besitzt. Pfefferminzaufgüsse sollten vorbeugend wirken, und Kindern legte man zu Beginn des Winters häufig Talg- oder Gänseschmalzpflaster auf. Auch ein Stück Packpapier in Herzform, das man in Stoff einnähte und dem Kind auf die Brust band oder ans Hemd heftete, sollte vor Erkältungen schützen.

Fieber Lange Zeit verwendete man den Saft von Weidenblättern, um FIEBER zu senken. Als man die in der Weide enthaltenen Substanzen wissenschaftlich analysierte, stellte sich heraus, daß der wirksame Bestandteil des Saftes eine Säure ist, die man nach dem lateinischen Wort für Weide (*salix*) Salicylsäure nannte. Auch heute noch ist Salicylsäure die Grundsubstanz vieler Schmerzmittel.

Frostbeulen Gegen FROSTBEULEN kannte man einige recht ausgefallene Hausmittel. So sollte man z. B. die Füße so lange mit Stechpalmenzweigen schlagen, bis sie bluteten. Wer es sich leisten konnte, badete seine Füße in Wein. Den weniger Begüterten empfahl man, ihre Füße jeden Morgen in den gefüllten Nachttopf zu tauchen. Eine andere Methode war, die Frostbeulen mit einer rohen, gesalzenen Kartoffel abzureiben.

Furunkel Sie brachte man mit heißen Umschlägen und Packungen aus Brot, Kohlblättern, aufgekochtem Hibiskus oder HEUBLUMEN zum Blühen.

Grippe Als Hausmittel empfahl man Holunderbeerwein und Zwiebelsuppe. Ein Holunderblütenaufguß wirkte schweißtreibend und verschaffte ebenfalls Erleichterung.

Halsentzündung Eine nicht sehr appetitliche Methode bestand darin, dem Kranken eine getragene Socke um den Hals zu wickeln. Von innen lindernd wirken sollte 1 TL schwarze Johannisbeermarmelade, die in etwas heißem Wasser verrührt wurde. Zum Gurgeln empfahl man einen Salbeiaufguß oder eine Mischung aus Honig und Zitronensaft in heißem Wasser.

Husten Ein einfaches, weitverbreitetes Rezept bestand darin, eine weiße Rübe in Scheiben zu schneiden und sie in braunen Zucker einzulegen. Über Nacht bildete sich dann ein dicker Sirup, der angeblich den HUSTEN lindern sollte.

Insektenstiche Auf Bienenstiche legte man ein Säckchen mit Wäscheblau, Wespenstiche behandelte man mit Essig. Um die Schwellungen und Schmerzen zu lindern, legte man auf die betroffene Stelle feuchten oder gekauten Tabak. Auch zerstoßene Wegerich- oder Ringelblumenblätter sollten bei INSEKTENSTICHEN helfen.

Keuchhusten Man hängte dem Kranken einen Fisch um den Hals oder ließ ihn durch ein blühendes Bohnenfeld wandern.

Sicherlich wirkungsvoller war Brechwurzelwein mit Honig. Der Trank sollte helfen, den Schleim zu lösen, tatsächlich aber rief er bei den Kranken nur Übelkeit hervor.

Kopfschmerzen Außer Essig und Packpapier nahm man manchmal auch Rhabarberblätter, in denen man durch moderne wissenschaftliche Analyse Anthrachinone (chininähnliche Substanzen) fand.

Krämpfe Eher in den Bereich des Aberglaubens gehört die Empfehlung, nachts einen Korken ins Bett zu legen, um Krämpfe zu lindern.

Nasenbluten Die Volksmedizin empfahl, dem Betroffenen einen leichten Schock zu versetzen, indem man ihm beispielsweise einen kalten Metallschlüssel oder eine Münze den Rücken hinuntergleiten ließ. Ebenso konnte man dem Blutenden ein kaltes Tuch auf die Stirn legen. Der Erfolg dieser Methoden beruhte vermutlich darauf, daß sich durch den Schock die Blutgefäße zusammenziehen und die Blutung verlangsamt wird. Außerdem stellte man aus Schafgarbe und Hamamelis Arzneien her, die das NASENBLUTEN stoppen sollten.

Ohrenschmerzen Oft steckte man eine kleine geröstete Zwiebel ins Ohr oder legte sich ein Leinensäckchen mit heißen, gekochten Zwiebeln darauf. Manche träufelten sich auch Lauchsaft ins Ohr.

Pickel und Pusteln Hautunreinheiten während der PUBERTÄT wurden lange Zeit mit Hafergrütze behandelt. Man kochte sie in Milch, goß die Masse durch ein Sieb und badete die Haut in der verbliebenen Flüssigkeit. Ein Aufguß aus jungen Brennesseln sollte das Problem ebenso günstig beeinflussen wie traditionelle Hautlotionen aus Rosenwasser oder Gurkensaft.

Rheuma Viele Menschen steckten sich eine Kartoffel, eine Zwiebel oder eine Kastanie in die Tasche mit der Hoffnung, auf diese Weise vor RHEUMA geschützt zu sein. Eine Mischung aus Terpentin, Essig und frischgeschlagenen Eiern sollte schmerzlindernd wirken, wenn das Übel eingetreten war. Hilfe erhoffte man sich ferner von einem Aufguß aus jungen Brennesselspitzen, von dem man täglich 1 Schnapsglas voll trank.

Rückenschmerzen Bei Muskelverspannungen und RÜCKENSCHMERZEN legte man ein dickes Stück roten Flanell auf die betroffene Stelle und bügelte es bei niedriger Temperatur. Rückenschmerzen, die von NIERENBESCHWERDEN herrührten, wurden mit einem Aufguß aus Wacholderbeeren behandelt.

Schlaflosigkeit Viele Menschen glauben heute noch daran, daß 1 TL Honig vor dem Zubettgehen zu einem guten Schlaf verhilft. Ebenso soll ein Melissenaufguß den Schlaf fördern.

Schmerzen beim Zahnen Früher galt der Samen des Wilden Mohns als das beste Mittel, um die Schmerzen zu lindern, unter denen Babys beim Zahnen leiden.

Schnittverletzungen Die Sporen des Bovists galten als geeignetes Mittel, um bei Verletzungen Blutungen zu stillen. In vielen Bauernfamilien bewahrte man stets einen getrockneten Bovist im Haus auf, um ihn im Notfall sofort zur Hand zu haben. Auch die Bader benutzten ihn, wenn sie einen Kunden etwas unvorsichtig rasiert hatten. Auf Schnittwunden, selbst wenn sie sehr tief waren, legte man oft Spinnweben. Und eine Lotion aus den Blütenblättern der Madonnenlilie, die in Branntwein eingelegt wurden, galt bei Schnittwunden, aber auch bei Blutergüssen als hilfreich.

Sonnenbrand Die Volksmedizin empfahl bei SONNENBRAND, die betroffenen Stellen mit einer Mischung aus Wassser und Essig einzureiben.

Verstauchungen Bei kleineren VERSTAUCHUNGEN legte man Heilverbände aus zerstoßenen rohen Kohlblättern an. Ernstere Verletzungen mit Bänder- oder Knochenschäden wurden mit Beinwellpackungen behandelt – eine jahrhundertealte Methode, um die Schmerzen zu lindern und die Heilung zu fördern.

Verstopfung Bei VERSTOPFUNG gab man Rhabarber und die nußähnlichen Früchte des Hibiskus, die eine mild abführende Wirkung haben sollten.

Warzen In vielen Dörfern glaubt man noch heute daran, daß Warzen beschworen und weggezaubert werden können. Meist ist es nur eine ganz bestimmte Person in einem Dorf, die über die Fähigkeit verfügt, Warzen zu besprechen. Manchmal muß man sich mit einem geringen Betrag von dem Übel loskaufen, ein andermal genügt es, die Warzen einfach zu zählen. In wieder anderen Fällen braucht man eine Esche, um sich von den Warzen zu befreien: Die Warzen werden aufgestochen und die Nadel anschließend in den Baum gesteckt, wobei man folgenden Spruch aufsagen muß:

Eschenbaum, Eschenbaum,
Erlös mich aus dem Warzentraum.

Neben diesen eher abergläubischen Methoden gab es aber auch immer noch pflanzliche Mittel wie Wolfsmilch-, Löwenzahn- und Schöllkrautsaft, den man auf die Warzen auftrug.

Zahnschmerzen Gegen Zahnschmerzen band man sich Packpapier, das mit Essig angefeuchtet und mit Pfeffer und Senf bestrichen war, um das Gesicht.

Auch geriebener Meerrettich auf der Wange sollte Zahnschmerzen vertreiben. Ferner empfahl man, sich Lavendelwasser auf die schmerzenden Zähne zu träufeln oder Gewürznelken zu kauen.

Standpunkt der Schulmedizin

Die Hausmittel der Volksmedizin sind in jeder Kultur ein fester Bestandteil der Heilkunde. Viele Rezepte haben sich als durchaus wirkungsvoll erwiesen, und ein nicht geringer Teil der modernen Medikamente stammt von den in früheren Zeiten verwendeten Arzneien ab bzw. nutzt deren Wirkstoffe. Wenn auch manche volksmedizinischen Empfehlungen heute nicht mehr unbedingt Anwendung finden, wie etwa die Warzenbeschwörung, so hat sich doch bei wiederholten Untersuchungen erwiesen, daß die meisten Rezepte so gut wie keine negativen Nebenwirkungen haben. Viele Menschen vertrauen deshalb weiter auf die überlieferten Methoden, vor allem wenn es sich um weniger gravierende Beschwerden handelt, die letztlich von selbst heilen.

VOLLWERTKOST

„Laßt unsere Nahrung so natürlich wie möglich", forderte Werner Kollath, einer jener drei Naturheilkundler, die die Vollwerternährung für die beste Möglichkeit hielten, gesund zu bleiben. Die anderen beiden sind Are Waerland (Waerland-Kost), der über die Ernährung hinaus allgemein eine gesunde Lebensführung propagierte, und der Schweizer Arzt Maximilian Bircher-Benner, dessen Diät vor allem auf pflanzlicher Rohkost beruht (siehe auch MÜSLI). Sie alle vertraten die Auffassung, daß Nahrungsmittel, denen man ihren vollen Wert beläßt, im wahrsten Sinn des Wortes Lebensmittel sind.

In der Naturheilkunde gilt eine ausgewogene Ernährung als eine der fünf wichtigsten Voraussetzungen, um gesund zu bleiben und mögliche Krankheiten zu überwinden. Deshalb geben Heilpraktiker und Ärzte immer wieder Ratschläge, wie man sich richtig ernähren kann.

Seit Nahrungsmittel gleichsam industriell produziert werden, wurden Bearbeitungsmethoden eingeführt, die die Lebensmittel denaturieren und sie teilweise ihrer wichtigen Vitalstoffe berauben. Viele Nahrungsmittel werden geschält, zerkleinert, zermahlen, verfeinert, entölt, verschönt, gefärbt, getrocknet, raffiniert, konserviert oder erhitzt. Auch

wenn den Nahrungsmitteln später die als lebenswichtig erkannten Bestandteile, die beim Bearbeitungsprozeß verlorengingen, wieder zugesetzt werden, ist es nicht mehr die ursprüngliche Nahrung, und es bleibt die Frage, ob man auf diese Weise wirklich den Standard an lebenswichtigen Wirkstoffkombinationen erreicht, der in naturbelassenen Nahrungsmitteln enthalten ist.

Darum sollte man soweit wie möglich zu unbearbeiteten Lebensmitteln greifen. Produkte aus Auszugsmehl sollte man durch Vollkornprodukte ersetzen und in den Speiseplan einen großen Teil Frischkost aufnehmen. Dieser Frischkostanteil wiederum sollte sich etwa zu zwei Dritteln aus rohem, als Salat zubereitetem Gemüse und zu einem Drittel aus Obst zusammensetzen.

WARZEN

Warzen sind von ihrem Umfeld genau abgegrenzte harte, gutartige Hautwucherungen, die durch Viren verursacht werden. Sie bestehen meist aus vergrößerten Hautzellen. Es gibt verschiedene Arten von Warzen, die alle im Normalfall mit der Zeit von selbst wieder verschwinden.

Meist sind Warzen rauhe, hornartige Gebilde mit einer bräunlichen oder hautfarbenen Tönung, die bevorzugt an den Händen auftreten. Wenn man sie aufkratzt, was vor allem Kinder oft machen, breitet sich das Virus aus, und die Warzen vermehren sich.

Warzenbeschwörung

In früheren Zeiten glaubte man, daß Warzen durch Beschwörung oder Zaubermittel zum Verschwinden gebracht werden könnten. Hier sind einige der Empfehlungen der VOLKSMEDIZIN aufgeführt:

Man band ein Haar aus dem Schwanz eines scheckigen Ponys oder aus der Mähne eines ausgewachsenen Pferdes um die Warze.

Die Warzen wurden mit einer Scheibe Schinken oder einem Stück rohem Fleisch eingerieben. Anschließend mußte das Fleisch verbrannt werden, wobei jedoch niemand wissen durfte, an welchem Ort dies geschah.

Man tauchte 1 Woche lang täglich die Hautstelle mit der Warze in das Wasserbecken, in dem der Schmied die Hufeisen kühlte.

Man betupfte die Warze jeden Morgen gleich nach dem Aufwachen mit Speichel.

Warzen an den Fußsohlen können, wenn sie tief in die Haut hineinwachsen, beim Auftreten schmerzen. Fußsohlenwarzen holt man sich leicht in öffentlichen Schwimmbädern oder in Sportstätten, in denen viele Menschen barfuß gehen.

Die fadenförmigen Pinselwarzen treten oft im Gesicht, am Hals und an den Augenlidern auf. Auch sie sind harmlos und verschwinden mit der Zeit wieder, können aber recht unschön aussehen.

Warnung Eine vermeintliche Warze, die sich weich anfühlt, plötzlich ihre Form verändert, juckt und/oder blutet sowie ein Sekret absondert, sollte man schnellstens untersuchen lassen, um die Möglichkeit eines bösartigen Melanoms, einer Hautkrebsart (siehe KREBS), auszuschließen.

Was der Heilpraktiker rät

PFLANZENHEILKUNDE Mit dem frischen Milchsaft des Schöllkrauts lassen sich Warzen entfernen. Der Saft wird auf die Warzen aufgetragen, muß eintrocknen und möglichst lange einwirken. Damit die Anwendung erfolgreich ist, muß man sie täglich über einen längeren Zeitraum wiederholen. Frische Knoblauch- oder Zwiebelscheiben, die man auf die Warze auflegt, sollen ebenfalls helfen. Auch Thujatinktur, mit der man morgens und abends die Warzen bepinselt, kann das Übel vertreiben. Zur innerlichen Anwendung empfiehlt man Mariendistel, die entgiftend auf die Leber wirkt.

AKUPUNKTUR In der traditionellen chinesischen Medizin wird die Haut der Lunge und dem Dickdarm zugeordnet, so daß Punkte auf den entsprechenden Meridianen sowie in der Umgebung der Warze behandelt werden.

AROMATHERAPIE Die ätherischen Öle von Zwiebeln und Knoblauch werden als sehr wirksam gegen Warzen angesehen. Wegen ihres kräftigen Aromas nimmt man sie allerdings in Form von Kapseln ein.

HYPNOSETHERAPIE Den Betroffenen wird unter Hypnose suggeriert, daß den Warzen langsam die Nährstoffe entzogen werden und sie sich daher zurückbilden und schließlich abfallen.

Standpunkt der Schulmedizin

Hartnäckige Warzen, die nicht von selbst verschwinden oder die optisch sehr störend wirken, können vom Arzt entfernt werden. Meistens werden sie weggeätzt, indem man eine Säure aufträgt.

Eine andere Möglichkeit ist die Beseitigung mit einem Brenneisen (Kauterisation) oder auf kältechirurgischem Weg (Kryochirurgie). Beide Verfahren erfordern aber große Erfahrung.

Gesunde Ernährung ohne Fisch und Fleisch

Es gibt viele Gründe, warum Menschen Vegetarier werden. Die einen möchten sich gesund ernähren, die andern ertragen den Gedanken nicht, daß ihretwegen Tiere ihr Leben lassen müssen. Manchmal spielen auch religiöse Gründe eine Rolle. In jedem Fall jedoch muß auch die vegetarische Ernährung ihre wichtigste Aufgabe erfüllen, nämlich den Bedarf des Körpers an lebensnotwendigen Nährstoffen zu decken.

Man unterscheidet drei Gruppen von Vegetariern: die strengen Vegetarier, die sich ausschließlich von pflanzlichen Produkten ernähren, die Ovo-Lakto-Vegetarier, die daneben noch Eier und Milchprodukte verzehren, und die gemäßigten Vegetarier, die zwar Fleisch und Fleischprodukte aus ihrem Speiseplan verbannt haben, jedoch Fisch essen. Jede dieser drei vegetarischen Ernährungsformen kann die Grundlage für ein gesundes Leben sein – es kommt lediglich darauf an, wie man die einzelnen Kostformen handhabt.

Jede Art der Ernährung hat ihre Vorteile, birgt aber auch Risiken. Wenn man Fleisch, Eier und Milchprodukte in großer Menge konsumiert, leidet man sicher nicht an einem Eiweiß-, Eisen- oder Calciummangel, nimmt aber häufig zuviel Fett und zuwenig Kohlenhydrate und BALLAST-STOFFE auf.

Vegetarier dagegen werden kaum Probleme mit einem übermäßigen Fettkonsum und mit einem Mangel an Kohlenhydraten und Ballaststoffen haben. Sie müssen sich vielmehr Gedanken darüber machen, wie sie ihren Bedarf an Vitamin B$_{12}$, Eisen, Calcium und Zink decken. Ovo-Lakto-Vegetarier jedoch können die Vorteile beider Gruppen auf sich vereinen und die jeweiligen Risiken vermeiden, sofern sie sich nicht hauptsächlich von Eiern und Käse ernähren, sondern ein gesundes Gleichgewicht zwischen pflanzlichen und tierischen Nahrungsmitteln einhalten.

Pflanzliche Quellen der lebenswichtigen Nährstoffe

Eiweiß Den Eiweißbedarf zu decken ist für Vegetarier in den meisten Fällen kein Problem. Viele pflanzliche Nahrungsmittel enthalten zwar nur kleine Mengen Eiweiß, die aber zusammengenommen durchaus einen wertvollen Beitrag zur Proteinversorgung leisten können. Vor allem Bohnen, Linsen, Erbsen, Brot, Kartoffeln, Haferbrei, Reis und Gemüse sind Eiweißlieferanten. Am wenigsten Sorgen machen müssen sich die Ovo-Lakto-Vegetarier, denn Käse, Milch und Eier enthalten reichlich Protein. Nur die strengen Vegetarier müssen in diesem Punkt aufpassen. Sie sollten getrockneten Bohnen und anderen Hülsenfrüchten in ihrem Speiseplan einen besonderen Stellenwert einräumen. Bohnen beispielsweise enthalten etwa genausoviel Eiweiß wie Fleisch, doch mit dem Einweichen und Kochen schrumpft dieser Anteil gewaltig, so daß schließlich nur noch ein Drittel der ursprünglichen Proteinmenge vorhanden ist.

Hinzu kommt, daß es Unterschiede zwischen den Proteinen der einzelnen Nahrungsmittel gibt. Zwar bestehen alle Proteine aus einer Mischung von über 20 Aminosäuren, aber diese Mischung ist unterschiedlich zusammengesetzt. Aufgrund ihrer speziellen Aminosäurenkombination können manche Proteine vom Körper leichter aufgenommen werden. Das gleiche Ergebnis kann man aber auch erreichen, indem man verschiedene Nahrungsmittel miteinander kombiniert, etwa Bohnen mit Brot.

Vitamin B$_{12}$ Dieses lebenswichtige Vitamin ist nur in tierischen Nahrungsmitteln und in bestimmten Mikroorganismen wie Schimmelpilzen enthalten. Strenge Vegetarier müssen daher besonders darauf achten, daß ihr Bedarf an Vitamin B$_{12}$ gedeckt wird. Sie sollten ausreichend Hefe und Hefeextrakte sowie fermentierte Lebensmittel und Getränke zu sich nehmen. Stillende Mütter sollten möglichst ein Vitaminpräparat einnehmen, da sonst die Kinder unter einem Mangel an Vitamin B$_{12}$ leiden.

Eisen Rotes Fleisch und Innereien sind die Nahrungsmittel mit dem höchsten Gehalt an Eisen, das zudem noch den Vorteil hat, daß der Körper es ohne Mühe absorbieren kann.

Zwar enthalten ballaststoffreiche Nahrungsmittel wie Gemüse, Getreide und in gewissem Umfang auch Obst ebenfalls Eisen, doch in einer Form, die der Körper nicht verwerten kann. Nimmt man bei der gleichen Mahlzeit jedoch Vitamin C zu sich, wird das Eisen umgewandelt und kann vom Körper absorbiert werden.

Doch nicht nur Vegetarier müssen in diesem Punkt auf ihre Ernährung achten. Heute rät man allgemein dazu, weniger rotes Fleisch zu essen, um den Fettkonsum einzuschränken. Dadurch besteht jedoch die Gefahr eines Eisenmangels. Vor allem Frauen, die während der Periode viel Blut und damit Eisen verlieren, sollten darauf bedacht sein, daß sie ihren Körper ausreichend damit versorgen.

Calcium Milch und Milchprodukte sind normalerweise die Hauptlieferanten für Calcium. Sie decken etwa die Hälfte des nötigen Calciumbedarfs. Die zweite Hälfte stammt aus grünem Gemüse, Bohnen, Fischknochen – z. B. in Ölsardinen und Lachskonserven – und hartem Leitungswasser. Strenge Vegetarier laufen Gefahr, an einem Calciummangel zu leiden, nicht nur, weil sie keine Milchprodukte essen, sondern auch, weil die ballaststoffreichen Lebensmittel, von denen sie sich hauptsächlich ernähren, es dem Körper erschweren, Calcium aufzunehmen. Deshalb ist es für strenge Vegetarier besonders wichtig, viel grünes Gemüse, Bohnen und Weißkraut zu essen.

Zink Wer tierische Produkte zu sich nimmt, wird kaum unter einem Mangel an Zink leiden. Strenge Vegetarier dagegen müssen es aus Vollkornprodukten beziehen. Da der Körper bei einer sehr ballaststoffhaltigen Nahrung Zink nur schwer aufnimmt, müssen strenge Vegetarier darauf achten, zinkhaltige Nahrungsmittel in ausreichender Menge zu essen.

Umstellung auf vegetarische Kost

Mit der Umstellung auf eine vegetarische Ernährung lösen sich vielleicht manche Ernährungsprobleme von selbst, andere allerdings können dabei erst auftreten. Nur allzuoft passiert es, daß jemand meint, es sei schon eine gesunde vegetarische Ernährung, wenn er auf Fleisch und Fisch verzichtet und sich statt dessen hauptsächlich von Eiern, Käse und Nüssen ernährt. Abgesehen von den Mangelerscheinungen, die sich dann bald bemerkbar machen, nimmt man auf diese Weise mehr Nahrungsenergie und Fett als vorher auf, mit dem Ergebnis, daß das Gewicht steigt und man womöglich das Gegenteil von dem erreicht, was man vielleicht erhofft hatte.

Wer auf vegetarische Kost umsteigen will, muß seinem Körper Zeit geben, sich darauf einzustellen. Stoffwechsel und Steuerungssysteme im Körper versuchen immer erst einmal, den Status quo zu erhalten, unabhängig davon, was von außen auf sie zukommt. Wenn man also plötzlich wesentlich mehr BALLASTSTOFFE aufnimmt, wird der Körper zunächst mit BLÄHUNGEN und anderen Beschwerden reagieren. Und führt man dem Körper statt der gesättigten nur noch mehrfach ungesättigte Fettsäuren zu, dann bedeutet das vor allem für die Leber eine Umstellung. Deshalb sollte man seine Ernährung nicht radikal von heute auf morgen, sondern immer nur Schritt für Schritt ändern, damit sich der Körper den neuen Gegebenheiten ohne Schwierigkeiten anpassen kann.

Wer die Absicht hat, sich in Zukunft nur noch vegetarisch zu ernähren, sollte am Anfang zunächst nur einige vegetarische Gerichte pro Woche einplanen. Mit der Zeit kann man dann dazu übergehen, sich an 2 oder 3 Tagen pro Woche rein vegetarisch zu ernähren, während man an den anderen Tagen durchaus noch Fleisch oder Fisch zu sich nimmt. Auf diese Weise kann man sich außerdem darauf verlassen, daß der Körper noch alle lebensnotwendigen Nährstoffe in ausreichender Menge erhält, bis man gelernt hat, die Nahrung so zusammenzustellen, daß auch eine vegetarische Ernährung keinen Mangel hervorruft.

Eine vegetarische Ernährungsweise erfordert neue Kauf- und Kochgewohnheiten sowie eine neue Art der Menüplanung, die man erlernen muß. Hat man diese Dinge erst einmal im Griff, dann muß vegetarische Kost keineswegs langweilig und geschmacklos sein – im Gegenteil: Vor allem in der asiatischen Küche gibt es eine Fülle von schmackhaften und nährstoffreichen vegetarischen Rezepten (siehe S. 366–368). Man muß sich nur informieren und bereit sein, bislang Unbekanntes auszuprobieren.

Aber auch die gewohnte einheimische Küche bietet ausreichend Möglichkeiten, sich vegetarisch zu ernähren. Man kann es zunächst mit Bohnen auf Toast versuchen – eine Haupt- oder Zwischenmahlzeit von ausgezeichnetem Nährwert. Dann geht man zu Eintöpfen aus Bohnen und anderem Gemüse über, zu denen man Getreide in Form von Brot, Reis oder Mais ißt. Je weiter man seine Ernährung auf vegetarische Kost umstellt, um so mehr Zutaten sollte man miteinander mischen, um eine ausgewogene Kost zu erhalten.

Eine nährstoffreiche Mischkost ist für Vegetarier noch wichtiger als für Menschen, deren Speiseplan auch Fleisch enthält. Um sich alle Nährstoffe in ausreichender Menge zuzuführen, sollte man täglich 4 Portionen der Grundnahrungsmittel – z. B. Kartoffeln, Brot, Nudeln oder Reis – sowie Gemüse, Obst und Eiweißträger (Bohnen, Erbsen, Linsen, Nüsse, frische Milch, Käse oder Eier) zu sich nehmen.

Garantie für die Gesundheit?

Vegetarier sind durch fragwürdige Gesundheits- und Heilslehren ebenso gefährdet wie andere Menschen. Vorsicht sollte man vor allem bei Empfehlungen walten lassen, die bestimmte Kombinationen verschiedener Nahrungsmittel als wahre Allheilmittel und Wunderkuren anpreisen. Sie haben meist keinerlei ernährungsphysiologische Grundlage und können häufig eher schaden als nützen. Ein vielfach gepriesenes, aber nicht unproblematisches Mittel ist z. B. Kleie. Wird sie jedem Essen zugesetzt, kann sie ein Ungleichgewicht in der Ernährung erzeugen. Sie verhindert, daß notwendige MINERALSTOFFE aufgenommen werden, und kann auf Dauer Mangelerscheinungen und DARMBESCHWERDEN verursachen.

Auch die mehrfach ungesättigten Fettsäuren gelten grundsätzlich als gesund und werden daher häufig überbewertet. Da sie aus Pflanzen gewonnen werden, finden sie vor allem in der vegetarischen Küche Verwendung. Welche Auswirkungen es jedoch hat, wenn man den Körper damit geradezu überschwemmt, ist bislang noch nicht bekannt. Man vermutet, daß sie GALLENSTEINE und möglicherweise sogar KREBS hervorrufen können. Auch in diesem Fall gilt wie bei jedem Nahrungsmittel, daß alles, was in Maßen der Gesundheit durchaus nützen kann, in großen Mengen eher schadet.

In letzter Zeit ist es nicht nur bei Vegetariern geradezu Mode geworden, Kartoffeln ungeschält zu verzehren. Angeblich nimmt man dabei mehr Vitamin C und Ballaststoffe zu sich. Tatsächlich aber führt man mit den Schalen dem Körper mehr Solanin zu, ein natürliches Pestizid der Kartoffeln, das für den Menschen in größeren Mengen giftig ist. Daher sollte man seine Kartoffeln doch besser schälen.

Eine vegetarische Ernährung allein ist noch keine Garantie für ein gesundes und langes Leben. Sie kann zwar das Risiko verschiedener ernährungsbedingter Erkrankungen verringern – so leiden Vegetarier seltener unter HERZKRANKHEITEN und hohem BLUTDRUCK und sind aufgrund ihrer ballaststoffreichen Ernährung weniger gefährdet, an Darmkrebs zu erkranken –, doch um gesund zu bleiben, müssen auch sie auf ausreichend Entspannung und BEWEGUNG achten und sollten ebenso wie andere Menschen Risikofaktoren wie Alkohol und Nikotin meiden. Grundsätzlich kann man sagen, daß nicht nur eine vegetarische, sondern jede abwechslungsreiche Kost, die viel Gemüse, Obst und Getreide enthält, eine gute Voraussetzung ist, um gesund zu bleiben.

Fünf vegetarische Menüs aus aller Welt

Bohnen und Pilze aus Indien (1)

200 g getrocknete Augen-
bohnen, über Nacht ein-
geweicht
200 g frische Pilze
4 EL Pflanzenöl
1 TL Kümmel
1 Zimtstange
120 g gehackte Zwiebeln
3 geschälte und gehackte
Knoblauchzehen

300 g geschälte und ge-
schnittene Tomaten
1 TL gemahlener
Koriander
1 TL gemahlener Kümmel
1 TL Cayennepfeffer
1 TL gemahlene Kurkuma
2 EL frische Petersilie
Salz und Pfeffer

Die Bohnen in einem großen Topf mit Wasser zum Kochen
bringen und bei leichter Hitze 2 Minuten sieden lassen. Dann
den Topf vom Feuer nehmen, und die Bohnen zugedeckt
1 Stunde ziehen lassen. Die Pilze der Länge nach in dünne
Scheiben schneiden, und in einer großen Pfanne das Pflanzenöl erhitzen. In das heiße Öl zunächst den Kümmel und
die Zimtstange geben, dann die gehackten Zwiebeln und den
Knoblauch hinzufügen, und sie unter Rühren so lange braten, bis die Zwiebeln anfangen, braun zu werden. Dann die
Pilze dazugeben und unter ständigem Rühren ebenfalls
leicht anbraten. Anschließend die Tomaten unter die Pilze
mischen, mit Koriander, dem gemahlenen Kümmel,
Cayennepfeffer und Kurkuma würzen, alles gut vermischen
und zugedeckt bei kleiner Hitze 10 Minuten garen lassen. Die
Bohnen nochmals aufkochen und bei schwacher Hitze sieden lassen, bis sie weich sind. Dann die Pilzmischung dazugeben und unter gelegentlichem Umrühren noch 30 Minuten köcheln lassen. Die Zimtstange herausnehmen und mit
Salz und Pfeffer abschmecken. Das Gericht mit Petersilie be-
streuen und mit gekochtem oder gebratenem Reis servieren.

Pikanter Thai-Salat (2)

2 große Limonen
1 gestrichener TL Zucker
1 TL Sardellenpaste
2 reife Mangos
2 reife Papayas
1 Bund Frühlingszwiebeln,
in Scheiben geschnitten
1 rote oder grüne Paprikaschote, kleingeschnitten

1 große Fleischtomate,
in Würfel geschnitten
$1/_2$ Gurke, in Würfel
geschnitten
4 Zweige mit Koriander-
blättern
2 frische Basilikumblätter
2 Köpfe Eissalat
Salz zum Abschmecken

Die Limonen auspressen, und den Saft in einer großen
Schüssel mit dem Zucker und der Sardellenpaste vermischen.
Die Mangos und Papayas schälen, entkernen, in 5 cm lange
Streifen schneiden und in den Limonensaft legen. Zwiebel-
scheiben, die kleingeschnittene Paprikaschote und Tomaten-
und Gurkenwürfel sowie die gehackten Koriander- und Basi-
likumblätter dazugeben. Den Eissalat waschen, die größeren
Blätter zum Garnieren der Teller zurücklegen. Die inneren
Blätter zerkleinern, in die Schüssel geben, alles gut mischen,
auf Teller verteilen und gleich servieren.

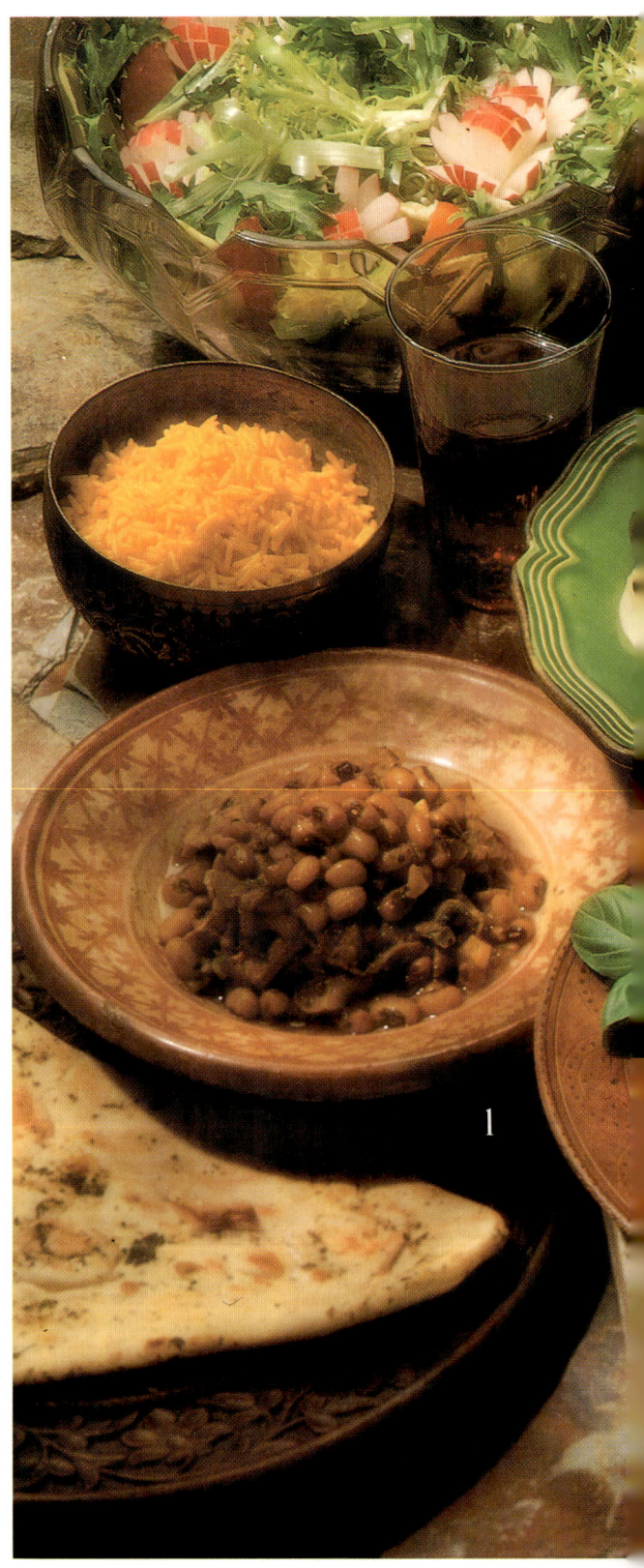

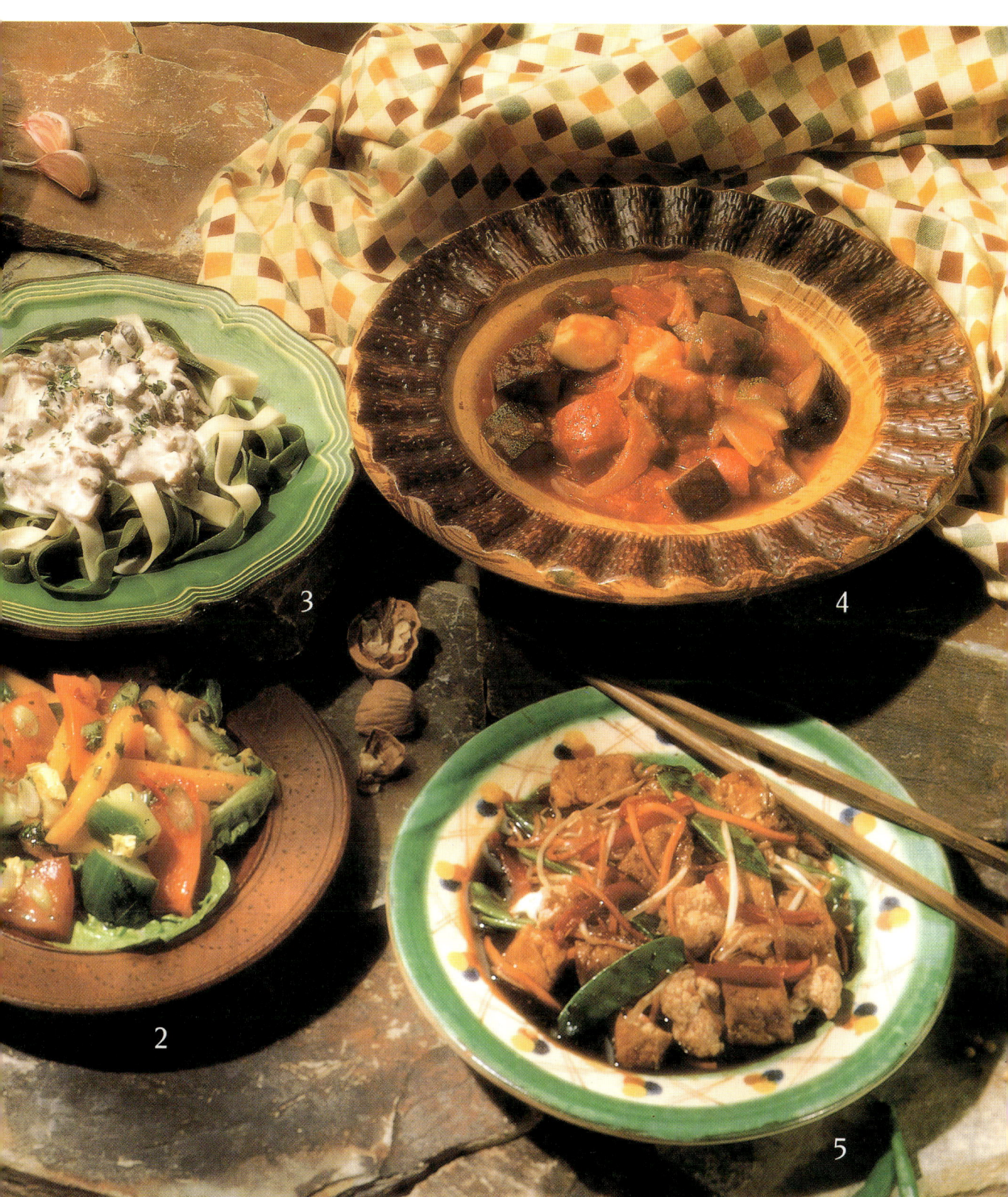

Italienische Tagliatelle mit Pilz-Walnuß-Soße (3)

350 g frische Tagliatelle
120 g Walnüsse ohne
Schale
15 g Butter
2 EL Olivenöl
1/2 feingehackte Zwiebel
250 g Champignons in
Scheiben

1 zerdrückte Knoblauch-
zehe
250 g Joghurt
2 EL frische gehackte Pe-
tersilie
Salz und frisch gemah-
lener Pfeffer zum Ab-
schmecken

Einen großen Topf mit Salzwasser aufsetzen und zum Kochen bringen. In das kochende Wasser die Nudeln geben und
garen lassen. Die Walnüsse in ein sauberes Handtuch ein-
schlagen und mit dem Nudelholz grob zerkleinern. Die Butter langsam in einer beschichteten Pfanne zerlaufen lassen,
die Walnüsse dazugeben und 2–3 Minuten bei leichter Hitze
rösten; ständig umrühren, damit sie nicht anbrennen. Die
Walnüsse aus der Pfanne nehmen, und die Pfanne sauber
reiben, bevor man darin das Öl erhitzt und die gehackten
Zwiebeln unter gelegentlichem Umrühren anbräunt. Dann
die Pilze und den Knoblauch dazugeben und auf starker
Hitze 5 Minuten im eigenen Saft schmoren lassen. Ständig
umrühren. Die Pfanne vom Herd nehmen, die Walnüsse und
den Joghurt löffelweise dazugeben und jedesmal gut durch-
mischen. Alles auf sehr niedriger Flamme noch einmal erhitzen, bis der Joghurt warm ist; die Mischung darf nicht kochen, da sonst der Joghurt gerinnt. Die Hälfte der Petersilie
hinzufügen und mit Salz und Pfeffer würzen.

Die Nudeln abtropfen lassen und mit der Soße vermischen. Nochmals abschmecken und auf vorgewärmten Tel-
lern anrichten. Die restliche Petersilie darüber streuen und
mit Salat und einem leichten Rotwein servieren. Strenge Vegetarier können statt Joghurt auch Sojajoghurt verwenden.

Französische Ratatouille (4)

3 große Zucchini
3 große Auberginen
6 große Tomaten
1 grüne Paprikaschote
1 rote Paprikaschote

1 große Zwiebel
4 Knoblauchzehen
6 EL Olivenöl
Salz und schwarzer Pfeffer
zum Abschmecken

Die Zucchini und Auberginen von den Stielen befreien,
waschen und in 1,5–2,5 cm dicke Scheiben schneiden. Die
Scheiben in ein großes Sieb legen und 1 Stunde lang be-
schweren, damit der Saft herausgepreßt wird. Tomaten
schälen und in Stücke schneiden. Paprikaschoten waschen
– Kerne und die inneren weißen Rippen entfernen – und in
Würfel schneiden. Die Zwiebel schälen und in Scheiben
schneiden, die Knoblauchzehen grob hacken. Das Olivenöl
in einem großen Topf erhitzen, und die Zwiebeln und den
Knoblauch darin 5 Minuten lang bei niedriger Hitze glasig
schmoren. Paprikaschoten hinzufügen, 10 Minuten schmoren lassen, dann die restlichen Zutaten in den Topf geben
und nach Geschmack würzen. Den Topf zudecken, und alles
bei schwacher Hitze 35 Minuten köcheln lassen. Gelegentlich
umrühren und eventuell nachwürzen. Heiß mit Reis, Nudeln
oder Pellkartoffeln serviert, ergibt die Ratatouille eine Hauptmahlzeit, kalt serviert ein leichtes Zwischengericht.

Chinesisches Pfannengemüse (5)

4 Karotten
250 g Blumenkohlröschen
500 g Bambussprossen
aus der Dose
30 g Tofu
150 ml Pflanzenöl
1 Zwiebel in Scheiben
5 cm Ingwer, fein
geschnitten
2 zerdrückte Knoblauch-
zehen

2 EL gelbe Bohnensoße
2 EL Sherry
2 EL brauner Zucker
4 EL Sojasoße
250 g Zuckererbsen
250 g Bohnensprossen
1 rote Paprikaschote, in
Streifen geschnitten
Salz und schwarzer Pfeffer
zum Abschmecken
2 EL Sesamöl

Die Karotten in streichholzdünne Stifte schneiden, und die
Blumenkohlröschen in kleine Stücke brechen. Beides in kochendem Wasser 1–2 Minuten blanchieren. Die Bambussprossen in ein Sieb geben, die Flüssigkeit auffangen, und
120 ml davon aufbewahren. Die Sprossen in Streifen schneiden und mit Karotten und Blumenkohl beiseite stellen. Den
Tofu ablaufen lassen, mit einem Stück Küchenpapier abtrocknen und in Würfel schneiden. Das Pfanzenöl bei mäßiger Hitze in einer hohen Pfanne erhitzen, die Tofuwürfel
darin leicht braun und knusprig braten, wieder aus der
Pfanne nehmen und auf Küchenkrepp legen, damit das
überschüssige Öl aufgesaugt wird.

Das Öl in der Pfanne bis auf 1 EL weggießen. Zwiebeln,
Ingwer und Knoblauch darin 5 Minuten lang leicht anrö-
sten. In der Zwischenzeit mischt man in einem Gefäß die
Flüssigkeit von den Bambussprossen mit der Bohnensoße,
dem Sherry, dem Zucker und der Sojasoße. Die Zuckererbsen
von den Spitzen befreien und zusammen mit Bohnensprossen, Karotten, Blumenkohl und Paprikaschote in die Pfanne
geben. Alles bei starker Hitze 5 Minuten schmoren und dabei
ständig umrühren. Anschließend die flüssige Mischung hinzufügen und erneut unter ständigem Rühren zum Kochen
bringen.

Die Hitze herunterschalten, die angebratenen Tofustücke
dazugeben, und alles mit Salz und Pfeffer würzen. Unter fort-
während Rühren noch 1–2 Minuten köcheln lassen, dann
in eine Schüssel geben, und Sesamöl darüberträufeln. Man
sollte die Gemüsepfanne möglichst heiß und mit Reis oder
Nudeln servieren.

Hinweis Alle Mengenangaben in den Rezepten entsprechen jeweils 4 Portionen.

*Nahrungsmitteltabellen sind eine wertvolle Informationsquelle für
Vegetarier und Ovo-Lakto-Vegetarier. Mit ihrer Hilfe können sie die
Ernährung planen und sicherstellen, daß sie nicht zuwenig an Eiweiß
oder an wichtigen Vitaminen und Mineralstoffen zu sich nehmen. Die
Nährstoffmengen in der gegenüberliegenden Tabelle sind jeweils für
100 g eines Lebensmittels angegeben. Die aufgenommene Menge
hängt also immer vom Gewicht der Portion ab. Während 100 g
Nudeln oder Eier keine große Portion ergeben, ist die gleiche Menge
Bierhefe ein erhebliches Quantum, selbst wenn man sie über mehrere
Tage verteilt. Obwohl also Bierhefe an der Spitze der Eiweißtabelle
steht, dürften Eier und Nudeln einen größeren Anteil an der täglichen
Ernährung ausmachen. Mit konzentrierten Nährstofflieferanten
reichert man hauptsächlich andere Nahrungsmittel an. So kann man
z. B. Weizensprossen oder Bierhefe über Getreidegerichte streuen und
dadurch deren Nährstoffgehalt vergrößern.*

Pflanzliche Quellen wichtiger Nährstoffe

PROTEIN
Gramm pro 100 g

Bierhefe 46,1
Erdnüsse 26,9
Weizenkeime 25,2
Getrocknete Erbsen 24,5
Emmentaler 23,9
Limabohnen 20,7
Hüttenkäse 19,2
Mandeln 18,6
Walnüsse 15,0
Hafergrütze 14,2
Nudeln 14,0
Eier 12,8
Vollkornbrot 9,5
Weißbrot 8,5
Cornflakes 7,9
Weißer Reis 7,5
Rahmkäse 7,1
Gebackene Bohnen 5,7
Trockenaprikosen 5,2
Rosenkohl 4,4
Zuckermais 3,7
Milch 3,5
Brokkoli 3,3
Rosinen 2,3
Kartoffeln 2,0
Avocados 1,7
Kohl 1,4
Bananen 1,2
Frische Aprikosen 1,0

Zum Vergleich: Thunfisch in Dosen 23,6 g, Ölsardinen 21,1 g, Huhn 20,2 g, Leber vom Lamm oder Kalb 20,1 g, Rind- und Lammfleisch 18,5 g, Kabeljau 16,5 g

CALCIUM
Milligramm pro 100 g

Emmentaler 873
Mandeln 254
Grünkohl 225
Löwenzahnblätter 187
Eigelb 147
Brokkoli 130
Trockenaprikosen 86
Weizenkeime 84
Walnüsse 83
Hüttenkäse 82
Rosinen 78
Erdnüsse 74
Trockenerbsen 73

Limabohnen 68
Grüner Salat 62
Vollkornbrot 60
Weißbrot 56
Hafergrütze 54
Eier 54
Gebackene Bohnen 49
Kohl 46
Radieschen 44
Brauner Reis 39
Rosenkohl 34
Orangen 33
Zwiebeln 32
Erdbeeren 28
Trockenäpfel 24
Nudeln 22
Spargel 21
Trauben 17
Frische Aprikosen 16
Tomaten 11
Kartoffeln 11
Grüne Paprikaschoten 11
Cornflakes 10
Weißer Reis 9
Bananen 8

Zum Vergleich: Lachs in Dosen 67 mg, Thunfisch 30 mg, Ölsardinen 29 mg, Kabeljau 18 mg, Leber und Huhn 16 mg, Rind- und Lammfleisch 11 mg

EISEN
Milligramm pro 100 g

Bierhefe 18,2
Weizenkeime 8,1
Limabohnen 7,5
Eigelb 7,2
Trockenerbsen 6,0
Brauner Reis 5,5
Hafergrütze 5,2
Trockenaprikosen 4,8
Mandeln 4,4
Trockenäpfel 4,1
Gebackene Bohnen 3,4
Rosinen 3,3
Löwenzahnblätter 3,1
Spinat 3,0
Eier 2,7
Vollkornbrot 2,6
Cornflakes 2,5
Walnüsse 2,1
Weißbrot 2,0
Erdnüsse 1,9
Erbsen 1,9

Nudeln 1,5
Brokkoli 1,3
Grüner Salat 1,1
Schmelzkäse 0,8
Kartoffeln 0,7
Milch 0,7
Weißer Reis 0,7
Tomaten 0,6
Emmentaler 0,6
Kohl 0,5
Frische Aprikosen 0,5
Orangen 0,4
Grüne Paprikaschoten 0,4
Frische Äpfel 0,3
Sahne 0,2

Zum Vergleich: Leber 12,1 mg, Rind- u. Lammfleisch 2,8 mg, Huhn 1,9 mg, Ölsardinen und Thunfisch in Dosen 1,5 mg

ZINK
Milligramm pro 100 g

Emmentaler 4,0
Trockenerbsen 4,0
Schmelzkäse 3,2
Mandeln 3,1
Hafergrütze 3,0
Walnüsse 3,0
Erdnüsse 3,0
Bierhefe 2,6
Vollkornbrot 2,0
Eier 1,5
Weißer Reis 1,3
Zuckermais 1,0
Nudeln 1,0
Weißbrot 0,8
Gebackene Bohnen 0,7
Erbsen 0,5
Hüttenkäse 0,5
Milch 0,4
Kohl 0,4
Brokkoli 0,4
Cornflakes 0,3
Bananen 0,2
Orangen 0,2
Kartoffeln 0,2
Tomaten 0,2
Grüner Salat 0,2

Zum Vergleich: Rind und Lammfleisch 5,0 mg, Huhn 1,0 mg, Lachs in Dosen 0,9 mg, Thunfisch in Dosen 0,8 mg

VITAMIN B12
Mikrogramm pro 100 g

Geschrotetes Getreide 5,0
Eigelb 4,9
Angereicherte
Cornflakes 1,7
Eier 1,7
Emmentaler 1,5
Camembert 1,2
Hüttenkäse 0,3
Vollmilch 0,3
Magermilch 0,3
Bier 0,2

Zum Vergleich: Kalbsleber 87, Ölsardinen 28, Thunfisch in Dosen 5, Schwein 3, Kabeljau 2, Rind und Lamm 2 Mikrogramm

VITAMIN C
Milligramm pro 100 g

Grüne Paprikaschoten 120
Brokkoli 118
Grünkohl 115
Erdbeeren 60
Spinat 59
Kohl 52
Orangen 49
Zitronen 45
Grapefruit 40
Löwenzahnblätter 36
Spargel 33
Erbsen 26
Tomaten 23
Grüner Salat 18
Kartoffeln 17
Frische Aprikosen 16
Trockenaprikosen 12
Zuckermais 12
Trockenäpfel 11
Bananen 10
Rhabarber 9
Karotten 6
Frische Äpfel 5
Gebackene Bohnen 4
Trauben 4
Walnüsse 3
Milch 3
Obstsalat 2
Limabohnen 2
Erdnüsse 2

Zum Vergleich: Kalbsleber 10 mg, Kabeljau 2 mg, Fleisch 0 mg

WASSER-HEILKUNDE

Wohl jeder hat sich schon einmal mit müden, steifen Gliedern in eine Wanne mit angenehm warmem Wasser gelegt und dabei eine entspannende Wirkung verspürt oder sich im Sommer nach einem Sprung ins kalte Wasser wieder frisch und munter gefühlt. Die Wasserheilkunde oder Hydrotherapie kennt eine ganze Reihe von Möglichkeiten, mit Wasser Beschwerden zu lindern und zu heilen und zu Gesundheit und Wohlbefinden beizutragen.

Wasser ist ein elementarer Bestandteil des Lebens. Der menschliche Körper wie auch die Nahrung des Menschen bestehen zum größten Teil aus Wasser. Ohne Wasser kann man nur wenige Tage überleben. Wasser kann in seinen verschiedenen Aggregatzuständen – flüssig, als Eis oder Dampf – aber auch der Entspannung dienen, den Kreislauf anregen, den Körper von Unreinheiten und Giftstoffen befreien, Schmerzen und Steifheit lindern sowie den Verlauf von Krankheiten günstig beeinflussen.

Die Anwendungsmöglichkeiten sind vielfältig, der entscheidende Punkt der Heilwirkung ist immer die Temperatur. Heißes Wasser oder Wasserdampf erweitert die Blutgefäße, bringt den Körper zum Schwitzen, entspannt Muskeln und Gelenke und erwärmt die Haut. Bei Kaltwasseranwendungen verengen sich die Blutgefäße, Entzündungen und der Blutstau an der Körperoberfläche gehen zurück, und den inneren Organen wird vermehrt Blut zugeführt.

Seit Urzeiten weiß man um die wohltuenden Wirkungen von Wasser. In der Heilkunde wurde es schon immer bei bestimmten Leiden, aber auch für das allgemeine Wohlbefinden eingesetzt. Viele Heiligtümer des antiken Griechenland, die dem Gott der Heilkunde, Asklepios, geweiht waren, lagen an heißen Heilquellen. Römer und Türken schätzten gleichermaßen das Dampfbad, und auch im alten China war man mit der Heilkraft des Wassers vertraut.

In Europa entstanden an Heil- und Mineralquellen KURORTE, in denen Behandlungen mit Heilwasser angeboten wurden. Lange Zeit galt es als vornehm, einige Wochen im Jahr zur Kur zu reisen. Inzwischen dienen Kuren jedoch weniger dem gesellschaftlichen Prestige, sondern dazu, die Gesundheit und die Arbeitskraft zu stärken und zu erhalten.

Zu ihrem bis heute ungebrochenen Ansehen gelangte die Wasserheilkunde vor allem durch den Pfarrer Sebastian Kneipp (siehe KNEIPP-THERAPIE). Kneipp ging davon aus, daß sich der Körper selbst helfen kann, und nutzte das Wasser dazu, die körpereigenen Heilkräfte anzuregen. Kneipp empfahl jedoch nicht nur heiße und kalte Bäder, Dampfbäder, heiße und kalte Kompressen, Güsse und Fußbäder, sondern auch eine entsprechende Ernährung und körperliche Betätigung, die dem Körper helfen sollten, sich von Giftstoffen zu befreien. Viele der durch ihn bekanntgewordenen Behandlungsmethoden sind heute ein fester Bestandteil der Heilkunde.

Wann hilft diese Therapie?

▶ Wasserbehandlungen können als Teil der Physiotherapie bei RÜCKENSCHMERZEN, GELENK-BESCHWERDEN und RHEUMA Erleichterung bringen. Auch bei Muskelverletzungen und Lähmungserscheinungen, die als Folge von Erkrankungen, Verletzungen oder nach einem Schlaganfall auftreten, wird die Hydrotherapie erfolgreich angewandt.

Heilpraktiker empfehlen darüber hinaus bei einer ganzen Reihe von Beschwerden und Krankheiten Wasseranwendungen. Die reinigende Wirkung von Dampfbädern

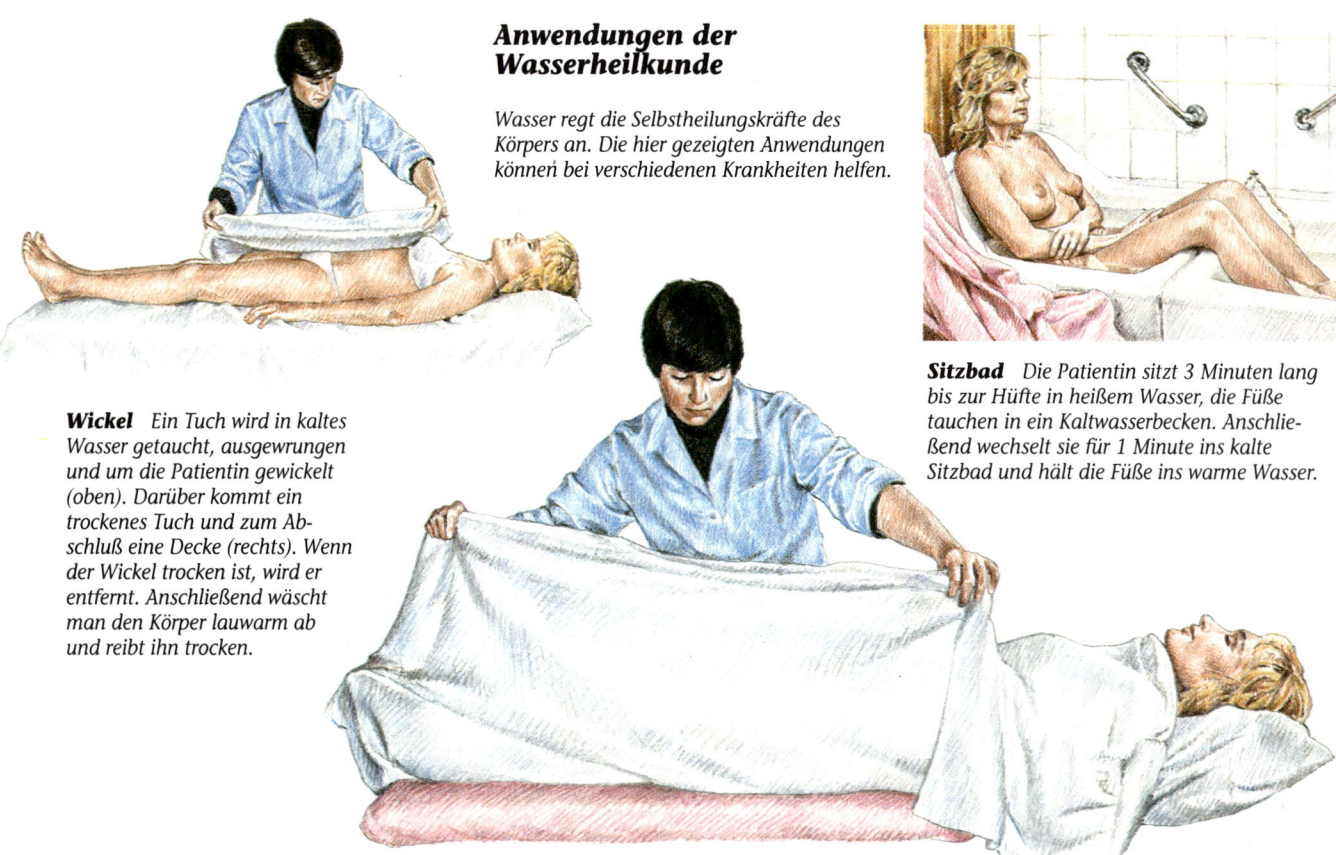

Anwendungen der Wasserheilkunde

Wasser regt die Selbstheilungskräfte des Körpers an. Die hier gezeigten Anwendungen können bei verschiedenen Krankheiten helfen.

Wickel *Ein Tuch wird in kaltes Wasser getaucht, ausgewrungen und um die Patientin gewickelt (oben). Darüber kommt ein trockenes Tuch und zum Abschluß eine Decke (rechts). Wenn der Wickel trocken ist, wird er entfernt. Anschließend wäscht man den Körper lauwarm ab und reibt ihn trocken.*

Sitzbad *Die Patientin sitzt 3 Minuten lang bis zur Hüfte in heißem Wasser, die Füße tauchen in ein Kaltwasserbecken. Anschließend wechselt sie für 1 Minute ins kalte Sitzbad und hält die Füße ins warme Wasser.*

kann bei KOPFSCHMERZEN lindernd wirken. Bei MENSTRUATIONSBESCHWERDEN, BLUTARMUT, ARTHRITIS oder ASTHMA helfen heiße und kalte Güsse. Kalte Kompressen haben sich bei kleineren Zerrungen und VERSTAUCHUNGEN bewährt. Bei ANGST und ERSCHÖPFUNG können hydrotherapeutische Anwendungen zur Entspannung beitragen. Und eine Entbindung im Wasser gilt als besonders sanft für das Baby und soll kürzer und schmerzärmer für die Mutter verlaufen (siehe NATÜRLICHE GEBURT).

Besuch beim Therapeuten

Die unterschiedlichen Behandlungsmethoden der Wasserheilkunde richten sich nach dem jeweiligen Gesundheitsproblem:

Physiotherapie Eine Muskelschwäche, die durch Bewegungsmangel nach einer Operation oder Verletzung, nach längerer Bettlägerigkeit oder nach einem Schlaganfall auftritt, wird oft zusätzlich hydrotherapeutisch behandelt. Der Patient liegt dabei in warmem Wasser, das ihn trägt, und kann dadurch Muskeln und Gelenke entspannen. Die Wärme erweitert auch die Blutgefäße, so daß die betroffenen Muskeln besser durchblutet und mit Sauerstoff versorgt werden.

Im Wasser lassen sich Muskeln und Gelenke auch leichter bewegen; daher können Übungen im Wasser auf sanfte Art dazu beitragen, die Muskeln zu kräftigen, damit sie ihre Funktionsfähigkeit zurückerlangen. Bei UNTERWASSERMASSAGEN kann der Therapeut außerdem mehr Druck ausüben, ohne daß es für den Patienten unangenehm wird.

Kompressen Mit heißen KOMPRESSEN wird die Durchblutung eines erkrankten Körperbereichs oder Organs angeregt. Außerdem öffnen sich durch die Wärme die Poren, und man fängt an zu schwitzen, wodurch Schlacken ausgeschwemmt werden. Zu Hause kann man mit heißen Kompressen verhärtete Muskeln auch selbst behandeln. Dazu taucht man ein Tuch in heißes Wasser, wringt es aus und legt es so lange auf die schmerzende Stelle, bis es ausgekühlt ist.

Unter einer kalten Kompresse ziehen sich die Blutgefäße zusammen. Das wirkt, etwa bei einem verstauchten Fuß oder einem arthritischen Gelenk, entzündungshemmend. Für die Anwendungen zu Hause läßt man sehr kaltes Wasser über ein Tuch laufen und legt es auf die entzündete Körperstelle. Eiswasserkompressen oder Umschläge mit Eiswürfeln sollte man allerdings nur bei sehr starken Entzündungen oder Schwellungen anwenden.

Wickel Kalte WICKEL werden bei HAUTKRANKHEITEN, ERKÄLTUNGEN, FIEBER und chronischer BRONCHITIS angewendet, aber auch bei Muskelverspannungen und RÜCKENSCHMERZEN. Bei chronischen Beschwerden sollte man

mit Wickeln jedoch vorsichtig sein und zunächst den Arzt oder Heilpraktiker fragen.

Für einen Ganzkörperwickel taucht man ein Laken in kaltes Wasser, wringt es aus und wickelt es um den Körper des Patienten. Über das feuchte Laken kommt ein trockenes Tuch und darüber eine warme Decke. Der Patient bleibt so lange eingewickelt, bis das Laken getrocknet ist. Die Füße sollte man mit einer Wärmflasche warm halten. Nachdem der Wickel entfernt wurde, wäscht man den Körper mit lauwarmem Wasser ab und reibt ihn anschließend trocken.

Bäder Eine zentrale Rolle in der Wasserheilkunde spielt das heiße Bad. Der Patient liegt dabei 20 Minuten lang bis zum Hals in 38 °C warmem Wasser. Dabei entspannen sich die Muskeln, Schmerzen werden gelindert und durch das Schwitzen Schlacken aus dem Körper geschwemmt. Weil durch das heiße Bad der BLUTDRUCK absinken kann, sollte man danach langsam aus der Wanne steigen und sich nach dem Abtrocknen eine halbe Stunde hinlegen. Ein Bad in körperwarmem Wasser hat im Prinzip die gleiche Wirkung, nur schwitzt man weniger.

Ein Badezusatz aus Bittersalz vertreibt FRÖSTELN und ERKÄLTUNGEN und kann Fleischwunden schneller heilen lassen. Bei EKZEMEN und anderen Hautproblemen kann man Hafer oder Kleie in einem dünnen Baumwollsäckchen ins Wasser geben. Und ein Badezusatz mit Meeresalgen verhilft zu wohltuender Entspannung.

Bei Entzündungen werden kalte Bäder zwischen 16 und 20 °C verordnet. Sie regen den Kreislauf an und fördern den Stoffwechsel. Ein kaltes Bad ist niemals ein Vollbad, sondern immer nur ein Teilbad und dauert nicht länger als 1–2 Minuten. Bei Entzündungen im Oberkörper wird dieser nur kalt abgespritzt. Nachdem man sich anschließend kräftig trockengerieben hat, glüht man am ganzen Körper. Für Kinder, ältere Menschen und Patienten mit HERZKRANKHEITEN sind kalte Bäder nicht geeignet.

Sitzbäder Bei BLASENENTZÜNDUNG, VERSTOPFUNG, HÄMORRHOIDEN, ANALBESCHWERDEN und Erkrankungen der Geschlechtsorgane werden häufig abwechselnd heiße und kalte Sitzbäder empfohlen. Man sitzt dabei 3 Minuten lang in einer Sitzbadewanne mit heißem Wasser, das gerade die Hüften bedeckt, und hält die Füße in ein Becken mit kaltem Wasser. Dann wechselt man und bleibt 1 Minute im kalten Wasser sitzen, während die Füße in warmes Wasser gehalten werden. Eventuell werden die Wechselbäder mehrere Male wiederholt.

Güsse Kalte oder heiße Wassergüsse, manchmal auch abwechselnd kalt und heiß, am ganzen Körper oder nur an einzelnen Stellen, werden gegen die verschiedensten Beschwerden verordnet. Sie helfen bei-

spielsweise bei BLUTARMUT oder ARTHRITIS, aber auch bei ZUCKERKRANKHEIT, GALLENSTEINEN und KOPFSCHMERZEN.

Die wohltuende Wirkung von Güssen entspricht der von Bädern. Doch durch die Stärke des Gusses wird noch ein zusätzlicher Reiz ausgeübt. Besonders wirksam sind Güsse mit MEERWASSER oder mineralhaltigem Wasser aus Heilquellen. Für Kinder, alte oder schwache Menschen und Menschen, die unter Bluthochdruck leiden, sind Güsse nicht geeignet. Außerdem sollte man beachten, daß Güsse erst 2 Stunden nach einer Mahlzeit erfolgen dürfen.

Güsse kann man auch zu Hause in der Badewanne durchführen. Damit das Wasser wie ein Mantel über den Körper fließt, schraubt man den Brausekopf der Handbrause ab. Die vielen dünnen Brausestrählchen, die hart auf einzelne Hautpunkte auftreffen, würde die Haut nur reizen. Eine Heilbehandlung bei bestimmten Beschwerden darf aber immer nur nach Absprache mit einem Arzt oder Heilpraktiker durchgeführt werden, der die Wassertemperatur und Anwendungsdauer festlegt.

Duschen Duschen können als Teilkörper- und Ganzkörperanwendungen, mit warmem oder kaltem Wasser und als Wechselduschen verabreicht werden. Sie regen einerseits den Kreislauf an, üben andererseits eine beruhigende Wirkung aus und lindern Muskelbeschwerden und andere Schmerzen. Vor allem bei ISCHIAS, HEXENSCHUSS und ähnlichen Beschwerden haben sich Duschen als wohltuend erwiesen.

Temperatur und Druck des Wassers können ganz unterschiedlich sein, ebenso die Dauer der Anwendung. Bei einer Wechseldusche wird zunächst heißes Wasser bis zu 5 Minuten lang auf den Körper gerichtet, anschließend folgt 30 Sekunden lang kaltes Wasser.

Da Duschen wie Güsse wirken, gelten hier die gleichen Einschränkungen.

Dampfbad und Sauna Durch das starke Schwitzen im DAMPFBAD oder in der SAUNA werden Giftstoffe über die Poren der Haut ausgeschieden. In der Sauna ist die Luftfeuchtigkeit geringer als in einem Dampfbad, dadurch ist die Hitze für manche Menschen erträglicher. Dampfbäder können auch in Dampfkabinen durchgeführt werden, die nur den Körper umgeben und den Kopf frei lassen. Der Effekt von Sauna und Dampfbad wird durch zusätzliche Kaltwasseranwendungen noch gesteigert. Da beides jedoch Herz und Kreislauf belastet, sollte man zuvor einen Arzt oder Heilpraktiker um Rat fragen.

Inhalieren Verstopfte Nasengänge und KATARRH behandelt man mit Dampfinhalationen (siehe INHALATIONEN). Auch bei PSEUDOKRUPP und KEUCHHUSTEN lindern Inhalationen die Beschwerden. Gesichtsdampfbäder helfen bei AKNE und anderen HAUTKRANKHEITEN, da sich die Gesichtsporen öffnen und Unreinheiten herausgeschwitzt werden.

Standpunkt der Schulmedizin

Obwohl die Schulmedizin lange Zeit der von Sebastian Kneipp entwickelten Wasserheilkunde skeptisch gegenüberstand, hat die Hydrotherapie heute weitgehend Anerkennung gefunden und wird auch von Ärzten verordnet, um Beschwerden der Muskeln, Knochen und Gelenke zu lindern sowie den Kreislauf anzuregen und zu stabilisieren.

Ärzte sehen jedoch auch mögliche Gefahren, die die Wasserheilkunde birgt. Für Jodallergiker sind z. B. Behandlungen mit Meeresalgen in jeder Form untersagt. Patienten mit Herzkrankheiten und Bluthochdruck müssen vor einer Wasserbehandlung Rücksprache mit ihrem Arzt halten. Das gilt auch für den Besuch von Sauna oder Dampfbad. Wechselbehandlungen mit heißem und kaltem Wasser müssen immer sorgfältig überwacht werden, um KREISLAUFSTÖRUNGEN oder einer OHNMACHT vorzubeugen.

WASSER-RETENTION

Wenn sich Flüssigkeit im Gewebe ansammelt, kommt es meist zu geschwollenen Beinen. Leichte Wasseransammlungen, die sich durch geschwollene Fußknöchel und durch ein Gefühl des Aufgedunsenseins bemerkbar machen, hängen oft mit einer gestörten Durchblutung zusammen. Die Durchblutungsstörung kann beispielsweise dadurch verursacht sein, daß man lange Zeit gesessen oder gestanden hat, ohne sich zu bewegen oder die Position zu wechseln. Die Durchblutung der Beine kann aber auch durch KRAMPFADERN oder ein enges Gummiband im Strumpf ins Stocken geraten.

Viele Frauen leiden allmonatlich vor der Periode unter dem PRÄMENSTRUELLEN SYNDROM. Auch dabei kommt es zu einer Wasserretention, bei der die Fußknöchel und Brüste schmerzhaft anschwellen. Wasserretention während der SCHWANGERSCHAFT kann gefährlich sein; daher sollte man in diesem Fall unbedingt den Arzt aufsuchen.

NIERENBESCHWERDEN, HERZKRANKHEITEN und LEBERERKRANKUNGEN können ebenfalls zu Wasseransammlungen führen. Meist sind dann nicht nur Knöchel und Beine, sondern auch Gesäß und Bauch geschwollen. Die Betroffenen leiden unter Atemnot, und der BLUTDRUCK steigt. In diesen schweren Fällen ist ärztliche Hilfe nötig.

Was kann man selbst tun?

▶ Damit sich die Wasserretention nicht noch verstärkt, sollte man eine weitgehend SALZARME KOST zu sich nehmen. Die Durchblutung kann durch SPORT UND TRAINING und, wenn nötig, durch eine Gewichtsabnahme (siehe REDUKTIONSDIÄT) gefördert werden.

Was der Heilpraktiker rät

PFLANZENHEILKUNDE Löwenzahn ist ein natürliches harntreibendes Mittel, das bei Wasserretention hilft. Man kann die frischen jungen Blätter zu einem Salat anrichten oder einen Aufguß daraus bereiten. Löwenzahnextrakt zum Einnehmen oder Löwenzahnsaft zum Trinken gibt es im Reformhaus. Auch Schachtelhalm kann bei Wasseransammlungen helfen.

Standpunkt der Schulmedizin

Harntreibende Mittel können bei Wasserretention vorübergehend Erleichterung verschaffen, weil man Wasser verliert und die Schwellungen zurückgehen. Andererseits können sie aber auch ZUCKERKRANKHEIT, GICHT und Kaliummangel verursachen, gleichgültig, ob sie pflanzlicher Natur oder ein pharmazeutisches Medikament sind. Die Einnahme harntreibender Mittel muß in jedem Fall kontrolliert werden.

Den Wasseransammlungen, die durch das prämenstruelle Syndrom bedingt sind, kann man durch Sport und eine gesunde, salzarme Ernährung vorbeugen. Bei einer schweren Wasserretention muß man in jedem Fall den Arzt konsultieren.

WECHSELJAHRE

Die Wechseljahre oder das Klimakterium sind für die Frau eine Zeit des Übergangs. Die Eierstöcke stellen ihre Funktion ein, die Menstruation hört auf, und damit endet die Gebärfähigkeit der Frau. Diese Phase, die normalerweise 2–3 Jahre dauert, beginnt zwischen Anfang 40 und Mitte 50.

Nur bei wenigen Frauen hört die monatliche Menstruation plötzlich auf. In den meisten Fällen kündigt sich die Menopause durch unregelmäßige Zyklen an. Oft werden die Blutungen schwächer und die Abstände dazwischen länger. Ebenso können sie aber auch in kürzeren Abständen auftreten. Zwischenblutungen sowie Kontaktblutungen nach dem Geschlechtsverkehr sollten immer Anlaß sein, sofort einen Arzt aufzusuchen. Das gleiche gilt für Blutungen, die plötzlich ein Jahr oder noch später nach der letzten Periode auftreten.

In den Wechseljahren hören die Eierstöcke nicht nur auf, Eizellen reifen zu lassen, sie stellen auch die Produktion des Geschlechtshormons Östrogen ein. Da Östrogen in geringen Mengen aber auch in anderen Körperteilen, z. B. in den Fettschichten unter der Haut, produziert wird, haben fülligere Frauen oft weniger Probleme mit dem Hormonverlust.

Der Östrogenverlust verursacht Hitzewallungen und Nachtschweiß, die Scheidenschleimhaut wird trockener und empfindlicher, und es kommt zu verstärktem Harndrang. Sieben von zehn Frauen leiden in unterschiedlichem Ausmaß unter diesen Symptomen. Auch ein großer Vorteil, den Frauen bis zu den Wechseljahren gegenüber Männern genießen, fällt mit dem Nachlassen der Östrogenproduktion weg: Dieses Hormon vermindert das Risiko eines Herzinfarktes oder Schlaganfalls.

Eine andere Folgeerscheinung des Klimakteriums ist die OSTEOPOROSE, der allmähliche, aber fortschreitende Verlust an Knochensubstanz. Dadurch verstärkt sich mit den Jahren die Gefahr von KNOCHENBRÜCHEN, vor allem von Oberschenkelhalsfrakturen.

Mit den körperlichen Veränderungen sind eine ganze Reihe psychologischer Faktoren verbunden: Viele Frauen fürchten, an Attraktivität zu verlieren, und zweifeln an ihrem Wert und ihrer Weiblichkeit. Diese seelische Krise beeinflußt viele Frauen stärker als die Beschwerden und Probleme, die durch die komplexen hormonellen Veränderungen ausgelöst werden.

Die häufigsten seelischen Störungen während der Wechseljahre sind Reizbarkeit, Konzentrationsmangel, SCHLAFLOSIGKEIT, Stimmungsschwankungen und auch DEPRESSIONEN. Da der Zeitpunkt des Klimakteriums oft mit dem Erwachsenwerden der Kinder zusammenfällt und diese das Haus verlassen, haben Mütter oft das Gefühl, ihre Identität verloren zu haben. Frauen, die auch außerhalb der Familie Anerkennung erfahren, gelingt es daher meist leichter, sich auf diesen neuen Lebensabschnitt einzustellen.

Untersuchungen haben gezeigt, daß Frauen, die die neuen Möglichkeiten und Vorteile ihres Lebens erkennen und bejahen, die Wechseljahre besser überstehen. Sie sind froh, daß die manchmal beträchtliche Belastung der monatlichen Periode wegfällt (siehe MENSTRUATIONSBESCHWERDEN) und daß sie von der Angst vor einer unerwünschten Schwangerschaft befreit sind.

Was kann man selbst tun?

▶ Die Beschwerden der Wechseljahre verstärken sich oft unter STRESS, wenn man passiv ist und keine Lebensfreude hat. Durch eine ausgewogene Ernährung (siehe

ERNÄHRUNG UND GESUNDHEIT), viel BEWEGUNG, regelmäßigen Sport (siehe SPORT UND TRAINING) und Entspannungstechniken (siehe ENTSPANNUNGS- UND ATEMÜBUNGEN) lassen sich viele Symptome deutlich lindern.

Was der Heilpraktiker rät

PFLANZENHEILKUNDE Zur allgemeinen Entspannung kann man regelmäßig Kamillen- und Lindenblütentee trinken. Passionsblume beruhigt und hilft bei ANGST und DEPRESSIONEN. Sarsaparille oder Johanniskraut kann die Hitzewallungen mildern. Das hormonelle Gleichgewicht regeln Wanzenkraut und Keuschlamm. Lavendelbäder helfen gegen die sogenannte vegetative Dystonie, die während der Wechseljahre häufig auftritt. Sie äußert sich u. a. in KOPFSCHMERZEN, MAGENBESCHWERDEN, HERZKLOPFEN, MÜDIGKEIT und anderen Beschwerden, ohne daß eine organische Ursache erkennbar ist. Allgemein günstig auf das Befinden sollen sich auch Hafererzeugnisse auswirken.

HOMÖOPATHIE Eine homöopathische Behandlung muß immer individuell auf die Persönlichkeit der Patientin und auf ihre speziellen Symptome abgestimmt werden. In vielen Fällen können *Pulsatilla* und *Sepia* günstig wirken.

AKUPUNKTUR Die Behandlung richtet sich nach den individuellen Symptomen, doch meist werden das Lenkergefäß sowie der Blasen- und der Nierenmeridian akupunktiert.

AROMATHERAPIE Salbei-, Zypressen- und Geraniumöl können die körperlichen Beschwerden der Wechseljahre lindern. Man mischt einige Tropfen der ätherischen Öle und inhaliert den Duft bei Bedarf. Oder man gibt insgesamt 6–8 Tropfen ins Badewasser und nimmt ein entspannendes Bad. Für eine Ganzkörpermassage mischt man insgesamt 15 Tropfen mit 5 TL eines Trägeröls. Ein Schlaftrunk aus heißem Wasser mit Honig und 3 Tropfen Salbeiöl verringert Nachtschweiß.

Standpunkt der Schulmedizin

Regelmäßige sportliche Betätigung und eine gesunde Ernährung können die Beschwerden der Wechseljahre lindern und bis zu einem gewissen Grad das Risiko verringern, an Osteoporose zu erkranken. Gegen die lästigen Hitzewallungen kann der Arzt Medikamente verschreiben. Östrogensalben helfen gegen die vaginale Trockenheit.

Wenn die Beschwerden der Wechseljahre für die Frau sehr belastend sind, kann eine Hormonersatztherapie mit den Geschlechtshormonen Östrogen und Gestagen Erleichterung bringen. Nutzen und Risiken dieser Therapie müssen aber sorgfältig abgewogen

werden. Der größte Vorteil der Hormongabe besteht darin, daß dadurch ein Fortschreiten der Osteoporose verzögert wird. Es gibt auch Hinweise, daß das in den jeweiligen Mitteln enthaltene Östrogen das Risiko eines Herzinfarktes oder Schlaganfalls senkt. Andere Untersuchungen sprechen jedoch von einem erhöhten Risiko, das vermutlich auf das Gestagen zurückzuführen ist.

WEIZENKEIME

Weizenkeime sind eine der reichhaltigsten Quellen von Vitamin E (siehe VITAMINE). Außerdem enthalten sie biologisch hochwertige Fett- und Eiweißstoffe mit lebenswichtigen Aminosäuren, Vitamine des B-Komplexes sowie MINERALSTOFFE und Spurenelemente. Weizenkeime eignen sich ideal dazu, Salate, MÜSLIS, Suppen und andere Speisen anzureichern. Die Keime dürfen nicht erhitzt werden, da sonst die wertvollen Inhaltsstoffe zerstört werden. Da Weizenkeime schnell ranzig werden, sollte man sie möglichst kühl lagern.

WETTER UND GESUNDHEIT

Wetterfühligkeit ist ein Phänomen, das manchmal in den Bereich der Einbildung verwiesen wird. Doch nicht wenige Menschen haben vor einem Wetterwechsel, bei Schwankungen des Luftdrucks oder der Luftfeuchtigkeit oder auch bei atmosphärischen Störungen KOPFSCHMERZEN und ein Gefühl der Beklemmung oder leiden unter KREISLAUFSTÖRUNGEN, bei anderen verschlimmern sich bestehende Beschwerden. Mit ihnen sind viele Ärzte und Heilpraktiker davon überzeugt, daß sich das Klima und die jeweiligen Wetterbedingungen durchaus auf Gesundheit und Wohlbefinden auswirken können, auch wenn nicht alle Menschen gleichermaßen empfindlich darauf reagieren.

Da sich die verschiedenen Witterungsfaktoren gegenseitig beeinflussen, lassen sich Ursache und Wirkung nicht immer klar voneinander trennen. Dennoch kann man bei einer Reihe von Faktoren inzwischen recht genau sagen, welche gesundheitlichen Auswirkungen sie haben.

Temperatur Sie beeinflußt die Atemfrequenz und die Stoffwechselrate, d. h. die Geschwindigkeit, mit der die einzelnen Prozesse im Körper ablaufen. In kühleren Klimazonen muß der Körper verstärkt Wärme produzieren, die Stoffwechselrate steigt, und die Lebensgeister werden aktiviert. Die hohen

Temperaturen des tropischen Klimas dagegen verlangsamen die Stoffwechselprozesse und verringern das Energiepotential, weil der Körper weniger Wärme produzieren muß.

Wärme und Kälte innerhalb eines gemäßigten Klimas bergen keine gesundheitlichen Gefahren. Allerdings beobachtet man bei Bewohnern sehr heißer Regionen öfter Darmkrankheiten, während es in den kalten Klimazonen eher zu ATEMWEGSERKRANKUNGEN kommt. Extreme Hitze oder Kälte birgt jedoch auch ernsthafte Gesundheitsrisiken wie Hitzschlag auf der einen und ERFRIERUNGEN, UNTERKÜHLUNG und FROSTBEULEN auf der anderen Seite.

Die Temperatur wirkt sich aber auch in anderer Hinsicht auf die Gesundheit aus. Die winterliche Kälte fesselt die Menschen ans Haus, man bewegt sich weniger und stellt sportliche Aktivitäten, die man im Sommer im Freien betreibt, ein. Orte, an denen viele Menschen zusammenkommen, z. B. Kaufhäuser und öffentliche Verkehrsmittel, sind überheizt und schlecht belüftet und damit eine ideale Brutstätte für Keime aller Art. In

Die Rolle des Wetters in der Naturheilkunde

Viele Heilpraktiker glauben, daß die Art und Weise, wie ein Mensch auf die verschiedenen Witterungsbedingungen reagiert, wichtige Informationen für die Diagnose und Behandlung von Krankheiten liefert.

In der HOMÖOPATHIE wählt man Medikamente häufig danach aus, ob sich die Beschwerden bei bestimmten Wetterbedingungen verringern oder verstärken. So kann bei ASTHMA, das bei feuchtem Wetter schlimmer wird, *Natrium sulfuricum* helfen. Bessern sich die Symptome bei dieser Witterung, gibt man eher *Hepar sulfuris*.

Das Wetter spielt auch eine entscheidende Rolle bei Therapien wie AKUPRESSUR und AKUPUNKTUR sowie bei der makrobiotischen Ernährung (siehe MAKROBIOTIK), bei denen es darum geht, ein Gleichgewicht zwischen den beiden Kräften YIN UND YANG herzustellen. Yin wird mit Kühle und Feuchtigkeit, Yang mit Trockenheit und Wärme in Verbindung gebracht. Verschlimmert sich der Zustand eines Patienten bei kühlem Wetter, zielt die Behandlung auf eine stärkere Erwärmung (Yang) ab. Wenn sich Gesundheitsprobleme in Entzündungen äußern und der Patient hohe Temperatur hat, wird man vor allem die Kraft Yin stärken.

Wie sich das Wetter auf Krankheiten auswirkt

UNMITTELBARE FOLGEN	LANGFRISTIGE ODER JAHRESZEITLICH BEDINGTE FOLGEN
Asthma Verschlimmert sich generell bei plötzlichem Temperatursturz. Die Beschwerden verstärken sich bei fallendem Luftdruck und gleichzeitig steigender Windgeschwindigkeit. Eine Besserung kann bei hohem Luftdruck eintreten.	Im Winter geht die Häufigkeit der Anfälle zurück; erst ab Juni steigt sie wieder an und erreicht im Herbst ihren Höhepunkt.
Bronchitis Verschlimmert sich bei Nebel, insbesondere in Regionen mit hoher Luftverschmutzung, und wenn die Temperatur zugleich sinkt.	Die Anfälle treten meist im Winter, selten im Sommer auf.
Heuschnupfen Bei fallenden Temperaturen kommt es häufig zu einer Verschlimmerung.	In der Blütezeit, besonders von Gräsern, hat Heuschnupfen Hochkonjunktur. Die Hauptmonate sind normalerweise Mai und Juni.
Rheuma Ein Temperaturrückgang oder heftiger Wind wirkt sich meist negativ aus. Feuchtigkeit allein hat nur einen geringen Einfluß.	Die Beschwerden machen sich häufig im Herbst und im frühen Winter bemerkbar.
Herzkrankheiten Herzbeschwerden stellen sich oft kurz nach einem Temperatursturz ein.	In gemäßigten Klimazonen kommt es im Januar und Februar zu den meisten Todesfällen durch Herzkrankheiten; der Tiefpunkt liegt im Juli und August. In heißen Regionen geht die Zahl der Herztoten im Winter dagegen zurück und erreicht ihren Gipfel im Sommer.
Erkältungen Wetterveränderungen, die die Wärmeregulierung des Körpers, den Zustand der Schleimhäute und die Widerstandsfähigkeit gegen Erkältungsviren beeinflussen, können die Zahl von Infektionen in die Höhe treiben. Eine plötzliche Erwärmung im Anschluß an eine Kälteperiode erhöht die Krankheitsanfälligkeit.	Die Erkältungsanfälligkeit steigt ab September. Im Februar und März grassieren Husten, Schnupfen und Heiserkeit.
Grippe Niedrige Luftfeuchtigkeit und schwache Winde sind häufig die äußeren Begleiterscheinungen einer Grippewelle.	Die meisten Grippefälle treten zwischen Dezember und Februar auf. Eine starke Anfälligkeit beginnt aber schon im September und läßt erst im März wieder nach.

der kalten Jahreszeit ißt man auch reichhaltiger und trinkt meist mehr Kaffee und Alkohol, um sich aufzuwärmen, was den Organismus zusätzlich belastet.

Regen Für die weitverbreitete Ansicht, daß bei Regen die Gefahr einer ERKÄLTUNG steigt, gibt es keinen medizinischen Beweis. Ein Zusammenhang zwischen der Niederschlagsmenge und der Häufigkeit von rheumatischen Beschwerden (siehe RHEUMA) ist dagegen wahrscheinlich.

Luftfeuchtigkeit Niedrige Luftfeuchtigkeit kann die Schleimhäute der oberen Luftwege austrocknen, so daß die Anfälligkeit für Infektionen steigt. Hohe Luftfeuchtigkeit

dagegen belastet die Atemwege, besonders die Lunge.

Reizklima und Schonklima Bestimmte Gebiete sind für ihr stärkendes und belebendes Klima berühmt, andere Regionen sollen ausgleichend und beruhigend auf den Organismus wirken. Für die KLIMAREIZE werden eine Reihe von Faktoren verantwortlich gemacht, u. a. Wind, Luftfeuchtigkeit, Temperaturschwankungen und auch die Häufigkeit von Wetterumschwüngen.

Sonne Jeder weiß, daß ein strahlender Sonnentag die Stimmung aufhellen kann. Die anregende Wirkung eines Urlaubs in sonnigen Gefilden ist ebenfalls bekannt. Untersuchungen haben gezeigt, daß sich Gesunde wie Kranke an Sonnentagen besser fühlen. Der Winter mit seinen kurzen Tagen und seinem schwachen Tageslicht führt bei manchen Menschen dazu, daß sie niedergeschlagen, trübsinnig und lethargisch sind; ihr Zustand ändert sich erst wieder, wenn die Tage länger werden.

Der Körper braucht Sonnenlicht, um Vitamin D zu bilden, das für den Calciumhaushalt und damit für eine gesunde Entwicklung der Knochen wichtig ist.

Wind Wind ist für den Zustand der Luft von besonderer Bedeutung. Einerseits trägt er Luftverschmutzungen kilometerweit und lädt sie schließlich als Smog und sauren Regen ab (siehe GESUNDHEITSRISIKEN), andererseits reinigt der Wind die Atmosphäre.

Wind trägt bei niedrigen Temperaturen auch in erheblichem Maß zum Verlust von Körperwärme bei. Abkühlung durch Wind ist für 30 % des Wärmeverlustes verantwortlich. Daher wird auch das subjektive Kältegefühl vom Wind beeinflußt. Bei einer Windgeschwindigkeit von 72 km/h und einer Außentemperatur von −7 °C sinkt die Körpertemperatur im gleichen Maß wie bei einer leichten Brise von 8 km/h und einer Außentemperatur von −24 °C.

Nebel Nebliges Wetter fürchteten früher vor allem Menschen mit rheumatischen Beschwerden, die sich dann meist verschlimmerten. Heute dagegen liegt die Hauptgefahr nicht in der kalten Feuchtigkeit, sondern in der hohen Luftverschmutzung. Wenn sich der Nebel in Industrieregionen und Ballungsräumen mit den Schmutzpartikeln und Abgasen in der Luft verbindet, entsteht sogenannter Smog, der vor allem die Atemwege angreift. Man hat festgestellt, daß bei Nebelperioden die Zahl der Patienten, die unter Atembeschwerden leiden, ansteigt und deutlich mehr Menschen an den Folgen von ATEMWEGSERKRANKUNGEN sterben. Menschen, die an Atemwegserkrankungen leiden, sollten daher nicht in Nebelregionen wie feuchten Flußtälern oder in Industriegebieten mit hoher Schadstoffbelastung leben.

Kaltfront Sie entsteht, wenn warme Luftströme durch Kaltluft verdrängt werden und das Wetter daraufhin umschlägt. Dieser Wetterwechsel führt bei empfindlichen Menschen u. a. zu NERVOSITÄT, Beklemmungen und SCHLAFLOSIGKEIT. Vor allem SEELISCHE STÖRUNGEN verschlimmern sich bei dieser Wetterlage, und die Selbstmordrate steigt an.

Luftionisation Das Verhältnis von positiv und negativ geladenen Teilchen (Ionen) in der Luft ist von Ort zu Ort unterschiedlich und kann sich auf den Gesundheitszustand auswirken. In Gebieten mit einem Überschuß an negativen Ionen – an der Meeresküste, in den Bergen und in der Nähe von Flußläufen oder Wasserfällen – fühlen sich die meisten Menschen wohl, nicht dagegen in Gebieten mit einem Überschuß an positiver Ladung.

Zu einer hohen Konzentration von positiven Ionen kommt es vor Gewittern, bei starker Luftverschmutzung und in abgeschlossenen Räumen, in denen elektrische Anlagen, Zentralheizung und synthetische Materialien für eine positive Aufladung sorgen. Sie kann KOPFSCHMERZEN und Verspannungen hervorrufen, zu DEPRESSIONEN führen und ASTHMA verschlimmern. Ein Ionisiergerät kann zumindest in geschlossenen Räumen Abhilfe schaffen.

WICKEL

Der Wickel ist eine Anwendungsform der WASSERHEILKUNDE und soll einen lokalen Temperaturreiz ausüben. Im allgemeinen werden Wickel kalt angelegt, um einen Hitzestau abzubauen. Warme oder heiße Wickel dagegen können die Temperatur nicht lange halten und kühlen schnell aus.

Ein klassischer Wickel besteht aus drei Lagen: Zunächst taucht man ein grobes Leintuch in kaltes Wasser, wringt es gut aus und legt es ganz straff um den Körper, damit sich zwischen Tuch und Haut keine Luftblasen bilden können. Die zweite Lage besteht aus einem luftdurchlässigen, etwas größeren Tuch, am besten aus Baumwolle, das man darüberwickelt. Den Abschluß bildet ein Wolltuch oder eine Wolldecke.

Soll durch den Wickel Wärme entzogen werden, erneuert man das feuchte Tuch, sobald es warm geworden ist; das ist bereits nach wenigen Minuten der Fall. Wickel von 45–60 Minuten Dauer dagegen wirken wärmestauend. Schweißtreibende Wickel bleiben bis zu 2 Stunden angelegt. Wenn dem Patienten bei einem kalten Wickel nach 10 Minuten immer noch kalt ist, muß durch eine Wärmflasche Hitze von außen zugeführt werden.

Wadenwickel Sie helfen nicht nur, das FIEBER bei akuten Erkältungskrankheiten (siehe ERKÄLTUNGEN) zu senken, sondern wirken auch bei Venenentzündungen und Lymphödemen lindernd. Bei Fieber haben nasse Strümpfe (siehe ESSIGSTRÜMPFE), über die man trockene zieht, die gleiche Wirkung wie Wadenwickel.

Lendenwickel Der Wickel reicht von der Mitte des Oberschenkels bis zum Nabel. Er hilft bei VERSTOPFUNG, REIZDARM, Verkrampfungen im Bauchraum, Entzündungen von Leber, Galle und Bauchspeicheldrüse, Bluthochdruck (siehe BLUTDRUCK) und vegetativer Übererregbarkeit.

Brustwickel Der Wickel reicht von der Achselhöhle bis zum Rippenbogen und hilft bei BRONCHITIS, RIPPENFELLENTZÜNDUNG und Zwischenrippenneuralgien.

Halswickel Der Wickel soll so groß wie eine Halsmanschette sein und den ganzen Hals umhüllen. Er wird bei fieberhaften Halsentzündungen mit Lymphdrüsenschwellung angelegt. Bei einer abklingenden Angina kann er auch über längere Zeit angelegt bleiben, um wärmestauend zu wirken.

Anstelle von festen Wickeln kann man auch Tücher nur locker auflegen, z. B. auf den Leib bei Verkrampfungen und SCHLAFSTÖRUNGEN oder über den Brustkorb bei Herzunruhe und leichten Herzrhythmusstörungen.

WINDPOCKEN

Windpocken sind eine ansteckende VIRUSINFEKTION, an der vor allem Kinder erkranken. Nach einer Inkubationszeit von etwa 2 Wochen bekommt der Kranke Fieber, und der typische Hautausschlag tritt auf, der sich über den ganzen Körper ausbreitet und auch die Kopfhaut und die Schleimhäute nicht verschont. Der Ausschlag beginnt mit blaßroten, stark juckenden Flecken, die sich in flüssigkeitsgefüllte Bläschen verwandeln. Die Bläschen platzen leicht, trocknen ein und bilden eine Kruste. Alle Stadien des Ausschlags treten im Verlauf der Erkrankung gleichzeitig auf. Der Höhepunkt ist nach etwa 5 Tagen erreicht. Nach ungefähr 14 Tagen fallen die Krusten meist ohne Narbenbildung ab. Wer die Krankheit einmal überstanden hat, ist für den Rest seines Lebens dagegen gefeit. Das Virus kann aber im Organismus verbleiben und im Erwachsenenalter eine GÜRTELROSE verursachen.

Was kann man selbst tun?

▶ Der Kranke sollte viel trinken, vor allem frische Obst- und Gemüsesäfte. Besonders empfehlenswert sind Orangen- und Zitronensäfte, die reich an Vitamin C sind und die man mit Honig süßen kann. Außerdem sollte man täglich eine Mischung aus 500 ml Karottensaft und 250 ml Brunnenkressesaft zu sich nehmen.

Um den Juckreiz, den der Ausschlag verursacht, zu lindern, kann man mit einem Schwamm einen Holunderblütenaufguß auf die Haut auftupfen. Man kann auch Lavendelöl auf die Haut auftragen, muß aber darauf achten, daß das Öl nicht in die Augen gerät.

Bei Kindern zwischen 6 und 10 Jahren kann man versuchen, das Fieber mit Schafgarben-, Lindenblüten- oder Kamillentee zu senken, den man mit Honig süßt.

Was der Heilpraktiker rät

PFLANZENHEILKUNDE Bei Windpocken kommen alle Pflanzen in Frage, die helfen, eine Infektion zu lindern und zu überwinden.

HOMÖOPATHIE Zu Beginn der Krankheit soll *Rhus toxicodendron* gegen Unruhe helfen und den Juckreiz lindern. *Antimonium* kann gegeben werden, wenn das Kind gereizt ist, hustet und Erkältungssymptome zeigt. *Pulsatilla* ist angezeigt, wenn das Kind weinerlich ist und keinen Durst hat. *Aconitum* hilft bei Fieber oder erhöhtem Puls.

AROMATHERAPIE Die ätherischen Öle von Holunder, Linde, Salbei, Sonnenhut, roter Bete, Sanddorn und schwarzer Johannisbeere wirken viren- und bakterienhemmend.

BIOCHEMISCHE SALZE *Ferrum phosphoricum* wird zur Bekämpfung des Fiebers und gegen Unruhe gegeben. *Kalium chloratum* nimmt man, wenn das Fieber zurückgegangen ist und sich die Flecken des Ausschlags in Bläschen verwandeln.

Standpunkt der Schulmedizin

Da es bei Windpocken nur äußerst selten zu Komplikationen kommt, kann der Kranke in den meisten Fällen zu Hause gepflegt und behandelt werden. Der Ausschlag muß trocken und saubergehalten werden, den Juckreiz kann man mit Kamillenlotion lindern. Man darf die Bläschen auf keinen Fall aufkratzen, weil sonst Narben zurückbleiben. Wichtig sind Bettruhe, leichte Kost und eine hohe Zufuhr an Flüssigkeit, um zu verhindern, daß der Körper austrocknet.

Ärztliche Hilfe ist nötig, wenn der Ausschlag auf die Augen übergreift, das Fieber sehr hoch ansteigt und starker Husten und Erbrechen hinzukommen. Ebenso sollte man einen Arzt hinzuziehen, wenn sich der Ausschlag entzündet. Er wird dann eventuell Antibiotika verschreiben, die gegen eine zusätzliche bakterielle Infektion wirken.

WUNDER-HEILUNG

Voraussetzung für eine Wunderheilung ist der Glaube, daß positives oder richtiges Denken dazu führen kann, daß Krankheiten geheilt oder gelindert werden. Das gilt vor allem dann, wenn dieses Denken in ein religiöses System eingebunden ist (siehe auch GESUNDBETER).

In der einen oder anderen Form werden Heilmethoden, die sich auf den Glauben des Kranken an eine Gottheit oder an die Kräfte des Heilers stützen, seit Jahrhunderten in vielen Teilen der Welt praktiziert (siehe auch FERNHEILUNG und GEISTHEILUNG).

Ende des letzten Jahrhunderts behauptete der französische Neurophysiologe Jean Martin Charcot, daß er mit seiner Form der Heilung auf spirituellem Weg die meisten organischen Krankheiten einschließlich KREBS kurieren könne. Er lehnte jedoch den Begriff Wunderheilung ab und sprach von einem natürlichen Phänomen, das es in unterschiedlichen Formen zu allen Zeiten, in allen Kulturen und in den meisten Religionen gegeben habe.

Indem Streßreaktionen (siehe STRESS) des Körpers abgeschwächt werden, kann die Wunderheilung die körpereigenen Abwehrkräfte aktivieren und steigern. Und dadurch, daß die Einstellung des Patienten positiv beeinflußt wird, fühlt sich dieser oftmals besser, auch wenn sich der tatsächliche Zustand nicht verändert hat.

WÜNSCHEL-RUTENDIAGNOSE

In den 20er Jahren unseres Jahrhunderts erhob der französische Abbé Mermet den Anspruch, die alte Kunst des Wünschelrutengehens weiterentwickelt und damit eine Methode gefunden zu haben, durch die man auch Krankheiten aufspüren und diagnostizieren könne. Der Geistliche glaubte, wenn Wünschelrutengänger unterirdische Wasseradern finden und sogar die Frische des Wassers bestimmen könnten, müßte es auch

möglich sein, den Körper mit Hilfe einer Wünschelrute nach Störfeldern wie kranken Organen abzusuchen.

Mermet hatte sich lange Zeit mit den mittelalterlichen Wünschelrutengängern beschäftigt, die nach unterirdischen Strömen suchten, in denen angeblich schlechte Energien flossen, die die Menschen, die im Umfeld dieser Ströme wohnten, krank machten. Diese bösen Einflüsse versuchten die mittelalterlichen Rutengänger zu unterbinden, indem sie ihre Wünschelrute in den Boden rammten.

Die meisten Wünschelrutengänger benutzen Ruten, gegabelte Haselnußzweige oder ein Pendel, das an einem Seidenfaden hängt. Mermet entschied sich für das Pendel. Er demonstrierte seine neue Technik in verschiedenen französischen Krankenhäusern und schlug für die wissenschaftliche Untersuchung und praktische Durchführung des Rutens und Pendelns den Begriff Radiästhesie oder Strahlenempfindlichkeit vor (siehe MAGNETISMUS). Seine Theorie lautete, daß alle Stoffe – auch die, aus denen der menschliche Körper besteht – gute und schlechte Strahlen aussenden, die man auffangen und identifizieren könne. Sobald man anhand der jeweiligen Strahlen festgestellt habe, was dem Patienten fehlt, könne man die Krankheit mit pflanzlichen, homöopathischen oder anderen Mitteln behandeln.

Diese Zeichnung aus dem 17. Jh. zeigt Wünschelrutengänger bei der Arbeit. Die Ruten hatten unterschiedliche Formen und Größen und wurden für verschiedene Zwecke eingesetzt.

Besuch beim Heilpraktiker

Rute und Pendel sind sicher nicht die typischen Mittel, mit denen Heilpraktiker Krankheiten festzustellen versuchen. Dennoch gibt es durchaus Heilpraktiker, die Rute und Pendel und eventuell auch technische Geräte wie einen Biotensor als zusätzliche Möglichkeiten einsetzen, um sich ein umfassendes Bild vom Gesamtzustand eines Patienten zu machen.

Standpunkt der Schulmedizin

Ärzte lehnen die Wünschelrutendiagnose ab und weisen darauf hin, daß es keinen Beweis dafür gibt, daß man mit Hilfe von Wünschelrute oder Pendel eine korrekte Diagnose stellen kann. Versuche, die belegen sollten, daß der Körper Strahlen aussendet, waren nicht überzeugend.

WÜRMER

Für die meisten Wurminfektionen sind Faden- und Bandwürmer verantwortlich, die man hauptsächlich über verunreinigte Lebensmittel aufnimmt. Von den weitverbreiteten Fadenwürmern werden vor allem Kinder befallen. Eine Bandwurminfektion dagegen ist verhältnismäßig selten.

Fadenwürmer Fadenwurminfektionen gehören zu den ältesten menschlichen Infektionskrankheiten. Fadenwurmeier hat man in bereits mehr als 100 000 Jahre alten Fossilien entdeckt. Die Parasiten nisten sich im Dickdarm des Menschen ein und verursachen eine Entzündung und heftigen Juckreiz am After. Dort und im Stuhl sind sie auch festzustellen. Die weiblichen Fadenwürmer kriechen aus dem After heraus und legen in den Analfalten bis zu 10 000 Eier ab, die etwa 3 Wochen lang neuerliche Infektionen auslösen können. Kratzt sich nämlich ein infiziertes Kind am Gesäß, bleiben Eier an den Händen und unter den Fingernägeln kleben. Diese geraten dann leicht in den Mund und schließlich in den Darm, wo sie sich wieder zu Würmern entwickeln und den Kreislauf erneut in Gang setzen. Auf diese Weise steckt sich das Kind nicht nur immer wieder selbst an, sondern auch Freunde und Familienangehörige.

Fadenwürmer verursachen manchmal Bauchschmerzen, in seltenen Fällen kommt es auch zu einer BLINDDARMENTZÜNDUNG. Wenn die Infektion bei Mädchen auf die Scheide übergreift, ruft sie einen blutigen Ausfluß hervor.

Bandwürmer Die Eier des Bandwurms geraten durch den Verzehr von rohem oder ungenügend gegartem Fleisch oder Fisch in

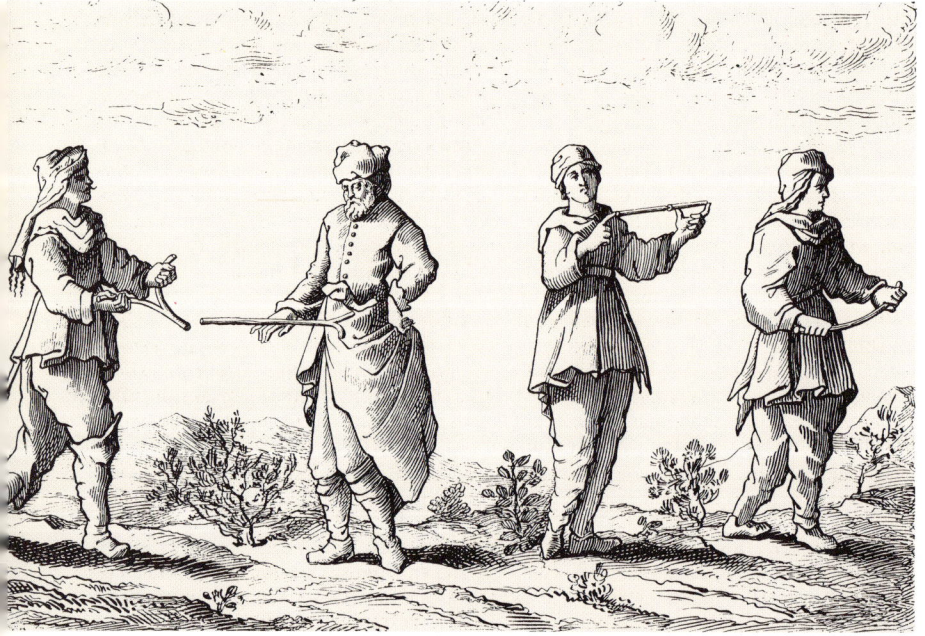

den menschlichen Darm. Eine Übertragung von einer Person auf eine andere wie bei den Fadenwürmern ist nicht möglich. Ein Bandwurm kann einige Meter lang werden und heftet sich mit den Saugorganen und Haken seines Kopfes an die innere Darmschleimhaut. Seine Nahrung besteht aus dem Darminhalt, den er über seine gesamte Körperoberfläche aufnehmen kann. Bandwürmer stoßen mit Eiern angefüllte Körperglieder ab, die dann mit den Exkrementen ausgeschieden werden.

Wer sich mit einem Bandwurm infiziert hat, verliert an Gewicht und leidet unter Beschwerden im Oberbauch, Übelkeit und DURCHFALL. Teile des Wurms treten gelegentlich über den After aus und werden dann in der Unterwäsche oder im Bett gefunden.

Der Mensch kann als Zwischenwirt für den Schweinebandwurm dienen. In den Muskeln, den Augen und im Gehirn bilden sich dann Zysten, die Muskelschmerzen und Fieber verursachen und zum Erblinden führen können. Manchmal treten auch andere Symptome auf, die an EPILEPSIE oder einen Gehirntumor erinnern.

Was der Heilpraktiker rät

Bei Wurminfektionen ist auf peinliche Sauberkeit zu achten, damit man sich nicht immer wieder selbst ansteckt. Gründliches Händewaschen und Nägelbürsten vor dem Essen und nach dem Gang zur Toilette sollten selbstverständlich sein. Der Analbereich muß täglich sorgfältig gewaschen werden, um eventuell eingenistete Eier zu entfernen. Handtücher und Waschlappen müssen häufig gewechselt und ausgekocht und dürfen nicht von anderen Familienmitgliedern mitbenutzt werden. Auch die Unterwäsche sollte man bei 90 °C waschen.

PFLANZENHEILKUNDE Bei Fadenwurminfektionen hat man mit KNOBLAUCH, rohen Karotten und Kürbissamen gute Erfolge erzielt. Möglicherweise wird der Heilpraktiker aber auch stärkere pflanzliche Mittel verordnen.

Bandwürmer bekämpft man mit Wurmfarn, der normalerweise in Verbindung mit einem starken Abführmittel gegeben wird.

Warnung Bei Wurmfarn muß man sich genau an die Dosierungsanweisung des Heilpraktikers halten, da das Mittel giftig wirken kann.

Standpunkt der Schulmedizin

Fadenwürmer sind nicht gefährlich. Man kann sie mit entsprechenden Medikamenten bekämpfen. Meist schließt die Behandlung die gesamte Familie ein. Um eine Ausbreitung der Infektion zu verhindern, muß man auf peinliche Sauberkeit achten.

Eine Bandwurminfektion kann man vermeiden, indem man kein rohes oder nur kurz gegartes Fleisch ißt. Das gilt insbesondere für osteuropäische Länder, Afrika sowie Süd- und Mittelamerika, in denen Bandwurminfektionen sehr häufig vorkommen. Wenn man sich dennoch infiziert hat, gibt es entsprechende Medikamente, mit denen man Bandwürmer erfolgreich vertreiben kann.

YA-YA-THERAPIE

Wenn man einen Mitmenschen scherzhaft kneift und dabei einen Akupunkturpunkt (siehe AKUPUNKTUR) trifft, hat man unabsichtlich die Ya-Ya-Therapie praktiziert.

Die Ya-Ya-Therapie ist eine uralte chinesische Heilmethode, bei der man mit den Fingernägeln von Daumen und Zeigefinger ganz gezielt einen Akupunkturpunkt kneift. Heute verwendet man zum Kneifen Spezialklammern aus Stahl, die erheblichen Druck ausüben. Zusätzlich kann ein elektrischer Impuls über die Stahlklammern geleitet werden, um die jeweiligen Akupunkturpunkte noch stärker zu stimulieren. Die Auswahl der Punkte hängt vom Therapieziel ab.

YIN UND YANG

Die chinesische Philosophie geht davon aus, daß aus dem Gegensatz der beiden Urkräfte Yin und Yang ein ausgewogenes Ganzes entsteht. Yin ist die passive und erhaltende, Yang die aktive und zielstrebige Kraft. Diese beiden Kräfte beherrschen die ganze Welt und alles Lebendige. Entsprechend spielen sie auch eine entscheidende Rolle für die Gesundheit des Menschen.

Etwa im Jahr 200 erschien die erste Abhandlung, die Symptome und Behandlungsweisen nach dem Yin- und Yang-Prinzip auflistete. Und schon damals war das System, das in der chinesischen Heilkunde heute noch befolgt wird, bereits Hunderte von Jahren alt.

Wenn das Gleichgewicht zwischen Yin und Yang gestört ist, wird der Mensch krank. Daher zielt eine Behandlung immer darauf ab, jene der beiden Kräfte, an der ein Mangel herrscht, wieder aufzubauen. Dazu behandelt man meist bestimmte Punkte auf den energieleitenden Kanälen, und zwar mit verschiedenen Techniken wie AKUPRESSUR, AKUPUNKTUR, MOXABEHANDLUNG, SHIATSU, FUSSREFLEXZONENMASSAGE und T'AI-CHI. Ein wichtiger Faktor, um das Gleichgewicht zwischen Yin und Yang zu erhalten, ist auch die Ernährung (siehe MAKROBIOTIK).

YOGA

Das Wort Yoga stammt aus dem Sanskrit und bedeutet soviel wie Joch oder Vereinigung. Es ist ein System geistigen und körperlichen Trainings, das ursprünglich aus Indien stammt. Im Westen kennt und praktiziert man vor allem die verschiedenen körperlichen Übungen und Stellungen des sogenannten *Hatha Yoga*. Für die fernöstlichen Anhänger des Yoga, die Yogis, haben die spirituellen Seiten der Lehre, *Raja* (im Mittelpunkt steht die Geisteskontrolle), *Inana* (Konzentration auf Erkenntnis und Verstand), *Karma* (moralisches Handeln) und *Bhakti* (Hingabe) genannt, zumindest ein ebenso großes Gewicht.

Yogaübungen können natürlich unabhängig von der jeweiligen spirituellen Lehre ausgeführt werden. Trotzdem wird auch von westlichen Yogalehrern der Einfluß des Geistes auf den Körper betont. Denn der Nutzen der körperlichen Übungen soll durch die gleichzeitige geistige und spirituelle Entwicklung verstärkt werden.

In Europa ist Yoga erst in unserem Jahrhundert populär geworden. Lange Zeit wurde es nur von jenen praktiziert, die sich mit fernöstlicher Philosophie befaßten und Zugang zu den Lehren der Yogis hatten. Nicht zuletzt so prominente Anhänger wie der Geigenvirtuose Yehudi Menuhin sorgten dafür, daß die segensreichen Wirkungen der körperlichen und geistigen Übungen einer breiten Bevölkerungsschicht bekannt wurden. Menuhin verdankt nach seiner eigenen Aussage dem Yoga, daß er seine Karriere fortsetzen konnte, die durch eine steife Schulter bedroht gewesen war. Er ließ sich von einem Lehrer in der Kunst des Yoga unterrichten und erreichte durch regelmäßige Übungen, daß seine Schulter die ursprüngliche Beweglichkeit wiedererlangte.

Einige Yogastellungen entwickelten die alten Yogis aus der Beobachtung der Tiere. Dabei stellten sie nämlich fest, daß sich Tiere offensichtlich sehr viel effektiver bewegen und entspannen als Menschen. Indem man mit Hilfe der entsprechenden Yogaübungen diese Stellungen nachahmt, gewinnt man an Beweglichkeit und lernt, sich kontrolliert zu entspannen. Die Bewegungen werden langsam und ohne große Anstrengung ausgeführt und die jeweiligen Stellungen mindestens 1 Minute lang gehalten, um ein Gespür für den Körper zu bekommen.

Neben den einzelnen Bewegungen spielt beim Yoga das Atmen eine wesentliche Rolle. Nach Ansicht der Yogaphilosophie verkörpert der Atem das *Prana*, die Lebenskraft des Menschen. Atmen ist zwar eine unwillkürliche Körperfunktion, die man aber bewußt verändern kann – ein Prozeß, der sich nach-

Begrüßung der Sonne

Die Begrüßung der Sonne oder das Sonnengebet ist ein Zyklus aus zwölf Übungen, die Geist und Körper entspannen und kräftigen. In Indien werden die Übungen heute noch bei Sonnenaufgang mit Blick auf die Sonne durchgeführt. Wenn man zu Hause übt, stellt man sich vor, daß man den Sonnenaufgang in einer schönen, ruhigen Umgebung erlebt.

In der Schwangerschaft oder während der Menstruation sollten die Übungen nur unter Anleitung eines erfahrenen Yogalehrers durchgeführt werden. Verboten sind sie bei Kreuzschmerzen, hohem Blutdruck, Eingeweidebrüchen oder Blutgerinnseln in den Venen.

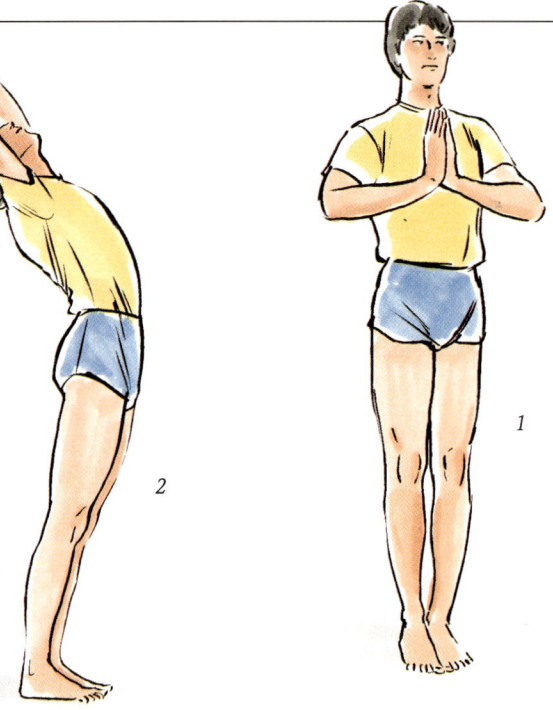

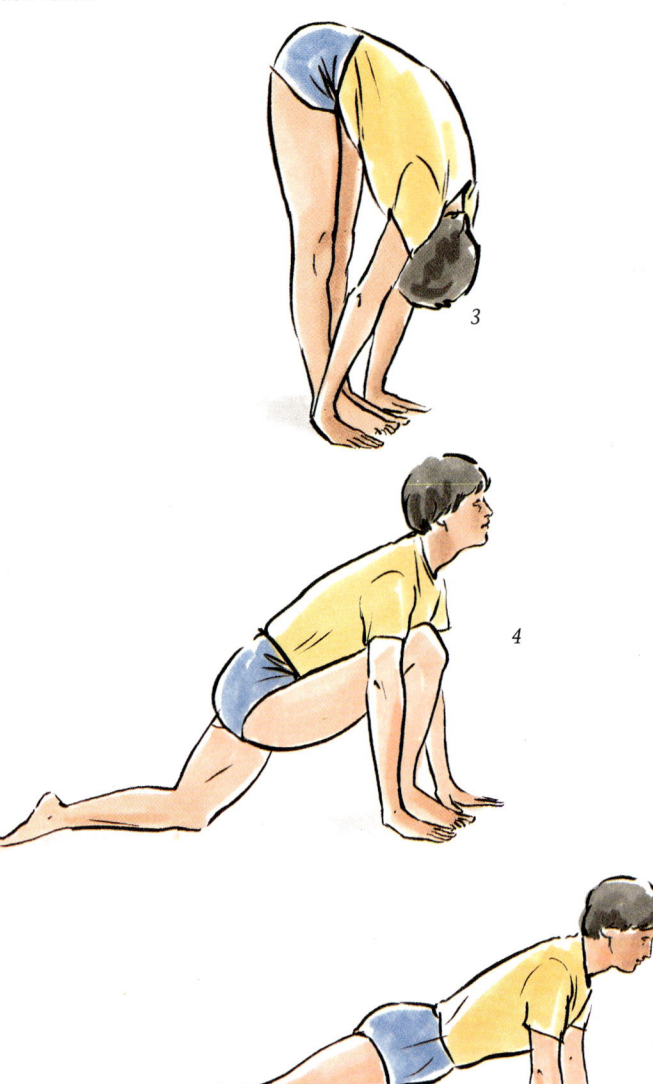

1. *Aufrecht mit geschlossenen Beinen stehen und die Handflächen mit den Fingerspitzen nach oben vor dem Brustkorb aneinanderdrücken.*

2. *Mit dem Einatmen die Arme über den Kopf heben und den Körper nach hinten beugen. Die Handflächen zeigen nach oben, der Kopf neigt sich zurück.*

3. *Mit dem Ausatmen nach vorn beugen, ohne die Knie zu krümmen. Mit der Zeit wird man es schaffen, den Boden mit den Fingerspitzen oder Handflächen zu berühren.*

4. *Einatmen, die Knie beugen und die Handflächen auf den Boden legen. Das linke Bein zurückstrecken, das Knie ruht dabei auf dem Boden. Nach oben schauen und die Hüften nach vorn drücken.*

5. *Den Atem anhalten und nun auch das rechte Bein zurückstrecken und die Knie vom Boden heben. Arme und Beine sind durchgestreckt, die Handflächen werden auf den Boden gestützt.*

6. *Ausatmen und den Körper nach hinten schieben, bis man auf den Fersen sitzt und die Stirn den Boden berührt; die Hände bewegen sich dabei nicht von der Stelle.*

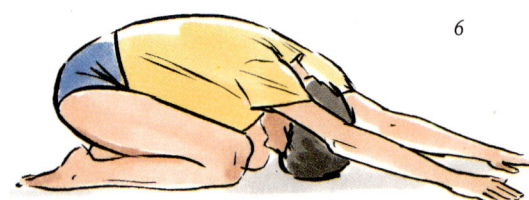

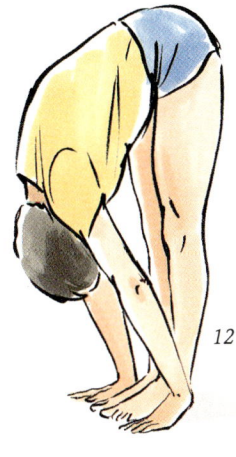

12

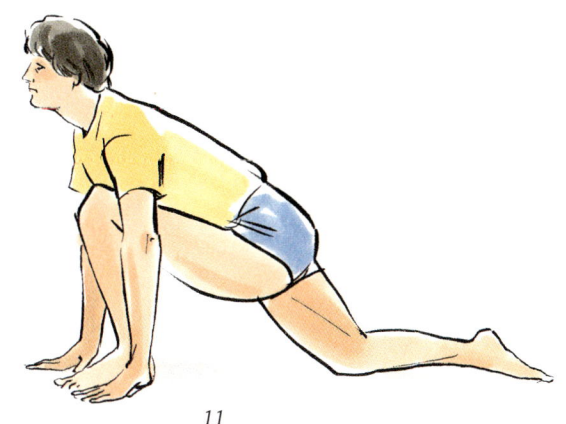

11

7. Ein- und ausatmen, mit dem Körper nach vorn kommen, das Gewicht ruht auf den Händen. Brustkorb und Stirn berühren den Boden, Bauch und Becken sind angehoben.

8. Tief einatmen und den Oberkörper aufrichten. Den Kopf nach oben strecken, die Ellbogen nicht durchdrücken.

9. Mit dem Ausatmen das Gesäß nach oben drücken, Hände und Füße sollten flach am Boden bleiben. Beine und Rücken strecken, so daß der Körper mit dem Boden ein Dreieck bildet.

10. Einatmen und mit dem Ausatmen die Knie beugen. Wie bei Übung 6 auf die Fersen setzen und mit der Stirn den Boden berühren.

11. Einatmen, den linken Fuß nach vorn zwischen die Hände stellen und – entgegengesetzt zu Übung 4 – das rechte Bein zurückstrecken.

12. Ausatmen, den rechten Fuß neben den linken stellen. Die Beine strecken und den Oberkörper aus der Taille heraus beugen. Mit dem Einatmen aufrichten.

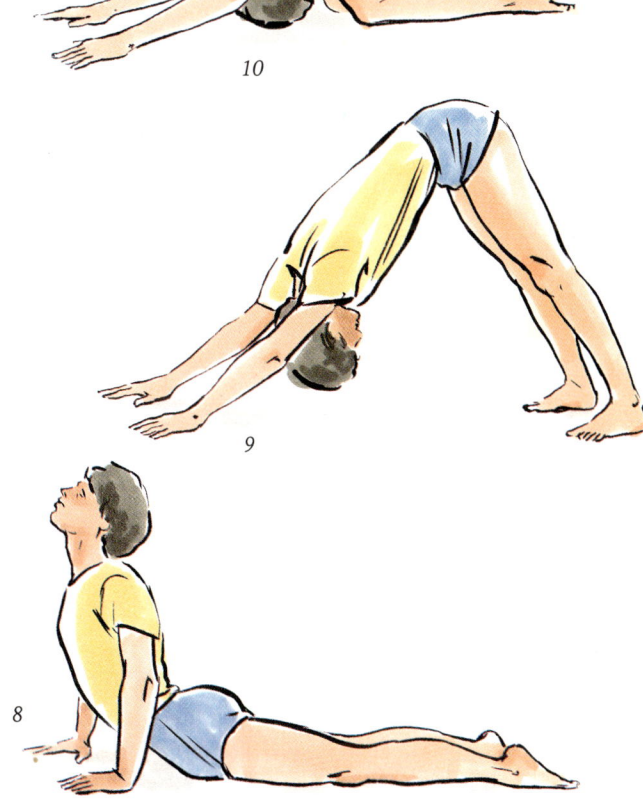

10

9

8

7

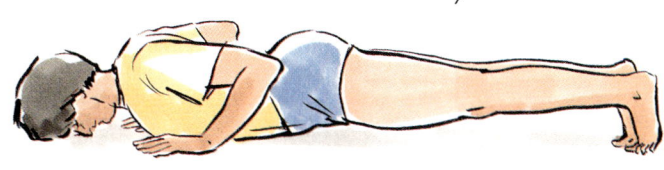

haltig auf die Gesundheit auswirkt. So wie das Atmen deutlich den jeweiligen Gemütszustand widerspiegelt, kann man umgekehrt auch durch bewußtes Atmen den geistigen und seelischen Zustand beeinflussen und Entspannung und innere Ausgeglichenheit erreichen (siehe auch ENTSPANNUNGS- UND ATEMÜBUNGEN). Es gibt verschiedene Yogaübungen, die dazu beitragen, die unterschiedlichen Formen der Atmung – über das Zwerchfell, den Brustkorb und die Schultern – zu entwickeln.

Wann hilft Yoga?

▶ Jeder kann von Yogaübungen profitieren, wenn er die notwendige Geduld und das Durchhaltevermögen aufbringt. Wenn man seine körperlichen Fähigkeiten realistisch einschätzt und sich nicht überfordert, kann man Yoga von der frühen Kindheit bis ins hohe Alter mit Gewinn betreiben. Yogaübungen sind auch keineswegs nur für weltabgewandte Menschen gedacht, im Gegenteil: je reizüberfluteter das Alltagsleben ist, desto wichtiger können sie als ein ausgleichender Quell der Ruhe sein.

Bis vor kurzem galt Yoga im Westen vor allem als Möglichkeit, sich körperlich und geistig fit zu halten. Daneben hat es sich vor

Yoga:
Was tun, was lassen?

● Unterricht bei einem qualifizierten Lehrer nehmen, der bereit ist, auf die individuellen Bedürfnisse einzugehen.
● Regelmäßig, am besten täglich üben.
● Nicht mit Mitschülern wetteifern; Yoga soll keine Strapaze sein.
● Wer regelmäßig Medikamente nimmt oder körperlich beeinträchtigt oder behindert ist, sollte vor Beginn des Unterrichts seinen Arzt oder Heilpraktiker um Rat fragen.
● Bequeme, lockere Kleidung tragen.
● Eine rutschfeste Matte auf den Boden legen.
● Blase und Darm vor dem Üben entleeren.
● Um die Entspannung zu steigern und sich zu erfrischen, vor und nach dem Yoga eine Dusche nehmen.
● Die Übungen vor dem Essen machen. Nach einer schweren Mahlzeit 3 Stunden warten, nach einem leichten Essen genügt 1 Stunde.
● Im Anschluß an ein ausgedehntes Sonnenbad keine Yogaübungen machen; es könnten Schwindel und Übelkeit auftreten.

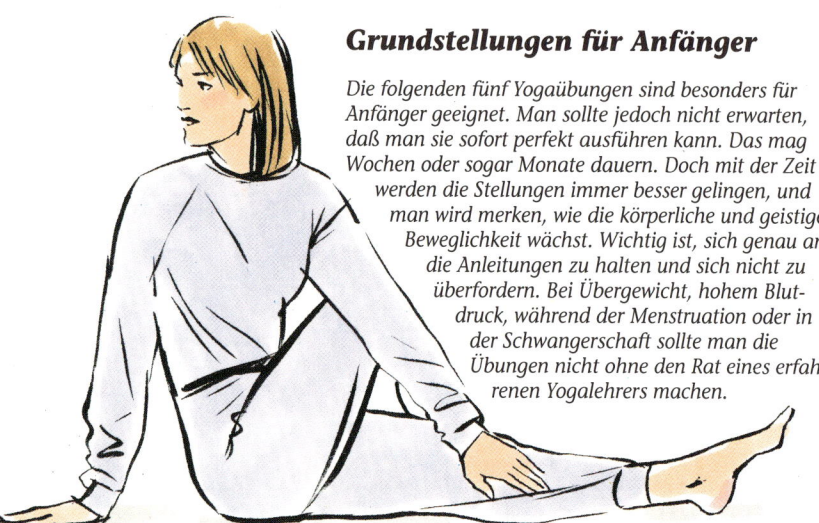

Grundstellungen für Anfänger

Die folgenden fünf Yogaübungen sind besonders für Anfänger geeignet. Man sollte jedoch nicht erwarten, daß man sie sofort perfekt ausführen kann. Das mag Wochen oder sogar Monate dauern. Doch mit der Zeit werden die Stellungen immer besser gelingen, und man wird merken, wie die körperliche und geistige Beweglichkeit wächst. Wichtig ist, sich genau an die Anleitungen zu halten und sich nicht zu überfordern. Bei Übergewicht, hohem Blutdruck, während der Menstruation oder in der Schwangerschaft sollte man die Übungen nicht ohne den Rat eines erfahrenen Yogalehrers machen.

Drehsitz Mit ausgestreckten Beinen hinsetzen, das rechte Bein anwinkeln und den Fuß an die Außenseite des linken Knies stellen. Mit dem Ausatmen den Oberkörper nach rechts drehen. Mit der linken Hand das linke Bein in der Nähe des Knöchels fassen, die rechte Hand liegt hinter dem Körper am Boden. Bei jedem Ausatmen ein Stück weiter nach rechts drehen. Nach der anderen Seite wiederholen.

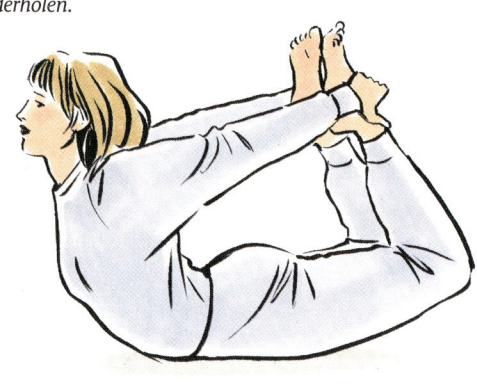

Bogen Mit geschlossenen Beinen auf den Bauch legen. Die Knie anwinkeln, die Knöchel mit den Händen umfassen. Mit dem Einatmen die Knöchel nach oben ziehen, so daß sich Oberschenkel, Brustkorb und Kopf vom Boden heben. Die Arme sind dabei gestreckt, nur der Bauch berührt den Boden. Anfangs werden die Beine gespreizt sein, mit etwas Übung bringt man sie aber immer näher zusammen. Den Bogen 3 – 10 Atemzüge lang halten. Dann ausatmen und die Beine gleichzeitig wieder auf den Boden legen.

Schulterstand Auf den Rücken legen und mit dem Einatmen die Beine heben. Beim Ausatmen die Hüften mit den Händen anheben und die Beine über den Kopf nach hinten strecken. Das Gewicht ruht auf Armen, Schultern und Ellbogen. Die Stellung bei normaler Atmung 1 – 3 Minuten halten. Dann die Arme sinken lassen und mit dem Einatmen langsam aus dem Schulterstand abrollen.

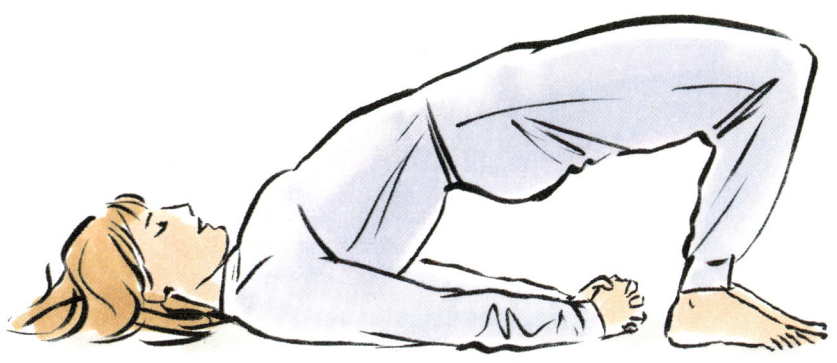

Brücke *Auf den Rücken legen und die Knie anwinkeln, die Füße stehen etwas auseinander. Mit dem Einatmen Rumpf und Gesäß anheben. Die Arme dabei mit verschränkten Fingern am Boden ausstrecken. Erst nach der* *einen, dann nach der anderen Seite dehnen und dadurch die Schultern unter den Körper bringen. Auf Füße und Hände drücken, um die Brücke zu verstärken. Bei Bauchatmung die Stellung mindestens 1 Minute halten.*

allem bei Verspannungen bewährt. Körperliche und seelische Verspannungen äußern sich oft in verkrampften Muskeln, ein Zustand, der den ganzen Tag über anhalten kann. Durch bewußtes Dehnen und Loslassen der Muskeln kann man sich auch geistig von den Sorgen und Anspannungen befreien, die für die Muskelverkrampfungen verantwortlich sind.

Bei Bewegungs- und Haltungsproblemen helfen die Dreh- und Beugeübungen, die die Wirbelsäule und die Rückenmuskulatur beweglicher machen. Da in der Wirbelsäule die Nervenbahnen vom Gehirn zum Rumpf und zu den Gliedmaßen verlaufen, wirkt sich eine Entspannung unmittelbar auf die Schmerzkontrolle (siehe SCHMERZEN) aus. Als besonders hilfreich erweist sich Yoga bei überwiegend sitzender Tätigkeit, da die Arm- und Beingelenke durch die Übungen beweglich bleiben.

Erst in jüngster Zeit findet Yoga auch als Therapie bei spezifischen Leiden Anerkennung, und zwar bei RÜCKENSCHMERZEN, KOPFSCHMERZEN, hohem BLUTDRUCK, Herzbeschwerden, ASTHMA, BRONCHITIS, HYSTERIE, SAUREM MAGEN und PRÄMENSTRUELLEM SYNDROM. Selbst bei chronischen Krankheiten wie RHEUMA, MULTIPLER SKLEROSE und ZUCKERKRANKHEIT, bei Gehirnlähmung und OSTEOPOROSE, aber auch bei DEPRESSIONEN nach einer Entbindung, bei der Geburtsvorbereitung (siehe NATÜRLICHE GEBURT) und nicht zuletzt bei Lernschwierigkeiten hat man mit Yoga gute Erfahrungen gemacht.

Besuch beim Yogalehrer

Wer seine Gesundheit mit Yoga gezielt verbessern möchte, sollte sich an einen ausgebildeten Yogalehrer wenden. Zwar wird Yoga als Therapie bei bestimmten Krankheiten noch nicht lange angewandt, doch gibt es durchaus Yogalehrer, die sich in medizinischen Kursen fortgebildet haben und wissen, wie man Yogatechniken zur Behandlung verschiedener Beschwerden einsetzen kann.

Doch auch wenn es nur darum geht, mit Hilfe von Yoga körperliche und geistige Entspannung zu erlangen, benötigt man einen Lehrer. Ein regelmäßiger Unterricht hilft vor allem über das etwas schwierige Anfangsstadium hinweg. Dabei sind nicht nur die Anleitungen für die Körperstellungen wichtig, sondern auch, daß man zu geistiger Kontrolle und Konzentration hingeführt wird.

In den meisten Städten werden Yogakurse angeboten, oft sogar von den Volkshochschulen, wobei jedoch unterschiedliche Schwerpunkte – Körperstellungen, Atemübungen, Tiefenentspannung und MEDITATION – gesetzt werden können. Man sollte den Unterricht auf jeden Fall nach seinen eigenen Bedürfnissen aussuchen, denn je-

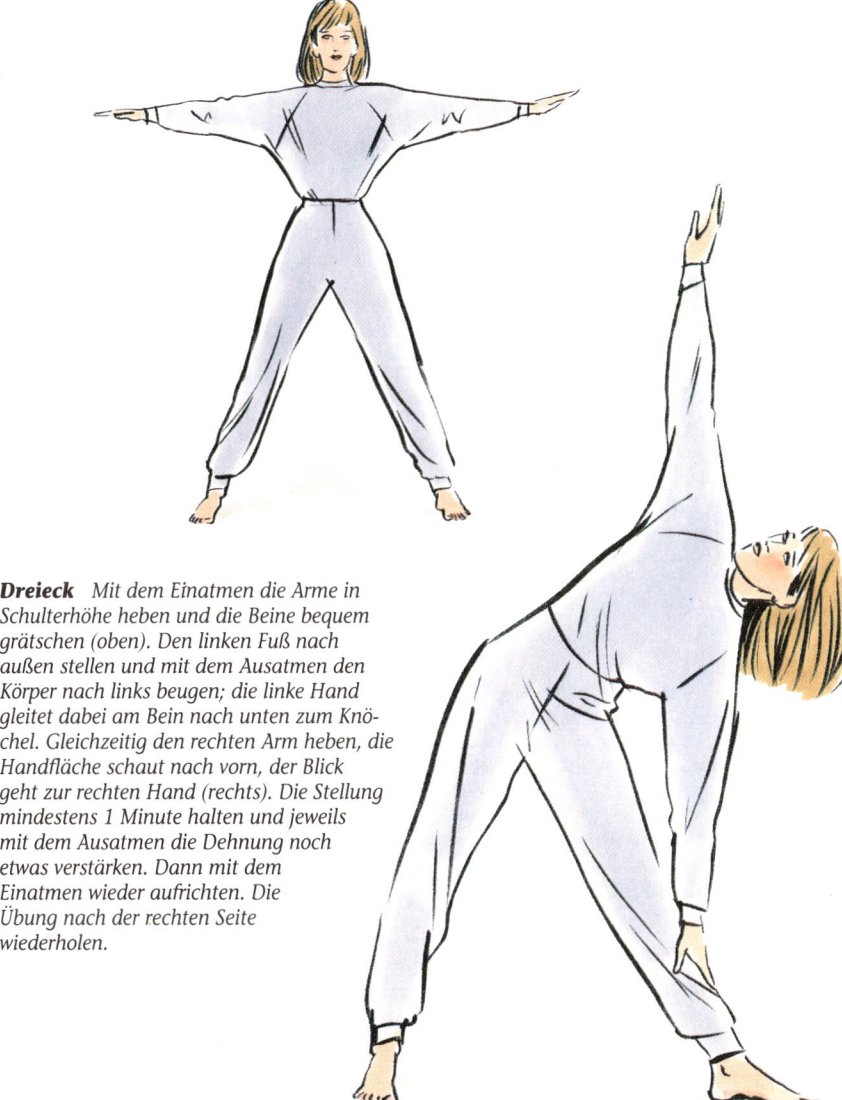

Dreieck *Mit dem Einatmen die Arme in Schulterhöhe heben und die Beine bequem grätschen (oben). Den linken Fuß nach außen stellen und mit dem Ausatmen den Körper nach links beugen; die linke Hand gleitet dabei am Bein nach unten zum Knöchel. Gleichzeitig den rechten Arm heben, die Handfläche schaut nach vorn, der Blick geht zur rechten Hand (rechts). Die Stellung mindestens 1 Minute halten und jeweils mit dem Ausatmen die Dehnung noch etwas verstärken. Dann mit dem Einatmen wieder aufrichten. Die Übung nach der rechten Seite wiederholen.*

Yoga: Eine Geheimlehre wird populär

Yoga ist eine uralte philosophische Lehre. Bei Ausgrabungen in der prähistorischen Stadt Mohenjo Daro (im heutigen Pakistan) wurden über 4000 Jahre alte Siegel gefunden, auf denen Menschen in Sitzhaltungen abgebildet sind, die an Yogastellungen erinnern.

Einer der einflußreichsten Lehrer oder Yogis war der indische Philosoph Patanjali. Noch heute hat seine formale Klassifikation des Yogasystems nichts an Gültigkeit verloren. Er schrieb sie ungefähr 300 v. Chr. nieder und unterscheidet darin acht Stufen der Yogapraxis. Die beiden ersten Stufen beziehen sich auf eine sittliche Lebensweise. Der Schüler soll ein friedliches und harmonisches Leben führen, das seine Persönlichkeit weiterentwickelt und

das dem Streben nach Reinheit, Zufriedenheit, Selbstzucht, Weisheit und Erkenntnis geweiht ist. Gier, negatives Handeln und Denken und alles, was anderen Lebewesen Schaden zufügt, wird abgelehnt.

Die nächsten beiden Stufen legen die körperlichen Aspekte des Yoga dar und beschreiben Übungen zur Beruhigung und Stärkung von Körper und Geist.

Die letzten vier Stufen beziehen sich auf die Entwicklung der verschiedenen geistigen und spirituellen Eigenschaften: die innere Freiheit gegenüber weltlichen Belangen, die Fähigkeit, sich über die Ablenkungen des Alltagslebens zu erheben, die Konzentration, die ruhige Ausdehnung des Geistes und schließlich die höchste Stufe, die Bewußtseinseinheit oder *Samadhi*. Durch diese spiri-

tuelle Transformation gewinnt man eine tiefe Einsicht in das Wesen der Wirklichkeit.

Jahrhundertelang war Yoga eine Geheimlehre, die im wesentlichen auf eine kleine Gruppe von Philosophen und Meditierenden beschränkt war. Jeder dieser Yogis gab sein Wissen und seine Methoden immer nur an ein paar wenige treu ergebene Schüler weiter. Diese Situation änderte sich erst grundlegend im 20. Jh. Indische Lehrer und Ärzte machten die Yogaphilosophie in öffentlichen Zentren der Allgemeinheit zugänglich. Die Verbreitung der Lehre hat aber an Indiens Grenzen nicht haltgemacht. Yoga wird heute von Millionen Menschen in allen Teilen der Welt praktiziert.

Zur geistigen Konzentration
Im Yoga werden vielfach Andachtsbilder als Meditationshilfe verwendet. Dieses Gemälde stammt aus dem 17. oder 18. Jh. und zeigt eine Figur, die mit gekreuzten Beinen und den Füßen auf den Oberschenkeln – im sogenannten Lotossitz – auf einer heiligen Lotosblüte sitzt. Das Gemälde stammt aus Rajasthan im Nordwesten Indiens. Es gehört in die religiöse Tradition des Dschainismus, der die Yogalehren des Hinduismus übernommen hat. Die Anhänger des Dschainismus verehren das Leben in all seinen Erscheinungsformen. Nach ihrem Glauben erreicht die Seele erst nach mehrmaliger Reinkarnation Vollkommenheit und befreit sich von der erdgebundenen Existenz.

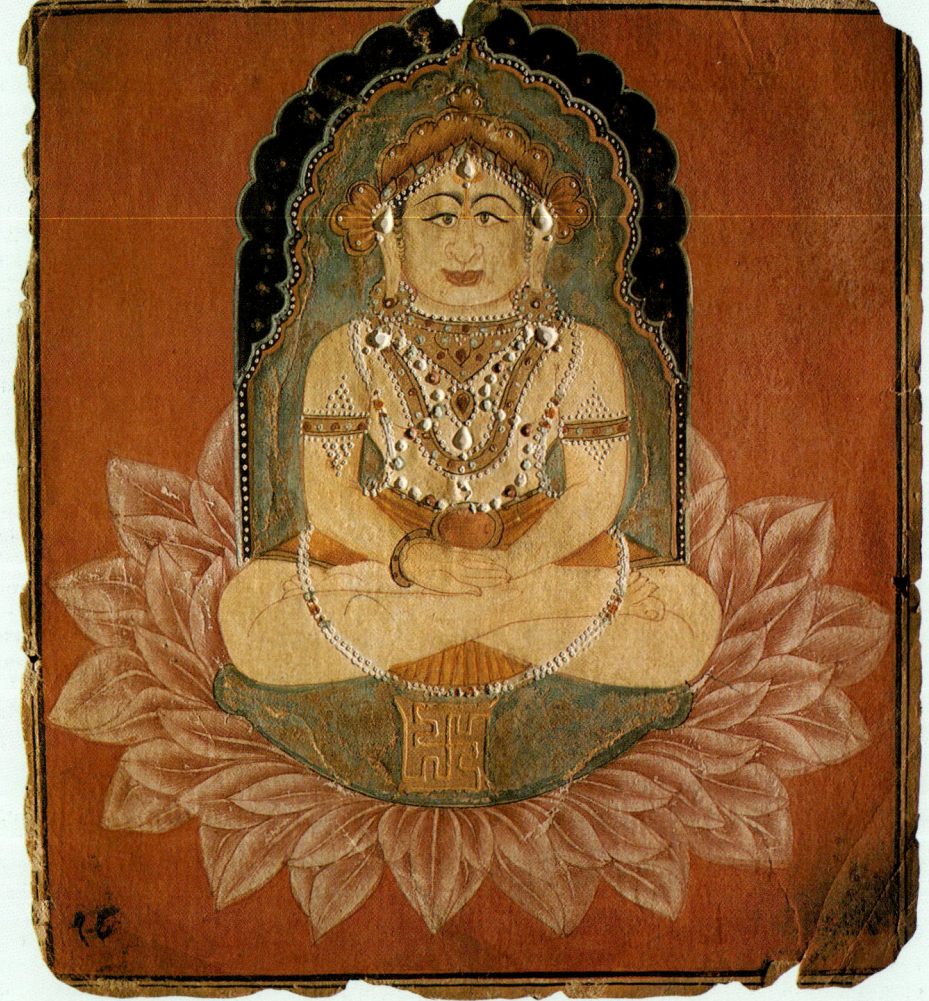

mand, der vor allem an der spirituellen Seite des Yoga interessiert ist, wird in einem Unterricht, der ein starkes Gewicht auf die Körperstellungen legt, wohl kaum Befriedigung finden.

In einer Yogagruppe führt man die Übungen zusammen mit anderen Schülern unter Anleitung eines Lehrers aus. Normalerweise dauert eine Yogastunde 60–90 Minuten. Es gibt Kurse speziell für Anfänger und für fortgeschrittene Schüler.

Yoga zu Hause

Der Erfolg stellt sich im Yoga nur schrittweise und durch die beständige Entwicklung von Beweglichkeit, Kraft und geistig-seeli-

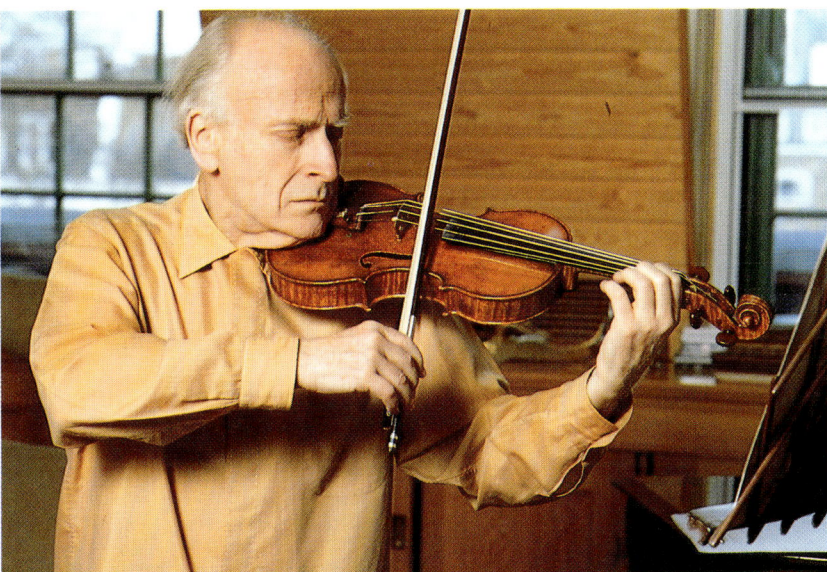

Hilfe durch Yoga

1983 befragte man in Großbritannien 2700 Patienten, die unter einer oder mehreren von 20 verschiedenen gesundheitlichen Störungen litten und Yoga praktizierten. Die Umfrage ergab, daß bei 70 % der Befragten die Beschwerden durch Yoga gebessert werden konnten.

In der mittleren Spalte ist die Anzahl der Fälle mit dem nebenstehenden Leiden aufgelistet. Die rechte Spalte gibt die Prozentzahl der Personen wieder, die die Frage „Hat Ihnen Yoga geholfen?" bejahten.

LEIDEN	ANZAHL DER FÄLLE	BESSERUNG IN %
Alkoholismus	26	100
Angst	838	94
Asthma oder Bronchitis	226	88
Bluthochdruck	150	84
Fettleibigkeit	240	74
Hämorrhoiden	391	88
Herzkrankheiten	50	94
Krebs	29	90
Menstruations- störungen	317	68
Migräne	464	80
Nerven- oder Muskelleiden	112	96
Nikotinsucht	219	74
Prämenstruelles Syndrom	848	77
Rheuma	589	90
Rückenschmerzen	1142	98
Schlaflosigkeit	542	82
Beschwerden der Wechseljahre	247	83
Zuckerkrankheit	10	80
Zwölffinger- darmgeschwür	40	90

schem Gleichgewicht ein. Um das zu erreichen, ist die regelmäßige Teilnahme an den Unterrichtsstunden genauso wichtig wie das Üben zu Hause. Auf der Grundlage des Unterrichts kann sich jeder seinen eigenen Übungsplan aufstellen. Die folgenden Übungen sind nur eine kleine Auswahl. Man trägt dazu lockere, bequeme Kleidung und benutzt als Unterlage eine dicke, rutschfeste Matte. Der Raum sollte warm und gut gelüftet sein.

Kobra Durch diese Übung wird die Rückenmuskulatur geschmeidig und gewinnt an Spannkraft.

Man legt sich auf den Bauch, die Füße sind eng nebeneinander nach hinten gestreckt, die Ellbogen nahe am Körper angewinkelt, die Handflächen liegen neben den Schultern auf dem Boden. Mit dem Einatmen hebt man langsam den Kopf und schaut nach oben. Die Stellung halten und dabei ausatmen. Mit dem nächsten Einatmen langsam den Brustkorb so weit wie möglich heben, dabei die Bauch- und Rückenmuskeln benutzen, die Arme bleiben angewinkelt. Ausatmen und senken. Dann noch einmal mit dem Einatmen aufrichten; diesmal etwas höher und zur Unterstützung auch die Arme einsetzen. So weit wie möglich zurückbeugen, ohne den Bauch vom Boden zu heben. Die Stellung 2–3 Atemzüge lang halten. Dann den Oberkörper langsam senken, bis das Gesicht am Boden ist. Zum Entspannen den Kopf auf die Seite legen.

Schulterstand Diese der Kobra entgegengesetzte Stellung ist gut für die Organe des Bauchraums und macht munter. Bei hohem Blutdruck, Übergewicht, während der Menstruation und in der Schwangerschaft sollte man diese Übung jedoch nicht machen.

Der berühmte Geiger Yehudi Menuhin litt unter einer steifen Schulter, die seine Karriere zu beenden drohte. Durch Yoga wurde er geheilt und kann wieder spielen.

Auf den Rücken legen, die Beine sind geschlossen, die Arme liegen am Körper. Mit dem Einatmen die Beine heben, bis sie senkrecht sind. Notfalls die Knie anwinkeln, aber den unteren Rücken am Boden lassen. In dieser Stellung einen Moment innehalten. Mit dem Ausatmen die Beine nach hinten über den Kopf strecken, den unteren Rücken vom Boden abheben. Mit den Händen die Hüften abstützen, die Ellbogen dabei am Boden lassen. Den Winkel der Beine so wählen, daß man leicht und entspannt im Gleichgewicht bleibt. Die Stellung 1–3 Minuten halten und dabei normal atmen. Dann die Arme senken, einatmen und sanft zurückrollen (siehe auch Abb. S. 380).

Fisch Die Fischstellung ist eine Ausgleichsstellung zum Schulterstand. Die Dehnung des Brustraums fördert die tiefe Atmung.

Man legt sich auf den Rücken und schiebt die Hände mit den Handflächen nach unten unter das Gesäß. Auf die Ellbogen stützen und dabei den Brustkorb wölben. Der nach hinten gestreckte Kopf berührt den Boden. Die Stellung kurz halten und ruhig und tief atmen.

Kniekuß im Stehen Bei dieser Yogastellung wird der Rücken gedehnt.

Man steht aufrecht mit geschlossenen Beinen, die Arme hängen an den Seiten hinab. Den Oberkörper langsam senken und den Kopf in Richtung Knie bewegen. Mit den Händen die Knöchel umfassen und den Kopf zu den Knien ziehen. Dabei sollte man auf keinen Fall Kraft anwenden, sondern den

Kopf nur so weit den Knien nähern, wie dies möglich ist, ohne die Knie zu beugen.

Kniekuß im Sitzen Der Kniekuß im Sitzen ist noch etwas schwieriger als im Stehen. Man setzt sich mit ausgestreckten geschlossenen Beinen hin, senkt den Oberkörper und umfaßt mit den Händen die Beine oder Füße dort, wo man sie erreichen kann, ohne die Knie zu beugen. Den Kopf nun so nahe wie möglich zu den Knien bringen. Aber auch hier gilt: Keine Gewalt anwenden, sonst verkehrt sich der Sinn der Übung ins Gegenteil.

Anspannen und entspannen Mit dieser Übung wird man sich seiner Muskeln bewußt und lernt, sie willentlich zu entspannen. Die Übung dauert etwa 2 Minuten.

Auf den Rücken legen, die Beine schließen, die Arme an den Körper legen. Tief einatmen und von den Zehen bis zum Kopf nacheinander alle Muskeln anspannen: erst die Zehen, dann die Füße, Knöchel, Waden, Knie und Oberschenkel. Mit dem Ausatmen den Bauch straffen, die Hände zu Fäusten ballen und dann die Unter- und Oberarme sowie die Schultern anspannen. Wieder tief einatmen und dabei Brustkorb, Hals und Gesicht anspannen. So lange angespannt lassen, wie man den Atem anhalten kann, dann alle Muskeln entspannen. Die Beine öffnen, die Arme mit den Handflächen nach oben seitlich ausstrecken. Den ganzen Körper vollkommen entspannen, so als würde er in den Boden sinken.

Standpunkt der Schulmedizin

Yoga kann wie andere Entspannungstechniken und Meditationsübungen bei vielen Beschwerden Erleichterung bringen. Wenn die Übungen richtig ausgeführt werden, verbessern sie die Beweglichkeit und die Durchblutung.

Wer beabsichtigt, Yoga zur Behandlung einer bestimmten Krankheit auszuüben, muß vorher eine eindeutige ärztliche Diagnose stellen lassen. Die meisten Ärzte betrachten Yoga aber nur als sinnvolle Methode eines sanften Körpertrainings.

ZÄHNE-KNIRSCHEN

Auslöser des nächtlichen Zähneknirschens sind schief gewachsene oder fehlende Zähne oder ein ungleicher Biß. STRESS und psychische Probleme können ebenfalls ein Grund dafür sein.

Die beiden Kiefergelenke verbinden den Kieferknochen mit den Schläfenbeinen am Schädel. Die Gelenke ermöglichen in erster Linie, daß man den Unterkiefer auf- und abbewegen und damit den Mund öffnen und schließen kann. Doch der Unterkiefer kann bis zu einem gewissen Grad auch seitlich bewegt werden, was man z. B. beim Kauen beobachten kann. Wenn man jedoch die Kiefergelenke überanstrengt, ziehen sich die Kiefermuskeln zusammen und verspannen sich. Folge ist, daß die Zähne während des Schlafs aufeinanderreiben.

Zähneknirschen kann auf Dauer zu einer Schädigung der Kiefergelenks führen. Das Kiefergelenk schmerzt und knackt, und es treten KOPFSCHMERZEN, Ohrenschmerzen, eine Nebenhöhlen-, Hals- oder Mandelentzündung und eventuell sogar Schulterschmerzen auf.

Wenn die Anspannung, die dem Zähneknirschen zugrunde liegt, fortbesteht, kann sich schließlich eine ARTHRITIS im Kiefergelenk herausbilden. Gelegentlich renkt man sich auch den Kiefer aus. Dies ist meist die Folge einer Gewalteinwirkung, z. B. eines Schleudertraumas bei einem Auffahrunfall, oder es kann passieren, wenn man heftig gähnt und dabei plötzlich ein Muskelkrampf auftritt. Der Kiefer ist dann in einer unnatürlichen Stellung festgeklemmt, der Mund kann nicht mehr geöffnet oder geschlossen werden, und das Gelenkköpfchen läßt sich außerhalb seiner normalen Position ertasten. Ein ausgerenkter Kiefer muß von einem Kieferorthopäden oder von einem Chiropraktiker wieder in die richtige Position gebracht werden.

Was der Heilpraktiker rät

AKUPRESSUR Wenn das Kiefergelenk schmerzt und die Muskeln verspannt sind, drückt man einen Punkt nach innen, der 2 Fingerbreit vor dem Ohr in der Vertiefung unterhalb des Wangenknochens liegt.

AKUPUNKTUR Um die Schmerzen zu lindern, behandelt man meist Punkte auf den Meridianen, die in der Nähe des Kiefergelenks liegen.

AUTOGENES TRAINING Es kann helfen, die Muskelverspannungen im Gesichts- und Kieferbereich zu lösen. Dadurch geht das Zähneknirschen im Schlaf häufig zurück oder verschwindet ganz.

CHIROPRAKTIK Der Chiropraktiker übt oft nur einen leichten, aber nachhaltigen Druck auf beide Kieferseiten aus, um die Muskelverspannungen zu lösen. Außerdem kann er den Kiefer vorsichtig in eine bessere Position bewegen.

MASSAGE Eine Massage kann die Behandlung des Chiropraktikers unterstützen und Entspannung bewirken.

NEURALTHERAPIE Gezielte Injektionen im Kieferbereich können die Schmerzen lindern.

Standpunkt der Schulmedizin

Einen ausgerenkten Kiefer kann der Arzt oder Zahnarzt wieder einrichten, indem er mit den Daumen von oben Druck auf die Backenzähne ausübt und dabei mit den anderen Fingern gleichzeitig das Kinn anhebt. Da sich bei der Verrenkung die Gelenkbänder übermäßig ausdehnen, ist die Gefahr einer abermaligen Verrenkung groß.

Wenn die Kiefergelenke schmerzen und das Kauen Kopfschmerzen verursacht, sollte der Zahnarzt den Biß überprüfen. Ist ein unregelmäßiger Biß die Ursache des Zähneknirschens und der sich daraus ergebenden Beschwerden, muß man die Zähne regulieren lassen. Bei heftigen Beschwerden kann ein entzündungshemmendes Schmerzmittel helfen.

ZAHN- UND ZAHNFLEISCH-BESCHWERDEN

Die häufigsten Ursachen, warum man unter Zahnschmerzen oder Zahnfleischbeschwerden leidet, sind Zahnkaries (Zahnverfall) oder Zahnfleischentzündungen, die man an der hellroten Farbe des Zahnfleisches erkennt, das außerdem leicht blutet. Karies und Zahnfleischentzündungen können bereits in der Kindheit auftreten. Auslöser für eine Entzündung des Zahnfleisches ist Zahnbelag. Er besteht aus einer Schicht von Bakterien und anderen organischen Stoffen und setzt sich hauptsächlich am Zahnhals, am Übergang zu den Wurzeln, ab. Weitere Ursachen für Zahn- und Zahnfleischentzündungen können Abszesse sein, Eitersäcke, die sich an der Spitze der Zahnwurzel im Gewebe bilden.

Alle diese Erkrankungen kann man jedoch vermeiden oder zumindest eindämmen, wenn man seine Zähne regelmäßig ein- bis zweimal im Jahr kontrollieren läßt und sie immer gründlich pflegt.

Was kann man selbst tun?

▶ Man kann ein billiges und dennoch sehr wirksames Zahnpulver ohne Probleme selbst herstellen, indem man 2 Teile Natriumbicarbonat mit 1 Teil Speisesalz mischt.

Auch frisch gepreßter Zitronensaft ist ein gutes Reinigungsmittel für die Zähne. Man taucht die Zahnbürste zuerst in warmes Wasser und gibt dann einige Tropfen Zitronensaft darüber. In beiden Fällen muß man anschließend den Mund sehr gründlich ausspülen.

Zahnpflege mit Bürste und Zahnseide

Der amerikanische Pathologe Charles C. Bass entwickelte in den 50er Jahren eine Methode, mit der man die Zähne besonders wirkungsvoll pflegen kann. Bass rückte mit Bürste und Zahnseide dem Zahnbelag zu Leibe, jenem dünnen Bakterienfilm, der sich zwischen den Zähnen und am Übergang zum Zahnfleisch absetzt und eine der Hauptursachen für Zahnfleischentzündungen ist.

Bass empfahl, morgens und abends die Zähne mit fluorhaltiger Zahnpasta 5 Minuten lang zu bürsten. Aber auch tagsüber sollte man die Zähne öfter 2–3 Minuten lang putzen. Man gibt ein wenig Zahnpasta auf die Bürste, die Nylonborsten und einen kleinen, schmalen Kopf haben sollte. Man muß die Bürste nicht in Wasser tauchen; der Speichel im Mund sorgt für ausreichend Feuchtigkeit, und zuviel Schaum im Mund stört nur den Reinigungsprozeß. Doch Bürsten allein reicht nicht aus. Zusätzlich sollte man die Zahnzwischenräume mindestens einmal am Tag einige Minuten lang mit Zahnseide, einem starken, ungesponnenen Nylonfaden, reinigen. Manche Menschen finden den Umgang mit Zahnseide beschwerlich. Sie können statt dessen hölzerne Zahnstocher benutzen, vor allem wenn die Zwischenräume zwischen den Zähnen verhältnismäßig groß sind.

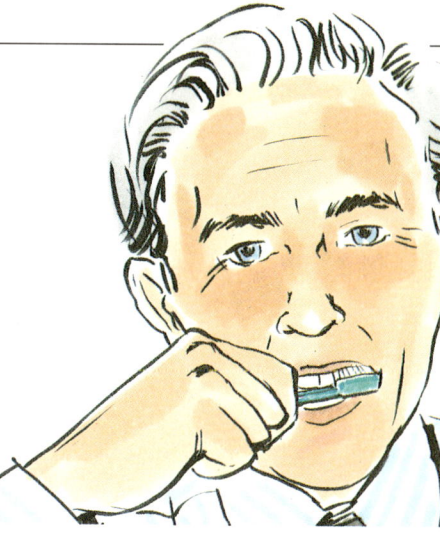

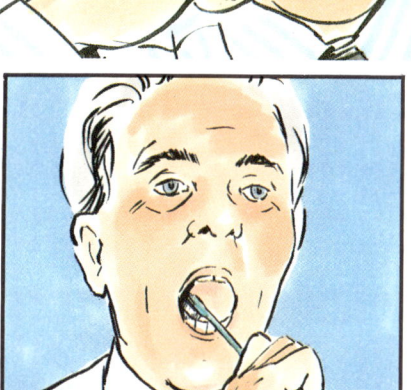

2. Die Innenseite der Zähne wird auf die gleiche Weise gereinigt.

Richtig bürsten

1. Man beginnt mit der linken Seite der oberen Zahnreihe. Die Bürste wird dabei so gehalten, daß sie einen Winkel von 45° zu den Zähnen und zum Ansatz des Zahnfleisches bildet. Die Zahnaußenseiten werden mit kurzen Bewegungen von einer Seite zur anderen gebürstet. Die Borsten sollten dabei immer an derselben Stelle reiben, damit der Belag abgeht. Dann geht man zur rechten Seite über. Man sollte nicht zu hart bürsten, damit das Zahnfleisch nicht verletzt wird.

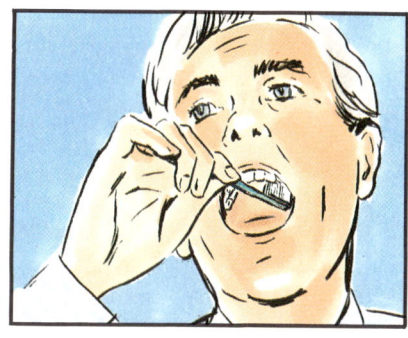

3. Zum Schluß werden die Kauflächen der Zähne durch festes, waagrechtes Bürsten gereinigt. Man beginnt mit den Zähnen im Oberkiefer und putzt dann die Zähne im Unterkiefer auf die gleiche Weise.

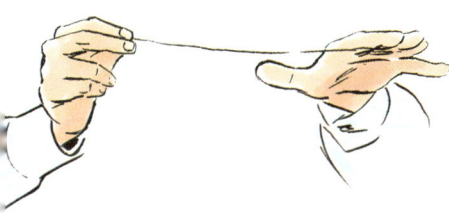

Reinigen mit Zahnseide

1. Man nimmt ein etwa 2 Handspannen langes Stück frischer Zahnseide.

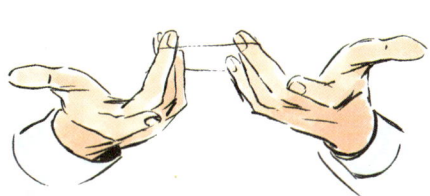

2. Dann macht man eine Schlinge mit einem doppelten Knoten. Die Schlinge legt man um die letzten drei Finger jeder Hand. Mit Zeigefinger und Daumen wird die Zahnseide geführt.

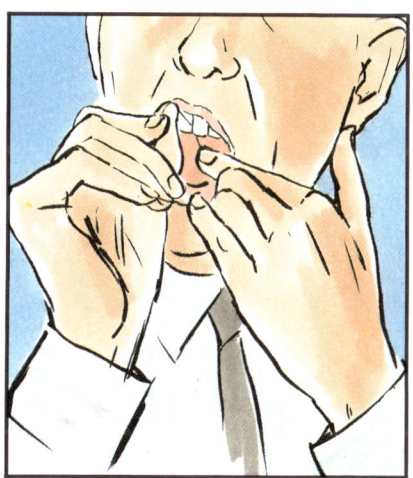

3. Die Zahnseide wird straff gespannt in den Spalt der oberen Schneidezähne gedrückt und hin- und hergezogen. Wenn sich der Faden leicht bewegen läßt, nähert man sich dem Zahnfleisch. Man drückt die gespannte Seide gegen die Zahnseiten und zieht sie nach unten. Auf diese Weise werden alle oberen Zähne behandelt.

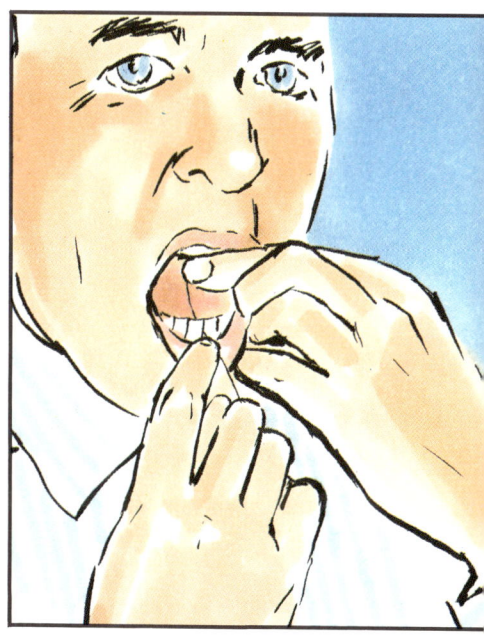

4. Auf gleiche Weise behandelt man die unteren Zähne und spült dann den Mund aus.

Was der Heilpraktiker rät

Kariöse Zähne müssen von einem Zahnarzt behandelt werden. Allerdings vertreten Heilpraktiker die Auffassung, daß Beschwerden im Mund auf einen allgemein problematischen Gesundheitszustand hindeuten. Sie empfehlen daher häufig eine Umstellung der Ernährung, die weniger Zucker und süße Speisen wie Pudding, Kuchen und Kekse enthalten sollte.

PFLANZENHEILKUNDE Mundspülungen mit Ringelblumen- und Myrrhentinktur wirken im Mund desinfizierend und können dazu beitragen, das Zahnfleisch zu kräftigen.

Wurde ein Zahn entfernt, lindert eine Mundspülung mit Salbei- und Thymianurtinktur – insgesamt 10 Tropfen auf ein halbes Weinglas mit abgekochtem, warmem Wasser – die Schmerzen und beschleunigt den Heilungsprozeß. Die Spülung kann auch bei entzündetem und wundem Zahnfleisch angewendet werden.

HOMÖOPATHIE Bei einem akuten Zahnabszeß mit gerötetem und geschwollenem Zahnfleisch und pochenden Schmerzen verordnet man *Belladonna*, sobald der Eiter abzufließen beginnt, *Silicea*. Bei einem leichteren oder chronischen Abszeß kann *Hepar sulfuris* helfen.

Vor und nach einer Zahnextraktion kann der Heilpraktiker *Arnica* empfehlen, um die Aufregung zu mindern und die Blutung rascher zu stillen. Das Mittel muß stündlich über einen Zeitraum eingenommen werden, der 3 Stunden vor der Zahnextraktion beginnt und etwa 3–4 Stunden danach endet.

Bei schmerzenden und gegen Kälte empfindlichen Zähnen kann *Chamomilla* eine zahnärztliche Behandlung unterstützen.

Standpunkt der Schulmedizin

Die Zähne sollten regelmäßig geputzt werden (siehe dazu S. 385). Bei Zahn- oder Zahnfleischbeschwerden oder bei blutendem Zahnfleisch sollte man stets einen Zahnarzt konsultieren.

ZELLTHERAPIE

Die Zelltherapie ist in gewisser Weise mit einer Organtransplantation vergleichbar. Allerdings wird bei der Zelltherapie nicht das Organ als Ganzes übertragen, sondern es wird zerkleinert, als Zellmaterial, tief unter die Haut über dem Gesäßmuskel gespritzt.

Die Zelltherapie wurde Anfang der 30er Jahre von dem Schweizer Chirurgen Paul Niehans entdeckt. Er hatte einer Patientin bei einer Operation die Nebenschilddrüse

verletzt, so daß diese in eine lebensbedrohliche Tetanie (Zitterkrampf) verfiel. Niehans injizierte ihr daraufhin eine zerkleinerte Nebenschilddrüse unter den Brustmuskel – mit dem Erfolg, daß die Tetanie augenblicklich verschwand.

Die Zelltherapie galt lange Zeit als wahre Verjüngungskur. Vor allem Filmschauspieler und prominente Politiker unterzogen sich einer Behandlung mit Frischzellen, und die Regenbogenpresse sorgte dafür, daß diese Therapieform in der Öffentlichkeit entsprechend bekannt wurde. Weniger bekannt wurde dagegen, daß es hin und wieder auch zu Zwischenfällen kam, die manchmal sogar tödlich endeten.

Tatsächlich hat man vor allem auf dem Gebiet der degenerativen Erkrankungen mit zerkleinertem Zellmaterial gute Erfolge erzielt (siehe auch ORGANOTHERAPIE). Allerdings besteht das Risiko, daß die massive Zufuhr tierischen Einweißes zu allergischen Reaktionen (siehe ALLERGIEN) und in seltenen Fällen auch zu einem anaphylaktischen Schock führt. Aus diesem Grund hat das Bundesgesundheitsamt (BGA) in Deutschland die Herstellung und den Vertrieb von Arzneimitteln

Schöne Haut durch Bürstenmassage

Trockenbürsten soll helfen, giftige Abfallstoffe direkt über die Haut auszuscheiden und das Lymphsystem anzuregen. Man nimmt eine Bürste mit einem langen Stiel und Naturborsten oder einen Massagehandschuh und bürstet jeden Tag morgens nach dem Aufstehen und abends vor dem Schlafengehen den gesamten Körper.

zur Zelltherapie untersagt. Ein weiterer Grund für das Verbot ist, daß mit dem Zellmaterial eventuell auch Viren übertragen werden können. In der Schweiz dagegen ist die Zelltherapie nach wie vor erlaubt.

In den Bereich der Therapiefreiheit fällt es allerdings, wenn der Heilpraktiker statt der Fertigpräparate frisch zubereitetes Zellmaterial verwendet, das jedoch nicht später als 30 Minuten nach der Entnahme aus dem Tierfetus injiziert werden darf.

ZELLULITIS

Der Begriff Zellulitis wurde von französischen Ärzten geprägt, die damit eine Form der Fettansammlung im Unterhautgewebe bezeichneten, die bucklige Unebenheiten an Oberschenkeln, Gesäß, Oberarmen und Bauch verursacht. Unter Zellulitis leiden ausschließlich Frauen, unabhängig vom Körpergewicht. Verstärkt tritt sie in den WECHSELJAHREN auf und ist nur schwer zu bekämpfen.

Viele Ärzte und Heilpraktiker vertreten die

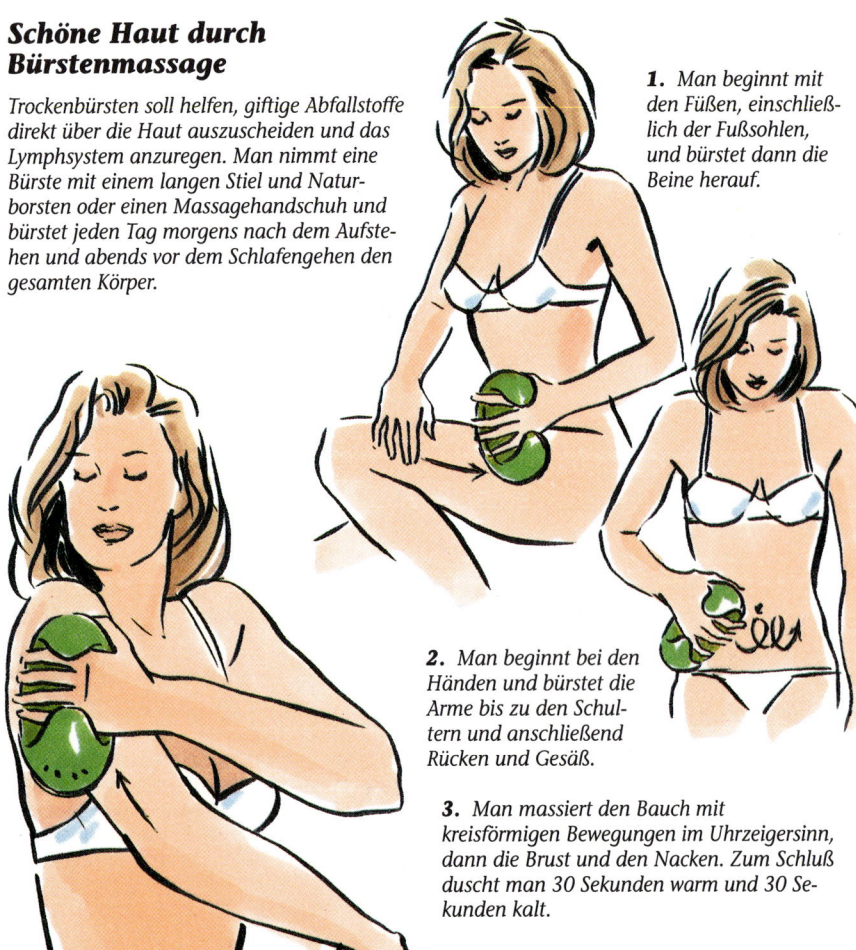

1. Man beginnt mit den Füßen, einschließlich der Fußsohlen, und bürstet dann die Beine herauf.

2. Man beginnt bei den Händen und bürstet die Arme bis zu den Schultern und anschließend Rücken und Gesäß.

3. Man massiert den Bauch mit kreisförmigen Bewegungen im Uhrzeigersinn, dann die Brust und den Nacken. Zum Schluß duscht man 30 Sekunden warm und 30 Sekunden kalt.

Auffassung, daß die Ursache für die Zellulitis Abfallprodukte im Körpergewebe seien, die zu Wasser- und Fettansammlungen führen. Diese Theorie ist jedoch umstritten. Andere wiederum meinen, daß es eine genetische Disposition für die Zellulitis gibt und daß sie zum Teil hormonell bedingt ist.

Was kann man selbst tun?

▶ Eine Ernährung mit ROHKOST soll in 75 % aller Fälle helfen, einer Zellulitis vorzubeugen bzw. eine bereits bestehende Zellulitis zu beseitigen. Auch 2–3 Zitrusfrüchte (Apfelsinen, Pampelmusen) täglich sollen einer Zellulitis entgegenwirken. Darüber hinaus werden ferner die folgenden Nahrungsmittel empfohlen:

Gurke Gurken sollen die Nieren anregen, verstärkt Abfallstoffe auszuscheiden. Man trinkt jeden Tag den frisch gepreßten Saft einer großen Gurke oder bereitet sich einen Gurkensalat zu.

Rote-Bete-Saft Er soll die Leber dabei unterstützen, eingelagertes Fett aufzuspalten. Man kann den Saft selbst zubereiten oder ihn im Reformhaus kaufen und sollte täglich 120 ml davon trinken.

Seetang Er enthält MINERALSTOFFE, Eiweiß, VITAMINE und Jod und soll zu einer glatten Haut verhelfen.

Sellerie Er wirkt entwässernd und hilft, überschüssige Flüssigkeit aus dem Körper zu spülen. Man ißt ihn roh oder mischt Selleriesaft mit dem Saft von roten Beten und Karotten.

Spirulina Diese blaugrüne Algenpflanze ist zwar sehr nahrhaft, zügelt aber gleichzeitig den Appetit. Man kann ohne Gefahr täglich bis zu 8 g davon zu sich nehmen.

Wassermelonen Sie tragen dazu bei, daß überschüssige Flüssigkeit aus dem Körper ausgeschieden wird.

Besuch beim Heilpraktiker

Der Heilpraktiker wird neben einer Ernährungsumstellung auf Rohkost zu Gymnastik raten, um die Muskulatur zu straffen. Darüber hinaus kann er TROCKENBÜRSTEN (siehe Abb. S. 386) und, wenn man gesund ist, Saunabäder oder abwechselnde heiße und kalte Güsse über die Oberschenkel und das Becken empfehlen. Auch eine OZONTHERAPIE und eine LYMPHDRAINAGE können die Zellulitis mildern.

Standpunkt der Schulmedizin

In angelsächsischen Ländern vertrat man lange Zeit die Auffassung, daß Zellulitis ganz normale Fettablagerungen sind und daß die Einbuchtungen und Dellen entstehen, wenn man Fett verliert. Da die Zellulitis

häufig in den Wechseljahren auftritt, gelten hormonelle Veränderungen als ein begünstigender Faktor. Wissenschaftliche Untersuchungen in Frankreich, Italien und Deutschland ergaben jedoch, daß VERSTOPFUNG, ein geschwächtes Lymphsystem, KREISLAUFSTÖRUNGEN und eine unzureichende Tätigkeit der Nieren und der Leber Ursachen für die Zellulitis sind.

Es gibt Cremes gegen Zellulitis, die in die betroffenen Flächen einmassiert werden. Die meisten Ärzte sind jedoch der Meinung, daß diese Cremes keinen oder nur einen sehr geringen Nutzen haben. Ihre Wirkung beruht hauptsächlich auf der damit verbundenen Massage.

ZEN-BUDDHISMUS

Die japanische Form des Buddhismus, Zen genannt, ist eine Verbindung von MEDITATION und ständiger Selbstdisziplin und soll dazu beitragen, durch Selbsterkenntnis und Bewußtseinsveränderung neue Erfahrungsmöglichkeiten zu eröffnen.

Der Buddhismus entstand im 6. Jh. v. Chr. in Indien und gelangte von dort etwa 1200 Jahre später nach China. Erst im 12. Jh. wurde der Buddhismus dann auch in Japan heimisch, wo er sich zu der heute noch gültigen Form des Zen-Buddhismus entwickelte.

Ziel der Zen-Meditation ist es, eine unverstellte Sicht auf das eigene Wesen zu ermöglichen und schließlich einen Zustand der Erleuchtung zu erreichen. Wie andere buddhistische Lehren sieht auch der Zen-Buddhismus die Ursache allen Unglücks in dem Verlangen, die Dinge anders sehen zu wollen, als sie tatsächlich sind. Daher ist es ein wichtiger Schritt auf dem Weg zur Erleuchtung, daß man die Welt so akzeptiert, wie sie ist.

Das größte Hindernis, das es auf dem Weg zur Erleuchtung zu überwinden gilt, ist der Gedanke, daß es eine feststehende Persönlichkeit gebe. Jeder wünscht sich, daß sein Selbst etwas Dauerhaftes und Unwandelbares sei. Anhänger des Zen-Buddhismus dagegen sind der Meinung, daß sich alles ständig verändert, also auch die Persönlichkeit des einzelnen.

Wann hilft diese Therapie?

▶ Die Lehren des Zen-Buddhismus sind für jeden Menschen geeignet, der tiefere Erkenntnis und Selbsterfahrung anstrebt oder den die materialistische Ichbezogenheit der westlichen Industriegesellschaften abstößt. Die neuen geistigen Perspektiven, die durch

Zen eröffnet werden, und die Meditationsübungen können vor allem bei Problemen wie STRESS, ANGST und DEPRESSIONEN Hilfe und Erleichterung bringen.

Besuch beim Lehrer

Beim Zen-Unterricht spielt das persönliche Verhältnis zwischen Lehrer und Schüler eine wichtige Rolle. Der Lehrer leitet den Schüler dazu an, eine neue Art des Verstehens und der Erkenntnis zu entwickeln, die nicht auf logischem Denken, sondern auf Intuition beruht. Um dieses Ziel zu erreichen, wird der Lehrer den Schüler darin unterweisen, seine Einstellungen im täglichen Leben zu ändern, ihn in Meditation unterrichten und ihm Rätsel und knifflige Probleme zu lösen aufgeben, die den Geist aus den Begrenzungen des Intellekts befreien sollen.

Einstellungen im täglichen Leben Auch in ganz alltäglichen Situationen soll sich der Schüler stets das buddhistische Prinzip der Achtsamkeit vergegenwärtigen. Das bedeutet, daß er der jeweiligen Tätigkeit seine ganze Aufmerksamkeit widmen und sich von Gedanken lösen soll, die mit den Worten beginnen: „Ich wünschte . . ." oder „Wenn doch . . ." Ziel ist es, sich von Wünschen und Illusionen zu befreien, die der Hauptgrund für Ärger und Enttäuschungen sind.

Zen lehrt, daß man die eigenwillige und fordernde Seite der Persönlichkeit zähmen kann, wenn man sich seiner negativen Gefühle und ihrer Ursachen bewußt ist, sie akzeptiert und durchleidet. Freude und Glück sollen zwar dankbar angenommen werden, doch sollte sich der Schüler stets vor Augen halten, daß sie wie alles vergänglich sind.

Meditation Bei der Zen-Meditation sitzt man mit gekreuzten Beinen auf einem Kissen. Das Gewicht ist gleichmäßig auf Gesäß und Beine verteilt, der Rücken wird gerade und der Kopf aufrecht gehalten. Als erstes lernt man in der Meditation, leise mit den Atemzügen von eins bis zehn zu zählen. Wenn andere Gedanken aufsteigen, fängt man erneut zu zählen an.

Die Zen-Meditation ist für Körper und Geist sehr anstrengend. Lange Zeit in derselben Position zu sitzen kann u. U. schmerzhaft sein, und oft machen es die unkontrolliert aufsteigenden Gedanken schwer, sich auf die Meditation zu konzentrieren. Mit der Zeit lernt man jedoch, die Gedanken kommen und gehen zu lassen, und erreicht schließlich einen Bewußtseinszustand, der nicht mehr an das Ich gebunden ist.

Rätsel und knifflige Probleme Im Zen-Buddhismus gibt es eine Fülle von Geschichten, Scherzfragen, Parabeln und paradoxen Erzählungen, die darauf abzielen, den Verstand wachzurütteln und eine neue Art des Denkens zu lehren. Eine Geschichte erzählt z. B. von zwei Mönchen, die eine im Wind flatternde Fahne betrachten. Der eine sagt: „Die Fahne bewegt sich." Der andere widerspricht: „Nein, der Wind bewegt sich." Ein Meister, der gerade vorübergeht, weist sie zurecht: „Es ist euer Geist, der sich bewegt." Und selbst das ist, so behaupten Zen-Lehrer, noch nicht das letzte Wort.

Fortgeschrittenen Zen-Schülern stellt der Lehrer manchmal ein *Koan*, ein absurdes Rätsel, das nicht durch Nachdenken gelöst werden kann. Ein Beispiel für ein *Koan* ist die Frage: „Wie klingt es, wenn man mit nur einer Hand klatscht?" Der Intellekt wird an eine Grenze geführt, die er durch logisches Denken nicht überwinden kann. Statt dessen blitzt die Erkenntnis plötzlich auf, ausgelöst durch ein Lächeln, einen Ruf oder ein paar Regentropfen an der Fensterscheibe.

Der Zen-Buddhismus lehrt, daß mit jedem Erkenntnismoment das persönliche Ich eine weniger wichtige Rolle spielt und daraus ein neues, tieferes Verstehen erwächst, so daß man das Leben besser und leichter meistert.

Standpunkt der Schulmedizin

Es besteht die Gefahr, daß der Zen-Buddhismus durch seine Fremdartigkeit vor allem Menschen anzieht, die mit dem Alltag nicht zurechtkommen und Schwierigkeiten mit sich und ihrer Umwelt haben. Zen ist aber keine Form der Psychotherapie und liefert auch keine schnellen Lösungen bei persönlichen und emotionalen Problemen. Für Menschen mit einem labilen seelischen Gleichgewicht kann die starke Selbstbetrachtung im Zen sogar ausgesprochen gefährlich sein.

Der Zen-Buddhismus wurzelt in der fernöstlichen Philosophie und unterscheidet sich kraß von den Einstellungen und Sichtweisen der Menschen im westlichen Kulturkreis. Zwar hat man im Westen von den Zen-Mönchen viele Techniken der Streßbewältigung übernommen, doch wenn man diese Techniken im Rahmen der buddhistischen Zen-Philosophie lernt, wird man auch mit der dahinterstehenden geistigen Haltung konfrontiert und muß sich damit auseinandersetzen.

ZILGREI

Diese Methode wurde gemeinsam von der Italienerin Adriana Zillo und dem amerikanischen Chiropraktiker Hans Greissing entwickelt und verdankt ihren Namen diesen beiden Entdeckern.

Atemtechniken und Gymnastikübungen werden zu einer Fülle von Zilgrei-Übungen kombiniert, die jeweils ein bestimmtes Therapieziel verfolgen und um der Bildhaftigkeit und besseren Einprägsamkeit willen mit Vogelnamen belegt werden.

Zilgrei-Übungen sollen Nerven und Muskulatur entspannen, die Beweglichkeit blockierter Gelenke fördern und die Selbstheilungskräfte des Organismus anregen.

Ein Beispiel für Zilgrei ist die Übung „Turteltaube", die bei RÜCKENSCHMERZEN, die bis in den Nacken und die Arme ausstrahlen, helfen kann: Man streckt im Stehen oder Sitzen beide Arme nach oben, atmet ein und hält 5 Sekunden lang die Luft an. Dann atmet man langsam aus und bewegt dabei einen Arm nach vorn und den anderen nach hinten. In dieser Position atmet man 4mal je 5 Sekunden lang ein und aus und streckt anschließend die Arme wieder in die Höhe. Diese Übung wiederholt man etwa 5 Minuten lang.

ZUCKER-KRANKHEIT

Unstillbarer Durst und ungewöhnlich häufiges Wasserlassen zählen zu den ersten Anzeichen für eine Zuckerkrankheit oder Diabetes. Sie tritt auf, wenn die Bauchspeicheldrüse nicht mehr genügend Insulin produziert, ein Hormon, das den Blutzuckerspiegel regelt. Wodurch die Krankheit hervorgerufen wird, ist weitgehend unbekannt. Einiges spricht dafür, daß Diabetes erblich bedingt ist, man vermutet aber auch, daß eine Virusinfektion die Ursache ist.

In einigen Fällen können im Zusammenhang mit einer Zuckerkrankheit Komplikationen wie ANGINA PECTORIS, Arterienverstopfung (siehe ARTERIENVERKALKUNG), GRAUER STAR und NIERENBESCHWERDEN auftreten. Doch die meisten Diabetiker lernen, mit ihrer zwar unheilbaren, aber kontrollierbaren Krankheit ohne größere Probleme zu leben.

Warnung Da Diabetes eine ernste Krankheit ist, ist eine ärztliche Behandlung unbedingt notwendig, vor allem wenn es sich bei dem Kranken um ein Kind handelt.

Was der Heilpraktiker rät

Die meisten Heilpraktiker empfehlen eine ballaststoffreiche Ernährung (siehe BALLASTSTOFFE), die Vollkornprodukte, Kartoffeln, Spinat, Kleie, Getreideflocken und Mandeln enthält. Sie sind der Meinung, daß eine solche Ernährung den Insulinbedarf des Körpers senken kann. Außerdem hat sie den Vorteil, daß sie die Blutfettwerte senkt und dadurch die Gefahr verringert, daß im Gefolge der Zuckerkrankheit zusätzlich noch eine Herzkrankheit auftritt.

PFLANZENHEILKUNDE Es gibt Pflanzen, die Substanzen enthalten, welche insulinähnlich wirken. Sie können bei einem leichten Diabetes die Zufuhr von Insulin überflüssig machen oder zumindest die Insulindosis senken helfen. Zu diesen Pflanzen gehören Heidelbeeren, grüne Bohnen, ein kleiner dorniger Strauch aus den Mittelmeerländern namens *Poterium spinosum* und die in Mexiko vorkommende *Contarea latifolia*. Alle diese Pflanzen sind jedoch auf keinen Fall zur Selbsthilfe geeignet, sondern verlangen eine strenge Indikation und eine genaue Dosierung, da sie bei einer Einnahme über längere Zeit Nebenwirkungen haben können.

Darüber hinaus kann der Heilpraktiker empfehlen, regelmäßig rohen KNOBLAUCH zu sich zu nehmen. Man vermutet, daß Knoblauch ein Ansteigen des Blutzuckerspiegels hemmen kann.

Standpunkt der Schulmedizin

Vorausgesetzt, daß die Patienten ihre tägliche Dosis an Insulin bekommen, befürworten viele Ärzte durchaus die Ernährungsempfehlungen der Heilpraktiker und verordnen auch selbst eine Diät, die möglichst wenig Zucker enthalten sollte.

Tägliche Insulinspritzen benötigen Kinder und Erwachsene, deren Bauchspeicheldrüse kein Insulin produziert. Bei Menschen, die an sogenanntem Altersdiabetes leiden und

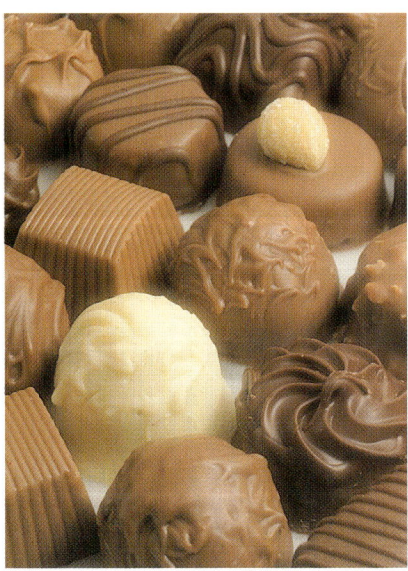

So verlockend diese Pralinen auch aussehen – sie sind das reine Gift für Diabetiker, da diese an einem Mangel an Insulin leiden, das den Blutzuckerspiegel reguliert.

bei denen die Bauchspeicheldrüse zwar noch Insulin produziert, aber nicht in ausreichender Menge, genügt oft die Einnahme von entsprechenden Tabletten. In leichten Fällen kann man die Zuckerkrankheit sogar allein durch die Ernährung unter Kontrolle halten.

Diabetiker, die Insulin spritzen, spüren manchmal die Auswirkungen eines zu niedrigen Blutzuckerspiegels (siehe UNTERZUCKERUNG), wenn sie versehentlich eine zu hohe Dosis erhalten haben. Symptome können u. a. OHNMACHT, Schwächegefühl, SCHWITZEN, Verhaltensstörungen und ein vorübergehender Gedächtnisverlust sein. Die meisten Diabetiker erkennen diese Warnsignale und verkürzen die Anfälle, indem sie rasch etwas Zucker zu sich nehmen. Tun sie dies nicht, können sie wie berauscht wirken, und es besteht die Gefahr, daß sie in ein Koma fallen. In diesem Fall muß man sofort einen Arzt rufen.

Menschen, die zu derartigen Anfällen neigen, sollten eine Karte bei sich tragen, auf der ihr Zustand beschrieben ist und um sofortige medizinische Hilfe gebeten wird.

ZUNGEN-DIAGNOSE

Die Zungendiagnose entstammt der traditionellen chinesischen Heilkunde. Dabei wird die Zunge des Patienten untersucht, deren verschiedene Bereiche bestimmten Organen oder Körpersystemen zugeordnet werden und deren Beschaffenheit Aussagen über den Gesundheitszustand des Patienten zuläßt.

ZWANGS-NEUROSEN

Zwangsvorstellungen sind Gedanken, die man nicht los wird und nur schwer unter Kontrolle halten kann. Das gilt auch für Zwangshandlungen und zwanghafte Gewohnheiten; selbst wenn man den festen Willen hat, bestimmte Dinge nicht mehr zu tun oder bestimmten Gewohnheiten nicht mehr nachzugeben, ist es meist sehr schwierig, diesen Willen in die Tat umzusetzen. Beide Phänomene, die Zwangsvorstellungen wie die Zwangshandlungen, treten oft gemeinsam auf und werden medizinisch unter dem Begriff einer Zwangsneurose zusammengefaßt.

Die meisten Menschen entwickeln schon recht früh bestimmte Gewohnheiten. Manchmal steckt ein Aberglaube dahinter,

z. B. wenn man ein Hufeisen berührt in der Hoffnung, daß es Glück bringt. Auch im Alltag folgt man immer wieder bestimmten Gewohnheiten – wenn man die Kleider immer in der gleichen Reihenfolge anzieht oder immer erst duscht und dann die Zähne putzt. Andere Handlungen wiederum beruhen auf einem gewissen Sicherheitsbedürfnis: Man schaut wiederholt nach, ob man den Herd auch wirklich ausgeschaltet hat, bevor man die Wohnung verläßt. Und wer hat es nicht schon erlebt, daß man den ganzen Tag eine bestimmte Melodie oder Erinnerung im Kopf hat, die einen nicht losläßt?

Die meisten dieser Gedanken oder Verhaltensweisen sind völlig normal und wirken sich auch nicht störend aus. Häufig sind sie sogar begründet und vernünftig. Bei manchen Menschen jedoch geraten derartige Gedanken und Verhaltensweisen außer Kontrolle und nehmen Formen an, die sie zum Problem werden lassen.

In den meisten Fällen hängen Zwangsvorstellungen und -handlungen mit starken Angstgefühlen zusammen. So kann der Betroffene beispielsweise davon überzeugt sein, daß er krank wird, wenn er sich und seine Wohnung nicht peinlich sauber hält. Wenn er diesem Impuls zu übertriebener Reinlichkeit nicht folgt, fühlt er sich zunehmend unwohl, bis der Zwang schließlich so überwältigend wird, daß er ihm nachgibt. Andere versichern sich ständig, daß Türen und Fenster verschlossen sind, meiden bestimmte Dinge, Orte oder Situationen oder vergewissern sich immer wieder, daß sie nichts fallen lassen oder verlegt haben.

Zwangsvorstellungen und -handlungen können, wenn sie überhandnehmen, ein normales Leben unmöglich machen und zu seelischen und körperlichen Leiden wie DEPRESSIONEN oder Unterernährung führen. Zwangsneurosen sind schwierig zu behandeln und gehören in die Hand eines Fachmannes. In vielen Fällen kann eine PSYCHOTHERAPIE, insbesondere eine VERHALTENSTHERAPIE helfen, die Zwangsvorstellungen und -handlungen abzuschwächen und unter Kontrolle zu bringen.

Was der Heilpraktiker rät

AUTOGENES TRAINING Zwangsneurosen sind im allgemeinen schwer zu überwinden. Das autogene Training bietet den Betroffenen jedoch eine Reihe von Möglichkeiten an, die Spannung zu mindern, unter der sie stehen, wenn sie ihrem Impuls nicht folgen. Unter der Anleitung eines erfahrenen Lehrers kann man mit autogenem Training vielfach Erfolge erzielen.

FARBTHERAPIE Da Zwangsneurosen häufig durch ungelöste Probleme in der Vergangenheit hervorgerufen werden, sind die

Zwangshandlungen und -vorstellungen meist im Unterbewußtsein verankert. Der Therapeut muß daher im Gespräch sehr behutsam vorgehen, wenn die zwanghaften Gedanken- und Verhaltensmuster des Klienten durchbrochen und umgestaltet werden sollen.

Im besten Fall äußert sich das Problem nur in unsinnigen, aber an sich harmlosen Handlungen. Im Extremfall jedoch kann der Betroffene sich an der Grenze zur Kriminalität bewegen. Farbtherapeuten behaupten, daß ein weiches Rot in Verbindung mit Anleitungen zur Entspannung helfen, den möglicherweise bösartigen Kreislauf zu durchbrechen und die Energie, die zu den Zwangshandlungen antreibt, auf die eigene Entwicklung zu lenken. Wichtig ist dabei die taktvolle Anleitung zur Selbsterkenntnis durch den Therapeuten. Gute Erfolge hat man auch mit einer Kombination von Gespräch, Entspannung, Farbe und Musik erzielt.

KUNSTTHERAPIE Der Patient lernt dabei, tiefsitzende Gefühle wie Angst und Wut, die die Ursache für sein zwanghaftes Verhalten sind, zu verarbeiten. Die dabei entstehenden Kunstwerke bieten ein Ventil für diese verdrängten Gefühle und die Möglichkeit, sie im Gespräch mit dem Therapeuten zu erkennen und zu verarbeiten. Vor allem die Arbeit mit Modellierton oder einem anderen formbaren Material hat sich als besonders hilfreich erwiesen.

VERHALTENSTHERAPIE Die ständige Wiederholung bestimmter Gedanken oder Handlungen gilt als eine kurzfristige Möglichkeit der Psyche, Ängste zu bewältigen. Daher wird der Verhaltenstherapeut dem Patienten zunächst helfen, konstruktive Methoden im Umgang mit der Angst zu entwickeln. Eine dieser Methoden kann ein gezieltes Entspannungstraining sein. Erst dann wird der Therapeut den Patienten ermutigen, seine zwanghaften Handlungen bewußt zu unterlassen. Der Patient macht dabei die Erfahrung, daß seine Befürchtungen, die ihn zu den zwanghaften Reaktionen getrieben haben, unbegründet sind.

Standpunkt der Schulmedizin

Zwangsneurosen sind nur schwer und selten auf Dauer erfolgreich zu behandeln. Wenn die Zwanghaftigkeit zu Depressionen führt, wird der Arzt eventuell Antidepressiva verschreiben. Eine psychotherapeutische Behandlung kann mit der Zeit eine gewisse Besserung herbeiführen. Eine erfolgreiche Bewältigung des Problems verlangt von dem Betroffenen jedoch eine Veränderung seines Lebens, um die Probleme, die die Zwanghaftigkeit verursacht haben, zu verringern oder zu beseitigen.

Deutschland

Heilpraktiker

Fachverband Deutscher
Heilpraktiker e. V.
Maarweg 10
5300 Bonn 1

Freie Heilpraktiker e. V.
Kölner Straße 369
4000 Düsseldorf 1

Union Deutscher Heilpraktiker e. V.
Ipfweg 5
7060 Schorndorf-Oberberken

Verband Deutscher Heil-
praktiker e. V.
Ernst-Grote-Straße 13
3004 Hannover-Isernhagen

Ärzte

Gesellschaft der Ärzte für
Erfahrungsheilkunde e. V.
Postfach 10 28 40
6900 Heidelberg 1

Hufelandgesellschaft für
Gesamtmedizin e. V.
Ortenaustraße 10
7500 Karlsruhe 51

Zentralverband der Ärzte für
Naturheilverfahren e. V.
Bismarckstraße 3
7290 Freudenstadt

Akupunktur

Arbeitsgemeinschaft
für klassische Akupunktur
und traditionelle Medizin e. V.
Luitpoldstraße 17
4650 Gelsenkirchen

Deutsche Ärztegesellschaft
für Akupunktur e. V.
Zweibrückenstraße 1
8000 München 2

Chinesische Naturheilkunde
Akademie e. V.
Hans-Dill-Straße 9
8650 Kulmbach

Anthroposophische Medizin

Gesellschaft Anthropo-
sophischer Ärzte e. V.
Postfach 75 02 21
7000 Stuttgart 75

Augendiagnose

Arbeitskreis für Augendiagnose
und Phänomenologie
Josef Angerer e. V.
Besselstraße 4
8000 München 80

Forschungsinstitut für Grundlagen
der Irisdiagnostik –
Josef Deck
Steigenhohlstraße 41
7505 Ettlingen

Bewegungstherapie

Deutsche Gesellschaft für inte-
grative Bewegungstherapie e. V.
Wefelsen 5
5609 Hückeswagen

Biochemie

Biochemischer Bund Deutschlands e. V.
Dr. Schüssler-Sanatorium
3380 Hahnenklee-Bockswiese

Arbeitskreis für Praktische
Biochemie im Fachverband
Deutscher Heilpraktiker e. V.
Wiesenstraße 34
8031 Eichenau

Bioenergetik/ Bioelektronik/ Elektroakupunktur

Arbeitskreis für Bioenergetik
Dotzheimer Straße 82
6200 Wiesbaden

Internationale Forschungs-
gemeinschaft für Bioelektronische
Funktionsdiagnostik und -therapie
Wiesenstraße 20
8950 Kaufbeuren-Neugablonz

Chiropraktik/ Osteopathie

Arbeitsgemeinschaft für
Chiropraktik, Osteopathie und
Neuraltherapie Deutscher
Heilpraktiker e. V.
Hochstraße 15
5800 Hagen 1

Ernährung

Deutsche Gesellschaft für
Ernährung e. V.
Feldbergstraße 28
6000 Frankfurt am Main 1

Arbeitskreis für medizinische
Ernährungstherapie
An der Allee 105
6500 Mainz

Verband Deutscher Diät-
assistenten e. V.
Postfach 8304
4000 Düsseldorf 1

Gestalttherapie

Deutsche Vereinigung für
Gestalttherapie
Oberweg 54
6000 Frankfurt am Main 1

Berufsverband der Gestalt-
therapeuten e. V.
Brehmstraße 9
4000 Düsseldorf

Gruppentherapie

Deutsche Gruppentherapeutische
Gesellschaft e. V.
Wielandstraße 27–28
1000 Berlin 15

Deutscher Arbeitskreis für
Gruppenpsychotherapie und
Gruppendynamik
Landaustraße 18
3500 Kassel

Homöopathie

Deutscher Zentralverein
Homöopathischer
Ärzte e. V.
Linkenheimer Landstraße 113
7500 Karlsruhe 31

Deutsche Gesellschaft für
Klassische Homöopathie e. V.
Louise-Seher-Straße 8
6252 Diez/Lahn

Clemens-von-Bönninghausen-
Akademie e. V.
Möllner Landstraße 123
2000 Hamburg 74

Homöopathie-Forum
Postfach 1460
8035 Gauting

Kinesiologie

Institut für Angewandte
Kinesiologie
Zasiusstraße 67
7800 Freiburg

Kirlian-Fotografie

Internationale Gesellschaft
für Kirlianfotografie und-
Bioelektrische Diagnose und
Therapie e. V.
Hildastraße 8
7520 Bruchsal

Krankengymnastik

Interessensverband freiberuflicher
Krankengymnasten e. V.
Hildebrandtstraße 4
4000 Düsseldorf 1

Physiotherapie-Zentralverband
der Krankengymnasten/Physio-
therapeuten e. V.
Postfach 21 02 80
5000 Köln 21

Arbeitskreis für
Chirogymnastik e. V.
Gartenstraße 8
5431 Dreikirchen

Neuraltherapie

Internationale medi-
zinische Gesellschaft
für Neuraltherapie nach
Huneke e. V.
Bismarckstraße 3
7290 Freudenstadt

Arbeitsgemeinschaft
für Chiropraktik, Osteopathie
und Neuraltherapie
Deutscher Heilpraktiker e. V.
Hochstraße 15
5800 Hagen

Ozontherapie

Ärztliche Gesellschaft für
Ozontherapie
Klagenfurter Straße 4
7000 Stuttgart 30

Ozontherapeutischer
Arbeitskreis
Unterer Markt 5
6680 Neunkirchen/Saar

Pflanzenheilkunde/ Phytotherapie

Gesellschaft für
Phytotherapie e. V.
Siebengebirgsallee 24
5000 Köln 41

Physiotherapie

Ärztliche Gesellschaft für
Physiotherapie – Kneippärzte-
bund e. V.
Baumgartenstraße 4
8939 Bad Wörishofen

Verband Deutscher Bade-
ärzte e. V.
Elisabethstraße 7
4970 Bad Oeynhausen

Patienten- organisationen

Deutsche Gesellschaft
für Volksheilkunde,
Patientenschutz und
Biologische Medizin e. V.
Postfach 12 05 10
5300 Bonn 1

Deutscher Naturheilbund e. V.
Am Wiesenbach 42
7180 Crailsheim

Deutsche Volksgesundheits-
bewegung e. V.
Herenwiese 125
4100 Duisburg 11

Verein für ein Erweitertes
Heilwesen e. V.
Johannes-Kepler-Straße 58
7263 Bad Liebenzell-Unter-
lengenhardt

Interessengemein-
schaften, Hilfs-
und Selbsthilfe-
organisationen

Arbeitsgemeinschaft der
Verbraucherverbände e. V.
Heilsbachstraße 20
5300 Bonn 1

Deutsche Aids-Hilfe
Nestorstraße 8–9
1000 Berlin 31

Allergiker- und Asthmatiker-
bund e. V.
Postfach 165
4050 Mönchengladbach

Deutscher Berufsverband für
Altenpflege e. V.
Eisenbahnstraße 7
6072 Dreieich

Deutsche Arthrose-Hilfe e. V.
Postfach 11 05 51
6000 Frankfurt am Main 1

Bundeszentrale für gesundheitliche
Aufklärung
Ostmerheimerstraße 200
5000 Köln 51

Deutscher Diabetiker-Bund e. V.
Danziger Weg 1
5880 Lüdenscheid

Dialysepatienten Deutschlands e. V.
Weberstraße 2
6500 Mainz 1

Bundesvereinigung für Gesundheitserziehung e. V.
Viktoriastraße 28
5300 Bonn 2

Deutscher Kinderschutz-
bund e. V.
Drostestraße 14–16
3000 Hannover 1

Gesellschaft für biologische
Krebsabwehr e. V.
Postfach 10 25 49
6900 Heidelberg

Zentralverband für Logopädie
Postfach 40 06 14
5000 Köln

Deutscher Neurodermitiker-
bund e. V.
Mozartstraße 11
2000 Hamburg 76

Deutsche Osteoporose-Hilfe
Wismarer Straße 6
3000 Hannover

Deutsche Rheuma-Liga
Bundesverband e. V.
Rheinallee 69
5300 Bonn 2

Deutsche Arbeitsgemeinschaft
Selbsthilfegruppen e. V.
Friedrichstraße 28
6300 Gießen

Bundesvereinigung Stotterer-
Selbsthilfe e. V.
Kaparstraße 4
5000 Köln 1

Vegetarischer Bund Deutschlands e. V.
Munzelerstraße 8b
3000 Hannover 91

Deutsche Zöliakie-Gesellschaft e. V.
Filderhauptstraße 61
7000 Stuttgart 70

Schweiz

Naturheiler
Schweizerischer Verband für
Natürliches Heilen
Postfach
CH-3004 Bern

Naturärzte-Vereinigung der
Schweiz NVS
Postfach
CH-9052 Niederteufen

Schweizerische Gesellschaft für
ganzheitliche Heilkunde SGGH
Postfach 2236
CH-3001 Bern

Gesellschaft Schweizer
Naturärzte GSN
Bruggerstrasse 16
CH-9101 Herisau

Ärzte
Schweizerische Ärztegesellschaft
für Erfahrungsmedizin SAGEM
In der Ey 39
CH-8047 Zürich

Akupunktur
Schweizerische Ärztegesellschaft
für Akupunktur
Hus am Sportplatz
Postfach 566
CH-8134 Adliswil

Alexander-Methode
Schweizerischer Verband der
Lehrer der F. M.-Alexander-
Technik
Postfach
CH-8032 Zürich

Anthroposophische
Medizin
Verein für ein anthroposophisch
erweitertes Heilwesen
Stollenrain 15
CH-4144 Arlesheim

Ayurvedische
Medizin

Ayurveda Clinic
Gesundheits-Zentrum
CH-9428 Walzenhausen

Bach-
Blütentherapie
Dr. Edward Bach Centre
Mainaustrasse 15
CH-8034 Zürich 8

Balneologie/
Bioklimatologie
Verband Schweizerischer
Badekurorte VSB
Postfach 1456
CH-5400 Baden

Chiropraktik
Schweizerische
Chiropraktoren-
gesellschaft
Sulgenauweg 38
CH-3007 Bern

Ernährung
Schweizerischer Verband
dipl. ErnährungsberaterInnen
SVERB
Postfach
CH-3001 Bern

Schweizerische Vereinigung für
Ernährung SVE
Bernstrasse 135
CH-3052 Zollikofen

Feldenkrais-
Methode
Informationsstelle des
Schweizerischen Felden-
krais-Verbandes SFV
c/o Frau Adelheid Mayer
Hotzestrasse 29
CH-8006 Zürich

Fußreflexzonen
massage
Verein dipl. Masseure der
Schweiz VdMS
Postfach 4242
CH-5001 Aarau

Homöopathie
Schweizerischer Verein für
Homöopathie
Hugostrasse 3
CH-8050 Zürich

Schweizerische Homöo-
pathie-Gesellschaft
Hus am Sportplatz
Postfach 566
CH-8134 Adliswil

Klangtherapie

Institut Tomatis
Audio-Psycho-Phonologie
Industriestrasse 5
CH-8307 Effretikon

Pflanzenheilkunde/
Phytotherapie
Schweizerische Ärztegesellschaft
für Erfahrungsmedizin SAGEM
In der Ey 39
CH-8047 Zürich

Psychotherapie
Schweizerischer Psycho-
therapeuten-Verband (SPV)
Weinbergstrasse 31
CH-8006 Zürich

Radiästhesie
Schweizerischer Verband
für Radiästhesie
Hermenweg 3
CH-5702 Niederlenz

Österreich

Akupunktur

Ludwig-Boltzmann-Institut
für Akupunktur
Kaiserin-Elisabeth-Spital
Hugelgasse 1–3
A-1150 Wien

Ernährung
Ernährungsberatungsstelle des
städtischen Gesundheitsamtes
Zelinkgasse 3
A-1010 Wien

Homöopathie
Österreichische Gesellschaft für
Homöopathische Medizin
Ludwig-Boltzmann-Institut für
Homöopathie
Mariahilfer Straße 110
A-1070 Wien

Physiotherapie
Physikalisch-Medizin-Institut
Vertebralia für Diagnostik und
Behandlung von Wirbelsäulen-
erkrankungen
Nußdorfer Straße 61
A-1090 Wien

Zentralstelle für berufliche
Rehabilitation und ambulante
Egotherapie
Schöpfleuthnergasse 20
A-1210 Wien

BILDNACHWEIS

BILDNACHWEIS

S.244 Neuro
S.34 Arthritis